中医外科理治

(第2版)

王瑞麟　王　旭　王超凡　主编

河南科学技术出版社

·郑州·

内容提要

全书分上、中、下三篇。上篇为总论，主要叙述中医外科的基本理论，包括发病原因、病理基础、辨证大法、内外治法；中篇为各论，主要叙述中医外科常见病证的临床表现、辨证施治等，内容包括疮疡、皮肤病、肛肠疾病、乳房疾病、走陷证、瘿、瘤、岩、急腹症及其他疾病等。下篇为心悟篇，叙述了作者的一些心得体会，倡导"传承是宝，创新是金"。书中融进作者几十年的临床经验，并结合现代医学的诊断、治疗手段进行了阐述。全书将中医外科理论与临床结合，突出临床应用，是一部可读性强的中医外科临床用书。

图书在版编目（CIP）数据

中医外科理治/王瑞麟，王旭，王超凡主编. —2 版 . —郑州：河南科学技术出版社，2018. 5
ISBN 978-7-5349-8949-0

Ⅰ. ①中…　Ⅱ. ①王… ②王… ③王…　Ⅲ. ①中医外科学　Ⅳ. ①R26

中国版本图书馆 CIP 数据核字（2017）第 249797 号

出版发行：河南科学技术出版社
地址：郑州市经五路 66 号　　邮编：450002
电话：（0371）65737028　65788625
网址：www. hnstp. cn
策划编辑：马艳茹　吴　沛
责任编辑：胡　静　吴　沛
责任校对：崔春娟
封面设计：张　伟
责任印制：朱　飞
印　　刷：河南新华印刷集团有限公司
经　　销：全国新华书店
幅面尺寸：185 mm×260 mm　　印张：38. 25　　字数：860 千字
版　　次：2018 年 5 月第 2 版　　2018 年 5 月第 2 次印刷
定　　价：158. 00 元

王瑞麟学术思想研究委员会
参加编写人员名单

第2版

主　编　王瑞麟　王　旭　王超凡
副主编　王卫红　王继先　王卫东　王　闻
王晨亮　田　沛　李辰霖　江　琰
编　委　王瑞麟　王　旭　王超凡　王卫红
王继先　王卫东　王　闻　王晨亮
田　沛　李辰霖　江　琰　甘　露
王红梅　王克顺　王保顺　王克湘
王超慧　郭金冉
助　理　王　淼　王晓燕

第1版

主　编　王瑞麟　王　旭
副主编　王超凡　王保安　王汴新
编　委　甘　露　王　闻　田　沛
助　理　王瑞麟　王　旭　王超凡　王保安
王汴新　王继先　王卫红　王卫东

王瑞麟小传

王瑞麟（1919—2011），男，汉族，河南安阳市人，中医世家王氏第六代传人。自幼读私塾，15 岁随父王忠习医，20 岁悬壶于安阳市御路街，被尊称“小王先生”。当时有一位来自乡村的疮疡患者，虽经当地外科医生治疗，但溃烂日重，无奈之时，想到城里有世传中医“小王先生”，即去人前往请先生诊治。王瑞麟老师诊为《医宗金鉴·外科》“腓腨发”病，膝外侧肿胀溃烂范围长逾尺，横三寸，显露血管和坏死组织等。经内服补益气血、清热排毒药加减，外用家传自制白降丹→猪牙拔毒散→生肌散和生肌玉红膏收口痊愈。这件事情在全村产生了很大影响，村里人都感叹王氏世医名不虚传。此后，闫家河村一男子高热不退，多方求医，病情日重，继而昏迷不省人事，病势危重已十余日。家人已做好后事准备。正当无望之时，有人提出请城里中医世家王瑞麟老师，以求一线希望。王瑞麟老师详细诊查后，诊断为类中风病。开药三剂，服药一剂后，大便得通，神志见清，已可认人，三剂服完，热退身凉，但身体虚弱，又改方调理数日痊愈。从此之后，内、外、妇、儿求医者日增，王瑞麟老师成为当地颇有影响的世传中医。

一、严师出高徒，医术济世人

王瑞麟老师的父亲王忠为中医世家王氏第五代传人，自幼喜读医书，运用《黄帝内经》理论分析病情，融合伤寒论、温病，将内科、外科、妇科、儿科等各家学说与家传经验相结合指导临床，擅治温病、伤寒、痈疽、疔疮。1979 年寿终，享年 94 岁，业医 70 余载，誉为当时世传名医。

王瑞麟老师在随父亲学医期间，父亲对其要求严格，与习医学徒者并无任何特殊。每天早起晚息，聆听父亲教诲，跟随诊视病疾，立方用药，或配合针灸施治，或开疮泻毒，或换药医疡，还要配制丸、散、膏、丹，还要认识中药等。其利用工余或晚睡时间，苦读、背诵医文，可谓忙而无暇时。

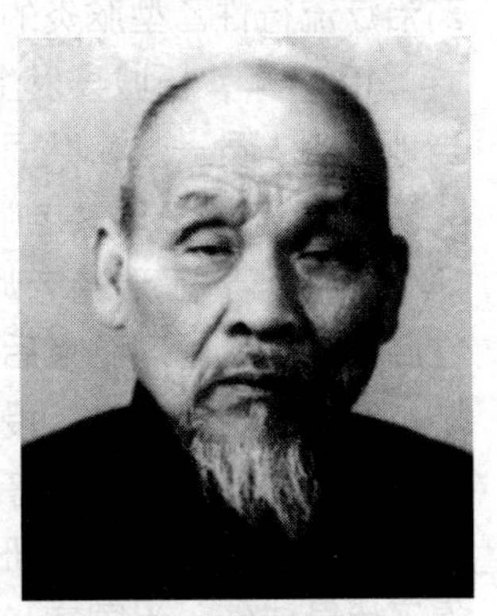
王忠（王氏第五代传人）

王瑞麟老师习成悬壶安阳市后，并不满足所学，求知欲望促使其深入研读，于 1941 年从中国国医学院毕业。他将当时所学新的知识与世医传承之经验相结合，诊治范围日渐广泛，对很多疾病已基本上做到了得心应手，对疑难病的治疗经验日渐丰富，前来就诊者日益增多，不少重病患者接踵而来，而且多能痛苦而来，满意而归。

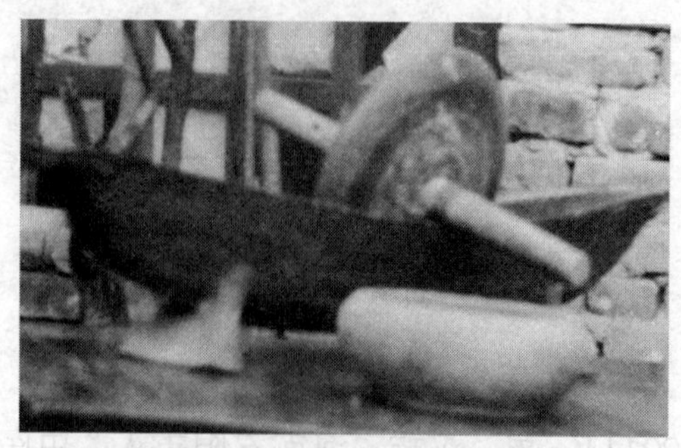

王瑞麟随父习医时所用制药工具

王瑞麟老师很同情穷苦人家，看病不收诊费，有的患者看病后无钱取药，王瑞麟老师就将自制丸、散、膏、丹等，送给贫困患者，所以王瑞麟老师很受广大群众欢迎。

二、党的培养不能忘，一心一意为患者

中华人民共和国成立后，王瑞麟老师和家里亲人们都有一个共同感触："没有共产党就没有新中国，没有毛主席的领导，我们这个家就不会翻身得解放。"

随着医学会的成立，中医之间相互学习，加强学术交流，相互之间有了更多了解，学术思想和临床诊疗技术有了很大的进步和提高，城乡内外慕名而来求治者日众。

王瑞麟老师对患者服务热情，看病不计报酬，在急重患者需要诊疗时随请随到，一心一意为患者服务，他的精神感动了前来求治的患者及其亲属，曾经有 20 余位患者为了表达对王瑞麟老师的感谢之情，联名制作一幅大锦旗送给王瑞麟老师，并到城内人多的繁华区敲锣打鼓，对其大加宣传，让更多的人知道了这位名医。

1952 年，王瑞麟老师参加北京中医进修学校（师资班）进修学习一年。1953 年毕业，随即被分配到河南省直机关第四门诊部（后改为河南省中医院，均属河南中医药大学第一附属医院前身)，并满腔热情地投入临床、教学和科研工作。

1955 年，王瑞麟老师前往石家庄市传染病院参加"中医治疗流行性乙型脑炎经验学习班"。学习结束后，他在河南省举办的学习班上介绍了石家庄市传染病院采用中医药治疗流行性乙型脑炎的经验，并在河南省推广。

1957 年，柘城县发生流行性乙型脑炎，王瑞麟老师参加河南省组成的抢救组，与当地医务人员一起，共同救治，取得可喜成绩。

1958 年，王瑞麟老师到旅大市第二人民医院参加"癌症治疗经验交流会"。

1959 年，王瑞麟老师到北京中医研究院跟蒲辅周老师学习治疗麻疹性肺炎和病毒性肺炎经验。学习结束后，河南省卫生厅举办了推广蒲辅周治疗麻疹性肺炎和病毒性肺炎经验学习班，由其授课，取得了良好效果。同年，王瑞麟老师又到北京中医学院参加经络探查器学习班等。

王瑞麟老师刻苦钻研医术，一心一意为患者服务，在医疗、教学和科研工作中取得了优异成绩，为国家培育了一大批高级中医药人才，还为许许多多患者解除病痛，使急重患者转危为安。1963 年 4 月，为抢救全国劳动模范刘九学同志，王瑞麟老师参加了由河南省卫生厅组织的专家抢救小组，乘坐直升机迅速到达抢救地点。经中西专家合作治疗，顺利完成了救治任务。

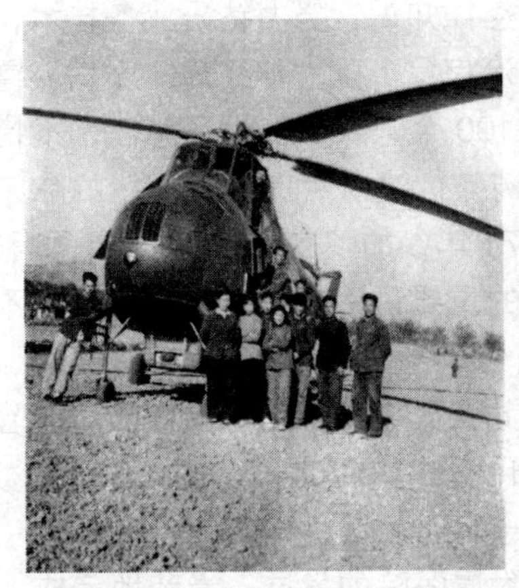
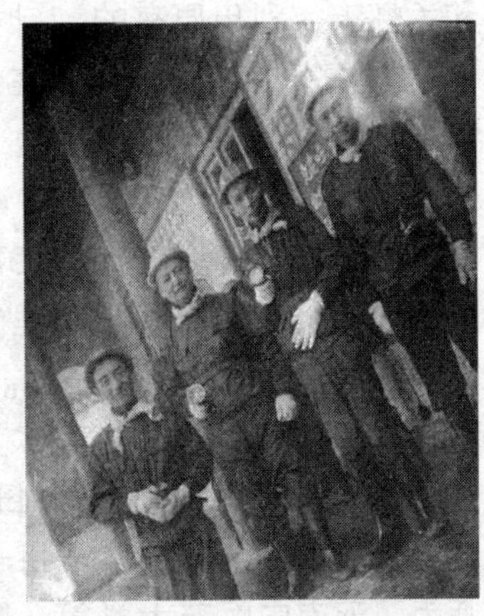

抢救刘九学专家组抢救任务完成后留影（右图右二为王瑞麟老师）

三、服从组织分配，克服困难完成三次“创业”任务

王瑞麟老师在开封省直机关第四门诊部工作时，工作人员增至40名，其中医师10名，王瑞麟老师为医师组长。有内科、妇科、针灸、推拿等4个科室，王瑞麟老师在内科工作。这个时期他除完成门诊治疗任务外，还负责病房工作，以收治肝病患者为主，也为日后撰写《肝病治疗经验》和《王瑞麟乙肝转阴经验和用药技巧》打下了基础，同时他还积极准备教材，并于1955年担任中医进修学校温病和伤寒论的教学工作。此后撰文《教师备课“三部曲”》等。

下面是王瑞麟老师三次“创业”情况。

正当王瑞麟老师在内科工作做出成绩的时候，随着医院的发展和需求，医院于1957年开设肿瘤科，这时在人员缺乏、设备简陋的情况下，院领导决定让王瑞麟老师开创肿瘤科，并担任负责人，这当是王瑞麟老师第一次“创业”，并撰写《治疗癌症的点滴经验》，于1959年10月由河南人民出版社出版。

就在治疗肿瘤经验不断丰富的时候，即肿瘤科初具规模时，院领导再一次让王瑞麟老师进行“创业”——建设外科。

1958年院领导决定建立外科（当时只有痔瘘科），在外科医生奇缺的情况下，王瑞麟老师为了中医事业，为了医院的发展壮大，作为一个党员，不惜牺牲个人利益，坚决服从组织安排，毅然决然接受了第二次“创业”的艰巨任务，并将家传治疗外科得心应手的方药等用于临床，使该院外科在不太长的时间内开展起来，同时将家传治疗外科的秘方和验方如王氏效验膏、皮炎净膏、清松乐口服液（获河南省科技成果奖）和飞凤拔疔散等贡献给医院，很多药一直沿用至今，为医院取得了较好的经济效益和社会效益。他还利用工余时间，将在内科工作时治病经验进行总结，如撰写《哮喘的诊断和治疗》等论文。由于成绩卓著，同时担任外科副主任和医教科副主任双重职务，成为开创该院外科第一人。

王瑞麟老师的第三次创业，是在开创外科后的第7年（1965年）。根据医院发展形势，需要建设穴位注射新科室时，院领导第三次想到王瑞麟老师，任其为穴位注射新科室负责人。王瑞麟老师严以律己，无私无畏，服从组织需要，虽然遇到多种困难，

但在领导支持和关怀下，利用原有的（针灸）知识，努力钻研业务技术，提高了医疗质量，并想方设法方便患者就医，因而在治疗胃下垂、神经痛、肝病、胃病方面取得好的效果，受到患者的赞扬，日门诊量达 100 余人次。他为了患者，不惜牺牲休息时间，还利用工作之余，撰写论文（如《中药穴位注射治疗胃下垂》的临床研究论文）、配制当归穴位注射液、总结经验。他于 1971 年参加了在北京饭店召开的科技大会，全体代表受到周恩来总理接见，聆听了总理的重要讲话。王瑞麟老师决心不为名、不为利，为创造我国新医学、新药学努力奋斗。

1972 年参加编写河南中医学院《针灸讲义 · 穴位诊断与治疗临床经验》教材，在王旭、王超凡翻译的《最新针灸疗法》（日）一书中特收载了王瑞麟老师数十年的针灸临床治疗经验，以“经验新穴”充实于每一病证之后，供广大读者参考。

王瑞麟老师为了河南中医药大学第一附属医院的发展，光荣地完成上级领导交给的三次“创业”任务之后，于 1980 年重新回到内科工作直至退休。

四、酷爱读书，著书立说，将八代医学经验传承世人

王瑞麟老师自幼在父亲教育下，养成了勤于读书的好习惯，对自己的学习每年都有计划、有要求。参加工作之后，虽然生活并不富裕，他省吃简用，也要买书、订购医学杂志，从书和杂志中了解国内、外医学进展。工作之余，特别是夜晚成为他读书、收集资料的最佳时候。他为子孙树立了榜样。他购买的医书、杂志也成为子孙后代学习的参考资料。他订阅的杂志有《中华医学杂志》《中华外科杂志》《中医杂志》《江苏中医》《山西医学杂志》《浙江中医杂志》《广东中医》《福建中医》《山东中医》《上海中医药杂志》等，为了学习时查阅方便，从中还建立了专题索引，内容包括外科理论、结核、皮肤、伤科、西医麻醉、外科疮疡、刀法等 36 个门类，总计1 100余项。

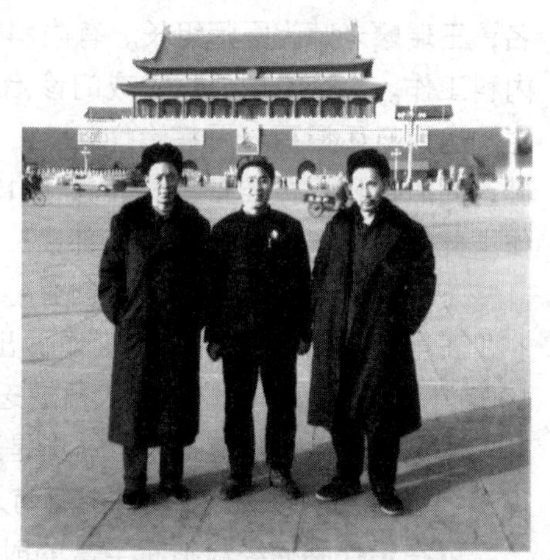

北京天安门留影 1971.春节

参加在北京饭店召开的科技大会时留影

（右一为王瑞麟老师）

再举一个爱购新书的例子：王瑞麟老师经常到书店，对于新书只要看中，常尽早购买学习，对外地书目介绍的新书，只要满意就去订购，如《中药现代研究与临床应用》共三本，分期出版。当得知第二册出版消息后，随即向河北省大运河医药书店邮购，在 1994 年 4 月 20 日发书寄来的邮购清单中，有如下一段话：“王老师：您好！您的消息真灵通，第二本书昨天刚从印刷厂取回，印数很少，供不应求，您是获此书的第一读者。”这说明王瑞麟老师购书学习是多么心切！

又如 1999 年小女儿王汴新、女婿田盛勋在赞比亚行医，将父亲王瑞麟老师和母亲周风霞接到赞比亚住，在此期间王瑞麟老师听到《中华本草》出版的消息后，立即从国外给家中打电话要购买此书，这时郑州各大书店还没有上架。家人春节期间到深圳

新华书店发现已有此书，但整套书太重，只好回郑州后到书店预定，定价高达 1 560 元。王瑞麟老师回国见到此书后爱不释手。王瑞麟老师 80 多岁时，读书热情不减，每日凌晨 2 时左右起床读书，写笔记 1~2 小时，再看电视新闻节目等，6 时外出晨练三宝功，8 时左右回家吃早餐，此后仍然读书、写笔记、总结经验、著书、练写书法等。这种酷爱读书、学习的精神，是对子孙无声的教诲。

购买《中华本草》后，王瑞麟老师所写的《〈中华本草〉摘要》共计 25 册，其中内容涉及保肝药、乙肝表面抗原转阴药、病毒性肝炎药、降血糖药、抗心肌缺血药、抗脑缺血药、改善微循环药、抗动脉粥样硬化药、抗血脂药、镇痛药、抗癌（瘤）药、抗病毒药、抗菌药、抗真菌药、镇咳药、皮肤病药等共 11 册。在读《中药大辞典》《中药现代研究与临床应用》《中华本草》《癌症秘验方》等书后王瑞麟老师还写有涉及癌、惊悸、癣、输血反应、心脏衰弱、心绞痛、心悸、降血压、瘫痪、血栓形成、腿无力、白细胞减少、血脂高、药物反应、支气管哮喘、骨髓炎、心房颤动、斑秃、白内障、破伤风等 100 多个病种的治疗方药等共计 14 册。这些对临床、教学和研究都很有帮助，也成为子孙们学习的参考资料。

此外，在王瑞麟老师指导下对《全国中草药汇编》一书中的方剂，进行分类整理，整编出的《全国中草药汇编方剂》，可供临床学习、研究时参考。

中医外科是王氏家族的传承优势之一，王瑞麟老师为了使传世外科中的经验、方药等不至于失传，总结几代人的临床经验，结合新理论、新技术、新方药，写成了《中医外科理治》一书，家中凡做医疗工作的人员，都参与了这一“工程”。本书的成书历经 16 年时间，六易其稿，将王瑞麟老师前五代先人的医术、经验、秘方等融为一体。这本书近 60 万字，于 1994 年出版发行，荣获第三届世界传统医药国际优秀成果奖。

王瑞麟老师还总结、整理其临床常用的有效药物四百余味，编成顺歌 389 首，写出《中药顺歌》一书。由于是经验之作，于 1986 年出版后不足半年，市场销售一空。

王瑞麟老师在 80 岁时整理自己数十年形成的增强内因、健身养生法《长寿经》，并多次无偿将此材料赠送他人。关于《长寿经》中所介绍的练功方法，先后在《大河报》（2004 年 3 月 6 日）、《健康报》（2005 年 8 月 12 日）、《中华中西医结合杂志》（2005 年 9 月第 5 卷）中刊登介绍。

王瑞麟老师的学生、子孙现大多已为教授、主任医师，先后在王瑞麟老师指导下，对其经验进行整理：1975 年 3 月整理《王瑞麟治疗高血压临床经验》；1988 年撰写《内治法在外科的具体运用》一文；1991 年总结整理《介绍王瑞麟老师治疗病毒性肝炎的经验体会》，参加全国病毒性肝炎肝肿瘤学术会议；撰写《王瑞麟“血瘀为百病之源”的经验体会》，于 1993 年 9 月在参加黄河中医药国际学术研讨会议并宣读；1996 年王瑞麟和他的儿孙撰文《论中医基本理论体系及其核心》，在四川省社会科学院召开的“市场经济与区域发展学术研讨会”上宣读，并荣获优秀奖；还编写了《王瑞麟治疗乙型病毒性肝炎经验 200 问答》一书，在本书的编写工作中，王瑞麟老师的长子王旭、长媳王继先、次子王保安、三女儿王汴新、长孙女王超凡、次孙女王卫红、长孙王卫东、孙女王闻、外孙女张伟等积极参与。此外，《经纬生息诊断治疗法》一书正在整理。

五、重视科研，丰富教学，进行学术交流

王瑞麟老师认为：教学育人才，科研出成果，临床是科研和教学工作的源泉。因此，王瑞麟老师特别重视在总结临床经验的同时，进行科研工作。在实际工作中注意“一专多能”的发展，学会运用唯物辩证法。“专科”是主体。专科深入发展的同时，更需要吸取其他各科和相关边缘学科中的新理论、新技术和新方法，为我（专科）所用。这才能永葆中国医药学的“青春”。这也是王瑞麟老师完成三次“创业”和数十年工作的真实体验。王瑞麟老师共撰写论文40余篇，如《哮喘的诊断和治疗》《泄泻的辨证治疗》《中药治疗121例麻疹简结》等。“清松乐促使肛肠病术后愈合的临床研究”获科技成果奖，在1993年科技新产品新技术交流交易会上，荣获优秀奖。

教学工作中，王瑞麟老师曾在开封中医进修学校，河南中医学院（现河南中医药大学）本科班、西学中班、学徒班，郑州市干校大专班，西藏军区生产部医师进修班等从事教学工作，培养了大批中医药高级人才。教学内容包括伤寒论、温病、中医外科学、黄帝内经、中药学、针灸学等。

王瑞麟老师积极参加学术会议，特别是1955年参加石家庄“中药治疗乙脑经验学习班”和1959年北京中医研究院“蒲辅周治疗麻疹、麻疹肺炎和病毒肺炎经验学习班”，结识了许多中西医同行和知名学者专家，参会回来之后将学习到的治疗经验向全省推广介绍，取得了满意效果。

由于医疗、教学和科研工作成绩突出，王瑞麟老师于1956年荣获河南省卫生系统先进工作者称号；1960年荣获卫生系统先进工作者称号；1985年中华全国中医学会河南省分会发给其表彰奖状等。

六、响应党的号召，到最艰苦、最需要的地方去

王瑞麟老师说，我是一个共产党员，坚决响应党的号召，到最艰苦、最需要的地方去。他参加了援藏医疗队、防汛救灾医疗队和防疫救灾医疗队，不怕苦、不怕累、不怕疫情传染，坚决搞好传染病防治，不怕水深危险，送医送药，控制了疫情发展，使许多乙脑患儿转危为安，做到了“越是艰苦越向前”，获得“先进工作者”称号。

王瑞麟老师在1986年业务自传中写道：“为了建设社会主义，响应党的号召，我于1962年参加了河南赴藏医疗队，……为加强祖国建设和医疗卫生事业的发展，把党的温暖送给藏族同胞和边防战士，当时即使有高山反应，也要和部队医务人员一起、寻查药源、防治疾病、举办培训班等。在这期间，克服了语言不通、生活不习惯、上山难（骑马上山）等种种困难。为了弄清西藏药源分布情况，我查看了巴兰卡子、米林、山南、商伊等高山地区的药源情况。在此基础上，自采自用，配制了丸、散、膏、丹等治疗常见病的方药……”为了弄清药物的真伪，王瑞麟老师亲自品尝有毒药物，还举办了西藏军区生产部医师进修班，将中药的炮制、应用和诊治技术，传授给当地医务人员，顺利完成了援藏任务。

七、生命不息，济世活人不止

王瑞麟老师古稀之年退休后，仍然坚持济世救人，对前来求医者有求必应。他还坚持晨练、散步、读书。80岁时，他将一生中受益最大的养生强身健体方法总结成文，

名《长寿经》，受到气功爱好者和强身健体及有疾患者的欢迎。王瑞麟老师年逾 80 岁时，游泰山兴致不减，与长子王旭攀登泰山之顶峰，令人赞叹。王瑞麟老师平时心态非常好，对“老寿星”或“寿星”的称呼并不在意，自感还未到称“老寿星”的高龄。这“老寿星”的称呼，源于 2008 年医院退休办党支部一次会议通知。“老寿星”的称呼从这时开始，回避也无济于事了。

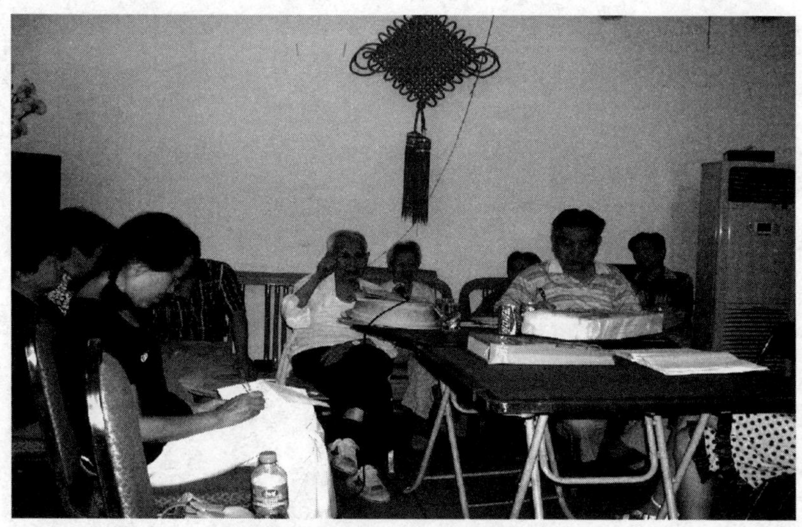

王瑞麟“老寿星”参加讲座时的情景

王瑞麟学术思想研究委员会介绍

在王瑞麟老师学术思想研究委员会成立之前，我们已在王瑞麟老师指导下着手对王氏第五代以前，特别是对王忠（王氏第五代）的临床经验等收集整理，研究委员会成立之后，我们对王瑞麟老师在内、外、妇、儿、针灸等科医疗、教学、科研诸多方面的学术思想、临床经验、科研等边整理、边学习，这都是继承和发扬的过程。在此期间教学相长，学以致用，临床与教学、科研相结合，三代人随着我院创建科研型医院、与时俱进的要求，并结合临床不断进行总结研究，参加国内外学术交流，使临床、学科方面有了更深入的认识和提高，并将既往研究成果系统整理成文。例如，王瑞麟老师对炎症性肠病有独到治法，在《中国中医药报》刊登的《非特异性慢性结肠炎的中医治疗》一文，将非特异性慢性结肠炎分为五个证型，每个证型以主证、治则、药物、加减、用法、注意事项等做了介绍，为了尽快对这一疑难顽疾探索出比较理想的治疗方法，我们进一步做了较为深入的临床观察，从不同角度进行了研究，如非特异性慢性结肠炎（以下简称慢性结肠炎）与微量元素、慢性结肠炎与微循环、慢性结肠炎与血流变等的临床观察研究，并先后多次参加国内、国际中西医结合相关学术交流，先后撰写《慢性结肠炎治疗经验总结》《慢性结肠炎与微量元素》《微量元素与中医理论和临床结合的体会》和《微量元素是八纲的物质基础》等学术论文。近年还在《世界元素医学》杂志发表《非特异性慢性结肠炎与微量元素相关性研究报告》《非特异性慢性结肠炎与甲襞微循环临床治疗与研究（附 284 例甲襞微循环与治疗用药）》等。詹健、刘亚民同志先后于 2004 年、2006 年撰写的《王旭辨治溃疡性结肠炎三悟》《王旭辨治溃疡性结肠炎心悟》等文章，分别刊登在《健康报》和《中国中医药报》上。我们还进一步对慢性结肠炎及其体外表现、溃疡性结肠炎与心脑血管病进行经验总结，特别根据中西医结合的临床特点总结出慢性结肠炎辨证论治的经验论文，使复杂的临床表现有章可循，在临床具有指导意义。王超凡撰写《顽固性溃疡性结肠炎辨证论治新思路》，参加了 2005 年全国肛肠新技术、新理论、新成果学习班。2006 年 6 月中华中医药学会主办"全国肛肠专科学术高端论坛及新进展研修班"，主讲了"治疗顽固性非特异性溃疡性结肠炎——调理肺肠辨证论治经验""慢性结肠炎（溃结炎）辨证思维论治法经验""诊治慢性结肠炎并发肠外病证经验"。开发研制了清松乐Ⅰ、Ⅱ号，消治露Ⅰ、Ⅱ号及魁灵口服液内服和保留灌肠剂，对治疗慢性结肠炎取得了明显疗效，同时在肛肠病术后调理方面，也取得了满意疗效。

此后，我们又对王瑞麟老师临床治疗便秘经验在继承的基础上进行拓展，探索便秘与内在脏腑的关系，结合临床先后总结撰写了《便秘与内在脏腑的关系》《运用王瑞麟老师便秘内治七法的经验体会》和《辨病手术治疗法》等，对便秘的病因病理，辨证论治和辨病手术治疗形成清晰、系统、完整治疗方法。

第2版序

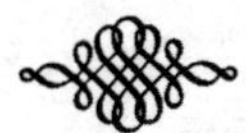

二十七年前，吾应王瑞麟先生和王旭教授之约，为《中医外科理治》写序。今王瑞麟老先生已归道山。之前，老先生曾带领子孙对《中医外科理治》进行了认真的校订和增补，将上、下篇扩为上、中、下三篇，对原著纠谬指错，查漏补缺，成为第2版《中医外科理治》。

第2版《中医外科理治》思想新、理念新、内容新、结构新。一句话：面目全新！

思想新。王瑞麟老先生子孙三代人，在中医外科的医疗实践中，尊重传统又不囿于传统，在传统的基础上，解放思想，博采广收，在实践中大胆创新，还中医外科以科学、规范的本来面目。创新发展，是一切事业永远前进的不竭源泉和动力，是古老传统产业焕发青春、立于不败之地的根本。没有创新，就没有发展。中医外科，在我国已有近三千年的历史，经无数贤哲圣手的大胆创造及实践，不仅为民众排除疾病，也形成了一整套的完整理论体系和治疗法则。王旭教授在继承祖、父辈的经验和理论基础上带领其女王超凡等，研究中医外科，吸纳西医外科之科学、规范，使中医外科这朵奇葩，更加绚烂奇目，熠熠生辉于世界医学宝库之中，永开不败。

理念新。理念指思想、观念、信念。创新是一个过程，这个过程又是一个漫长的科学实践经历。事理无穷尽，发展就永无停歇。支持创新发展的是对某一事物永无休止的探索和发现，并总结出规律和原则。理念是支持探索和发现的原动力。王氏祖孙九代从事中医外科的理论探索与实践，不断有新的发现，并不断总结、创新，登上一个高峰，又攀新的高峰，曾先后发表和出版多种论文和著作，以指导教学与实践。他们的理念是：中医外科是中华瑰宝，是中华民族得以繁衍、发展、强盛，自立于世界民族之林的重要保障手段之一。社会在发展，时代在进步，事业也必须创新。在这个理念的支持下，第2版《中医外科理治》才得以不断修订、创新和发展，以崭新的面貌服务于广大读者。

内容新。一本书、一篇文章、一个总结报告，能否总结过去、指导当代、启迪未来，关键在于内容是否充实，是否能给人们以思想、原则、方法上的指导和经验教训。做到这些，便被视为好书、好文章、好报告。否则，空洞无物、人云亦云，非但无益，反而有害。第2版《中医外科理治》虽不是字字珠玑，但它内容充实，分量重，实用而科学。因为这不仅是王氏祖孙的心血所铸，是百余年的经验积累和创新，也是王氏祖孙医者仁心和思维敏锐、超越自我的艰苦经历的体现。它还“新”在对医理认识重新认识和探索，对中医药理的重新理解和分析研究，对外科手术的规范操作和科学发微，对中医外科手术器械制作和创新等，试图“为中国医学大海洋，增添一粒水珠”。

结构新。全书变过去的上、下篇，为上、中、下篇，三篇互联互应，互为因果，但又可独立成篇，是作者匠心独运的结果。下篇增加了王氏祖孙的医学心悟，使整本书更加完善。

本书可读、可法，王氏祖孙可敬、可颂，我辈可赶、可追，后人可学、可习。祝王旭教授学术之树常青！

是为序。

孙顺霖

于二〇一五年五月，时年七十有四

第2版前言

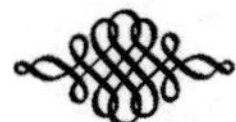

《中医外科理治》（第 1 版）从 1994 年 12 月出版已经历了 16 个年头，它的出版为参加学术交流的兄弟单位、中医爱好者、院校学生和求医问药者建立了友谊的桥梁。当《中医外科理治》在书店难以购买时，读者只好向作者求助解决。这里仅将读者中业余中医爱好者王同志的来信摘录如下："我是一名业余中医爱好者，……长期研读收藏各地老中医外科、皮肤科方面的医案、经验类书籍，……对于您所整理的《中医外科理治》一书……，可我多方打听求购而不可得，甚郁闷。近期在网上获知您的通讯地址，迫切之中寄书信一封，……万望您能够惠寄一本……"这种求知精神使我非常感动！

光阴似箭，我院 2008 年《河南中医一附院》4 月第 4 期《丰碑》栏目中，以"精勤不倦谋创新，八代传承济世人——记我院创始人之一：肿瘤科、外科、新医科创始人王瑞麟先生"一文讲述了王瑞麟老师的事迹。文章发表后，王氏三代人倍受鼓舞，开始集中全力整理王氏经验，以完善八代中医世家的经验传承和创新的内容。

这次再版我们将第一版书中的错漏进行了修正补充。再版后的《中医外科理治》，保持原来以篇为纲的体例不变，将上、下两篇，改为上、中、下三篇。即上篇为总论，中篇为各论，结构不变，增加下篇"心悟篇"。

希望新一版的《中医外科理治》能为读者带来新的感受。在阅读过程中如遇错漏之处，欢迎广大同仁提出宝贵意见，以便进一步修订和提高。

王瑞麟

2011 年 1 月 8 日于河南中医学院王瑞麟书苑

第1版序

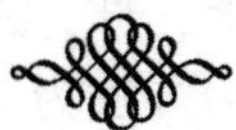

在《中医外科理治》即将与读者见面之际，作者让我写个序。我对王氏父子早有听闻，瑞麟老先生在中医学院任教、从医过程中，思想解放，不囿于传统束缚，功底深厚而不骄，经验丰富而不傲，长到老，学到老。我为其刻苦、严谨、朴实、求新的治学精神所感动。只好勉强为之，说几句不着边际的话。

中医，是中国传统文化的瑰宝。在几千年的中华民族发展史上，经千万人的艰苦奋斗，刻意求新，使之更臻完善，不仅成了取之不竭的医学宝库，为中华民族的繁衍生息，自立于世界民族之林做出了卓越的贡献，而且，至今作为文化珍品被列于世界文化博物馆而熠熠生辉，继续造福于整个人类。

中医外科，是随着中医的产生、发展而分支的，是别于内、骨、妇、儿等专科，在几千年的发展变化中，从理论到实践逐步形成的系统学科。中医外科的理论在《黄帝内经素问》初见端倪，晋·葛洪的《肘后备急方》开始总结经验，到隋·巢元方的《诸病源候论》已初具规模。中医外科在唐代进入鼎盛时期，著家如林，各抒己见，然孙思邈的《备急千金要方》、王焘的《外台秘要》则出乎其类。《太平圣惠方》《三因极一病证方论》等巨著，标志着中医发展的巨大成就。元、明、清诸代，中医外科由零星到系统逐渐成熟，在治疗方面，可谓百花齐放，各具特色。归而言之，中医外科治外同时治内，内外结合，治标不忘治本，互为补充，养正祛邪，增强人身机体的抵抗能力，并总结出了同病异治、异病同治、上病下取、下病上取，以及气功等治疗方法。

但是，中国传统医学在数千年的发展过程中，由于受政治制度和传统势力的影响，基本处于封闭、半封闭的状态，中医外科在数千年的发展中举步维艰，甚至一度停步不前。在实践中，曾出现一般论述多、深入研究难，实际操作多、理论升华难，一花独放多、兼收并蓄难，固守传统多、刻意求新难的现象。在中医外科史上，虽然流派如云，但却枝丫丛生，学说庞杂，甚至互相抵牾，莫衷一是，更加延缓了学科理论的完善和发展。

为了使前辈之经验上升到理论，使中医外科的理论去伪存真，还其科学面目，并使之发扬光大，王瑞麟先生和王旭教授耗费了16年心血，以其七代世医之功底，总结前人成就，吸取西医外科的精华，在中医外科的理论和治疗上，大胆探索创新，写成了颇具特色的《中医外科理治》。顾名思义，书的内容包括“理”和“治”两个方面。

在理论阐述上本书从病证入手，就实谈理，以实证理，纵探横比，视野开阔，并吸收西医的“新鲜血液”，与其融会贯通，中西合璧，为中医外科的长足发展探出了一条捷径。同时，作者还把家传七代外科理论之经验，如病因的“二因论”、调动内因的“养真功法”“十二证治法”“十二证治变法”等在有关章节加以介绍，使理实并举，生动耐读。

在治疗方面，作者以王氏七代“十二证治法”“十二证治变法”为经，运用辨病、辨证相结合的方法，就“病变”“证变”“法变”“药变”等进行系统阐述。不仅有治疗方剂300多个，且有各种丸、散、膏、丹、汤剂的制法及各种手术操作方法。为了博采各家所长，作者以同仁的辨证施治方法为纬，结合现代医疗技术，增强了手段的科学性、准确性。

本书体例新颖、别具一格。它总结外科常见病、多发病70余种，分门别类，突破了传统中医外科窠臼，朴实而有新意，创新而不浮华，是我见到的中医外科专著中的佼佼者，不失为一本好教材、好实践参考书，相信广大中医院校学生、老师、各级中医甚至西医的医务工作者看后，能喜欢上这本书。

孙顺霖

1988年6月于郑州

第1版前言

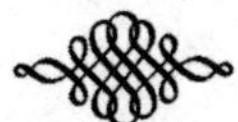

《中医外科理治》是我父王瑞麟和其子孙三代人利用诊余时间，历时16年之久，六易其稿，终将王氏七代中医外科经验整理编写而成的一部中医外科用书。

本书在“理”论和“治”疗方面，突出中医特色，将王氏医理如病因的“二因论”、调动内因的“养真功法”和辨证论治的“十二证治法”“十二证治变法”等中医外科之精华在各有关章节之中加以介绍，并对近代医学中有“中医汇通”者当作“新鲜血液”吸收入本书中，使传统的中医外科永葆青春。

全书收载王氏七代外科临床丸、散、膏、丹、汤剂及家传经验方共300多个，常见病、多发病和疑难顽疾近70种。每病立病名、定义、生理解剖与临床，病因病理、辨病依据、辨证治疗、预防与护理、鉴别、病案等项。全书系统完整，理论与临床紧密结合，打破了秘方不外传的陋习。本书在编写过程中受到领导和同志们的热情支持和关怀，并有孙顺霖先生为本书作序，趁此机会表示真诚的谢意。

书中如有不当之处，敬请批评指正。

王　旭

1992年8月20日于郑州

目　录

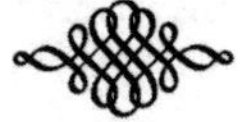

上篇 总论

第一章　概　论

第一节　中医外科的历史

中医学源远流长，医学著作浩如烟海，形成中医学的伟大宝库。历代医学家无不从医学古籍中探索隐微，借鉴创新。例如，唐代医学家王冰博采当时有关《素问》版本，取百家之见解，认真整理、校核、编排、注译、阐发新义。此后汉代医圣张仲景，金元四大家张从正、朱丹溪、刘河间、李东垣，以及明清之张景岳、叶天士、王孟英、吴鞠通等，无不从《黄帝内经》（简称《内经》）、《难经》等医学古籍中汲取精华，剔除糟粕，创立新说，为后世医学发展、研究做出了不可磨灭的贡献。把2 000多年保存的医学古籍加以整理、校勘、训诂、校点等，使语意难通、不易领悟的深奥医学古籍焕发出新的活力，为当今医学发展所用，是我们义不容辞的责任。

中国医学发展史证明，中医外科的历史要早于其他医学各科。这是因为人类祖先在和大自然的严寒酷暑抗争时，以及和毒蛇猛兽搏斗中最易发生外来伤害而需采取相应的外科治疗办法，所以说中医外科源远流长，并随着人类社会的不断进步而向前发展。早在原始社会，人类祖先和大自然界中的毒蛇猛兽混居一起。恶劣的环境、凶猛的蛇兽及部落之间的斗争给人们带来了伤害，人们必然用树叶、草根按敷，用泥土填塞体表伤口，拔去刺入体表的异物和用水洗去血迹、脓液等，这些原始的外治措施，是外科医疗防护之启蒙。人类在原始社会就开始用“砭石”刺破脓肿等，因此，“砭石”是最早的外科手术工具。

殷商时期出土的甲骨文中就有“疥”“疕”等外科病名的记载，已透出疾病分科的端倪。

有人说公元前二百年前流传下来的《山海经》是一部“奇书”，好像一块多棱的宝石，从不同角度可以看到不同的光彩。在这部奇书《东山经》中载有“高氏之山，其上多玉，其下多箴石。”《南山经》中载有“……南流注于海，其中有虎蛟，其状鱼身而蛇尾，其音如鸳鸯，食者不肿，可以已痔”，《中山经》中载有“苍文赤尾，食者不痈，可以为瘘”。

周代医疗技术不断进步和发展，医疗经验不断丰富和提高，这个时期不仅巫与医

明确分工，而且医学专业开始分科。《周礼·天官冢宰》曰“凡邦之有疾病者……则使医分而治之”，将医师分为“食医”“疾医”“疡医”“兽医”，其中“疡医”就是外科医生。这时外科已独立成科，书中对外科疾病做了比较明确的划分，曰“疡医，下士八人。……疡医掌肿疡、溃疡、金疡、折疡……”，认为外科疾病与季节关系密切，曰“四时皆有疠疾，……夏时有痒疥疾（指疥疮、热疖等）……”，在治法上提出“凡疗疡，以五毒（石胆、丹砂、雄黄、矾石、磁石五物炼成的药）攻之，以五气养之，以五药疗之，以五味节之”，采用“祝药（敷药）劀（刮去脓血）杀（指以腐蚀剂去恶肉或剪去恶肉）之齐（‘齐’作‘剂’；字解，指使症面平复）”等外治法。这个时期对于肛肠疾病颇为重视，如在《庄子·列御寇》中就有这样一段记载：“秦王有病召医，破痈溃痤者，得车一乘，舐痔者得车五乘，所治愈下，得车愈多。子岂治其痔耶？何得车之多也？”这里的“痔”，当是肛肠疾病之概括，也是常见外科病之一。这是记载“痔”最早的文献，为后世对痔疾的深入认识和研究打下了基础。公元前 3 至公元前 2 世纪，周朝建立的一套医疗分工和晋升制度对当时医药事业的发展和后世中医理论的形成等有积极的促进作用。

春秋战国时期的《五十二病方》是我国目前发现最早的一部医学方书。书中载有内、外、妇、儿、五官等科的病名。其中尤以外科病名最多，在治疽病医方中曰：“治白蔹、黄芪、芍药、桂、姜、椒、茱萸，凡七物，骨疽倍白蔹、肉疽倍黄芪、肾疽倍芍药，其余各一，并以三指大撮一入杯酒中，日五六饮之。”从这一段文字可以看出，用复方治疗疽病，并根据不同的疽病调整用药量，这是外科疾病采用辨证施治方法的经验总结，无疑对后世辨证施治方法贡献颇大。而且本书对肛门疾病的分类和特有症状的描述也比较清楚，如：“牡痔，有蠃肉出，或如鼠乳状，末大本小，有空（孔）其中。”“牝痔”“脉者（痔）”“朐养（痒）”也是痔的一种。文中所说“未有巢者”的“巢”指肛门瘘管，“巢塞脯者”的“脯”，即直肠下部，“人州出”指脱肛，在治疗方法上用烟熏治“朐痒”，用小绳结扎，再用刀割治“牡痔”，以及“以刀劙去其巢”，并采用抗菌消炎的黄芩外敷创口（“治黄芩而屡傅之”），预防感染促使创口愈合。可见当时医家对外科和肛肠疾病的治疗是很重视的。而用手术切除痔瘘的方法远比西方医学（到 14 世纪初才开始由阿得医生进行）早得多。

我国现存最早的医学专著《黄帝内经》，为中医学的发展奠定了理论基础，同时对世界医学也做出了应有的贡献，直至目前仍广泛被人们所重视。在这部不朽的著作中有外科专论“痈疽”，对外科疮疡的发生发展和病理变化做了科学的论述，认为人体气血的运行失调与外科疮疡有着密切的关系，并指出痈肿的进一步发展就是脓肿，而脓肿形成的病理则是“热胜则肉腐，肉腐则为脓”，一旦脓肿已成，则要使其毒泻于外，“脓不泻则烂筋，筋烂则伤骨，骨伤则髓消，不当骨空，不得泄泻，血枯空虚，则筋骨肌肉不相荣，经脉败漏，熏于五脏，脏伤故死矣”。治“脱疽”坏死期的截肢法要求“急斩之”；治“猛疽”用“豕膏”。腹腔穿刺最早记载于《灵枢·四时气》，曰：“徒水，先取环谷下三寸，以铍针针之，已刺而筒之，而内之，入而复之，以尽其水，必坚束之……”这要比古印度学中婆罗门时期妙闻氏（5 世纪）早 500 多年。《黄帝内经》也是记载痔瘘最早的医学文献，如《灵枢·邪气脏腑病形》曰：“肾脉……微涩为不月，沉痔。”《素问·生气通天论》曰“陷脉为瘘”，并对痔的病因病理、症状有了正确的认识：“因而饱食，筋脉横解，肠澼为痔。”《灵枢·平人绝谷》对肛肠疾病的解剖也做了研究：“广肠（指乙状结肠和直肠）大八寸，径二寸寸之大半，长二尺八寸，受谷九升三合八分合之一。”《素问·五脏生成》还认识到“魄门（肛门）亦为五脏，使水谷不得久藏”的生理作用。当时的《难经·四十二难》记载肛门的解剖时说：“肛门重十二两，大八寸，径二寸大半，长二尺八寸，受谷九升三合，八分合之一。”这可以说是从宏观上对大肠、肛门解剖生理的重视，在当时的社会条件下也是很令人钦佩的。名医扁鹊（秦越人）精通多种医术，倡导以预防为主，主张早期诊断、早期治疗，提出六不治：“骄恣不论于理，一不治也；轻身重财，二不治也；衣食不能适，三不治也；阴阳并，脏气不定，四不治也；形羸不能服药，五不治也；信巫不信医，六不治也。”（《史记·扁鹊仓公列传》）这说明他反对巫术神鬼邪说，对医学心理学、生理学都有一定见解，使当时医学在人们心目中享有很高的威信，这也是医学科学战胜神学迷信的重要标志。

汉代医学继《黄帝内经》之后有了很大的发展，杰出的外科医学家华佗首创“麻沸散”“缝合术”“神膏”，在全身麻醉下进行肿瘤切除和剖腹手术。《后汉书·方术列传》曰：“若疾发结于内，针药所不能及者，乃令先以酒服麻沸散，既醉无所觉，因刳破腹背，抽割积聚，若在肠胃，则断截湔洗，除去疾秽，既而缝合，傅以神膏。四五日创愈，一月之间皆平复。”但令人痛心的是方书早已散佚。汉代名医张仲景的《金匮要略》《伤寒论》等书，为中医“辨证施治”、经方之鼻祖。《金匮要略》不仅对外科疮疡、肠痈、浸淫病脉证并治有专论，且提出了“小肠有寒者，其人下重便血，有热者必痔”及先便后血和先血后便的辨证施治方法，还提出了对痔的类证鉴别，指出“下血，先便后血，此远血也，黄土汤主之”及“下血，先血后便，此近血也，赤小豆当归散主之”。据研究，《伤寒论》397 条中，有 114 条与治疗急腹症有关，其中用乌梅丸治蛔厥是世界上最早的驱除进入胆道蛔虫的有效方剂，一直沿用至今。最早的中药学专著《神农本草经》也成书于这个时期，记载药物 365 种。其中载有治疗外科疾病如金创、痈肿、疽、瘰疬、乳痈等的常用药近 100 种，治疗肛肠疾病如痔、瘘、脱肛、息肉、肠痔等的药物有 26 种，其中黄芪、槐实、龟甲、文蛤、猬皮、桐叶、豚卵 7 种药物都记载治疗“五痔”等。“五痔”分类法最早是由这本书提出来的。

两晋南北朝时期已开展了修补先天性兔唇等外科手术，我国第一部外科专著《刘涓子鬼遗方》成书于这一时期，内容包括外伤、痈疽、疮疖、瘰疬、疥疮等，对痈疽的鉴别诊断，以及痈肿切开的适应证、切开方法和部位等都有详细论述，曰：“当上薄者，都有脓，便可破之，所破之法，应在下逆上破之，令脓易出，用铍针。”书中对肠痈的治疗用“大黄汤”，并强调了“未成脓也可下之”“脓成不可服此方（大黄汤）”的治疗经验。在药物剂型方面书中记载有汤散、薄贴、膏等，还载有治疗痔、瘘的方药。书中用水银膏治疗皮肤病的方法要比其他国家早 600 多年。由于本书治疗“金创”甚多，所以说本书也是我国最早的“军阵外科学”。

此时期皇甫谧所著的《针灸甲乙经》记有用针刺治疗外科痈疽等经验，还载有“痔与阴相连”的临床表现等，并认识到肛肠疾病可以引起排尿困难，说明当时对肛肠

疾病的观察研究还是比较深入细致的。葛洪的《肘后备急方》介绍了用海藻治瘿疾，是世界上最早用含碘食物治疗甲状腺疾病的记载。还介绍了用狗脑敷治疯犬咬伤、防治狂犬病，创立了人工免疫方法。葛洪擅长炼丹，著有《抱朴子》一书，其中载有丹砂（硫化汞）加热分解成水银的方法。我国近代化学家张子高把葛洪看作是我国古代化学家，后人也称葛洪为古代炼丹家。

隋唐时期在基础医学和临床总结研究方面有突出成就，如巢元方等著《诸病源候论》50卷，对各种疾病分为67门，列证候1 720论，对外科痈疽、疔毒、瘿瘤、肠痈、诸淋都有新的认识；对外科中的结扎止血、断肠缝合、腹疝脱出等已有比较成熟的操作方法；对五痔的分类和特有症状的描述，以及妇女、小儿有关肛肠疾病的病因病理均设有专论。并且在五痔的基础上，又分出“酒痔”“气痔”。书中载有40多种皮肤病，明确指出疥疮是疥虫引起的，并最早提出了过敏性疾病，发现了过敏源——“漆”等。当代名医孙思邈著《备急千金要方》和《千金翼方》30卷，《备急千金要方》广辑方书验方，列证232门，合方论5 300余首，在前人对痔的分类基础上，又提出“燥湿痔”。《千金翼方》录有药物800余种，方剂2 000余首，用于治疗痔疾、鼠瘘的中药58味，更为可贵的是已认识到不论发生于任何部位的痈疽，都可以是“疮瘘”的发病根源，曰：“一切痈疽，皆是疮瘘根本所患。”书中还总结出很多脏器疗法，如食动物肝脏治夜盲症、食羊靥治甲状腺肿大等，因此，名医孙思邈也被誉为脏器疗法的创始人。书中介绍以葱管作导尿器械，比法国发明橡皮管导尿早1 200多年。王焘著《外科秘要》40卷1 104门，对内、外（骨）、妇、儿等科疾病的病因、病理、症状、治疗论述系统，提出了“灸痔”“熨痔”的治疗方法。

宋代随着医学的不断发展，著书立说、撰写医学著作者日渐增多，当时的政府也很重视医药事业的发展，广集人才并收集民间方药，编写了医学巨著《圣济总录》，全书共200卷，分66门，每门之中又分若干病症，每一病症先论病因病理，次列方药治疗，包括内、外、妇、儿、五官、针灸诸科，收载医方近2万个。对外科瘰疬、痼疾、金疮等论之较详。如对金刃肠出的治疗，“肠有两头见者，可速以桑白皮为线或以麻缕续之”，术后随着病情的恢复，给予流质（“研米粥饮”）、半流质（“强糜”）和普食（“饭”）等饮食护理。书中专立“痔门”，指出“集验方有所谓酒痔者，乃牡痔别名也，治法禁忌唯孙思邈之论为详”。《卫济宝书》谈到了骑竹马灸法，用于治疗多种外科疾病，还发明了镊子、炼刀、竹刀、油捻子等医疗器械。书中对乳房疾病的治疗和吸乳做了详细介绍：“如有乳者，急以纸五寸阔一片，用火烧于三寸许置瓶中，火欲过未过，便以瓶口掩乳，以手扶定。其乳吸在瓶中，觉飕飕乳在瓶，则便取去，急洗以药。若本无乳，根据痈法治。”书中还强调痈疽未成脓时以消散为最好的治疗方法，曰：“乘其未脓而攻之，得宜以不溃而愈，此上工也。”作者对外用药物的配制要求十分严谨，须“磨子磨细”后方可使用。以此可以看出这个时期对痈疽的内外治法已比较系统。窦汉卿著的《疮疡经验全书》对痈疽疮疡论之甚详，在前人的基础上将痔分为25种，曰：“今将痔变成五五二十五类，或左或右，或内或外，……或脓或血，或痛或痒……”窦汉卿进一步认识以肛周脓肿溃后不愈易成瘘管的机制：“坐马痈，此毒痈受在肾经虚，毒气弱毒伤于内，大肠之经并聚成毒，而为瘘疮，此乃毒证。”将痔与瘘明确地区别清楚。他最早总结出疔疮走黄的辨证治疗方法。王怀隐等编著的《太平圣惠方》全书100卷，分1 670门，对外科疾病的论述较详，每病下列多种治法，其中治痔方达210个之多，最早记载了用结扎法和含砒制锭（条子）治痔、瘤病，如“用蜘蛛丝系痔瘤乳头不觉自落”的经验等。到南宋，不仅设有痔瘘专科，也有了痔瘘的专著，如定斋居士著的《五痔方》一卷、王伯学著的《痔瘘论》等，说明对外科疾病中痔瘘治疗总结和学术研究已进入昌盛时期，改进和创造了结扎、枯痔等治疗方法，为后世金元时期在这方面所取得的辉煌成就奠定了基础。

金元时期不仅在治疗方法上有新的发挥，而且在理论研究上也有新的突破和创新，如刘完素以“火热论”闻名，为“寒凉派”代表。张从正主袪邪，善用攻法，为“攻下派”代表。李杲主张滋补脾胃，著有《脾胃论》等，为“补土派”代表。朱震亨善用滋阴降火法，为“养阴派”代表。以上四位医家后世统称为“金元四大家”，从此辨证论治的治疗方法更加完善。在激烈的竞争中，外科也进入兴盛时期，如对破伤风和痔瘘的病因、病理、症状有了更为详细的描述，总结出风、湿、燥、热、饮食不节、七情内伤，以及职业、遗传等与疾病有关的病因病机，在治疗上主张“清热散瘀、凉血袪毒”等内治大法。元代外科名医齐德之著《外科精义》总结出内外兼施的治疗原则。朱震亨对脱肛提出气热、气虚、血虚、血热等证型及辨证施治方法：“气虚者补气……血虚四物汤，血热者凉血等。”这个时期由于频繁的战争，创伤外科得到了新的发展，危亦林的《世医得效方》就是这个时期的代表作。它不仅记载有解除创伤、治疗痛苦的麻醉药，而且有世界上已知最早记载全身麻醉的文献，比日本外科学家在1805年用曼陀罗汁麻醉要早450年；同时该书在创伤处理和整骨复位方面也有新的创见，如用悬吊复位法治疗脊柱骨折，要比现代医学家达维斯使用这一方法（1927年）早600年。在肛肠疾病的治疗中，书中采用枯痔、药线结扎、熏洗、灸治等。罗天益著的《卫生宝鉴》明确将“痔漏”和“痔疮”分开：“肠风痔漏，总辞也，分之则异。”

明代为外科全盛时期，名家辈出，著作如林，医理不断创新，医技各有独到之处。如汪机的《外科理例》、王肯堂的《证治准绳》、陈实功的《外科正宗》、董宿的《奇效良方》、申斗垣的《外科启玄》、袭信的《古今医鉴》，以及薛己的《外科心法》、赵宜真的《秘传外科方》，等等。汪机在医理方面强调医理对实践的指导意义，曰：“盖其中古人所论治，无非理也，学者能仿其例而推广之，于焉古人不言之妙旨……”他将唐宋时期的疮肿科、明代的疡科改为外科，说：“外科者，以其痈疽疮疡皆见于外，故以外科名之。”明确指出外科的名称及外科疾病的范围。在辨证施治上，强调了外科疾病“必本于内，知乎内，以求乎外”，以及“治外遗内”和“舍脉从证”“舍证从脉”“治之不应，别求其故”。他还创制了玉真散治疗破伤风等方法。陈实功《外科正宗》所载痈疽、疔毒、瘰疬、流注、脱疽诸病，每病皆有看法、治法、治验、主治方、应用方诸项，对痔的辨证论治，较之以往更为系统完整，不愧“例症详、论治精”。例如，书中对枯痔疗法的描述十分确切，曰：“凡疗内痔者，……即用葱汤洗净，搽枯痔散，早、午、晚每日三次，次次温汤洗净搽药，轻者七日，重者十一日，其痔自然枯黑干硬，停止搽药，……待痔落之后，换搽生肌散，……其口半月自可完矣。”书中另有“三品一条枪”治18种痔漏，在对其操作方法变化过程时的辨证用药中说：“同用

药线插入痔孔内，……药力满足，痔变紫黑，至满十四日期满痔落，……俱可生肌收敛。”这与目前临床运用和观察的实际情况基本上一样。由于本书总结收载自唐至明代的医方、经验，其内容丰富，条理清晰，在治法上善用刀针手术及腐蚀药物治疗，独具风格，是重要的外科文献。徐春甫的《古今医统》详细介绍了挂线疗法，曰：“予患此疾一十七年，……后遇江右李春山，只用芫根煮线挂破大肠，七十日方获全功。病间熟思，天启斯理，后治数人，不拘数疮，上用草探一孔，引线系肠，外坠铅锤，悬取速效，药线日下，肠肌随长。辟处既补，水逐线流，末穿痔孔，鹅管内消，七日间肤全如旧。……线落日期，在疮远近，或旬日半月，不出二旬，……线既过肛，如锤落地，以药生肌，百治百中。”这时不仅创造了割痔的方法，还研制出黄连追毒丸、黄连闭管丸等，运用非手术疗法治疗瘘管，为不用“针刀、挂线，不受苦楚，诚起痼疾之良方”。此为后世用内服药物治疗痔瘘开辟了新途径。同时书中对痔的分类、诊断及鉴别诊断、割治麻药等都有详细记载。陈司成编写了第一部治疗梅毒的专书《霉疮秘录》，书中提出了用生生乳（砒制剂）等治疗梅毒的方法。董宿的《奇效良方》收编了从宋至明初的医方。全书共分64门，其中外科分为疮疡门（409方）、正骨兼金链门（133方）、疠风门（34方）、肠澼痔漏门（82方）、疝门（84方）。书中对痔与漏之不同描述得十分真切，曰：“初生肛边，成瘟不破者曰痔，破溃而出脓血，黄水浸淫，淋漓久不止者曰漏也。”又曰：“成漏而穿臀者，及有穿肠成孔，粪从孔中出者……”对不同漏证的认识较以往又前进了一步。特别需要指出的是，孙志宏的《简明医彀》最早描述了先天性肛门闭锁的症状、手术方法及预后等：“罕有儿初生无谷道大便不能出者，旬日必不救，须速用细刀刺穿，要对孔亲切开通之，后用绢帛卷如小指，以香油浸透插入，使不再合，旁用生肌散敷之自愈。”赵宜真的《秘传外科方》中详细记载了消渴病（糖尿病）所致的脱疽。

清代在外科方面起到了继承、创先和启后之作用。这一时期，在理论上的深入研究更为细致全面，在“由内可以推外，由外可以测内”整体观念思想指导下，祁广生的《外科大成》尖锐地指出“今之重于内者精其内，而疮科或有所遗；专于外者精其外，而方脉或有未谙……”的片面性，强调具有“无遗内遗外之憾”的整体观，才能成为比较好的外科医生。《外科大成》成为清代学习外科必读之书。《医宗金鉴》当是清代外科的代表著作，后世认为《医宗金鉴》之《外科心法要诀》是以《外科大成》为蓝本写成的。王洪绪的《外科证治全生集》是当时祖传世医的经验总结，该书打破了传男不传女等世袭相传的陈腐落后观念，公开了以阳和汤为代表的家传方药等。该书强调辨阴证阳证的重要，曰：“若凭经而不辨证，药虽对经，其实背证也。世之患阴疽而致毙者颇多，苟其阴阳别治，何至有死症乎？”他主张外科病的治疗应“以消为贵，以托为畏”，“惟疔用刺，其外概不轻用刀针，并禁升降痛烂二药”，这与《医宗金鉴》中“疡医若无红、白二丹，决难立刻取效”的观点相对立，体现了当时学术气氛之浓厚。高锦庭的《疡科心得集》善于辨证，而且对外科疾病的鉴别很有研究。在强调外科病用内治法的重要时说：“虽曰外科实从内治，窃以为和古圣贤之心法，故名之曰心得。”并告诫人们辨证时要注意“有两症而同一治者，亦有两症而治各异者”。此外，顾世澄的《疡医大全》、高文晋的《外科图说》、余听鸿的《外科医案汇编》、吴师机的《理瀹骈文》、陈士铎的《石室秘录》、许克昌的《外科证治全书》，以及陈梦雷等编的《古今图书集成医部全录》等，各具特色，自成体系。这个时期的学说争鸣开展得有声有色，对外科的发展起到了很大的作用，在异体移植方面出现了新苗头，包括接舌、换皮等异体移植，在肛肠疾病方面也进入更为完整的新时期，认为痔瘘"有生于肛门内者，有生于肛门外者，初起成瘟，不破为痔，易治；破溃而出脓血、黄水浸淫，淋沥久不止者为漏，难痊。"并根据其发生部位、症状、形态等不同，分为24种。对其病因病机的研究认为："总不外乎醉饱入房，筋脉横解，精气脱泄，热毒乘虚下注，或忧思太过、蕴结热毒、愤郁之气，致生风、湿、燥、热四气相合而成。"在辨证施治方面形成了比较完善的方法，"如结肿胀闷成块者，湿盛也；结肿痛如火燎，二便闭者，大小肠热胜也；结肿多痒者，风盛也；肛门围绕、折纹破裂、便结者，火燥也；……若坚硬者，似五倍子散，……兼用朴硝、葱头煎汤洗之；顶大蒂小者，用药线勒于痔核，其痔枯落，……亦有顶小蒂大者，枯痔散枯之。……属气血两虚，宜十全大补汤倍川芎、参、芪服之。……为酒毒者，宜服苦参地黄丸。……又有产后用力太过而生痔者，宜补中益气汤加桃仁、红花、苏木服之。又有久泻、久痢而生痔者，宜补中益气汤加槐花、皂荚子煅末服之。如痔已通肠，污从漏孔出者，用胡连追毒丸酒服之。……如漏有管者，用黄连闭管丸服之，可代针刀药线之力……"对痔瘘患者的"忌口"也提出了要求，对"久病咳嗽而后生痔"预后较差等都有新的认识，对外科手术等医疗器械如"探肛筒、过肛针、弯刀"等也都有创新和改进。这一时期有些医学专著等文献和辨证治疗方法等传到国外，同时吸取了有关国外的医学方法。这对中国人民的繁衍昌盛和促进世界医学交流与卫生事业的发展做出了极其重要的贡献。

近百年来由于历史条件和当时旧中国对中医学遗产的排斥和摧残，提出要消灭中医等，使中医学陷入困境。中华人民共和国成立后党和政府制定了中医政策，并号召要继承和发扬中医学遗产，让中医进入公立医院，并相继成立了中医学院、中医院。有一些较大的省市级医院设立了中医外科和痔瘘专科，各中医大专院校中医外科课程占有相当多的教学课时。这不仅对继承和发扬中医学遗产有了保障，而且对中医外科的发展也起到了积极的作用。中医外科还借鉴西医，在常见病、疑难病和急腹症等方面有了新的突破，形成了中西医结合队伍。针灸麻醉、中药麻醉也受到世界各国人民的赞颂。中医外科将在当今科学技术迅速发展的浪潮中发挥其更大作用。

第二节　中医外科的范围

随着人类生活需求的增多及科学技术的不断进步，中医外科的范围也在不断发生变化。为了能够较准确地说明这一问题，可以从历史的发展和目前状况来看中医外科的范围。

一、从历史的发展看

医学是在人类长期的生产劳动和与大自然的斗争中逐渐产生的，开始并没有什么

分科，随着历史的发展和人类需求的增多，才出现了医学分科，如《周礼·天官冢宰》曰："凡邦之有疾病者，……则使医分而治之。"把医学分为"食医""疾医""疡医""兽医"等科。其中"疡医"就是当时的外科。这时的外科广泛，不仅包括"肿疡""溃疡""金疡""折疡"，而且包括耳、鼻、喉、眼疾。到元代，危亦林在《世医得效方》中就比较明确地将医学分为"大方脉医科（相当于内科）""小方科（相当于小儿科）""产妇兼妇人杂病科（相当于妇产科）"及"眼科""口齿咽喉科（相当于口腔科和喉科）""正骨兼金镞科（相当于骨伤科）""疮肿科（相当于外科）"等。随着科学技术的不断进步和发展，分科越来越细，如明代赵宜真的《秘传外科方》中曰："夫医道通仙道，业擅专门。"汪机的《外科理例》曰："外科者，以其痈疽疮疡皆见于外，故以外科名之。"这说明医学的分科是从无到有，从广泛到分科乃至专科这样一个过程。

二、从目前状况看

历史的发展使医学从不分科到分科，如内、外、妇、儿、皮肤、痔瘘等科，以及专病门诊等，直至提出"业擅专门"的专科和专家。有的医疗单位已将以往中医外科中的眼科、耳鼻喉科、痔瘘科、皮肤科等独立成专科，这使中医外科的分科又有了新的突破，特别是"急腹症"在中医外科中更具有新的内容，这类性质的疾病历代内科、外科均属之，甚至长期属于内科疾病范围。直至目前，从中医外科中分出去的骨伤科、皮肤科、痔瘘（肛肠）科等虽已独立成为专科，但从全国各地的分科情况来看，并不是那样"细"。目前有的省级医疗单位仍将皮肤科、痔瘘科、伤科等归属在外科中。全国性的中医外科教材，部分已将目前从外科分出去的、独立或成专科的如骨伤科、皮肤科等划入外科范畴之中。这充分说明，虽然目前痔瘘科、皮肤科等已有专科，且有的地区还比较普遍，但是就目前全国情况来说，中医外科的范围主要包括疮疡、乳房疾病、瘿瘤、痔瘘、皮肤疾病、急腹症、烧伤、脱疽等。

第三节　中医外科与各科的关系

中医外科与内、妇、儿等科之间的关系极为密切。其基础理论基本相同，并各具特点，各科之间又互相渗透、相辅相成。但总括起来可从以下三方面理解。

一、基础理论相同

《黄帝内经》《伤寒论》《温病条辨》《神农本草经》等主要的经典著作和历代其他重要医学文献各具特色，虽出于不同时期，内容却是密切相关，共同构成中医内、外、妇、儿等科共同的基础理论，为中医各科必读的经典医学著作。

二、各具特色而相异

中医外、内、妇、儿各科基础理论相同，但又各具特色，各有一套系统完整的诊治方法。这些各不相同的诊治方法，又是在其共同的基础理论指导下产生出来的。在某一专科，基础理论必然与其科的特点紧密结合在一起，形成了本科完整而系统的理论知识，即共性（如基础理论）存在于个性（专科特色）之中，而个性又各具特色独立存在。

三、相辅相成而互进

中医外、内、妇、儿等各科的不断发展进步，无疑是对基础理论不同程度地充实、完善和提高。可以说某一专科的发展常常对其他各科也产生影响。所以说，中医外、内、妇、儿各科之间不仅各具特色，而且是一个互相影响、相辅相成、相互促进的有机整体。如果忽视基础理论和各科之间的关系，不仅不能很好地为患者解除痛苦，甚至会延误病情，给患者带来不应有的损失。先贤齐德之曰："夫医者，人之司命也；脉者，医之大业也。盖医家苟不明脉，则如冥行索途，动致颠覆。夫大方脉、妇人、小儿、风科，必先诊脉后对症处药，独疮科之流多有不诊其脉候，专攻治外；或有证候疑难，别召方脉诊察，于疮科之辈，甘当浅陋之名。噫！其小哉如是。原夫疮肿之生，皆由阴阳不和，气血凝滞。若不诊候，何以知阴阳勇怯，血气聚散也，由是观之，则需信疗疮肿于诊候之道，不可阙也。历观古今，治疗疮肿，方书甚多，其间诊候之法，略而未详，比夫诸科甚有灭裂，愚虽不才，辄取《黄帝素问》、《难经》、《灵枢》、《甲乙》及叔和、仲景、扁鹊、华佗、《千金》、《外台》、《圣惠》、《总录》，古今名医诸家方论之中，诊候疮肿之说，简编类次，贯成篇帙，首载诊候入式之法，次论血气色脉参应之源，后明脉之名状，所主证候及疮肿逆从之方，庶使为疮肿科者，览此则判然可晓，……诊候至此，则察逆从，决成败，若黑白之易分耳。"此论虽不完全与本题相吻合，也确有教益，足见学习基础理论之重要和中医外、内、妇、儿各科关系之密切。

第四节　中医外科的病名及分类规律

一、病名的意义

不同疾病有不同的病名，不同的病名又代表不同的疾病。病名看起来简单，实际上包含多方面的意义。

（1）通过病名可以了解疾病的发生、发展和变化规律。

（2）通过病名可知疾病预后的佳良和险恶，如癌症预后差、疮疡预后良等。

（3）根据病名可以提出治疗方法。

（4）病名对与其相类似的疾病有鉴别意义。

（5）通过病名可以了解不同疾病的共性及其特点等。但由于我国历史悠久，幅员辽阔，人口众多，又有多个民族，人们生活环境相异，居住条件不同，方言不一，学习方法不同，有父子相传、师徒相授、自学成才等，而历代医学著作浩如烟海，所以病名繁多，极不统一。有一个病名包括多种疾病的，如疔疮病名，在《治疗大全》一

书中列举有80多个疔名，其中不仅包括疔疮，而且将许多外科重症如偏正对口疔（相当于脑疽）、手背疔（相当于手发背）等也名之为疔。另有本来是相同的病，由于所患部位、阶段、形态等的不同，而有多个病名，如痈。发生在颈部的名颈痈，因其病因是风热挟痰所致，又名"痰痈"，又因患颈痈之后患者往往用手托扶腮部缓解痛苦，又名"托腮痈"等；又如缠腰火丹，又名"蛇丹""串腰龙""火带疮""蜘蛛丹"等。因此使人感到病名繁多、杂乱，为此，历代医家做了大量工作，初步总结了外科病名的规律和分类。

二、病名的分类

中医外科病名繁多，总结其规律性，大体可分为以下九类。

（一）疮疡类

1. 痈

（1）外痈：

1）颈痈：又称痰痈、托腮痈、颈部急性淋巴结炎。

2）腋痈：又称夹肢痈（俗称夹痈），腋部急性淋巴结炎。

3）锁喉痈：又称喉痈、结喉痈、猛疽、口底部蜂窝织炎。

4）腰痈：又称脐部感染，或卵黄管残留症和脐尿管闭合不全继发感染。

5）臀痈：又称肿块结毒、臀部蜂窝织炎。

6）胯腹痈：又称胯间痈、腹股沟部急性淋巴结炎。

7）股痈：又称腿痈、肚门痈（在股内）、箕门痈（在股内近膝部）。

8）委中毒：又称腘窝急性淋巴结炎。

9）臂痈：又称黄瓜痈、臂部脓肿。

10）腹皮痈：又称腹痈、腹壁脓肿或蜂窝织炎。

以上所列外痈中，有以"毒""疽"等定名者，如猛疽、委中毒等。此说明发病急，病邪深重。

（2）内痈：

1）肠痈：又称急性阑尾炎。

2）肺痈：又称肺脓疡（肺部化脓性炎症）。

3）肝痈：又称肝脓疡（细菌性肝脓疡、阿米巴性肝脓疡等）。

2. 疖　又称火疖、热疖、疖毒、暑疖、热毒、珠疖、蝼蛄疖、蟮拱头、缠瘨头等。

3. 疖病　又称多发性疖、发际疮、坐板疮。

4. 疔　又称疔疮、疔毒。

（1）颜面部疔：根据发疔部位、症状、形态等不同，有很多病名，如印堂疔、眉心疔、颊疔、鼻疔、人中疔、虎须疔、锁口疔、唇疔、反唇疔、承浆疔、迎香疔等。

（2）手足部疔：又称手足部化脓性感染、瘭疽。

1）蛇头疔：又称螺疔、化脓性指头炎。

2）沿爪疔：又称代指、甲沟炎。

3）蛇腹疔：又称蛇肚疔、鱼肚疔、化脓性腱鞘炎。

4）托盘疔：又称掌间隙感染。

此外，还有蛇节疔、蛀节疔、泥鳅疽、蛇眼疔、手丫疔等。这些虽以疔名之，也有言疽者，如泥鳅疽等。

(3) 红丝疔：又称急性淋巴管炎。

(4) 烂疔：又称水疔、脱靴疔、气性坏疽等。

(5) 疫疔：又称鱼脐疔、皮肤炭疽。

5. 走黄 又称疔疮走黄、癀走、脓毒败血症。

6. 疽

(1) 有头疽：根据患病部位不同而有不同病名，如疽毒、脑疽、对口疽（偏脑疽、偏对口）、发背疽（上中下发背）、搭手疽（上中下搭手），膻中疽、少腹疽、腰疽等。

有头疽属阳重症，也有以“发”命名者，如肾俞发、手发背、足发背等，也言其病热深重。

(2) 无头疽：又称化脓性骨髓炎、化脓性关节炎。由于发病部位等不同，病名也异。如发生于大腿外侧的，名附骨疽；发生于大腿内侧的，名咬骨疽；发生于臀部环跳穴的，名环跳疽；发生于足踝关节的，名穿踝疽；发生于膝盖骨的，名疵疽；溃后从疮口排出碎骨的，名多骨疽等。

7. 发 由于部位不同有三里发、腓腨发、乳发等。发比痈大。有头疽也有称“发”的，如手发背等。

8. 流注 又称多发性转移性肌肉深部脓肿。由于病因、部位不同，有余毒流注、暑湿流注、瘀血流注、髂窝流注等。

9. 流痰 又称骨痨、穿骨流注、骨与关节结核。由于发病部位、形态等不同有环跳流痰、鹤膝流痰、龟背痰、附骨流痰、胁肋流痰、穿拐痰、胯间流痰、肾痨（又称肾结核）、痨疮（又称寒性脓肿）等。

从以上疾病可以看到，流痰也有以“流注”“痨”命名的，相当于结核杆菌感染性疾病。

10. 瘰疬 又称疬子颈、老鼠疮、淋巴结核、慢性淋巴结炎。由于病因、形态等不同，有瘰疬、气疬、重瘰疬等。

11. 臁疮 又称裙边疮、裤口毒、老烂脚、裤口风疮、小腿部慢性溃疡、下肢溃疡等。

12. 席疮 又称褥疮。

13. 水火烫伤 又称火疮、汤火伤、火烧疮、汤泼火伤、烧伤等。

14. 内陷 又称疽毒内陷、脓毒败血症。

（二）皮肤病类

1. 疮

(1) 脓疱疮：又称滴脓疮、浸淫疮。由于发生的部位、形态等不同，名称也各异。同一病、同一部位也有多个病名，如旋耳疮又称耳后褶烂、月蚀疮等。

(2) 肥疮：又称秃疮、堆沙瘌痢、瘌痢头、瘌头疮、黄瘌痢、肥黏疮、黄癣。

(3) 疥疮：又有干疥、湿疥、虫疥、砂疥、脓窠疥、瘌痢疮等之分。

（4）湿疹疮：又称粟疮、血风疮、绣球风、肾囊风、湿臁疮等。

（5）热疮：又称热气疮、时气口疮、单纯疱疹。

（6）胎溻皮疮：又称王烂疮、月风、新生儿剥脱性皮炎。

（7）火珠疮：又称脓疮性毛囊炎、囊性脓疱疮。

（8）漆疮：又称漆毒、膏药风、马桶癣、接触性皮炎。

（9）水渍疮：又称烂手烂脚、鸭怪、鸭屎风、水毒、稻田性皮炎。

（10）白秃疮：又称白瘌痢、白癣。

（11）皲裂疮：又称手足皲裂。

（12）红花草疮：又称植物日光性皮炎。

（13）日晒疮：又称日光皮炎、日光红斑。

（14）杨梅疮：又称霉疮、广疮、大疮、时疮、梅毒。

（15）羊须疮：又称燕窝疮、羊胡子、须疮。

（16）湮九疮：又称尿布皮炎。

（17）阴䘌疮：又称阴盖毒、阴蚀、女阴溃疡。

2. 丹毒　由于发生的部位等不同，病名有抱头火丹（又称头面部丹毒）、流火（又称腿游风、下肢丹毒）、赤游丹（又称新生儿丹毒）、内发丹毒（发于胸腹腰胯部位）。

3. 痘　又称痘风疮、水花儿、牛痘样湿疹。

4. 毒虫咬伤　又称虫咬皮炎。

5. 疳

（1）口疳：又称口腔溃疡。

（2）下疳：又称龟头溃疡。

（3）乳疳：又称乳头湿疹。

（4）鼻疳：又称鼻周脂溢性湿疹。

（5）风疳：又称肛门湿疹。

（6）旋指疳：又称甲疳、连续性指端皮炎。

（7）走马牙疳：又称走马疳、口颊坏疽。

6. 斑

（1）汗斑：又称紫白斑风、疬疡风、夏日斑、花斑癣。

（2）雀斑：俗称黑面沙。

（3）虫斑：又称单纯糠疹。

（4）黧黑斑：又称面尘、黄褐斑。

7. 疹　又称丘疹。

（1）红疹：又称红色丘疹。

（2）瘾疹：又称风疹块、白疹、风痞瘟、游风、风疹、风瘙隐疹、卒风肿、赤疹、时疫疙瘩、鬼饭疙瘩、白婆瘼、赤婆瘼、荨麻疹、皮肤划痕症、血管神经性水肿。

8. 狐臭　又称腋臭、体气、臭汗症。

9. 痦　又称白痦、汗疱。

10. 癣

（1）牛皮癣：又称摄领疮、神经性皮炎。

（2）湿癣：又称湿疹疮、湿疹。

（3）白癣。

（4）桃花癣：又称单纯糠疹。

（5）吹花癣：又称春季性皮炎。

（6）奶癣：又称乳癣、胎癣疮、婴儿湿疹。

（7）风癣。

（8）圆癣：又称钱癣、体癣。

（9）松皮癣：又称蛇身、鱼鳞癣。

（10）顽癣。

（11）刀癣：又称叠瓦癣。

（12）阴癣：又称股癣。

11. 疣

（1）千日疮：又称瘊子、枯筋箭、刺瘊、疣疮、晦气疮、疣子、疣目、坚头肉、瘙瘊、寻常疣。

（2）鼠乳：又称水瘊子、传染性软疣。

（3）扁瘊：又称扁平疣。

（4）瘙瘊：又称尖锐湿疣、性病疣。

12. 酒皶 又称红鼻子、酒渣鼻。

13. 鬼舐头 又称油风、咬发癣、斑秃。

14. 风

（1）白驳风：又称白癜风。

（2）大脚风：又称象皮腿。

（3）鹅掌风：又称手癣。

（4）疠风：又称疠、恶疾、大风、天刑、麻风、大麻风、癞风。

（5）绣球风：又称肾囊风、瘙痒病、阴囊湿疹。

（6）白屑风：又称脂溢性湿疹。

（7）唇风：又称剥脱性唇炎。

（8）肺风粉刺：又称面疱、寻常痤疮、粉刺、青春痘、渣疮、谷嘴疮。

15. 痱子 又称痱疮、热痱、痱毒、红色粟粒疹。

16. 猫眼 又称猫眼疮、寒疮、多形红斑。

17. 臭田螺 又称脚湿气、烂脚丫、脚蚓疮、脚癣。

18. 灰指甲 又称油灰指甲、甲癣。

19. 牛程蹇 又称土粟，俗姓老茧、胼胝。

20. 鸡眼 又称肉刺。

21. 白疕 又称松皮癣、牛皮癣、银屑病。

22. 痰疱 又称舌下腺囊肿。

23. 细腰火丹　又称缠腰龙、火带疮、蛇窠疮、串腰龙、蜘蛛疮、蛇串疮、带状疱疹。

24. 葡萄疫　又称坏血病。

25. 赤疵　又称色痣、毛细血管扩张痣。

26. 痣

（1）黑痣：又称黑子、色素痣。

（2）血痣：又称单纯血管瘤、草莓状血管瘤。

（三）肛门病类

1. 痔　痔由于发生的部位、形态、症状等不同，名称也不一样，如内痔、外痔、混合痔（也称内外痔）、翻花痔、鸡心痔、核桃痔、脱肛痔、血攻痔、莲子痔、莲花痔、鸡冠痔、气痔、子母痔、雌雄痔等。也有发生于其他孔窍部位的，如耳痔（也称耳息肉）、鼻痔（也称鼻息肉）、眼痔和牙痔等。

2. 瘘　又称漏、瘘管。由于发生的部位等不同也称肛漏、偷粪老鼠、肛管直肠瘘、通肛瘘、海底瘘、蜂窝瘘、阴瘘、内瘘等。

3. 肛裂　又称钩肠痔、肛门裂疮、裂口疮。

4. 脱肛　又称重叠痔、直肠脱垂。

5. 息肉　又称珊瑚痔、悬珠痔、樱桃痔、息肉痔。

6. 肠风　又称下消化道疾病所致便血鲜红症。

7. 肛门周围痈疽　又称肛门周围脓肿。由于发生的部位等不同，名称不一样，如悬痈、坐马痈、上马痈、下马痈、脏毒、鹳口疽。

（四）瘿瘤类

1. 瘿

（1）气瘿：又称甲状腺肿。

（2）肉瘿：又称甲状腺腺瘤、甲状腺囊肿。

（3）石瘿：又称甲状腺癌。

（4）筋瘿：甲状腺肿伴筋脉显露者。

（5）血瘿：甲状腺区血管瘤，较少见。

2. 瘤　又称肿瘤。

（1）气瘤：又称神经纤维瘤。

（2）肉瘤：又称肌纤维瘤、脂肪瘤。

（3）筋瘤：又称腱鞘囊肿、静脉曲张。

（4）血瘤：又称血管瘤。

（5）脂瘤：俗称豆腐渣瘤，又称皮脂腺囊肿。

（6）骨瘤。又称骨肉瘤。

（五）岩（又称癌）

（1）乳岩：又称乳癌。

（2）肾岩：又称肾癌、翻花下疳、阴茎癌。

（3）舌岩：又称舌癌。

（4）茧唇：又称唇癌。
（5）失荣：又称颈部淋巴继发或原发恶性肿瘤。
（6）翻花疮：又称鳞状上皮癌、基底细胞癌。
（7）锁肛痔：又称肛管直肠癌。

（六）乳房病类

1. 痈

（1）乳痈：又称急性乳腺炎。
（2）外吹乳痈：又称哺乳期急性乳腺炎。
（3）内吹乳痈：又称妊娠期急性乳腺炎。

2. 乳疽 又称乳房后位脓肿。

3. 乳发 又称乳房部蜂窝组织炎、乳房坏死性蜂窝织炎。

4. 乳中结核

（1）乳癖：又称乳房纤维腺瘤、慢性乳腺增生病。
（2）乳疬：又称乳房异常发育症。
（3）乳痨：又称乳痰、乳房结核。

5. 乳头破碎 又称乳头风、乳头皲裂。

6. 乳漏 又称乳房窦道、乳房部瘘管。

7. 乳悬 又称巨乳。

（七）男性前阴病

1. 痈

（1）子痈：又称急性子痈、急性睾丸炎、急性附睾炎。
（2）囊痈：又称阴囊部脓肿。
（3）脱囊：又称特发性阴囊坏疽。

2. 子痰 又称穿囊漏、睾丸结核。

3. 疝

（1）疝气：又称气疝、狐疝、寒疝、腹股沟斜疝。
（2）水疝：又称睾丸鞘膜积液。
（3）筋疝：又称精索静脉曲张。

（八）其他疾病

（1）猘犬病：又称疯狗咬伤、狂犬病。
（2）破伤风：又称金疮痉、结痂风等。
（3）结核：又称痰核、慢性淋巴结炎。
（4）冻疮。
（5）脱疽：又称脱骨疽、十指零落、脱痈、血栓闭塞性脉管炎、特发性坏疽等。
（6）时毒：又称痄腮、时毒发颐、流行性腮腺炎。

（九）急腹症类

（1）肠痈：又称阑尾炎。
（2）肠结：又称关格、吐矢、急性肠梗阻。

（3）结胸、发黄、黄疸、肋痛、胆胀、右肋痛等，包括胆道系统感染和胆石症。

（4）脾心痛、膈痛，包括急性胰腺炎。

（5）厥心痛、脏结、脘痛、真心痛、厥逆，包括上消化道穿孔。

（6）蛔厥：又称胆道蛔虫病。

（7）石淋、砂淋、血淋，包括泌尿系统结石病。

三、命名原则

从上可以看出，常见外科病名共分九类，主要以痈、疖、疔、疽、发、流注、流痰、瘰疬、内陷、走黄、疮、丹毒、痘、疳、斑、疹、癣、疣、风、痔、瘘、瘿、瘤、岩等进行命名的。其中有同名异病者，有一病多病名的，这些有一定的规律性，即主要是依据部位、穴位、病因、症状、形态、颜色、脏腑等命名的。举例如下。

1. 依穴位命名 如人中疔（发于人中穴处）、委中毒（发于腘窝部委中穴处）、印堂疔（发生于两眉之间印堂穴处）等。

2. 依脏腑命名 如肠痈（痈发于肠，如急性阑尾炎）、肺痈（痈发于肺脏，如肺脓疡）、肝痈（指痈发于肝脏，如肝脓疡）等。

3. 依部位命名 如颈痈（痈发于颈部）、锁喉痈（痈发于结喉部）、瘌痢头（指病发于头部）、灰指甲（发生在甲部）、乳痈（痈发生于乳房部）等。

4. 依病因命名 如破伤风（因外伤受风即破伤风杆菌入侵而致）、烧伤（因沸水、烈火烧伤所致）、漆疮（因接触漆引起）等。

5. 依症状命名 如鹅掌风（手癣状似鹅掌故名）、翻花疮（皮肤肿瘤溃后状似翻花故名）、脱肛痔（便后痔核脱出肛外故名）等。

6. 依形态命名 如岩（形状似山岩者）、蛇头疔（疔发指端，状似蛇头者）、鹤膝流痰（病发关节，两端细而关节粗大状似鹤膝者）、牛皮癣（皮肤病，状似牛领之皮者）等。

7. 依颜色命名 如白驳风（患部皮肤呈白色者）、黑痣（痣发黑色者）、丹毒（色红似丹涂脂染者）等。

8. 依疾病特性命名 如烂疔（以疔溃烂流水为特征者）、流注（毒随经脉流注肌肉丰满处而发病者）、内陷（正虚毒盛内陷入里伤及脏腑者）等。

9. 依范围大小命名 如疮疡小者为疖（一般病变范围在 1 寸）、大者为痈（一般病变范围在 2~3 寸）、更大者为发（“痈之大者”名曰发，病变范围较痈大者）等。

10. 依传染性命名 如疫疔（常因感染疫死牛、马、羊之毒发病）、时毒（是指感时邪疫毒为患，常兄妹相染者）等。

11. 依病势命名 如走马牙疳（言疮蚀之急、病势之危重者）、臁疮（言愈合之慢、久不生长愈合者。俗语曰：内臁外臁一连就是十几年）、蚘厥（言发病之急重）等。

12. 依某一事物为依据命名 如上马痈（是以上马时左侧近臀褶纹处易接触马的部位患痈）、下马痈（是指下马时右侧近臀褶纹处易接触马的部位患痈而言）、坐马痈（是以骑坐马上尾骨略上部患痈而言）等。

13. 依疾病对人的危害而命名 如失荣（患本病后面容消瘦，状似树木失去荣华，枝枯皮焦容样）、钩肠痔（患本病后肛门疼痛如钩肠之痛苦）、秃疮（患本病后头发脱落永不再生而成光秃头者）等。

以上是外科常见疾病的命名规律及范围，这有利于学习和研究，但还应看到有的虽是同一个病，因男女命名也异，如臁疮，《外科全生集》曰："生于小腿，男人谓之烂腿，女人谓之裙风。"有的同一个病名却包含着性质完全不同的疾病，如疥疮既包括由于疥虫而引起传染性很强的"疥疮"，也包括全身剧痒性皮肤瘙痒症等。因此，也要看到外科疾病命名的复杂性。这一历史遗留下来的病名不统一问题仍是我们今后研究的课题之一。

第二章 二因论是外科病因的核心

所谓二因，即内因和外因。《黄帝内经》曰："正气存内，邪不可干。"又说："邪之所凑，其气必虚。"文短意深，准确地总结出疾病发生的原因是内因于正气，外因于病邪的二因论。而正气在两者之中是第一位的，是主导方面。病邪在两者之中是第二位的，是非主导方面。这是因为外因是变化的条件，内因是变化的根据，外因必须通过内因才能起作用。但历代医家多遵从宋代陈无择的《三因极一病证方论》中的"内所因""外所因"和"不内外因"的三因论。陈曰："然六淫，天之常气，冒之则先自经络流入，内合于脏腑，为外所因。七情，人之常性，动之则先自脏腑郁发，外形于肢体，为内所因。其如饮食饥饱，叫呼伤气，尽神度量，疲极筋力，阴阳违逆，乃至虎狼毒虫，金疮踒折，疰忤附着，畏压溺等，有背常理，为不内外因。……以此详之，病源都尽，如欲救疗，就中寻其类例，别其三因，……推其深浅，断其所因为病源，然后配合诸证，随因施治。"这里的"不内外因"实属外因范畴，而这里的"内因"看起来好像有其道理，其实乃是由于外因影响于内，如历史上的"三气周瑜"实乃诸葛亮所为。使情志内伤，才出现"动之则先自脏腑郁发……"所以说陈氏的三因论，实则是外因论。此后喻嘉言认为："疮疡之起，莫不有因。外因者，天时不正之时毒也，起居传染之秽毒也。内因者，醇酒厚味之热也，郁怒横决之火毒也。"这和陈氏的三因论同样都是把外因误认为内因，而真正的内因并未明确，这是陈、喻二氏在病因上的共性之处，并且长期为后世延用。而真正的内因是人体的"正气"，其他均为外因。"正气"是人体内气血、脏腑、津液等共同协调统一所产生的抗病能力，使人体维持着正常的生命活动，才是真正的内因。如正气存在，外邪就不能侵入人体使人得病，只是在正虚邪盛，不能抗御外邪的条件下人才会得病。所以说二因论是外科病因的核心。

第一节 外科疾病的发生

当谈到疾病的发生时，常让人联想到以下一系列问题：人为什么会产生疾病；在什么条件下由于什么原因产生的疾病；为什么同在一个环境中，有的得病、有的安然无恙，所患之病为什么有时也并不相同；等等。这里的道理是什么呢？首先应从外科疾病的发生说起。

人是一个有机的整体。人与自然界之间经常处于矛盾之中，而又不断地解决着矛盾，从而维持机体与自然界之间的相对平衡，这种相对平衡状态，是人体正常生理活动与外界环境相宜的结果。也是正气存在、邪不可干的大好时期，所以，这时人就不得病。反之，人体正常生理活动遭到破坏，就不可避免要发生疾病。其主要原因有两个：一是正气不足，二是病邪内侵。人与外界环境失去平衡，处于不相适应的状态，人体正气无力抗拒外邪内侵，这时疾病的发生将是不可避免的了。《素问·评热病论》所谓“邪之所凑，其气必虚”就是指的这种情况。即使在同样的环境中，由于年龄、性别、体质的强弱等不同，其结果可完全不同。《灵枢·五变》曰：“一时遇风，同时得病，其病各异，……论以比匠人，匠人磨斧斤砺刀，削断材木，木之阴阳，尚有坚脆，坚者不入，脆者皮弛，至其交节，而缺斤斧焉。夫一木之中，坚脆不同，坚者则刚，脆者易伤，况其材木之不同，皮之厚薄，汁之多少，而各异耶。夫木之早花先生叶者，遇春霜烈风，则花落而叶萎；久曝大旱，则脆木薄皮者，枝条汁少而叶萎；久阴淫雨，则薄皮多汁者，皮漉而溃；卒风暴起，则刚脆之木，枝折杌伤；秋霜疾风，则刚脆之木，根摇而叶落。凡此五者，各有所伤，况于人乎！”在这里起决定因素的是人体正气是否充足，其次才是病邪的侵入。《灵枢·百病始生》曰：“风雨寒热，不得虚，邪不能独伤人。卒然逢疾风暴雨而不病者，盖无虚，故邪不能独伤人。”人虽然同处于一个环境之中，但其“虚”各不相同，故有病有不病者，虽病而各不相同，其愈之快慢、安危夭亡也各异。所以说只有在人的正气相对虚弱、不足以抗御外邪的条件下，病邪乘虚而入才使人得病。正虚不仅是疾病发生的根本原因，也决定疾病的发展、变化和预后等。

第二节　内因是外科疾病发生的根据

内因，是人体固有的，即从母体出生之前就具有的，也可以说是先天就有的，这就是人体各脏腑、组织器官之间协调统一的正常的生理功能。这种生理功能可抗御外部病邪侵袭、维持人体正常的生命活动，人们称之为正气。人体内的正气是内因。内因在疾病的发生中占主导地位，也是外科疾病发生的根据。正气（内因）与人体脏腑、气、血、精、津液等的关系突出表现在以下两方面。

一、正气的盛衰取决于脏腑的强弱

正气这种作用的盛衰，主要取决于脏腑功能的强弱。五脏（心、肝、脾、肺、肾）、六腑（胃、大小肠、膀胱、胆、女子胞）等在人们的生命活动中除各具独特的生理活动和作用外，它们之间并不是孤立的、静止的，而是互相联系、互相影响、互相转化、互为因果的。在它们之间出现的哪怕是不甚严重的不协调或不正常的现象，都会有损于整体和统一，有损于人体的正气。人类在长期与自然界和疾病做斗争的过程中积累了丰富的经验，如《素问·上古天真论》曰：“其知道者，法于阴阳，和于术

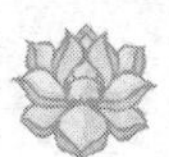

数，饮食有节，起居有常，不妄作劳，故能形与神俱，而尽终其天年，度百岁乃去。”又曰：“夫上古圣人之教下也，皆谓之虚邪贼风，避之有时，恬淡虚无，真气从之，精神内守，病安从来。”《金匮要略》曰“若人能养慎，……即导引吐纳，针灸膏摩，勿令九窍闭塞，……病则无由入其腠理”等，强调了后天“养慎”使“真气从之，精神内守”，从而使脏腑功能强盛，正气充足，“故能形与神俱，而尽终其天年，度百岁乃去”。这一强大的力量主要取决于人的正气，而正气的盛衰又取决于脏腑功能的强弱，脏腑功能的强弱又取决于先天和后天条件。要保持人体正气的旺盛，不仅要注意到先天的“优质优生”，还要注意到后天的“养慎”和养生，二者缺一不可。张景岳曰：“人生于地，悬命于天，此人之制命于天也。栽者培之，倾者覆之，此天之制命于人也。天本无二，而以此观之，则有天之天者，谓生我之天；生于无而由乎天也，有人之天者，谓成我之天，成于有而由乎我也。……故以人之禀赋言，则先天强厚者多寿，先天薄弱者多夭；后天培养者，寿者更寿；后天斫削者，夭者更夭。……若以人之作用言，则先天之强者不可恃，恃则并失其强矣；后天之弱者当知慎，慎则人能胜天矣。”简而言之，人体的正气等于先天的优质优生加后天的养慎，脏腑强盛、坚实则正气充足，所以说，人体正气的盛衰取决于脏腑的强弱。

二、气、血、精、津液是脏腑功能的物质基础

人的生命活动主要依赖脏腑的正常生理功能来维持，而脏腑的生理功能活动，又是以气、血、精、津液作为物质基础的。这些维持人生命活动的物质，是通过经络输送于全身。脏腑的生理活动要消耗物质，而物质的化生又是经过各脏腑的功能活动产生的。若供给脏腑的物质丰富、充足，其功能活动必然强盛，产生出来的物质就能够保质保量。所以说，气、血、精、津液与脏腑之间的关系是相辅相成、相互依赖、互相促进的。明代方隅《医林绳墨》曰：“心主血，肝藏血，脾裹血。盖脾无所裹，则肝无所藏，心无所主也。吾见目得血而能视，足得血而能步，掌得血而能握，指得血而能摄，此脾有所裹，肝有所藏，心有所主也。又谓心主血，肝纳血，肺主气，肾生气。夫人身之血气，精神之所依附者，并行而不悖，循环而无端，以成生生不息之运用尔。”这说明物质与脏腑之间的关系是密切相关的。脏腑的功能活动可以化生物质（包括气、血、精、津液等），而气、血、精、津液等物质是脏腑功能的基础。

第三节　外因是外科疾病发生的条件

外因，是人体以外的一切能使人致病的因素。在外科疾病的发生中（当然不只是外科疾病），与内因相比，外因是第二位的。因外因必须通过内因才起作用，外因是条件，内因是根本。外因病邪，虽然都能侵犯人体，但侵犯的部位却不尽相同。当病邪侵犯人体之后，又由于病因、性质、数量及当时所处环境，人的体质强弱等不同，有的人发生了疾病，有的人不发生疾病；有的人可出现相同的症状，有的人可出现不相同的症状；有的病势缓慢，有的病势刻不容缓等。这和病邪的种类、侵犯人体的部位、

致病特点等有关。但归纳起来外来病邪不外两大类。

一、伤于肌表诸邪

（一）六淫外感

六淫即风、寒、暑、湿、燥、火。下面就六淫的致病特点等叙述如下。

1. 六淫致病的共同特点

（1）与季节关系密切：一年四季气候不同，即春温、夏热、秋凉、冬寒。季节与六淫致病关系密切，例如，春季风为主气，有升发、向上的特性。故风邪易侵犯人体上部，如痄腮、颈痈等均与风邪有关。夏季多暑、湿。暑湿互蒸，郁于肌表，易使人生痱子、暑疖、暑湿流注等。秋季燥为主气，多燥邪为患，易使人皮肤干燥、皲裂，继而染毒发生痈肿、疔毒等。冬季寒为主气，寒易伤阳气，故易生冻疮，也易诱发或加重脱疽的发生等。

由于自然界气候变化复杂及人的个体差异等，使人在同一季节可发生不同疾病，或发生相同的疾病、不同的临床表现，这一点是不容忽视的。

（2）单独或相兼致病：六淫可单独致病，也可两种以上相结合致病。如以寒邪为主伤人所致的流痰、脱疽，火、热之邪伤人所致的痈、疖、疔、有头疽，风热伤人所致的颈痈、瘾疹，湿热下注发生的肛痈、痔疮，等等。

（3）致病后可以互相转化：六淫伤人之后，随着时间、正邪交争等可以转化，如寒可以化热，湿可以寒化或热化，热极可生风。风、寒、暑、湿、燥诸邪又可以在一定的条件下化热、生火。正所谓“五气过极，均能化热、生火”。所以外科病中以热毒、火毒较常见。

（4）六淫侵犯人体不外有两大途径。

1）从肌表侵入：肌表为人体防卫外邪入侵的第一防线，是六淫侵入人体的主要途径。例如，肌肤破伤，风邪（破伤风杆菌）乘机侵入，使人得破伤风病，或感染其他毒邪，使人发生疔、疖、痈、疽等。

2）从口鼻侵入：口鼻为呼吸出入之门户。六淫邪毒可以乘吸而入，乘呼而出，是个体间相互染毒为患的重要因素之一。特别是口鼻呼吸道受损或抗病力低的时候，久居口鼻之邪和新吸入之邪可乘机伤人，许多外科疾病都与此有关，如颈痈、锁喉痈、痄腮、肺痈等。其中痄腮病邪可随其呼，使他人受毒染病。

2. 六淫致病的不同特点

（1）风邪伤人有四大特点：

1）多见于春季，但其他季节也有致病者，如吹花癣（春季性皮炎）发于春季、瘾疹一年四季均有发生等。

2）多侵犯人体上部。风邪有升发、向上、向外的特性，属阳邪，有阳热散发的作用，故易侵犯颈项、头面部，如面游风等。张山雷曰：“头面疮疡，发颐时毒，腮颧颔颊诸痈，牙槽骨诸肿，皆风淫所胜也。”其他风寒、风热诸邪，多以肌表而入。

3）善行数变：风邪伤人发病急、变化快、消退快，病位无定处，变化无常，如干疥、瘾疹等。

4）常与湿、热、寒诸邪相结合伤人为病：如风寒、风热所致瘾疹，风痰所致锁喉痈等。皮肤病痒者多风，而皮损干燥脱屑又多见于血虚风燥，如白疕等。

（2）寒邪伤人有四大特点：

1）多见于冬季：如严寒腊月易生冻疮、脱疽，且易在寒冷地区发病。但其他季节也有致病的，如以寒邪为主伤人所致的附骨疽，可在其他季节发生等。《外科正宗》曰："寒乃节候不调，疾风暴雨，冰雪严寒所伤，或口贪生冷之物。"说明非独冬有寒邪矣，非独严寒为寒邪矣。

2）易损阳、伤人下部：寒性收引，凝滞易损阳气，使经脉不通，气血滞塞，故为阴邪，如脱疽四肢均可发生，尤以下肢患病最多。寒邪入骨，则附骨生疽。正所谓"阴胜则阳病"。

3）易于化热：寒邪由表入里或郁久，均易化热。《黄帝内经》曰："人之伤于寒也，则为病热。"如流痰、附骨疽、乳岩等本为寒凝，故皮色如常或白，久则化热渐渐泛红。此乃寒化为热，从阴转阳。

4）常与风湿诸邪结合伤人发病，如风寒瘾疹、寒湿臁疮等。

（3）暑邪伤人有两大特点：

1）多见于暑季：《黄帝内经》曰："其在天为热，在地为火，……其性为暑。"暑邪有明显的季节性，暑季常见病有痱子、暑疖、暑湿流注等，而热邪四季均可伤人生病。这可能是外科病多热毒为患的原因之一。

2）多与湿邪结合伤人致病：除前面提到的暑湿流注等，由于暑湿互蒸常使肛门湿疹疮加重或发病等。

（4）湿邪伤人有五大特点：

1）多见于长夏六月，但其他季节也有致病的，而长夏六月多雨，气候潮湿，易感湿邪，如湿疥、肛门湿疹疮、水疥（丘疹性荨麻疹）等，且常在湿胜时发病或加重等。

2）其性重浊、下趋：凡湿邪致病多有不同程度的重着感，如湿困于头，则清阳不升，头重而昏，似巾箍缠。故《素问·生气通天论》曰："因于湿，首如裹。"湿犯四肢关节，则滞浊不移，沉重难举，尤以下肢为甚，如发于下部的疮疡常兼湿、患肢多沉重难移、步履困难等，因"伤于湿者，下先受之"，又常易"湿邪下注"，如下肢疮疡漫肿、滋水。临床常见的糜烂、滋水、水疱、脓疱、流脓、大便脓血等都与湿有关。

3）易伤阳气：湿为阴邪，易伤阳气，且最易损伤脾胃之阳，因脾喜燥恶湿。故感湿常使脾胃升降失和运化失司，致水湿停积而发生水肿等。若内蕴湿热、火毒易生疮疡、黄疸、淋疾，如乳痈、肠痈、石淋、胆囊炎、胆石症等。

4）常与热、寒、风诸邪结合伤人发病：《疡科纲要》曰："暑湿热三气之中，疡患尤多。"如急腹症中胆囊炎、胰腺炎、阑尾炎等，病至中期多为湿热。皮肤病症见滋水、糜烂、红肿者，属湿热。瘙痒、滋水、红肿、疼痛者多属风湿热邪为病等，但以前者多见。《医林绳墨》曰："六气之中，湿热为病，十常八九。"

5）易寒化、热化：湿为阴邪，郁久可化热，遇寒又可寒化。例如，脾阳虚弱之人，易从寒化，胃热之人，易从热化等。

（5）燥邪伤人有两大特点：

1）多见于秋季：燥为秋天主气，故秋季多燥邪为病，其他季节若久晴不雨，气候干燥，易于燥邪伤人为患，但痈、疔、疖较之盛夏明显减少，皲裂诸症增重。《疡科纲要》曰："唯燥令既行，气候凝肃，疡患独少，而津枯液耗者，每有肌肤皴揭。血燥风生之患，则又皮肤病之因于燥淫者也。"

2）多见干的症候：燥性干燥，易伤人体津液，可致各种干的症候，如口干、咽干、舌干、唇干、鼻干、皮肤干、大便干等，故有"燥胜则干"之说，如常见病中皮肤皲裂、肛门破裂、肠燥便秘等。燥与肺相应，肺喜润而恶燥，外感燥邪往往先侵犯于肺，肺主皮毛，肺与大肠相表里，燥伤于肺，常影响大肠致肠燥便秘、肛门皮肤破裂，也是便血、痔疮、肛裂等的病因之一。《医林绳墨》曰："燥之一症，有口舌干燥而亡津液者，此内热之盛，水不能胜火，……有皮肤痛痒而干燥者，此因血虚生风，血不能胜气，……有大肠干燥而不行者，此全因热胜，粪由燥结，……有肌肉干燥而形脱者，此则内热消烁，气血耗散。"致燥之因不同，治燥之法也异，临证见燥，当以因论治。

（6）火伤人有三大特点：

1）火邪一年四季均可发生，以冬季较少见。火证常见热象，火的热象较热更为明显，因火为热之极，热乃火之渐，火与热不只是程度上的不同，在病势上也有缓急之分。火热之邪在外科阳证的初、中、后三期均可见到，尤以中期为甚，其他风、寒、湿、燥诸邪，又易化热，故外科病中以热毒、火毒最常见，如疮疡中的疔、疖、痈、有头疽等及急腹症中的急性阑尾炎、急性胆囊炎等。皮肤病中的化脓性及合并感染的皮肤病如脓疱疮、湿疹疮合并感染等多以热邪为重。流痰、瘰疬虽为阴寒病证，又易从寒化热。前者临床表现为实（热）火，后者表现为虚（热）火，自当有别。《医学入门》曰："寒热因日服金石炙煿，夜卧热炕，或火烘衣被，久则蕴积热毒，在上则咽干口燥而臭，舌糜唇疮，在中焦则胃满干呕作渴，在脏腑则大小便闭，……虚热因消烁肾水，相火炎上，口燥烦渴，精神短少，心悸自汗，懒于动作，夜卧睡语。"辨火当知虚实。

2）易入营动血，多致吐血、衄血、便血、尿血或皮下出血等。《血证论》曰："盖心为火脏。"又曰："平人之血，畅行脉络，充达肌肤，流通无滞，是谓循经，谓循其经常之道也。一旦不循其常，溢出于肠胃之间，随气上逆，于是吐血，……下则出为二便。"火邪又易侵入营血进入脏腑，尤易触犯心包，则心神不宁、神昏谵语等如疔疮毒邪走散内攻脏腑及疽毒内陷所见之神昏。所谓"血攻心则昏迷"。

3）常与湿、风、燥诸邪相结合为病：如能化热化火等。至于相结合为病，当辨何者偏胜，何者偏衰。《医学入门》曰："风胜生热，……湿热者因湿生热，或因热生湿……"不可不知。

以上风、寒、暑、湿、燥、火六淫之邪伤人各有特点，此言其要矣。六淫常以从口鼻肌肤而入，多具发病急、病位浅、容易治等特点，但若治之不当，或误治、失治等可由表入里，由浅入深，甚至发生变证。《医林绳墨》曰："风寒一证，世以为轻，论古方未入其列，今则拾遗补之，间尝窃取诸家之例，……何期今之医者，不揣病之表里，证之虚实，药之寒湿，治之补泻，但见表证而用解表之药，寒证而用清凉之药，

是则治之无方，用之不当，非表之不解，且引邪入经，而为传变不常之祸也，深可悲哉。”

（二）外来诸伤害

外来伤害种类很多，性质各异，有因自身不慎，或因他人他物发生。有的病因显而易见，有的视而难见。有的伤而速愈，有的伤而复伤。有的一触即发，有的潜伏隐匿，日后再生。有的病因相同、症状各异，有的症状相同、病因相异，等等。但最常见的有以下三个方面。

1. 跌仆损伤、烫火烧伤、金刀创伤等　此类伤害，系直接伤人发病。还可在原来伤害基础上染毒继发，如水火烧烫伤、跌仆肌肤破伤、刀针鱼骨等刺伤。就原来伤害来说或并不严重，但染毒之后病势转重，甚至致死。《伤科补要》曰：“夫金创者，乃刀斧剑刀之所伤也，……极宜避风为妥，……如疮口被风邪所害，……而成破伤风矣，致疮口浮肿，溃烂流脓，变生诸症。甚则憎寒壮热、口噤目斜、身体强直、角弓反张、危在旦夕，救之不及者死。”故对此类伤害要重治重防，既要重视治疗原发病，也要防止继发染毒的继发病。

2. 虫兽毒蛇蜇咬伤等　毒蛇（银环蛇、金环蛇、眼镜蛇、蝮蛇）、兽（牛、马、狗等）、虫（蚊子、蜂、蝎、毛虫）蜇咬伤轻者可安然无恙，重则中毒死亡。如毒蛇咬伤肌肤可中毒致死，疯狗咬伤可患狂犬病。昆虫咬伤可因禀赋不同有的全无痛苦，有的反应强烈、瘙痒异常，疮疹泛发极为痛苦，甚至危及生命。《证治准绳》曰：“春夏月树下墙堑间，有一等杂色毛虫，极毒，凡人触著者，则放毛入人手足，上自皮至肉，自肉至骨，其初皮肉微痒，以渐至痛，经数日痒在外而痛在内，用手抓搔，或痒或痛，必致骨肉皆烂，有性命之忧……”因此做好预防、早期发现，及时治疗至关重要。若直接染疫畜之毒，可使人发生疫疔等。

3. 接触诸毒伤　凡因某部位接触某物后，引起外科病者，这种致病物质即称接触毒。其毒任何人只要接触均可发病，如强酸、强碱等化学物质。这可因接触之质、量、时间、部位等的不同而表现不同的症状。有因人而异者，如同一毒物被人接触，有病有不病，甚者相当严重；此与人禀性耐受不同有关，如接触漆、沥青等所发生的漆疮，外贴膏药引起的膏药风等。《诸病源候论》曰：“漆有毒，人有禀性畏漆，但见漆便中其毒，……也有性自耐者，终日烧煮，竟不为害也。”

以上外来诸伤害多从体表侵袭伤人，特别是前二者均以急发为特征，而后者伤人虽非一触即发，但常在接触后一定时间内或潜伏 12~48 h 或更长时间内发病。

二、伤于脏腑诸邪

（一）七情内伤脏腑

七情即喜、怒、忧、思、悲、恐、惊。在通常情况下是人体精神活动对客观外界事物的一种正常生理活动反映，故称七情。七情内伤，则是由于客观外界事物长期持续地对精神产生刺激，或人突然遭受强烈的、超越人体生理活动调节限度的刺激，而引起体内阴阳、气血、经络、脏腑等的功能活动失调。这种因素伤人，既有其共性，又各有特点，而且又相互影响。《素问·举痛论》曰：“余知百病生于气也，怒则气上，喜则气缓，悲则气消，恐则气下，……惊则气乱，……思则气结。”过喜伤心，怒伤肝，思伤脾，忧伤肺，恐伤肾等，因此内伤脏腑是七情致病的主要特点。不同于六淫外感从肌肤或口鼻而入，而七情致病是直接内伤脏腑，使正气（内因）不足以抗拒之而发病。下面将七情内伤脏腑的特点及内在脏腑功能失调与外科疾病的关系等叙述如下。

1. 喜伤心 心主火，主血脉、汗液，藏神，过喜伤心。心是生命活动最主要的脏腑之一，起着主导和支配作用，它的收缩、舒张推动着血液在脉管内的运行，循环周身，供给组织、脏腑、器官等所需营养，则脉搏缓和均匀有力、四末温暖和顺、面色红润光泽等。心的盛衰，对血脉、组织、脏腑等都有直接影响，且与外科疾病的发生与否有着密切关系。心与外科疾病的关系主要体现在以下三方面。

（1）化热生火，无不与心有关：外科病最易化热、生火，如疮疡中的疔、疖、痈，皮肤病中的猫眼（多形性红斑）、丹毒，急腹症中急性阑尾炎、急性胆囊炎等无不与心有关。因心主火，《外科正宗》曰：“对心发者，乃心火妄动，热极而发之也。况心为主宰，周身蕴热流会于此，……君位最易伤人。”此外临床常见口舌生疮、咽干便秘、大便出血等，也有心经有热的缘故。

（2）毒邪内传脏腑入心：外科病当正虚毒胜或正盛邪实之际，毒邪内传脏腑常易入心。如疔疮走黄、疽毒内陷等。毒邪侵入营血，内犯脏腑入心，则烦闷不安，神昏谵语等。《血证论》曰：“心者，君主之官，神明出焉，盖心为火脏，……火扰其血则懊侬，神不清明则虚烦不眠，动悸惊惕，……血攻心则昏迷，痛欲死，……火乱心则狂。”说明毒邪内传脏腑入心之危重。

（3）诸出血伤心：心主血脉。外科病血热妄行、疮疡腐脱脉管破烂、外伤、手术均可发生不同程度出血。轻者阴血损伤无几，心脉尚可调节，重则使人血虚。症见面色㿠白，头晕心悸，脉象细微或芤等。《素问·五脏生成》曰：“诸血者皆属于心。”所以说外科病出血均与心相关。

2. 怒伤肝 肝藏血，喜调达，主疏泄，最恶抑郁。怒伤肝，失调达，则气机不畅，肝气横逆。这不仅使肝的正常生理功能失调，也必然影响其他脏腑。肝与外科疾病的关系主要体现在以下两方面：

（1）郁久化热化火：肝气郁结轻者气滞，如外科病早期的经络阻塞、气血凝滞，中期的郁久化热、化火，以及气郁、火郁。甚至热极生风，致肝风内动，症见高热神昏、抽搐痉挛等。

（2）肝受损易生外疡：肝主升，脾主降。肝气郁结，常影响脾胃，致升降失司，心血运行失和，气血运行不畅，成为外科疾病发生的重要原因，如乳痈、瘰疬、岩、肝胆诸疾等多与此有关。肾囊风（阴囊湿疹）、缠腰火丹等多为肝经湿热横窜，或肝经湿热下注而成。《外科正宗》曰：“夫乳病者，……又有忧郁伤肝，肝气滞而结肿，……浓味饮食，暴怒肝火结肿者，……又忧郁伤肝，思虑伤脾，积想在心，所愿不得志者，致经络痞涩，聚积成核，……又男子乳节与妇人微异，女损肝胃，男损肝肾，盖怒火房欲过度，以此肝虚血燥，肾虚精怯，血脉不得上行，肝经无以荣养，逆结肿痛。”此外，血瘤的发生也与肝气郁结有关等。

3. 思伤脾　脾主运化、统血。脾气主升。可帮助脾胃消化水谷、吸收和化生气血，将水谷之精微输布各组织、脏腑等，并能统摄血行，调节水液，使机体协调。因此脾是人体生命活动的重要脏腑之一。故有“脾胃为后天之本”之说。一旦脾失健运、功能失常则易发生多种病证。李东垣曰：“内伤脾胃，百病由生。”脾与外科疾病的关系主要体现在以下四个方面。

（1）生湿、生热：因脾与胃互为表里，相互依赖，互相影响，共同完成人体消化、吸收、输送营养和化生气血的作用。往往由于思虑伤脾，或饮食不节等，影响水谷的消化、吸收致脾胃功能失常，运化失司，而生湿、生热，发生疾病。例如，肛痈、痔疮就是由于饮食伤脾，湿热下注而成。其他如皮肤病的湿疹疮、脓疱疮及糜烂、渗液等和急腹症中的胆囊炎、阑尾炎，以及阴寒证中的流痰、瘰疬诸候均与湿热有关。

（2）出血：脾统血，主要表现在脾气旺盛，统摄血液的正常运行，不使其外溢。外科诸出血性疾病如溃疡性结肠炎、痔疮便血及疮疡溃后出血等的治疗可从脾入手。若脾虚太甚，脾气不升，则见少气乏力、气短懒言或气不续接、气虚下陷等。手术后外伤出血，由于迅速而大量丢失血液，患者多呈现面色苍白、少气懒言、心悸气短、头晕失血等病象，除迅速采用止血措施外，还需要健脾益气止血等。

（3）举脱、生肌：脾胃虚弱，常见饮食减少、食谷不化等。久病体虚，或素体虚弱，多与耗伤脾胃之气有关，重则中气不足、气虚下陷，如脱肛（直肠脱垂）、痔核脱出，治当补中益气，脱者举之。此外，诸疮溃后久不生肌，或生肌收口迟缓者，多见于血虚、气弱之人，调理脾胃生化气血，可生肌长口，迅速愈合。《薛氏医案》曰：“夫肌肉，脾之所主也。溃后收敛迟缓者，乃气血盛衰使然，……盖生肌之法，当先理脾胃、助气血为主，则肌肉自生。”故有“脾生肉”之说。

（4）护胃气：脾胃为后天之本。判断疾病之预后又以有胃气则生、无胃气则死为依据。治病养生又当以调理脾胃、恢复后天之本为首任。外科虽以热毒、火毒为多，若阴阳不分，寒热不辨，盲目使用苦寒伐胃之品则伤胃。即使阳证热证，也不可过服久服，犯苦寒伤胃之戒。《疡科纲要》曰：“苦寒损胃，且耗真元，若不知分量，而唯以清凉解毒四字，作为枕中鸿宝，则疡患不死于病而死于药者矣。”由此足见护胃气之重要。

4. 忧伤肺　肺主气，司呼吸，主宣发和肃降。肺主一身之气，是体内外气体交换的主要脏腑和通道。体内外气体交换是在肺气的作用下，由呼吸来完成。肺和有关脏腑如脾、胃、膀胱等共同作用，维持人体水液代谢，以通调水道。这是通过肺的宣降作用来实现的，正所谓“诸气者，皆属于肺”。总之，人体组织、脏腑等的活动有赖于肺气的作用。气、血、精、津液等输布全身，使皮肤润泽、毛发乌黑等无不与肺气的作用有关。如果肺的功能减退，病邪可通过皮肤和鼻腔等使人得病。肺与外科疾病的关系主要体现在以下三个方面。

（1）病邪入侵的门户：肺主皮毛，司呼吸。但在正虚、抗御力不足的条件下，外感六淫诸邪经皮肤和呼吸侵入人体使人发病。若卫外功能低下，病邪入侵，则发生肺痈、疔、疖、痱子、热疮、脓疱疮等。若皮肤破损，毒邪从创口侵入，可发生破伤风、狂犬病等。

(2) 诸痈肿、症瘕、瘿瘤之形成与气相关：外科诸痈，多因气滞不通，不通则痛，呈皮肤之痛。疮疡中之肿痛、急腹症中之急腹痛均与气滞不通有关。另外，急腹症中的满、胀、痞等症无不因为气滞，正所谓“诸痈皆因于气”。瘿瘤之成也与气相关。《医学入门》说：“（瘿瘤）原因忧恚所生，故又曰瘿气，……瘤初起如梅李，皮嫩而光，渐如石榴瓜瓠之状，原因七情劳役，复被外邪生痰聚瘀随气留住，故又曰瘤。”足见气与外科疾病之关系密切。

(3) 肺与大肠相表里：大肠的生理活动有赖于肺气的肃降，肺气的宣发也有赖于大肠的功能正常。如肺气肃降则大便通畅，肺气虚可致便秘，大便不通也影响肺气的肃降，出现胸膈满闷，气逆而喘。临床治实证喘咳，稍加通肠药，有清肺热、下壅痰作用，使喘咳症状缓解。而治疗某些便秘，用通便药效果不大时，配合宣肺、肃肺之品，往往粪便得通。大肠的末端是痔发生的部位。大肠功能失司，可产生便秘或腹泻等，而便秘和腹泻，常是肛肠病的病因，如痔疮、肛窦炎、肛乳头炎、肛裂等。因此对肛肠疾病治疗时，不能忽视肺与大肠的表里关系。

5. 恐伤肾 肾藏精、生髓、通脑、主骨。肾是人体生命的根源，为先天之本，主宰人体的生长、发育、衰老和人体水液代谢等。肾是由肾阳和肾阴保持相互协调，相对平衡，共同维持正常生命活动的。一旦阴阳失调就会发生疾病。肾与外科疾病可从以下两方面理解。

(1) 阴证、疽证、骨病与肾有关：人体从浅至深、由表及里是由皮肤、血脉、肌肉、筋骨等层次构成。病发于肉脉以上者属阳，发于筋骨者属阴，前者为表，后者为里，疮疡病发于阳者为痈，病发于阴者为疽。故《医宗金鉴》曰：“疽由筋骨阴分发，肉脉阳分发曰痈。”而肾又主骨。从上可知疽证病机中骨与肾之间的关系密切。《外科正宗》曰：“夫附骨疽者，乃阴寒入骨之病也。”因此对阴证、疽证、骨病在临床多从治肾入手。

(2) 伤阴损阳病证与肾有关：肾由肾阴肾阳协调平衡。外科火毒热盛，耗伤津液，或热极伤阴，甚至亡阴亡阳，多见于危重患者，如急腹症中的肠梗阻、结石性急性胆囊炎，皮肤病中的药物性皮炎（中药毒）及疔疮走黄、疽毒内陷等。此外，流痰、瘰疬常因郁久化热，阴津亏损呈现形体羸瘦、面色潮红、低热盗汗、咳吐痰血等阴虚火旺证候。高热大汗、剧烈吐泻、失血过多者多发生亡阴。由于阴阳互根，阴竭则阳无所附，阳脱则阴无所依，所以亡阴进一步可致亡阳，亡阳也必然导致亡阴。治当从肾，随其虚而补之，随其实而泻之，随其不和而调之。

通常，七情内伤脏腑各不相同，如怒伤肝，喜伤心，思伤脾，忧伤肺，恐伤肾。其临床表现也不一样。但各脏腑之间的关系密切，成为一个有机整体。

（二）饮食内伤脾胃

饮食当以脾胃需要、适度为宜，包括饮食有节等。若饥饱无常，暴饮暴食，或过食辛辣、炙煿、恣食厚味或过于偏食，或进食不洁（如进食霉烂、腐败、变质等食物）等，使脾胃失和脏腑功能紊乱而发病，正所谓“病从口入”。饮食伤人这一外来因素，在外科主要表现在以下三方面。

1. 伤及脾胃发病 饮食不节（洁）伤及脾胃发病。如胆囊炎的发作，常与过食肥

甘有关。暴饮暴食可使胰腺炎发作。痔疮的发生也与饮食不节（洁）相关。《黄帝内经》曰“因而饱食，筋脉横解，肠澼为痔”，说明饮食不节（洁），不仅直接损伤胃肠，影响脾胃，还可波及其他脏腑发病。

2. 伤及脾胃生湿、生热、生痰　脾胃为饮食所伤，升降失调。轻则脾胃不和，重则生湿、生热、生痰，成为外科常见病的重要原因。例如，疔、疖、痈、疽常系脾胃失和、湿热火毒内生而成。若湿热瘀血壅滞肠道，易生肠痈等。痰湿内生，郁结不散，可发生痰核、瘿瘤等疾。急腹症中的呕吐、嗳气、腹泻、便闭等，都与脾胃失司、胃肠不和有关。故《黄帝内经》曰：“饮食自倍，脾胃乃伤。”又曰：“高梁之变，足生大丁。”

3. 伤及脾胃发生虫积　饮食有节脾胃不伤，虫何能为患。脾胃失和，湿热内生，虫自内生，因“湿热生虫”。虫居胃肠吸血伤身，繁殖增多可伤性命。虫在肠胃功能紊乱时生长发育，这不仅会引起胃肠道本身病变，而且可发生严重并发症，如肠道蛔虫，可引起蛔虫性肠梗阻，也可钻入胆道引起蛔厥（胆道蛔虫病），有的人因禀赋不耐，可因肠道寄生虫而发生瘾疹等病。《诸病源候论》曰：“蛔虫贯心则杀人。胃虫令人呕吐，胃逆喜哕。蛲虫居大肠，多则为痔，极则为癞，因人疮处，以生其痈疽、癣、瘘、疥、龋虫，无所不为。此诸虫以肠胃之间，若脏腑气实则不为害，若虚则能侵蚀，随其虫之动，而能变成诸患也。”

（三）房劳伤肾

肾藏精，主骨。肾伤则骨空、肾亏。《外科正宗》曰：“劳伤房欲致亏损。”肾虚亏损，病邪可乘虚而入，发生流痰、瘰疬、附骨疽等。

以上伤于肌表诸邪和伤于脏腑诸邪两类，是外因诸邪伤人的主要方面。但还必须看到，各病邪与发病部位有一定关系和规律。例如，病发人体上部（头面、颈项、上肢）者，多由风湿、风热引起，因风性向上，火（热）性炎上，而风、热又易相兼发病，如颈痈、痄腮等。病发人体中部（胸、背、腰、腹）者，多因气郁、火郁，因气、火发于中，例如，肝气郁结，以气郁为主所发生的瘰疬及结块不散，其症多不热不痛，或隐痛、酸痛、皮色不变。因火郁结块者，其症多红肿热痛，如乳痈、疔疮、疖毒等。郁久化热，从阴转阳的疾病，也多与气、火发于中有关。病发人体下部（臀、会阴、腿、胫、脚）者，多寒湿，因寒湿下受，故又以下肢多发。湿邪易化热，下注为病，如下肢丹毒、肛门痈肿，多与此有关。以上可作为辨证求因时的参考。

第三章　经络、气血、脏腑是外科的病理基础

病理学是一种研究病邪入侵至发病及其发展、变化机制的科学。外科疾病的病理尽管各不相同，千变万化，但从根本上来说，是人体正与邪的相互斗争、相互转化的结果。病因不同，病理不同；相同的病因，由于病邪的质、量，以及身体强弱、年龄、性别等的不同，其病理变化也不完全一样，可因时、因地、因人等而异。如清代喻嘉言《医门法律》曰“一申治病不本四时之律”“一申治病不审地宜之律”，强调了因时、因地的重要性。因此如果能把握病证的发生、发展和变化规律，就能在错综复杂的病理变化过程中把握其特征，为辨证论治提供依据。而其病理变化，主要表现在人体经络、气血、脏腑诸方面。

第一节　局部经络阻塞是外科疾病的起始

经络，遍布全身，无处不有，内源于脏腑，外达于肌表。经络具有运行气血、沟通内外、调节人体脏腑组织等的作用。《灵枢》曰：“夫十二经脉者，内属于腑脏，外络于肢节。”“经脉者，所以行气血而营阴阳，濡筋骨，利关节者也。”但在病理条件下，经络成为病证的传变系统（同时也进行着正常生理的传导作用），例如外科疾病毒邪的从表传里或从里达表，以及有关脏腑、组织的相互影响、协调统一，无不经过经络。外科病如急腹症中的急性阑尾炎、急性胆囊炎、急性胰腺炎等，疮疡病中的疔、疖、痈、疽等，肿瘤病中的瘿、瘤、乳岩等，以及皮肤病中的瘾疹、白疕等，皆是由于在经络隔阻的前提下形成营卫不和、气血凝滞。《医宗金鉴》曰：“痈疽原是火毒生，经络阻隔气血凝。”说明经络不可不通，阻塞则气血凝滞为病。而“最虚之处，便是容邪之地”。可见，局部经络阻塞是外科疾病发生的起始。因此必须保持经气的正常通畅无阻，使经络不发生阻塞，病邪无可乘之虚，这是预防外科疾病发生的重要环节。《灵枢·经脉》曰：“经脉者，所以能决死生，处百病，调虚实，不可不通。”而经络的阻塞又与气血有着密切关系，气血的凝滞可导致经络的阻塞。

第二节　气血贯穿于外科病理的始终

气、血的关系极为密切。血为阴，气为阳。血的化生与运行必须依赖于气的作用，而气的生成和作用的发挥又必须有血的滋养。气血的协调和统一，是循环周身、维持人生命的保证。疾病的发生、发展变化无不与气血有关。《医学入门》曰："人知百病生于先，而不知血为百病之始也。"所以气血是外科病理的基础。

一、气血的病理变化

（一）气滞、气聚、气逆

血脉之运行、脏腑之升降等均赖于气。气喜通顺畅达，最忌滞塞不通。故外科诸病均与气行失常有关，临证常见的有如下几种。

1. 气滞　多见于功能性病变，如肝胆气滞、脾胃气滞等。临证常见的各种游走性、走窜性疼痛均与气滞有关。

2. 气聚　气聚是气行不畅、聚积而成。其特征是"聚则痛而见形，散则平而无迹"。如肿胀结块无定形，随气聚而异，多见于急腹痛中不全性肠梗阻和术后肠粘连，均能致胃肠功能紊乱等。

3. 气逆　气逆是脏腑运化和升降功能失常的表现。因六腑的功能是"泻而不藏""动而不静"，以通降下行为顺，反之则出现呕吐、呃逆等致气逆为病，如急腹症早期、急性肠梗阻和疮疡中疔疮走黄、疽毒内陷等常引起脾胃不和、胃肠失司上逆为病。《医林绳墨》曰："阴阳之所以升降者气也，血脉之所以流行者气也，脏腑之所以相生相养者，也此气也，盛则盈，衰则虚，顺则平，逆则病。"气顺、气行则不病，气滞、气逆则必病。

（二）出血、血瘀

脾胃是血液生化之源，经心肺气化为血。血生成之后，依赖心的推动，由经脉输布于周身，又依赖肝气的疏泄和藏血作用来调节血量。脾能统血，使血在脉中运行不致外溢为病。一旦通调遭到破坏，可发生多种异常，如外科疾病中的出血、血瘀等。

1. 出血　血不循经、溢于脉外者称出血。出血之因有热毒、火毒从营入血，热胜动血，肝不藏血，反迫血妄行，致吐血、衄血、便血或发斑、发疹等，也有因外伤、跌仆损伤出血者。《景岳全书》曰："疮疡出血，因五脏之气亏损，虚火动而错经妄行也。……若肝热而血妄行者，……肝虚不明藏血者，六味地黄丸。心虚不能主血者，……脾虚热不能统血者，……若脾经郁结，……脾肺气虚，……气血俱虚，……阴火动，……"说明出血之因比较复杂，且与脏腑关系密切。

2. 血瘀　血为有形之物。病理变化中瘀血是由出血造成的，而血瘀又可引起出血。如子宫外孕破裂出血，腹内必有瘀血，若瘀血不去，又会引起出血，血瘀早期又必然气滞。故在外科诸血瘀初起，病理以血瘀气滞为特征，而血瘀气滞的进一步发展，皆为瘀久化热、血胜肉腐、损筋伤骨或穿孔；若瘀血内停，可成症瘕结块等；血瘀则不

通，不通则痛，其痛呈持续性，痛有定处；凡有瘀血，其皮肤、黏膜、舌质可见紫黯瘀斑或瘀点。

下面将《景岳全书》中气、血为病的有关论述摘后供参考："血本阴精，不宜动也，而动则为病。血为营气，不宜损也，而损则为病。盖动者多由于火，火盛则逼血妄行；损者，多由于气，气伤则血无以存。故有以七情而动火者，有以七情而伤气者，有以劳倦色欲而动火者，有以劳倦色欲而伤阴者。或外邪不解而热郁于经；或纵饮不节而火动于胃；或中气虚寒，则不能收摄而注陷于下；或阴盛格阳，则火不归原而泛溢于上。是皆动血之因也。故妄行于上，则见于七窍；流注于下，则出乎二阴。或壅塞于经络，则发为痈疽脓血；或郁结于肠脏，则留为血块血症；或乘风热，则为斑为疹；或滞阴寒，则为痛为痹。此皆血病之证也。"

二、气血凝滞及转化

气血在外科的病理是局部的气血凝滞。由于正邪盛衰及气血凝滞的程度等不同，人体不同部位可罹患不同性质、不同程度的病变。如果气血凝滞于皮肤，则发生丘疹、疮、疥、癣；气血凝滞于肌肉，则发生痈肿；气血凝滞于筋骨，则发生无头疽、流痰；气血凝滞于内脏，则发生阑尾炎、胆囊炎等。另外，瘿瘤、诸岩等无不与气血凝滞有关。

气血凝滞并不是静止不变的，而是可以在一定条件下发生转化的。概括来说，气血凝滞的转化有两种趋向。其一，气通血行→痈肿消散→病证向愈。其二，郁久化热→热盛肉腐→液化为脓成为脓肿（脓疡）→脓溃外泄而成溃疡。《灵枢·痈疽》曰："夫血脉营卫，周流不休，……寒邪客于经络之中，则血泣，血泣则不通，不通则卫气归之，不得复反，故痈肿。寒气化为热，热胜则腐肉，肉腐则为脓。"《外科证治全生集》也曰："脓之来必由气血，气血之化，必由温也。"这些简要说明了气血凝滞贯穿于外科病理的始终，而且可以转化。外科病中肿疡、脓疡、溃疡都是在气血凝滞的基础上逐渐发展、变化的结果。气血凝滞和经络阻塞两者互相影响，可形成恶性循环，加重病势的发展，若处治得当，气血和顺，经络沟通，可形成良性循环而加速疾病的恢复。

三、气血的盛衰与外科疾病的关系

气血充足、健运人则不病，反之则病。而外科疾病的起发、溃破、生肌收口等无不与气血有着密切关系。如气虚者难于起发、溃破，血少者难以生肌收口，病程长、预后差；气血充足则易于起发、溃破、生肌收口，病程短，预后好。《外科大成》曰："气少者，难于起发，……血少者，难于收敛。"薛己曰："若因血气虚弱，不能潮会疮口，必用补脾胃生气血为善。"因此，不容忽视气血偏盛偏衰时的相互影响。如气滞可以导致血瘀，血瘀必然气滞；气虚可引起血虚，血虚也可引起气虚。故治血瘀病证不仅要用活血药，而且要用行气药；治血虚病证不仅要补血，而且还要补气。这样才能调和气血，通畅经脉，病除安康。

第三节　脏腑是外科病理的根源

脏腑是维持人体生命活动的重要组织器官，而外科病理又源于脏腑，故对外科疾病的辨证治疗都必须对脏腑的病理进行认真细致的研究。脏腑外科病理突出表现在以下两方面。

一、有诸内必行诸外

外科病发于体表皮、脉、肉、筋、骨的某一局部，比发于胸、腹腔内在脏腑者更显而易见。但疡发于外确与内在脏腑有密切关系。《外科启玄》曰："疽乃五脏之毒，痈为六腑之毒。"正所谓有诸于内必行诸于外。因此在研究外科病理时，特别是对于发生于体表部位的疾病，一定不能忽视源于脏腑这一特定关系。

二、体表毒邪可内传脏腑

内在脏腑功能失调，可反映于体表，而体表毒邪也可内传，使脏腑功能紊乱，出现更为复杂的病理变化。例如，有头疽的内陷、疔疮的走黄，就是在正不盛邪的情况下，毒邪走陷入里、蒙闭心包、扰乱神明而发生神昏谵语等毒气攻心的危重症状的。一般来说，病发于体表未传脏腑者轻，内传脏腑者重。内传某一脏腑较内传某一脏腑而波及其他脏腑者重，轻者预后好，重者预后差。因此，可以根据内传脏腑病变的轻重及波及脏腑的情况等作为判断疾病的轻重缓急和洞察预后吉凶的重要依据。

总之，从以上可以看出，外科疾病的发生、发展、变化，与经络、气血、脏腑有着密切关系。外科疾病的发生，主要是由于经络阻塞、气血凝滞和脏腑功能失调，这三者当是外科疾病的总病机。

第四章 养真方法调动人体内因

养真，就是养真气。真气者所授于天，与谷气在人体内生克制化，而生精、化神。故神者，水谷之精气也，藏于心。所以在紧急情况下心先有惊觉，将信息迅速传给大脑皮层，引起兴奋（生）和抑制（克），两者互相制约（制）。这种变化（化）提高了内因素质，使大脑产生思维活动，从而加强神经系统功能，协调人体内各系统、器官的功能活动，保证人体内部功能完整统一，随时适应外界环境的变化，保证人体与不断变化的外界环境之间的阴阳平衡，加强人体抵抗能力，起到防病治病的作用，达到延年益寿、返老还童之目的。所以说养真是调动人体内因的好方法。养真早在《素问·上古天真论》中就有论述："上古之人，其知道者，法于阴阳，和于术数，……而尽终其天年，度百岁乃去。"张仲景《金匮要略》也强调"若人能养慎，不令邪干忤经络，……病则无由入其腠理"，都说明了养真之重要。养真的方法有太极拳、易筋经、吐纳导引，以及各种类型的体育活动等。这些不同的养真术，能起到不同类型的"特异"功能，从而调动人体的内因。下面重点介绍三宝养真术（简称"三宝功"）。

第一节 养真的条件

养真，是经过锻炼调动人体内因，提高内因的素质的一种功法。生、克、制、化就是使矛盾统一，阴阳平衡，即动中有静，静中有动，有兴奋，有抑制，互相制约，促使各系统的功能正常活动。养真必须经常锻炼，逐步求成，急于求成会出偏差。由于功法不同，养真的条件要求也各不相同，但归纳起来主要有以下几点。

1. 环境 练功的地方，可不必过分讲究，原则上根据自己现有条件即可，如庭院、门前，或室内，或就近选择公园、郊区、农村，或比较宽广优美的环境，但一定要是空气新鲜的环境。

2. 时间 练功的时间以早晨空气新鲜清净的时候为好。一般在早晨 5 时左右比较合适，但也应根据自己的实际情况决定：可早、中、晚 3 次练功。这既要根据功法要求，又要结合个人实际情况决定。

3. 生活 生活起居要有规律性，要注意饮食卫生，节制饮食，荤素间食，以素为主等。

4. 穿戴　穿戴要适合四时变化，以合体、舒适、整洁为宜，切不可感寒受热等。

第二节　养真的功法

功法最为重要。目前，社会中各种功法多如牛毛，仅气功就分静功、动功、硬功和发射功，等等。何者为优呢？应根据具体要求选择，也可在学习功法的基础上，创造新的功法。但对初学者来说，在练功时必须做到以下几点。

一、基本要求

1. 练功认真　要认真学习，认真练功，不可草率从事，否则难以达到练功要求，取得理想效果。

2. 贵在坚持　练功要持之以恒，坚持练功，切不可未练多久就认为练功无用而停止，或练功稍见偏差就动摇。因此必须排除干扰，坚持到底，把功练好。一般若能坚持 3 个月至半年即可初见成效。

3. 动静结合　无论哪种功法，都必须做到动静结合。就是静功，也是静中有动，动功也不全是动，绝不是静中无动或动中无静的，当以动静结合恰到好处为是。

4. 注意调息　任何功法都很注意调息。如三宝功，要求调息时做到息匀、细、长、深。从开始自然呼吸，逐渐达到息匀、细、长、深的要求。调息要与动作相结合，如升吸降呼、开吸合呼等，使调息和动作协调统一，有机结合，达到练功要求。

5. 入静意守　练功必先入静，入静方可意守，而意守可促使入静，两者密切相关，可相得益彰，达入静意守之目的。三宝功的意守是气海穴和募穴。

6. 舒筋松骨　在入静意守之同时，使机体自然放松，达筋舒、骨松之目的，为气的运行扫除障碍，贯通百骸。

7. 意念行气　气，是练功中产生的一种物质，这种物质较不练功者有特殊的能量，它可在意念的导引之下运行。这种气感可分 4 个阶段。第一阶段手心发热，曰得气（7d~7 个月产生）；第二阶段胸背发热，曰任督循环（6~10 个月产生）；第三阶段周身发热，曰体循环（1~5 年产生）；第四阶段产生一种自身的奇特感觉，曰飞气（5~10 年产生）。这使各系统的功能活动协调，经络通畅，气、血、精、津液旺盛，能适应自然，从而达到防病、治病、益寿延年之目的。

至于采用哪一种功法来提高自身的内因（正气），可根据情况选用，如自发五禽戏动功、内养功、太极拳等，这些功法可参考有关专著。

二、三宝功口诀

（一）吐纳导引术功法口诀

三宝精气神，调气调内因。
吐纳导引术，息匀细长深。

垂帘静心做，舒松骨肉筋。
醍醐气灌顶，叠固意思神。
叩齿三十六，赤龙搅水混。
漱津三十六，神水满口匀。
一次分三咽，龙行虎自奔。
双手顶天立，两手抱昆仑。
微摆撼天柱，前俯后仰伸。
左右鸣天鼓，三十六度闻。
调息搓手热，背摩后精门。
叠固守气海，想火烧脐轮。
交手双虚托，想火入脑门。
三方鹤飞颤，合掌转腰身。
双足放舒伸，低头攀足心。
端坐叠固病，以候津满存。
再漱再吞咽，三度九次准。
摆肩辘辘转，发火烧周身。
最后三升降，病魔不缠身。
平旦午前做，身健福自临。
益寿可延年，功法调内因。

（二）起式 30 口诀

一式平天运手，二式挠手活腰，
三式摘星捞月，四式抱阳弓步，
五式白猴摘桃，六式卷骺搂膝，
七式挠足藏捶，八式金蝉脱壳，
九式乌龙治水，十式捧将捺脐，
十一式白蛇吐信，十二式转移四步，
十三式龙飞凤舞，十四式反复活脘，
十五式反复运手，十六式降龙伏虎，
十七式青龙摆尾，十八式提足错掌，
十九式三阳开泰，廿式双拳平击，
廿一式钩手上式，廿二式金鸡独立，
廿三式钩手上式，廿四式金鸡独立，
廿五式抱阴棚手，廿六式海底探金，
廿七式棚手跃步，廿八式收捺转推。
廿九式白鹤亮翅，卅式交手还原。

第五章　五诊是辨证的依据

望、闻、问、切、验五诊为辨证提供证据。证据的取得来自医生对患者的调查研究。调查研究是极其需要耐心、细致的，涉及范围广，内容丰富，又很具体。包括患者所处环境和四时气候、接触到的人和物、生活条件，以及年龄、性别、职业、籍贯、身体状况、病因、病程、症状、发病部位等。所谓具体，是指必须紧密围绕与当今病证有关的内容、范围，切不可离题千里，漫无边际，否则有害无益。《素问·疏五过论》曰："圣人之治病也，必知天地阴阳，四时经纪，五脏六腑，雌雄表里，刺灸砭石，毒药所主，从容人事，以明经道，贵贱贫富，各异品理，问年少长，勇怯之理，审于分部，知病本始，八正九候，诊必副矣。"《难经·六十一难》曰："望而知之谓之神，闻而知之谓之圣，问而知之谓之工，切脉而知之谓之巧。"同时，还必须注意所提供的证据要确凿可靠。这就要求医生善于运用五诊合参的方法将收集到的大量材料去伪存真，去粗取精，由此及彼、由表及里地做一番分析研究，才能够为辨证提供比较可靠的证据。通过进一步实践验证，通过不断提高五诊的调查研究方法，从而指导临床服务。

第一节　望诊第一谓之神

望诊，是凭医生视觉器官观察患者神、色、形、态等的一种重要诊法。从患者进入医生眼帘即开始"捕捉"收集证据，并为深入调查研究提供线索，也可从其特殊异常的表现中获取辨证、诊断的重要依据。因内在脏腑生理活动和病理变化都不同程度地以不同的特征反映于体表或与其相关的特定部位。病变在体表显而易见，若病变影响内在脏腑时又可反映于外，成为望诊获取证据的基础。因此在望诊时既要注意整体也不可忽视对特定部位的望诊。

一、整体望诊法

整体望诊主要观察患者的神、色、形态。

(一) 望神

神，指精神、神志。神是人体生命活动的外在表现。神与精气的盛衰有关。《黄帝内经》曰："……神者，水谷之精气也。"若患者眼珠灵活，目光炯炯或精神爽朗，言语清晰，动作矫健，是谓得神，属病轻，易治，预后多佳；若眼珠迟钝，目光暗淡，精神萎靡，言语无力，表情淡漠，是谓失神，属病重，难治，预后多差。目赤有神，烦躁不安，形体壮实者，属阳证、实证、热证；目视无神，精神不振，形体消瘦，多属重证、虚证；精神不振，羸瘦颧红，潮热盗汗，属阴虚火旺；神昏谵语，循衣摸床，唇干燥乱，为毒邪走窜，内陷入里，属凶险危证，预后不良。以上说明望神可以了解正邪盛衰、病证虚实、预后吉凶等情况。

（二）望色

色，指气色。包括面部、皮肤、指甲等的颜色与光泽。不同色，反映不同病证。色泽可反映人体气血盛衰。外科尤其重视望面色。荣润鲜明，说明气血旺盛，见于常人或病轻者。枯槁晦暗，为气血衰弱，见于重症、久病之人。面色红赤，多属热证、实证，见于疔、痈、有头疽及急性阑尾炎、急性胆囊炎、胆石症之高热。两颊潮红，多属阴虚火旺，见于流痰、瘰疬、乳痨。萎黄，多见于血虚患者，如疮疡、痔核长期慢性失血及癌瘤、流痰等慢性消耗性疾病所致贫血等。面目黄染，一身尽黄，见于疔毒走黄，疽毒内陷或胆道系统疾病之黄疸，早期因湿热者，黄色多鲜明；黄色晦暗者，为寒湿。面色暗黑，多为阳气虚衰、气血凝滞之重症，外科病中以久病伤肾、体虚阳衰见之。面色青紫发绀，为毒盛或缺氧，见于疔疮走黄、疽毒内陷及肝痈、急腹症重症，也见于重症破伤风抽搐、痉厥之时。通过望色泽，可以了解疾病的阴阳属性、病势轻重等。

（三）望形态

形，指形体。态，指动态、姿态。通过观察患者外形的姿态，可以了解脏腑、气血的盛衰和病变所在部位及发生、发展、变化等。例如，形体魁梧、肌肉丰满壮实者，为气血充足、脏腑健运之常人，即使有病也轻；胖人多气虚、痰湿，患疮疡、胆道结石者有之。消渴患者早期多胖；形体瘦弱、皮肤干燥不润，多为脏腑失运者，身体虚弱；瘦人多火，多阴血偏虚，易患流痰、瘰疬、骨痨，也见于久病之人；皮肤甲错（皮肤干枯，状似鱼鳞交错），多见于痈、疽、急性阑尾炎等化脓期；津血久耗，不能营养肌肤多见于久病、大病之后。另有身无他疾，自出生即见皮黑如鱼鳞交错者，称先天性鱼鳞病，与皮肤甲错不同，注意鉴别。牙关紧闭，初为咀嚼肌发紧，口张不大，继而牙关紧闭，如有破伤病史，即是破伤风病。角弓反张，颈和脊背反张，如弯弓，多为邪热过重，热极生风所致，见于走黄、内陷和内痈热盛。破伤风见角弓反张者，也属重症，预后不良。翻转不安，在急腹症中多见于绞痛患者，如胆道蛔虫症、胆石症、肠梗阻、泌尿系结石等均可发生绞痛。蜷曲侧卧，在急腹症中常见于急性腹膜炎。下肢屈曲，常见于髂窝流注。若系右下肢屈曲，除见于右侧髂窝流注外，也见于部分急性阑尾炎患者，故有"屈曲肠痈"之称。龟背，脊背弯曲凸如龟背形者，多见于胸椎部流痰，也称龟背痰。鹤膝，膝关节肿大，两端肌肉萎缩，形似鹤膝者，多见于膝关节流痰，也称鹤膝风等。叉腿缓行，两腿分开缓慢行走，多见于肛门直肠疾病，如外痔发炎、内痔脱肛、直肠脱垂及肛肠病术后等。抱脚坐，患者双手抱脚抚摸而坐，多伴呻吟者，见于脱疽组织腐烂时坏疽，有干性和湿性坏疽两种，均为气血凝滞、经

络阻塞所致。前者见于动脉阻塞致趾端坏死、组织萎缩干瘪，与正常组织界线分明；后者系由动静脉同时被阻塞或以静脉阻塞为主感染致局部肿胀，皮肤呈灰黑色，组织湿烂坏死或有小疱，与健康组织界线不清。此外，患脑疽、颈痈者，多见颈项强硬、不能转侧；妇人患乳痈，多用手托乳，行走迟缓；腰部生痈疽，则俯仰转动艰难；背生阳疽，常屈背缓行；下肢患脱疽，多步履困难，或间歇跛行；上肢患疔疮，多举动不便；愁眉苦脸，为痛苦面容；狮面眉落，多见于麻风；循衣摸床，两手撮空，为走黄、内陷等，属险恶凶症等；下肢象皮肿（患肢肿胀，皮肤增厚、粗糙、纹理加深），见于丝虫病及复发性丹毒等所致慢性淋巴管炎。

二、特定部位望诊法

所谓特定部位，是指人体能较敏感地反映有关疾病征象的部位，如舌、病所、腹等。

（一）望特定部位之一——舌

舌，能反映人体脏腑、气血、津液的盛衰和虚实及疾病的深浅变化等。因舌为心之苗，手少阴心经之别系舌体，足太阴脾经连舌体，足厥阴肝经络舌本，所以舌与心、脾、胃、肝直接相连，故病之经络、脏腑、卫气营血、阴阳、表里、寒热、虚实都可以在舌这一特定部位上反映出来，为望舌提供重要依据。《临症验舌法》曰：“据舌以分虚实，而虚实不爽焉；据舌以分阴阳，而阴阳不谬焉；据舌以分脏腑，配主方，而脏腑不差，主方不误焉。危急疑难之顷，往往证无可参，脉无可按，而唯以舌为凭。”近代对舌诊在外科方面的研究更为深入，有人从探讨舌苔变化和急性阑尾炎炎症程度的相互关系入手，对 127 例患者经初步分析，诊断准确率达 93%。对严重烧伤患者，从舌诊的变化，可推知其伤势的轻重及其预后等。《伤寒金镜录》曰：“凡舌苔、毛发、筋、骨、齿、甲之类，俱包括于望舌之中，但望色不及于验舌。”足见望舌重要。

舌的不同部位，可以反映不同脏腑的生理、病理情况。一般将舌划分为舌尖、舌中、舌根和舌边（两侧）等 5 个部位。舌尖主要反映上焦心肺病变，舌中主要反映中焦脾胃病变，舌根主要反映下焦肾的病变，舌边主要反映肝胆病变。《笔花医镜》曰：“舌者心之窍，凡病俱现于舌，能辨其色，证自显然。舌尖主心，舌中指脾胃，舌边主肝胆，舌根主肾。”同时还要注意其动态性的变化。如有人观察烧伤面积在 20% 以下者，没有一例出现红绛舌，而在烧伤面积在 50% 以上者，则均可出现红绛舌。16 例红绛舌病例中，有 6 例死亡，病死率明显高于非红绛舌者。故从舌诊的变化可推知其伤势的轻重及预后等。

望舌的内容包括望舌质、舌苔及色泽、形态等。章虚谷曰：“观舌质可验其证之阴、阳、虚、实，审苔垢即知其邪之寒热、浅深。”下面将外科常见的舌质、舌苔等分述于后。

1. 望舌质　舌质也称舌体，是由舌的肌肉、脉络组成。正常人舌体柔软，活动自如，颜色淡红。望舌质主要观察其颜色、形态（动态）两方面。望舌的颜色，是根据不同舌质的色泽，提供辨证、诊断依据。舌体㖞斜者见于中风。年轻人见舌体㖞斜提示有心脑病变。常见有以下几种不同色泽的舌。

（1）淡红舌：舌色淡红，浅深适中，鲜而润泽，是健康人的舌色。若见于疔、疖、痈毒，说明病邪轻浅易治。也见于某些急腹症早期，或属病势转愈的佳兆。

（2）淡白舌：舌质的颜色红少、白多，较常人舌色淡浅。多为阳气虚弱，气血不足。若见全舌淡白无苔，属气血两虚，多见于失血、慢性消耗性疾病，如外伤出血、内伤脏腑破裂出血、急腹症穿孔出血、内痔长期便血或多次大量出血，以及有头疽、附骨疽、流痰、癌症后期、炎症性肠病便后失血、再生障碍性贫血等。有人通过对100例淡白舌的临床分析认为，淡白舌主要与贫血、白细胞数减少及白蛋白合成障碍、血浆蛋白偏低、组织水肿等有关。正是由于贫血及代谢降低，使舌黏膜及舌肌表现淡白。因蛋白代谢障碍致蛋白总量不足，白蛋白降低，使组织水肿，舌质浮肿娇嫩，更使舌质变淡。

（3）红舌：舌色深于常人，色红者为红舌。红舌多为热象。舌尖红属心，也见于外科病化热早期。舌边红为肝胆有热。舌中心红见于胃阴不足。舌色鲜红苔腻为湿热内盛，见于疔毒、痈肿热腐成脓期及胆囊炎、肠痈中期。舌红而干为热盛伤阴，见于有头疽、髂窝脓肿重症及肠梗阻等热盛胃阴不足者。瘰疬、流痰、乳痰见红舌为阴虚内热，故红舌主热证。但应分实热和虚热。鲜红舌常与代谢增强、毛细血管扩张有关。

（4）绛舌：舌色深红称绛舌。绛舌见于外感热病或外科热毒极盛者，为邪入营分、血分的标志。绛色越深，表明热邪越重，如疔疮走黄毒入血分，或疽毒内陷、邪犯营血，或肠痈、胆道系统感染，热毒炽盛时久病阴虚火旺，热胜伤津、阴液亏损也见绛舌。绛舌而舌面干者，属热邪伤津；绛红舌面光亮如镜者，为胃阴已亡，舌绛而干枯为胃阴已涸，如走黄、内陷、肠梗阻已发生肠坏死等。《舌苔统志》曰："绛色舌，火赤也，深红也，火温热之气蒸腾于膻中之候。故绛色者，神必不清，气必不正。为壮火食气，气乱则神昏是也。"据100例红绛舌的临床分析，红绛舌的形成机制是多方面的，如高热伤阴、维生素缺乏、脱水、外科手术等造成体内阴的不足，为其主要因子，而贫血、昏迷等可为辅助因子。因此造成舌的炎症、黏膜固有层毛细血管增生充血扩张等而使舌呈红绛。当病好转时舌乳头萎缩、上皮剥脱、舌黏膜上皮也随之恢复正常。

（5）紫暗舌：舌色紫暗或见瘀斑者，称紫暗舌。紫暗舌是气滞血瘀的标志，见于瘀血流注、跌仆损伤、血瘀肿痛及急腹症晚期重症。舌色紫为热毒入营，气血两燔。舌紫绛而干，为毒热盛。仅舌边见紫斑瘀点，多为久病血瘀之证。《中医舌诊》曰："暗紫舌，舌色绛紫，晦暗无光，似紫色中略带灰色。"它暗晦的原因有三种：一是热邪沉重，津枯血燥，血行壅滞已甚；二是素有瘀血在胸膈之内，热邪入营，血既热而又不通畅；三是湿热挟湿，或素喜饮酒，酒热湿邪，深蕴血中，这都是造成紫色暗晦的原因。这里应该区分的是若是热邪入血，舌当干燥无津，病至此时，多难挽救；有瘀血的，舌多潮湿不干；挟湿的，舌上当兼有秽垢。另有研究认为，青紫舌多见于肝胆系统疾病及心脏病患者，这与静脉瘀血、血流缓慢、血黏度增高，毛细血管扭曲畸形、脆性增加等因子有关。其他如缺氧、红细胞增多、饮酒、色素沉着、血中寒冷凝集等，可为辅助因子。临证可见紫暗舌有发热者，多为热毒入营血；若无发热者，多为血瘀或久病血瘀之征。

2. 望舌苔　常人的舌苔是由胃气生成。舌面薄白而净，干润适中。有病舌苔是由

脏腑病理所化生，随正邪变化而不同。《形色外诊简摩》曰：“苔乃胃气之所熏蒸，五脏皆摩气于胃，故可借以诊五脏之寒热虚实也。”通过验苔色、苔质及舌苔与舌质等，可知病邪伤人之轻重浅深和病邪进退等。《望诊遵经》曰：“夫苔因病生，病以苔著，察色而不观苔，究难辨其虚实，观苔而不察色，安能测其盛衰，且三因百病莫不有苔，则也莫不可不验。”苔色最常见有白、黄、灰、黑等。苔质有厚、薄、润、燥、腐腻、花剥等。

（1）白苔：舌苔色白者。主表主寒。苔薄白而润者，为外感风寒如疮疡诸疾因于风寒者；苔薄白而滑者，为湿邪新入或体内有寒湿；苔白厚腻者，为内有痰湿或饮食不化；苔白厚如积粉多为内痈；苔白舌尖红赤者，见于疮疡外感风热；舌尖苔白根黄者，为表证未罢；苔白中带黄为毒邪由表入里；苔厚白不滑无津而燥者，多为实热。据临床200例白苔分析认为，白苔多见于感冒及各种急性炎症或严重感染性疾病（如各种脑膜炎、重症肺炎、伤寒、细菌性心内膜炎、败血症、急性盆腔炎及肾盂肾炎等）的初期或恢复期、外科急腹症（如溃疡病急性穿孔、急性肠梗阻、急性阑尾炎、胰腺炎、胃扩张、胆囊炎、胆石症、尿路结石、胆道蛔虫病合并感染及宫外孕破裂等）的轻症或早期阶段、各种慢性炎症（如慢性支气管炎、哮喘、支气管扩张、慢性肾炎、盆腔炎、骨关节结核等）、消化系统疾病（如胃肠炎、胃痉挛及上消化道出血等）、早期妊娠中毒症及心肺功能不全的患者等。

（2）黄苔：舌苔黄色者。主热主里。苔微黄薄，见于外科风热病证或病邪开始入里；苔黄而干，为胃热伤津；苔黄黏腻，为湿热互蒸，见于胆囊炎、胆石症或泌尿系感染；苔黄厚腻，为脾胃湿热或胃肠积滞；苔厚黄燥或有芒刺，为热盛耗伤阴液如疮疡毒邪入里，或急腹症热盛，耗伤津液致阳明腑实，故见此舌证者，均可采用攻下法。《国医舌诊学》曰：“苔之黄者，胃热也；黄厚而燥剩，或边黄中黑者，肠胃燥屎也；黄厚黏腻者，湿热内伏也；黄而干者，胃液伤也；老黄焦裂者，热甚也；老黄甚而黑者，火极伤津也，宜急治；黄而燥刺，中黑通尖，或利臭水者，肠胃腐败也。”据100例黄苔临床分析认为，黄苔的形成，与炎症感染、发热导致消化系统功能紊乱的关系最大，其可以引起舌局部丝状乳头的增殖、口腔腺体的分泌异常，同时再加上局部的着色作用，舌之局灶炎症渗出，以及产生微生物的作用等共同形成了黄色的舌苔。

（3）灰、黑苔：灰苔，即浅黑色，如烟煤所熏，隐隐可见。黑苔，较灰色深重，如烟似煤黑色。苔灰黑而润，属内寒病证；苔灰黑而干，是热伤阴液或阴虚内热，不可概认为内寒，故验苔当注意苔色和苔质，二者互参，不可顾此失彼，害人误事。灰苔进一步发展为黑苔，说明病重。苔黑而干，为热炽伤阴；苔黑而湿润，为阳虚寒盛，多见于走黄、内陷及急腹症重症。灰苔、黑苔有寒热、虚实之分，临证当应细辨。有一些慢性病见黑苔，多属阴虚，不属重症。《舌鉴辨证》曰：“凡舌苔见黑色，病必不轻，寒热虚实各证皆有之，均属里证，无表证也。”据50例黑苔分析可知，以脓性炎症感染为最多，共24例。其他尚有白血病4例，肝硬化腹水6例，乳腺癌2例，肝癌、膀胱癌、胃癌、结肠癌、亚急性系统红斑狼疮、胆石症、尿毒症、真性红细胞增多症、冠状动脉粥样硬化性心脏病及风湿性心脏病各1例，另有4例原因不明。本组50例黑苔中，属病情危重者26例，均为卧床不起，医生给予病危通知，结果26例中死亡8

例，故急性病例舌现黑苔，预后多不良。另10例病情已缓解，如癌肿手术后之患者等。出院时已痊愈者8例，均属化脓性感染如髂窝脓肿、坏疽性阑尾炎等。笔者曾治1例慢性病由于阴虚致灰黑苔，经用滋阴药调理而愈。

以上为外科常见病中的舌部表现。不同舌象有不同的临床意义，另外还可以从舌苔、舌质的演变过程了解疾病的变化，如白苔→黄苔→灰苔→黑苔是病邪的从表入里、逐步化热的象征。同时还要根据舌的润泽与干涸区别寒热虚实等。舌质淡红→红舌→绛红→紫暗是病邪由表入里、由轻转重的变化特征，也表明热邪、火毒逐步加重，进入营血、走陷脏腑。反之，舌质紫暗→绛红→红舌→淡红舌是正盛邪退、病邪从重变轻至痊愈的象征。舌苔黑苔→灰苔→黄苔→白苔是病邪从里达表、由深去浅、病势转愈的表现。在烧伤患者中，烧伤面积越大，伤势越重，舌质变红越快；若毒陷入里，舌质多红绛，见于急腹症晚期，中期舌苔以白、黄多见，舌质初无变化，随着病情发展，舌质从舌尖红→鲜红→红绛等逐渐加重。如热退病愈，舌质和舌苔可逐渐向正常转化。又如急性阑尾炎从腻苔、黄苔转变为白苔，标志病情好转。如腹痛已减轻，但腻苔不化，为毒未尽。此外，也应注意舌的形态等变化，如舌质纹理粗糙，多属实证；舌质娇嫩浮肿，多属虚证。舌边出现齿印，不论舌体胖瘦或见何色，均为气血不足之象；舌体胖、色淡、有齿痕，属脾气不足；舌体瘦、色红、有齿痕，属气血两虚；舌体较正常肥厚胖大，多和痰、湿、热、毒有关；舌色淡白而胖，属脾胃阳虚，见于疮疡出血过多、内痔长期便血、术后出血所致贫血等；舌色淡红而胖，舌边有齿印，属脾气虚有湿；舌色红绛而胖，属心脾有热和湿热毒盛等；若见裂纹、芒刺是津液亏耗或热胜伤津之证，芒刺越大越多，邪热结实越重，如疮毒、内痈见胃肠实热结滞等；舌色绛红见裂纹，多属营血热盛；舌绛光干而显裂纹者，多属阴液大伤，多见于湿热病和老年人胃阴耗伤者；舌质色淡、体嫩而有裂纹，是气血两亏；若平素舌即有裂纹者，多不是病变；舌红绛、干枯萎缩，甚至色干黑如焦炭者，是疮毒内陷、肾阳枯竭之危候。总之，病之万变，舌也万变，其变可从舌之部位，舌质与苔，舌体形态、色泽等相互合参而验之。《望诊遵经·望舌诊法提纲》曰："舌者心之外候也，是以望舌而可测其脏腑经络寒热虚实也。约而言之，大纲有五，一曰形容，二曰气色，三曰苔垢，四曰津液，五曰部位，五者分论，则其体明，合者合观，则其用达矣。"当综合苔、质、形、态、色、泽、部位等观之。

（二）望特定部位之二——病所

病所，即病变发生的地方。病所可直接或间接地给医生提供证据或线索。有的可单凭望病所即可得到重要的或带有确定诊断性质的依据。因此，必须重视对病所这一特定部位的望诊。如疮疡病所色红、肿势高突，属阳证、热证（如疖、痈、有头疽等）；疮色变黑，多为死肌（如脱疽趾端坏死、肌肉变黑）；青紫色多为瘀血，如跌仆损伤后皮下青紫，为瘀血停留；疮病所色白，疮形平塌漫散，为阴证、寒证（如流痰、附骨疽等）；疮疡从皮色不变，转为暗红，或透红一点，为寒化热、酿脓现象；若见疮形由大变小，为病轻向愈，反之由小变大为从轻变重；若疮形收束有根，突然陷黑、漫肿，为病势转重，毒邪入里，见于疔疮走黄，疽毒内陷；溃脓色黄，稠厚者，为热证、阳证、实证；脓水稀薄色白，为阴证、寒证、虚证；脓水从稠变稀，从少增多，

为病渐重，反之为病转轻；疮色鲜艳转活为阳，疮色晦暗不鲜为阴；疮色淡白为血虚，疮色鲜红出血为有热。肛内有肿物脱出，形似樱桃，色红出血有蒂者，为直肠息肉（樱桃痔）；脱出较长，呈螺旋形，为直肠脱垂；肛外有溃口，脓水淋漓，久不愈合，为肛瘘；若瘘口有粪汁流出者，瘘管与直肠相通，如尿液从瘘口流出者，瘘管与尿道相通较多见。颈前长有肿物，应想到五瘿；若肿物可随吞咽上下移动，为病位在甲状腺，体表显见肿物，多为六瘤。下肢血管怒张，或曲张成团，状似蚯蚓，为筋瘤（下肢静脉曲张）；皮肤溃疡发于下肢内外臁处是臁疮；溃疡发生于肛管是肛裂；皮肤有白色鳞屑，刮后见有薄膜，去除薄膜见筛状出血者为白疕（银屑病）；皮肤出现风团，时轻时重，时隐时现为瘾疹（荨麻疹）；皮肤长水疱呈带状，好发于腰部者是缠腰火丹（带状疱疹）；皮肤丘疹滋水，多见于湿疹疮。水火烫伤后发生红斑者，为Ⅰ度烧伤；出现水疱者，为Ⅱ度烧伤；皮肤焦黑，为Ⅲ度烧伤。唇部长疔，头面肿大，双目合缝，为疔毒走散之重症；手足部外伤或长疮，见红线者，为红线疔。从上可知望病所之重要，不仅可与其他诊法合参，有的只需望病所就可确诊。若与他法合参，应用范围更为广泛。

（三）望特定部位之三——腹部

腹，有外景和内景之分。腹腔内称内景，腹腔外称外景。外景有疾显而易见，内景有疾深而难见。但有诸内，常显诸外，因此可以望诊。通过望腹以测内景之变，故必须对脏腑在腹腔内之位置记忆无误，结合反映于体表的特殊性等，方可观其外、知其内。《望诊遵经》曰："尝观铜人内景诸图，脐在腹中，胃居脐上，肠居脐下。其中行直行者，任脉也；次于任脉者，足少阴；次于少阴者，足阳明；阳明之旁，足厥阴也；厥阴之旁，足太阴也。若少阳则行于侧，太阳则行于背矣。然其分属脏腑者，又与脉行异，如胸膈之上，心肺之部也，胁肋之间，肝胆之部也，脐上属胃，脐下属肠。大腹属太阴，脐腹属少阴，少腹属厥阴，冲任在于中央，肾部主乎季胁，以及左胁属肝，右胁属脾，皆诊家所宜究心者。由是而观，则上下左右不同，前后中外亦异。按其经络，分其部位，而病症之殊，治疗之辨，亦有确可凭者。"现临床常把腹前壁划分为 9 个区，以判断脏腑所在腹部之位置，见表 5–1。

表 5–1　腹腔内脏腑器官部位分部

右季肋区	腹上区	左季肋区
肝右叶大部，胆囊一部分，结肠右曲，右肾上极。	肝右叶小部，左叶大部，胆囊一部分，幽门，胃十二指肠，胰，肾上腺，左右肾，主动脉，下腔静脉	肝左叶小部，胃贲门，胃底，胃体，胰尾，结肠左曲，脾，左肾一部分
右腰区	脐区	左腰区
升结肠，部分右肾，部分肠襻，右输尿管	胃大弯（充盈时），横结肠，大网膜，十二指肠，空回肠一部分，部分右肾，主动脉下腔静脉	降结肠，空肠，左输尿管，左肾
右腹股沟区	腹下区	左腹股沟区
盲肠，回肠一端，阑尾	空回肠，膀胱（充盈时），子宫底（女），乙状结肠一部分	乙状结肠及小肠襻

从表5-1中可明确腹腔内脏腑的情况，腹腔内脏腑可影响腹外，特别是使腹壁相应的部位发生改变，故可视其外以观其内。如急腹症患者，见腹式呼吸运动减弱或消失，或腹壁肌肉任何一部分不运动，多表示腹壁、膈肌及腹膜刺激，或腹内有炎症存在，如腹膜炎，胃、十二指肠穿孔，膈下脓肿，肝脓疡，胆囊炎等。凡腹部出现肠型或蠕动波或腹部呈梯形膨胀，多为肠梗阻的表现。若腹出现不对称隆起，或局限性隆起，一般来说，在右上腹者，多为胆囊肿大；在下腹者，常为膀胱膨胀（如尿潴留）或卵巢囊肿蒂扭转。上腹膨胀，多为高位肠梗阻或胃扩张及肠扭转和局限性脓肿、血肿等。舟状腹，常为胃十二指肠溃疡穿孔的早期体征，若全腹膨胀，多见于肠梗阻、腹膜炎、肠麻痹及内出血等。腹壁有静脉曲张显露，常反映肝硬化的存在，腹股沟部出现隆起，多为嵌顿性疝，同时还应注意腹壁有无手术切口瘢痕、腹围的变化（经脐或最大直径部多次测量），可作为判断肠梗阻进展与缓急的标志等（腹部隆起或凹陷的判断标准：从剑突至耻骨联合中点做连线，正常人的腹壁位于此线或在其上下1~3 cm，若超过此线3 cm者为腹部膨胀，超过此线5~7 cm为腹胀，低于此线7 cm则为舟状腹)。《望诊遵经》曰："皮浓色苍者，皆属气。皮薄色泽者，皆属水。""肿起者为实，陷下者为虚。""腹肿胀者，病气有余。腹消减者，形气不足。""腹胀心窝未满者，可治。心窝已满者，不可治。缺盆未平者，可治。缺盆已平者，不可治。筋未青，涨高起者，可治。筋已青，涨高起者，不可治。从上肿下者，属气，其邪在外。从下肿上者，属水，其邪在内。""先起于腹，而后散于四肢者，可治。先起于四肢，而后归于腹者，难治。旋消旋减者，正胜邪，为可治。旋消旋起者，正不胜邪，为不可治。石水起脐以下至小腹，腄腄然，上至胃脘者，死不治。久病腹皮甲错，着于背而成深凹者，肠胃干瘪，亦死不治。是皆诊腹之要也。"

第二节 闻诊第二谓之圣

闻诊，是凭医生敏感的听觉和嗅觉器官来辨别声音、气味的常与变的一种重要诊法。如从患者声音的高亢与低微、气味的腥臭与恶腐等来区分病势轻重，辨别寒热虚实，明测预后吉凶等。闻诊主要包括听声音和嗅气味两方面。

一、听声音

声音包括语（言）音、呼吸音、咳嗽、呃逆和内脏发出的声响等。这些声音的常与变，医生可直接或借助听诊器听得。

（一）听语（言）音

常人的语音清楚、响亮、自然，而有病之人的语音则不同。如暴病、实证之人，声响有力；久病虚证之人，语音多低沉无力；发热烦躁多言者，属热证；静而少言者，属寒证；谵语、狂言者，热毒内攻入心（如疔毒走黄、疽毒内陷等）；呻吟呼号，常见于疮疡热盛肉腐成脓或溃烂时之剧痛（如指疔、背疽、肠痈等），癌症晚期，胆石症、胆道蛔虫症和输尿管结石发作时的绞痛，脱疽溃烂坏死期的持续性痛（尤以夜间为

重），以及胃、十二指肠溃疡穿孔的刀割样剧痛等。另外，听语音可以判断预后吉凶，如《医学入门》"更有病困循日久，音声遽失，命归泉"的动态性听声音辨吉凶等。

（二）闻呼吸音

常人的呼吸平和均匀、自然，每分钟14~18次，在呼吸方面的过与不及均为异常。患者呼吸气粗、喘急，见于走黄、内陷及急腹症热毒内盛传肺。呼吸不利或困难，见于呼吸道内肿物，或锁喉痈、颈痈的肿胀压迫呼吸道，使气管腔变小、狭窄之故，也见于瘾疹喉头水肿、狂犬病及破伤风所致喉部痉挛，严重时可发生窒息。气息低促见于正气不足、久病体虚之人。鼾声时作、昏迷不省人事，见于颜面疔走黄或毒邪内陷、病势危急之时。《医宗金鉴》曰："四恶皮肤槁，痰多韵不圆，喘生鼻扇动，肺绝必归泉。"说明闻呼吸之重要。

（三）闻咳嗽音

常人多不咳嗽。咳嗽音从呼吸道发出，呼吸道或其他原因影响呼吸器官之时才发出咳嗽的声音。如见咳嗽吐血或痰中带血，同时患有肛瘘、瘰疬、流痰者，多与肺痨（肺结核）有关；咳吐脓血者，多见于肺痈；原患疔毒、疮疡毒邪走散或内陷入里，兼见咳嗽气急、胸痛者，是毒邪走陷肺经之征。

（四）闻呕吐音

常人多无呕吐。呕吐音乃由消化道发出，消化道或其他原因影响于消化器官之时才发出呕吐声音。因六腑以下行为顺、上逆为病。除脾胃升降失调而致上逆呕吐外，其他脏腑有疾也可致脾胃升降失司而上逆呕吐。由于呕吐发出时间、内容物等不同，其性质也有差别，如呕吐发生于疮疡初期，多为热毒炽盛、深重。溃后见之，多为阴伤胃虚，故《外科理例》曰："治呕须分先后，肿疡时当作毒气上攻治之，溃疡后当作阴虚补之，若年老因疽溃后呕不食者，宜参芪白术膏佐使药，随时随证加减。"急腹痛早期见恶心呕吐者多为反射性（属气机不畅上逆为病），晚期多为中毒性（属正虚毒盛）。先腹痛而后呕吐者，多属外科急腹症；先呕吐而后腹痛或呕吐不腹痛者，则为内科疾病。高位肠梗阻，呕吐早而频繁，多呈持续性；低位性肠梗阻，呕吐晚，内容物为粪样。若呕吐物为棕色有腥臭气味者，见于急性胃扩张。呕吐蛔虫，伴右上腹钻顶样剧痛，是胆道蛔虫病。呕吐大量鲜血，可能为食道静脉曲张破裂。若吐咖啡色液，多为溃病出血。《医林绳墨》曰："按吐之为症，非特寒火为然，也有风者有之，湿者有之，湿热攻激者也有之，气者有之，血者有之，气血攻而作呕者，也有之，大抵脾属土而居中央，腑脏感受之邪，莫不有之。"说明呕吐之因有气、血、寒、热、虚、实、风、湿诸因素，也可相结合发病，必须详辨。

（五）闻呃逆、疮鸣音

常人多无呃逆。呃逆乃因气机升降失调，上逆为病。多由于膈肌痉挛所致，也见于他病而影响膈肌而发生。如脾胃失和，肝胃失司，或感受寒冷，或情志不畅均可发生呃逆；有偶尔发作，有频频发作，有呃逆不得卧，轻者易愈，重者难痊。病久突然发生呃逆，为病势转重变危之兆；也有见于癌症晚期发生转移，突然发生呃逆，预后不佳。

疮鸣，即疮部发生的声音。多见于疮疡、肛痈溃后或有较大之瘘管内口者。由于空腔大、口小者内含较多气体，用手按压之，气从腔内外出通过小口故出现“咕”的响声。胸腹部疮疡溃后有气沫排出状似蟹沫者，为透膜征象。

（六）听腹腔音

腹腔音是指腹内脏腑发出的声音。腹腔音有生理性和病理性，故应加以区别分解，不可混淆。如常人饥饿时的腹鸣，属生理性。有时不用听诊器即可听到，大多需借助听诊器才能听清楚。通常听诊时，以右下方近脐部为准，但右上、左下、左上近脐部也应分别听之。肠鸣音是肠蠕动和肠内容物流动所产生的声音。常人每分钟可听到2~4次，音响清晰，中度高调。若每分钟5~6次，音响较强，音调较高，为肠鸣音活跃，见于肠炎、肠痉挛和消化不良等；每分钟超过6~7次，音响强，音调高，或隔腹壁可闻，为肠鸣音亢进，见于早期或不全性肠梗阻等；若每分钟仅1次，音响弱，音调低沉，为肠鸣音减弱，见于早期腹膜炎、腹内感染、低血钾等；持续听5 min，无肠鸣音，为肠鸣音消失，也称“安静腹”，见于腹膜炎、麻痹性肠梗阻、狭窄性肠梗阻晚期、腹内大量积气积液、毒血症及低血钾等。若闻及气过水声或金属音，见于机械性肠梗阻。振水声（在叩击腹部的同时听诊）为气、液相互作用所产生，见于幽门梗阻、先天性肥厚性幽门狭窄、急性胃扩张，或晚期低位性肠梗阻等。摩擦音提示为肝、脾或胆囊周围发炎，可在其表面闻及或手触知有摩擦感；腹内动脉瘤，可闻及血管杂音等。

二、嗅气味

利用嗅觉器官，嗅病体排出的异常物如脓液、痰、涕等，以辨别疾病性质、病邪轻重、预后等。

（一）脓液气味

诸疮疡溃后，无异常气味者病轻，重则微有腥臭气味，也属顺症易治，即所谓脓泄病去；脓溃气腥臭难闻，为病位深里难治；脱疽坏死期，气味恶臭异常，似死尸味；肛周痈疽、脓溃，有粪臭难闻，多易形成肛瘘；蜂窝瘘、多发性肛瘘，脓多臭秽；胸胁部脓疡溃后有粪臭者，多为透膜征候；大便脓血，气味恶臭者见于肠癌。

（二）痰、涕气味

咳嗽脓痰腥臭者，多见于肺痈；鼻流腥臭涕液者，见于鼻渊及鼻咽癌。此外对患者呼出气味之变化也应重视，如口腔气味腐臭见于口腔糜烂发炎、牙疳、内痈热毒炽盛；呼出有烂苹果气味（酮味）之外科患者多患有消渴病（糖尿病），为酮中毒征兆；暑湿流注之汗臭常于检查时嗅到等。

第三节　问诊第三谓之工

问诊是医生通过询问患者及其家属或有关人员有目的地了解病情的一种方法。问诊可以解决望诊和闻诊不能解决的问题。问诊还可以从望诊和闻诊时反映出的线索中得到比较清楚和深入的了解，同时又为切诊、验诊做了准备。所以说问诊是五诊中的

重要的诊法之一，但医生在询问患者时的神、色、行为等也直接影响着患者。因此在问诊时除认真、全面地询问与疾病有关的内容外，医生还必须使患者感到亲切、温暖和有信任感。这无疑会不同程度地增强患者信心，切忌态度冷淡、语言生硬等。

为使问诊取得的资料有利于治疗、研究和长期存放，在询问时要求做好记录、填写好病历，如患者的姓名、性别、年龄、职业、地址、婚否、籍贯、就诊或住院时间，切勿漏写，更不能记录含糊不清，如地址要确切，不能只写某省、某市、某县。年龄切不可以“成人”概之等。询问病情时，首先了解患者当前最主要的痛苦及时间，用简明的语言写成主诉；然后围绕主诉让患者详细介绍发病原因（包括诱因）、时间和发病症状、诊治情况，以及疾病的发展、变化等（称现病史）。同时应了解患者的性格、嗜好、生活习惯（称生活史），既往所患病与现病有关病史（称既往史）及家族成员中是否患有与现病相关病史（称家族史），对青年女性还应询问月经史，对已婚妇女还需了解结婚年龄、生育情况等（称经带胎产史）。可见问诊的范围是比较广泛的，还应结合具体患者，要求针对性强，切忌漫无边际地询问和诉说与本病无关的问题，避免不看对象一个模式机械地询问。为尽可能使问诊恰到好处，不走弯路，下面结合外科有关病证简述问诊的几个重要方面。

（1）主诉：是患者就诊时诉说的主要病痛，即当前最突出的症状、部位和发病时间，要求文字简短，使人阅读后基本上能知道得的是何病证。切忌将无关的症状和不确实的诊断性的病名写入，还应注意避免烦琐和遗漏时间等。

（2）现病史：即当前所患病证的发生、发展、变化，以及至就诊时这一段时间内的发病经过，这是问诊最重要的部分。因此要求详尽，防止前后顺序颠倒和遗漏，勿将与现病无关的内容记入。应依发病原因（诱因）和病证的出现、就医情况做出有关检验报告和诊断结果，并了解采取的治疗方药，用药后的反应、效果、病症情况，同时还应询问并记录患者饮食、睡眠、大小便等。

（3）旧病史：又称既往史。是对患者既往身体状况及曾经发生过的病证情况的了解。特别是与现病证有关的旧病史，对所患病症有重要参考价值。如现病患有瘰疬、流痰、肛瘘、既往患肺结核（肺痨）病，这不仅要考虑现病与原病有关，也提示治疗比较困难；现病患痈、有头疽等，既往有消渴病，较常人顽固难治，愈后也易复发；现病为急腹痛，旧有溃疡病史者，可提示溃疡病穿孔所致等，故不可忽视对旧病的问诊。

（4）家族史：询问家族史的目的，是了解与患者有关的先天遗传性疾病及传染病等，例如，疥疮、癞病（白癣、黄癣）可为家族中互相传染之皮肤病；痄腮多为兄妹之间的传染病，幼儿园、学校也是易发生相互传染的环境。其他如肺痨、痔核、多发性息肉病、溃疡性结肠炎多与遗传有关。

为使问诊目的明确、范围适当、针对性强、减少盲目性，可遵循“十问歌”作为参考。十问歌曰：“一问寒热，二问汗，三问头身，四问便，五问饮食，六胸腹，七聋八渴具当辨，九问旧病，十问因，再兼服药参机变，妇女尤必问经期，迟速闭崩皆可见，再添片语告儿科，流感麻疹全占验。”下面就以十问歌中的内容结合外科临床询问重点分述于后。

一、问寒热

问寒热，可了解病邪侵犯部位（表里）和邪正虚实。注意询问寒热的时间、轻重等。一般外科病无寒热者病轻，有寒热者病重。发病即恶寒发热、头身疼痛等，病位浅表，尚未入里。若寒多热少者，属风寒表证；热多寒少者，属风热表证；若寒热持续不退，如局部肿势渐大，是酿脓现象；但热不寒者，为热毒入里；寒战高热，是走黄、内陷征兆；脓肿溃后，热退身凉为顺，若寒热不退，为毒邪未去，正不胜邪，或又有新发，或为脓泄不净、蓄脓等；潮热、盗汗、颧红是阴虚，见于瘰疬、流痰后期；形体畏寒，喜暖恶寒，多为阳虚。此外还应区别真热假寒和真寒假热，多属重证等。

二、问汗

问汗液，可知病所部位、病邪进退，以及预后等。如有汗、无汗、出汗多少、出汗时间及出汗的部位等。一般新病有汗，而发热恶寒者，为表虚；新病无汗或汗出极少，而发热恶寒者，为表实；新病见大热汗出，为里热证；汗出脉静身凉，为病退，如疔、疖、痈初起汗出热退，是消散现象；若汗出脉数，热反高，为病进，如肿疡汗出热不退是酿脓，若系暑湿流注，除为酿脓，还需考虑有继发的可能。天气不热，动则汗出为自汗，见于阳虚之人；夜间盗汗是阴虚，见于瘰疬、流痰、肺痨等；如肿疡、溃疡而兼见潮热、盗汗或自汗，多是气血不足的现象；病至后期，动则汗出，为气血虚；病重而大汗淋漓，气息急促，应防虚脱；汗出如油，凶多吉少，预后不良等。

三、问病因

问病因即问发病的原因（诱因）。临床常见急腹症多有饮食不节，而诱发腹痛的病史如胆囊炎、胆石症的发作，常与吃油腻食物有关，胰腺炎常因暴饮暴食及精神刺激诱发；驱虫药物使用不当，可激惹蛔虫走窜，发生胆道蛔虫病；饱食后剧烈活动，常引起肠扭转；破伤风病，常由皮肤或黏膜破损后染毒（破伤风杆菌侵入）所致；痉厥证除见于破伤风，也见于热毒内盛所致热极生风和溃疡期因误治大汗后，筋失所养；若感受疫畜之毒，易发生疫疔；针尖、竹、木等刺伤手足，易生手足疔；接触漆、沥青后皮肤瘙痒，发生丘疹或生水疱，因禀性不耐（过敏）所致；口服磺胺类药物或其他药物，可发生紫癜风（固定性药疹）等，也有发生休克者；大便秘结，易致肛裂；便秘和腹泻，常是痔瘘病的原因等。

四、问胸腹

胸、腹是人体脏腑之外围，也是经络循行经过之处。脏腑虽居深里，也可经问诊、结合病位和经络循行及其反应特征等为诊断提供线索，作为依据。问胸腹常遵循以下范围进行。

（一）问胸胁

胸胁多与心、肺、肝、胆有关。如胸痛，多见于心、肺诸病；心前区疼痛或痛引肩背，沉痛如绞，多为心血不足或心血瘀阻不通所致；若两侧胸胁痛，或一侧偏重，呼吸受限，咳嗽吐痰者，为肺部疾病；如咳吐脓痰者，多见于肺痈；胸闷气短而隐痛

者，多为心阳不宣之胸痹症；胸胁胀满作痛，多见于肝胆疾病如右胁肋下疼痛，且痛引同侧肩背者，见于胆囊炎、胆石症；游走窜痛，多属气滞，痛有定处，多属血瘀等。

（二）问脘腹

脘腹暴急痛，拒按，多实，久病隐痛、喜按，多虚；喜热者，多寒证，喜寒者，多热证；痛在上腹部，多为脾胃病证，痛在下腹部，多肝、肾、小肠、大肠、膀胱和女子胞（子宫）病证等。《望诊遵经》曰："腹大支满，或上肢两胁者，属胃。胁下胀痛，善太息，口苦者，属胆。腹气满，少腹尤坚者，属三焦。少腹偏肿而痛者，属膀胱。少腹䐜胀，引腰而痛者，属小肠。肠鸣而痛，飧泄不化者，属大肠。䐜胀经溲不利者，为脾。喘而两胠满者，为肺。腹满引腰背者，为肾。胁下满而痛，引小腹者，为肝。小腹满大，上走胃至心者，足厥阴。腹满大便不利，上走胸嗌者，足少阴。厥而腹满，响响然者，足太阴。是皆部位上下之分，脏腑经络之辨也。"这是以脏象结合经脉循行部位和证候，经问诊以辨别所属病之脏腑、部位、经络等。

临床结合腹腔脏器中的神经分布，在问诊时对急腹症所共有症状"急腹痛"的疼痛部位、规律、性质、程度及放射部位等认真询问，则可从中得到线索和依据。如腹痛最初开始的部位，一般即为病变脏腑的部位，但也有例外，如急性阑尾炎的转移性右少腹痛（开始疼痛在上腹或脐周，继而转移到右少腹），也有一开始即在右少腹者；胆囊炎、胆石症、右肩背的放射痛（除右上腹痛外，同时向右肩背放射，这是膈神经受刺激的缘故）；而溃疡病穿孔，开始痛在上腹，随后转移到右少腹，继而扩散为全腹部的剧痛；小肠病变（在坏死刺激腹膜之前）不论哪一肠段，其腹痛都在脐部或中腹部，全腹剧痛多见于急性弥漫性腹膜炎患者，但应注意胸膜炎、肺炎、脊柱和脊神经疾病也可引起同侧腹部反射性疼痛，心绞痛时出现的上腹部痛，也应与外科急腹症鉴别。下面将常见腹腔脏腑与神经分布及疼痛部位的关系列表供参考，见表5–2。

表5–2　腹内脏腑神经分布及疼痛部位

脏腑	神经供应	脊髓段	疼痛部位
膈	肋间神经6~12	胸椎6~12	两侧下胸部
	膈神经	颈椎3~5	两侧腹部，颈部，肩部
胃、十二指肠	内脏大神经（两侧）	胸椎7~9	上腹中部
小肠、阑尾	内脏大神经（两侧）	胸椎9~11	脐周围
升、横、降结肠	内脏小神经（两侧）	胸椎11~12	下腹中部
乙状结肠、直肠	内脏小神经、骶神经	胸椎11~12 骶椎2~4	下腹中部，骶部
肝、胆道、脾	内脏大神经（一侧）	胸椎7~9	上腹中部，同侧上腹部，肩胛下部
胰	内脏大神经（两侧）	胸椎6~10	上腹中部，后腰部

续表

脏腑	神经供应	脊髓段	疼痛部位
肾、输尿管	内脏最下神经（一侧）	胸椎11~12 腰椎1	同侧上腹部，腹股沟部，阴囊
膀胱	骶神经	骶椎2~4	下腹中部，阴茎部，会阴部
卵巢	内脏小神经	胸椎10~12	下腹中部
输尿管		腰椎1	同侧下腹部
子宫		骶椎2~4	骶部，会阴部

对腹痛性质、程度的询问也十分重要，如腹痛为阵发剧烈绞痛，见于空腔脏器或管道发生梗阻如胆石症、胆道蛔虫病、肠梗阻、泌尿道结石等；持续性疼痛逐渐加重，见于化脓性炎症疾患如急性阑尾炎、急性胆囊炎等；刀割样剧痛难以忍受，见于强烈化学物质刺激如胰腺炎、胃十二指肠溃疡穿孔等；持续性疼痛伴阵发性加剧，表示炎症和梗阻性疾病同时存在，因为炎症越重，梗阻性绞痛就更加剧烈，如急性胆囊炎和胆石症等。

此外，也不可忽视对腹痛开始的缓急情况的问诊。因为炎症性腹痛多逐渐发生，由轻而重；而胃肠道穿孔、空腔脏器的梗阻或内脏破裂出血的腹痛往往突然发生，病情急骤。

五、问饮食

问饮食包括食味、食量、食后反应、渴否、喜饮情况等。一般饮食不减者，说明胃气未伤，病轻，预后佳；饮食减少者，病进；不能食者，病重；食后痛反加重者，内有积滞或气滞血瘀；久病体弱但欲食，且食量日渐增加，为胃气渐复，病势好转；反之食欲减退，为胃气已虚，病势严重，甚则无胃气，多预后不良，即所谓“有胃气则生，无胃气则死”。吐后思食，为津液耗失，或停饮已消；吐后思热饮，为胃内有寒；食入即吐，为热证；朝食暮吐，多虚寒或闭结不通；口渴引饮或喜冷饮，见于里热实证；口渴不多饮或喜热饮，见于虚证、湿证、寒证；口渴引饮，能消水，见于消渴病；渴而能饮，见于津液耗失；口干不渴，不欲饮水，见于内寒；久病不思饮，见于胃气绝，预后多凶；口苦多热，见于肝胆热证；口臭多热，见于胃热；口黏腻见于湿浊内蕴。《万病自疗医药顾问大全》曰：“盖味苦为热，味咸为寒，淡腻为湿，甘为脾热，伤食为酸也。思食否，盖伤食不思食，杂证思食，思食为有胃气则生，绝食为无胃气则死也。”说明问饮食之重要。

六、问二便

问大小便，注意性状、颜色、气味和次数等。如见大便秘结、小便短赤、发热口渴，为胃肠实热，或火毒湿热内盛；老年体弱，久病身虚，或产妇气血未复，大便秘结，尿少色淡，为津亏血少，属虚证；肠痈大便次数增多，或似痢不爽，小便频数似

淋，为酿脓内溃征兆；小便频数，口干引饮，饮后渴仍不解，为消渴病，易患痈、有头疽病；大便出血，无疼痛，多为齿线以上病变如内痔、息肉、溃疡性结肠炎等；大便后疼痛明显，多为齿线以下病变如肛裂、外痔等；便后有肿物脱出肛外，见于二或三期内痔、直肠息肉、直肠脱垂等；大便变细变扁，伴黏液血便，多为锁肛痔、肛管直肠癌；大便稀溏，次数增多，伴黏液血便者，多为慢性结肠炎；先便后出血，为远血，血色不鲜（紫暗或乌黑），少气懒言，面色不华，多为脾不统血，见于上消化道或肠道溃疡出血等；先出血、后出大便者，为近血，血色鲜红，见于内痔、肛裂等；大便脓血、腹痛、里急后重，为湿热下注，见于直肠炎；便后直肠脱垂，多为气虚下陷，中气不足；急腹症见大便闭结不通，腹痛发作后停止排便排气，可考虑肠梗阻，伴有血便者，应考虑肠套叠、绞窄性肠梗阻；小便黄赤，为实热；小便清长，为虚寒；小便黄赤、混浊，尿时疼痛不畅，为下焦湿热，见于泌尿系感染；小便淋漓，尿道刺痛，见于湿热淋疾，若伴腰腹疼痛，有血尿者，多为石淋（泌尿道结石）；排尿有时突然中断，见于膀胱结石；小便不顺，或点滴而出，见于肛门部急性炎症；尿潴留，见于下腹部外伤或肛门病手术后等。

（七）问妇女经、带、胎、产

经带胎产的异常，有时可发生有关外科病，而外科病的发生，也可影响经带胎产的变化，有时还需互作鉴别，在用药和治疗措施上有时也有区别，因此对女性患者，一定不能忽视对经、带、胎、产的问诊。重点询问如下内容。

（一）问月经

妇女月经和外科诸疾都与气血关系密切。医治外科病，常用行气、活血、化瘀等影响气血的药物，如正当经期或受孕经闭，不加询问，妄用行气、活血、化瘀、攻下之品，不仅达不到治病目的，反会发生意外或产生副作用等。若能详加询问，不仅可避免意外，还可兼因治疗，使病早愈。如月经提前、量多、色紫、质黏稠者，为血热证；月经提前，量多色淡者，为气不摄血；经来量多、色淡质薄者，为气虚；月经错后，色淡量少者，为血虚；经前腹痛，经行涩少，有血块者，为气滞血瘀；月经期小腹作胀者，为气滞；经来小腹疼痛，拒按者，为血瘀；经来日久，淋漓不断者，为脾不统血；月经不止，色泽不鲜，气味恶臭者，为子宫癌症；平素月经正常，忽然停经，伴呕吐恶心者，当注意怀孕等。临证根据月经情况及与外科病证合参，才能处治得当，避免错误。

（二）问胎产

首先问婚否。已婚停经，当辨有孕与经闭；对于经产妇，当问生产胎次，有无流产、早产、难产及出血量、恶露情况等。在外科疾病中如湿热下注（下肢静脉曲张）、瘀血流注（多发性深部脓肿）常在产后发生。其他如带下的色泽、稠稀、多少等都可以帮助查找外科有关病因，也可作为辨虚实、寒热等的依据。

第四节　切诊第四谓之巧

切诊是医生用手和手指直接对患者特殊部位（如两上肢的桡动脉等）、病变所在部位和病证直接相关部位等进行切（脉）、触（触诊）的一种诊法。如了解患者的脉象，了解病变范围、大小，有无触痛，以及肿块性质和反映于体表的反应物、反应点等，都需通过切诊来完成，因此切诊包括切脉和触诊两部分。

一、切脉

切脉，是医生用手指触人体有动脉搏动、能反映疾病的特定部位，如人迎脉（颈动脉）、寸口脉（桡动脉）、趺阳脉（足背动脉）等。切脉，在四诊中占有特殊重要的地位。故《黄帝内经》曰："微妙在脉，不可不察。"这里主要介绍寸口脉在外科诊法中的运用。

（一）寸口脉位和所主脏腑

寸脉，即桡动脉部分。全长一寸九分（人体同身寸），为气血出入往来之口，故称寸口。寸口脉分寸、关、尺三部，左右相同，共6个部位。

寸、关、尺各部所主脏腑：左寸主心、小肠，左关主肝、胆，左尺主肾、膀胱；右寸主肺，右关主脾、胃，右尺主命门、肾。若以三焦论所主，则寸主上焦，关主中焦，尺主下焦等（表5-3）。

表5-3　寸关尺各部所主脏腑（包括三焦）

寸口部位 分类	寸	关	尺
左手所主脏腑	心（心包）、小肠	肝、胆	肾、膀胱
右手所主脏腑	肺、大肠	脾、胃	命门、肾
所主三焦	上焦	中焦	下焦

（二）常人脉象

正常人的脉象是和缓有力，节律均匀。成人一息（一呼一吸）脉动（跳）4~5次，每分72次左右。但脉率常受年龄影响（表5-4）。

表5-4　健康人每分正常脉率

年龄/岁	1	2	3	5	10	中青年人	老年人
脉率/（次/min）	120~140	110~120	100~110	96~100	80~96	72次左右	66~80

脉象还与性别、体形、精神状态、季节等有关。例如，成年女性较男性脉弱而稍快；身高脉位长，矮小脉位短；瘦人稍浮，胖人多沉；精神紧张脉快；夏季脉稍大，

冬季稍沉细。另外，因桡动脉畸形等发生脉位的变化也不能忽视。

（三）病脉的种类

病脉，即有病之脉。共有二十八脉：浮、沉、迟、数、滑、虚、实、长、短、涩、芤、弦、牢、濡、弱、细、伏、动、促、结、洪、微、紧、缓、大、代、疾、散等。为便于记忆，将二十八脉编成5字歌诀，名为二十八脉歌诀。

二十八脉歌诀

病脉二十八，浮沉迟数滑。
虚实长短涩，芤弦牢濡弱。
细伏动促结，洪微紧缓大。
代疾散脉全，举手按详查。

下面分别将常见脉象及主病和切脉应注意的几个问题述后。

1. 常见脉象及主病

（1）浮脉：

脉象：轻取可得，如水漂木，按之稍减而不空。

主病：浮脉主表。见浮脉，为病侵部位尚浅，或病在上焦，或病证初发。但应区别有力、无力。例如，浮而有力，为表实，浮而无力，为表虚；外疡初起脉浮紧者为风寒，浮数者为风热，见于疔、疖、痈和肠痈等早期；脉浮无力，为气血不足；疮疡溃后见浮脉者，多是正虚，为邪未去之象；溃后脉浮数者，多正虚，为邪未去或续发。《医宗金鉴》曰：“肿疡浮脉恐多虚，或有风寒在表居，溃后脉浮气外泻，频加补剂始相宜。”临证必须细分辨。

（2）沉脉：

脉象：中取不显，重按乃得，如石投水，必沉其底之状。

主病：沉脉主里。见沉脉，为病邪侵犯部位较深，见于脏腑病证，或为正虚、久病。但应区别有力与无力，例如，沉而有力为里实，沉而无力为里虚；疮疡初起脉应浮而反沉者，为正气不足，邪气沉闭于内，难托毒于外，常见于有头疽、疔毒等；溃后本应邪去正复，但脉仍沉者为正气未复，遗毒存留；疮疡突然塌陷、变黑、脉沉无力，为走黄、内陷之征；脉沉迟者，为虚寒；脉沉数者，为热邪内伏；脉沉细数者，见于流痰后期；等等。《医宗金鉴》曰：“肿疡沉脉多毒闭，溃后多毒在内存，无力须详毒内陷，迟寒数热更当分。”沉脉还见于脏腑气滞腹痛，如急腹症和疮疡因毒盛痛剧、厥逆阳衰时。

（3）迟脉：

脉象：一息不足4次，每分脉率在60次以下，来去极缓。

主病：迟缓主寒。见迟脉，为寒邪凝滞，伤人阳气，气血不能正常运行，见于阳虚阴寒病证。但应区别有力与无力。迟脉有力为积冷、寒证，无力为虚寒。外科病早期，见迟脉者，多为寒邪内蕴、气血不足。患疮疡见迟脉，早期难起发、中期难溃破，溃后期难生肌长肉。阳虚寒凝和心气虚者，也见迟脉。

（4）数脉：

脉象：脉动快速，一息6次及以上，每分脉率在90次以上。

主病：数脉主热。数脉，为血脉受热邪鼓动，脉行加速，见于阳证、热证等。但应区别有力与无力。例如，数而有力，为实热，多见于新病如肠痈、胆道感染等；数而无力为虚热，多见于久病如流痰、瘰疬及内陷和急腹症后期阴虚发热、骨蒸劳热等。外科病早期，脉数有力，为病进；中期脉数有力或洪数，为酿脓；后期脉数为余毒未尽，或气血虚。《医宗金鉴》曰："肿疡数脉宜热毒，数且兼洪欲作脓，溃后洪大为病进，脓出洪数治无功。"说明脉证相符者顺，脉证不相符者逆。

（5）洪脉：

脉象：来势洪大，来盛去衰。

主病：洪脉主热证，邪气盛，为病进。但应区别有力和无力。如洪而有力，为邪盛，无力为血虚；疮疡中期见洪数脉，多为酿脓征象；若疮疡溃泄，仍见洪脉，为正已虚，毒尚盛，易成变证。《医宗金鉴》曰："肿疡洪脉阳热盛，宣热攻毒必有功，溃后洪脉毒留内，治之不退自然凶。"皮肤病见洪脉，多为热入气分；急腹症见洪脉，为热毒炽盛等。

（6）滑脉：

脉象：往来流利，如盘滚球，应指圆滑。

主病：滑脉主痰、主热、主虚。外科病证中内热有痰、脉滑者，见于颈痈、锁喉痈早期，若脉滑数，为热盛有痰。溃后见滑脉，为热邪未退，痰多气虚，故《外科理例》在滑脉中曰："所谓始为热，终为虚也。"已婚妇女经闭见滑脉，为有孕。

（7）涩脉：

脉象：涩脉与滑脉相反，来去艰难，如轻刀刮竹，迟钝不利。

主病：涩脉主气血瘀滞，血少。见于血脉流通不利。但应区别有力与无力。涩脉有力为实，多见于气滞血瘀；涩脉无力为虚，多见于血虚津伤，如大出血而血瘀停蓄、子宫外孕破裂等。外疡早期见涩脉，多为实邪毒滞；溃后见涩脉，多为失血、血瘀。

（8）大脉：

脉象：脉来大而满指，波动幅度倍于平常。

主病：大脉主实。大脉为正邪抗争之象。外科病早期脉大，为正盛邪实，见于气滞血凝，属顺症。脓毒溃泄，脉宜小不宜大，若见大脉，为邪盛病进，多见于气虚不能托毒。

（9）小脉：

脉象：脉形细小。

主病：小脉主虚。外科病见小脉，多为气血虚弱。小脉若与细脉相兼，应急补之。《疡科纲要》曰："其人素禀脉小者，则小而有神，……若脉小形癯，外疡难敛，尤可虑也，唯肿疡热盛之时，而其脉过于小弱不起，则正不胜邪，斯为危候。"

（10）细脉：

脉象：脉形如线，细直而软，沉取应指。

主病：细脉主诸虚劳损，如气虚、血虚，或湿阻经络，常见于流痰、瘰疬、急腹症后期及慢性消耗性疾病和出血性疾病正气未复时。若急性病，见沉细脉，为急重病；慢性病脉沉细，为正气衰、气血亏。

（11）弦脉：

脉象：端直长，状似弓弦。

主病：弦脉主肝胆及诸痈痰饮。外科病疼痛剧烈时，见弦脉。如急性胆囊炎、胆石症及胆道系统感染。其他如胸胁疼痛、乳疡及肝经郁火诸病，其脉也弦。以上诸病化热入里或热盛时，可见弦数脉；疮疡溃后，脉仍弦者，为肝病及脾。

（12）紧脉

脉象：脉来绷急，紧张有力，似切绳索。

主病：紧脉主寒、主痛。外科病早期风寒表证脉多浮紧；里寒腹痛者脉多沉紧；溃后脉紧者，为毒气内传脏腑等。

2. 切脉应注意的几个问题

切脉除掌握以上常见脉象和主病外，还应掌握脉象随病理变化的规律性和特点，以及少数特殊脉象的临床意义，对脉证不符等复杂情况，要脉证合参。下面将有关注意的几个问题做以下介绍。

（1）兼脉的变化及其运用：病脉可独见一脉，又常随病情变化出现两脉以上兼脉。其主病，又是各脉主病的综合。如浮脉主表，数脉主热，浮数脉（兼见）则为表热；又如紧脉主寒，浮紧脉（兼见）则为表寒，其他类推（表5-5）。但在临床也有例外者，当脉证合参。

表5-5 兼脉运用规律

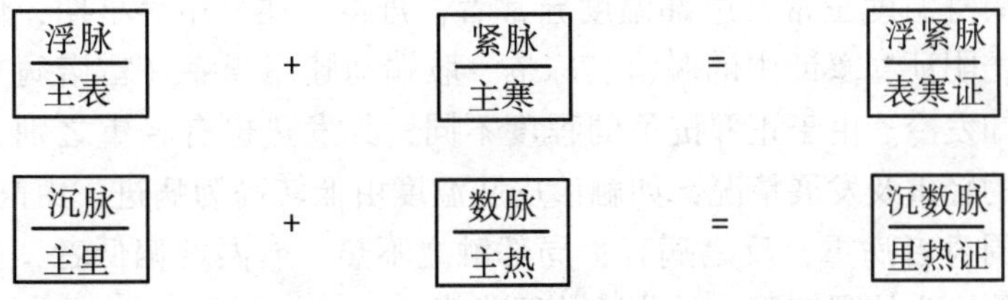

（2）脉证合参和舍脉从证与舍证从脉：脉与证一般是相符的，如表证见浮脉、热证见数脉、疮疡酿脓见洪数脉等。但也有脉证不相符合的，如虚证见实脉、实证见虚脉、阳证见阴脉等。对此必须脉证合参，并针对具体情况，采取舍脉从证或舍证从脉之法。如急性阑尾炎患者，症状和体征基本消失，但脉象仍数，为余毒未尽（局部炎症仍在），就应舍证从脉，继续治疗，避免复发。急腹症见四肢厥冷、脉数有力之假寒证，实则是热深厥也深，其脉实热，故当舍证从脉；而面颊发红、潮热、舌赤无苔，脉数者，为阴虚发热，其脉数，数则为热证，当舍脉从证，按滋阴法治之，则热自退。

（3）注意有力与无力，有余与不足：如正盛邪实，脉应有力，当见有余之脉如浮、数、滑、大、实、洪、弦、紧等脉。当正衰邪去之时，脉应见无力，不足之脉如迟、涩、小、细等脉，为脉证相符。如疮疡未溃时，多正盛邪实，当见有余（有力）之脉。若正衰毒去，溃脓毒泄之后，当见不足（无力）之脉。反之，疮疡未溃，见不足（无力）之脉，正衰毒去，溃脓毒泄之后，见有余（有力）之脉，为脉证不符。前者多表明正虚，后者说明邪盛、气滞难化。简言之，正盛见有余之脉者顺，见不足者逆，正虚见不足之脉为脉证相符，见有余之脉为脉证不符，相符者顺，不相符者逆。

（4）重视结、代、散、促及怪脉：结、代、散、促及雀啄、屋漏、弹石、鱼翔、虾游诸怪脉，多见于内科患者，但在重危外科病中也非罕见。若结、代、散、促诸脉偶于剧痛时同见者，并非恶候，但若久见结、代、散、促脉者，必须引起注意。《疡科纲要》曰："代死、结生，久见结代，必非佳兆。"若系内科病所致，当内外同治，不可一味治外证，而忽视内科治疗，必要时待内科病恢复后再行外科手术治疗。若见雀啄脉（如雀啄米，连续止而又作）、屋漏脉（状似雨后屋漏，半时一滴）、弹石脉（强硬如弹石搏指）、鱼翔脉（如鱼在水中摇动）、虾游脉（似虾在水中跃游）、釜沸脉（状似锅中水开，沸空浮于上）等怪脉，也称绝脉，预后不良，当分秒必争，积极抢救。

二、触诊

触诊，是医生利用手的技巧对患者皮、脉、肉、筋、骨和内脏进行触、压、叩、查，从而了解人体温度，皮损、肿块的范围和大小，有无触痛、软硬度，以及患病部位与邻近有关脏腑和整体的关系等，是切诊的重要组成部分。下面将不同部位的触诊方法及临床意义分述于后。

（一）触皮肤

触皮肤主要了解皮肤温度、色泽，有无疼痛、麻木、包块等。

1. 触皮温　注意全身与局部。一般热证、阳证，皮肤多发热；寒证、阴证，皮肤多发凉。也有周身温度正常，患部温度异常者，丹毒、痈、疖等早期，仅局部发热而全身温度正常；阴证、寒证中的脱疽、冻疮、肢端动脉痉挛症（雷诺病）等，多局部皮温降低，触知发冷。由于正邪抗争的程度不同，其发热也有轻重之别，并可从其转化中判断疾病的轻重及发展情况，如触诊皮肤温度由低转高为病进，由高转低为病退；热从局部波及周身者病重，反之病轻；局部触之不热，或温度偏低者，多属阴证；局部触之渐渐发热，为从阴转阳，是化脓的征兆等。

2. 触痛、麻木　触痛，多见于阳证、热证和炎症性病变，如皮肤病缠腰火丹（带状疱疹）、结节性红斑等，不仅自觉疼痛，也有触压痛，疔、疖、痈局部也有压痛。急腹症中急性胆囊炎，可在右肩胛骨下角的下方、第9~11肋区，有压痛和皮肤过敏现象；早期急性阑尾炎，当医生用一只小针触及感觉过敏区时可出现疼痛感觉等；其他急腹症患者，多可在与体表相对应的腹壁有触痛。麻木，是麻风初起的一种表现，而局部组织发生坏疽时，可出现痛觉消失；神经遭受损伤、破坏之后，在其神经分布区，可出现麻木、知觉丧失。

3. 触肤色、肿块　皮肤色泽异常，可压之，如红色可褪，放手复红者，见于毛细血管扩张；压之色不褪者，见于紫癜或瘀血。用手在患者皮肤上划痕写字，很快显红色者，为皮肤划痕症，是禀性不耐（过敏）。丘疹高出皮肤，触之碍手。《丹溪心法》曰："斑有色点，而无头粒者是也；疹浮小有头粒者，随出即收……。"对于能高出皮肤表面的皮损、肿块要注意范围、大小、形态、软硬度等，如疣有扁平、椭圆、脐凹等形态。有比较坚硬长于皮面不移动的，如扁平疣、传染性软疣；也有触之粗糙，日

久破裂，蓬松枯槁如花蕊者，称刺瘊。有的皮肤肿块按之稍硬，压之从皮肤小孔中挤出灰白色蜡样半流质物，伴恶臭气味者，见于粉瘤（脂瘤）。其他如伴压痛的结节性红斑，局限性皮肤萎缩发硬的硬皮病，皮肤纹理粗糙、状如牛皮的牛皮癣（神经性皮炎），湿疹疮的脓痂，白疕（银屑病）的鳞屑，以及瘾疹（荨麻疹）发于皮肤的扁平风团块。另外，有汗无汗、皮肤的光滑润泽、有无弹性等均有一定临床意义。

（二）触肌肉

肌肉，位于皮肤之里、筋骨之外。若按阴阳分之，肌肉以上属阳，筋骨部位属阴。若此处气血凝滞，郁久化热，可发生痈肿，其肿形突出，红肿触痛，如颈痈、股痈、臀痈等。《医宗金鉴》曰：“疽由筋骨阴分发，肉脉阳分发曰痈。”也有发于皮肉之间者，如脂肪瘤、猪囊虫结节。前者触诊时可见圆形或椭圆形肿块，质软，边缘不清；后者结节触之呈软骨样硬，活动度大，不与皮肤粘连，边缘清楚，多无疼痛或压痛。若在腹股沟部触及圆形或椭圆形肿块，伴触痛，且有患肢足部外伤者，此肿块多是臖核（淋巴结肿大）。如结块累累发生于颈部皮肉之间者，多是瘰疬（颈部淋巴结核或淋巴结炎）；若肿块坚硬如石，凸凹不平，推之不动者，多是失荣等。

（三）触筋脉

筋，是指肌腱、韧带、静脉等组织；脉，主要指血脉而言。筋脉部疾病，主要指肌肉与骨骼之间的病证，但也有病位浅显者。例如，毛细血管瘤显而易见，触之柔软；海绵状血管瘤表面隆起，用手触压隆起之肿块由大变小，甚至消失，除去压力后随即缓缓隆起，也见于淋巴管瘤、脑膜膨出；下肢静脉曲张（筋瘤），可见患肢肿胀，静脉血管状似蚯蚓怒张，或扭曲成团，如沿静脉推压，有触痛、结节者，是静脉炎。如肿块发生于手腕背侧，呈圆形隆起，触之韧硬，顺肌腱垂直方向活动者，是筋结（腱鞘囊肿）。若肿块发于颈部，触之核坚筋缩，推之不动者，为筋瘰。

（四）触骨骼

骨骼部位深里，病变常需较长时间才显露于外，以骨与关节部位发病较多见。采用触骨骼法，可早期发现，并能了解病变范围、大小等。如附骨疽（骨髓炎）早期，可在患肢的干骺端发现压痛，其压痛最显著的部位，常是病变处；骨瘤（骨肉瘤），常见于年轻人，好发于股骨下端，胫骨上端，如果这个部位骨骼明显粗大，局部钻痛者，当怀疑本病；龟背痰（胸椎结核），不仅可看到病变部位的胸椎突起，而且触压时还见有疼痛。

以上触诊法，依次为皮→脉→肉→筋→骨的顺序。经触诊当辨别病在皮肤、肉脉或筋骨等。同时要注意病变范围、大小，以及向周围扩散所涉及的有关组织等。

（五）触腹部

腹部触诊，可了解腹壁及通过腹壁了解内脏等情况。腹部触诊要注意两个问题，一是触诊方法，二是触诊目的。

1. 触诊方法　一般触诊要求由浅入深、由轻到重、轻触腹壁、中触内脏、重触腹后壁、由面到点（从周围到病灶）等循序进行。

2. 目的　主要了解腹壁和腹腔内炎症性和肿块性病变。

（1）炎症性：腹壁上的炎症性病变，多有红肿热痛，病位浅显，腹内多无异常反应如腹痛（或腹壁脓肿）等，局部压痛明显，若按之波动应指为脓已成。对腹腔内炎症性病变，要注意压痛、反跳痛、肌紧张三大特征，并根据它的部位、程度、范围等情况确定腹内炎症轻重程度等。如压痛固定不移多见于炎症早期，如急性阑尾炎、胆囊炎等；反跳痛是腹膜遭受炎症刺激体征，即腹膜炎的特征，常见于腹内炎症性疾病波及腹膜或腹腔以外炎症经血液循环形成的腹膜炎等；肌紧张是炎症侵及腹膜，腹肌出现的保护性反应，称“肌卫”，严重时可见板状腹等。如压痛、反跳痛、肌紧张三个体征同时存在，称腹膜刺激征阳性，即可确定是腹膜炎。这三个体征最明显的部位，往往是腹腔内病变所在的地方。这三个体征范围的扩大、程度的加重，提示病情恶化，反之提示病情好转。如局限在一处的叫局限性腹膜炎，扩大向全腹的是弥漫性腹膜炎。由于发生腹膜炎的病因不同，腹膜刺激征的表现也有轻、中、重不同，如出血性为轻度，细菌性为中度，化学性为重度。但与年龄、性别、体质、腹壁厚薄等有关，不可单凭局部体征轻易下结论。若有肥胖、体弱、休克、盆腔腹膜炎或盲肠后位阑尾炎等，上述三大体征不一定很明显。同时应与大叶肺炎、胸膜炎、哮喘和尿毒症所出现的腹肌紧张相鉴别。

（2）包块性：注意包块位置、大小、性质、活动度和压痛等。一般腹壁包块明显，容易触及，且多与腹内无牵连，如腹部脂肪瘤、痈等。腹腔内活动性包块见于胃肠、大网膜、肠系膜，尤以小肠、横结肠、大网膜、肠系膜的肿块活动度大；不活动性包块见于炎症性（不移动、有明显触痛）病变和来自后腹壁的肿物，不能移动。包块形态不同，性质也异。如包块呈条索状、有塑性（能压扁变形），多为蛔虫性团块；似腊肠条状光滑肿块，多见于小儿肠套叠；包块压之变形，可活动，在左下腹，多为粪块，若突然发生的包块，伴腹痛、呕吐，多为肠梗阻、肠扭转等。

（六）触经穴

经络是生理和病理的反映系统。经穴，是经络上的反应点。脏腑病变可以通过经络在特定的体表某穴和部位上反映出来。同样体表上的经穴和特定部位，可用来判断脏腑病的部位。如急性阑尾炎，可在足阳明经足三里穴下 3 寸处出现压痛或阳性反应物（结节、条索等）；胆囊炎，可在足厥阴经阳陵泉稍下方发现阳性点或反应物；肠梗阻、肠穿孔，可在手阳明大肠经温溜穴和手少阳三焦经养老穴发现阳性反应；胃、十二指肠溃疡病穿孔或胃扩张，可在足阳明经足三里下 2 寸及梁丘穴处发现阳性反应等。这可为诊断、治疗提供重要依据。

第五节　验诊第五谓之明

验诊，是随着现代科学技术的发展，在临床广泛运用如生物化学、X 线、B 超、核磁共振、微循环、微量元素、CT（计算机 X 线断层扫描）等检验、检测方法从微观进行检查。验诊可充实、完善望、闻、问、切四诊之不足，因验诊可以使医生通过检测、化验等方法明白疾病的变化情况等。为了与神、圣、工、巧合拍，称验而知之为“明”，即望、闻、问、切、验，神、圣、工、巧、明，称五诊法，可体现中医诊法宏

观与微观的结合。

验诊内容丰富，理论、技术和应用也很广泛，可参阅有关专著，这里不再赘述。

第六章　外科疾病的辨证方法

第一节　辨病与辨证相结合

辨病、辨证都是在五诊的基础上，将所收集到的全部材料认真地进行分析研究以后而得出的结论。如通过疾病所在部位、所属经络、所属脏腑，以及病因、病理、症状等，来正确判断病、证，并采取相应的治疗方法。

疾病的发生、发展、变化表现出不同的阶段和不同的证型。由于阶段不同，证型不同，同一个病的治疗方法也就不尽相同，例如，乳痈病（急性乳腺炎）分郁乳期、酿脓期、溃脓期；肠痈（急性阑尾炎）分瘀滞型、湿热型、热毒型。病，由于阶段证型不同，治疗措施、方法也各异，因此，外科疾病的辨证方法是辨病与辨证（分期、分型）相结合的具体体现。

第二节　辨阴证、阳证

阴、阳是代表事物相互对立、相互统一的两方面，是一切事物和现象矛盾双方的总概括。如《素问·阴阳应象大论》曰："阴阳者，天地之道也，万物之纲纪，变化之父母，生杀之本始，神明之府也，治病必求于本。"外科病种多，病因病机复杂，病情千变万化。如何认识和掌握它的规律，达到正确辨病、辨证的目的，必须先别阴阳。临床上主要根据以下 12 个方面辨阴证、阳证。

（1）发病缓急：急性发作的病属阳，慢性发作的病属阴。

（2）皮肤颜色：红活焮赤的属阳，紫暗或皮色不变的属阴。

（3）皮肤温度：灼热的属阳，不热或微热的属阴。

（4）肿形高度：肿胀形势高起的属阳，平坦下陷的属阴。

（5）肿势范围：肿胀局限、根脚收束的属阳，肿胀范围不局限、根脚散漫的属阴。

（6）肿块硬度：肿块软硬适度、溃后渐消的属阳，坚硬如石或柔软如棉的属阴。

（7）疼痛感觉：疼痛比较强烈的属阳，不痛、隐痛、酸痛或抽痛的属阴。

(8) 脓液稀稠：溃后脓液稠厚的属阳，稀薄的属阴。

(9) 病位深浅：病发于肌肉的属阳，发于筋骨的属阴。

(10) 病程长短：阳证的病程比较短，阴证的病程比较长。

(11) 全身症状：阳证初起常伴有形寒发热、口渴、胃呆、大便秘结、小便短赤，溃后症状渐次消失；阴证初起一般无明显症状，酿脓期常有骨蒸潮热、颧红，或面色㿠白、神疲盗汗等症状，溃脓后尤甚。

(12) 预后顺逆：阳证易消，易溃，易敛，预后多顺；阴证难消，难溃，难敛，预后多逆。

除根据以上 12 个方面辨阴阳外，还要局部与整体相结合，不能单从某一个症状来判断，因一个病的表现是多方面的，必须将各方面的表现联系在一起研究，才能得到正确结论。《疡科纲要》曰："……焮赤高肿为阳，漫肿不红为阴。但就表面言之，似亦未尝不确，不知疡患皮肤殷红者，其病最浅，仅在腠理之间，所以肤表易于变色，如暑月热疖痱疹癣疥之类，皆非外疡重要之病，或则肌肉柔软之部，如臑内、腋下、股阴、腘中诸处，及其人之骨小肉脆，肌肤柔白者，生疡往往发红。……此红肿不足以概阳证之确据也。若夫疡发于肌肉之里，去皮毛尚远，则内纵成脓，而肤表必不改色。或肩背肌肤致密之处及其人之色苍皮老者，发疡虽浅，色亦不变。又何得因其不红，而概谓之为阴证。要之，见证论证，分别阴阳，务必审察其人之气体虚实及病源浅深而始有定论。"还要看到阴阳是可以互相转化的，如阳证治疗不当或失治，可转为阴证，而阴证治疗得法，可以转为阳证。在阴阳相互转化过程中，无疑会出现阳中有阴证，或阴中有阳证，或半阴半阳证，绝不是阴就是纯阴、阳只是纯阳。对急腹症也不能以病位的深浅决定阴阳等。这就要求在辨阴阳时把握主要方面，进行综合分析研究，在错综复杂的症状面前，从局部到整体、从现象到本质去分析病证的在表在里、属寒属热、是虚是实、属阴属阳。

第三节　辨常见症状和皮损特点

常见症状和皮损特点是辨认疾病的病因、性质、预后等的重要依据，有时仅根据症状或皮损特点就可以明确诊断或做出鉴别。但有时也很难提供可靠依据。有些症状既可单独出现，也可互相兼见，也有轻重之别，因此常需动态地、全面地分析症状表现，或与其他方法合参，才能辨证准确。辨常见症状中有自觉症状和他觉症状两种。辨皮损有原发和继发之别。

一、辨自觉症状

自觉症状是患者自己感觉到的症状。如疼痛、瘙痒、麻木、酸楚、灼热等。分述于后。

(一) 辨疼痛

痛则不通，通则不痛。故辨疼痛主要从病因、性质、部位、程度和疾病发展的顺序等分析。

1. 从病因辨疼痛 疼痛的病因主要有风、寒、湿、火、气、血等。

（1）风痛：风善行数变。其痛多游走不定，来去甚速，痛无定处，遇风加重。其痛多在皮肤关节部位，如头面部丹毒、痹痛等。

（2）寒痛：寒为阴邪。其痛为微痛、隐痛、酸痛。遇寒则重，见热则轻。其痛多在筋骨、内脏深里之处，如流痰、脱疽等。

（3）湿痛：湿邪重浊。其痛多为木痛重胀。其部位多在皮下关节，如关节积液、皮下水肿等。

（4）火痛：火性炎上。其痛剧，多跳痛、灼痛。遇冷则缓，见热则重。其痛多在皮肉之间或内在脏腑，如疔、有头疽、肠痈、胆囊等火热炽盛时。

（5）气滞痛：气滞不通则痛。常随情绪发作或加剧，如郁闷、暴怒等。其痛为阵发性、走窜性，痛无定处，或为攻痛、钻顶痛。其痛多在六腑或肝胆经发生，如疝、乳癖、胆绞痛等。

（6）血痛：血为有形之邪。有血行不畅之血泣痛，以隐痛、微痛、刺痛为主，也可因血泣随疼痛增剧。其病变多在血脉之中，如肢端血管痉挛症、脱疽等。若血溢脉外，轻则胀痛、木痛，重则剧痛、麻木，如血友病所致髂腰肌血肿引起局部的疼痛、患肢麻木、子宫外孕破裂出血所致腹痛等。血瘀痛多为持续性、固定性胀痛，如疮疡血瘀不通作痛，腹内瘀血块所致腹痛等，其痛多固定不移。

2. 辨疼痛性质 疼痛的性质常见有猝痛、阵发痛、持续痛等。

（1）猝痛：常突然发作，疼痛急剧。多见于急性病如胆石症、泌尿系结石发作等。

（2）阵发痛：其痛阵作，忽痛忽止，发作无常。多见于胆道、胃肠道寄生虫病。

（3）持续痛：痛无休止，持续不减。以疼痛和持续较久为特点，如疖、痈、有头疽未溃之前或流痰、附骨疽初期；或其他部位炎症性、粘连性疾病，如肠痈、胆道感染及粘连性肠梗阻等。

3. 以疾病发展顺序（阶段）辨痛 外科疾病的发展大体可分三个阶段（三期）。

（1）辨初期作痛：初期作痛，多为气血凝滞不通，不通则痛，如疮疡中疔、疖、痈和急性阑尾炎、胆道系统感染等。

（2）辨中期作痛：中期多是在气血凝滞的基础上，郁久化热，热盛肉腐酿脓，故疼痛持续而剧烈。内痈常引起不同程度腹膜炎。

（3）辨后期作痛：后期作痛应注意两点。一是脓溃毒泄、疼痛随之减轻或消失，这属佳兆。若内痈脓溃于腹腔，为恶候。二是因组织坏死加重，疼痛也随之缓解或不痛，如坏死的肢端、肠坏死等。

4. 辨疼痛部位和种类

（1）辨疼痛部位时应注意疼痛开始部位、转移部位及放射部位等。

疼痛开始的部位：一般疼痛开始的部位，多是病变部位。如发于脑后的脑后疽，胃、十二指肠穿孔疼痛开始疼痛部位在上腹部，胆囊炎开始疼痛部位在右上腹。

疼痛转移部位：如急性阑尾炎早期，疼痛开始于上腹或脐周，经几小时后疼痛转向并固定于右少腹阑尾部。空腔脏器穿孔或实质脏器破裂，在局部突然疼痛后，迅速

转向其他部位，如胃、十二指肠穿孔，胆囊穿孔或肝破裂，内容物常沿横结肠和升结肠间隙下行至回盲部，并迅速扩散至全腹疼痛等。此外，流痰（骨与关节结核）常于患部关节发生隐痛，也有随其流注性脓肿（转移性）发生疼痛等，但其痛多不剧烈。

放射痛或臖痛：不同部位或脏器病变所产生的放射痛或臖痛，常有一定范围和分布区，如发生于手、足、头面部的外伤或炎症感染等，可在其附近或特定部位发生臖痛或臖核痛。如原发病灶在头面，颈项部发生臖痛或臖核；原发病灶在手部，可在同侧肘窝、腋窝出现臖痛、臖核；原发病灶在足部，可在同侧腘窝、腹股沟出现臖痛、臖核。腹腔脏器内疾病如胆囊炎、胆石症，除在右上腹痛外，同时有右肩部反射痛；小肠病变，不论哪一段在坏死刺激腹膜之前，其疼痛都在脐部或中腹部；输尿管结石、子宫体附件病变，疼痛可放射至少腹、会阴；横结肠病变痛在下腹；环跳流痰（髂骨结核）不仅髂部疼痛，而且因病变侵犯闭孔神经，可致患肢膝部疼痛等。

（2）疼痛的种类主要有微痛、隐痛、酸痛、跳痛、啄痛、锐痛、钻顶痛、绞痛等。

1）微痛、隐痛、酸痛：多见于阴证、寒证和虚证。

2）跳痛、啄痛：常为酿脓、肌肉腐烂之兆。

3）锐痛（刀割样剧痛）：患者常难以忍受，甚至伴有休克，以腹腔脏器穿孔见之，如胃和十二指肠穿孔、急性胰腺炎等。

4）钻顶痛：为蛔虫钻入胆道引起的胆道蛔虫病。

5）绞痛：剧烈绞痛，常突然发作，见于胆道、肾、肠空腔脏器炎症、结石及痉挛、梗阻、扭转、出血等。

此外，如见痛而喜按为虚痛，拒按或按之剧痛为实痛；疼痛由轻渐重为病进，由重渐轻为病退；绞痛突然停止，全身情况好转，为病势向愈，预后佳良；绞痛突然痛止，全身情况恶化，为病势转危，预后不良等。

（二）辨痒

痒是外科常见症状之一，尤以皮肤病痒为多见。痒有局限性与全身性、持续性与阵发性之别。轻痒使人不适，重痒使人难以忍受。痒是知觉对疼痛反应的一种不同形式，如热甚则痛，热微则痒。外科病痒的原因比较复杂，如痒与风、湿、热、虫、毒、血虚有关；外科疮疡发病阶段，以及患者的年龄和耐受性等不同，患者对痒的程度、反应有明显差异。

1. 辨痒的病因　常见病因有风、湿、热、虫、毒、血虚等。

（1）因风作痒：风性燥，善行数变。风痒以遍体作痒、走窜无定、搔破血溢为特点，如干疥（皮肤瘙痒症）。《诸病源候论》曰：“风瘙痒者，是体虚受风，风入腠理，与血气相搏，而俱往来于皮肤间。邪气微，不能冲击为痛，故但瘙痒也。”

（2）因湿作痒：湿性重浊、黏腻难移。好发下部，也多侵犯周身。湿痒以水疱、脓疱、黄水淋漓、浸淫四窜、糜烂渗出、越腐越痒、缠绵难愈为特点。又因湿热生虫，故湿痒有传染性。《疡科纲要》曰：“凡皮肤之病，……奇痒异常，……其水黄浊而黏，其毒甚炽，最易浸淫四窜，不独一人之身沾染此水，随即发粒痒瘙，即他人沾之，亦易传染，而湿盛之人，感触其气，亦即同病，此湿疥、天疱疮等证，所以为流行病之一类。”

（3）因热作痒："热甚则痛，热微则痒"。凡皮肤焮红、灼热瘙痒，或痒痛兼作，为热痒特点。若与湿邪相兼，则糜烂渗出、腥臭黏稠、瘙痒异常。

（4）因虫作痒：虫痒特点如虫虱游行皮中，瘙痒无度或奇痒难忍，极易传染，见于疥疮。蛲虫作痒，以夜间肛门发痒为特点。

（5）因毒作痒：接触或食入有毒之物作痒者，称因毒作痒。常见有药物毒如内服磺胺类药或外用含砒、汞药品和虫毒咬伤，还有食物毒、漆毒等，也有因肝内外管道阻塞、血内胆盐增高，发生全身皮肤瘙痒者。以上诸毒作痒，都有内服或接触毒物的病史。其痒为接触毒物而发，去除毒物则逐渐减轻，反复接触、反复发作是其特点。

（6）血虚作痒：血虚痒，常见于平素气血不足、久病气血耗损或脾虚生化乏源等。因血虚生风、生燥，肌肤失养，瘙痒不息，皮肤变厚、粗糙，或干枯结痂、鳞屑增多，但很少有糜烂。常见于慢性、顽固性皮肤病，如白疕、牛皮癣等。

以上诸因作痒，又常相互结合使痒加重，使病情复杂。

2. 从疮疡起发、溃破、生肌收口作痒辨 疮疡从起发→溃破→生肌收口，均可作痒，其原因不同。

（1）疮疡未溃作痒：其因有三。一是毒盛作痒，多见于有头疽、疔疮毒盛未溃之时，若处治不当或失治易内陷、走黄。二是毒邪走散作痒，疮毒肿甚，毒邪走散四溢，肌里作痒，有时奇痒，为正虚毒窜不祥之兆。三是正复余毒未尽作痒，见于疮疡肿毒，治后肿势渐消，痛止，唯局部作痒，此气血通畅、余毒未尽，属佳兆。

（2）疮疡溃后作痒：疮疡溃破之后作痒，其因有四。一是脓毒刺激。溃后肿消痛减本属佳兆，由于护理不当，脓水浸腐四周皮肤作痒，甚则湿烂痒甚。若护理得当，脓水清洗干净，可迅速治愈。二是外用药过敏。常见因换药后突然疮口痒甚或奇痒，若不及时去除药物，还可发生丘疹、湿烂，使痒加重。若将药迅速去除常可很快治愈。常用药中红升丹、二味拔毒散等含汞、砷制剂者最易发生过敏反应。三是伤口冒风染毒作痒。脓泄毒散，本为佳兆，由于换药或护理不当，又复染毒，发生交叉感染，可致疮中作痒，甚则奇痒难忍，应防突变。曾见一患者因脱疽坏死较重，又复感毒发生气性坏疽，使患肢奇痒，迅速蔓延扩散，直至非手术不能治疗而截肢。四是生肌收口作痒。疮疡脓出毒泄，肿消痛减，腐肉脱，气血畅通，肉芽新生敛口，此时疮口微微作痒，说明疮口迅速可愈。

此外，由于过食辛辣如酒、辣椒、浓茶、咖啡等均可引起发痒。一些内科疾病，如神经衰弱、糖尿病、肝胆病、肾病、妇女月经病等也可发生瘙痒，当注意鉴别。

（三）辨麻木

麻木，为不知痛痒者。其因有毒盛、气血虚、损伤、压迫等，致气血不运、经络阻塞所致。多见于疽毒内陷、疔疮走黄肿势散漫、疮口陷黑、肌肤麻木者，或疮肿脓腐深大，或因手术损伤经络（神经）致肌肤麻木，或外伤血肿或血友病出血不止发生血肿、压迫神经，致肌肤麻木者。也有因疮疡肿胀过甚，或因血管闭塞不通，使气血不能运达、神经损伤、肌肤麻木、肌肉腐烂、久成坏疽者，如糖尿病、血栓闭塞性脉管炎。

（四）辨酸楚

酸楚，以寒证、虚证、阴证最多。正气虚弱，气血不足，寒邪为病，常不痛而酸

楚。或身体素虚，或先天不足骨骼空虚，或后天肾阴不足，尤多罹患酸楚。酸楚之部位常深达筋骨、关节。轻时易治常不以为然，而拖延时日，当行走不便之时治之已晚。也有肿势已成、漫肿坚凝、触之不痛而酸楚，均为虚、寒、阴证之类，以流痰、附骨疽多见。《疡科纲要》曰："或为腰疽，或为肾俞，或为虚损流痰，虽已有形而多不痛，此无他，正不胜邪、无相争之力耳。盖疡之为痛，皆正气与邪气相搏战之故。若正气既不能敌，则逆来顺受，痛于何有。凡骨小肉脆者，多有此证。"又曰："手腕、足踝、环跳诸部之疡，酸楚尤甚，且有肿形已巨，仍大酸不痛者。此则患在两骨相接之间，更为难治。"

（五）辨灼热

灼热，乃正邪抗争，气血旺盛，血管扩张而产生的一种感觉。灼热，以阳证、实证为多见，如疔、痈、有头疽、丹毒、缠腰火丹等。以热盛肉腐时灼热更甚。但也有从阴转阳、从寒化热而灼热者，如脱骨疽。

二、辨他觉症状

他觉症状是客观存在的症状。如肿、脓、溃疡、瘘管等。

（一）辨肿

肿，为常见症状之一。辨肿应从肿的病因、发生部位、深浅、形态、范围、大小、色泽、软硬度、活动度、有无触痛，以及肿与痛的关系、肿与邻近组织的关系、肿的动态性变化等，整体地、全面地、认真细致地去辨。

1. 从肿的病因辨　常见病因有火、寒、湿、风、痰、气、血等。

（1）因火肿：火为热极，性炎上。火肿，肿势高突，色红，皮肤光亮，焮热疼痛，喜冷恶热。多发于皮肤肌肉之间，不易损筋伤骨。如疔肿、疖肿、痈肿等。

（2）因寒肿：寒为阴邪，易伤阳气。寒肿，多漫肿不高，或疮形平塌，皮色不红，酸楚触硬，喜暖恶凉。多发于筋骨、关节深处，每易损筋伤骨，如附骨疽、流痰等。

（3）因湿肿：湿性重浊，趋下。湿肿，皮肉肿胀，按压之凹陷，状如烂棉不起，木痛。多发于组织、关节和人体下部。若与热邪相兼，可使肿势增大，皮色发红，如附骨疽。若皮色不变，多为寒湿凝结，如流痰等。

（4）因风肿：风为阳邪，善行数变。风肿，肿势宣浮，时隐时现，游走不定。多发于皮肤筋脉、关节。例如，头面丹毒因风热者，皮色红，肿势宣浮疼痛；瘾疹因风寒凝结，皮色如常或色白，状似风团，时隐时现等。

（5）因痰肿：痰为津液凝聚而成。痰肿呈漫肿样，或肿块界线分明，触之软如馒，或如木硬，皮色如常，不痛。外发于皮里膜外或关节筋骨之间。如痰核、囊肿、瘰疬等。若与热邪相兼，肿势增大，皮肤红赤、疼痛。

（6）因气肿：气聚成形，气散无迹。气肿肿势随喜怒消长，触之皮紧内软，皮色如常。气结不散，常与血瘀痰浊结合为肿，其肿块坚实或坚硬如石等。例如，气瘿、乳癖之肿块常随喜怒消长；肠痉挛所致包块常气聚有形，气散则平；乳癌、失荣之肿块常坚硬如石等。

（7）血肿：血为有形之物，瘀则形更显。血瘀肿大，则血流不通，虽肿胀不显，可使血行不畅，皮色发白，肌肤发冷。若血瘀塞于脉中，肿胀呈条索形，或有结节触痛，见于静脉炎。血瘀重则闭塞脉管，不通则痛，见于肢端血管痉挛症、脱疽等。血溢肌肤，轻则色青不肿，重则漫肿，触之软而波动，见于皮下血肿。患者因外伤肌肤出血较多，状如热水袋，触血肿波动明显；若瘀血凝结腹腔，触诊腹部有形可见，发硬或痛；宫外孕破裂出血是瘀血停留为患。

2. 从肿的动态辨 肿是可变的。肿由大变小，是病势由重变轻向愈；反之，为病进。肿势漫散，突然陷黑，为内陷、走黄；肿势高突，根脚收束，为正盛毒聚，见于阳证、实证；肿形散漫，平塌下陷，为正虚不能聚毒，见于虚证、阴证；脓疡溃后，脓泄肿消为顺，脓泄仍肿，为毒邪仍在；若脓出肿甚，为脓出不尽或有续发；若肿未消，他处复肿者，多见于流注等。

3. 从肿痛关系辨 肿、痛两者关系密切。有先肿后痛、先痛后肿、肿痛并重、痛轻肿重、肿轻痛重等不同。《医学入门》曰："形伤则痛，气伤则肿，或先痛后肿伤乎血，先肿后痛伤乎气，肿痛并攻气血俱伤。"一般肿势高突、疼痛剧烈，多阳证、实证、热证；肿势平塌、隐痛、酸痛或不痛，多阴证、虚证、寒证。先肿后痛伤于气者，病变多浅在肌肤，如疔、疖、痈等；先痛后肿伤于血，病多深在筋骨如附骨疽、流痰等。肿痛渐减，为病退；肿痛渐重，为病进。疮疡肿势散漫，痛尚固定一处，为疮毒有定，疮顶虽大，可望毒聚而不散；若肿势散漫，无处不痛，为毒邪四窜之兆；若肿势散漫，其痛反轻，为毒邪走散之征，见于疽毒内陷、疔疮走黄；肿势由小变大，疼痛由轻渐重，为热盛肉腐酿脓之兆；多处肿痛或先后继发，见于流注等。

（二）辨脓

脓是正邪交争、郁久化热、热盛肉腐、酝酿液化形成。一般疮疡未溃时当辨脓的有无、是开始酿脓或已成熟或未成熟、部位浅深、脓量多少等。若疮疡已溃，当辨脓液的色泽、形质、气味、排出量及与邻近组织、脏腑的关系等，从而了解气血的盛衰、病邪的进退、病势轻重、顺逆、预后。若辨脓不准，无脓误认有脓，妄施手术，易损正助邪，发生变症；若脓已成熟，误为无脓，一味消散，脓腐日甚，损筋伤骨或穿透内膜成为逆症等。辨脓重点从疮疡未溃前和已溃之后及变化规律等。

1. 溃前辨脓 疮疡溃前是一个动的过程。脓的有无取决于部位、时间及正气抗争情况。因此可以从时间及客观反映的症状、体征上去辨脓等。

（1）从成脓时间辨：一般部位表浅、皮肤嫩薄、身体壮实者，成脓快，时间短；反之成脓慢，时间长。如疖成脓 3~5 d，颜面疔 7~10 d，痈 7~10 d 或 14 d，有头疽 14~21 d，附骨疽 21~28 d，瘰疬、流痰等阴证成脓时间更长。《医宗金鉴》曰："阳证二七脓熟溃，阴证廿一脓始成。"说明阴证较阳证成脓时间明显长，同时再结合患者年龄、体质等就更接近准确。一般，年轻且身体强壮者较老年体弱者成脓时间短，肥胖者较瘦小者成脓多等。

（2）运用手法辨脓：医生根据部位、范围大小采用单指辨脓或双手辨脓。

1）单指辨脓法：适用于手指和脚趾端及小范围的辨脓。只凭医生的右手（或左手）示指指腹尖端部，在肿块处按捺即可。

2）双手辨脓法：适用于疮疡范围大者。辨脓时常用双手示指指腹端，分别在肿疡

的两侧相对应处，用一示指按捺，这时对侧示指即有一种波动应指的感觉，如此上下、左右反复交替试验即可。对较大面积疮疡，可采用双手多指指腹对应检查。对范围较小者也可用右手（或左手）拇、示二指，分别放于肿块两侧，以右手示指按捺肿块中央，体会有无波动应指感等。

运用手法辨脓时，如局部灼热痛甚，按之中软，指起即复，有波动，为应指有脓；若肿块微热，不甚痛，以手按之，指起不复，无波动，为不应指无脓；若肿块已软，边界清楚，疼痛已缓和，为脓已成熟；若肿块散漫，边界不清，按之仍硬，疼痛不缓解，为脓尚未成熟；若肿块高突，或其上面有薄皮剥起者，轻按之便痛，则应指脓位浅；若肿势平塌，皮色不红、不热，或微红微热，重按痛，则应指脓位深等。《医学入门》曰："脓成者当验其生熟浅深而针之。……按之热者有脓，不热者无脓，按之便痛者脓浅，大按方痛者脓深，按之陷而不起者脓未成，按之而复起者脓已成，按之都软者无脓，不痛者血瘤，痛者气瘤，按之一边软者有脓。"说明辨脓时还应与其他类似病做鉴别。

对于急腹症运用手法辨脓也很重要，如阑尾炎发生脓肿，除在右少腹可触及痛性包块及波动应指感外，还可让患者取侧卧位，将检查手伸到右髂窝行触诊，能较清楚地摸到脓肿包块，但动作要轻柔，以防止脓肿扩散。若合并盆腔脓肿，可做直肠指诊，在直肠前壁能触到波动性包块。

（3）使用工具辨脓：采用工具辨脓，可弥补手法辨脓之不足。如透光辨脓和穿刺辨脓皆是。

1）透光辨脓：适用于手足指（趾）、甲下和阴囊部辨脓。辨脓时，医生以左手遮住患指（趾），右手将手电筒灯口对准患指下面，然后开亮手电筒，此时注意观察指部有深黑色阴影（大小不一样）为有脓，若见清晰鲜红为无脓。

2）穿刺辨脓：适用于部位较深或脓液不多、手法辨脓有困难，或需采集脓液标本，或认为腹腔内已有脓液需进行脓腔穿刺者。穿刺辨脓有一般脓肿穿刺法和腹部脓肿穿刺法两种。

一般脓肿穿刺法：穿刺前严格局部消毒、麻醉（浸润麻醉），然后用 50 mL 注射器 7 号针头刺入皮肤，由浅入深缓慢刺入，边推进边试抽，直至抽出脓液。如未见脓液，可将针退至皮下，调换穿刺方向，待抽出脓液后，迅速将针退出，切勿将脓液漏于正常组织内。穿刺时勿刺入过深或过浅，应避开较大血管和神经，随时观察刺入的深度、方向，做到手术时心中有数。若对胸、腹部脓肿行使穿刺法，应注意穿入胸腹膜下，以防发生意外。

腹部脓肿穿刺法：腹腔脓肿的穿刺，不仅是为了辨脓，而且是为了在辨脓的同时进行抽脓治疗。但是，对尚未形成的脓性包块，腹腔有急性感染时，不可采用穿刺法。这里介绍阑尾脓肿的穿刺法。穿刺前先确定脓肿的部位（在右下腹），然后局部常规消毒或麻醉，用 12 号注射针垂直缓慢刺入皮肤，过腹肌入腹膜时有阻力消失感，并试抽脓液。抽出脓液后，迅速将针退出。注意防止脓液流入组织内使炎症扩散。如做治疗的同时，可将脓液抽净，并注入治疗性药物。每 3～5 d 抽穿注药 1 次，至脓液消失为止。

此外，运用超声波也可辨脓。通过超声波的液平反射，可帮助检查脓肿范围及其部位。有时可在运用超声波确定脓肿部位后再行脓肿穿刺。上述两种方法结合，可互相取长补短。

2. 溃后辨脓 溃后脓泄，根据脓的形质、色泽、气味等进行辨脓（包括穿刺抽出之脓液），称溃后辨脓。一般脓的形质宜稠厚，不宜稀薄。因稠厚气血充盛，质体壮实；稀薄气血不足，身体虚弱。脓液色泽宜鲜明，不宜晦暗。脓液无特殊臭味者为顺，若色泽晦暗污秽不堪、异臭或恶臭难闻者多逆。溃脓后先见黄白稠厚、略带腥味的脓液，三四天后成为桃花脓（脓液中混有少许鲜血），表示脓腐接近干净，新肉开始生长，继而变为粉红色或微黏的血性分泌物，为肉芽迅速新生之兆。当出现微黄色半透明黏稠液时，是疮口已被新鲜肉芽填充、疮面将接近愈合之征。这是从溃后至收口前脓液的正常变化规律。

也可以从脓的变化情况辨虚、实、寒、热、气血等。如脓液稠厚、略带腥臭气味者，多实证、热证，表示气血充足；脓液稀薄、气味腥臭者，多虚证、寒证，表示气血不足；脓色黄浊质稠，为顺症，也属气火有余；脓出久不溃泄，破后如水直流，色气不鲜，或脓色黄白质稀，色泽净洁，虽不是败象，也属气血虚亏；脓液先稠厚转成稀薄，为身体虚弱，病势转重，伤口难敛；脓液先稀薄，逐渐变稠，为气血已复，容易生肌长口；脓液时多时少，为内蓄脓液排泄不畅；脓从多渐少，疮口从大变小，为疮势近愈；脓从少渐多，疮口从小变大，为病势进展；如脓色黄如姜汁，同时患有黄疸，多为病势严重；溃口在胸腹部，突然发现粪臭气味，为透膜征兆，若同时兼见疮口起蟹沫者，透膜无疑；脓水稀似粉浆污水，或挟有败絮状物质，色晦臭腥，为气血衰败，穿膜着骨，多见于败症；甚或脓色紫暗晦滞，如污泥浊水，或似腐败猪肝，或如沟中积污，脓血水浆，难以分别，即为败脓，为正气衰败之极。

（三）辨溃疡

脓疡溃后称溃疡。溃疡由底、腔、口三部分组成。溃疡有的深凹，有的伴有窦道（腔隙）；有的大逾盈尺或更大，有的小如钱币或更小。一般大者生长愈合慢，小者生长愈合快。溃疡底浅、口大、腔小或无腔者，病位浅，脓毒引流通畅，容易生长愈合；溃疡底深、腔大、口小或袋脓，即所谓“外面如麻，里面如瓜，外面如钱，里可容拳”，病位深、脓毒难泄，不易生肌长肉。溃后肿消痛减，为毒泄向愈。若溃后肿痛不消，为脓未泄净，热毒仍盛，病情容易反复；腐脱脓净，肉芽红活，状若榴红，为气血旺盛，疮势虽大，生长也快。肉芽色淡或白，为血虚，疮口虽小，生长也难；肉芽红赤容易出血，为血热。疮色晦暗或紫色，为毒滞难化；疮色褐黑，不知痛痒，多为死肌；疮口嫩薄色红，易生肌敛口，反之坚硬起缸，为气血不足，妨碍生肌长肉。胬肉突出，或肉芽肿胀色浅，肌不生、口不敛，为内有异物或湿盛水肿等。

（四）辨漏管

“漏”同“瘘”。凡有管道和漏口者称漏管。漏管全身均可发生。如痈疽溃后，脓水淋沥，久不敛口者，即为漏，此从其症状言漏。漏孔日久，脓腐瘀血续生，渐变成管（纤维组织增生形成），触之坚硬，故云漏管。有人将管腔与内脏相通称漏管，不与内脏通者称窦道，也有将不与内脏相通者称盲漏。漏管多由痈疽溃后所致，也有因手

术、外伤等形成，故辨漏当明其因。也有痈疽溃后气血亏虚，不能生肌长口，日久而成漏管；也有因内有死骨和异物、术后感染、外伤感毒而成漏管；也有从内发于外，或从外伤于内而成漏管；也有因换药不当而成漏管；也有因解剖部位特殊，如肛痈溃后，内口未除，肛内污物不断污染，致脓水淋漓，久而成肛瘘等。此外，当辨漏管深浅、走向及与邻近组织脏器之关系，如有的漏管深达筋骨或与脏腑相通等。漏管有直管、有弯曲、有环形、有多层，有管壁薄、有顽硬如骨之不同；有的漏管只有一个外口，有的有内口也有外口，有的有多个外口；有的有一个支管，有的有多个支管；有的漏管邻近脏器；有的与胃肠道相通，从管口流出食物残渣，或见蛲虫、蛔虫；有的与尿道、膀胱相通，尿液从漏口流出；有的与直肠相通，从漏口溢出粪汁；有的损筋伤骨，从漏口排出死骨。漏口有闭合、有溃烂、有红肿、有胬肉高出、有平塌凹陷等多种外观。有的时闭时溃，有的此闭彼溃，有的久溃不敛、恶变成癌。

三、辨皮损特点

辨皮损，即辨皮肤的异样变化。外科病可使皮肤发生异常变化，而皮肤病就更明显突出了。有的皮损有形可见，有的只有自觉症状；有的仅局部皮肤异常，有的则是全身性疾病引起；有的同是一种病，由于病程长短、治疗方法、发生部位不同，皮损也不一样。由于皮损色泽、形态、大小、部位深浅的不同，病的性质也异。皮损常随着病情的发展变化而变化，但在千变万化的皮损中，概括起来有原发和继发皮损两种。

（一）辨原发性皮损

所谓原发性皮损，是在病变过程中直接发生和初次出现的皮肤损害，如斑、疹、水疱、脓疱、结节、风团等。

1. 斑　是皮肤色泽的异常，不高出皮面也不向下凹陷的一种皮损。《丹溪心法》曰：“斑有色点，而无头粒者是也。”斑常见于色素性、炎症性或出血性疾病等。

（1）色素性斑：也称色素斑。如雀斑、色痣（红记、蓝记等）及染料进入皮肤引起，还见于某些皮肤病愈合后遗留的色素斑，如臁疮、白疕、瘾疹（色素性荨麻疹）等。若色素脱失，称白斑，如黏膜白斑、白癜风等，一般色灰褐者多瘀，色白者多气滞血虚等。

（2）炎症性出血性斑：常因色泽不同而区别病邪轻重。如红斑，指压褪色，离指仍红，多为血热；色淡、稀疏，为热轻，鲜红密集为热重或热已入营；红中透紫，或兼有瘀滞，为热毒炽盛；黑色为热毒之极；紫色斑，压之色不褪，为血瘀，见于皮下出血。紫色斑轻者为瘀点，重者为紫斑；红斑是血管扩张；紫斑是血管出血。此外，湿热、火毒入营内陷、走黄时，均可见到皮肤发斑，属病势危重。另外，也有斑大于1 cm以上者，称斑片。

2. 疹　也称丘疹。发生于表皮，或真皮浅部，突出皮肤表面，直径在0.5 cm以内，状如丘形的小疹子，触之碍手。故曰：“疹浮小有头粒。”疹的形态有扁平形、多角形、圆锥形、半球形，或中有脐凹等。有的触之柔软，有的坚硬。有的在斑的上面发疹，称斑丘疹。疹有红、黄、褐、黑、白等各种颜色。一般丘疹色红，多风热、血热；黄褐色多气滞血瘀等。有发疹后完全吸收，有成水疱、脓疱或溃疡等。

3. 水疱 水疱，疱膜是表皮的浅层或表皮各层，疱液澄清透明，也会含水血或浆液，其大小不一。水疱多为湿热毒邪为患，见于感染性疾病；水疱澄清透明，偏于湿，见于手足癣病；疱液混浊或呈血性，为热重于湿，见于接触性皮炎、天疱疮等；水疱可从丘疹而来，不久即成脓疱，或水疱干燥后结痂，或成鳞屑，或糜烂渗出，或水疱自行吸收而愈。

4. 脓疱 脓疱为疱内含脓液。色混浊或呈黄色，或有红晕。多由火毒、湿热、热毒而成。脓疱可由丘疹、水疱转变而成。脓疱侵蚀浅者，可致皮肤糜烂，或结成厚痂；侵蚀深者，可成溃疡。脓疱通常很浅，但是有时却深达真皮。

5. 结节 结节，发生于真皮或皮下。故有隐匿皮下或凸突皮肤之分。结节大者如梅杏，小者如粟粒。有的圆滑可动，有的粘连难移。结节触之多为实质性感觉。如有炎症，色多紫红，如结节性红斑等；如有增生，触之柔软或硬；如皮色不变，多为气滞、湿痰、寒凝等，见于皮肤赘生物、皮肤癌等。

6. 风团 风团，状似锦纹，大小不一，呈片状或扁平状隆起，属皮肤一过性的水肿块。来去迅速，时起时消，时隐时现。风团色红或白，以风热、风寒多见。《备急千金要方·瘾疹》曰："又有赤疹者，忽起如蚊蚋啄，烦痒，极者重沓垄起，搔之逐手起。又有白疹者，亦如此。赤疹热时即发，冷即止。白疹天阴冷即发。"也有因冲妊不调、脾胃湿热、虫积等禀性不耐引起。

（二）辨继发性皮损

所谓继发性皮损，是在原有损害的基础上，或原发皮损消退后，出现的另一种皮损。如鳞屑、糜烂、溃疡、痂、抓痕、皲裂、苔藓样变、瘢痕等。

1. 鳞屑 也称皮屑，是脱落的表皮组织，大小不一，形态、色泽、薄厚各异。有的鳞屑细薄小如糠秕，如花斑癣；有的厚大，状似落叶如白疕（银屑病）；有的形似鱼鳞，如鱼鳞癣。鳞屑有银白色、灰白色、浅褐色等；有的鳞屑干燥，搔之出白屑，索然凋枯，多为血虚风燥，肝肾不足，见于慢性皮肤病；有的鳞屑油腻，多为余热未清，温蕴肌肤，见于急性皮肤病；有的鳞屑容易脱落，有的鲜屑紧贴皮肤、不易剥离等。

2. 糜烂 糜烂是皮肤表层以上的损害，未伤及生发层。多由于水疱、脓疱、丘疹或结节表皮破损后显露潮红、湿润、渗液，但表面平滑，愈后不留瘢痕，多为湿热蕴结。

3. 溃疡 溃疡是真皮或皮肤深部组织受损者。多继发于脓疱、化脓性皮肤病或外伤等之后。溃疡边缘嫩薄、色红或坚硬起缸、色白，中间溃烂凹陷、渗液、流脓，或腥臭难闻，或溃疡周围皮肤呈灰褐色，由于生发层遭受破坏，没有生长上皮作用，愈后留有瘢痕。溃疡多为湿热、血瘀，或气血虚，也有寒湿凝滞者。

4. 痂 痂是由水疱、脓疱、糜烂、溃疡中的水脓浆液和表皮细胞及污物等混杂干燥后凝结而成的。以其所含内容物不同，有脓性痂也叫脓痂，属热毒；有血性痂也叫血痂，属血热；浆液性痂属湿热。《证治准绳·疡医》曰："夫痂疥者，皆由风热而生，遍体瘙痒，搔之皮起，或血出或水出，结作干痂，其中有虫，此盖由肌肉之间，……深受风邪热气之所致也。"烧伤结痂应注意痂下积脓。

5. 抓痕 抓痕，指因皮肤瘙痒，经搔抓后引起的一种线形皮肤损害。多见于正常皮肤，或已有皮损的皮肤上。如抓痕血溢、结血痂者，为风热血燥，化脓者为热毒。

《疡科纲要》曰："唯风盛则燥，虽搔破血溢，而随破随收，不致化腐，此风淫为病。"故抓痕多以风、热、血虚风燥等为病。

6. 皲裂　皲裂，为皮肤发生裂缝样损害。由于肌肤失润、粗糙增厚、发炎等使皮肤失去弹性，加之搔抓或活动对皮肤刺激损伤而皲裂，好发于掌趾、脚跟、足底、手掌、关节、肛门周围及耳后、唇部、口角等。其症状以皲裂、疼痛、出血为主，合并感染时局部红肿，也可化脓。皲裂损伤限于表层者易愈，愈后不留瘢痕；伤及真皮深部者，愈合较难，愈后可留瘢痕。皲裂多为血虚风燥，寒盛所致，故有"燥盛则干，寒胜则裂"之说。

7. 皮革样变　也称苔藓样变。由于皮肤长期受病损的刺激失去弹性，纹理增宽加深，粗糙变厚，色素沉着，呈席纹与皮革样改变，多由血虚风燥所致，见于慢性皮肤病如慢性湿疹、银屑病等。《外科正宗·顽癣》曰："牛皮癣，如牛项之皮，顽硬且坚，抓之如朽木。"

8. 瘢痕　所谓瘢痕，是指皮肤生发层以下组织遭受损害后结缔组织所代替的部分，俗称"伤（疮）疤"。瘢痕有肥厚凸出皮肤者，称肥大性、增生性瘢痕，如手术外伤所引起的瘢痕疙瘩；另一种瘢痕萎缩凹陷，称萎缩性瘢痕，如红斑性狼疮所引起较正常皮肤略低的瘢痕等。瘢痕多为气血失运，瘀血凝滞，肝肾亏损或禀赋不耐（多与素质）有关。

9. 色素沉着　也称色素斑。有原发性和继发性两种。常见的雀斑、色痣属于原发性；而慢性皮肤病后遗色素沉着，则属继发性，如慢性湿疹疮、银屑病、瘾疹等病。

从上可知，辨皮损特点是非常重要的辨证方法之一。在辨皮损时一定要注意原发性皮损和继发性皮损既可单独出现，又常相兼发生。同一种病，因个体差异，皮损不完全一样；但不同的病，可在某一阶段皮肤表现相同。因此，在辨皮损时，要根据体质、发生部位、发病阶段、治疗用药等情况一起进行分析研究。

第四节　辨善恶顺逆

辨善恶顺逆是以脏腑、气血为基础，从全身表现辨善恶和从局部症状辨顺逆的一种外科辨证方法。

所谓善，即好；恶，即坏。善，泛指外科病在发生、发展、变化过程中按疾病的发展顺序所发生的症状，也称顺症，预后多佳。恶，是指疾病不按发展顺序出现的反常病象，也称逆症，预后较差。可见善与顺，恶与逆之间并无特殊区别，所不同的是，善、恶指全身症状，顺、逆指局部症状。因此，辨善恶顺逆时，既要辨局部症状的顺与逆，也要辨全身症状的善和恶，特别要注意两者的结合。

在正常情况下，如局部症状发生过程顺利，一般对全身无显著影响，即使对五脏（心、肝、脾、肺、肾）有影响，也属正常病象，表现不出复杂的恶候，故称五善。反之，毒邪内传入里，引起某一脏腑或某几个脏腑的生理功能紊乱，而出现全身异常病象，也称恶候。这些恶候，有时超出心、肝、脾、肺、肾五脏以外，故将五脏以外的另两类恶候合称七恶。七恶并不能包罗所有异常恶候。

我们应当以辨五善七恶为基本方法，且遵其法而不拘泥于法，结合脏腑与气血、局部与整体等情况，在复杂的病理变化过程中，辨明疾病的善恶、顺逆，做到心中有数，并能转逆为顺，变恶为善，达到使患者早日恢复健康之目的。

一、从脏腑、气血的生理病理辨五善七恶

辨五善七恶当从脏腑、气血的生理病理等方面进行分析研究，从而得出正确的结论。如以心为例，心的正常生理是：心者，君主之官，神明出焉。心主血，舌为心之苗等。外科病若影响到心，则心发生的病理性变化不外乎善与恶。心善表现精神爽快、言语清楚、舌润不渴、不烦不躁、寝寐安然等，表现不出复杂的恶候。心恶，则神昏谵语、言语呢喃、心胸烦闷、舌燥口干、疮色紫黑等。心善预后好，心恶预后较差。至于肝、脾、肺、肾等也应根据其生理病理分辨其善恶等。

（一）脏腑、气血的生理功能

1. 心　心者，君主之官，神明出焉。心主血脉、主神明，其华在面，开窍于舌。

2. 肝　肝者，将军之官，谋虑出焉。肝主藏血、主疏泄、主筋，其华在爪，开窍于目。

3. 脾　脾者，仓廪之官，五味出焉。脾主运化，主升清，主统血，主肌肉和四肢，其华在唇，开窍于口。

4. 肺　肺者，相傅之官，治节出焉。肺主气，司呼吸；主宣发，外合皮毛；主肃降，通调水道；开窍于鼻。

5. 肾　肾者，作强之官，伎巧出焉。肾藏精、主生长发育和生殖，主水液，主纳气，其华在发，开窍于耳和二阴。

脏腑功能应协调统一。毒陷入内，伤于脏腑，发生种种恶候，应根据涉及的脏腑分辨之。脏腑与气血功能应协调统一，相互依附，互为因果。脏腑内乱，气血衰竭，阳脱阴胜，甚或阴阳离决。

（二）五善

1. 心善　精神爽快，言语清楚，舌润不渴，不烦不躁，寝寐安然。

2. 肝善　身体轻便，不怒不惊，也不烦躁，指甲红润，二便通利。

3. 脾善　唇色滋润，知味喜食，出脓黄稠，大便如常。

4. 肺善　声音响亮，不咳不喘，呼吸匀和，皮肤润泽。

5. 肾善　身无潮热，口和齿润，小便清利，夜卧安宁。

（三）七恶

1. 心恶　神昏谵语，言语呢喃，心胸烦闷，舌燥口干，疮色紫黑。

2. 肝恶　身体强直，目难正视，惊悸时作，疮流血水。

3. 脾恶　形容消瘦，不思饮食，疮形软陷，脓稀臭秽。

4. 肺恶　皮肤枯槁，咳吐痰多，语韵不圆，喘息鼻煽。

5. 肾恶　面容惨黑，时渴引饮，咽喉干灼，阴囊内缩。

6. 脏腑败坏　身体浮肿，肠中响鸣，呕呃频繁，滑泄不禁。

7. 气血衰竭（阳脱）　疮形倒陷，颜色紫暗，时流污水，四肢厥冷。

二、根据局部症状辨顺逆

辨顺逆是根据局部症状进行的。即按疾病发展顺序产生的症状称顺症，不按疾病发展顺序出现反常现象称逆症。现将疮疡初、成、溃、敛的局部症状辨顺逆方法列于表5-6。

表5-6　根据局部症状辨顺逆

病期		顺症	逆症
肿疡	初期	疮顶高突，由小到大，焮红疼痛，根脚收束	形如黍米，疮顶平塌，根脚散漫，不红不热
脓疡	已成	顶高根收，皮薄光亮，易脓易腐	肿硬紫暗，不脓不腐，疮顶软陷
溃疡	溃后	脓液稠厚黄白，色鲜不臭，腐肉易脱，肿消痛减	皮烂肉坚无脓，时流血水，肿痛不减
	收口	疮面红活鲜润，新肉易生，疮口易敛，知觉正常	脓水清稀，腐肉虽脱，新肉不生，色败臭秽，疮口经久难敛，疮面不知痛痒

第五节　辨经络

外科病无不与经络有关，历代外科学家对辨经络尤为重视。如《灵枢·经脉》曰：“经脉者，所以能决死生，处百病，调虚实，不可不通。”后世医家指出：“不明经络，开口动手便错。”说明辨经络之必要。因此不可忽视经络循行分布与脏腑、气血等之间的关系。下面重点将经络循行部位、十二经气血多少与所属脏腑之间关系等述后。

1. 头顶、项后部：正中属督脉经，有协调诸阳经气血的作用。两旁属足太阳膀胱经，为多气少血之经。

2. 面、乳部：统属足阳明胃经，为多气多血之经。乳房属胃经，乳头属足厥阴肝经，乳外属足少阳胆经，均为多气少血之经。

3. 耳前、后部：耳前属足少阳胆经，耳后属手少阳三焦经，为多气少血之经。

4. 颈、胸胁部：统属足厥阴肝经，为多血少气之经。颈侧、胁肋及身之侧属足少阳胆经，为多气少血之经。颈前属足阳明胃经，为多气多血之经。

5. 背部：总属阳经，因背为阳。中为督脉所主，有协调诸阳经气血作用。依次向外分别为：足少阴肾经，为多气少血之经；足阳明胃经，为多气多血之经；足太阴脾经，为多气少血之经。

6. 手足心部：手心属手厥阴心包经，足心属足少阴肾经，均为多气少血之经。

7. 臂部：外侧臂统属手三阳经。从前至后分别为手阳明大肠经、手少阳三焦经、手太阳小肠经，均为多血少气之经。内侧臂统属手三阴经，从前至后分别为手太阴肺经、手厥阴心包经和手少阴心经，均为多气少血之经。

8. 腿部：外侧腿部统属足三阳经。从前至后分别为：足阳明胃经，为多气多血之经；足少阳胆经，为多气少血之经；太阳膀胱经，均为多气少血之经。内侧腿部统属足三阴经。从前至后分别为足太阴脾经，为多气少血之经；足厥阴肝经，为多血少气之经；足少阴肾经，为多气少血之经。

总之，在十二经中，多气多血之经有手阳明大肠经和足阳明胃经。多血少气之经有手太阳小肠经、足太阳膀胱经、手厥阴心包经和足厥阴肝经。多气少血之经有手少阳三焦经、足少阳胆经、手少阴心经、足少阴肾经、手太阴肺经和足太阴脾经。

多气多血之经，气血旺盛，若在此经中发病，以阳证、实证多见，如疮疡多易起发、溃破和生肌收口。

多气少血之经，最易发生气滞，治疗早期常用疏肝行滞，溃后常宜滋养补阴，如瘰疬、流痰等。

多血少气之经，其气帅血乏力，故血多凝结不散，起发难，成脓难，收口也难，如发背、脑疽等。

以上可作为辨证时的参考，但决不可拘泥于辨经络部位、气血多少，需与其他辨证方法合参，结合发病原因，方可起到相得益彰的作用。如果病因相同，发生的经络部位不同，但其治法可以相同，如发生于不同部位的流痰、附骨疽等。如果病因相同，发生的经络部位不同，临床表现各异，其治疗方法也迥然不同，如颈痈、乳痈、肠痈等。《外科大成》曰："唯经络一明，然后知症见何经，用何经之药以治之，了然无谬，如古之善射御者，自有得心应手之妙焉。"又曰："治以气多者行其气，血多者破其血。气少者难于起发，补托之。血少者难于收敛，滋养之。虽然，厥阴经有相火，难治。少阳经有相火，而更难治。故足少阴当作气血两虚治也。用药之道，如东垣之处方，矧有兼风、兼痰、兼湿、兼气、兼血、兼阴虚等症，病本不同，治当求备。"说明辨经络、气血多少等当灵活运用，不可拘泥死板。

第六节　辨部位

一、辨发生于毛发、皮、脉、肉、筋、骨的病痛

辨毛发、皮、脉、肉、筋、骨病痛涉及美发、美容、美体及外科诸疾与内脏之间的关系。《素问·痿论》曰："肺主身之皮毛，心主身之血脉，肝主身之筋膜，脾主身之肌肉，肾主身之骨髓。"《素问·经脉别论》："诊病之道，观人勇怯、骨肉、皮肤，能知其情，以为诊法也。"

（一）辨发生于毛发的病痛

毛发生附于皮肤，与肺、肾、气血关系密切。常见脱发（慢脱、暴胜）、白发、斑

秃、秃顶、发枯黄、发焦脆等病痛。骆龙吉曰：“肺之合皮也，其荣毛也。肾之合骨也，其荣发也。发者血之余。”

毛发生长的部位与内在脏腑相关。如张元兖曰：“发属心故上生，禀火气也。眉属肝故横生，禀木气也。须属肾故下生，禀水气也。”龚信曰：“人之发眉须虽皆毛类，而所主五脏各异。故有须白，而眉发不白者，或发白，而须眉不白者，脏气有偏故也。男子肾气外行上为须，下为势。女子宦人无势，则亦无须，而眉发无异于男子。则知不属肾（属冲妊）也，明矣。”

（二）辨发生于皮肤的病痛

《素问·汤液醪醴论》曰：“夫病之始生也，极微极精，必先入结于皮肤。”骆龙吉曰：“皮肤属肺。实为皮，浮为肤。”汪讱庵曰：“肺主皮毛，传精布气，肺热叶焦，则不能输精于皮毛，故虚弱而急薄。”黄坤载认为：“皮毛者，肺金之所生出。肺气盛则皮毛致密而润泽。”

发生于皮肤病痛常见表现有丘疹、斑疹、水疱、脓疮、结节、风团等，称原发性病损；鳞屑、糜烂、溃疡、痂、皲裂、苔藓样变、瘢痕、色素沉着、皮肤萎缩等称继发病损。临床常见痤疮、扁平疣、毛囊炎、手足癣、过敏性紫癜、银屑病、荨麻疹、硬皮病、皮肤癌（皮肤上的肿块坚硬如石，溃后翻花出血，形如岩石者）等。

（三）辨发生于血脉的病痛

血脉含义有二。其一，血脉有动脉和静脉之别，如见状如蚯蚓或盘曲成团，多发生于下肢浅静脉；若下肢肿胀，且沿两侧腓肠肌正中部触痛明显者，当考虑深静脉栓塞等；足动脉（如足背动脉）搏动减弱或消失，见于血栓闭塞性脉管炎等；局部隆起肿块，按之软绵松手复起者，见于血管瘤；肛外突然肿痛，多为血栓痔；排便后，肛门一侧或两侧慢慢隆起，便后可自行还纳或用外力方可还纳者，多见于静脉曲张性外痔或混合痔等。其二，心主血脉，如《素问·痿论》曰：“心主身之血脉。”《素问·六节脏象论》曰：“心者，生之本，神之变也，其华在面，其充在血脉。”此言心与血脉之关系。《素问·脉要精微论》曰：“切脉动静，而视精明，察五色，观五脏有余不足，六腑强弱，形之盛衰。以此参伍，决死生之分。”此论说明，切脉与望诊等合参，可以知脏腑强弱、盛衰，还可以判断预后，甚至决断生死等。

（四）辨发生于肌肉的病痛

骆龙吉曰：“肌肉属脾，白为肌，赤为肉，营血之分矣。”发生于肌肉的病痛如局部红肿热痛者，多见于疔、疖、痈、发，多属于阳证、热证，以细菌性炎症多见，或其他疾病合并细菌性感染；若肿块按之柔软，皮色如常者，属脂肪瘤；若按之有弹性，中间有一毛孔，有脂溢出者，多是脂瘤；若乳房肿块按之坚硬如石、推之不移者，为乳岩（需病理证实）；若肿块发生在颈项，按之活动，结核累累，无触压痛者，多为瘰疬；若脚部长疮，腹股沟起肿块疼痛者，多是红丝疔（急性淋巴管炎）等。《素问·气穴论》曰：“肉之大会为谷，肉之小会为溪。肉分之间，溪谷之会，以行荣卫，以会大气。邪溢气壅，脉热肉败，荣卫不行，必将为脓，内销骨髓，外破大腘，留于节凑，必将为败。积寒留舍，荣卫不居，卷肉缩筋，肋肘不得伸，内为骨痹，外为不仁，命曰不足，大寒留于溪谷也。溪谷三百六十五穴会，亦应一岁。其小痹淫溢，循脉往来，微针所及，与法相同。”此文讲述了“谷”与“溪”的区别、发生于肌肉疡病发展变化与骨痹的不同，以及微针治法等。

（五）辨发生于筋的病痛

筋，即肌腱、韧带，多为连接关节者也。《素问·痿论》曰：“肝主身之筋膜，……肝气热，则胆泄口苦，筋膜干，筋膜干则筋急而挛，发为筋痿。”筋病，多因劳损、外伤损筋为患，局部伸缩、活动则痛，触之也痛，为筋痛，也称腱鞘炎；若有肿物突出皮色不变，有触痛，破后有白色胶状物者，为筋瘤。《灵枢·刺节真邪》曰：“有所疾前筋，筋屈不得伸，邪气居其间而不反，发于筋瘤。”陈氏《外科正宗》云：“筋瘤者，坚而色紫，垒垒青筋，盘曲甚者，结若蚯蚓。”刘春山《人体经筋地图·后记》中说：“经筋病是临床多发病，尤其是在中老年人群中常见，许多顽痛痼痹是经筋积累性损伤的结果；某些经络、内脏疾病也是经筋疾病影响和激惹而致。……结合临床验证，可以总结出二百余常见‘筋结点’。从而为经筋辨证论治开拓了思路，总结出分布规律。”所谓“筋结点”，在正常的生理范围之内称为“筋结点”，病理状态下称为“结筋点”。治疗的关键是用解结针法，分离横络卡压。

（六）辨发生于骨骼的病痛

《素问·通评虚实论》曰：“夫虚实者，皆从其物类始，故五脏骨肉滑利，可以长久也。”《灵枢·决气》曰：“谷入气满，淖泽注于骨，骨属屈伸泄泽，……液脱者，骨属屈伸不利，色夭，脑髓消，胫酸，耳数鸣。”骨病在躯体外者，部位深里入骨，肿物紧贴于骨，疙瘩高起坚硬如石，推之不移，终不化脓，久则形体消瘦，多发于 10~25 岁青少年，预后不良者，称骨瘤。血栓闭塞性脉管炎，久则损筋伤骨，成为脱骨疽。若见局部胖肿（多发于下肢长骨的干骺端），附筋着骨，推之不移，疼痛彻骨，皮色不变，漫肿无头，溃后治疗不当易成瘘管，或有朽骨随脓排出者，称附骨疽，以 10 岁以下男孩多见。

由上可知，辨发生于毛发、皮、脉、肉、筋、骨的病痛，当知病痛发生原因、病理变化、部位深浅，以及与内在脏腑、气血的相互之关系等。《灵枢·刺节真邪》曰：“虚邪之中人也，洒淅动形，起毫毛而发腠理。其入深，内搏于骨，则为骨痹。搏于筋，则为筋挛。搏于脉中，则为血闭，不通则为痈。搏于肉，与卫气相搏，阳胜者则为热，阴胜者则为寒，寒则真气去，去则虚，虚则寒。搏于皮肤之间，其气外发，腠理开，毫毛摇，气往来行，则为痒；留而不去，则痹；卫气不行，则为不仁。……其邪气浅者，脉偏痛。虚邪之入于身也深，寒与热相搏，久留而内着，寒胜其热，则骨疼肉枯，热胜其寒，则烂肉腐肌为脓，内伤骨，内伤骨为骨蚀。有所疾前筋，筋屈不得伸，邪气居其间而不反，发于筋瘤。……已有所结，气归之，津液留之，邪气中之，凝结日以易甚，连以聚居，为昔瘤，以手按之坚。有所结，深中骨，气因于骨，骨与气并，日以益大，则为骨疽。有所结，中于肉，宗气归之，邪留而不去，有热则化而为脓，无热则为肉疽。凡此数气者，其发无常处，而有常名也。”与此同时，还应注意饮食保健方法等。《素问·五脏生成》曰：“心之合脉也，其荣色也，其主肾也。肺之合皮也，其荣毛也，其主心也。肝之合筋也，其荣爪也，其主肺也。脾之合肉也，其荣唇也，其主肝也。肾之合骨也，其荣发也，其主脾也。是故多食咸，则脉凝泣而变

色；多食苦，则皮槁而毛拔；多食辛，则筋急而爪枯；多食酸，则肉胝胎而唇揭；多食甘，则骨痛而发落。此五味之所伤也。故心欲苦，肺欲辛，肝欲酸，脾欲甘，肾欲咸。此五味之所合也。"《难经·二十四难》深入阐明了在手、足三阴三阳气已绝的条件下，毛发、皮、脉、肉、筋、骨的变化："足少阴气绝，则骨枯。少阴者，冬脉也，伏行而温于骨髓。故骨髓不温，即肉不着骨；骨肉不相亲，即肉不着骨；骨肉不相亲，即肉濡而却；肉濡而却，故齿长而枯，发无润泽；无润泽者，骨先死。……足太阴气绝，则脉不荣其口唇；口唇者，肌肉之本也。脉不荣，则肌肉不滑泽；肌肉不滑泽，则肉满；肉满则唇反，唇反则唇先死。……足厥阴气绝，则筋缩引卵与舌卷。厥阴者，肝脉也。肝者，筋之合也。筋者，聚于阴器而络于舌本，故脉不荣，则筋缩急；筋缩急，即引卵与舌，故舌卷卵缩，此筋先死。……手太阴气绝，即皮毛焦。太阴者，肺也。行气温于皮毛者也。气弗荣，则皮毛焦；皮毛焦，则津液去；津液去，即皮节伤；皮节伤，则皮枯毛折；毛折者，则毛先死。"这些古训知识，今天之人若能深入理解，定可预防疾病发生，即便罹患疾病康复也快。

以上发生于毛发、皮、脉、肉、筋、骨的病痛虽然属外科疾病，但与内在脏腑关系密切，有的病发于躯体外，根源于内在脏腑。如糖尿病足本源于内，表现在躯体外确涉及皮、脉、肉、筋、骨等。因此在辨局部病痛时，不要忽视与周围组织、器官、脏腑关系等，否则就会犯只注意局部、忽视整体的错误。正如《素问·经脉别论》所说："诊病之道，观人勇怯、骨肉、皮肤，能知其情，以为诊法也"。

（七）辨治原则

疾病的发生由表及里，或从内而外，通过经络脏腑，乘虚而入发病。常因人的素质，病邪不同，乘虚而入部位不同，即便病邪相同，人的素质差异及气候条件等，临床表现可以相同，也可相异，故《灵枢·百病始生》曰："是故虚邪之中人也，始于皮肤，皮肤缓则腠理开，开则邪从毛发入，入则抵深，深则毛发立，毛发立则淅然，故皮肤痛。留而不去，则传舍于络脉，在络之时，痛于肌肉，其痛之时息，大经乃代。留而不去，传舍于经，在经之时，洒淅喜惊。留而不去，传舍于输，在输之时，六经不通，四肢则肢节痛，腰脊乃强。留而不去，传舍于伏冲之脉，在伏冲之时，体重身痛。留而不去，传舍于肠胃。在肠胃之时，贲响腹胀，多寒则肠鸣飧泄，食不化；多热则溏出糜。留而不去，传舍于肠胃之外，募原之间，留着于脉，稽留而不去，息而成积。或着孙脉，或着络脉，或着经脉，或着输脉，或着于伏冲之脉，或着于膂筋，或着于肠胃之募原，上连于缓筋，邪气淫泆，不可胜论。"又如，《素问·调经论》曰："五脏者，故得六府与为表里，经络支节，各生虚实，其病所居，随而调之。病在脉，调之血；病在血，调之络；病在气，调之卫；病在肉，调之分肉；病在筋，调之筋；病在骨，调之骨。"此言其要，文中调肉、筋、骨者系指调脾、肝、肾之意。具体到每一个人，应根据当时情况决定。下面主要从躯体发、皮、脉、肉、筋、骨与脏腑之间关系结合临床经验并提出总治疗法则。

（1）首先应明确毛发、皮、脉、肉、筋、骨与内在脏腑之间关系：如发与肾、皮与肺、脉与心、肉与脾、筋与肝、骨与肾及其内在关系等。

（2）生理要求与治疗大法：

1）头发生理要求：秀丽（一头秀发）。治疗大法：益肺、滋肾、养气血。

2）皮肤生理要求：润美（面身光润）。治疗大法：固卫气、润肤色、驱异邪。

3）血脉生理要求：活畅（脉络通畅）。治疗大法：活气血、通血脉、化瘀栓。

4）肌肉生理要求：健壮（肌肉健壮）。治疗大法：健肌肉、化郁结、除肌毒。

5）筋韧生理要求：坚韧（弛张如愿）。治疗大法：疏肝解郁，补肾强筋、祛痰散结。

6）骨固生理要求：髓强（髓精骨健）。治疗大法：益肾壮骨，化瘀软坚，攻化结毒。

二、辨上、中、下三焦

（一）辨上焦（横膈以上部位）病痛

上焦病痛包括头面部病痛如斑秃、头癣、眼部病痛（眼疔等）、鼻部病痛（鼻疔、慢性鼻炎、过敏性鼻炎）、耳部病痛（慢性中耳炎、耳疔）、口腔病痛（口腔溃疡、口腔炎）、咽喉部病痛（咽炎、扁桃体炎）、唇部病痛（唇癌、唇痈）、痤疮，颈项部病痛如（颈痈、甲状腺炎、地方性甲状腺肿），胸部病痛如心病（心悸、真心痛）、肺病（肺痈、咳嗽），上肢部病痛（肩关节炎、指关节炎）等。

（二）辨中焦（横膈与脐之间）病痛

中焦病痛包括肝胆病痛（肝痈、胆囊炎），食管、胃部病痛（食管炎、胃炎、胃下垂），十二指肠病痛（十二指肠溃疡）等。

（三）辨下焦（脐平以下）病痛

下焦病痛包括肾病痛（肾炎、遗精、遗尿症）、膀胱病痛（膀胱炎、膀胱结石）、前列腺病痛（前列腺炎、前列腺肥大）、子宫病痛（宫颈炎、子宫肌瘤）、大肠病痛（慢性结肠炎、溃疡性结肠炎、克罗恩病、肿瘤）、直肠肛门病痛（肛裂、痔疮、息肉、癌、菌痢、肠炎、直肠周围脓肿）、腰腿病痛（腰椎间盘突出症、股骨头坏死、下肢关节炎、坐骨神经痛），其他病痛如鞘膜积液、乳糜尿等。

以上依部位划分上、中、下三焦病痛，属大体分法，在功能方面，上、中、下三焦组织、器官、脏腑都有经络相互通连，因此，要遵循整体思维观辨证论治。

《难经·三十一难》曰："三焦者，何禀何主？何始何终？其治常在何许？可晓以不？然三焦者，水谷之道路，气之所终始也。上焦者，在心下，下膈，在胃上口，主内而不出，其治在膻中，玉堂下一寸六分，直两乳间陷者是。中焦者，在胃中脘，不上不下，主腐熟水谷，其治在脐旁。下焦者，在脐下，当膀胱上口，主分别清浊，主出而不内，以传导也，其治在脐下一寸，故名曰三焦，其府在气街。"《赤水玄珠·难经正义三焦评》说："上焦主纳而不出，其治在膻中，中焦主腐熟水谷，其治在脐旁，下焦分清泌浊，其治在脐下。"《慎斋遗书·辨证施治》曰："凡上焦病，宜开发之，中焦病，宜和之，下焦病，宜达宜缓。"《温病条辨·治病法论》则认为："治上焦如羽（非轻不举），治中焦如衡（非平不安），治下焦如权（非重不沉）。"以上诸多论三焦者，临床可互相参考应用，切不可拘泥。

第七章　外科病证的治法

治法，包括内治法和外治法两种。

第一节　内治法

内治法，有以表里、气血、寒热、虚实、脏腑、阴阳为主的十二证治法和十二证治变法，有结合外科病发展阶段的消、托、补三大法。

一、十二证治法

外科病种类繁多，症状各异，且多千差万别，但都可用阴证、阳证、表证、里证、气证、血证、寒证、热证、虚证、实证、脏证、腑证等十二证治法概之。而表、里、气、血、寒、热、虚、实、脏、腑又可用阴阳划分，即表、气、热、实、腑为阳。里、血、寒、虚、脏为阴。外科病可在十二证治法的原则下辨证施治。

总之，对各种病不外阴阳二证治法，细分又有表、里、气、血、寒、热、虚、实、脏、腑十证治法，和阴阳二证治法共计十二证治法。在十二证治法中，证变，法变。证可千变万化，法可变化万千。病证变化无穷，法也变之不尽，用之不竭。《素问·阴阳离合论》曰："阴阳者，数之可十，推之可百，数之可千，推之可万，万之大，不可胜数，然其要一也。"这当是十二证治法的核心。具体运用如下。

（一）表里证治法

表里证治法主要针对不同病变部位、病势轻重、病邪深浅立论。一般病变部位在肌肤、经络为表。入血脉筋骨，在五脏六腑为里。病变部位在里，见表证者，从里达表，当治表。病变部位在表，见里证者，从表入里，当治里。卫分属表。

1. 表证治法　主要是外感六淫伤人后，发生表证的相应治法。凡症见恶风寒、身发热、头身痛、苔薄白、脉象浮者为表证。治宜解表法，即《黄帝内经》"汗之则疮已"的治疗方法，是治外科病初起的第一法，使在表未入里之邪毒从表而解。解表法有发汗、退热、排毒、提高抗病能力的作用。表证具有发病急、病程短、病位浅、容易治、易入里等特点。由于病因不同，在表证治法中又有表寒证治法和表热证治法。

◆表寒证治法

主症：全身恶寒重，发热轻，头身疼痛，无汗不渴，舌苔薄白，脉象浮紧。或局部肿痛。

治则：辛温解表。

方剂：①荆防解毒饮；②羌防解毒汤。

药物组成：①荆芥穗 6 g，防风 6 g，羌活 6 g，大活 6 g，前胡 6 g，柴胡 10 g，金银花 15 g，连翘 15 g，重楼 10 g，甘草 12 g，生姜 3 片。水煎服。②羌活 6 g，防风 6 g，川芎 10 g，白芷 6 g，生地黄 10 g，黄芩 12 g，黄柏 6 g，板蓝根 15 g，甘草 6 g。水煎服。

类方：荆防败毒散，九味羌活汤，桂枝汤，麻杏石甘汤。

常用药物：麻黄、桂枝、紫苏、荆芥、防风、细辛、香薷、藁本、辛夷、白芷、生姜、葱白、柽柳。

◆表热证治法

主症：全身恶寒轻，发热重，头疼痛，微汗口渴。舌尖红，脉浮数。或局部焮红肿痛。

治则：辛凉解表。

方剂：疏风解毒汤。

药物组成：荆芥 9 g，薄荷 9 g，柴胡 9 g，黄芩 9 g，菊花 15~30 g，金银花 15~30 g，连翘 10~20 g，甘草 6 g。水煎服。

类方：银翘散，牛蒡解肌汤，消风散，桑菊散。

常用药物：薄荷、菊花、牛蒡子、柴胡、葛根、升麻、蝉蜕、木贼、桑叶、蔓荆子。

表证治法的注意事项如下。

（1）外科病初起见表证者，当脉证俱实，用解表法。对于老年体弱者或平素体虚之人脉见虚弱者，可与虚证治法合参，配用扶正药物。

（2）外科病患者身体虚弱，或素体阴虚，或疮口溃久不敛，忌用解表药，因伤阴可致痉厥。《伤寒论》曰：“疮家虽身疼痛，不可发汗，汗出则痉。”

（3）解表药用量宜恰到好处，中病即止，勿药量过大，发汗过多或一汗再汗。

2. 里证治法　主要是对饮食不节、七情内伤或病邪从表入里等所发生里证的相应治法。症见发热、不恶寒；或畏寒喜暖；或高热口渴，大便干、小便黄，舌苔黄、舌质红，脉象洪大；或心悸气短、头晕、倦怠乏力，或腹痛、腹泻，胃脘胀满，脉象沉、细、弱，舌质淡、苔厚腻；或腹部剧痛，恶心呕吐，大便秘结，脉象数、洪、紧、弦等。这些均为里证。

里证与表证相比，具有发病缓慢、病程较长、病位深里、治疗较难等特点。而发于脏腑中的热（热毒）证、急腹症，则具有发病急、病情重、痛苦大等特点。

由于病因和体质盛衰等不同，里证有寒、热、虚、实之别，当有里寒、里热、里实、里虚证治法。又因里实与里热常相兼为患，故确立里实（热）证治法。下面主要介绍里寒证治法和里实（热）证治法，其他里虚证治法可参阅虚证治法，里热可参阅热证治法等。

◆里寒证治法

主症：四肢不温，畏寒喜暖，口不渴饮，呕吐食少，腹痛便溏，小便清长，苔白或白滑，脉象沉迟。

治则：温中散寒。

方剂：温中汤。

药物组成：吴茱萸 6 g，白术 10 g，干姜 6 g，甘草 6 g。水煎服。

类方：吴茱萸汤，理中汤，大建中汤。

常用药物：附子、肉桂、吴茱萸、川椒、高良姜、小茴香、丁香、荜茇、艾叶。

◆里实（热）证治法

主症：腹痛拒按，腹胀痞满，大便燥结，发热出汗，渴喜冷饮，或神昏谵语，舌苔黄燥，脉象沉实有力。

治则：通里攻下。

方剂：承气救阴汤。

药物组成：大黄 6～15 g，枳实 6～12 g，厚朴 10～20 g，知母 15～30 g，黄芩 15 g，黄柏 12 g。水煎服。

类方：小承气汤，调胃承气汤，凉膈散，大陷胸汤，温脾汤，三物备急丸，脾约麻仁丸，五仁丸，白虎汤，竹叶石膏汤。

常用药物：大黄、芒硝、芦荟、火麻仁、蜂蜜、郁李仁、芫花、大戟、番泻叶、莱菔子、甘遂、巴豆、寒水石、生石膏。

里证治法的注意事项如下。

（1）里证治法，当分寒、热、虚、实。因里虚、里寒者，发病缓慢；里热、里实者，发病急重。

（2）里热与里实常相结合为里实热证，治当两法合用，应随其偏而偏治之。

（3）里实有因热、因寒、因阴液不足所致，故治有承气救阴汤寒下、大黄附子汤温下、五仁丸润下之别。

（4）里实用下法，药多猛烈，拟用承气救阴汤，祛邪不伤正，无过下伤阴之弊。攻下法要求祛邪不伤正，中病即止，切勿一下再下。气分属里，见大热、大温、大汗、脉洪大，治用白虎汤。

（5）急腹症用通里攻下法，应区别对待。对腹膜炎性疾病，目的在于攻下体内实热，用寒下配合清热解毒法、活血法，剂量不宜过大，要求药起得利，中病即止；对各种单纯性肠梗阻，剂量要大，要求短期快攻，使闭结彻底通畅后为止；对功能性肠梗阻（包括麻痹性和痉挛性肠梗阻），主要在于调理脾胃功能，常配合理气开郁、活血散瘀药，但不宜猛攻；对胆道蛔虫病或蛔虫性肠梗阻，治疗时应配用驱虫药，加强驱虫作用；对绞窄性肠梗阻，应手术处理，禁用通里药。

（6）病邪在表，勿通里攻下。久病体虚、失血、年老体弱，兼有里实证时，应攻补兼施或先补后攻，防伤正气。《伤寒论》曰："阳明病，脉迟，虽汗出不恶寒者，其身必重，短气，腹满而喘，有潮热者，此外欲解，可攻里也。手足濈然汗出者，此大便已硬也，大承气汤主之，若汗多，微发热恶寒者，外未解也，其热不潮，未可与承气汤。若腹大满不通者，可与小承气汤，微和胃气，勿令大泄下。”可见仲景对下法的运用是极其灵活的，因此切勿一味攻下，更不可单以粪结为通里之征。吴又可《瘟疫论》曰：“……承气本为逐邪而设，非专为结粪而设也。必俟其粪结，血液为热所搏，变证迭起，是犹养虎遗患，医之咎也。况多有溏粪失下，但蒸作极臭，如败酱，或如藕泥，临死不结者，但待秽恶一去，邪毒从此而消，脉证从此而退，岂徒孜孜粪结而后行哉！……要知因邪热致燥结，非燥结致邪热也。……总之，邪为本，热为标，结粪又其标也，能早去其邪，安患燥结耶！”故用通里攻下法时，应局部与整体全面分析研究后，再根据情况选用寒下、温下、润下法，切不可单以一症而定“乾坤”。

3. 表里证治法变化及用药注意 病邪由表入里（含卫分入气分），即病势由轻转重；病邪从里达表，为病势好转。表里同病，当表里同治。有介于表里之间的，症见寒热往来、胸胁苦满、口苦咽干、心烦喜呕、目眩等，属足少阳胆经，是半表半里证，治当和解表里（少阳），用小柴胡汤等。病在表者，不可用下法；病在里者，不可用解表法。前者用下法易引邪入里，后者用解表法易损伤正气。

（二）气血证治法

气血证治法主要是从病变发生的部位、病势的轻重、病的深浅等立论的。气，包括气分、气滞、气逆、气聚、气虚等。血，包括营分、血分、血瘀气滞、血瘀血结等。一般病在气分者病浅，病在血分者病深。表与气分相比，在表（卫分）者病浅，在气分者病深。病邪可从表传入气分、气分传入营血分等。这里主要介绍气分、气滞证治法和营分、血分、血瘀证治法，气虚证治法则在后面虚证治法中叙述。

1. 气证治法 主要包括气分、气滞、气逆、气聚证治等。

◆气分证治法

主症：但热不恶寒、反恶热，面红目赤，烦躁不安，大汗出，渴喜冷饮，舌质红、苔黄，脉象洪大有力。

治则：清气，透热，解毒。

方剂：解毒白虎汤。

药物组成：生石膏 15~30 g，知母 10~20 g，粳米 10~15 g，甘草 6~10 g，金银花 15~30 g，蒲公英 30~60 g。水煎服。

类方：竹叶石膏汤，白虎汤。

常用药物：石膏、知母、寒水石、淡竹叶、莲子心、栀子、金银花、连翘、紫花地丁、蒲公英、大青叶、重楼、野菊花。

◆气滞证治法

气滞诸证全身均可发生如肝胆气滞、脾胃气滞及疮疡中的气滞血瘀等。

主症：疼痛走窜不定，时时阵作；恶心呕吐、呃逆者，多为气逆；结块肿痛不甚，按之软绵，随喜怒消长，多为气聚；若结块坚硬如石，不红不热，多为气郁、气结，可伴情志抑郁，胸胁胀满，心烦易怒，脉象弦紧等。

治则：疏肝解郁。

方剂：疏肝解郁汤。

药物组成：柴胡 10 g，当归 10 g，杭白芍 15 g，茯苓 15 g，白术 10 g，薄荷 6 g，郁

金 15 g，延胡索 10 g。水煎服。

类方：四逆散，栝蒌薤白汤，天台乌药散，金铃子散，旋覆代赭汤。

常用药物：陈皮、枳壳、香附、木香、乌药、薤白、川楝子、柿蒂、沉香、柴胡、旋覆花、代赭石。

2. 血证治法　包括营分、血分、血瘀、血虚证治法等。营分，是指血分轻浅者，也是血分的前身，是气分病进一步发展入里的表现。病邪入营分，也有不经表（卫分）→气分→营分，而是直入营分，或传于心，也称逆传心包。血分，是营热的进一步入里，也可因气分热盛，不经营分直入血分。血分，是温、热、火邪入血的严重阶段，极易伤肝，如热盛动血，使肝不藏血，迫血妄行，可致吐血、衄血、便血和发斑疹等各种出血症状。若津血为邪热耗伤，筋脉失养，使肝风内动，出现抽搐诸症。再者热邪动血，耗血过甚，势必损及于肾。肾为人身阴阳之根源，真阴真阳之所在，热盛灼伤肾阴，继而亡阴亡阳。若论治法，病在营分者当清营泄热，在血分者当凉血解毒，血瘀者当活血化瘀等。

◆营分证治法

主症：高热夜重，昼静夜躁，口干而不甚渴，心烦不寐，舌绛、无苔，脉象细数，甚则神昏谵语。

治则：清营泄热。

方剂：清营凉血解毒汤。

药物组成：水牛角 10 g（冲），丹参 12 g，生地黄 15 g，玄参 30 g，麦冬 30 g，金银花 30 g，连翘 20 g，黄连 12 g，竹叶 10 g，板蓝根 30 g。水煎服。

类方：清宫汤，牛黄清心丸。

常用药物：生地黄、玄参、赤芍、栀子、黄连、牡丹皮。

◆血分证治法

主症：身热夜甚，烦扰不寐，甚则神昏谵语，舌质深绛，脉象细数，伴各种出血症状如吐血、衄血、咯血、便血、尿血等。

治则：凉血解毒。

方剂：凉血解毒汤。

药物组成：水牛角 10 g，生地黄 15 g，牡丹皮 12 g，赤芍 12 g，鱼腥草 15 g，板蓝根 15 g，紫珠草 15 g。水煎服。

类方：化斑汤，清瘟败毒饮。

常用药物：生地黄、当归、玄参、牡丹皮、大青叶、穿心莲、蒲公英、鱼腥草、金银花、紫草。

◆血瘀证治法　外科病各期均有血瘀，不过轻重程度不同。

主症：肿痛固定不移，皮肤黏膜瘀斑、青紫，疮疡或溃，疡肿块不消，皮肤结节伴面色灰滞或苍白，大便黑色，舌质紫暗或见瘀点，脉象涩，出血重可见芤脉。

治则：活血化瘀。

方剂：活血散瘀汤。

药物组成：当归 10~15 g，丹参 15~30 g，鸡血藤 15~30 g，红花 6~10 g，桃仁 6~

10 g，赤芍 10~15 g，甘草 6~10 g。水煎服。

类方：四物汤，通窍活血汤，血府逐瘀汤，失笑散，桃仁承气汤，抵当汤。

常用药物：川芎、郁金、姜黄、莪术、丹参、红花、延胡索、泽兰、五灵脂、乳香、没药、苏木、䗪虫、水蛭、虻虫、当归。

3. 气血证治法变化及用药注意

（1）气分证与营分证之间的转化：病邪（温、热、火诸邪）从气分→营分→血分转化者，为病邪由轻转重；自血分→营分→气分转化者，为病邪由重转轻。在转化过程中，常常是气分证突出时营分证也同时显露，营分证突出时血分证也同时显露。这说明气分、营分、血分虽各不相同，但又相互衔接、互相影响。因此，治法应随其交错证象而变之，如气血两燔等。

（2）气滞证与血瘀证，治当兼顾。气滞可致血瘀，血瘀必致气滞。故论治法当行气勿忘活血，活血当辅以行气，则气滞易行，血瘀易活，气血畅通。并随气滞与血瘀之程度，用药有所侧重。

（3）气血与外科病关系密切，故行气活血法广泛应用于外科病各期。若能配伍得法，就能更好地发挥药效，如与清热解毒和通里攻下法恰当配伍用于急腹症初、中、后各期，还有治疮疡阳证与清热解毒法合用，治阴证常与温通法配伍等。对于出血性病，如子宫外孕破裂出血等，一定要注意有无瘀血。若瘀血未净，止血药不宜用之过早。若盲目投用止血药，反有留瘀之弊，故有"见血休治血"，切忌一味止血。

（4）行气活血药，总属攻伐之品，气血亏损者，不宜过用，以免损正。

（三）寒热证治法

寒热证治法是以疾病的性质或正气盛衰等立论的。寒证为寒邪伤人或机体功能衰退，表现阴气偏盛、阳气不足的证候。热证为热邪伤人或机体功能亢进，表现阳气偏盛、阴气不足的证候。即所谓阴盛则寒、阳盛则热、阳虚生寒、阴虚生热。若论治法，寒者热之，热者寒之。

1. 寒证治法　寒证有表里不同，邪在表者属表寒证，邪在里者属里寒证，另有寒凝经络脏腑的寒凝证。前两种的相应治法，已在"表里证治法"中做了介绍，这里只介绍寒凝证治法。

◆寒凝证治法

主症：见形体恶寒，小便清长，口不干渴，或局部漫肿平塌，疮色不红，触之不热，隐痛酸楚，或不知痛，脉象迟，苔白等。

治则：温经散寒。

方剂：阳和汤。

药物组成：熟地黄 30 g，炮姜炭 1.5 g，鹿角胶 9 g，肉桂 3 g，麻黄 1.5 g，白芥子（炒、研）1.5 g，甘草。水煎服。

类方：回阳三建汤，神功用托散，小金丹。

常用药物：附子、肉桂、吴茱萸、半夏、白芥子、麻黄、葱白。

2. 热证治法　热证有表里、气血等的不同。邪在表有表热证，邪在里有里实（热）证，在气分有气分证、在血分有血分证。这些热证相应治法分别在表里证治法和

气血证治法中做了介绍，这里主要介绍热毒证治法。

◆热毒证治法

主证：但热不寒，口渴喜饮，目赤咽痛，烦躁不安，便秘溲赤，舌质红、苔黄，脉象弦数、滑数、沉数。

治则：清热解毒。

方剂：清热解毒汤。

药物组成：金银花 20～40 g，连翘 15～30 g，蒲公英 25～60 g，紫花地丁 10～15 g，黄柏 10～15 g，赤芍 9～15 g，甘草 6～10 g。水煎服。

类方：五味消毒饮，黄连解毒汤，普济消毒饮。

常用药物：金银花、连翘、紫花地丁、蒲公英、大青叶、青黛、野菊花、败酱草、白头翁、马齿苋、鸦胆子、山豆根、射干、金果榄、鱼腥草、穿心莲、白英、翻白草、漏芦、重楼、土茯苓、半边莲。

3. 寒热证治法变化和用药注意

（1）寒证与热证可以互相转化，其治法应随其转化而改变。例如，表寒证可以由表入里化热，成为里热证；热证可因大汗、吐泻不止伤阴亡阳，成为寒证。寒热证的转化，主要反映邪正进退，一般从寒化热为正气不衰，由热转寒为正不盛邪。

（2）内伤、外感诸邪同时为病，可因脏腑盛衰不同，反映出一系列寒热错杂证。如患者平素有浮肿、恶寒怕冷、四肢不温等里寒证，又感风热，症见发热口渴、咽喉肿痛等表热表现，属表热里寒证；如平素患胃脘寒痛，喜热饮，症见小便短赤、尿频、尿急、尿痛或大便秘结之下焦湿热表现，属上寒下热证；还有表寒里热、上热下寒等寒热错杂证。故当随其兼证用两法或多法兼治之。当病情危重，功能严重紊乱，阴阳气不相顺接，出现真寒假热或假热真寒病证时，一定要分清真假。真与假，真是疾病本质，假是疾病现象，要透过现象看本质，才不会被假象所迷惑。

（3）寒证与热证单纯出现容易辨别，寒热错杂或真寒假热或真热假寒等则难以辨别。一般表寒与表热较里寒与里热为轻。辨寒热应注意病变部位在表在里、在上在下、在何脏腑等。

（四）虚实证治法

虚、实是指正气与病邪的强弱、盛衰。一般正气不足，生理功能衰退者为虚；邪气过盛，正气抗拒者为实。虚是正气虚，实是邪气实。《素问·通评虚实论》曰："邪气盛则实，精气夺则虚。"若论治法，实则泻之，虚则补之。

1. 虚证治法　凡精神萎靡，面色苍白，倦困乏力，少气懒言，形体消瘦，动则心悸，自汗盗汗，小便频数或不禁，大便溏泻，舌质淡、少苔，脉象细弱无力，皆属虚证。见于久病、重病或年老、素体虚弱之人。

虚证常见有血虚、气虚、气血两虚或表虚、里虚及阴虚、阳虚等。

◆血虚证治法

主症：面色苍白或萎黄、口唇淡白、头晕眼花、心悸气短，手足发麻，月经不调，舌质淡白或无苔，脉象细数无力。

治则：补血养血。

方剂：五味补血汤。

药物组成：熟地黄 10 g，阿胶 6 g（烊化），蜂乳 10 g，当归 6 g，党参 10 g。水煎服。

类方：黄芪补血汤，归脾汤。

常用药物：熟地黄、当归、何首乌、白芍、龙眼肉、阿胶、枸杞子、鸡血藤、桑椹。

◆气虚证治法

主症：倦怠乏力，气短懒言，饮食减少、心悸头晕，舌胖嫩、苔淡白，脉象沉弱或细。

治则：健脾补气。

方剂：四物补气汤。

药物组成：党参 10 g，白术 10 g，黄精 10 g，甘草 6 g。水煎服。

类方：四君子汤，六君子汤。

常用药物：人参、党参、黄芪、山药、白术、黄精、大枣、甘草。

◆气虚下陷证治法 气虚进一步发展成气虚下陷。

主症：精神困倦，少气懒言，面色苍白，大便稀溏，肛门坠胀，便后脱肛，或子宫脱出，脉象无力，舌质淡、苔白。

治则：益气举脱。

方剂：补气升举汤。

药物组成：黄芪 15~30 g，党参 15~30 g，柴胡 6~12 g，升麻 6~12 g，枳壳 15~30 g，甘草 6~15 g。水煎服。

类方：补中益气汤，升陷汤。

常用药物：黄芪、升麻、枳壳、金樱子、人参、白术。

◆气血两虚证治法

主症：气虚、血虚症状兼有。

治则：补气养血。

方剂：补气养血汤。

药物组成：党参 15 g，黄芪 15 g，当归 6 g，白术 15 g，川芎 6 g，赤芍 10 g，熟地黄 15 g，陈皮 6g，甘草 6 g，黄精 15 g。水煎服。

类方：八珍汤，十全大补汤，人参养荣汤，四物汤，四君子汤。

常用药物：太子参、黄精、扁豆、熟地黄、当归、阿胶。

◆阴虚证治法

主症：形体消瘦、骨蒸潮热、腰膝酸软、梦遗滑精，或月经量少、耳聋耳鸣、口燥咽干、心烦盗汗，舌质红、少苔，脉象细数。

治则：滋阴清热。

方剂：滋阴降火汤。

药物组成：生地黄 10~20 g，山萸肉 10 g，山药 15 g，玉竹 15 g，女贞子 15 g，牡丹皮 10 g。水煎服。

类方：左归饮，知柏地黄丸，大补阴丸，清骨散，青蒿鳖甲汤。

常用药物：沙参、天冬、麦冬、百合、石斛、玉竹、旱莲草、桑寄生、龟甲、鳖甲、女贞子、西洋参、胡麻仁。

◆阳虚证治法

主症：形体畏寒，面色㿠白，口淡不渴，蜷卧嗜睡，四肢发凉，喜热自汗，舌淡、苔白，脉微无力。

治则：温补肾阳。

方剂：相火汤。

药物组成：生地黄 10 g，山萸肉 10 g，山药 15 g，玉竹 15 g，女贞子 15 g，牡丹皮 10 g，肉桂 6 g，制附子 10 g。水煎服。

类方：右归饮，肾气丸。

常用药物：鹿茸、紫河车、骨碎补、冬虫夏草、蛤蚧、肉苁蓉、锁阳、补骨脂、淫阳藿、杜仲、续断、菟丝子、巴戟天、狗脊、胡桃、韭菜子、仙茅、海狗肾、益智仁、阳起石、葫芦巴。

◆表虚证治法

主症：自汗，或汗出恶风，或素体虚弱，舌淡脉弱。

治则：益气固表。

方剂：益气固表汤。

药物组成：黄芪 15~30 g，黄精 15~30 g，白术 10~15 g，防风 10~15 g。水煎服。

类方：玉屏风散，牡蛎散。

常用药物：黄芪、人参、党参、白术、防风、黄精。

◆里虚证治法

主症：倦怠欲睡，气短懒言，食少纳差，心悸头晕，舌胖嫩、苔淡白，脉象沉细。

治则：健脾补虚。

方剂：健脾益气汤。

药物组成：人参 6~15 g，白术 10~15 g，山药 10~15 g，黄芪 10~20 g，黄精 15~30 g，当归 6~12 g，甘草 6~10 g。水煎服。

类方：四君子汤，参苓白术散，人参健脾丸。

常用药物：党参、白术、莲子、山药、扁豆、黄精。

2. 实证治法　凡声高气粗，高热躁烦，胸腹胀满，疼痛拒按，大便秘结，小便短赤，或神昏谵语，舌红、苔黄，脉实有力等，皆属实证。故实证只有邪闭经络、内结脏腑，如风寒、风热邪入肌表所致表实及食积、虫积、痰浊、水湿等所致里实等。实证多见于身体壮实之人，多为新病、急病。表实、里实已在表里证治法中介绍，这里主要介绍与外科关系密切的食积、虫积和痰、湿证治法。

◆食积证治法

病因病机：食积，多为饮食停滞，饮食不节，暴饮暴食或脾阳不足，致宿食不化等。

主症：上腹痞硬，腹满有形，疼痛拒按，嗳气吞酸，不思饮食，心烦不安，恶心呕吐，吐后痛减舒适，便溏泄泻，舌苔白厚或黄，脉象弦滑。

治则：消食和胃。

方剂：消食和胃饮。

药物组成：神曲 10 g，山楂 15 g，半夏 12 g，陈皮 10 g，麦芽 10 g，大黄 3 g。水煎服。

类方：枳实消痞丸，四消丸，保和丸。

常用药物：神曲、麦芽、莱菔子、鸡内金、山楂、大黄。

◆虫积证治法

病因病机：虫邪种类虽多，但外科病主要为蛔虫。肠道蛔虫和胆道蛔虫最为多见。蛔虫的习性是喜团聚、好钻窜、喜温恶寒、喜碱恶酸等，这为病症变化多端的重要因素。

主症：面色萎黄，腹痛时作时止，呈钻顶样或绕脐作痛，腹胀便闭，或恶心呕吐，甚则吐蛔，汗出肢冷，脉象弦或沉弦，舌有红点、苔白或黄。

治则：杀虫驱蛔。

方剂：驱蛔饮。

药物组成：苦楝皮 10~15 g，使君子（打碎）6 g，榧子（打碎）10 g，鹤虱 10 g，雷丸粉（冲）3~6 g。水煎服。

类方：驱蛔汤，驱蛔承气汤，乌梅丸。

常用药物：使君子、鹤虱、槟榔、雷丸、南瓜子、苦楝皮、石榴皮、贯众。

◆痰证治法

病因病机：痰是体内津液凝聚变化产生的一种病邪。成痰之因有外感六淫之气，有过食辛辣、膏粱厚味及忧思内伤等，使肺、脾、肾等升降失调，气血运行不畅，水谷精微不能正常输布（代谢功能），凝聚不散，结而成痰。余听鸿曰："痰阻于皮里膜外，气多肉少之处，无血肉化脓，有形可凭，即成痰块、痰胞、痰核、痰疬等症；痰凝于肌肉筋骨骨空之处，无形可征，有血肉可以成脓，即为流痰、附骨阴痰等症。"外科病中常以风痰、寒痰、气郁痰结、阴虚痰热等多见。痰病虽多，大体可分为三类。一是急症，如以风痰为主所致锁喉痈和痰邪入里所致痰涎壅盛等；二是缓症，如瘰疬、痰核、痰胞等，发病缓慢，病程较长；三是顽症，如失荣、癌瘤等，即所谓顽痰怪症。后两种多称痰积，前者可属痰饮。因此其治法也不相同，故分述于后。

◆痰饮证治法

病因病机：痰饮，是脏腑失和，为病者多，且不相同。痰饮为病，其症多急，常内与肺、心、三焦，外与六淫相兼发病。

主症：咳嗽吐痰，呼吸气粗，咽喉不利，胸胁壅塞，舌质淡红、苔白或黄，脉象滑、数。

治则：清利痰饮。

方剂：清利痰饮方。

药物组成：半夏 10~15 g，陈皮 6~12 g，贝母 10~15 g，百部 6~15 g，杏仁 6~12 g，茯苓 10~20 g，桔梗 6~10 g，葶苈子 10~15 g，甘草 6~10 g。水煎服。

类方：二陈汤，止咳散。

常用药物：前胡、瓜蒌、竹茹、礞石、杏仁、紫菀、百部、桔梗、竹沥。

◆痰积证治法

病因病机：痰积，以津液不得输布，聚结不散，煎熬化液而成，或结核不散而致。常与情志相关。

主症：情志抑郁，肿块软绵，或坚硬如石，或按之如馒，或随喜怒消长，一般不易溃烂，溃后难收难敛，舌质淡或紫暗、苔白或腻，脉象弦、沉。

治则：化痰消积。

方药：化痰消核方。

药物组成：当归 10~20 g，昆布 15~30 g，赤芍 15~30 g，海藻 15~30 g，海带 15~30 g，贝母 10~20 g，半夏 6~15 g，三棱 10~20 g，莪术 10~20 g。水煎服。

类方：海藻玉壶汤，四海舒郁汤。

常用药物：白芥子、昆布、海藻、半夏、贝母、海蛤粉、海浮石、葶苈子。

◆湿证治法

病因病机：湿，即水湿。外科病单以湿邪者少，湿与他邪相兼者多，湿与热邪相兼最多。湿邪伤人，常内湿与外湿结合，加重病情。因热毒、火毒与湿相兼，最易熟腐成脓，使病情恶化；湿与寒相兼，易于寒化。水湿输布、代谢与肺、脾、肾关系密切。其治法：上焦者宜化湿，中焦者宜燥湿，下焦者宜利湿。故有宣肺化湿、清热燥湿、健脾利湿等治法。

主症：食少纳差，身困沉重，身肿按之凹陷，大便稀溏，小便淋涩，下肢沉困，口渴不欲饮，或见皮肤糜烂、滋液、溃疡、流脓，舌体肿大、舌质淡红、苔白厚腻，脉滑。

治则：健脾祛湿。

方剂：健脾祛湿汤。

药物组成：党参 10~20 g，白术 10~15 g，茯苓 10~15 g，车前子 15~30 g（另包），薏苡仁 15~30 g，赤小豆 15~30 g，萆薢 10~15 g，泽泻 6~10 g，甘草 6~10 g。水煎服。

类方：参苓白术散，萆薢渗湿汤，二妙散，五苓散。

常用药物：茯苓、猪苓、泽泻、车前子、茵陈、薏苡仁、防己、木通、萹蓄、瞿麦、金钱草、海金沙、石韦、赤小豆、玉米须。

3. 虚实证治变化和用药注意

（1）虚、实可互相转化。虚，除素体虚弱、表现虚证外，多为实证失治或治疗不当（如大汗、大吐、大下之后）转为虚证，或急腹症恢复期，或术后邪去正虚等。治当随其虚而治之。虚证在一定条件下可转为实证。因此表现虚实并见、虚中有实等。如平素体虚、复患肠痈，出现本虚标实证，或身体素虚、脏腑功能失调、代谢障碍，以致痰、血、水、湿、虫积、食积停留均属虚中夹实证。另有表虚、表实、里虚、里实等，治当以其相应证治。

（2）虚和实是在脏、在腑、在气、在血、在表还是在里，是阳虚还是阴虚，是独见还是兼见，治当有别。

（3）凡毒邪未净，不可过早补益，应随正邪盛衰采用扶正祛邪或攻补兼施法等。气血、阴阳常相互为用，如气虚补气不忘补血，阴虚补阴不忘用补阳之品，反之亦然。正如张景岳曰："善补阳者，必于阴中求阳；善补阴者，必于阳中求阴。"

（4）治痰当先求因及所在脏腑，灵活应用方药才可取效。病因不明，脏腑不清，一味祛痰，则痰不但不除，或反成顽痰等。《疡科纲要》曰："有因外风时热，以激动其痰者，则风性升腾，上行而迅疾，其证多在颈项腮颐，如发颐、腮、项前颔下诸痈，皆本于结痰，而动于外风，成于血热，则化痰也，而必泄热疏风。有因肝胆内热，以熬炼其痰者，则相火郁窒，入络而贯联，其证多在耳后项侧，如瘰疬、马刀连络成串，皆本于木火，而煎烁血液，驯致坚凝，则化痰也，而必舒肝清火。有胃络之结痰，则乳房之结核是，宜兼泄胃家之实。若夫气液久虚，痰流经隧，历久始发之流痰，则非培补不为功。而久郁之痰，有年痼疾，如石疽、乳岩者，则根深蒂固，且其人必满腹牢骚，又非药力之可以抒愁解结者，夫岂'化痰'二字所能希冀百一。此虽同是痰病，而浅深大是不侔。果能分别源流，投机处治，当亦可以十全八九。"对于阴疽、流痰、瘰疬、痰核等的治疗，常配伍温经散寒药以加强疗效，但阴虚有热者勿用。

（5）湿邪常与风、寒、暑、热诸邪相兼，又易寒化、热化。祛湿药易耗伤津液、阴虚体弱者慎用。对于因热邪耗灼津液、汗出过多、呕吐失水而小便不利或尿少者，勿用祛湿药。当治其本，水湿调，津液足，小便自利。

（五）脏腑证治法

脏腑证治法是针对五脏（心、肝、脾、肺、肾）六腑（胆、胃、大肠、小肠、三焦、膀胱）的一种证治方法。

五脏贮藏精、气、血、津液，主要功能是藏而不泻，以贮藏、充盈为主，主封藏、主静，为阴。即所谓"五脏者，藏精气而不泻也"。六腑主食物的受纳、消化、吸收、传导和排泄，与五脏相反，是泻而不藏，以传化物为主，主通达、主动，为阳。即所谓"六腑者，传化物而不藏"。一旦脏腑的功能失常，治当遵脏腑证治法。脏腑证治中，也同样存在表里、气血、寒热、虚实等之别。这里主要叙述外科常见的脏腑证治法。

1. 心证治法 心是重要的组织、器官，对人体生命活动起着主导和支配作用。故《黄帝内经》曰："五脏六腑，心为之主。"

心的功能不仅体现在推动人体血液循环的动力方面，思维和神经精神方面也都属心的生理活动范畴。如毒邪入心，首先侵犯心包。外科病以热毒、火毒炽盛进入营血，内陷心包最为常见。故外科急症、重症治当早用护心之法，以防毒陷心包、毒攻入心。

◆毒陷心包证治法

主症：心胸烦躁，渴喜冷饮，干呕上逆，或恶心呕吐，舌质红、苔黄，脉象浮数、滑数。

治则：清心解毒。

方剂：清心解毒汤。

药物组成：板蓝根 15 g，蒲公英 30 g，紫花地丁 10 g，金银花 15 g，连翘 15 g，黄芩15 g，黄柏 10 g，黄连 6 g，甘草 10 g，淡竹叶 6 g。水煎服。

类方：护心散，内固清心散。

常用药物：人参、黄连、琥珀、栀子、淡竹叶、大青叶。

◆毒邪攻心证治法

主症：身热不眠，心烦不安，神昏谵语，或抽搐惊厥。舌质绛红、苔黄，脉数无力。

治则：解毒开窍，镇静安神。

方剂：安神解毒汤。

药物组成：水牛角 15 g（先煎），赤芍 6 g，鲜石斛 10 g，牡丹皮 10 g，黄芩 15 g，黄连 6 g，石菖蒲 6 g，牛黄 0.6 g（冲服），珍珠粉 0.3 g（冲服）。水煎服。

类方：紫雪丹，至宝丹，抱龙丸。

常用药物：石菖蒲、牛黄、琥珀、朱砂、酸枣仁、珍珠母、钩藤、僵蚕、龙齿、羚羊角、黄连。

2. 肝（胆）证治法　肝是人体最大的藏血器官，也是调节人体血液的主要脏腑。肝喜疏泄调达，最恶抑郁。如郁怒伤肝等，使人精神、神志活动发生异常，如烦躁不安、易怒或忧郁叹息等。肝气通胆，肝胆互为表里，肝胆病互为影响，治多肝胆统治。外科病肝气郁结最常见，其次是肝胆湿热、肝风内动等。这里只介绍肝胆郁滞证治法，余可参考十二证治变法。

◆肝胆郁滞证治法

主症：脘胁疼痛，高热寒战，口苦咽干，恶心呕吐，不思饮食，面目或一身尽黄，便秘尿黄，舌红、苔黄，脉象弦数。

治则：疏肝，利胆，清热。

方剂：疏肝利胆汤。

药物组成：金钱草 30 g，黄柏 10 g，黄芩 15 g，栀子 10 g，大黄 3 g，郁金 15 g，白术15 g，柴胡 12 g，甘草 10 g，车前子 15 g（另包）。水煎服。

类方：胆道排石汤 6 号，茵陈蒿汤，小柴胡汤。

常用药物：茵陈、金钱草、茯苓、猪苓、木通、柴胡、黄芩、郁金、黄柏、大黄、龙胆草、鸡内金、神曲、山楂、麦芽。

3. 脾（胃）证治法　脾（胃）主升降、主运化。脾喜燥恶湿，可将水谷之精微、津液上输于肺，输布于其他脏腑、组织等。脾可辅助胃肠消化水谷，吸收和输布营养，化生气血，统摄血流运行。脾主升，胃主降，二者互为表里，脾胃升降失和，则发生疾病。脾胃为后天之本，有胃气则生，无胃气则死。因此把保胃气、防伤胃作为诊治外科病的一项重要原则。保胃之法，应根据湿阻脾胃、胃阴不足等具体情况运用。下面将最常见的脾胃不和证治法分述之。其他脾虚有湿、中气习陷等，可参考有关证治法和十二证治变法。

◆脾胃不和证治法

主症：脾胃不和，身困乏力，饮食减少，腹胀膨满，呕吐恶心，舌苔白腻，脉象沉弱。

治则：健脾和胃。

方剂：健脾和胃饮。

药物组成：白术 10 g，厚朴 10 g，陈皮 6 g，山药 10 g，砂仁 6 g，神曲 12 g，麦芽 15 g，鸡内金 12 g。水煎服。

类方：平胃散，参苓白术散，六和丸。

常用药物：苍术、厚朴、砂仁、鸡内金、麦芽、白术、扁豆。

4. 肾证治法 肾是人体生命的根源。肾藏先天父母之精，也就是形成胚胎的原始物质，且有促进生长和繁衍后代的能力，一个人禀性强弱与先天肾精是否充盛有密切关系，故称肾为先天之本，有主宰人的发育、生长、衰老和水液代谢的功能。肾的正常活动由肾阳（真阳、元阳、命门火）和肾阴（真阴、元阴、肾水）来协调、统一，使肾保持正常生理功能。一旦阴阳失调，就会发生肾的病理改变。肾证治法主要分阴阳、虚实、寒热等，可参考有关证治法和十二证治变法。这里主要介绍肾虚证治法。

◆肾虚证治法

主症：腰痛膝软，阳痿遗精，少腹拘急，小便不利，舌质淡、苔白，脉沉无力。

治则：益肾。

方剂：益肾汤。

药物组成：熟地黄 12 g，山药 10 g，山萸肉 12 g，茯苓 10 g，泽泻 10 g，巴戟天 12 g。水煎服。

类方：肾气丸，左归丸，右归丸。

常用药物：山萸肉、五味子、金樱子、桑寄生、女贞子、益智仁、续断、菟丝子、巴戟天。

5. 肺证治法 肺主一身之气，为体内外气体交换的通道。它的功能是在肺气的作用下由呼吸完成。同时肺和其他脏腑（脾气的运化、肾的气化、膀胱排泄）在共同作用下维持体内水液代谢，通调水道，避免发生潴留的病象，这也是肺的宣降作用。总之，人体组织、脏腑的活动，有赖于肺气的作用，使气血、津液等输布周身，故皮肤润泽、毛发乌黑等。如肺的功能降低，病邪最易从皮肤和鼻腔（鼻为肺窍，肺主皮毛）侵入肺得病。肺不仅与脏腑关系密切，且与表里、气血、寒热等有关。肺证治法可参考有关证治法和十二证治变法。这里主要介绍肺虚证治法。

◆肺虚证治法

主症：形体消瘦，呼吸气喘，咳吐痰血，潮热颧红，盗汗，舌红、少苔，脉象细数。

治则：养阴清热，补肺止咳。

方剂：养阴补肺汤。

药物组成：沙参 15 g，麦冬 15 g，黄连 10 g，百部 15 g，白及 12 g，黄芩 15 g，阿胶10 g，丹参 15 g，甘草 6 g。水煎服。

类方：补肺阿胶汤，秦艽扶羸汤，芩部丹。

常用药物：沙参、麦冬、百部、银柴胡、天冬、石斛、玉竹、阿胶、杏仁、鳖甲。

6. 脏腑证治变化及用药注意

（1）当先明确何脏腑有病、与其他脏腑之间的关系，以及波及的脏腑。

(2) 外科病，病邪走陷入里，多内传脏腑，多先入心，故当护心。以清心解毒为治。

(3) 急腹症主要是六腑病变。六腑生理功能是通降下行为顺，不通则痛，上逆为病。六腑为病虽都可见急腹痛，当别部位、明虚实、辨寒热，判断与邻近脏腑、组织的关系等。若论治法常以通为补，但不可一通再通，损气伤正。

(4) 脏腑论表里有其特殊意义，如肠之由表入里则是从黏膜→黏膜下层→肌层→浆膜层，而浆膜层进入腹腔，当是里中之里。又如胆囊从表入里则是从黏膜→肌层→浆膜层，而浆膜层进入腹腔，则是里中之里。其他脏腑与此相仿。这就是阴阳互根的道理，即阳中有阴，阴中有阳，表中有里，里中有表，表中有表，里中有里，切不可误以为脏腑属里无表证。因此脏腑证治时，当区别表里、寒热、虚实、阴阳、气血等。

（六）阴阳证治法

阴、阳，是代表相互对立、相互统一的两个方面，是一切事物和现象矛盾双方的总概括。阴阳，在一定条件下互相转化，阴可变为阳，阳可变为阴等。

通常情况下，凡温热的、有力的、活动的、强壮的、进行性的、增长的、明亮的、轻的、在上的、在外的、功能性的、功能亢进的，属阳；凡寒凉的、柔弱的、沉静的、抑制的、变弱的、退行性的、减退的、隐晦的、重的、在下的、在里的、器质性的、功能衰减的，属阴。在表、里、气、血、寒、热、虚、实、脏、腑中，表、气、热、实、腑属阳，里、血、寒、虚、脏属阴。所以一切病证都可以用阴阳来划分，阴阳证治法中又有阴阳自身的证治法。阴阳本源于肾，肾气受损或病情危重时，或久病重病时，常伤及肾，轻者阴虚、阳虚，重者真阴不足、真阳不足或亡阴亡阳等。这里主要介绍阴阳自身的证治法，至于其他相关的证治法，可参考有关证治法或十二证治变法。

1. 阳证治法　阳，为阳气亢盛，正气不衰。阳证可见精神兴奋，声音粗大，呼吸气粗，面红目赤，发热口渴，身热喜凉，四肢温暖，烦躁不安，大便燥结，小便黄赤，或谵语躁狂，苔黄燥或黑，脉象滑数、洪实。凡表证、气证、热证、实证、脏证的治法，属阳证治法，可参阅有关证治法。这里主要介绍亡阳证治法。

◆亡阳证治法

主症：大汗如油，畏寒喜暖，渴喜热饮，面色灰白，手足厥冷，舌质淡润，脉微欲绝。

治则：回阳救逆。

方剂：回阳救逆汤。

药物组成：人参 3 g，制附子 6 g，玉竹 15 g，炙甘草 12 g。水煎服。

类方：参附汤，四逆汤，独参汤。

常用药物：人参、附子、玉竹、干姜、麦冬、黄精。

2. 阴证治法　阴，为阴液不足，正气衰弱。阴证可见精神萎靡，语声低微，呼吸表浅，面色苍白，不热不渴，恶寒喜暖，四肢不温，困倦喜卧，便溏尿清，甚或昏迷，舌淡、苔少，脉象沉迟，微弱。凡虚证、寒证、血证、里证、腑证治法，属阴证治法。可参阅有关证治法。这里主要介绍亡阴证治法。

◆亡阴证治法

主症：汗出过多，肢温怕热，渴喜凉饮，面色潮红，心烦不安，舌红而干，脉象虚数。

治则：救阴生津，益气固脱。

方剂：生脉救阴饮。

药物组成：白干参 6 g，玄参 15～30 g，生地黄 30 g，麦冬 15 g，天冬 15 g，玉竹 15 g。水煎服。

类方：生脉散，增液汤。

常用药物：西洋参、沙参、麦冬、天冬、玉竹、石斛。

3. 阴阳证治变化及用药注意

（1）阴、阳在自身的证治中有阴虚、阳虚、亡阴、亡阳等之分。

（2）阴阳在表、里、气、血、寒、热、虚、实、脏、腑证治中，可以用阴阳来概括，如表、气、热、实、脏属阳，里、血、寒、虚、腑属阴等。但不可忽视阴中有阳、阳中有阴及阴阳消长、阴阳互根的变化关系。这是阴阳内部自身的发展变化规律，也是疾病的量变过程，而热极生寒、寒极化热等则是量变到质变的一种变化。在疾病发展过程中，由阴转阳，从阳转阴，这种情况是屡见不鲜的。例如，烧伤患者热毒过盛，高热面赤，身体烦躁，脉洪数等（败血症），但当病势发展到严重阶段，会突然出现体温下降、面色苍白、手足冰冷、脉欲绝等阴寒危象（中毒性休克）。这时如抢救及时，处理得当，正气恢复，则四肢转温，色脉转和，阳气回复，病从阴转阳，由危转安。阳中有阴，阴中有阳，也广为可见。例如，急性阑尾炎可因治疗不当，转为慢性阑尾炎，若手术不当，也可造成肠粘连，为从阳转阴。而慢性阑尾炎，又可因外伤或感冒风寒等引起急性发作，为从阴转阳等。这些都是在运用阳证治法时必须重视的问题。

综上所述，表、里、气、血、寒、热、虚、实、脏、腑十二证治法之间，并不是孤立的，往往是互相结合为用。如表证治法中有表寒、表热证治法。里证治法中有里虚、里实、热证治法。由于兼邪的不同，证治法也异。以痰证治法为例：如痰与风相兼，当疏风化痰；痰与气相兼，当疏散痰结；痰与寒相兼，当温散寒痰等。打破了痰为实证治法的范围。其他如湿证治法，均与此类似，不一一列举。十二证治法，既有各自独立的证治范围，又常与其他证治法配用。在十二证治法中主要介绍了解表法、温通法、通里法、清热法、行气法、和营法、补益法、消导法、驱虫法、祛痰法、理湿法、清心开窍法、疏肝法、保胃法、回阳法、救阴法等 16 个治法。有的另有分法，如解表法中分辛温解表和辛凉解表，清热法中分清气透热解毒、清营泄热、凉血解毒、清热解毒等分治法（表 7-1）。但在实际临床工作中，以上治法并不是不变的，应因人、因时、因地采用相应治法。

表 7-1　十二证治法

十二证治法					方剂	药物组成	类方	常用药物
表里证治法	表证治法	解表法	表寒证治法	辛温解表	荆防败毒饮	荆芥穗、防风、羌活、白芷、前胡、柴胡、连翘、金银花、重楼、甘草、生姜	荆防败毒散，九味羌活汤	麻黄、桂枝、紫苏、荆芥、防风、细辛、香薷、藁本、辛夷、白芷、生姜、葱白、柽柳。
					羌防解毒汤	羌活、防风、川芎、白芷、生地黄、黄芩、板蓝根、黄柏、甘草		
			表热证治法	辛凉解表	疏风解毒汤	荆芥、薄荷、柴胡、黄芩、菊花、金银花、连翘、甘草	银翘散，牛蒡解肌汤，消风散	薄荷、菊花、牛蒡子、柴胡、葛根、升麻、蝉蜕、木贼、桑叶、蔓荆子
	里证治法	温通法	里寒证治法	温中散寒	吴茱萸温中汤	吴茱萸、白术、干姜、甘草	吴茱萸汤，理中汤，大建中汤	附子、肉桂、吴茱萸、川椒、高良姜、丁香、小茴香、荜茇、艾叶
		通里法	里实热证治法	通里攻下	承气救阴汤	大黄、枳实、厚朴、知母、黄芩、黄柏	小承气汤，调胃承气汤，凉膈散，温脾汤，三物备急丸，脾约麻仁丸，五仁丸	大黄、芒硝、芦荟、火麻仁、蜂蜜、芫花、郁李仁、大戟、甘遂、番泻叶、莱菔子、巴豆
气血证治法	气证治法	清热法	气分证治法	清热解毒	解毒白虎汤	生石膏、知母、粳米、金银花、蒲公英、甘草	竹叶石膏汤，白虎汤	石膏、知母、寒水石、淡竹叶、莲子心、栀子、金银花、连翘、蒲公英、紫花地丁、大青叶、重楼、野菊花
		行气法	气滞证治法	疏肝解郁	疏肝解郁汤	柴胡、当归、杭白芍、茯苓、白术、薄荷、郁金、延胡索	四逆散，瓜蒌薤白汤，天台乌药散，金铃子散，旋覆代赭汤	陈皮、枳壳、香附、木香、乌药、薤白、川楝子、柿蒂、沉香、柴胡、旋覆花、代赭石
	血证治法	清热法	营分证治法	清营泄热	清营凉血解毒汤	水牛角、丹参、生地黄、玄参、麦冬、金银花、连翘、黄连、淡竹叶、板蓝根	清宫汤，牛黄清心丸	生地黄、玄参、赤芍、水牛角、黄连、牡丹皮

续表

十二证治法					方剂	药物组成	类方	常用药物
气血证治法	血证治法	凉血法	血分证治法	凉血解毒	凉血解毒汤	水牛角、生地黄、牡丹皮、赤芍、鱼腥草、板蓝根、紫珠草	化斑汤，清瘟败毒饮	生地黄、水牛角、玄参、牡丹皮、大青叶、穿心莲、蒲公英、鱼腥草、紫草、金银花
		和营法	血瘀证治法	活血化瘀	活血散瘀汤	当归、丹参、鸡血藤、红花、桃仁、赤芍、甘草	四物汤，通窍活血汤，血府逐瘀汤，血府通瘀汤，失笑散，桃仁承气汤，抵当汤	川芎、郁金、姜黄、莪术、丹参、红花、延胡索、泽兰、五灵脂、乳香、没药、苏木、䗪虫、水蛭、当归、虻虫
寒热证治法	寒证治法	温通法	寒凝证治法	温经散寒	阳和汤	熟地黄、炮姜炭、肉桂、鹿角胶、白芥子、麻黄、甘草	回阳三建汤，神功内托散，小金丹	附子、肉桂、半夏、吴茱萸、白芥子、葱白、麻黄
	热证治法	清热法	热毒证治法	清热解毒	清热解毒汤	金银花、连翘、蒲公英、紫花地丁、黄柏、赤芍、甘草	五味消毒饮，黄连解毒汤，普济消毒饮	金银花、连翘、紫花地丁、蒲公英、大青叶、青黛、野菊花、败酱草、射干、白头翁、马齿苋、白英、鸦蛋子、山豆根、漏芦、金果榄、鱼腥草、重楼、穿心连、翻白草、土茯苓、半边莲
虚实证治法	虚证治法	补血法	血虚证治法	补血养血	五味补血汤	熟地黄、阿胶、蜂乳、当归、党参	黄芪补血汤，归脾汤	熟地黄、当归、白芍、何首乌、枸杞子、鸡血藤、桑椹、阿胶
			气虚证治法	健脾补气	四物补气汤	党参、白术、黄精、甘草	四君子汤，六君子汤	人参、党参、黄芪、山药、白术、黄精、大枣、甘草
			气虚下陷证治法	益气举脱	补气升举汤	黄芪、党参、柴胡、升麻、枳壳、甘草	补中益气汤，升陷汤	黄芪、升麻、枳壳、金樱子、人参
			气血两虚证治法	补气养血	补气养血汤	党参、黄芪、当归、白术、川芎、赤芍、熟地黄、陈皮、甘草、黄精	八珍汤，十全大补汤，人参养荣汤，四物汤，四君子汤	太子参、黄精、扁豆、熟地黄、当归、阿胶

续表

十二证治法				方剂	药物组成	类方	常用药物
虚实证治法	虚证治法	滋阳法	阴虚证治法	滋阴降火	滋阴降火汤	生地黄、山萸肉、山药、玉竹、女贞子、丹皮	左归饮，知柏地黄丸，大补阴丸，清骨散，青蒿鳖甲汤	沙参、天冬、麦冬、百合、石斛、玉竹、旱莲草、桑寄生、龟甲、鳖甲、女贞子、西洋参、胡麻仁
		温通法	阳虚证治法	温补肾阳	相火汤	生地黄、山萸肉、山药、玉竹、女贞子、牡丹皮、肉桂、制附子	右归饮，肾气丸	鹿茸、紫河车、骨碎补、冬虫夏草、蛤蚧、锁阳、肉苁蓉、补骨脂、杜仲、续断、淫阳藿、胡桃、菟丝子、狗脊、韭菜子、仙茅、海狗肾、益智仁、阳起石、胡芦巴
		补益法	表虚证治法	益气固表	益气固表汤	黄芪、黄精、白术、防风	玉屏风散，牡蛎散	黄芪、人参、党参、白术、防风、黄精
			里虚证治法	健脾补虚	健脾益气汤	人参、白术、山药、黄芪、黄精、当归、甘草	四君子汤，参苓白术散，人参健脾丸	党参、白术、莲子、山药、扁豆、黄精
	实证治法	消导法	食积证治法	消食和胃	消食和胃饮	神曲、山楂、半夏、陈皮、麦芽、大黄	枳实消痞丸，四消丸，保和丸	神曲、麦芽、莱菔子、鸡内金、山楂、大黄
		驱虫法	虫积证治法	杀虫驱蛔	驱蛔饮	苦楝皮、使君子、榧子、鹤虱、雷丸粉	驱蛔汤，驱蛔承气汤，乌梅丸	使君子、鹤虱、槟榔、雷丸、南瓜子、石榴皮、苦楝皮、贯众
		祛痰法	痰饮证治法	清利痰饮	清利痰饮方	半夏、陈皮、贝母、百部、杏仁、茯苓、桔梗、甘草、葶苈子	二陈汤，止咳散	前胡、瓜蒌、竹茹、礞石、杏仁、紫菀、百部、桔梗、竹沥
		理湿法	湿证治法	健脾祛湿	健脾祛湿汤	党参、白术、茯苓、车前子、薏苡仁、赤小豆、萆薢、泽泻、甘草	参苓白术散，萆薢渗湿汤，二妙散，五苓散	茯苓、猪苓、泽泻、车前子、茵陈、薏苡仁、防己、木通、萹蓄、瞿麦、金钱草、海金沙、石韦、赤小豆、玉米须

续表

十二证治法					方剂	药物组成	类方	常用药物
脏腑证治法	心证治法	清心开窍法	毒陷心包证治法	清心解毒	清心解毒汤	板蓝根、蒲公英、金银花、紫花地丁、连翘、黄芩、黄柏、黄连、甘草、淡竹叶	护心散，内固清心散	人参、黄连、琥珀、栀子、淡竹叶、大青叶
			毒邪攻心证治法	解毒开窍镇静安神	安神解毒汤	水牛角、赤芍、鲜石斛、牡丹皮、黄芩、黄连、石菖蒲、牛黄、珍珠粉	紫雪丹，至宝丹，抱龙丸	石菖蒲、牛黄、琥珀、朱砂、酸枣仁、珍珠母、钩藤、僵蚕、水牛角、黄连、羚羊角
	肝（胆）证治法	疏肝法	肝（胆）郁滞证治法	疏肝，利胆，清热	舒肝利胆汤	金钱草、黄柏、黄芩、栀子、大黄、郁金、白术、柴胡、车前子、甘草	胆道排石汤6号，茵陈蒿汤，小柴胡汤	茵陈、金钱草、茯苓、猪苓、木通、柴胡、黄芩、郁金、黄柏、大黄、龙胆草
	脾（胃）证治法	保胃法	脾胃不和证治法	健脾和胃	健脾和胃饮	白术、厚朴、陈皮、山药、砂仁、神曲、麦芽、鸡内金	平胃散，参苓白术散，六和丸	苍术、厚朴、砂仁、鸡内金、稻芽、白术、扁豆
	肾证治法	补益法	肾虚证治法	益肾	益肾汤	熟地黄、山药、山萸肉、茯苓、泽泻、巴戟天	肾气丸，左归丸，右归丸	山萸肉、五味子、金樱子、桑寄生、女贞子、益智仁、续断、菟丝子、巴戟天
	肺证治法	滋阴法	肺阴证治法	养阴清热，补肺止咳	养阴补肺汤	沙参、麦冬、黄芩、百部、白及、玄参、阿胶、牡丹皮、甘草	补肺阿胶汤，秦艽扶羸汤，苓部丹	沙参、麦冬、百部、银柴胡、天冬、石斛、玉竹
阴阳证治法	阳证治法	回阳法	亡阳证治法	回阳救逆	回阳救逆汤	人参、制附子、玉竹、炙甘草	参附汤，四逆汤，独参汤	人参、附子、玉竹、干姜、麦冬、黄精
	阴证治法	救阴法	亡阴证治法	救阴生津，益气固脱	生脉救阴饮	白干参、玄参、生地黄、麦冬、天冬、玉竹	生脉散，增液汤	西洋参、沙参、麦冬、天冬、玉竹、石斛

二、十二证治变法

十二证治变法是遵循十二证治大法，又根据疾病的变化，改变治法，达到有病证有治法，随其变而治之的目的。以热证为例，热证当用清热法，又当根据热在气分、血分、营分等不同，分别用清气透热解毒法、凉血解毒法和清营泄热法等。而热又有表热、里热、虚热、实热、热毒、湿热、心热、脾热、肺热、肝热、胆热、肾热、大肠热、小肠热、膀胱热等。其治法也应随其在表、在里，属虚、属实，在何脏腑，是否与其他病邪相兼，如热毒（热与毒邪相兼）、湿热（湿与热相兼）等，灵活加减变通。再以气为例，有气分、气滞、气逆、气聚、气郁、气结、气血、气瘀、心气、肺气、肝气、脾气、肾气、阳气、阴气等；以心为例，有心热、心虚、心阳、心阴、心阳虚、心阴虚等。这些都可遵循十二证治大法，结合具体情况，而变其治法。如湿阻脾胃，当是以治湿加治脾胃两大证治法为主，再结合患者体质强弱、盛衰及脏腑受损程度而拟定健脾养胃、祛湿宣郁的治疗原则，采用健脾祛湿汤（薏苡仁、茯苓、白术、肉桂、车前子、鸡内金、炒枳壳）等加减施治。从历代医学文献和名家专著辨证、立法、处方、用药来看，也是在大法的基础上结合具体病情进行辨证施治，从而创立不同治法的变法，如张仲景的金匮肾气丸（熟地黄、山萸肉、怀山药、牡丹皮、茯苓、泽泻、熟附子、肉桂）可温阳补肾，历代医家在此基础上，针对不同情况，制订多种变法。在金匮肾气丸方中加车前子、牛膝入肝肾，治疗脾肾阳虚的小便不利、腰重脚肿、腹胀便溏等，名之济生肾气丸；在金匮肾气丸方中去附子、肉桂，加麦冬、五味子入肺，治虚损劳热，或潮热盗汗，或干咳无痰等，名之麦味地黄丸；在金匮肾气丸方中去附子、肉桂为滋阴名方六味地黄丸，治小儿先天阴血虚弱证候，以及肾阴不足所致虚火上炎、咳嗽耳鸣、咽干、失音等；杞菊地黄丸也是在金匮肾气丸方中去附子、肉桂，加枸杞子、菊花治肝肾阴虚所致目昏畏光、久视昏暗、逆风流泪等；归芍地黄丸也是在金匮肾气丸方中去附子、肉桂，加当归、白芍滋阴养血，治肝肾阴虚血亏所致的相火内动、头眩耳鸣、午后潮热，或两胁疼痛、五心发热等；知柏地黄丸也是在金匮肾气丸方中去附子、肉桂，加知母、黄柏以滋补肝肾，清热泻火，治阴虚火旺、骨痿髓枯、咽痛虚烦、骨蒸盗汗等。由此可见立方用药不拘一格之妙。《素问·阴阳离合论》曰："阴阳者数之可十，推之可百，数之可千，推之可万，万之大不可胜数，然其要一也。"因此，临床运用十二证治法时，一定要根据具体情况一法、二法、多法合用，并有所侧重，结合有关药物和类方，根据不同情况把十二证治法变为十二证治法之变法，广泛运用于临床，取得好的疗效。正所谓"医理药性无二，所异法耳，法则神奇变幻"。

三、消、托、补三大法

消、托、补三大法，是根据外科病三个发展阶段而创立的相应治法。即使疮疡早期消散，中期托毒于外，不使毒邪走陷，后期扶正祛邪，使病早愈。是否达消、托、补之要求，突出体现在对十二证治法和十二证治变法的具体运用上。

（一）消法

消法也称内消法，是运用消散的药物使初起肿疡消散。即使治疗比较晚的患者用此法也可使病证减轻，如肿疡由大变小、从小化无、移深就浅、由重变轻等。所以说消法不是机械的一方一药，而是根据具体病证，灵活运用表里、气血、寒热、虚实、脏腑、阴阳证治法及十二证治变法的结果。所谓“既患寒疽，酷暑仍宜温暖，如生热毒，严寒尤喜寒凉”。此言其大要也，若细究之，在表者解表，有热者清热，表里同病者当表里同治，气血凝滞者当通经和血，体虚者又当扶正，随其虚而补之，决非一方一药之能事。《疡科纲要》曰：“消肿之法，最为细密，一病有一病之来源，七情六淫，三因各异，若不能于病之本探其源而治之，则断无消散之希望。……凡退肿消毒之大法，以治外感，则有风者疏其风，有热者消其热，有湿有寒者，理其湿、祛其寒。以治内伤，则气滞者理其气，血瘀者行其血，痰凝饮积者，导其痰、涤其饮。正本清源，无一非退消之良剂。”说明治法用之得法，法法皆为消法，治法用之不当，法法皆非消法。故辨证清楚，诊病正确，立法无误，施药得当，皆消法之良法。

（二）托法

托法也称内托法，是用透托或补托的药物，托毒于外，不使毒邪入里走陷的一种治法。

外科病毒邪入里走陷，常见于两种情况：一是正盛邪实。正气虽盛，而毒邪过猛，容易入里走陷如疮疡中期脓成未溃，或溃后脓泄不畅，或急腹症中期郁久化热，热盛内腐，正邪交争最烈之时，易毒窜入心，发生走陷证候。若论治法，当别正气盛衰，如正气不衰，宜用攻毒为主的透托法，用透脓散（生黄芪、穿山甲、皂角刺、当归、川芎）。二是正虚邪实。正不能抗御毒邪入里，或不能托毒外达如疮形散漫平塌、难溃难腐，或溃后脓水稀少、坚肿不消等，或急腹症局部炎症浸润、渗出。由于正气不足，组织修复能力低下，大网膜包裹不完善，毒素排泄能力差等，都应扶正托毒，宜补托法，用托里消毒散（人参、当归、川芎、白芍、金银花、茯苓、白芷、皂角刺、桔梗、黄芪、甘草）等，或采用综合疗法，使正复毒聚，托毒于外，或促使组织修复，使正复毒散，均属补托之法。至于病证初起，当用消法无疑，但为防毒盛入里走陷，用托法预防之，也为良策。不仅使初起肿疡消散于无形，就是已开始化脓，也可争取使少量脓液代谢、吸收，达到托而散之之目的。若脓已成熟难消，则托而散之之法不可用，否则养痈为患，反使毒邪入里走陷。王齐曰：“余当治初结未成脓者，托而散之；已成欲作脓者，托而腐之；脓成未溃者，托而开之；脓已溃者，托而敛之。”《外科精义》曰：“凡为疡医，不可一日无托里之法。”都说明托法用于中期，但早期和后期，也可与其他相应治法结合，并随其表里、气血、寒热、虚实、脏腑、阴阳等证治法相配用，取效更为满意。若固守一法，死用一方通治之，则弊多利少，甚至贻误病机，不可不知。

（三）补法

补法也称补益法，是治诸虚之大法。凡人体表里、寒热、气血、脏腑、阴阳等呈现不足或偏衰，而出现各种虚证者，采用虚者补之、损者益之之法，也是外科病后期的主要治疗方法。如疮疡溃后，脓血大泄，气血耗散，或长期患慢性病证，虽毒邪不重，而正气虚弱，精神衰疲，或素体虚弱，又罹患外科病，或急腹症病至后期邪去正衰等，均可根据其病情选用补法。切不可误认补法只限于病证后期。当随其虚而补之，

如气虚补气、血虚补血、阴虚补阴、阳虚补阳等，可参阅有关证治法和十二证治变法。否则疾病早期难消散，中期难托里，后期难收敛，其他病证难获痊愈。若当补不补，若补不当，若犯虚虚之戒，可致病证蜂起，此用补法之过错也！

第二节　外治法

外治法，是中医独特的治疗方法。它采用药物或运用医疗工具、操作技能，直接对病变或相关的部位进行处置，从而达到解除病痛、恢复健康目的的一种治疗方法。

外科之法，最重外治，是因为有的外科病无须内治，单用外治即可，如赘疣、鸡眼、息肉、疮疖等；有的外科病发展到一定阶段，非用外治法不能收效，如疮疡脓已成熟，需决溃泄出脓毒。急腹症中较大穿孔、出血及肠坏死等均需立即手术等；有的病单用内治不能取效，或取效缓慢，若配合外治，不仅能够解除病痛，而且收效快。

外治法的种类很多，临床常用的外治法有黑膏药法、软膏法、箍围药法、掺药法、药酒法、水粉剂法、乳剂法、熏洗法、灸法、垫棉法、手术法、烙法、砭镰法等，但归纳起来不外药物疗法和手术疗法两类。

一、药物疗法

药物疗法，是根据不同病证，运用不同药物，配制不同剂型，采用不同方法，施治于病变局部或与其相关的特定部位，通过组织对药物的吸收，达到治病目的。清代吴师机《理瀹骈文》曰："外治之理即内治之理，外治之药也即内治之药，所异者法耳，医理药性无二，而法则神奇变幻。"指出做一个外科医生在施用药物疗法时，不仅要悉医理、善辨证、明药性，还需选剂型、知方法，并能根据疾病的千变万化而变幻治法，方可得心应手，运用自如，使病势由重转轻，从大变小，由小化无，或从逆转顺，由恶变善，转危为安，化险为夷。下面重点将常用几种药物疗法的优点、作用、适应范围、常用方等介绍于后。

（一）黑膏药法

黑膏药疗法也称膏药法，是选用相应的药物，以香油、松香或蓖麻子仁等为基质，经煎熬或捣锤烊化成膏，摊于大小适中的布上，外贴患部，组织吸收后，发挥治疗作用。

经煎熬制成的黑膏叫药肉、膏肉、药膏等。常外涂滑石粉后收藏备用。因其色黑，故称黑膏药；有的"千锤百炼"，捣锤、烊化成膏，称千锤膏。古代医学文献中，将黑膏药和千锤膏，统称"薄贴"。并根据病的寒热不同，选用的药物有温、凉之别。故又分"冷薄""热薄"等。

黑膏药的应用范围广泛，如疮疡初起贴之，使肿疡消散；若已成脓贴之，促使脓熟外溃；溃后贴之，去腐拔毒，生肌收口，还可护肉避风。非化脓性疾病贴之，同样发挥治疗作用。至于摊用膏药肉的多少、厚薄、大小等，则需根据病情灵活掌握。黑膏药因其药性作用持久，故可长期贴用。清代徐灵胎《医学源流论》曰："今所用之膏药，古人谓之薄贴，其用大端有二，一以治表，一以治里。治表者如呼脓祛腐、止痛生肌，并遮风护肉之类，其膏宜轻薄而日换，此人所易知；治里者，或驱寒，或和气血，或消痰痞，或壮筋骨，其方甚多，药亦随病加减，其膏宜厚浓而久贴。”据研究，用碘化钾从膏药基质中通过皮肤进入动物体内以后，与口服一样聚集于机体内甲状腺部，从而发挥药物的治疗作用。与橡胶硬膏进行对比，结果证明黑膏药基质释放药物的能力强而持久。

此外，黑膏药常与其他掺药（面药）配合使用，不仅可以提高疗效，更可以扩大黑膏药疗法的应用范围。下面将黑膏药的优点、作用、适用范围、常用膏药方、使用注意等分述于后。

【优点】

（1）可根据病情需要配制成各种膏药。制成的膏药肉贮藏、使用方便。

（2）因膏肉富有黏性，贴后不易移动，可长期发挥作用。

（3）对溃疡性疮口有避风护肉等优点。

【作用】 消肿散结、拔毒止痛、化腐排脓、生肌收口。

【适用范围】 疮疡初、成、溃各期和瘿、瘤、乳中结核及皮肤皲裂等。

【常用膏药方】

◆化毒膏方

药物：牛黄 0.6 g，珍珠 1.2 g，黄连 3 g，赤芍 15 g，天花粉 6 g，甘草 2.1 g，大黄 6 g，熟大黄 6 g，乳香 3 g，没药 3 g，铅丹 45 g，白蜡 9 g，香油 90 g。

配制：先将前 10 味共研细末，再将香油入铜锅内，后下铅丹，熬至滴水成珠加入白蜡，离火熔化后，待凉将前 10 味药粉加入搅匀即成。

功能：化热散结。

主治：痈疽，痰核。

用法：熔化后摊于布上外贴。

◆千锤膏方

药物：松香 1 000 g，蓖麻子仁 1 500 g，轻粉 15 g，银朱 60 g，虻虫 60 g，冰片 30 g。

配制：将松香研末放于石臼内与蓖麻子仁捣锤成膏，然后将其他药分别研细后入内捣锤均匀成膏。

功能：消肿散结，提脓退管。

主治：痰核，肛门肿块，瘘管久不收口。

用法：用时隔水炖烊，摊于布或纸上，贴患处。

◆太乙膏（《外科正宗》）

药物：玄参 60 g，白芷 60 g，当归身 60 g，肉桂 60 g，赤芍 60 g，大黄 60 g，生地黄 60 g，土木鳖 60 g，阿魏 9 g，轻粉 12 g，柳、槐枝各 110 段，血余炭 30 g，铅丹 1 200 g，乳香 15 g，没药 9 g，香油 2 500 g。

配制：上药除铅丹、轻粉外将余药入油放铜锅或铝锅内浸泡 24 h 后，放火上煎熬，待药枯过滤去渣，再入铅丹（一般 500 g 油加铅丹 195 g）熬至滴水成珠，离火徐徐放入轻粉，充分搅匀成膏。摊于布或纸上备用。

功能：清火解毒，消肿散结，拔毒生肌。

主治：外科阳证、热证，如疔、疖、痈等。

用法：用时将膏药烤热熔开，贴患处。

◆阳和解凝膏（《外科正宗》）

药物：鲜牛蒡子、根、叶、梗共 1 500 g，鲜白凤仙梗 120 g，川芎 120 g，附子、桂枝、大黄、当归、川乌、肉桂、草乌、地龙、僵蚕、赤芍、白芷、白蔹、白及、乳香、没药各 60 g。苏合油 120 g，麝香 30 g，菜油 500 g，铅丹 210 g。

配制：上药除乳香、没药、麝香、苏合油外，余药和油入锅内浸泡 24 h 后，将锅放火上熬枯去渣，入铅丹熬至滴水成珠后离火，将研细的乳香、没药、麝香和苏合油入内搅匀收膏。摊于布或纸上备用。

功能：温经通阳，驱风散寒，行气活血，化痰散结。

主治：外科阴证、寒证，如阴疽、流痰等。

用法：用时将膏药烤热熔开，贴患处。

【使用注意】

（1）贴黑膏药前先将局部污垢去净，否则贴后易掉。选用生姜、乙醇、汽油、松节油等擦洗患部去除污垢后，贴之牢固。

（2）黑膏药贴时宜先烤热熔化，如放于煤火台上、灯焰上部、火焰上部，或煮沸壶盖口使膏药烤热熔开。千锤膏方应隔水炖烊熔化外贴。

（3）更换黑膏药时，膏肉与皮肤黏合，不易去掉。除采用乙醇、松节油、汽油除垢外，也可用原膏药之黏性将其粘净。

（4）薄型黑膏药一般多用于溃疡，厚型黑膏药多用于肿疡或病变局部的皮肤上。

（5）黑膏药常与面药（掺药）合用，可更好地发挥治疗作用。

（6）贴黑膏药后如发现皮肤焮红、瘙痒、丘疹或水疱糜烂者，为膏药风（过敏反应），应立即停用。

（7）溃疡伤口分泌物较多，贴黑膏药后脓水浸淫皮肤，称淹疮口，应缩短贴敷时间，或改用纱布外敷，有利于脓水吸附，并注意将疮口周围皮肤用乙醇棉球充分涂擦，可消毒，也可防止淹疮口，不发生周围正常皮肤湿疹等。

（8）溃疡创面贴黑膏药，不宜去之过早，否则易外伤感染，或疮口形成红色瘢痕不易消退。《证治准绳》所说的“凡痈疽疮口已收，但皮嫩，未可便去膏药”就是这个原因。

（9）黑膏药所用药物不同，不可混用，如阳和解凝膏药性温热，热证、阳证禁用等。

（二）软膏法

软膏法也称油膏法，是选用相应的药物，将油、脂、蜡、桐油、蜂蜜等与所用药物混合煎熬，或煎熬去渣，或调匀成软膏。软膏由于所用基质（香油、桐油、猪脂、羊脂、松脂、黄蜡、白蜡、凡士林等）不同，制法也异。目前配制软膏的方法主要有三种。一是将所用药物和香油一起放于铜锅内浸泡 1~2 d，把锅放火上煎熬，待药枯过滤去渣，入蜡熔化收膏即成，如黄连消炎膏等。二是将所需药物研成细粉，然后把猪脂或凡士林适量熔化后放置片刻，将药粉放入搅匀即成软膏，如食盐软膏等。三是先将猪脂或凡士林熔化后，再将所用药物放入，煎枯去渣，放凉后即成软膏，如冬青膏等。

软膏，由于配制方法多样，使用范围广泛，如肿疡未溃，可使其消散或聚毒不使走散，溃后敷之有拔毒消肿、生肌收口作用。即使是内在脏腑病变，也可敷于体表相应部位或特定部位，起到治疗作用，如急性阑尾炎敷金黄散膏等。又因油膏质软，也可装入玻璃注射器内，将软膏（如黄连消炎膏）注射肛内以治疗肛肠疾病等。

【优点】 软膏质柔软，可润泽肌肤，保护创面，软化痂皮，对于空隙、低凹处病变，软膏易于进入发挥作用，也无膏药和粉剂干燥、强硬不适之感觉，并可根据病变范围随时摊涂于患部或敷料上，使用方便，已成为广大医务工作者和患者乐于接受的一种外敷药。

【作用】 消肿散结，拔毒止痛，生肌收口，杀虫止痒。

【适用范围】 凡外科疮疡、肛肠疾病、皮肤病、急腹症等均可适用。

【常用软膏药方】

◆冬青膏方

药物：冬青叶 300 g，凡士林 1 000 g。

配制：将凡士林放铜锅内熔化后入冬青叶煎熬至枯，过滤去渣，放凉收膏，装瓶备用。

用法：根据病变范围直接涂敷，或涂于纸或布上覆盖患处即可。

◆黄连消炎膏方

药物：黄连 90 g，黄柏 150 g，生地黄 500 g，当归尾 150 g，紫草 450 g，香油 5 000 g，黄蜡 120 g。

制法：先将前 5 味药和香油放铜锅内浸泡 24 h 后，放火上煎熬，待药枯过滤去渣，再加入黄蜡熔化均匀，收膏备用。

功能：清热解毒，活血消肿，止痛润燥，生肌收口。

主治：外科阳证、热证，如烧伤等。

用法：直接外涂患部，或摊涂纱布上敷患处。与如意金黄散膏合用效果更好。

◆如意金黄散膏（《医宗金鉴》）

药物：天南星、陈皮、苍术、厚朴、甘草各 1 000 g，大黄、黄柏、姜黄、白芷各 2 500 g，天花粉 5 000 g。

配制：上药共研细末，常与蜂蜜或凡士林配成 20%（即如意金黄散 20 g，蜂蜜或凡士林 80 g）软膏备用。

功能：清热除湿，散瘀化痰，止痛消肿。

主治：外科阳证、热证。

用法：根据病变范围直接涂敷，或涂于敷料上覆盖患处即可。

◆回阳玉龙膏（《外科正宗》）

药物：草乌（炒）、干姜（煨）各 90 g，白芷、赤芍（炒）、天南星（煨）各30 g，肉桂 15 g。

配制：上药共为细末，常和蜂蜜或凡士林配成 20%（药粉 20 g，蜂蜜或凡士林 80 g）软膏备用。

功能：温经和血，散寒化痰。

主治：外科阴证、寒证。

用法：根据病势范围直接涂敷，或摊于敷料上覆盖患处即可。

◆生肌玉红膏（《外科正宗》）

药物：白芷 15 g，甘草 36 g，当归身 60 g，血竭、轻粉各 12 g、白蜡 60 g、紫草 6 g，香油 500 g。

配制：先将当归身、甘草、紫草、白芷和香油入铜锅内浸泡 24~36 h 后，将锅放火上小火将药煎微枯，过滤去渣，再入血竭化尽，次下白蜡，微火熔化，再入研极细之轻粉搅匀成膏备用。

功能：活血祛瘀，解毒止痛，润肤生肌。

主治：溃疡脓腐将尽、疮面新肉生长缓慢、烫伤等。

用法：常直接涂敷创面，外用纱布或膏药贴盖，还可配用面药（掺药）如化腐生肌散、生肌散等，可提高疗效。对面积较大的溃疡，敷用本品可减少瘢痕或不留瘢痕，为其优点。

◆皮肤净膏方

药物：大风子仁 250 g，蓖麻子仁 120 g，红粉 9 g，薄荷脑 9 g，樟脑 12 g，凡士林 500 g。

配制：先将大风子仁、蓖麻子仁和凡士林入铜锅内，放火上将药熬枯后去渣，待油稍凉后分别将研细之红粉、薄荷脑、樟脑混合搅匀收膏，装瓶备用。

功能：润肤解毒，杀虫止痒。

主治：牛皮癣，皮肤皲裂及顽癣。

用法：用时先将患部洗净，用示指将药膏在患处揉擦，以浸润肌肤内为度。每日 2~3 次。

◆褥疮生肌膏方

药物：红花 300 g，当归 90 g，甘草 90 g，香油 2 500 g，黄蜡 90 g。

配制：前 3 味药和香油入铜锅内浸泡 24 小时后，放火上慢火煎熬至药枯，过滤去渣，再入黄蜡熔化后，收膏备用。

功能：活血解毒，润肤生肌。

主治：褥疮溃烂，脓腐将尽，生长缓慢，或诸溃疡腐脱新肉难生者。

用法：疮口先用盐水冲洗干净后，直接将药膏涂创口内，外用纱布覆盖固定。

◆冲和膏（《外科正宗》）

药物：紫荆皮（炒）150 g，独活（炒）90 g，赤芍（炒）60 g，白芷 30 g，石菖蒲 45 g。

配制：上药共为细末，常与凡士林配成 20%（药粉 20 g，凡士林 80 g）软膏备用。

功能：行气疏风，活血定痛，散瘀消肿，祛冷软坚。

主治：阴阳不和、冷热相凝的半阴半阳证。

用法：根据病情，直接涂患处，或摊涂布上，覆盖患部即可。

◆一白膏

药物：生石灰块（用凉开水洒于块上后，慢慢裂开即取粉）30 g。

配制：将药粉研细与桐油混合即装瓶备用。

功能：抗痨杀虫。

主治：因痨虫致疮，漏后、溃后伪膜不脱者。

用法：直接涂患处，用无菌纱布覆盖即可。

【使用注意】

（1）使用软膏可直接涂敷患部，也可先涂于敷料上，再覆盖创面。毛发多的部位，应先将毛发剃除，再敷油膏。

（2）皮肤病或疮疡溃后流脓渗液多时，软膏不易与水分混合，又影响水分蒸发，使周围皮肤浸淫湿烂，不宜使用软膏。

（3）创面敛皮时，外敷软膏不易收燥，常和散剂配合使用。

（4）对软膏过敏时立即停止使用。

（三）箍围药法

箍围药，古人也称薄贴，是选用相应的药物，经炮制研成细粉，并和相应的液体如酒、茶水、葱汁、姜汁、蒲公英汁、油类等调至浓度适中外涂患部，达治病目的的一种药物疗法。

箍围药法能使深里之毒移深就浅、扩散之毒聚集不易走散、已聚之毒吸收消散，若脓迟未溃，可促其成熟溃泄；如溃后余毒未尽，又可消肿祛毒排脓，助其尽快脱腐生肌，是常用且疗效显著的一种外治法。徐灵胎曰："气血一聚，而成痈肿，则诸邪四面皆会，唯围药能截之，使不并合，则周身之火毒，不至矣。其已聚之毒，不能透出皮肤，势必四布为害，唯围药能束之，使不散漫，则气聚而外泄矣。如此则形小顶高，易脓易溃，故外治中之围药，较之他药为特重。"所谓外治之法，最重外治，而外治之中，尤重围药。围药中选用药液必须得当，方可相得益彰，充分发挥作用。

下面将常用药液及作用简述之，以备使用时选择。①凉开水有溶解药物，利于组织吸收发挥箍围药效果的作用。②浓茶水、菊花汁、银花露、蒲公英汁等，有清凉解毒作用，常用于阳证、热证及虫毒咬伤局部红肿热痛者。③鸡蛋清、蜂蜜有润泽肌肤、缓和药物刺激性及促使疮口生肌作用，又有解毒消肿和止痛作用，为常用药液之一。④香油、花生油、甘油有润泽肌肤、缓和药物刺激性的作用。⑤猪胆汁有清热解毒、消肿止痛作用，常用治阳证热毒。⑥醋有散瘀解毒、收敛止痛作用，肿疡散漫不收、漫肿无头、皮厚者用之。⑦酒有温经散寒、活血消毒作用，多用于阴证、寒证和半阴半阳证，以助行药力。⑧葱、姜、韭、蒜汁有辛香温散作用，常用于寒凝结聚之阴证和半阴半阳证。⑨雪水有凉散退热作用，现临床已不常用。

【优点】 箍围药药液，多为日常习用之品，药源广泛易得，而药粉和药液又可灵活选择配用，协同增强药效。

【作用】 箍围药有箍集围聚不使毒窜，毒聚凝结可使消散等作用。

【适用范围】 凡毒邪散漫不聚，或结毒不化者均适宜。故外科病初、中、后三期

均适用。

【常用箍围药方】

◆三味拔毒散方

药物：雄黄 15 g，白矾 15 g，冰片 5 g。

配制：上药共为细末，装瓶备用。

功能：解毒消肿，止痛杀虫。

主治：疮疡局部红肿、痛痒者，如疖、痈、疥疮及蚊虫咬伤局部红肿痛痒。

用法：用浓茶水调涂患处，每日 2~3 次。

◆青黛雄黄散方

药物：青黛、雄黄各等份。

配制：上药共为细末装瓶备用。

功能：清热解毒，消肿止痛。

主治：带状疱疹、热疮、疖肿。

用法：用凉开水涂调患部，每日 2~3 次。

◆三黄矾石散方

药物：黄柏 15 g，黄芩 15 g，黄连 15 g，炉甘石 20 g，枯矾 10 g。

配制：上药共研细末，装瓶备用。

功能：解毒祛湿，消肿止痒。

主治：湿疹疮、脓疱疮及诸红肿滋水者。

◆如意金黄散方（《医宗金鉴》）

药物、配制、功能、主治参考软膏法中的如意金黄散膏。用此散常和葱汁、茶水、酒、醋、香油、蜂蜜、菊花露、蒲公英汁、丝瓜汁调涂，治外科阳证、热证，如痈、疔、疖等。

◆回阳玉龙散（膏）方（《外科正宗》）

药物、制法、功能、主治参考软膏法中的回阳玉龙膏。用此散常和酒调涂，治外科阴证、寒证，如附骨疽、流痰等。

◆冲和散（冲和膏方）

见软膏法中方药，研细装瓶备用。冲和散常和葱汁、热酒调涂，治半阴半阳证。

【使用注意】

（1）外涂箍围药时，应大于疮毒、炎症感染范围，以利聚毒。

（2）已收束结聚之疮毒，或溃后余毒未尽，除疮顶、溃口不涂箍围药外，余则满涂药。危亦林曰“未溃则满体涂上，或有兴起处，则留出疮口”，有利于脓毒外泄。

（3）施用箍围药之药粉、药液应准确无误，阳证勿用热药，因可助长火毒，阴证勿施寒冷，以防寒湿不化。

（4）箍围药的药液涂擦后易于干燥，应多次涂擦保持湿润，切勿涂药太薄，否则效果不好。

（四）掺药法

掺药，也称面药。选用相应的药物经炮制或烧炼后研成极细粉末（过 8~10 号筛)，制成具有消散、腐蚀、化管、平胬、提毒祛腐、拔毒生肌、收口、止血等作用的掺药，撒布疮口、管腔内等，达治外科病目的，是独具特色的一种药物疗法。

掺药的配制常根据外科疾病的发生、发展和变化配制成不同性质的掺药，直接撒布创口，或与黑膏药、软膏合用，对难于撒布药粉的瘘管、窦道，可用药捻将掺药黏附或将药裹于药捻内，或制成药锭（条）插入瘘管内，能更好地发挥药效，并可引流，从而达蚀瘤、化管、消肿、祛腐、提脓、拔毒、生肌、长口、止血等目的。

掺药，除应选方、用药恰当外，其制法是否合理甚为重要。故掺药的制法十分考究，稍有疏忽或不当，不仅不能发挥药效，而且增加患者痛苦，甚至发生中毒等弊病。如系植物类药物，要求研细过筛。如系辛香和挥发性药物如麝香、冰片、樟脑等，需将所有药物制好后下。为减小药物的刺激性、充分发挥药物效能，一定要将药研制成极细粉末，如要求水银研至不见“星”，研药研至“无声”。矿物药不仅要研细，有的还要求水飞，或采用化学方法进行升炼等。待全部制好后，要求密封收藏，以防泄漏气味影响药效等。《医部全录》曰：“最要研得极细方有效，粗则反致甚痛，细则能止痛，收口排脓，粗细之异如此，勿令着尘。”在制作过程中一定要严格要求，注意清洁卫生，防止交叉感染，发生意外。据报道，某工厂医院用双紫粉（紫草、紫花地丁、旱莲草、黄柏、七叶一枝花、冰片）外敷子宫颈，治疗慢性子宫颈炎 41 例，短期内引起典型破伤风病 8 例，发病率达 19.5%，出现前驱症状 11 例，后经实验室检查证实为被污染的双紫粉引起，并指出，外用中草药，尤其是用于子宫颈、阴道者，必须进行高压灭菌。下面分别将消散药、腐蚀化管药、提脓化腐药、拔毒生肌药、生肌收口药、止血药分述于后。

1. 消散药 消散药，是选用有消散作用的药物，经炮制后研制成细粉，用治外科病达消散目的者。

【优点】 消散药可根据病情选药配制，使用方便，并且易被组织吸收发挥药效。常与黑膏药、软膏等结合使用提高疗效，扩大使用范围。

【作用】 聚毒不使扩张，移毒不致深溃，解毒消肿。

【适用范围】 痈、疽、瘰疬、肠痈、疥疮及疮疡溃后余毒未尽等。

【常用消散药方】

◆阳毒散方

药物：白芷 30 g，白蔹 30 g，乳香 10 g，没药 10 g，白及 15 g，甘草 20 g。

配制：上药乳香、没药去油研细，余药焙干研细后与乳香、没药混合均匀，消毒装瓶备用。

功能：消肿解毒，活血止痛。

主治：外科阳毒和半阴半阳证。

用法：用时直接撒布创口，或撒于黑膏药上，或与软膏合用。

◆阴毒散方

药物：人参 15 g，当归 15 g，红花 15 g，肉桂 10 g，干姜 10 g，细辛 10 g，附子 10 g，黄连 10 g，甘草 15 g。

配制：上药共为细末，装瓶备用。

功能：温经散寒，消肿止痛，生肌长口。

主治：外科阴证、寒证或溃后腐净肉芽淡白久不生肌者。

用法：用时直接撒布创面上，或与黑膏药、软膏合用。

◆阳毒三黄散方

药物：黄连 15 g，黄柏 15 g，大黄 15 g，栀子 15 g，冰片 3 g。

配制：上药除冰片单独研细，余药均焙干后研细，然后入冰片粉研匀，消毒装瓶备用。

功能：消热解毒，消肿止痛。

主治：外科阳证、热证，溃口肉芽鲜红出血者。

用法：直接撒布创面上，或与黑膏药、软膏合用。

【使用注意】　消散药药性有偏热、偏寒不同，应注意选用。对于糜烂渗出、水疱及脓疱性皮肤损害较深的创面，勿单用药粉撒布，以免发生痂下积脓。

2. 腐蚀化管药　也称腐蚀药。选用腐蚀、化管的药物，经炮制或升炼后研成细粉，或与粳米、面糊混合制成药条（锭）或黏附于药捻上，或将药包裹成药捻或撒布创面，调涂病灶外，插入瘘管、窦道达治疗目的。

腐蚀化管药，早为名家推崇，乃是因内服药难取效之体表肿瘤、顽固溃疡、肠道息肉、肛门痔疮、久治不愈之瘘管等，用腐蚀药可获良效或根治。疮疡脓成不溃，常易损筋伤骨、透膜，或内陷、走黄，甚至危及生命，用腐蚀化管药可代刀泄毒，实有扶危救急之能，故《医宗金鉴》称此腐蚀化管药中的白降丹为“夺命之灵丹”。

由于腐蚀化管药药性强烈，若用之不当祸不旋踵。因此，对其使用方法历代都十分讲究。如在用量上常根据病情不同选用纯品，或用稀释剂（水、油）稀释，或与其他药粉混合使用；在用法上有研粉干撒，有制成液体糊剂调涂，有制成药捻、药锭插入瘘管，根据病情灵活运用，这也是使用本品之难点。若用之不当，则使小病治大，大病治危，或损筋伤骨或蚀烂内膜等。但也有畏惧“毒药”反禁而不用贻误患者者。

【优点】　腐蚀化管药作用强、效果好，可代刀蚀瘤、枯痔、化管、破溃脓疡。尤其是不愿做手术的患者更乐于接受本法治疗。

【作用】　蚀肉，化管，枯瘤。

【适用范围】　赘疣，息肉，肿瘤，痔核，瘘管，窦道，脓疡难溃，恶肉死肌等。

【常用腐蚀化管药方】

◆蜂房二白丹方

药物：蜂房 1 个，白矾、白降丹各适量。

制法：将白矾研细装满蜂房巢内，放瓦上焙黄，研细粉，加入等量白降丹，混合研细装瓶备用。

功能：蚀瘤，脱腐，退管。

主治：皮肤赘瘤，恶疮，疮疡腐肉不脱，瘘管久不愈合。

用法：用香油调涂患部，或制成药锭、药捻插入瘘管，或干撒于顽疮恶肉上。

◆白降丹（《医宗金鉴》）

药物：朱砂、雄黄各 6 g，水银 30 g，硼砂 15 g，火硝、食盐、白矾、皂矾各 45 g。

配制：先将上药分别研细，再混合一起研匀，将水银加入药内研至不见水银星为准。再将上药分次放于阳城罐内于炭火上烧之，使罐内药粉缓缓熔化至水分蒸发、药凝结成块（结胎），使胎牢固（掌握火候至关重要，如火候过大则老，水银走泄胎结不牢，降时必然堕胎；火候过小则嫩，降时药流胎滑）；然后与另一无药阳城罐扣合一起，用蜂蜜、绵纸封口，再用石膏封固；将旧铁锅中间打一洞口，以将封固扣合的阳城罐在封口处卡住，使有药的阳城罐在洞口上边位于锅内，无药阳城罐在锅洞口下边，漏于锅底下面。炼时将铁锅用铁架架起，使下面的阳城罐一部分浸入常流水的盆内水中；然后将木炭火放于铁锅内阳城罐周围，先用文火烧炼约一炷香时间后，改用武火(用扇扇之）约一炷半香时间，不再加火，使武火渐渐变小，约半炷香时间，则让炭火自熄灭。待冷后，将阳城罐从铁锅上取下，去掉封口之石膏等，打开扣合的阳城罐，可见顶部之药已降到底部阳城罐内，把降到底部阳城罐内的灵药刮取研细即为白降丹，装入瓶内备用。

功能：蚀恶肉，枯赘瘤，破脓疡，化瘘管。

主治：赘疣，息肉，皮肤癌，疮疡脓成未溃，溃后死肌不腐难脱及疮口坚硬起缸、久不长口。

用法：白降丹由于治病广泛，用法十分考究，下面将常用几种方法介绍于后。

a. 枯瘤：凡体表赘瘤如疣、皮肤肿瘤、息肉等，用水、油调涂患部，使其坏死枯落而愈。

b. 代刀决脓：疮疡脓成难溃，毒不外泄，容易损筋伤骨，或腐烂透膜，脓位居肌表不远，患者又惧怕手术者，可将白降丹涂于疮顶，外用黑膏药贴之，可代刀决脓泄毒。

c. 拔核：瘰疬经内服药治疗，结核不散，病变部位表浅者，可将丹药涂于结核顶部，外贴黑膏药，待 2~3 d 后核已蚀烂，把黑膏药揭去，核随之拔出，所留创面，改用他药拔毒、生肌收口而愈。

d. 退管：疮疡溃后，脓水淋漓，久不收口，形成瘘管或窦道，可用白降丹退管。先用探针测量瘘管的深浅度、走向等，根据管道情况选用药捻粘丹药，或制成药锭，缓慢插入管内，使药紧贴管壁。敷药 2~3 d 后，可将瘘管腐蚀，待与正常组织分离后，将化脱之瘘管完全退出，改换其他药物至收口痊愈。

e. 散肿：疮疡初起红肿坚硬，未成脓者，用蓖麻油调丹少许，扫于疮上，外以膏药盖之，即能消散红肿。如欲速消者，用清水调丹，点在疮头上，不用膏药盖贴，约 30~60 min，患部即起水疱，将疱挑破出水，疮即消散。

关于白降丹的药物组成和研究，早为人们所重视，临床使用方药不尽相同。表 7-2 所示为张觉人收载各家白降丹配伍对照，以供参考。

据研究测定白降丹的组成：氯化高汞（$HgCl_2$）46.8%、氯化亚汞（Hg_2Cl_2）51.0%、三氧化二砷（As_2O_3）0.01%、水（H_2O）2%、硫酸银（Ag_2SO_4）微量。对其药理作用特点的探讨认为，一方面，氯化高汞易溶于水，二价汞能使蛋白质变性、凝固，与细胞的原生质、细胞核作用，视程度不同可产生收敛、硬化，甚至坏死等不同作用。氯化高汞水解生成的盐酸，也是强烈刺激物。另一方面，氯化亚汞难溶于水，

表 7-2　各丹家白降丹配伍对照(单位:g)

药名	来源																									
	《华县方》	《云梦县方》	《医宗金鉴》	《疡医大全》	《亚拙医鉴》	《外科图说》	《外科奇方》	《种福堂方》	《仙拈集》	《外科正宗》	《王氏医存》	《吴梦湘方》	《张四肾方》	《伍朝品方》	《王聘丞方》	《奇验良方》	《洞天秘录》	《家藏抄本》	《倪静庵方》	《赖华林方》	《白碧银方》	《续命集》	《外科真铨》	《外科十三方考》	《湖海秘录》	《身验良方》
水银	60	60	30	60	30	30	27	30	30	30	30	30	30	60	150	30	60	45	30	30	30	30	15	60	60	30
火硝	60	180	45	60	30	30	27	75	45	30	60	30	30	45	45	30	45	60	30	45	30	60	18	60	60	45
白矾	60	180	45	60	30	30	27	60	45	30	90	30	30	45	45	30	60	24	30	45	30	60	15	60	60	45
食盐	6	90	6	60	30			60	45	9	30	0.6	9	6		9	9	15	30	15		9	30			6
朱砂		18		9				9	6	15.9		0.6			60			15					24			
锡铁	15																									
辰砂									3						6				6		6					
黑铅	6		6			6									6							30				
胆矾				15		12												15	15					6		
雄黄	6	18				15	9	9	6		6	6				9		15					3	9		
硇砂						21	9							6	4.5				15	15	15				15	
白砒			15				1.5			6	15		3			15	3		15		15	15	9	24	15	15
硼砂	6	90						1.5	15	12	9	6				15		15	15	15			30		15	
红娘														15				15	15	15						
青矾	30	180	45	60	30		27	60	45	30	30	6	18	45	45	18	45	18		45	60		30			45

可缓缓释出汞离子，刺激性小。如果提高白降丹中氯化亚汞的百分比，对机体的刺激会变小；相反，提高氯化高汞的百分含量，对机体的刺激性会变大，杀菌作用也将增强，1∶(300 000~5 000 000）的稀溶液就能抑制微生物的生长。氯化高汞有剧毒，人口服致死量为1 g，工人在制作和使用时注意防止中毒。直接将氯化高汞和氯化亚汞按比例研细混合（三氧化二砷含量少，因有国外报道认为涂于皮肤有致癌作用故未加入)，按这种简化了的配制方法，所配制成的白降丹，经试用与炼制的白降丹疗效相仿，有待于今后不断研究和探讨。

◆三品一条枪（《外科正宗》）

药物：白砒45 g，白矾90 g，雄黄7.2 g，乳香3.6 g。

配制：先将白砒、白矾研细末，入小罐内，加炭火煅红，待青烟已尽，白烟升起时，约上下通红停火，安放一宿，取出研细末，得药约30 g，再将研细之雄黄、乳香加入混合均匀，用粳米厚糊调匀，搓成线状，或制成饼状阴干备用。

功能：腐蚀顽肉，化脱瘘管。

主治：各种瘘管、窦道、坚硬伪膜、赘瘤和痔疮等。

用法：由于病情不同用法也各异。下面将常用方法做一介绍。

a. 退管：治瘘管、窦道时，先用探针检查清楚其深浅度、走向等，将三品一条枪药条插入管内，一般每日或间日1次，直至瘘管完全腐蚀坏死即停用。以后采用坐浴、敷药待瘘管与正常组织分离，直至将管全部退出，此后改用提脓祛腐、生肌收口药。

b. 枯痔：主要适用于对内痔的治疗。先将痔暴露肛外，常规消毒局部，然后把药锭插入痔内，可使内痔萎缩或坏死脱落。详细操作方法可见内痔插药锭疗法。

c. 蚀瘤：主要用治皮肤肿瘤。可根据情况制成饼或锭（条)，敷于瘤体或插入瘤内，逐渐使其坏死干枯脱落。据报道，三品一条枪对肿瘤细胞有直接杀伤作用。人体试验局部一次最大药量为0.8 g（约16 mg/kg)，其主要有效成分为三氧化二砷，它的含量越高，治疗效果越好（这与白降丹合成品不用三氧化二砷意见尚不一致)，一般以三氧化二砷10%~15%为宜。使用时可以饼状外敷，或以线状直接插入瘤体，使其慢慢坏死脱落即可。还有报道用本品外敷宫颈部治疗早期宫颈癌210例，近期治愈率达97.15%，并对其在体内代谢过程、作用机制、毒性试验也做了研究，认为砷在体内，大部分变为砷酸，主要由粪及尿排出，也可经胆管、肺、汗腺、唾液和乳腺排出体外。白砒主要成分为三价无机砷及其化合物，对体内酶蛋白的巯基有特殊亲和力，尤其与丙酮酸氧化酶结合，成为丙酮酸与砷的复合物，使酶失去活性，影响细胞正常代谢，使之死亡。在小鼠分组实验中，观察其杀瘤作用是渐进性的，治愈过程是凝固坏死→结痂→痂下瘢痕愈合，并指出本制剂主要有效成分三氧化二砷含量越高，治疗效果越好，其毒性也增大；含量越低，全身反应越小，疗效也越差。另外，瘰疬、痰核溃后形成瘘管、窦道，或疮口内白色的膜不去，用本品可使其早日愈合。

◆枯痔散（《医宗金鉴》）

药物：白砒、白矾各30 g，蟾酥、天灵盖（火上醋煅7次）各12 g，轻粉9 g。

配制：先将砒、矾研细混合，放铁锅中，用带釉碗扣盖，并用盐泥封固，待盐泥阴干后将锅放于木炭火上烧炼（现多用煤火)，先用文火烧炼40~50 min，使药慢慢熔

化，蒸发出水分，到干涸，再将炭火逐渐加大成武火，烧至有青烟从碗周围冒出，再将炭火减成文火，继续烧炼 20~30 min，然后逐渐将炭火加成武火，直至青烟出尽、白烟升起时停止，停火 10 min 以上，将锅从炭火上取下，挖一个直径约 1 m 的土坑，将锅埋入坑中。24 h 后挖出，除去盐泥，把扣盖在锅上的碗取下，附着在碗上的药称灵药，锅上的药称底药。将灵药刮下研细和蟾酥、天灵盖、轻粉分别研细混合装瓶备用。另将底药研细装另一瓶内收藏备用。

功能：枯痔，蚀瘤，蚀腐肉。

主治：痔核，肿瘤，溃后腐脱不净。

用法：枯痔散的用法有撒布创面，或用水、油调成糊状外擦枯痔、蚀瘤等。枯痔散灵药性猛毒性大，底药性缓毒性小。外涂时先使用底药，必要时酌情配用灵药即可取效，很少连续单用灵药，否则易发生中毒。

枯痔散的应用，在外科享有盛名，历代医家对枯痔散的研究也很重视，为了更好地发挥枯痔散的效用，减小毒副作用，不少医家进行了大胆的剂型改革，创制了无砒枯痔散。表 7-3 收集了古今医家的部分枯痔散方剂，供参考。

从表 7-3 中可知，历史和近代医学所用含砒枯痔散，主要成分是砒、矾。关于无砒枯痔散的应用早在《华佗神医秘传》书中就有记载，近时医家特别是专科医生尤其重视，如《痔瘘与肛瘘的防治》书中就用枯矾、胆矾、皂矾。在关于含砒枯痔散的研究中，近代医家多采用北京重庆痔瘘小组方。据有关报道，此枯痔散经化学分析，砒的含量超过了内服量的百倍以上（砒的内服量为 0. 001~0. 005 g，0. 005 g 为极量）。因此使用时必须严格掌握用量，以免发生中毒。虽然内服与外用的吸收量不同，但由于多次的大量应用，就大大增加了中毒的可能性。事实证明，在治疗过程中，发生轻重不同程度的中毒现象占 4%，曾屡见中毒死亡的病例。若与无砒枯痔散相比，后者甚为安全，但枯痔之力较含砒枯痔散弱。如采用以底药为主的含砒枯痔散进行枯痔治疗，在临床上从未发现中毒死亡病例，虽有轻度中毒反应，如饮食减少、周身不适，但停用或减少外用药量，或配合解毒利尿中药内服，中毒反应就很快消失。

【使用注意】

（1）腐蚀化管药对正常组织同样有强烈的腐蚀性，切勿使用过量，否则疼痛剧烈，易损筋伤骨或透膜等。故凡头面、四肢近骨、胸腹近内膜及邻近较大血管、神经处不宜使用。使用时必须配合赋形药，以邪祛不伤正为宜。

（2）腐蚀化管药多含砒、汞，使用时注意防止吸收发生中毒或过敏反应。一旦发生立即停药，并积极处治。

（3）若用药已达到治疗目的，立即停用，或改用拔毒生肌药，以防腐蚀正常组织。

3. 提脓化腐药　也称提脓祛腐药，是选用提脓化腐的药物，经炮制或升炼后研粉，直接撒布创面，或黏附于药捻上插入疮口内，从而达到提脓化腐、引流毒邪的目的。

疮疡溃后，液化熟透之脓液随溃口泄毒而出，但溃疡壁处，往往存留未液化坏死组织，也称腐肉、烂肉等。凡有此腐肉者，非但不能生肌长肉，如患者气血不足或局部引流不畅通时，反而易向深里和四周侵蚀，成为毒邪继续蔓延扩散的毒根，故应尽早使用提脓化腐药，将毒根化腐为脓，从溃口引流出，以利生肌，否则常损筋伤骨、

表 7-3　古今枯痔散方剂(单位:g)

药物	来源																	
	《外科启玄》	《外科理例》	《外科证治全书》	《秘传外科方》	《外科证治全生集》	《医宗金鉴》	《外科正宗》	《张氏医通》	《华佗神医秘传》	《中西医结合痔瘘临床证治》	《临床实用痔瘘学》	《北京重庆痔瘘小组方》	《实用肛肠外科治疗学》	《肛门证临床手册》	《肛门直肠结肠外科》	《肛门痔疮痔中疗法》	《崔氏痔瘘病学》	《痔瘘治疗法
鸡粪									120									
雌黄									18									
明矾	120	120	120	120	30	60	60	60	30	224	60	60	60	9	60	60	6	60
芒硝																		
皮硝									30									
胆矾									15									
乳香									9	12.8								
没药									9	12.8								
冰片									15									
砒石	4.5	7.5	13.5	0.75	18	30	30	30		64	24	6	6		6	6	6	15
朱砂	3	3	0.3	0.3	0.3													
轻粉						12	12	12			12							
天灵盖						12	12	12										
蟾酥						6	6	6			6							
月石												6	6		6	6	6	
硫黄												6	6	6	6	6	6	6
硼砂																		6
雄黄									18		12	6	6	3	6	6	6	6

透膜、内陷、走黄。所谓有脓外达为顺、无脓内陷为危，说明提脓化腐药在疮疡溃后运用之重要性。其代表方剂如红升丹等。但是提脓化腐药也不能过用、久用，当腐脱干净、脓液减少、新肉显露时即可停药。为此临床根据脓腐程度不同，将提脓化腐药配制成轻、中、重三种不同浓度，用于轻、中、重三种不同的脓腐创面。这对初学者来说不仅容易掌握，也避免了因用药不当所造成的不良后果。

【优点】 提脓化腐药用于溃后疮面，有推陈出新之功，并可随脓腐程度不同，灵活地配制相应的药物。

【作用】 提脓化腐。

【适用范围】 溃疡脓腐不净、新肉未生者。

【常用提脓化腐药方】

◆红升丹（《医宗金鉴》）

药物：水银、白矾各 30 g，火硝 120 g，雄黄、朱砂各 15 g，皂矾 18 g。

配制：先将白矾、皂矾、火硝研细后再与其他药混合研细，以不见水银星为度。把药粉放入锅内，用带釉瓷碗扣盖住，用盐泥封固阴干后，用木炭火烧炼即可。

功能：提脓，祛腐，生肌。

主治：溃疡脓腐未净，毒根不脱，新肉未生，或溃疡久不愈合，疮口周围起缸发硬，或瘰疬溃后及诸瘘管和皮肤癣疾。

用法：红升丹在使用上有纯品和稀释品两种。使用方法十分讲究。

a. 化管：红升丹化管力量较白降丹弱。故对瘘管壁薄嫩者，最适合用红升丹。常以药捻粘药，或裹药为捻，或制成药锭，插入管内，每 2~3 d 换药 1 次。一般用药 1~3 次足够，待瘘管化脱后改用他药即可。

b. 溃疡起缸：溃疡久不愈合，疮口周围起缸发硬，此硬肉不去，则溃疡不愈。需用红升丹纯品，用时先将疮口中间嫩肉敷油膏保护，周围起缸硬肉敷以红升丹，每 2d 换药 1 次，将硬肉拔去，新肉自生。

c. 脓腐未净：脓疡溃后，脓腐未净或溃疡染毒，脓腐重生，用纯品红升丹撒布疮面，腐肉多者撒药多，腐肉少者撒药少。一般每日一换，待腐肉脱净，脓出毒泄，脓液开始减少，新肉显露即可停用。溃疡脓液稀薄者，撒药后脓可变稠。

d. 生肌：溃疡脓腐已净，开始生肌，此时多不单用红升丹纯品，常与煅石膏、煅龙骨、煅牡蛎等生肌收敛药配合使用。既可避免余毒不尽，又可迅速生肌长口。用红升丹比例是越接近收口之日用量越少，否则有碍生肌；脓腐越多，用量越大，否则脓腐未尽一味生肌，反致溃烂。从下表煅石膏与红升丹比例的配合可以看出外治辨证用药之科学性（表 7–4）。

表 7–4　煅石膏与红升丹配方

药物 方名	煅石膏	红升丹
五五丹	5 g	5 g
七三丹	7 g	3 g

续表

药物 方名	煅石膏	红升丹
八二丹	8 g	2 g
九一丹	9 g	1 g

从表 7-4 中配方可知，五五丹、七三丹、八二丹、九一丹等是根据疮面的变化而配用的，比例不同。越是脓腐干净，用红升丹比例越小，用于生肌长肉的煅石膏比例越大。其换药方法随着生肌收口日近，换药次数减少，可以由每日一换，改为 2 d 或 3 d 一换。如果以纯品红升丹为重剂，五五丹则为中等剂量（简称中剂），而七三丹、八二丹、九一丹当为轻剂。而轻剂中的七三丹、八二丹、九一丹又可分为轻、中、重剂。说明病有千变万化，法也变化万千，勿死守一方，不用他法。

【常用提脓化腐药方】

◆滚脓丹（《中医外科证治经验》）

药物：升药 30 g，铅丹 90 g，麝香 1.5 g，冰片 4.5 g。

配制：先将麝香、梅片研细，再将红升丹研细混匀，徐徐加入铅丹，研极细末，装瓶备用。

功能：祛腐，拔毒，生肌。

主治：溃疡脓多，腐肉不脱，瘰疬溃后脓腐不净，结核性瘘管或溃疡周围纤维组织增生等。

用法：直接撒于疮面，或用纸捻粘药，插于瘘管或窦道内。一般每日换药 1 次。

◆化腐生肌散

药物：轻粉 30 g，铅丹 60 g，煅石膏 120 g，冰片 15 g。

配制：先分别研细，再混合均匀研极细末，装瓶备用。

功能：化腐生肌。

主治：疮疡溃后，脓腐不化，肌肉不生。

用法：撒于疮面，或粘于药捻上，插入瘘管或窦道内。每日换药 1 次。

◆地精拔毒散

药物：蟾酥 10 个（阴干后研细），雄黄 60 g，朱砂 30 g，月石 15 g，琥珀 30 g，轻粉 30 g，麝香 0.3 g。

配制：前 6 种药分别研细后，再混合均匀加入麝香研极细末，装瓶备用。

功能：提脓，祛腐，拔毒。

主治：疮毒溃烂，脓头不化，腐肉不脱，毒液不出者。

用法：将药稍稍撒布疮口上或脓头处即可。

【使用注意】

(1) 提脓化腐药有一定刺激和腐蚀性，如红升丹纯品药性较猛，刺激较强，如病变在眼、唇、筋骨、大血管、神经近处，应当慎用，或与其他赋形药配用（如煅石膏

等)，可缓和其不良反应。

(2) 红升丹药宜陈久，则药性缓和，减少疼痛。若将新制红升丹放水中浸洗，也可减缓其刺激性。

(3) 对汞过敏者，不可使用红升丹。

4. 拔毒生肌药　也称提毒生肌药，是选用拔毒生肌的药物，经炮制研细成粉，撒于创面，使腐脱已净、脓毒未清之创面顺利生肌长肉。

溃疡脓腐已泄，腐肉脱净，但脓毒未净，肉芽组织显露时，用拔毒生肌药可清除未尽脓毒，促进生肌长肉。拔毒生肌药刺激性小，若与生肌收口药交替使用，可避免生肌收口时余毒未尽之弊病。

【优点】　拔毒生肌药刺激性小，能提毒生肌，促使伤口生长，避免病情反复。

【作用】　拔毒生肌。

【适用范围】　溃疡腐肉脱净、脓毒未清，或术后感毒无腐肉者。

【常用拔毒生肌药方】

◆珍珠拔毒散方

药物：珍珠（煅）30 g，猪槽牙（煅）150 g，硇砂 90 g，牛黄 3 g，雄黄 60 g，当归 30 g，乳香（去油）30 g，没药（去油）20 g。

配制：上药分别研细后，再混合一起研匀装瓶备用。

功能：拔毒生肌，活血散瘀。

主治：溃疡腐脱脓毒未尽、肉芽显露者。

用法：撒布疮面，或用药捻插入疮口内。

◆珍珠牛黄散方

药物：琥珀 60 g，牛黄 6 g，珍珠（煅）6 g，麝香 6 g，人参 3 g，朱砂 9 g，梅片 3 g。

配制：上药除麝香、冰片外分别研细后，混合均匀再将麝香、冰片加入，研为极细末，装瓶备用。

功能：拔毒生肌。

主治：溃疡脓毒已净、肉芽生长缓慢者。

用法：均匀撒布疮面即可。

注意：凡腐肉未脱、脓毒过多者勿用。

5. 生肌收口药　也称长药、敛皮药，是选用生肌收口的药物，经炮制后研极细末，撒布于脓毒干净、肉芽组织新鲜、开始生长或生肌长口缓慢的创面上，促使生肌敛口。

生肌收口药用于溃疡最后阶段的治疗，使脓腐干净、已生长的肉芽的组织顺利生长收敛愈合。这一阶段在正常情况下比较容易处理，但必须根据具体情况辨别寒、热、虚、实，区别毒邪未尽等，否则处治不当，不仅会使能生长的创面迟迟不长，也会使已生长之创面遭受破坏，由小变大，从浅变深，甚至迅速溃烂坏死，使疮面恶化。所谓前功尽弃、功亏一篑就是这个道理。《医宗金鉴》曰："凡大毒溃烂，内毒未尽，若骤用生肌，则外实内溃，重者逼毒内攻，轻者反增溃烂，虽即收口，其于旁处，复生大疽，是知毒未尽，不可骤用生肌药也。"又曰："若是冷疮不收口，干姜一味撒生肌。"足见辨证施治之重要。

【优点】 痛苦小，用药少，方法简便，效果好。

【作用】 生肌收口。

【适用范围】 凡溃疡脓毒已尽、肉芽生长敛皮缓慢者。

【常用生肌收口药方】

◆月白珍珠散（《医宗金鉴》）

药物：青缸花 1.5 g，轻粉 30 g，珍珠 3 g。

配制：上药共为细末，装瓶备用。

功能：生肌长皮。

主治：溃疡毒尽、生肌长口缓慢者。

用法：直接撒布疮面，或调涂外用。

【使用注意】

（1）凡脓毒未尽、腐肉未净、胬肉突出之疮口不能用生肌收口药，否则易生变证。《外科理例》曰：“设若脓毒未尽，就用生肌，反增溃烂，壮者轻者，不过复溃，或迟敛而已，怯者重者，必致内攻，或溃烂不敛者亦多矣。”

（2）瘘管、窦道管壁未去除，可不妄用生肌收口药，即使勉强收口、暂时愈合，日后也必然复溃。

（3）生肌收口期脓毒已尽，并非无液体之干涸疮面，而是疮色红活、疮面润泽，组织渗出精细透明少量黏性液体，此为生肌长肉之佳兆，换药时切勿清除。所谓偎脓长肉即指此而言，否则，反延长愈合时间。据国外报道，类似这种伤口内有胶原蛋白和结缔组织、黏多糖、蛋白糖苷及脱落的活上皮细胞、成纤维细胞、血管内皮细胞等，这些都是伤口修复需要的物质，因此要求医生在换药前不要冲洗伤口，冲洗伤口不利于愈合。但是，对坏死组织和脓腐疮面则必须冲洗后再换药。

6. 止血药 是选用收涩、止血的药物，经炮制研成细粉，外敷出血处，达止血目的。

出血是外科常见症状之一。发生出血的原因，最常见有以下 4 种情况。一是外伤出血：外伤肌肤血管断裂出血最常见于生产劳动时，还有打架斗殴外伤出血等。二是手术出血：医生为解除患者痛苦，在采用手术方法达治疗目的时发生的出血，如脓肿切开，瘘管手术，肿瘤、赘生物的割除等。三是出血性疾病出血：有内科性原因引起的外科病本身发生的出血，如内痔出血、血瘤破裂出血等。四是腐肉脱落损伤血管出血：由于脓腐或外用腐蚀性药物蚀烂血管，坏死组织脱落引起出血，如在运用枯痔、结扎疗法治痔时，痔坏死组织脱落时可发生大出血，或疮疡热腐成脓，蚀烂血管发生的出血等。

以上任何一种原因所致的渗血和小血管损伤出血均可采用止血药粉达止血目的。对于大的血管出血，外用止血药不能奏效时，可选用结扎止血、手术缝合止血，或烧灼止血等（详见有关章节）。至于内科病如血液病所致出血常需内治与外治相结合处理，不属外科范畴，在此不赘述。

【优点】 止血快，效果好，并可缓解疼痛和防止感染等。

【作用】 止血收敛。

【适用范围】 外科原因所致渗血和小血管出血。

【常用止血药方】

◆冰片止血粉

药物：冰片 30 g。

配制：将上药研成极细末，装瓶备用。

主治：鼻出血，创口出血。

用法：对鼻出血者将冰片止血粉吸入鼻内即可，而且用此方法也有预防鼻出血的作用，通常在未出血前吸入少许即可。创口出血用棉球蘸药填塞创口内即可。

◆马勃止血散方

药物：马勃粉 30 g。

配制：取马勃粉消毒装瓶备用。

功能：止血收敛。

主治：出血。

用法：敷于出血疮口内，或用消毒凡士林纱条蘸马勃粉，填塞于出血处即可。

◆止血散方

药物：穿山甲（炒）15 g，海螵蛸 30 g，血余炭 30 g，冰片 10 g。

配制：前 3 药研细后加入冰片研匀，装瓶备用。

功能：止血收敛。

主治：出血。

用法：撒于出血创面上，或用凡士林油纱条蘸止血散塞于出血创面。

【使用注意】

(1) 外用止血药的同时多采用压迫包扎法止血，效果较不压迫止血好。

(2) 敷止血药后，嘱患者安静休息，勿使药物移动。一般需 24 h 后方可再换药，如去之过早，有时仍会继续出血。

(五) 药酒法

药酒，也称酊剂，是选用相应的药物，浸泡于一定剂量、浓度的乙醇中溶化或浸泡过滤去渣所得的溶液。

早在《汉书·食货志》和《周礼·天官冢宰》中就有关于酒在医学上运用的记载，曰“酒，百药之长”“酿粥为醴曰医”。此后《黄帝内经》《伤寒论》等以酒为溶剂制成的药物广泛用于治疗多种疾病。

药酒可内服、外用。药酒制剂在外科广泛用于疮疡、皮肤病，尤以活血通经、杀虫止痒、溶解角质更为适宜。

【优点】 使用方便，不污染衣裤，容易发挥药效，患者乐于接受。

【作用】 通经活血，消炎止痛，杀虫止痒，溶解角质。

【适用范围】 脱骨疽、手足癣、顽癣、紫白癜风、白疕、牛皮癣等。

【常用药酒药方】

◆顽癣药酒方

药物：斑蝥 60 g，土槿皮 120 g，黄连 30 g，樟脑 120 g，75%乙醇 1 800 mL。

配制：先将前 3 味药放入乙醇中浸泡 7 d 后过滤去渣，然后将樟脑加入滤液中混合均匀，装瓶备用。

功能：杀虫，止痒，解毒。

主治：牛皮癣，白疕，顽癣。

用法：外擦药酒应根据病之新旧和皮肤厚薄施治。一般新病患部皮肤不厚，每日外擦 1~2 次，旧病患部皮肤粗糙增厚，每日外擦 2~3 次，但以不使局部起水疱为宜。若擦药有小水疱，可暂停使用，待水疱吸收脱落后如未愈可再擦药，以愈为度。

◆止痒酊

药物：百部 30 g，苦参 30 g，地肤子 15 g，蛇床子 15 g，花椒 15 g，75%乙醇 400 mL。

配制：前药 5 味加入 75%乙醇内浸泡 7 d 后，过滤去渣，将滤液装瓶备用。

功能：止痒，杀虫。

主治：皮肤瘙痒症，荨麻疹瘙痒。

用法：外擦患处，每日 2~3 次。

◆活血止痛酒方

药物：当归 15 g，红花 15 g，川、草乌各 15 g，白芷 15 g，樟脑 15 g，肉桂 10 g，75%乙醇 300 mL。

配制：前 7 味药入乙醇中浸泡 7 d 后过滤去渣，再将樟脑入滤液中溶解，装瓶备用。

功能：通经，活血，止痛。

主治：脱疽未溃，扭挫伤关节肿痛。

用法：外擦患部，每日 3~4 次。

【使用注意】 药酒有刺激性，凡皮肤糜烂、破损，或黏膜、会阴皮肤薄嫩处勿用。药酒容易挥发、燃烧，宜密封收藏，远离火源。对药酒过敏者勿用。

（六）水粉剂法

水粉剂也称洗剂、振荡剂，是选用相应的药物，研制成细粉与水混合制成的一种溶液。

配制水粉剂时，所用药物一定要研制细。使用时将水药混合外涂。多用于治疗急性皮肤病，如急性湿疹疮、皮肤瘙痒等。

【优点】 使用方便，可大面积涂擦。

【作用】 清热解毒，消炎止痒，润泽皮肤。

【适用范围】 皮肤瘙痒、急性湿疹疮、酒渣鼻等。

【常用水粉剂方】

◆止痒癣药水

药物：地肤子 15 g，蛇床子 15 g，大风子 15 g，土槿皮 20 g，海桐皮 20 g，白鲜皮 20 g，苦参 30 g。

配制：上药研制成细粉，与水混合装瓶备用。

功能：祛风，止痒，杀虫。

主治：白疕，皮肤瘙痒症。

用法：用时摇匀，用毛笔蘸药涂擦患部，每日 2~3 次。

◆祛湿止痒剂方

药物：生石灰 300 g，密陀僧 30 g，生地榆 30 g，黄连 15 g。

配制：先将生石灰放入冷开水中浸泡并充分混合后澄清，取中间饱和澄清液 1 000 mL，然后将后 3 味药研细混合入澄清液中，装瓶灭菌消毒后备用。

功能：渗湿止痒，清热解毒。

主治：旋耳疮，湿疹疮，过敏性皮炎等。

用法：使用时摇匀外擦，每日 2~3 次。

【使用注意】 水粉剂静置药液沉积，使用时必须摇匀方可外擦。患处糜烂、浸淫流水多、化脓结痂者勿用。

（七）乳剂疗法

乳剂也称霜剂，是以水与油为代表的不相混合或部分混合的液体，使之混合乳化制成的一种制剂。乳剂对油和水有亲和力，外用不妨碍皮肤的蒸发散热功能，容易和皮肤分泌物混合，有利于药物的渗透、扩散和吸收，故广泛运用于民间，为外科医家所重视。

【优点】 颜色洁白细腻，润滑皮肤而无刺激性，故涂后舒适。不易储留热量和水分，且易洗净，不易污染衣被。

【作用】 清凉散热，解毒润肤。

【适用范围】 皮肤瘙痒，烫伤，亚急性、慢性皮炎等。

【常用乳剂方】

◆清凉膏（《医宗金鉴》）

药物：生石灰 500 g，香油适量。

配制：用凉开水将生石灰块化开，取生石灰粉 500 g 加凉开水 2 000 mL，搅匀澄清，取饱和澄清液 500 mL，加香油 500 mL 混合搅匀呈乳白色糊状，装瓶备用。

功能：清凉解毒，止痛生肌。

主治：烫伤。

用法：局部清洁消毒后涂擦清凉膏，每日 2~3 次。

◆肤轻松合剂方

药物：肤轻松软膏 10 支，氯苯那敏 4 g，地塞米松 7. 4 g。

配制：先将氯苯那敏、地塞米松片研细，与肤轻松软膏调和在一起，装瓶备用。

功能：镇静止痒。

主治：神经性皮肤瘙痒症，牛皮癣。

用法：揉搓患部，每日 2~3 次。直至痒感全部消失、皮损恢复正常后改为每日 1 次。

【使用注意】皮肤病红肿湿烂、脓水多者勿用。

（八）熏洗法

熏洗法是选用相应的药物和水一起煎煮后，以热蒸汽熏其患处，或先熏后洗病损处的一种治疗方法。

《素问·阴阳应象大论》曰："其有邪者，渍形以为汗。"渍形即熏洗法。其后最早的外科专著《刘涓子鬼遗方》描述得更为详尽，曰："上九味㕮咀以水一斗三升，煮取五升，绞去滓，铛中纳芒硝，上火搅令成沸，尽滓稍分适冷热帖帛，搶肿上数过，其热随手消散。"就是采用帖帛搶肿上的湿敷法，而取得消散之功。

由于患病部位和发病情况不同，选用药物也不一样。熏洗法有以熏为主、以洗为主、熏洗并重等区别。为充分发挥药效，使药液较持久地在患部发挥作用，熏洗法中又分浸渍、淋洗、沐浴、坐浴、湿敷等方法。如《礼记·曲礼》曰"头有疮则沐，身有疡则浴"等。

（1）浸渍法：多用于头面、四肢部的病变。

方法：将煮好的药液，趁热熏之，待药液温度下降无蒸汽时（以不烫为度）用净布或毛巾蘸药液溻患部即可。

（2）淋洗法：多适合胸腹腰背等部位。病患以流脓、湿烂、污秽不洁创面为适宜。

方法：将煎煮好的药液过滤去渣，将滤液装入瓶内。瓶上装有喷水头，趁热（以不烫为度）淋洗或冲洗（压力大可冲洗），直至清洁干净后将患部擦干即可，也可根据创面情况更换掺药等。

（3）沐浴法：多适合头部和范围较广泛的病损。

方法：将煎煮好的药液倒入盆中后，先趁热熏患处，待不烫时再行洗浴。但一定注意室内温度适中，勿受寒凉，以免使病情加重。

（4）坐浴法：多适合肛门、会阴部疾病。

方法：将煎煮好的药液，倒入特制坐浴桶中或盆内，先趁热熏之。待药液不烫时坐于盆内浸洗即可。

（5）湿敷法：也称罨法。多适合四肢躯干处病变。如分泌物多的大溃疡和肿疡等。

方法：将煎煮好的药液，用无菌纱布蘸药湿敷患处，以便于引流，发挥药效。《外科大成》曰："以软帛叠成七、八重，勿令太干，带汤于疮上，两手轻盈，旋按片时，帛温再换，如此洗按四五次，流通气血，解毒止痛，去瘀脱腐，此手功之要法，大疮不可缺也。"

以上几种熏洗，一般每日1~2次为宜。皮肤瘙痒、牛皮癣等慢性顽固性病损，水温以45~50℃为宜，太热可致烫伤。时间1~2 h，并以微微汗出、患者自觉轻松舒适为度。溃疡性疮面，一般要求水温不烫，脓性分泌物清洁干净后，再做常规换药。即使不外用其他药物，也应用无菌干纱布揩干后敷盖。有些疾病，水要求不热或偏凉，如内痔坏死脱落期，水温要求不热，到暑季水温应偏凉，这可预防或减轻痔核坏死脱落期由于水温偏高，而使局部血管扩张发生出血等。因此，应根据病情选用不同的熏洗方法，并恰当掌握好熏洗时间和水的温度、用量等。

【优点】 方法简便，容易掌握，使用范围广泛，疗效好。

【作用】 行气活血，通经止痛，调和营卫，清热解毒，排脓生肌，杀虫止痒。

【适用范围】 痈疽疮疡，皮肤诸疾，肛肠痔瘘等。

【常用熏洗药方】

◆二花一黄汤

药物：金银花 15 g，红花 6 g，黄连 6 g。

配制：上药加水 2 000 mL，煎至 1 500 mL 后备用熏洗，浓缩至 500 mL 湿敷，浓缩至 50 mL 保留灌肠。

功能：清热解毒，活血生肌。

主治：疮疡肿痛，溃烂滋水，血栓性外痔，炎性外痔，肛窦炎。

用法：湿敷，熏洗，保留灌肠。

◆马硝煎

药物：马齿苋 15 g，芒硝 15 g，甘草 10 g，蒲公英 15 g。

配制：上药加水 2 000 mL，煎至 1 500 mL 备用。

功能：清热解毒，消肿止痛。

主治：疮疡红肿热痛或溃后流脓，肛痈，乳痈，瘘管发炎、脓水淋漓，内痔肿痛，肛裂，血栓性外痔，炎性外痔。

用法：湿敷，熏洗。

◆抗敏解毒汤

药物：徐长卿 30 g，黄芩 15 g，甘草 30 g。

配制：同“二花一黄汤”。

功能：抗敏解毒，止痒消肿。

主治：各种过敏性疾病，如过敏性皮炎、瘾疹、接触性皮炎、药物性皮炎、血管神经性水肿、过敏性肠炎等。

用法：熏洗，湿敷，保留灌肠。

◆疏风止痒汤

药物：艾叶 30 g，百部 20 g，白鲜皮 20 g，花椒 15 g，白矾 10 g，甘草 20 g。

配制：上药加水 2 500 mL，煎煮至 2 000 mL 或 1 000 mL 备用。

功能：疏风活血，杀虫止痒。

主治：牛皮癣，白疕，瘾疹，皮肤瘙痒症，足癣，手癣，体癣，股癣，阴囊湿疹疮。

用法：熏洗，湿敷。

【使用注意】

（1）洗时勿受寒凉，夏季不可出汗过多。

（2）熏洗时切勿烫伤。

（3）应根据病情选用浸渍、清洗、沐浴、坐浴、湿敷等。

（4）凡患外感发热、高血压、冠心病者及妇女经期不宜洗浴，坐浴时间应较正常人短。

二、手术疗法

手术疗法，是医生利用各种医疗器械、物器和手法技巧，以达治疗外科疾病目的的一种方法。

早在石器时代，人们就用砭石作针破溃脓肿，是较早的外科手术工具，《灵枢·痈疽》曰："发于腋下赤坚者，名曰米疽。治之以砭石，欲细而长，疏砭之。"又曰："发于足趾，名脱痈。其状赤黑，死不治，不赤黑，不死。不衰，急斩之，不则死矣。"东汉华佗发明麻沸散，在全身麻醉下进行开割肿瘤和腹部手术等。

但由于历史条件的影响，祖国医学手术一度停止不前。新中国成立以后，党和政府对中医事业十分重视，使传统的外科手术方法充分发挥了它的特殊作用。下面简述传统的和临床常用的外科手术方法及手术器械、物品等的使用方法。

（一）常用手术器械、物品

手术的实施要根据病情选用相应的医疗器械、物品。有时根据需要，医生需亲手制作。因此，手术器械、物品的种类除有统一的规格外，还有多种手术医疗工具为民间医生所独有。下面将常用手术器械、物品及其使用方法做简要介绍，以供初学者参考。

1. 手术刀

（1）分类：古人以砭石、针作手术刀。目前常用手术刀分刀柄、刀片两部分，也有刀柄与刀片连为一体的。手术刀片有圆、尖、弯等不同大小和形态，也有镰状圆头探针刀等，手术时可根据手术部位、疾病性质的不同酌情选用（图 7-1）。

（2）执手术刀方法：手术刀主要用于切开、切除和解剖组织等。使用手术刀要求操作熟练、精确，切割必须恰到好处。因此，执刀姿势、动作、力量等应严加考究，并根据手术要求、病变情况等选择执刀方法。这里将常用几种执法介绍于后。

1）一般切口执刀法：术者常需用较大力量开割较长而坚韧的组织时，采用此执刀法。如切开皮肤、肌腱等。切割动作虽涉及整个上肢，但主要运用腕力。切忌用臂力过猛造成失误（图 7-2）。

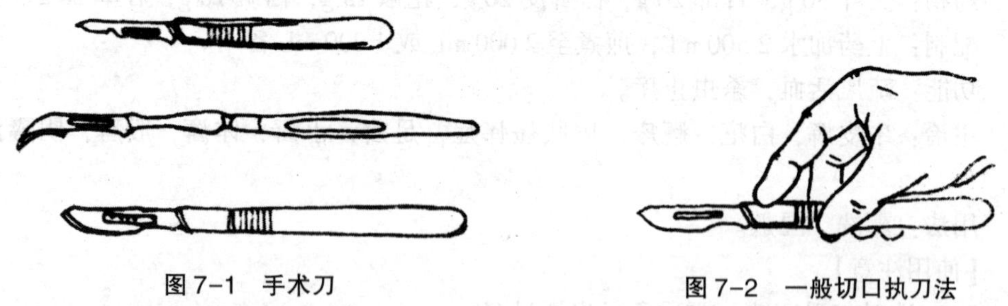

图 7-1 手术刀　　图 7-2 一般切口执刀法

2）小切口及解剖执刀法：执刀切割时，术者需用小力量。切割刀口短小、精细时采用此执刀法，如解剖血管、取出血栓、剥离静脉团等。切割时动作涉及腕部，主要运用手指力，切忌腕力过猛造成失误（图 7-3）。

3）浅表脓肿切开执刀法：执刀挑割时，术者用较小力量，用于疔、疖、痈等。挑割时动作涉及腕部，主要运用指力（图 7-4）。《疮疡全书·开刀法》曰："将刀头向上，方不致伤新肉……"此乃经验之谈。

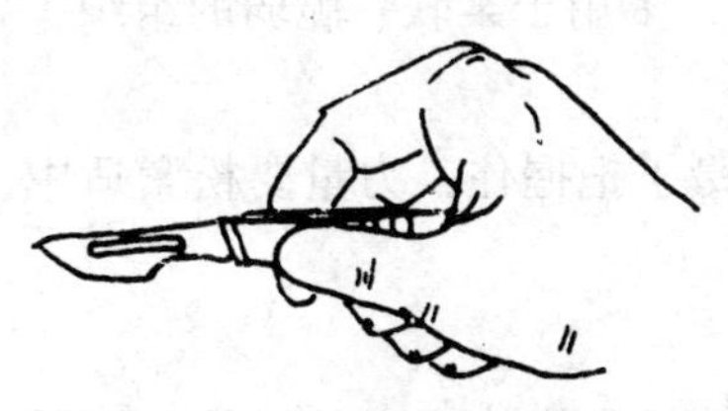

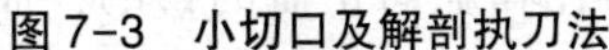

图 7-3　小切口及解剖执刀法

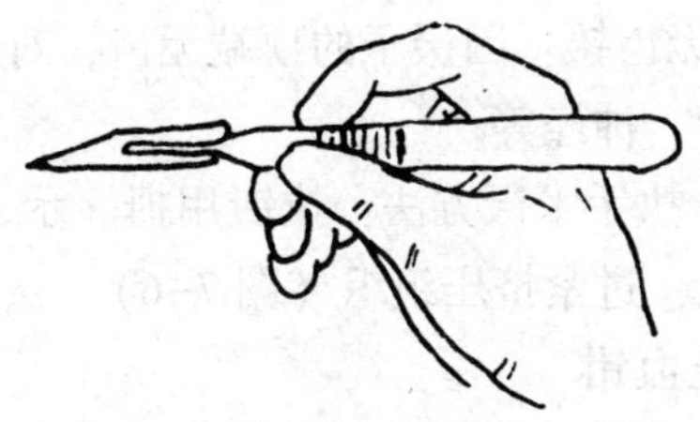

图 7-4　浅表脓肿切开执刀法

4）瘘管探入切开执刀法：执探针刀探割瘘管时，术者常需先持探针刀将探针圆钝头从外口探入，从内口慢慢探出。探入切开时涉及腕部力量，主要运用指力，将探针弯刀拉出，割开瘘管。此镰状探针刀，主要用于瘘管切开（如肛瘘切开等）。

2. 手术剪　主要用于剪开、剪断和分离组织、韧带，或剪断缝线、剪开敷料、引流等。前者当用组织剪，后者当用剪线剪。

（1）分类：因部位、性质的不同，手术剪有大小、长短和圆头、尖头等的区别（图 7-5）。

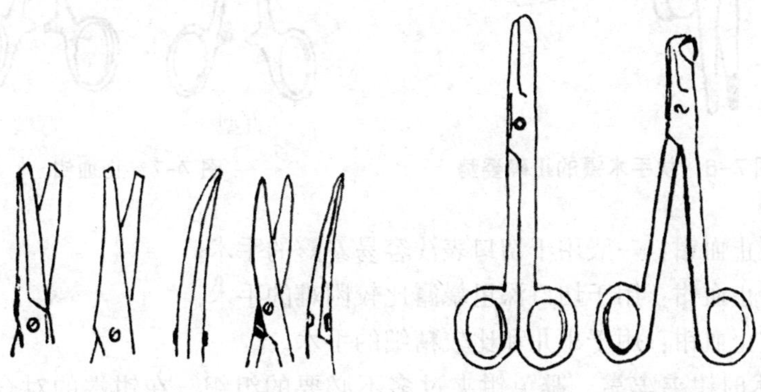

图 7-5　手术剪

组织剪的尖端一般较圆钝，不致因分离或剪开组织时刺伤深部重要组织。直剪适用于浅部手术；弯剪适用于深部手术，操作时不妨碍视线，对组织情况看得清楚，比较安全。但剪刀必须锐利，否则需更换，不可使用。

使用手术剪，首先要正确掌握执剪方法，并加强练习，才能灵活、准确，运用自如。

（2）执剪方法：将拇指、环指分别插入剪柄环内，中指放于环指剪柄环上方的剪柄上，示指轻压放在剪柄和剪刀交界的轴节处。在剪开、剪断和分离组织时，一定注意勿使剪端损伤重要组织器官。

3. 手术镊　是手术时将组织镊起，使之稳定，以利剪切、分离或缝合的工具。

（1）分类：由于应用时要求不同，镊子的顶端有 1~5 个齿的，称有齿镊。另一种顶端没有齿的，称无齿镊。

1）有齿镊：因镊子顶端有齿，不用夹持过多组织即可牢固镊住。故对较坚韧、结实的组织如皮肤、皮下组织、筋膜、肌腱等多用之。

2）无齿镊：因镊子的顶端无齿，对组织损伤小，多用于柔软、脆弱的组织，如黏膜、血管、神经等。

（2）执手术镊方法：执镊用拇、示、中三指将镊子把握住，力量要松紧适中，过松即滑脱，过紧挤压组织（图 7-6）。

4. 止血钳

（1）分类：止血钳不仅是为了钳住血管，以达结扎和烧灼止血的目的，而且还广泛运用于分离组织、拔出缝针、牵引缝线、钳夹痔核等，所以止血钳有大小、长短、弯直等多种类型（图 7-7）。

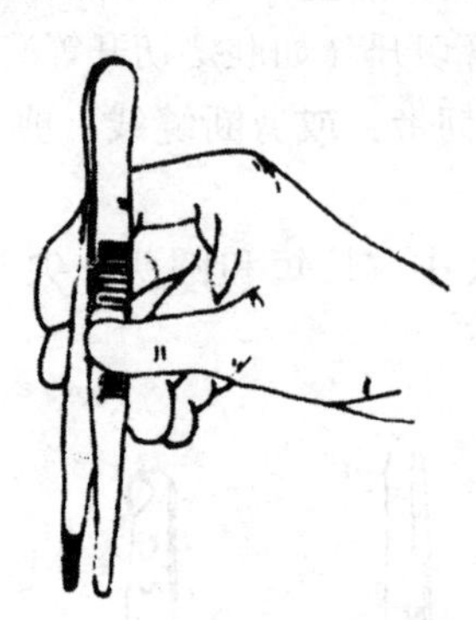

图 7-6　执手术镊的正确姿势

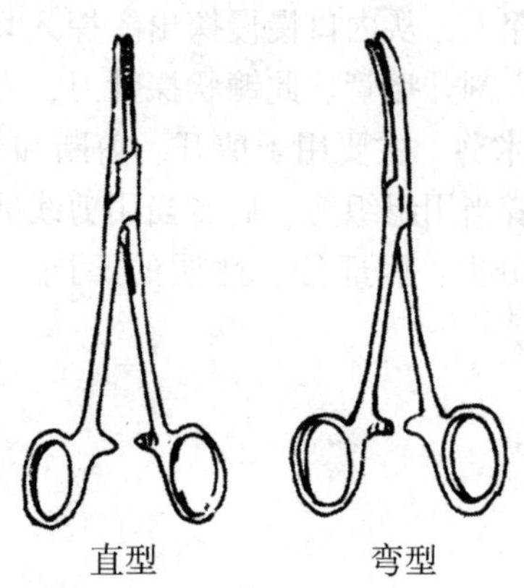

图 7-7　止血钳

1）直型止血钳：一般用于切口表浅容易暴露的手术。

2）弯型止血钳：用于切口深里暴露比较困难的手术。

3）蚊式止血钳：用于小儿和比较精细的手术。

为使手术时钳夹牢靠，避免钳夹过多不必要的组织，在钳端的对合面制有沟纹。为防止滑脱，在钳柄环的内上面制有齿状锁扣，钳夹组织后不致松开，但也不可锁扣过紧，否则被钳夹的组织受压过重，可使组织坏死，特别是切口边缘的皮肤和黏膜组织更应注意。故不要轻易钳夹，需保留有生机的组织。

（2）执止血钳方法：与执手术剪方法相同。一定要正确、灵活，否则操作时容易出现开合不便、锁扣不当、持钳不稳等。这不仅影响手术的顺利进行，甚至会发生滑脱，血管折断、组织撕脱等。另有一种止血钳，弹性较小，前端有细齿，挤压作用小，对组织损伤轻微，是适合牵引组织用的组织钳。手术时常以此钳牵开组织，暴露视野，利于手术操作等。

5. 持针钳　主要用来持弯型针缝合组织。持针钳的外形与止血钳相似（图 7-8），但钳端较宽，对合面有细浅的沟纹，在缝合时使针不易移动，不致因钳夹将针折断。使用时将持针钳夹在缝针后 1/3 处即可。

执持针钳方法：与执剪的方法一样。也可以拇指、中指、环指将钳环把握住，示指稳住轴节处。这种持钳方法也较常用。

6. 巾钳　主要用于手术时钳夹固定无菌布巾。钳端较锐，两端对合后呈圆形或椭圆形。持巾钳的方法与持止血钳的方法相同。

7. 缝针　主要用于缝合组织、缝扎血管或贯穿结扎痔核等。

（1）分类：由于所要缝合的组织、部位、深浅、大小等不同，故缝针有大小、粗细、弯直等的不同。

1）直针：直针较长。常用于胃肠吻合，用手直接操作即可。

2）弯针：弯针适合于对深部组织的缝合。缝合时需用持针钳操作，拔针也需用止血钳或有齿钳。缝针的尖端有圆形和三角形两种。圆形针损伤较小，适合一般软组织用，如血管、肌肉和筋膜等。三角形针尖锋利，造成损伤较大，适合较厚韧的组织，如皮肤组织等。

图 7-8　持针钳

（2）缝针使用方法：缝合时除根据情况选择缝针，操作时注意用力要均匀适当，不可过猛，避免断针。

8. 探针　主要用于窦道、瘘管和疮疡溃后的检查，换药及手术时的探查等。由于窦道、瘘管等发生的部位、深浅、长短、曲直走向和检查、手术、换药等要求不同，因此用的探针有弯直、软硬和探针头的钝、锐等多种类型。下面将常用的几种探针的特点和使用方法做一介绍（图 7-9）。

（1）直形圆头探针：探针体直、两端有圆球头，质较硬。适合对疮疡溃后换药和对直形瘘管、窦道的检查和手术探查引导之用。

（2）弯钩圆头探针：是将直形圆头探针的一端折成弯钩。适合窦道、瘘管和疮疡溃后腔道较弯的探查和手术，如折成“7”字形，也称“7”字形探针等。

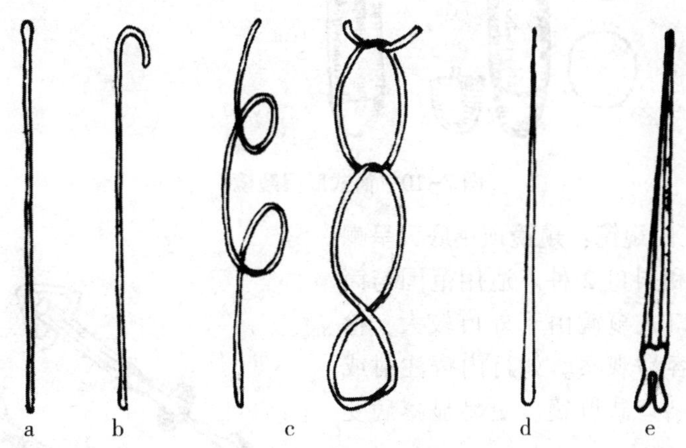

图 7-9　常用的几种探针

a. 球头探针　b. 钩头探针　c. 胶管探针　d. 尖头造口针　e. 有槽探针

（3）银制圆头软探针：是用 95%纹银制成长 20 cm、圆头直径 0.1 cm 质软而有弹性的银制探针。由于探针头圆质软，不仅适用于直的瘘管、窦道，也适用于弯曲的窦道、瘘管和作为挂线疗法之用。

（4）塑料钝头细探针：是借用硬膜外麻醉软导管，导管上有厘米刻度。探查时很容易从刻度上看出瘘管的深浅度。由于塑料制品质软头钝，检查时对组织刺激性小，不容易因检查刺入正常肌肉组织内，如肛瘘用此探针顺肛瘘外口探入肛内后，又容易从肛内牵拉出，故适合没有闭塞的直瘘和弯曲瘘管的检查和挂线疗法。

（5）直硬圆锐头探针：探针体直、硬度强，一端呈锐头。适合瘘管人造口使用。

（6）有槽探针：探针中间有一沟槽，顶端呈钝头。探查瘘管时先将有槽探针探入管道内，手术时顺探针沟槽切开瘘管。

9. 窥镜 对了解体腔脏腑内在情况有重要意义。下面将肛肠病常用的几种窥镜分述于后。

（1）肛门窥镜：也称肛门镜，是以检查肛管和直肠末端为主的一种窥镜。由于检查或手术时的要求不同，有筒式、喇叭式和二叶式、三叶式、闭式，以及不同长短等多种样式。

1）筒式肛门窥镜：窥镜呈圆筒状，全长 7 cm 左右。筒腔直径 1～1.5 cm。适合检查内痔、肛乳头肥大、肛窦炎和直肠末端有无息肉、溃疡等及对内痔注射、插锭疗法等。为了手术时操作方便、暴露内痔等病变明显，我们将原筒式肛门窥镜锯成 4 cm 长，利用自然光线即可行内痔等检查和内痔注射疗法，效果良好（图 7–10）。

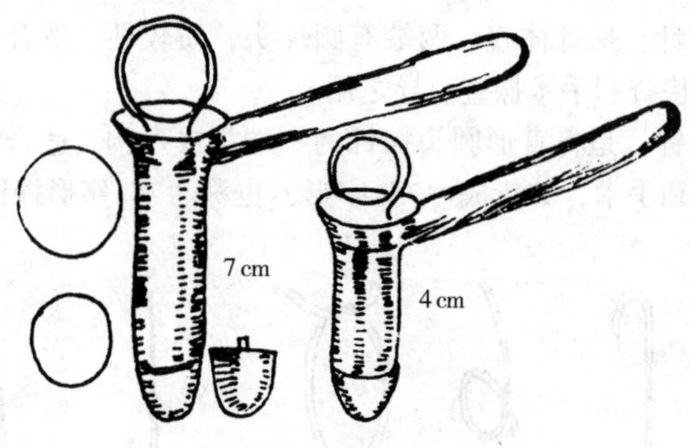

图 7–10　筒式肛门窥镜

2）喇叭式肛门窥镜：窥镜顶小底大呈喇叭筒状。有圆口和斜口 2 种。适用范围与筒式镜相同。喇叭口式窥镜由于外口较大，检查时视野清晰，容易观察。如行内痔注射或插枯痔锭时使用斜口式肛镜，更易显露病变部位（图 7–11）。

3）二叶式肛门窥镜：窥镜有两叶。做肛镜检查时，先将二叶式肛门窥镜插入肛内，可根据要求张开二叶，使肛管直肠腔扩大。

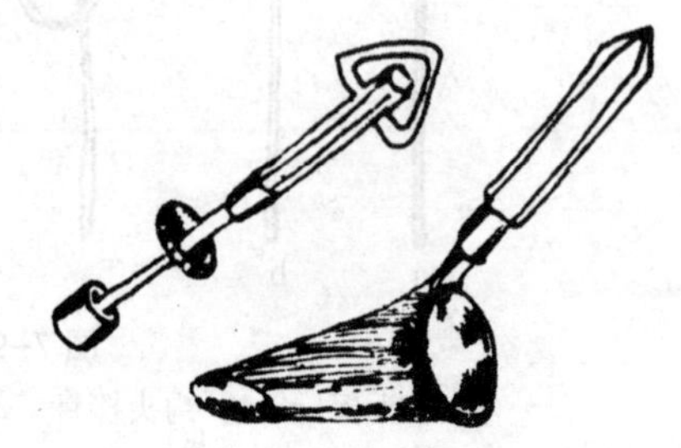

图 7–11　喇叭式肛门窥镜

这不仅视野广阔，而且易显露病灶，适合检查肛窦、单口内瘘（只有一个瘘口在肛内）、全内瘘（两个瘘口均在肛门）、通肛瘘管的内口等。常和探针配合检查收效较好（图 7-12）。

4）三叶式肛门窥镜：窥镜有三叶。做肛门镜检查时，先将三叶式肛门窥镜插入肛内后，根据要求张开三叶，较之二叶式肛门窥镜扩张力大，扩张范围更广阔，肛管直肠腔视野清楚。主要适合于肛管直肠末端手术及处治大出血。一般不用于常规检查（图7-13）。

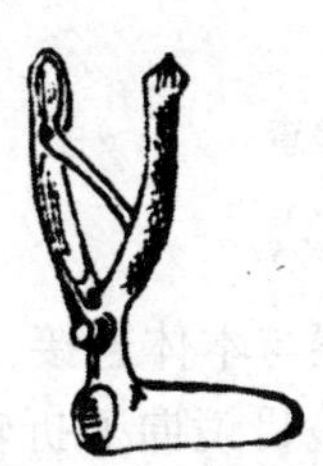

图 7-12　二叶式肛门窥镜

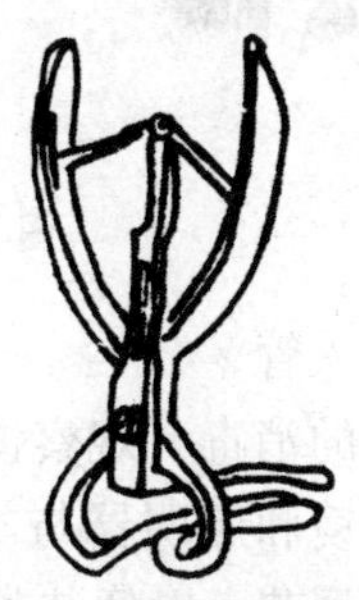

图 7-13　三叶式肛门窥镜

5）有机玻璃肛门窥镜：原料系用有机玻璃制成的，圆形、顶小、口大、顶端闭合，透明、中空、无轴心者称闭式肛门窥镜（也有圆筒形、有轴心者）。适合检查肛管直肠皮肤、黏膜有无充血、出血、糜烂、溃疡等。也可观察内痔注射后是否坏死、出血和肛门瘘管术后创面情况，并可作为肛管、直肠狭窄术后扩肛之用。

除以上介绍的几种常用肛门窥镜外，还有自带光源的灯泡式肛门窥镜和用于婴幼儿检查的小号肛门窥镜等。

（2）肛门直肠窥镜：也称直肠镜，是以检查直肠及其以下部位为主的一种窥镜，呈圆筒式，较肛门窥镜长，全长 15 cm。适合检查乙状结肠以下的直肠部病变，如检查直肠黏膜有无充血、水肿、糜烂、出血、溃疡、息肉、肿瘤和内痔等。其操作方法较肛门窥镜严格。备有光源，与乙状结肠镜大体相同。

（3）乙状结肠窥镜：乙状结肠窥镜比肛门直肠窥镜长，长为 25～30 cm，内径为 1. 5～2 cm，多为金属制品。常用有单人检查和双人同时检查两种。

1）单人检查使用的乙状结肠窥镜：有一个窥镜筒，上面有刻度和顶部为钝圆形的闭孔器；接目镜内装有灯泡，供取出闭孔器后装上接目镜开亮灯光进行检查之。橡皮球与接目镜连为一体，待乙状结肠窥镜进入到一定深度时，即可充分使肠腔打张，以利察看和推进乙状结肠窥镜。切忌在看不清楚肠腔时盲目推进。检查时姿势同直肠镜检查（图 7-14）。

2）双人同时检查使用的乙状结肠窥镜：供教学使用的双人同时检查 H35—1 型光学乙状结肠镜，简称光学乙状结肠镜，由插入管、观察镜、带把本体、照明器、电源变压器、卡爪、卡子、观察目镜、松开螺钉、拔出灯座、止螺构成。

插入管和闭孔器有长短两种（插入长度分 150 mm 和 320 mm 两种），可根据深浅不同选用。在使用前应先将插入管与本体用卡爪连接，插入后能自动锁紧，按下卡爪即

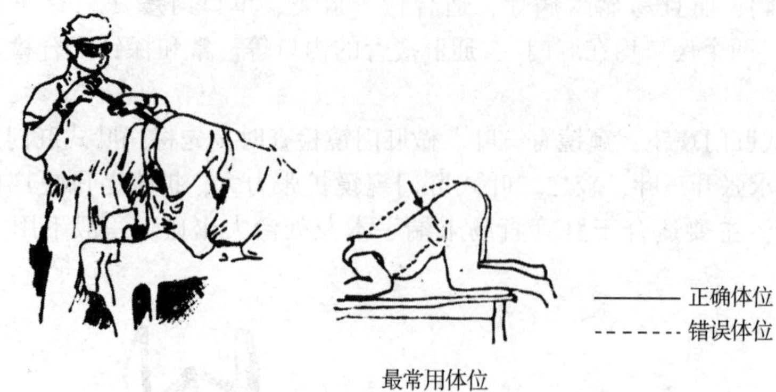

图 7-14　乙状结肠窥镜检查

能从本体内拔出插入管。

为了便于本体的消毒，观察镜和照明器均用燕尾与本体连接，并将卡子锁紧，按下卡子即能将观察镜和照明器与本体分离。将观察镜目镜向上折转 45°可使观察更舒适。目镜视度可以调节，以便装长、短插入管时能看清楚范围和适应人眼不同的视度要求。松开螺钉和拔出灯座即能方便更换灯泡（灯泡为 6V、12W 的溴钨灯），电源变压器输入电压可调 6V 和 4. 5V，以调节照明亮度。

使用时根据需要选择不同长度的插入管和闭塞器，经消毒后插入直肠抽出闭塞器，使本体与插入管连接，接通电源即能进行观察和操作。

光学乙状结肠镜除检查人体的肠内壁病变外，与活检钳配合使用能取出病变区的活体组织进行病理检查；与电力配合使用，能对肠出血点进行电灼止血；与结扎器配合使用，能用结扎法结扎结肠息肉。

需要注意的是，更换照明灯泡时，由于灯脚长短不一致，在插入新灯泡后，光中心可能不在原来位置而出现观察镜管口照明不均匀，这时可以松开“止螺”，调节灯座螺纹的拧入长度而调节光中心位置，使照明均匀。

10. 刮匙　刮匙由把柄、头部构成。头部有锐、钝两种，把柄有大小、长短之别。手术时根据需要选用。适合对组织间隙、窦道、瘘管及骨髓的腐烂、坏死等不健康组织的刮除。

11. 烙针、烙铁　是用粗细、长短不同的火针和以铁、钢等为原料制成的烙铁，其规格、使用如下。

（1）粗针：长 18~21 cm，粗 0. 5 mm，针头尖、细，针柄较粗，或圆或方，主要利用烧红灼热之力代刀，开肿泄脓，避免出血，故适合脓肿已成未溃，或溃口过小，脓泄不畅者；细针，形似毫针，长 9 cm 左右，用 20 号左右不锈钢制成，针尖较毫针钝，针柄较粗，多用竹片或骨质包裹，不易传热，适合消散肿疡，如瘰疬、痰核、筋瘤等。

（2）烙铁：顶端有的烙头，连于柄。目前常用电烧灼代之。适合止血，或灼治赘疣、息肉等。

使用方法：先消毒局部和麻醉后，再将烧红之针（先用药棉裹住针端后蘸油点燃烧之，或在酒精灯上烧红）施于患处，注意刺烙的深浅要适度。过浅达不到目的，过

深损伤正常组织如筋、骨、血管、神经、内膜等。因此，必须慎重。

12. 三棱针　初为砭石，后为铁制，现多用不锈钢制成。三棱针长 3~9 cm。针尖锋利，针身呈三棱形，三边有刃，针柄呈圆柱形。适用于经络阻隔、气血凝滞、热毒内蕴或瘀血不散所致疮疡诸疾，如红丝疔、丹毒及溃后久不收口所形成的起缸等。

使用方法：局部消毒后，用消毒之三棱针（也可用刀锋代之）浅刺皮肤、脉络（一般刺入 1~2 分深），放出少许血液，使热毒随血外泄，达到治疗目的。这种操作方法也称砭镰法。一定注意严格消毒，不可刺入过深，以免引毒入里，或伤及正常组织和较大血管等。

13. 药筒　是用长 21 cm 鲜嫩竹，一头留节，刮去青皮留白，厚 1 分许，靠节钻 2 个小孔，以杉木做成木塞塞紧即成。适合疮疡坚硬不消、脓溃不泄者。

使用方法：先用羌活、独活、紫苏、蕲艾、鲜菖蒲、甘草、白芷各 15 g，连须葱 90 g，入清水 10 碗，煎数十滚，即将药煮熟。每用时将药筒放入已煎煮熟的药液中，为防止药筒浮起，可用物压之，待煎煮数十滚后，将煎煮锅放于近患者处，取出药筒，倒去筒内药水，趁热将药筒紧紧扣合于疮口上，使药筒吸住，5~10 min，药筒温度慢慢下降，可拔去杉木塞，药筒即自然松脱，所以药筒又称拔筒。根据患者体质强弱，每日拔 1~2 筒或 3~5 筒。也可连用数天。使用本法时注意勿烫伤。

14. 缝合线　古今所用不同。最早用桑白皮线、生麻线等。如《后汉书·华佗传》中就有用于剖腹缝合者。《世医得效方》曰："若牛抵肠出损者，急内入，细丝桑白皮尖茸当线缝合肚皮，缝上止立活，如无桑白皮，用生麻缕亦得……" 近代所用缝合线由于要求不同，所用原料、制作方法、粗细等各不一样。但从其总的性质来说，不外可吸收线和不能吸收线两类。

（1）可吸收线：可吸收线以肠线最常用。是采用羊的小肠黏膜下层组织制作成的肠线，也称羊肠线。由于肠线的制作方法不同，又分普通肠线（吸收快，4~5 d 即失去作用）和铬制肠线（吸收慢，10~20 d 仍有抗张作用），但以"4/0"的线和 2 号（数字越小越细）肠线多用。肠线在组织内可吸收，不遗留异物，在肛肠病手术中常用于肛门环缩术、痔核切除缝合术、肛瘘缝合术等。

（2）不可吸收线：不被组织吸收的线有金属线和非金属线之别，但以非金属线多用。非金属线有丝线、棉线、麻线、尼龙线等。其中以丝线最为常用。使用时可根据需要选择粗细不同型号。

15. 药线　根据病情可制作成多种形状的药线。最常用的药线有两种。如以丝线和药物经煎煮制成的煮药线；也有用棉纸将需用药粉包裹成丝，称裹药线；也有用桑白皮纸制成线（捻）外涂黏性剂后，粘上所用药物，也称药捻线等。下面将常用的 3 种药线制法及运用述后。

（1）煮药线：用巴豆 3 g，斑蝥 6 g，芫花 9 g，乌梅 12 g，医用丝线一卷。上药加水 500 mL，煎煮过滤取 250 mL。再将药渣加水 500 mL，煎煮过滤取 250 mL。将两次滤液合并，浓缩至 300 mL 时，把医用丝线一卷放入药液中煎煮，直至将药煮干，药液完全煮进医用丝线内，再取出晾干或烘干，高压灭菌后备用。为了能较长时间保存和使用方便，也可将制成的药线取一定长度装入安瓿内封口灭菌后长期存放。适合瘘管的化管引流和内痔、赘生物结扎等。煎煮药线时一定注意勿将药线烧坏，否则易断而不能使用。

（2）裹药线：是根据需要选用相应的药物，如白降丹、红升丹、枯痔散等，均匀撒布于桑皮纸上或绵纸上，裹成线状即成裹药线，备用。因其药物多具有腐蚀化管作用，故裹药线常用于腐蚀瘘管、祛除顽硬组织、扩大溃疡疮口以利引流脓水等。

（3）外粘药线：一般多用桑皮纸搓成药线经消毒灭菌后粘水、油或凡士林后，再粘所用药粉如五五丹、九一丹、拔毒散等，插入疮口内即可。另一种药线是先用白及汁与需用药物调匀后粘于药线上，晾干后，备用。由于所粘药物不同，可广泛用于瘘管、窦道、溃疡不同阶段。

（4）橡皮筋线：也称皮线，是在挂线疗法的基础上，采用橡皮筋作线，利用橡皮筋固有的伸缩力，通过瘘管的内外口，将皮筋拉紧，造成瘘管局部组织的血液供应中断、组织发生缺血性坏死，待坏死组织脱落后，瘘管也就被橡皮筋勒开，从而达“切开”瘘管的目的。由于橡皮筋勒开瘘管较手术切开慢，称此橡皮筋挂线疗法为慢性切开法。

（二）外科基本技术操作方法

基本技术操作方法，是外治法中最重要的方法之一。它要求外科医生具有熟练、准确无误的操作技能，做到得心应手，运用自如。

外科基本技术操作主要包括手术的切开，切开后的分离，切开与分离时血管出血的止血，切开后的缝合拆线及赘生物、痔核等的结扎，瘘管的挂线，脓肿的切开，灸法和垫棉法等。下面分别将其操作方法叙述之。

1. 切开法 也称切割法，俗称开刀。手术切开法，可因患病性质、部位等不同，切割方法也不一样。但就其基础操作来说，切开常遵循以下原则。

（1）切开的目的是暴露病灶，利于去除病损。

（2）切开一般应顺皮肤纹理，如在关节部位切开时，应呈“S”形，以屈面切割时，应呈横形。这样切开法对组织损伤轻、愈合快、瘢痕小，不影响功能活动，也不易发生畸形等。

（3）切开时手术刀刃与切割的组织面应呈垂直方向，要求一次切开皮肤，逐层切开组织，并注意勿损伤血管、神经、内膜及邻近组织器官等。

2. 剥离法 剥离法一般是在切开法的基础上，更好地暴露病灶，减少对组织、血管、神经等的损伤，彻底去除病变所采取的重要步骤。由于切开后每一个病的情况不完全相同，剥离方法、范围等也不一样。原则是根据手术要求、依据解剖组织间隙进行，可以减少出血，避免不必要的损伤等。对于粘连严重，瘢痕较大，正常解剖关系变异者，必须慎重。下面将临床上常采用的 2 种剥离法做一叙述。

（1）锐性剥离法：用手术刀或手术剪进行剥离的方法，称锐性剥离。要求视野清晰，动作准确，循序渐进地分离切开或剪断纤维粘连等，适合瘢痕和粘连紧密的组织等。

（2）钝性剥离法：利用手术刀柄、血管钳或手术者手指进行剥离的方法，称钝性剥离。要求用力适中，顺组织间隙进行。较锐性剥离迅速、省时。适用于疏松组织间隙、良性肿瘤的包膜等。

以上锐性和钝性两种剥离法，在手术过程中常配合使用，效果良好。

3. 止血法　止血是针对出血采取的措施。手术切开、剥离及任何原因造成的血管断裂出血都应当及时、彻底做好止血处理。这可防止因继续出血造成的危害，也可保证手术视野清晰，使手术顺利进行。常用的止血方法有以下 5 种。

（1）压迫止血法：是常用止血法之一。一经发现出血，立即用手指或纱布按压出血点。这对毛细血管渗血止血效果较好。对于较大血管的出血，常先采用压迫止血法，并迅速将手术野血液清除干净，再改用结扎止血或血管钳止血。对鼻腔、肛门等部位出血，可用纱布填塞压迫止血，需在 3～4 d 取出；否则，取之过早有的易再次出血，过晚易发生感染。若填塞压迫止血无效，也可改用其他止血法。

（2）药物止血法：单用药物止血，对毛细血管出血较为适宜，如用 1%～2%盐酸麻黄碱注射液或 0.005%～0.01%肾上腺素注射液滴于出血处，也可用棉球、纱布浸湿贴敷出血处，若系鼻出血可塞于鼻内。小动脉血管出血，用纱布或棉球蘸止血粉或用止血海绵配合压迫止血法，比单用压迫止血法为优。深部血管或较大血管出血不宜采用此类止血法。

（3）血管钳止血法：用血管钳尖端钳夹住出血的血管及其周围少许组织持续钳夹，然后松去血管钳则不再出血。此法对小的出血点最为适宜，但对较大血管出血，则必须配合结扎止血法。

（4）烧烙止血法：用烙铁或电烧灼器直接对出血点进行烧灼止血。但是一定不可过多地损伤组织。此法对较大血管出血达不到止血目的。即使已经止血的血管，有时也会因烧灼的组织脱落再次出血。所以本止血法一般多用于表浅的小出血点和不易结扎的渗血。

（5）结扎止血法：先用血管钳将出血的血管钳住后，再行结扎的一种止血方法，也是常用、最可靠的一种止血法。对断裂的血管出血，用血管钳钳夹住出血点后，即可结扎。对较大血管或已知此部位确有血管时，先用血管钳分别在血管的两端钳夹结扎。然后再将血管切断，这不仅减少出血，而且安全可靠。但一定注意不可过度用力牵拉血管钳，以免将血管拉断、撕脱。结扎时手术者用力要均匀适中，不可结扎过紧或过松，助手应随手术者的结扎而相应地将血管钳慢慢放开，切勿过早突然放松，以免结扎线滑脱，但应注意过晚松开又不易结扎牢靠。常用的结扎止血法有以下 2 种。

1）单纯结扎止血法：用丝线在夹住血管的止血钳下绕过进行结扎止血的方法。这种单纯结扎止血法适用于一般部位较小血管的出血（图 7-15）。

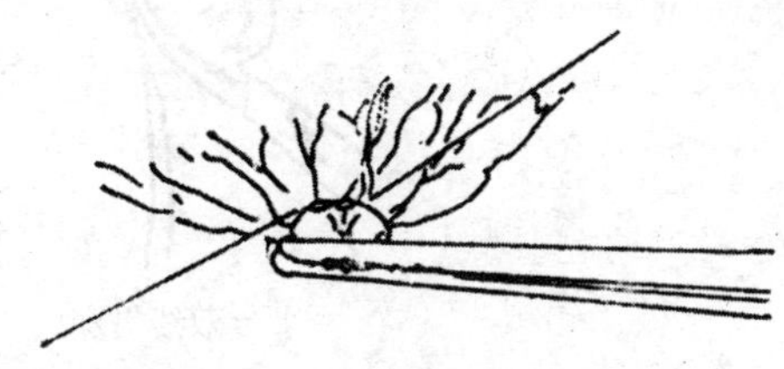

图 7-15　单纯结扎止血法

2）贯穿结扎止血法：又分单纯贯穿结扎法和“8”字贯穿结扎止血法 2 种。①单纯贯穿结扎止血法是用持针器钳夹住带丝线的缝针从血管钳下面夹住的组织中穿过（勿穿透血管），然后将穿过的丝线绕血管打结（图 7-16）。对于止血钳不易夹住的出血点（血管），不能使用单纯贯穿结扎止血法，可采用“8”字贯穿结扎止血法。②“8”字贯穿结扎止血法适合于较大血管和重要部位的止血，这种止血方法线结牢靠，不易滑脱。其方法是按单纯贯穿结扎方法贯穿之，绕过一侧再做第二次贯穿后结扎成“8”字。也可采用双线贯穿组织后，将双线分别打结即“8”字结扎止血法（图7-17）。

以上两种贯穿结扎止血方法，手术时往往合并使用。适合于手术时止血，对治疗肛肠疾病如内痔、直肠脱垂也多遵其操作方法进行治疗。

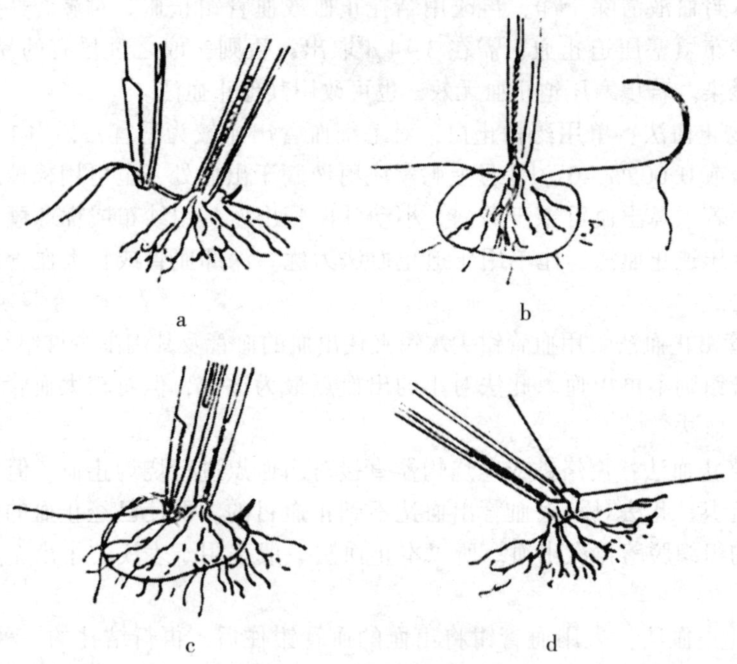

图 7-16　单纯贯穿结扎止血法

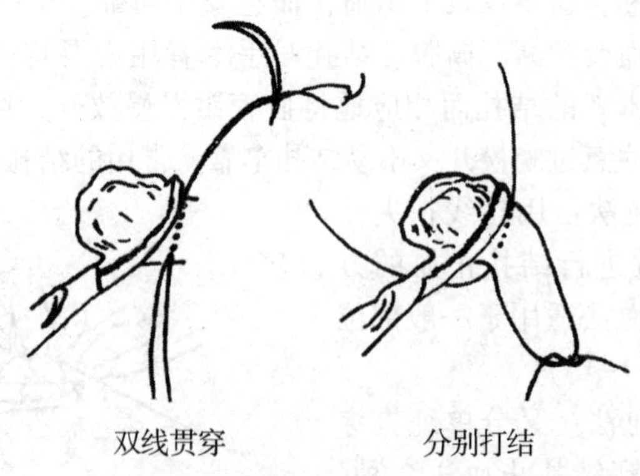

图 7-17　双线贯穿“8”字结扎止血法

4. 打结　手术切开组织后，血管断裂的结扎止血、缝合，赘生物、痔核的结扎坏死疗法和瘘管的挂线疗法等都需要打结。常根据要求打线结牢靠的“死结”或可以打

松紧的“活结”等。因此，必须掌握好正确的打结方法和熟练的打结技巧，才能又快、又牢靠、不易松脱等。请注意正确和非正确的 2 种打结方法。

（1）正确线结：有死线结和活线结 2 种。

1）死线结：打结后，要求线结牢靠，不易松开和滑脱，如方结（二重结）、三重结和外科结（图 7-18）。

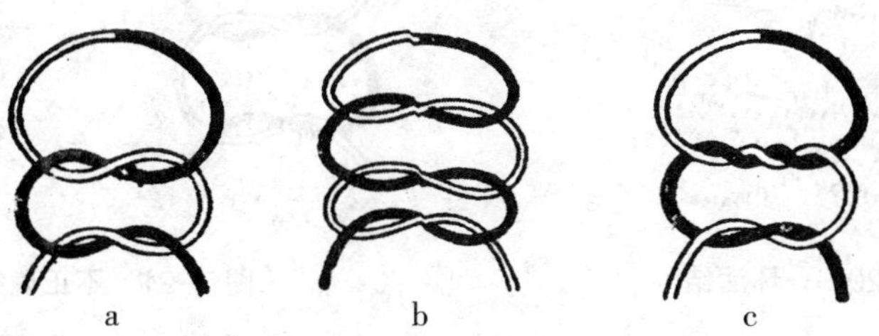

图 7-18　打死线结方法

a. 方结　b. 三重结　c. 外科结

a. 方结：是外科手术的基本线结。这种线结圈内的张力越大，扣结越紧。适合一般血管出血的结扎止血，各种缝合后的结扎和赘生物、痔核结扎等。

b. 三重结：是在方结的基础上重加一结，使线结更加安全牢靠。适合于较大、较多和较重要组织的结扎，以及不容易松开的线，如肠线、尼龙线等均用三重结。

c. 外科结：操作较方结费时，但第一结不易松开是其优点。适合对赘瘤的结扎和固定引流等。

2）活线结：活线，要求打结后线结牢靠，不易松开、滑脱，且可以将线结打开重新紧线，达到赘瘤、痔核枯脱和瘘管勒开的目的。常用活线结有以下 2 种。

a. 双环套结：先在丝线的右端绕成环状，线的右端在环下，左端的丝线在环上，然后牵动左端丝线再绕成一环，从右线端的后面绕过后，再将左线端从第二线环内穿出，将此双环套结套于赘瘤或痔的基底（根部）部，把两线端向各自的方向拉紧即可。以后根据情况逐日紧线，直至赘瘤脱落（图 7-19）。

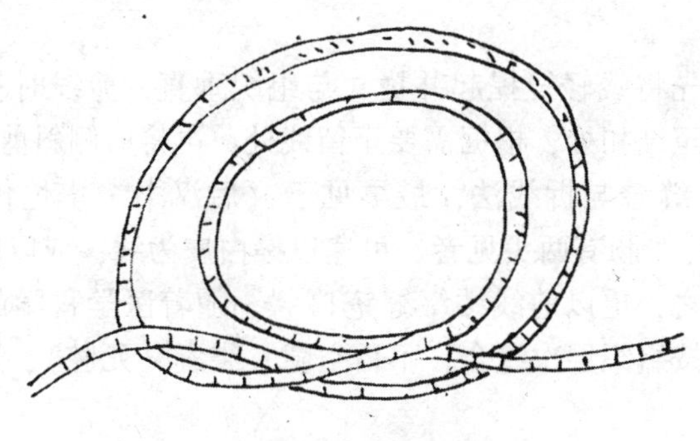

图 7-19　双环套结

b. 一环活结：第一结与方结的第一结相同，牢牢地扎紧，然后再打一活结。待紧线时将活结松开即可，直至赘瘤脱落或将瘘管勒开为止（图 7-20）。

（2）不正确线结：打结不正确，也称错误打结法。不仅线结不牢，且容易滑脱松开。这不仅达不到结扎目的，而且还可以造成严重危害。因此必须避免错误的打结法。最常见的不正确线结有两种（图 7-21）。

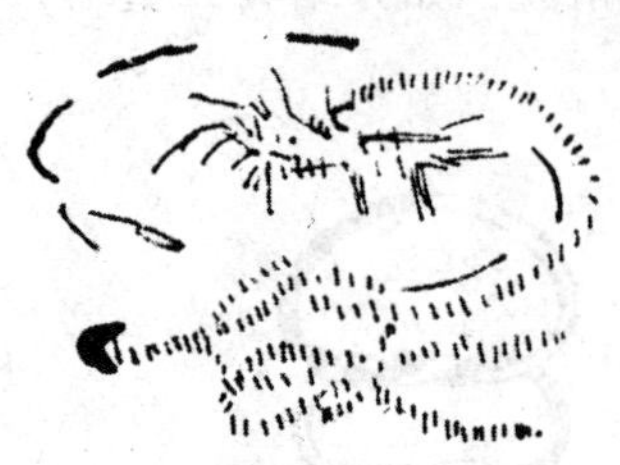

图 7-20　一环活结

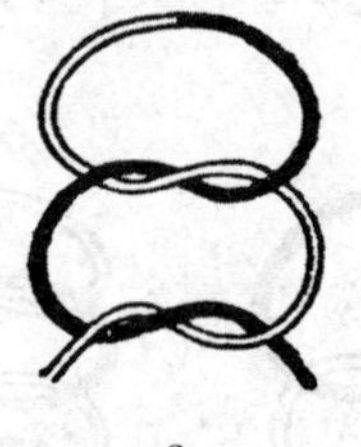

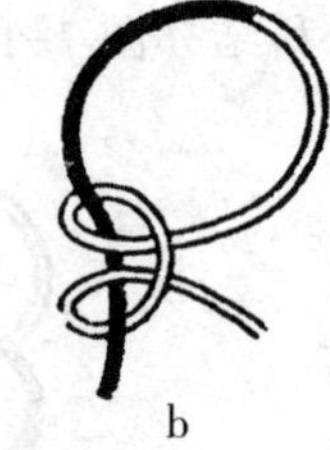

图 7-21　不正确线结

a. 假结　　b. 滑结

1）假结：为不正确的外科结，达不到结扎目的。

2）滑结：为不正确外科打结，结扣时线头方向不对。

因此，滑结和假结，都是打结时应避免的。

（3）打线结的方法：打线结要求动作敏捷，效果可靠。因此，必须熟练地掌握打结方法。常用的打结方法有 3 种。

1）双手打结法：打结时所用线较长，线结牢靠，速度较慢，方法有 2 种。

a. 两手操作相同，方向相反的打结法。

b. 打结时两手的动作不相同（图 7-22）。

2）单手打结法：用线少，速度较快，但操作不当易成滑结。

3）止血钳打结法：是用止血钳代替徒手打结的一种打结法。适合深部狭小手术野的打结或结扎线过短时的打结。但打结时松紧不易掌握，应当注意（图 7-23）。

5. 剪线　打结后恰当的剪线应既不使线结松开，又不因剪留线头过长、遗留较多异物于组织内。剪线所留线头长短，与线的类型、粗细、结扣的多少等有关，例如，细线结扣多者，留短一些；肠线、粗线、结扣少者，留长一些；一般线留 1~2 mm，肠线留 5 mm 较为适宜。

剪线时，打结者先将线轻轻提起并拢，与组织垂直，剪线时将剪稍张开，依一侧剪尖刃端顺结扎线滑至结扣处，根据需要至留线处，再将剪侧斜剪断即可。

6. 缝合与拆线　缝合与拆线法，最早见于《后汉书·华佗传》，历代屡有记载。宋代《圣济总录》曰："肠有两头见者，可速以桑白皮为线，或以麻缕续之，仍取鸡血涂隙，勿令气泄推内之，更以前线缕缀缝疮口。"。随着医学科学的发展，缝合与拆线方法更加完善，要求按组织层次缝合，不留空隙、袋囊（死腔）、边缘对合齐整、缝线松紧适度等。

（1）缝合：常用缝合法有以下 3 种。

1）单纯缝合法：操作简便，为常用缝合法之一。由于缝合的部位和组织等要求不同，在单纯缝合法中又分 4 种（图 7-24）。

a. 间断缝合：多用于对皮肤的缝合。其针距要求 1 cm 长，两端两针针距各

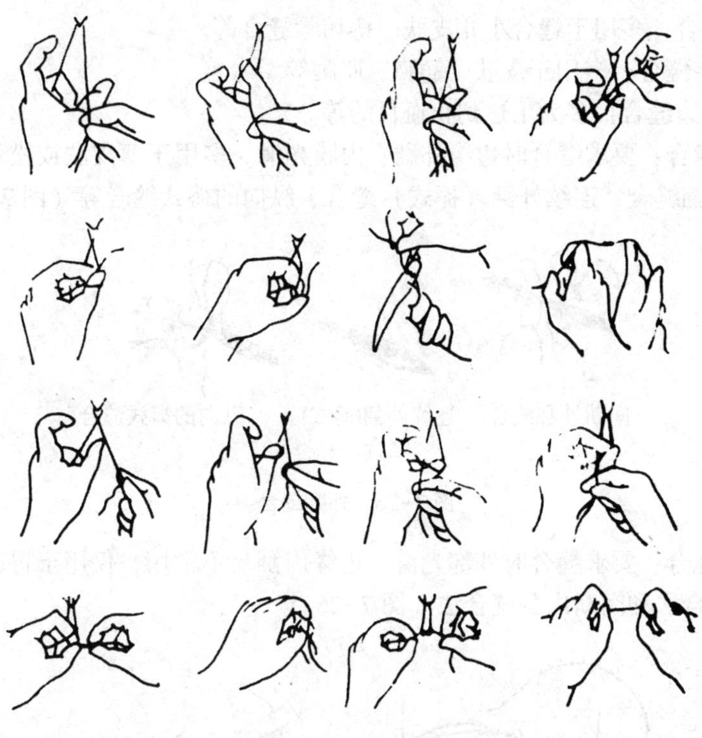

图 7-22　双手打结法

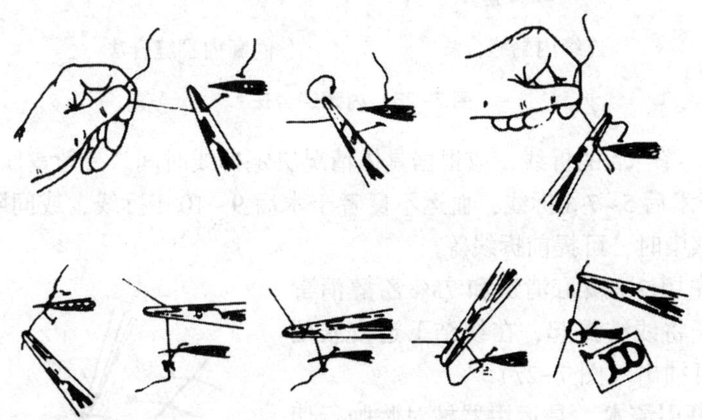

图 7-23　止血钳打结法

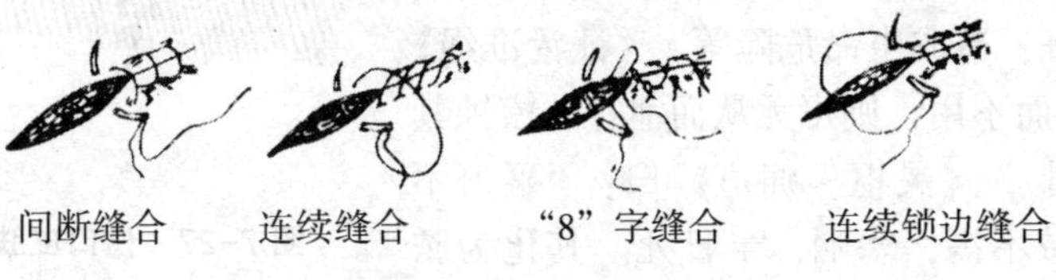

间断缝合　连续缝合　“8”字缝合　连续锁边缝合

图 7-24　单纯缝合

0.5 cm，若皮厚用大而疏的针脚，皮薄用小而密的针脚。

b. 连续缝合：多用于缝合小儿皮肤、痔切除缝合等。

c. “8”字缝合：多用于皮肤、筋膜、肌腱等。

d. 连续锁边缝合：多为了达到止血目的等。

2）外翻缝合：要求缝合时边缘外翻、内膜光滑。多用于薄皮肤或松弛的皮肤缝合等。有间断外翻缝合、连续外翻（褥式）缝合、纵向的褥式缝合等（图 7-25）。

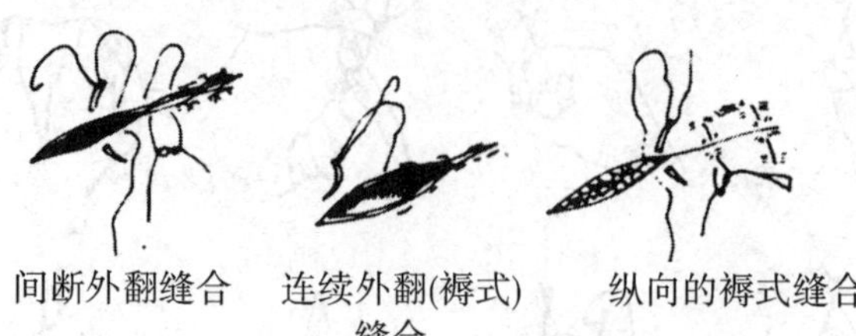

图 7-25　外翻缝合

3）内翻缝合：要求缝合时外部光滑、边缘内翻。不常用，仅用于胃肠吻合等，分为连续内翻缝合法和间断内翻缝合法（图 7-26）。

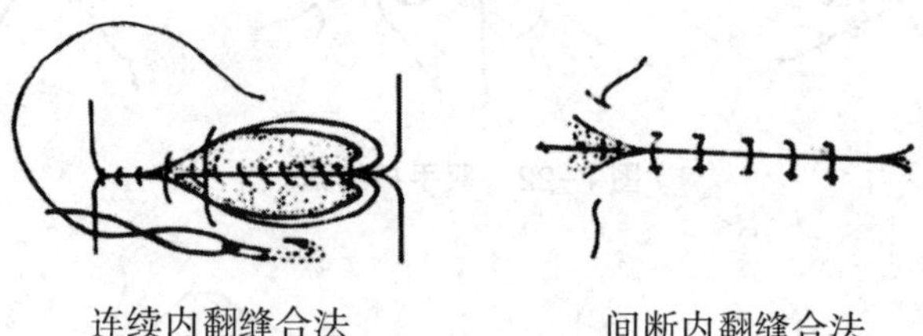

图 7-26　内翻缝合法

（2）拆线：缝合后的拆线，应根据具体情况决定拆线时间。一般皮肤缝线于术后 7 d 拆线，头颈于术后 5~7 d 拆线，血运不良者于术后 9~10 d 拆线，或间隔拆线，老年体弱术后伤口感染时，可提前拆线等。

拆线时，先用 2% 碘酊消毒和 75% 乙醇消毒脱碘，后用镊子将线结提起，在线结下近皮肤处剪断，缝线即可抽出（图 7-27）。

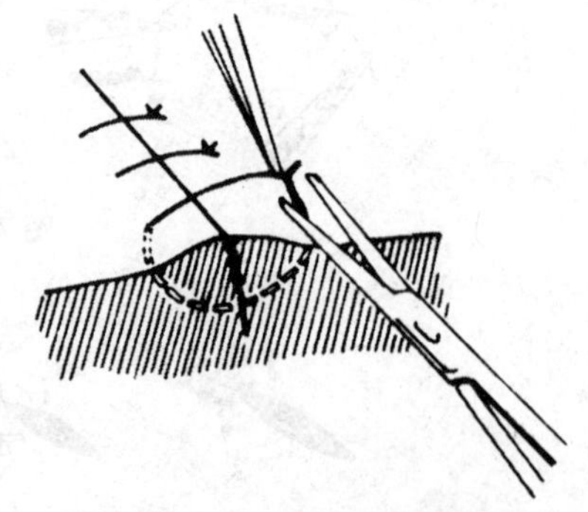

图 7-27　伤口皮肤缝线拆除术

7. 脓肿切开引流术　是运用器械对脓肿行切开手术，使脓液排出，毒随脓泄，肿消痛止，逐渐向愈之方法。否则脓毒内蓄会侵蚀好肉，腐烂筋骨，穿通内脏，造成生命危险等。《证治准绳》曰：“当用针烙而不用，则毒无从而泄，脓瘀蚀其膏膜，烂筋坏骨。”《灵枢·痈疽》曰：“猛疽不治，化为脓，脓不泻，塞咽，半日死。其化为脓者，泻则合豕膏，冷食，三日而已。”这些都说明

脓疡已成，应立即手术，可转危为安，否则后果严重。

（1）适应范围：凡外疡脓成未溃，或溃后口小引流不畅通，内有积脓、积液者。

（2）手术方法：

1）局部先行消毒，铺放无菌巾和局部浸润麻醉。

2）根据脓疡部位深浅等，按原设计切开方向（一般依皮肤纹理）行手术切开（深部应逐层切开），切口大小根据病变情况决定，以脓流畅通为原则。《医宗金鉴》曰："欲大开口，则将针斜出；欲小开口，则将针直出。"说明前人对手术技巧十分重视。

3）脓肿部位深者，应将止血钳插入分开撑大，使脓液从深部排出。如脓肿之间有隔膜，再用手指探查脓腔，将脓腔之隔膜分开，并根据脓腔大小，扩大或增加对位切口，使脓液引流畅通，同时注意对血管断裂出血的处理。

4）清除脓腔内脓液及腐烂坏死组织，然后放入药线，以利引流。

5）最后外用纱布覆盖包扎即可。

（3）注意事项：

1）切口部位：切口应选择波动最明显和脓疡偏低的位置，以便于脓液引流。《刘涓子鬼遗方》曰："痈大坚者未有脓，半坚薄半有脓，当上薄者都有脓，便可破之，所破之法，应在下逆上破之，令脓得易出。"

2）切口方向：一般应顺皮肤纹理和循经方向，避免损伤过多组织，有利于术后愈合、不发生畸形等。如乳房部脓肿切口宜呈放射状，不损伤乳络、乳晕；手指部从侧方切口，不影响屈伸功能；在关节附近者，切口应避免越过关节；在关节处者，应做横形切口，避免愈合后瘢痕对关节活动发生影响；深部切开应避开大血管、神经，并与其平行；肛门部手术切口应避免损伤肛门括约肌等。

3）切口大小：一般以脓液排出畅通为原则。避免切口过大损伤组织多，但切口过小脓水难出，也达不到手术目的，应大小适中为宜。《外科启玄》曰："肉厚肿丰脓深，恐疮口小而易合，脓水不快，故取之大针。"指出切口大小的要求及使用器械的重要等。

4）切口深浅：《医宗金鉴》曰："皮薄针深，反伤好肉；肉厚针浅，毒又难出。大抵肿高而软者在肌肉，针四五分；肿下而坚者，在筋脉，针六七分。肿平肉色不变者，附于骨也，宜针寸许。"《刘涓子鬼遗方》曰："胸背不可过一寸许。"古医家都很重视部位、脓位的深浅等而采取不同的切口深度。一般来说，凡发生于头颈、胁肋、指趾等的皮肉薄、脓位浅，宜浅切，否则易伤深部，引毒入内或伤及内膜等。发生于肌肉丰厚的深部脓位时，当宜深切。若脓深浅切，不仅未除脓毒，也易发生变证。

5）引流管的使用：对脓位深、内腔大、渗液多者需放置引流管。应在脓腔的最低处，其大小、长短应根据具体情况选择，但必须保持引流管的通畅等。

6）禁忌：凡未成脓之肿疡及颜面部疔疮，如鼻疔、唇疔等，禁忌早期开刀，否则损正助邪，易成内陷、走黄等。

8. 换药方法　换药是外科非常重要和经常性的一种技术操作方法。它并不是简单地、机械地更换药物，而是根据局部和全身情况进行辨证施治并具有较熟练的换药技术，两者紧密结合，才能完成的一项极为重要的专业技能。

换药之所以重要，表现在有的外科病只需换药，无须内治和手术就能治愈；有些必须采用手术治疗，手术的成败虽然可决定治疗后果是否令人满意，然而术后换药也同样决定治疗结果的优劣。要保证手术的真正成功，还必须像做手术那样完好无缺地将术后创面处理好，使创面顺利地生长愈合。如果只重视手术，忽视术后创面的处理，这不仅会增加患者痛苦、延长治疗时间，甚至还会造成手术失败等。如术后创面粘连、假愈合、肉芽水肿等与创面的处理不当或不重视对创面的处理有着直接关系，甚至由于术后换药不当等使手术失败，不得不再次手术，这是很令人痛心的。因此，必须重视对术后创面的处理，才能保证术后的正常生长愈合，达根治之目的。换药的部位常是病变部位，也是患者痛苦的地方。特别是痛苦大、久治不愈，或由于其他原因换药遭受极大痛苦的患者，每当换药时容易紧张和产生恐惧心理。为保证换药效果，换药时不仅要注意病变部位，也应当了解患者全身情况，同时也不能忽视患者的心理情况等。为此，换药应遵循以下步骤较稳妥。

（1）应当熟悉患者的局部和全身情况，如体质强弱、精神状态、病情的发展变化等。针对患者的具体情况耐心地给以解释和安慰，并告诉患者换药时应采取的体位、如何与换药的医护人员配合等，以消除患者对换药的错误认识和恐惧心理。

（2）做好换药时所需医疗器械、敷料、药品等的准备，并协助患者采取舒适、充分暴露创面的体位。

（3）换药前给患者去除胶布、敷料时动作应轻柔，如敷料与创面粘住时，不能强行硬揭。可用生理盐水慢慢浸润，在已分离的地方，轻轻把敷料揭开，这样可避免硬揭造成疼痛和出血，也可解除或减轻患者对换药的紧张恐惧心理。创缘及周围的污垢、脓痂等不易去除时，用松节油、汽油、乙醚等浸润，即可去除干净而无痛苦。

（4）暴露病灶后，需视病变的具体情况采用相应的治疗方法，如肿疡首先分属阴、属阳。若为阳证再根据情况选用太乙膏（黑膏药）、金黄散膏（软膏、箍围药）、阳毒内消散（掺药）等；阴证选用阳和解凝膏（黑膏药）、回阳玉龙散和膏（箍围药、软膏）、阴毒内消散（掺药）等，并根据病情互相配合使用，发挥协同作用。若脓已成熟未溃，也可外用白降丹（掺药）点敷毒顶，代刀破头；若为溃疡，应视分泌物的多少采用不同的处理方法，如创面分泌物不多，可用消毒镊子取乙醇棉球或1:1 000新洁尔灭棉球从创口边缘向四周做离心性清洁消毒。创口内用生理盐水棉球将分泌物清洁干净，若创口较大，应从中心向外清洁。如分泌物多，可选用干棉球，然后改用生理盐水棉球清洁消毒，其操作方法与前相同。切忌将消毒皮肤用过的棉球再擦洗创面，以免发生交叉感染。对采用以上方法认为不易达到要求时，也可用1:5 000高锰酸钾先行冲洗干净，后再按以上方法处理。对污染比较严重的创口，可用3%过氧化氢溶液清洗，或根据病情配制特需的冲洗液冲洗，如三黄消炎液等。

（5）创面经过消毒后，一定要认真细致地察看创面情况，如周围有无红肿热痛等炎症情况，创面内有无坏死组织，创口内肉芽生长情况，及有无窦道、死腔、袋脓，创口有无粘连、桥孔等，然后再针对具体情况给予换药或处理。对有红肿热痛的，用清热解毒消肿药，如金黄散膏或黄连消炎膏外敷；对新鲜易粘连的创面，可用敷料适当填充、隔开，防止粘连；有坏死组织时可以剪除或用提脓化腐药，如红升丹、地精

拔毒散等；脓腐已净、显露新鲜肉芽时，改用拔毒生肌药如珍珠拔毒散、珍珠牛黄散等；若脓腐干净、肉芽生长缓慢，可用生肌收口药，如月白生肌散、八宝象皮散等；对已经发生粘连和桥孔的创面，换药时用镊子将其分开，并用敷料或药物适当地将其填充、隔开；对死腔、袋脓要注意引流通畅或配用垫棉法；如有异物应将其取出；发现窦道、瘘管，可根据其形成的时间长短和管壁厚薄、坚硬程度等选用化管腐蚀药如三品一条枪、白降丹、红升丹等将管壁去除，以利生长愈合；对用化管腐蚀药治疗有困难或无效的窦道、瘘管，可改用手术或挂线疗法等。总之，应根据病变的具体情况灵活辨证进行换药或处理，使肿疡得以消散、脓疡得以脓出毒泄、溃疡早日生肌敛口等。凡对手术缝合的创面换药时如有引流管者，橡皮条引流常在术后 24 h 更换敷料，烟卷式引流多在 48 h 后更换敷料。无引流物的缝合伤口，多系无菌性的，一般在拆线时才更换敷料，遇有肿胀、疼痛应及时在无菌条件下进行检查，找出原因及时处理。如系伤口与缝线的反应，缝合口可出现暂时性水肿现象，针眼周围可能发红，但范围不大，这是由于血和淋巴液渗出对组织的生理反应，不用特殊处理，只需用乙醇棉球对缝合口及其周围进行清洁消毒，然后换以新的无菌纱布即可。若缝合的伤口发炎感染，可根据炎症情况提前拆线，或间断拆线，必要时将缝线全部拆除，扩开创口，对脓液按开放性伤口处理等。

9. 灸法　主要是用艾绒制成艾炷等在患处或有关穴位上点燃后借助艾火之热力和药力的作用，达到温经和阳、通络散寒、活血祛瘀、驱散毒邪的一种治疗方法。

灸法治病最早见于《素问·异法方宜论》，曰：“脏寒生满病，其治宜灸焫。”此后历代医家把灸法广泛运用于治疗外科疾病而取得了独特疗效。如《丹溪心法》曰：“凡痈疽之发，或因内有积热，或因外寒郁内热，若于生发之处艾灸以散其毒，治之于早，可以移深为浅，改重为轻。”并总结出辨证施灸法和多种灸法运用于临床。又如《外科精义》曰：“认是疽疮，便宜灸之一二百壮，……若其脓已成者，慎不可灸，……若诸疮经久不瘥，变成瘘者，宜用硫黄灸法灸之。”从这些古医籍中的论述可见灸法适用范围是比较广泛的，若能和其他药物配合，更能提高疗效。尤其对虚、寒、阴证之肿疡灸之可使其消散，已成脓者灸之可助其溃，溃后者灸之促其生肌长口，即使是瘘管、窦道也可配用灸法而取效，对其他外科疾病，如属阴、寒、虚证等同样可灸治收效。灸治方法多种多样，可根据具体情况使用。概而言之，灸法常用者不外直接灸、隔灸和艾卷灸 3 种，另有雷火神针灸法，但不经常使用。

（1）直接灸法：是将艾绒制成艾炷放于施灸的皮肤上点燃灸之，也称明灸。因其容易灼伤皮肤疼痛、起疱，故使用时应注意。

（2）隔灸法：是在施灸部位，先隔置药饼，如附子饼、豆豉饼等，或药片如蒜片、姜片等，然后将艾炷放于上面，点燃灸之。因其不直接在皮肤上施灸，故称隔灸。由于所选用的药物不同，可施治于不同病证，例如，豆豉饼、姜、蒜等，取其辛香、行气散邪之功而用于疮疡初起；附子饼，取其温经和阳、散寒通经活血之功而用于风寒凝滞、气血不畅之阴寒证。其制作方法，是将大蒜、生姜切成厚约 0.3 cm 的薄片，也可如豆豉饼样，将其捣烂做饼，名姜饼、蒜饼、豆豉饼等，或将附子研末，用黄酒调和做饼，名附子饼。

(3) 艾卷灸法：将艾绒或与所需药物混合制作成如指粗的药条，称艾卷。常用的艾卷有两种。

一种是由艾绒制成的艾卷，有温经散寒、通经活血、消肿散结、生肌收口的作用。用火点燃艾卷后，可直接灸患处，或灸有关经穴，从而达到治疗目的。

一种是由艾绒和所需药物制作而成的，治疗慢性湿疹、疡疮，用艾绒 50 g，松香 50 g，苍术 10 g，白芷 10 g，苦参 10 g，百部 10 g，白矾 5 g，雄黄 3 g，冰片 5 g，除艾绒外，共为末，和艾绒混合制成艾卷备用。每日艾灸患部 2~3 次，每次 15~30 min。

(4) 雷火神针灸法：将艾绒与所需药物混合制作成如指粗或更粗的药条，名雷火针。灸时将雷火针点燃后，把肖山纸 7 层平放于患处，将雷火针对准患部纸捺紧，待不痛起针；病重者可再重复 1 次，7 d 后成灸疮即见效果。下面将《外科正宗·雷火神针》药物摘后：蕲艾 9 g、丁香 1.5 g（研细）、麝香 0.6 g（研细），三味药揉和装入用纸制成的筒内备用。

(5) 注意事项：施灸时为使药力发挥作用，一般要求以痛者灸至不痛，不痛者灸至痛为度。但对神经麻痹者勿过灸，否则易成灸疮。凡热证、实证及头面颈项近咽喉处勿灸，以防助火增毒或引毒入内。手足指（趾）部及皮肉较薄处灸后易皮裂肉胬，多不施灸法。

10. 垫棉法 是用棉花或纱布根据溃疡空隙面积的大小等情况，制成大小不同、形态各异、厚薄适中的衬垫，并给予适当的压力固定之。如选用纱布包扎、胶布固定等，使溃疡空腔上下迅速粘连愈合，从而减少或避免因空腔而采用清创扩大创口之痛苦。因此对脓疡溃后空腔较大之袋脓，腐脱新生之时，或皮肤与肌肉之间空隙较大、难以生长愈合者，可用垫棉法，有事半功倍、加速溃疡愈合之功。对于腐肉未脱、脓毒过盛者，不宜采用本法，必须待腐肉脱落、脓毒已尽、肉芽新鲜开始生长之时方可施行。垫棉时压力一定要均匀适中，不留死腔，否则易于失败。凡采用此法无效时，可行清创手术。

第三节　医案举例

一、治排大便难与美容（三法合用，整体效应）

齐某，女，48 岁，已婚。初诊日期：2003 年 12 月 20 日。

主诉：患者出现排大便难二年余。

现病史：一年前原因不明排大便难，初排便从十几分钟，逐渐增加到半小时之久，大便呈黏糊状，便次从 3 d 逐渐延长至 7~8 d 一次，既往有 24 d 大便一次，腹胀、腹痛难受，虽经治疗效果不显，或初服药见效，以后则不效。2 年前曾做镜检，被诊断为慢性结肠炎。每停服药则不便，腹绞痛难以忍受，或伴干呕，或欲吐而不能，出汗，或伴胃痛、口苦，身困乏力。现已停药 1 周，3 d 未大便，腹胀，下腹部阵发绞痛 1 d，没一点食欲，少有进食，腹部胀满不适，月经色暗，月经来潮前乳房胀痛，被诊断为乳

腺增生，故来院诊治。

检查：患者面色晦暗不泽，两颊和前额黄褐斑，尤以前额部色重，发际下约1 cm处从左至右有一条深黄黑色斑；上腹上 1/3 处有一条索状物，触痛伴叩击痛；中脘穴和脘 1（+↑）、胆明穴（+↑）；脉弱无力，舌质紫暗，苔薄白。

诊断：排便困难，胃炎、胆囊炎，面黄褐斑，乳腺增生。

治疗经过：该患者的治疗大体分 3 个阶段。

（1）第一阶段（2003 年 12 月 20 日至 2004 年 2 月 10 日）：健脾和胃，活血润肠。药用：①黄芪 30 g，党参 30 g，白术 40 g，山药 30 g，何首乌 20 g，当归 15 g，知母 15 g，郁李仁 30 g，柏子仁 30 g，柴胡 15 g，生地黄 20 g，泽兰 30 g，桃仁 15 g，藿香 15 g，桂枝 6 g，玄参 15，甘草 10 g。水煎，每日 1 剂，早晚各服 1 次。②益寿乐胶囊（增强机体抵抗力），每次 4 粒，每日 3 次。③松灵灌肠液，每次 25 mL 保留灌肠，每日 2 次。经上治疗 3 天，患者饮食增加，腹胀减轻，排气肠鸣，3 d 大便 1 次，量不多。此后辨证加减用药，如：通经活血加桂枝、桃仁；增强润肠功能加晚蚕沙、炒皂角子、肉苁蓉；食欲不振加槟榔、枳实。患者睡眠好，面部气色开始润泽（其同事认为近来美容了），大便 1~2 d 一次，排便仍有不畅感和胃不舒适，食欲欠佳，额头皮肤黄褐和黄褐斑条虽有变浅，仍明显可见，脉弱，舌淡红稍暗、苔白。由于面部色泽转润，美容和排便见效，患者增强信心，并要求设法尽快除斑。

（2）第二阶段（2004 年 2 月 10 日至 6 月 17 日）：健脾益气，升举润肠，化瘀消斑。药用：黄芪 40 g，丹参 30 g，白术 30 g，槟榔 15 g，枳实 15 g，升麻 15 g，郁李仁 30 g，柏子仁 30 g，生地黄 30 g，旱莲草 30 g，何首乌 30 g，当归 40 g，川芎 15 g，仙鹤草 30 g，泽兰 30 g，桃仁 15 g，炒山甲 30 g（先煎）。水煎，每日一剂，早晚各服 1 次。第一阶段②、③药继续使用。另用白芷 20 g、白蔹 30 g、白矾 10 g、桃仁 15 g、生甘草 20 g。取一剂，装瓶内，泡入 75%乙醇 400 mL 中，28 h 后即可外擦，每日至少擦药 3~6 次。

1）2 月 26 日复诊：自诉黄褐斑颜色开始变浅，从皮肤粗糙变得润滑透白，大便质软，有时最长 4 d 一次，腹不胀不痛，食欲不好，睡眠可以。脉弱，舌质暗红，苔薄白。遵上治疗法则，药用：黄芪 40 g，丹参 30 g，白术 30 g，何首乌 30 g，郁李仁 30 g，柏子仁 30 g，仙鹤草 30 g，泽兰 30 g，枳实 30 g，升麻 15 g，桃仁 20 g，生地黄、熟地黄各 40 g，黄芩 30 g，玄参 30 g，炒山甲 30 g（先煎），炙鳖甲 30 g（先煎），女贞子 20 g，知母 15 g。水煎，每日一剂，早晚各服 1 次。另配全瓜蒌 150 g、全蝎 50 g、血竭 10 g。共为细末，每次 3 g，日服 3 次。

2）3 月 9 日复诊：经上治疗前额深黄黑色条斑明确消退，月经颜色也正常，乳房未胀痛，已经在大便前有便意感觉了，每日或间日排便 1 次。此后补肾加肉豆蔻、淫羊藿、肉苁蓉。

3）5 月 22 日复诊：以前头发发质干，经上治疗，头发柔软、发亮，面额部黄褐斑继续消退，颜色日浅，大便每日 1 次，偶尔 2 次，较以往顺畅，且有便意感，但睡醒后仍有疲劳感。脉弱，舌质暗红，苔白。坚持以上治疗。

4）6 月 12 日复诊：经上治疗后面额部不仅黄褐斑明显消退，颜色变浅，又出现皮肤从下颌逐渐向上变为白色，一次比一次色白，这是患者和医生都未想到的变化，面部黄褐斑消退，皮肤变白，但排便功能还有待进一步改善。

（3）第三阶段（2004年6月17日至8月28日）：面部斑退变白，肠道功能有待转为正常。现每便前有便意感觉，这次6 d大便1次，量少，成形不好，腹部稍胀，饮食减少，脉象舌诊同上。坚持健脾益气，活血润肠。药用：黄芪30 g，丹参30 g，瓜蒌30 g，知母25 g，何首乌30 g，郁李仁30 g，柴胡15 g，枳实30 g，升麻15 g，生地黄30 g，玄参30 g，淫羊藿30 g，肉豆蔻30 g，肉苁蓉30 g，白术40 g，白芍30 g，甘草10 g取2剂，服用法同前。服后未便，并说约一个月未服益寿乐胶囊，又继续服用，汤药遵上药加黄芩30 g、瓜蒌改为40 g水煎服。其间乳房月经来虽有胀痛感，但触诊检查未发现肿块和触痛，加瓜蒌，全蝎；又因饮食肉类食品致胃肠道不舒适，腹痛便稀，恶心，但大便每日1次，至8月28日，汤药改用：藿香15 g，佩兰15 g，大腹皮15 g，陈皮15 g，桔梗15 g，白术20 g，厚朴15 g，姜半夏15 g，吴茱萸6 g，黄连15 g，木香10 g，柴胡15 g，砂仁10 g，淫羊藿15 g，炙鳖甲20 g，山药30 g，薏苡仁30 g，茯神30，鸡内金15 g。3剂，水煎服。服后由于排便正常，痊愈停药。

按语：该患者因排大便困难就医，经治疗后，不仅排便困难见轻，而且在一起工作的同事看到其面貌气血润泽，以为是到美容院美容的效果，患者随即增强了治病信心，并要求将面部黄褐斑一并治疗。在治疗过程中显现出以上三个治疗阶段。这体现了中医整体辨证治疗优势，若一味祛斑未必能将斑消除，在整体辨证论治的同时，不仅肠道功能可以逐渐恢复，面部气血也随之改善，直至黄褐斑消退变白，既而肠道功能也得正常恢复病愈。患者于2005年8月28日前来告医生说：经过这一个夏天，面部黄褐斑不仅没有反弹，面部皮肤仍然色白如前，饮食睡眠好，精神体质强。

二、骨髓炎治愈案

张某，女，54岁。初诊时间：2004年10月29日。

主诉：右肘关节疼痛半年。

病史：半年前行路时不慎跌倒，右肘关节着地受伤，致局部疼痛。当时并未引起重视，也未治疗。此后疼痛渐渐加重，尤以2周前白天疼痛增剧，还不影响睡眠，近1周来不仅白天疼痛日重，局部肿胀、皮肤颜色正常，按之也痛，夜间因疼痛不能很好入睡，约1 h醒一次。昨天包饺子时发现肿胀部位皮肤发青色，但休息后皮肤颜色又恢复正常，伴头晕、恶心，需将食物吐出后，头晕才可缓解，每到下午感觉恶寒，但体温不高，大便正常，咳嗽时小便有时失禁。患者经某医院X线摄像诊断：桡骨上端骨髓炎。

检查：患者精神尚好，面色不润泽。血压150/90 mmHg。局部检查：以右肘关节为界，各向上下约3 cm处皮色如常，肿胀、触压痛。让患肢伸展用力时，患处肌肉疼痛。脉沉有力，舌质紫暗、苔白；结合X线摄像不难确诊。

诊断：附骨疽（右侧桡骨骨髓炎），眩晕（高血压）。

治疗过程：

（1）综上脉症和检查，应内治和外治结合。内治：宜平肝益肾，解毒通络。拟用

白芍 15 g，天麻 15 g，槐米 10 g，黄芪 30 g，炒白术 15 g，续断 20 g，桑寄生 30 g，金银花 30 g，白花蛇舌草 15 g，连翘 15 g，吴茱萸 6 g，鸡血藤 20 g，忍冬藤 20 g，桑枝 20 g，川芎 15 g，乌药 20，木香 10 g，甘草 10 g。3 剂，每日 1 剂，水煎，早晚各服 1 次。外治：宜活血通络，解毒止痛。药用当归 20 g，透骨草 30 g，荆芥 30 g，黄芩 20 g，蒲公英 30 g，乳香 15 g，没药 15 g，白芷 20 g，甘草 20 g。3 剂，每日 1 剂，水煎，早晚各洗 1 次，每次 20～30 min。

(2) 第一次复诊（10 月 31 日）：经治疗第 1 天疼痛减轻，晚上能够睡眠 4 h。治疗第 2 天才开始配合外洗，洗后疼痛消失，“睡不醒了，也不痛了”。头晕，咳嗽减轻，但局部仍有肿胀和触痛，咽喉不利，胃部不舒服，胸闷气短。血压 142/80 mmHg。脉象虚大，舌质暗红、苔薄白。内服：黄芪 30 g，丹参 30 g，麦冬 15 g，五味子 10 g，玉竹 15 g，生山楂 20 g，天麻 15 g，白花蛇舌草 15 g，乌药 20 g，续断 20 g，桑寄生 30 g，鸡血藤 30 g，忍冬藤 20 g，炒白术 15 g，连翘 15 g，吴茱萸 6 g，川芎 15 g，桑枝 20 g，槐米 15 g，制甘草 10 g。3 剂，每日 1 剂，水煎，早晚各服 1 次。外洗：照上方乳香、没药各加为 20 g。暂取 1 剂。用法同上。

(3) 第二次复诊（11 月 5 日）：用上法治疗局部疼痛消失，触之也不感觉痛了，若按压桡骨头有压痛，微肿，饮食、睡眠好。但觉身困乏力，欲睡。血压 145/80 mmHg。脉涩，舌质暗红、苔白。治疗：内服照上方去槐米加红参 5 g（另煎）。3 剂，每天一剂，水煎，早晚各服一次。外洗照上方加芒硝 30 g。用法同上。

(4) 第三次复诊（11 月 10 日）：局部肿消皮肤已松软，心慌胸闷未发作，夜间不痛睡眠好。血压 110 / 80 mmHg。治疗：内服、外洗均照上方各 5 剂。每日 1 剂，用法均同上。

随访：从上次治疗后诸症消失，至今 4 个月安然无恙。

按语：本病附骨而生，局部漫肿，皮色不变，疼痛彻骨，故名附骨疽。由于发生的部位、表现不同名称各异。该患者部位在右侧桡骨端，因外伤引起骨干骺端发炎，故也名骨髓炎。因肾主骨，又因眩晕（高血压）属肝阳上亢，肾阴不足。治宜平肝益肾，解毒通络。方中白芍、天麻、槐米、黄芪、炒白术、续断、桑寄生平肝益肾；金银花、白花蛇舌草、连翘解毒消炎，加吴茱萸温里又助解毒消炎之力，还可缓解其副作用；鸡血藤、忍冬藤、桑枝、川芎可通经活络，配乌药、木香能舒肝行气止痛，用甘草调和诸药又加外洗，共济平肝益肾、解毒通络而获佳效。

中篇 各论

第八章　疮疡类

第一节　颜面部疔疮

一、一般情况

1. 定义　疔疮发生于颜面部的称颜面部疔疮。

2. 别名　颜面部疔疮，由于发生的部位不同，名称也异。例如，生在眉心的，叫眉心疔；生在颊车穴的，叫颊疔；生在鼻部的，叫鼻疔；生在人中的，叫人中疔；生在人中两侧的，叫虎须疔；生在口角的，叫锁口疔（图 8-1）；生在唇部的，叫唇疔；生在颏部的，叫承浆疔等；也有称面部疖、痈的。

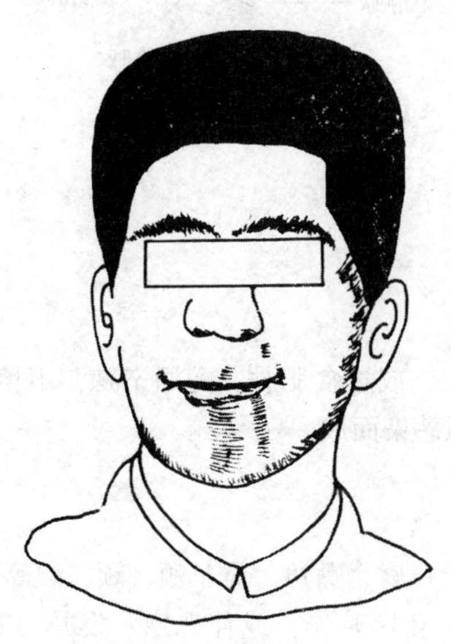

图 8-1　锁口疔

二、解剖生理与临床

面部的皮肤嫩薄柔软，内含皮脂腺、汗腺和毛囊，故为疔疖好发部位。面部又有丰富的血管网和淋巴管，且与颅内的脑膜、海绵窦血管相连，尤其是从两侧口角至鼻根处被认为是“危险三角区”，这主要是因为眼静脉直接注入海绵窦；眶下静脉和面深部静脉与翼静脉丛相交通，而翼静脉丛经卵圆孔静脉网和破裂孔导血管与海绵窦相交通；眶下静脉还和眼静脉相交通间接注入于海绵窦内（图 8-2）。因此，在面静脉分布区有感染时，特别是在“危险三角区”内发生疔疮，若处理不当，如“开生刀”，妄加挤压或碰伤等，使炎症顺以上通路进入颅内，可发生海绵窦栓塞或脑膜炎。又因面部静脉血管内无瓣膜，且从面部肌肉中通过，当肌肉收缩时，可促使局部炎症扩散。所以，对发生于面部疔疮的患者不可轻视，可让其住院治疗，并注意休息。

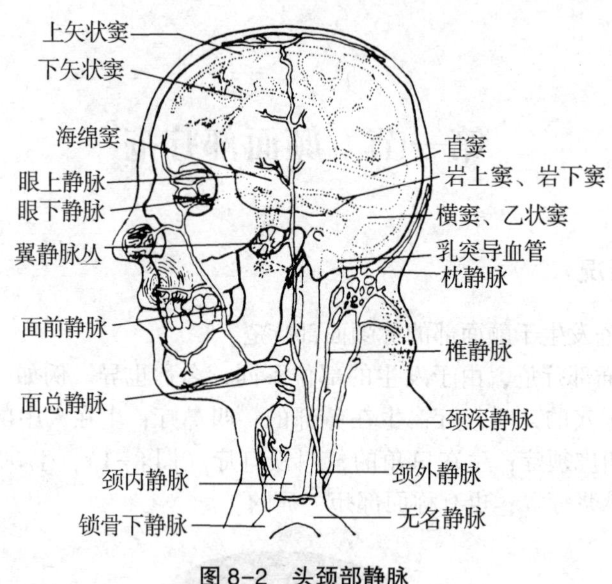

图 8-2　头颈部静脉

三、病因病机

（一）内因

内因为脏腑火毒蕴结。

（二）外因

四时不正之气侵袭伤人，或过食肥甘，醇酒辛辣，不慎房劳致气滞血凝，火毒聚结，或昆虫叮咬，复经搔抓感染而成。

四、辨病依据

（1）颜面部疔疮好发于口唇、嘴角、鼻、颊、颏、颧等部位。形小如粟粒，根深，上有小脓头，肿痛、灼热、麻痒兼作，或伴恶寒、发热、头痛、口渴、心烦、呕恶、脉数等。

（2）局部色红灼热，形小根深，坚硬如钉（切忌挤压）。若顶高，根脚变浅，按之发软，为脓熟欲透；若疔根排出，脓泄肿消，痛减，为疔将愈。

五、治疗

（一）辨证内治

1. 初期

症：疮形小如钉，上有粟粒大脓头，或痒或麻痒兼作，疼痛红肿发硬，按之根深有脚，伴恶寒发热、头身疼痛或心烦呕恶，脉数有力，舌尖红、苔薄白或黄。

治：清热解毒，托毒拔疔。

方：化裁夺命汤。

药：金银花 15~30 g，蚤休 10~15 g，黄连 10~15 g，赤芍 10~15 g，泽兰 10~15 g，僵蚕 10~15 g，蝉蜕 6~10 g，青皮 6~10 g，连翘 10~20 g，蒲公英 20~40 g，紫花地丁 10~15 g，野菊花 15~30 g，穿山甲 10~15 g，皂角刺 10~15 g，冬青叶 15 g。水煎服。

加减：状热口渴，加生石膏、天花粉、知母；热毒盛，加栀子、黄芩；毒入血分，加生地黄、玄参、牡丹皮；大便秘结，加知母 15~30 g；小便短赤，加车前子、赤小豆、白茅根。

2. 溃后期

症：根软脓溃，疔根随脓而出，肿痛随之减退，脉缓和，舌淡红、苔白，全身症状随之消失。

治：一般无须内治，以外治为主。

（二）外治法

1. 初期：外用拔疔散，贴效验膏。

2. 成脓期：用拔疔散拔去疔根。

3. 溃后期：用九一丹或三黄消炎液纱条；脓腐已净，改用生肌散或黄连消炎膏。

六、预防及护理

（1）注意皮肤清洁卫生，如勤洗澡，勤换衣。

（2）对头面部皮肤病，如痒疹、痱子等要及时治疗，避免搔抓。

（3）勿过食辛辣、炙烤食物，保持大便通畅。

（4）颜面疔而有全身症状者，应立即收入住院，注意卧床休息。

（5）给流质饮食，避免咀嚼，忌食辛辣、刺激和血腥食物。

（6）忌用针挑、开生刀、艾火灸。

（7）切勿挤压，碰伤患部。

七、鉴别

疖：虽有红、肿、热、痛，但无根脚。多出脓即愈，一般无全身症状。

八、医案

田某，男，30 岁，商人。1985 年 5 月 7 日初诊。

主诉：左眉心长疮肿痛，寒热 3 d。

病史：患者素喜烟酒。3 d 前左眉中部发痒、疼痛，长一小硬块。搔之肿起，痛痒间作加重、憎寒、发热、头痛不适。

检查：左眼睑肿胀，眉弓都有豆大肿块，色紫红，触之发硬，疼痛明显，中有白色脓栓。干不流水，周围色红。脉浮数有力，舌质尖红、苔薄白。

诊断：眉心疔。

治法：疏风散表，清热解毒。

方剂：清热夺命汤加减。

药物：羌活 10 g，独活 10 g，防风 10 g，蝉蜕 10 g，僵蚕 10 g，金银花 20 g，蚤休 15 g，黄连 10 g，赤芍 10 g，野菊花 20 g，甘草 6 g，水煎服。

治疗经过：患者经上药早晚内服，外用拔疔散贴黑膏药。次晨眼睑肿消，疔根变软流脓水，疼痛减轻，已不作痒，不觉寒热。继续用上方内服，外用拔疔散、贴黑膏药。第 3 天疔栓全脱，肿消不痛，疮面浅小，肉芽新鲜，改用化腐生肌散，收功痊愈。

九、按语

颜面部疔疮，较其他部位疔疮险恶，故谓“面无好疔”。尤以唇、鼻之“危险三角区”及耳部疔疮为甚。《外科正宗·疔疮论》曰：“夫疔疮者，乃外科迅速之病也。有朝发夕死，随发随死，有三五日而不死，一月半月而终死……”面疔传变迅速，为诸疔中最容易走黄者，因此要早治速治，切不可延误病机。疔为火毒之王，而颜面疔其毒尤烈，治当清热解毒，药宜偏重，切不可因药不中病而火毒鸱张，更不可妄用发散、补益之品或艾火灸以增火毒。临床常见患者由于不慎碰击患部，或毛巾擦伤致疔走黄，或因食辛辣发物使疔疮转危，以及认为“疮无大小，出脓就好”，挤压疔根，使火毒走散失去围固而不可收拾者。由此可见，疔要早治，护理要得宜，辨证要恰当，治疗并非难事。《外科启玄》曰：“夫疔疮之苦，形症多端，详辨得宜，取效如手拾芥。不得法如下海屠龙。”但也有用药不擒病症，妄加按揉，加速病情发展而致后患无穷者。据报道，一位麦粒肿（眼疔）患者，左眼下睑外侧红肿，伴刺痒不适，由于多次揉按，使得一般治疗不见好转，致红肿加重，睁不开眼，眼球显著突出，疼痛难忍，视力严重下降，恶心，不能进食，体温 39 ℃，引起眶内脓肿，经过积极治疗，病势才得到控制。但由于视神经严重破坏而导致失明。因此，对面部及眼部疔疮切不可揉按及挤压，以免发生走黄。

第二节　手足疔疮

一、一般情况

1. 定义　疔疮发生于手足部位者称手足疔疮。

2. 别名　手足疔疮由于发生的部位及形态不同，名称也不同。例如，发生于手足指头顶端的称蛇头疔（也称脓性指头炎）；发生于指或趾甲旁的称蛇眼疔（指甲旁的化

脓性感染)；生于指甲内的称沿爪疔（甲沟炎)；生于指或趾甲后的称蛇背疔（指甲后的化脓性感染)；生于指或趾腹部的称蛇腹（肚）疔（化脓性腱鞘炎)；生于指或趾骨节间的称蛀节疔（化脓性关节炎)；生于掌中心的称托盘疔（手掌中间隙感染)；生于指或趾丫处的称手足丫疔；生于足掌中心的称足底疔（足掌中间隙感染)；生于涌泉穴部位的叫涌泉疔。

二、解剖生理与临床

这里重点将手的指、掌、背3个部分解剖生理与临床关系做一简介。

（一）手指

手指指端的皮肤较手掌面的上皮细胞层次多，有百层左右。故其皮肤坚厚耐磨，这里有丰富的末梢神经、敏锐的触觉和痛觉。皮下组织中有许多网状纤维，将皮肤与骨膜紧密地连接在一起，网状纤维囊腔中充满脂肪、血管和末梢神经（图8-3)，如指端发生蛇头疔，由于炎症，渗出发生肿胀，网状纤维囊腔无法向周围扩散、蔓延，致腔内压增高，很易压迫其血管、神经，引起剧烈疼痛和血运障碍，致末节指骨坏死。也有因腔内压过高，被迫穿通一小孔在皮内，另生新脓肿，呈“哑铃样脓肿”（图8-4)，故宜早期切开排脓泄毒。由于这里骨膜的淋巴与腱鞘的淋巴间有丰富的吻合，屈肌腱的腱鞘可顺淋巴蔓延继发感染。

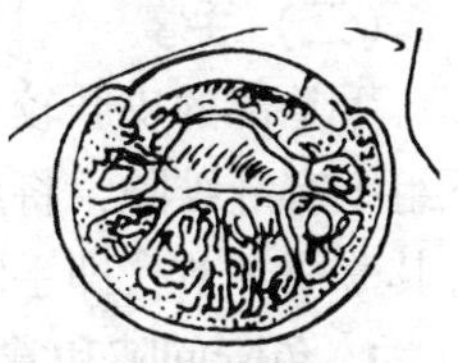

图8-3 手指横断面

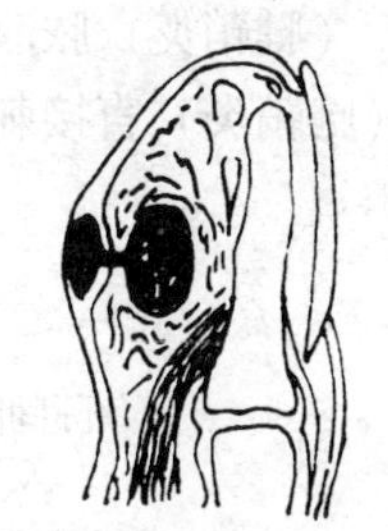

图8-4 哑铃样脓肿

手的屈肌在手部受摩擦较重的部位都有腱鞘和滑液囊包裹(图8-5)。小指的腱鞘与尺侧滑液囊相通，拇指的腱鞘则与桡侧滑液囊相通。而示指、中指和无名指的腱鞘则不与任何滑液囊相通。尺侧滑液囊与桡侧滑液囊有时在腕部经一小孔也互相沟通。因此，拇指和小指发生感染后，感染可经腱鞘、滑液囊而蔓延到对方，甚至蔓延到前臂的肌间隙。示指、中指和无名指有腱鞘发生感染时，常局限在各自的腱鞘内，虽有时亦可扩散到手掌深部间隙，但不易侵犯滑液囊。

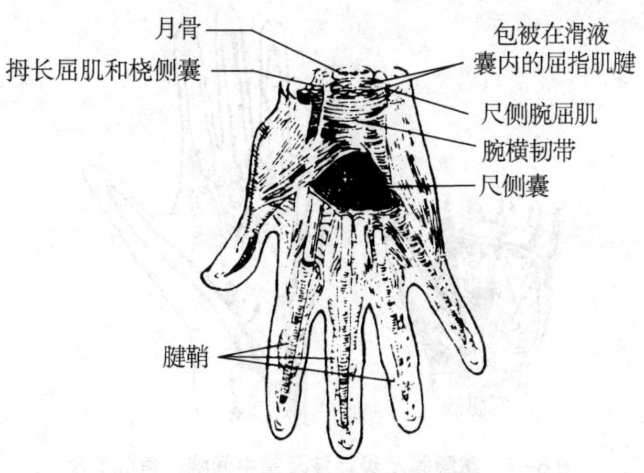

图8-5 手掌滑液囊与腱鞘

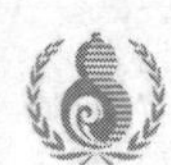

正因为腱鞘是由脏层和壁层构成（内含少量滑液起润滑作用），所以其移行部称腱系膜，而营养腱鞘的血管，就是从这里进入（图 8-6），所以当腱鞘发炎时，鞘内肿胀，渗出液压迫腱系膜，致血运阻断，肌腱坏死，故必须及时切开引流。

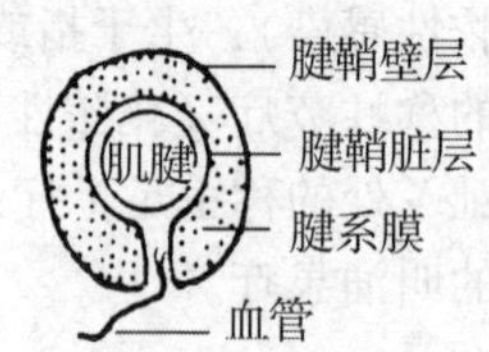

图 8-6　屈指肌腱与屈指肌腱鞘

手指端背侧的指甲潜入皮内的部分称甲根，甲下的真皮称甲床。而围绕指甲两侧和甲根的皮肤称甲廓。甲根部的表皮生发层（甲基）特别发达，为指甲的生长点，手术时应注意保护。甲廓可因外伤或倒刺发生感染，形成沿爪疔。

（二）手掌

手掌部的皮肤较一般皮肤厚（上皮细胞有 3~4 层），但比指端皮肤薄。掌中的皮下组织有纤维隔，将皮肤与掌腱膜连接紧密，有助于紧握物体而不易滑动。但这里也有其薄弱环节，即手掌部的几个疏松间隙，如鱼际间隙、掌中间隙、指蹼间隙等。

1. 鱼际间隙和掌中间隙　在掌中间的骨筋膜间隙内，来自掌腱膜附着于第 3 掌骨的筋膜隔，将其分隔成外侧的鱼际间隙和内侧的掌中间隙（图 8-7）。中指、示指部蛇腹疔（腱鞘炎）脓液的穿破和直接刺伤等可波及鱼际间隙。而中指、环指和小指部蛇腹疔（腱鞘炎）直接刺伤和掌骨骨髓炎等可蔓延于掌中间隙，引起托盘疔（图 8-8）。

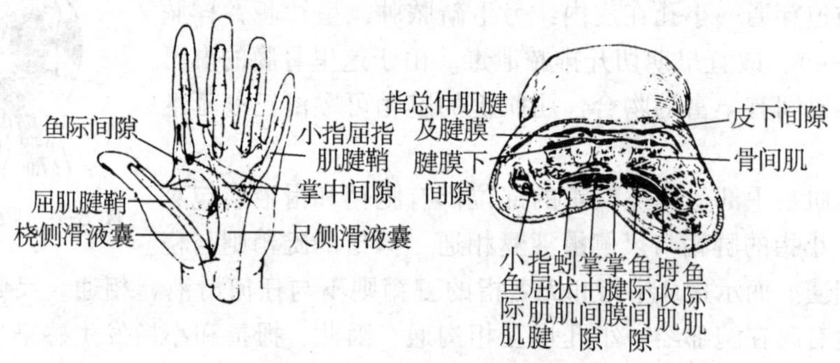

图 8-7　鱼际间隙和掌中间隙

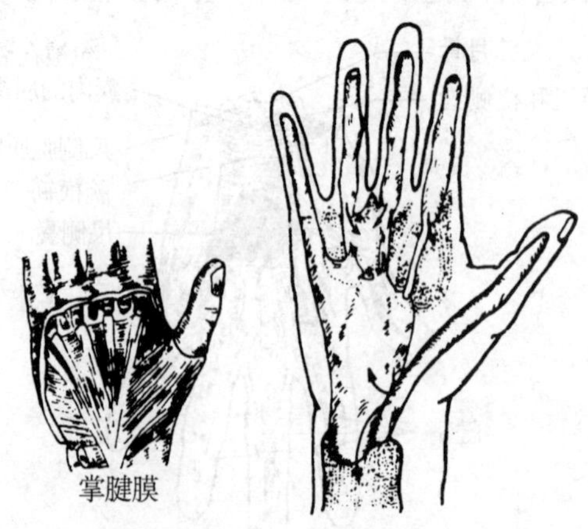

图 8-8　掌腱膜及炎症波及掌中间隙、鱼际间隙

2. 3 个指蹼间隙　由指蹼的掌、背和手指之间形成的三角形组织间隙，内有疏松的脂肪组织。间隙掌面的皮肤易受摩擦形成老茧，或发生裂隙感染，可使间隙发生脓肿。

（三）手背

手背的皮肤较手掌皮肤薄，皮下组织也松弛，内有 2 个间隙（图 8-9）。

1. 皮下间隙　在皮下和手背腱膜的浅面，发生感染常扩散至整个手背。

2. 腱膜下间隙　在手背腱膜和手指伸肌腱的深面，如直接刺伤可发生疔疮。

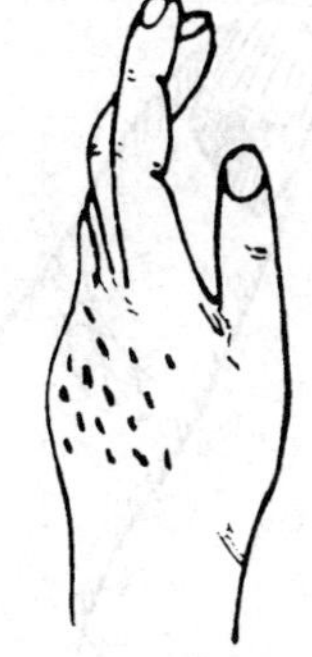

图 8-9　托盘疔扩散至全手背

三、病因病机

外因针、竹诸伤染毒和脏腑火毒热盛，郁阻皮肤，结毒不散为疔。

四、辨病依据

（一）主症与体征

患部肿、痛；皮肤色红或如常，有头或无头；麻、痒或兼作；患部活动受限；化脓时常啄痛、肿高，彻夜难眠；伴恶寒、发热、头痛、脉数、舌尖红、苔白等。

（二）局部

疮高肿形小，根脚收束，坚硬触痛，指端活动受限。若已成脓，则肿软应指。如损筋伤骨，溃后久不收敛。探之骨面粗涩或有死骨排出。

五、治疗

（一）辨证内治（治疗参考颜面部疔疮）

1. 初期　患处或痒或麻，结块有头或无头，皮肤色红或不红，灼热疼痛。可伴恶寒发热、头痛、骨节疼痛，脉数，舌尖红、苔白等。

2. 中期　结块肿高渐重，色红焮热，疼痛加剧，动则疼痛，应彻心骨。按之肿软波动，或指端透光试验阳性，为脓已成，伴发热口渴、心烦不宁，脉弦数或滑数，舌红、苔黄。

3. 溃后期　溃后流黄白稠脓，肿消痛轻，全身症状随之减轻或消失；若脓水淋漓，久不收口，多为损筋伤骨之候。

4. 不同部位特殊症候　以上为手足疔的一般发病情况，但由于发生的部位不同，其临床表现也不尽一样，下面将不同部位所见特殊症候述后。

（1）沿爪疔：多局限于指甲的一侧缘，2～3 d 成脓，肿势可蔓延至对侧，如脓液波及甲下，透光试验可见黄白色脓点（图 8-10）。溃后常常出现胬肉突出。这是影响迅速愈合的最常见、最重要的因素之一。

（2）蛇头疔：疔生于指或趾端的螺纹部（图 8-11），肿胀时状如蛇头。由于指端皮下屈指肌腱深筋膜附着点有一密闭小腔隙，腔内又有许多坚韧纤维组织索及混有坚韧的脂肪组织，其指端组织致密坚韧，化脓时间需 1～2 周。化脓时出现剧烈的“十指连心痛”。常因指内压力增高而损筋伤骨。

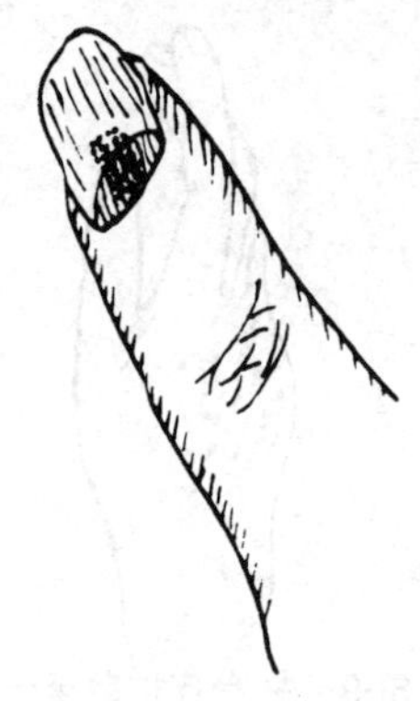

图 8-10　甲下脓液点

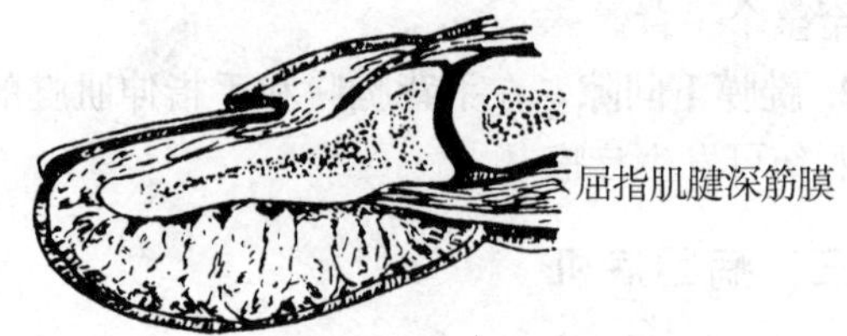

图 8-11　手指末节远端纵切面

（3）蛇腹疔：生于指腹部，局部肿胀发亮，呈圆柱状，患指呈微屈曲形，不能伸。也因组织致密坚韧，疼痛剧烈。7～10 d 成脓，也易损筋伤骨。

（4）托盘疔：生于掌的中心部，由于局部的肿胀，可使掌部失去正常的凹陷，或稍凸起。因掌部皮肤坚韧，有时仅见手掌背面明显水肿，疼痛剧烈。严重时肿势可蔓延至手臂（图 8-12）。本病化脓较迟，1～2 周成脓，易损筋伤骨或走黄。

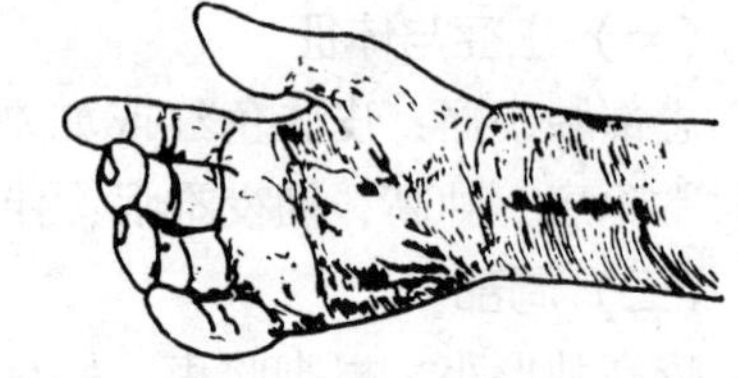

图 8-12　托盘疔蔓延至手臂

手足部疔常同时并发红丝疔。

（二）外治法

手足疔外治法甚为重要，并应根据患疔部位、发展阶段及具体情况，灵活选用外治法。

1. 初期　用金黄散膏，二味拔毒膏或黄连消炎膏外敷；发生于指端的蛇头疔等用猪胆加冰片少许，待冰片和胆汁混合后，将患指套入，可消肿止痛。若开始即有粟米状脓头，局部消毒后可将脓头挑破，但不能挤压。外敷拔疔散、上贴效验膏。

2. 成脓期　疔已脓成，宜切开排脓泄毒，疔根未脱，用拔疔散拔出疔根。由于疔疮成脓部位深浅不同，手术切口也不一样。如沿爪疔脓已成，可在甲根部离甲沟 2～3 mm外切口。若甲下有脓液，用药物又难以清除，影响愈合时，指甲已成为异物，当拔除指甲，则排脓通畅，易于愈合。拔甲时当在甲根两侧的甲廓上各做一纵切口，以剪插入使指甲与甲床先行分离（勿损伤甲床，否则新生指甲畸形），然后，以血管钳钳住指甲，用力外旋即将甲拔除（图 8-13），外用凡士林纱布包敷即可。注意指甲拔除后需 3～4 个月方可重新生出。蛇头疔成脓应在指掌侧面做纵形切口，贯穿指端至对侧，切勿在指掌近面切口。蛇腹疔成脓，也在手指侧面切口；托盘疔当顺掌横纹方向切开（图 8-14）。

对于自溃或手术切口，以及不恰当创口如组织间处有死腔等，先用自制冲洗喷药针（图 8-15）把创口内脓液冲洗干净，再给予喷药，如三黄消炎液等，多可生长愈合。对于有隔膜用冲洗喷药针难以取效之死腔，可手术切开使引流通畅为宜；如患托盘疔，因手掌部组织致密韧厚，手背组织疏松，往往手背肿胀较掌部严重，而在肿胀最明显的手背施行切口是错误的。手部疔因皮厚坚韧，除采用手法辨脓外，透光辨脓最为适宜。

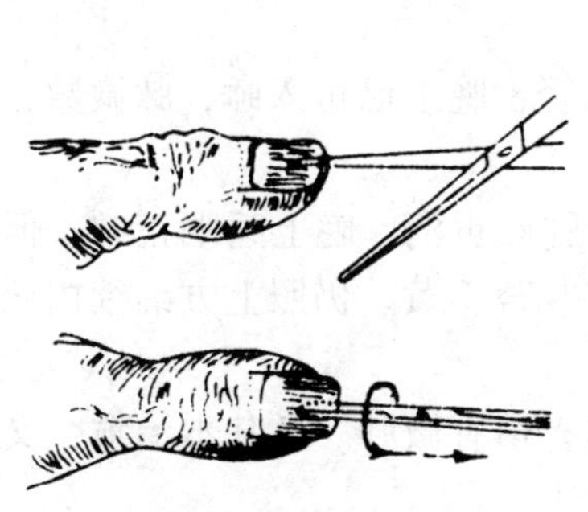

图 8-13 拔指甲

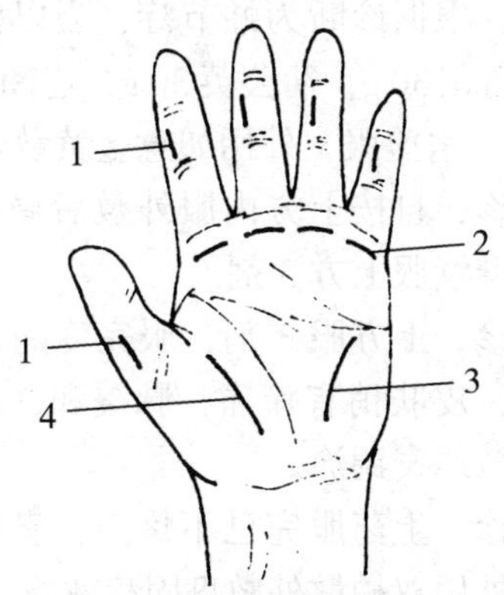

图 8-14 蛇肚疔与托盘疔的切开排脓

1. 蛇肚疔切开部位

2、3、4. 托盘疔切开部位

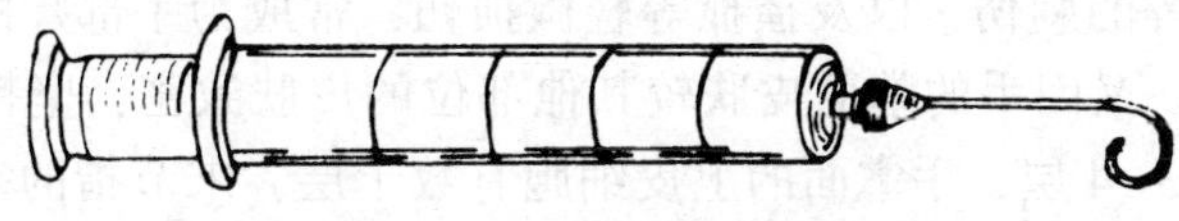

图 8-15 自制冲洗喷药针

3. 溃后期 溃后脓腐不净用王氏化腐生肌散，如系空腔，可用冲洗喷药针装入一味冬青液或三黄液喷入，以解毒消炎；若有胬肉突出，用平胬散敷或一味冬青液敷，也可用食盐软膏敷之均效。内有死骨可将死骨取出，否则创口不易愈合。

六、预防及护理

（1）手足疔忌持重、多走路。手部疔宜用三角巾悬吊于功能位。足部疔宜抬高患肢 30°，以利静脉回流。

（2）生于掌部的托盘疔，宜手背向上，保持脓液引流通畅。

（3）愈后屈伸功能受影响者，宜早期进行功能锻炼。

（4）其他可参考“颜面疔疮”。

七、医案

刘某，男，38 岁，某厂工人，1973 年 4 月 21 日初诊。

主诉：左手环指肿痛 1 个月。

病史：初起突然左手环指疼痛，未注意，三四天后肿胀疼痛，即到卫生室，医生诊断为“脉管炎”，内服泼尼松不仅无效，反使肿痛加重，且左腋部也感疼痛。经介绍到某联合医院，仍诊为“脉管炎”，给中药内服（内有桂枝等），疼痛更加剧烈，故来医院诊治。现恶寒怕冷，左手环指肿痛，活动受限，饮食减少，影响睡眠。

检查：精神尚可，表情痛苦。左手环指第二关节周围肿胀呈圆柱状，触痛明显，皮色稍红，手指活动受限。脉弦有力，舌质少红、苔薄黄。

诊断：蛀节疔（左手第2指关节）。

治疗经过：根据诊断为蛀节疔，当以清热解毒为主，拟用五味消毒饮加减，药用金银花30 g，菊花30 g，蒲公英30 g，连翘15 g，紫花地丁12 g，穿山甲6 g，桑枝30 g，甘草9 g。3剂，水煎服，外用如意金黄散膏外敷。

第一次复诊，自按上方内服外敷后局部肿痛减轻，晚上已可入睡，脉微数，舌淡红、苔微黄。继续服上方3剂。

第二次复诊，上方服3剂，服完疼痛已不重，肿胀也消，晚上睡眠正常，但皮色稍有发青紫色，皮肤稍有痒痛，脉缓和，舌质淡红、苔不黄。仍照上方继续内服，外敷药改用双柏散蜂蜜调涂。

第三次复诊，上药服完已不疼痛，患指可活动，稍有微肿。已基本治愈，又按上方内服3剂，外用双柏散外敷巩固疗效。

八、按语

手足部患疔，以手部罹患最多。手系日常生活及从事劳动的重要部位，因此容易遭受针、木、竹尖等的刺伤，以及搔抓等轻微损伤，常成为手部疔的发病原因，由此可见防范的重要性。又因手的掌面皮肤较其他部位的皮肤致密，坚韧而厚（一般部位皮肤上皮细胞仅有3~4层，手掌面的上皮细胞有数十层，末节指的掌面上皮细胞则有百层左右），角化明显，坚固耐摩擦，这为日常生活和生产劳动所必需。一旦染毒成疔，当宜早治，促其消散或防其蔓延扩散。否则毒盛肉腐，内部压力过高，指端对疼痛特别敏感，多数患者呻吟呼号，剧痛难忍，彻夜不眠，血运阻塞极易损筋伤骨。而肿胀都相对地不很明显，但发于掌心部之托盘疔，反致掌背肿高，也是因掌心部组织致密、掌背组织疏松之故，常误从掌背高肿之处切开，不可忽视。如已化脓，宜尽早手术排脓减压，可避免损筋伤骨和蔓延扩散。据有关资料证实，肢体感染若产生脓毒性肺栓塞，则往往会形成多发性肺脓肿，因此对肢体感染的患者不可忽视肺部检查，手足疔并发流注于内脏（肺），虽较引起臖核和红丝疔少见，但部位深达脏腑，多易遗漏，应当重视。

第三节　红丝疔

一、一般情况

1. 定义　红丝疔是疔疮的一种，多发生于四肢，发病后皮肤出现红丝一条，随毒邪的深重迅速向上下蔓延走窜，故名“红丝疔”。

2. 别名　血箭疔、赤疔、红演疔、红丝疮、膈病、红筋胀、急性淋巴管炎。

二、解剖生理与临床

红丝疔是沿手足部的淋巴管流向蔓延的一种急性炎症性疾病。对手足部淋巴回流情况的了解，利于清楚认识红丝疔出现的部位、发展、蔓延的方向等。

手掌部有丰富的毛细淋巴管网分布，并且在手的侧面汇合成1或2个输出淋巴管，从指蹼间隙入手背，最后引流于腋淋巴结。第4、5指部的淋巴管则先注入肘部淋巴结后，才到腋淋巴结。中指的淋巴管的确有时可直接注入锁骨上或锁骨下淋巴结（图8-16）。

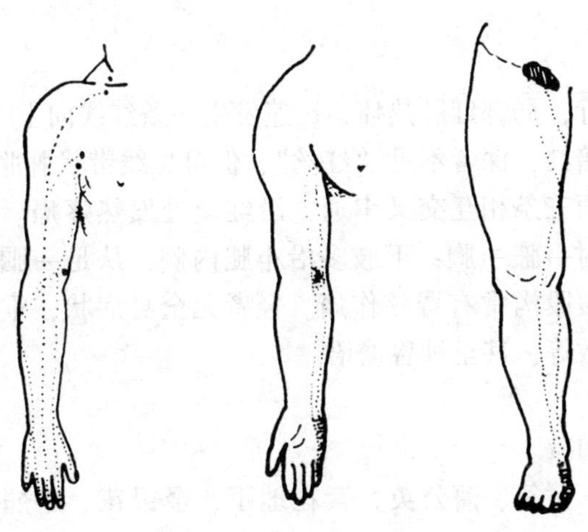

图8-16　红丝疔

足部淋巴分深浅两组，浅部起自趾尖分别在足底、足背形成淋巴网，逐渐汇合成内、外、后外3个输出淋巴管。其内侧淋巴管沿大隐静脉上行，最后引流于腹股沟淋巴结；外侧淋巴管在小腿外侧通行，到膝关节处入内侧淋巴管，终止引流于腹股沟淋巴结；后外侧淋巴管，沿小隐静脉上行，汇入腘淋巴结。深部淋巴管伴随深部血管走行。可见红丝疔由于发生的部位不同，沿淋巴走向可不一样，其数目多少，也当有别。红丝疔发生迅速与否，常与毒邪浸淫程度成正比。《医学入门》曰："疔发无定处，在肩背腰犹缓，在头面、耳、鼻、口、目、舌根、唇上及手足骨节间者最急，如生两足，多有红丝至脐，生两手，多有红丝至心，生唇面口内，多有红丝入喉者……"

三、病因病机

常因手足生疔、湿疹、癣疮，及针、竹、木尖等刺伤指（趾）端发炎，毒邪乘机袭入，或因过食辛辣、炙煿，脏腑蕴毒，阻于经脉，走窜蔓延为病。

《证治准绳·疔疮》曰："大抵多由恣食厚味，卒中饮食之毒，或感四时不正之气，或感蛇虫之毒……"

四、辨病依据

（1）多有手足部患疔、癣、疮或皮肤损伤病史。

（2）以手臂前侧和小腿的内侧部易罹患。

（3）常在原手足部原发病灶处出一红线向近心端蔓延、伸展。上肢红线可达肘、腋窝部，下肢可达腘窝、腹股沟。常在肘、腋窝或腘窝、腹股沟部发生臖核，沿红丝部多有疼痛。若发于深部，虽不见“红丝”，但可触及肿痛的条索状物。严重时可伴恶寒、发热、头痛、纳差、脉数等，甚至走黄。

《外科正宗》曰：“红丝疔起于手掌节间，初期形似小疮，渐发红丝上至手膊，令人多作寒热，甚则恶心呕吐；迟者红丝至心，常能坏人。”

五、治疗

（一）辨证内治

症：初期手足生疔，局部红肿热痛，迅速发生一条红线向上（近心端）走窜蔓延。一般病位浅者色红或暗红，深者不见“红丝”，但可见线带状肿胀和触痛。有发生一条未愈他处又起者，或两三条相互交叉串通，沿红丝处发热疼痛。其走窜方向，上肢多沿手臂前面，从手→肘→腋→胸；下肢多沿小腿内侧，从足→腘→胯。但也有上窜下沿者，肘、腋、腘、腹股沟常有臖核作痛。轻者无全身症状，重者伴恶寒发热、不思饮食、身困乏力、脉数等，甚至神昏谵语。

治：清热解毒。

方：三黄五味饮加减。

药：黄连、黄柏、黄芩、蒲公英、紫花地丁、金银花、连翘、天葵子等，并参考颜面部疔疮法。

（二）外治法

在感染的部位常规消毒后，再用消过毒的三棱针将患处挑破，撒拔疔散，上盖效验膏。

六、医案

刘某，女，24岁，1981年8月6日初诊。

主诉：左大腿后部长疮，伴红线已3 d。

病史：开始在左大腿后部长一肿块、疼痛，当即到卫生室诊治，给服四环素，并肌内注射庆大霉素，治疗1 d，不仅无效，反肿势日益加大，疼痛加剧，有时跳痛，饮食也随之减少，全身恶寒发热。于第2天即见患部向上、向下出现红线，于今日上午原肿块顶部溃破流水（无脓液），当日中午则感行动困难，因肿势发展迅速，故用车护送诊治。

检查：见患者表情痛苦，面色发红，精神稍差。脉数有力，舌质稍红、苔薄黄。在腿中部有8 cm×9 cm肿块高突，皮色发红稍紫，疮疔破流黄水，并见以疮为中心，有红丝向上窜至腹股沟部，向下蔓延至腘窝下，红丝约2 cm。白细胞计数15.8×10^9/L，中性粒细胞78%，淋巴细胞21%，嗜酸性粒细胞1%。

诊断：红丝疔。

治则：清热解毒，利湿消肿。

方：三黄五味饮加减。

药：金银花 30 g，连翘 30 g，蒲公英 30 g，紫花地丁 15 g，黄柏 15 g，玉米须 30 g，茯苓 20 g，白茅根 30 g，泽泻 10 g，黄连 10 g，牛膝 10 g，荆芥 10 g，水煎服。外用金黄散膏敷之。

治疗经过：上法治疗一剂知，二剂已，三剂服完，于第 4 天诸症痊愈。

七、按语

红丝疔以“红丝”为特征，其“红丝”常源于疔或癣疮及破损处。若原发病损不出现“红丝”，则不属红丝疔。对于红丝疔的治疗，应当治红丝疔源。故轻者只需外用药涂敷疔源处，则“红丝”迅速消退，疔源也随之而愈；重者不仅疔源处肿势散漫，“红丝”也迅速沿经脉走窜蔓延，由于发生的部位不同，其走窜方向也异，上述医案“红丝”不仅向近心端走窜，也向远心端发展。《证治准绳・疔疮》曰：“大抵起紫疱者多，起堆核者少；发于手上者多，发于别处者少。生两足者，多有红丝至脐；生两手者，多有红丝至腋；生唇面口内者，多有红丝入喉……”更重者，毒邪攻心走黄，治当内外兼施。《医学纲目・疔疮》：“若红线入腹攻心，必致危困矣。……于所属经络各泻之。”泻其疔毒则红丝回缩而愈。至于外治法中，寸寸三棱针点刺“红丝”出血之法，不用针法而取效，更为患者乐于接受。

疔，形小根深，毒重，伤人最速。全身随处可生，但以头面、四肢为好发部位。其中以颜面疔危害最大，其次为手、足等。

对于疔的证治，当别“应候”“护场”“满天星”等特点。所谓“应候”，是指疔之外另生一小疮，说明发病缓，容易治；反之为“不应候”，说明病势较急、难治。若见疔毒结聚、肿势不散漫者为“护场”，说明正可抗邪，多预后较好；反之为“不护场”，说明毒盛正虚，不能聚毒，多预后不好。所谓“满天星”，是指疔之周围多生小疮，说明病势较缓，反之说明病势较急。《外科启玄・明疔疮治法论》曰：“凡疔疮取治，其法不一，当先看其缓急，……假如身上生一疮，而他处再生一小疮，为之应候。用针挑破小疮，则泄其毒，谓之可治；不可治者，他处无小疮，谓之无应候，毒之甚，故不可治也。大抵疔疮四围有赤焮肿，名曰护场，如四围不赤肿，即是不护场，亦不可治也。”《医宗金鉴》也曰：“四旁多生小疮，名曰满天星，有此者缓，无此者急。”以上“应候”“护场”“满天星”等，为疔毒反映于人体局部的症候，对了解病情、判断预后有一定的参考价值，但必须与整体情况相结合，全面合参，才不致有误。

关于疔疮外治法，王瑞麟对王旭曰：“你曾祖父王其治外科善用红白二丹，祖父天禧治疔疮常用立马回疔丹，但弊患较多，祖父王忠常以‘济世活人’为宗旨，在治乳蛾外用异功散，使局部发泡，提毒外浅的启发下，自创飞风拔疔散治疗疔疮，成为良方。用此药治疗，既不用针刺，也无红白二丹和立马回疔丹塞入疔内腐烂之苦，仅将飞风拔疔散少许敷于疔头，外用膏药贴之，疔毒即从深就浅，聚结疔头，拔出毒液，肿消痛止，迅速获效。此治疗无畏针之虑，无腐烂之苦，无‘走黄’发生。实践证明，辨证治疗用药恰当，取效‘如手拾芥’，辨治用药不得其法，尤‘如下海屠龙’之难。”

第四节　暑　疖

一、一般情况

1. 定义　感受暑热发生的疖称暑疖。

2. 别名　热疖、热毒疖、血疖、火疖。

二、解剖生理与临床

暑疖以头部最易罹患。头顶部的软组织从表及里共分皮肤、皮下组织、颅顶肌及帽状腱膜、腱膜下疏松组织、颅骨外膜5层（图8-17）。

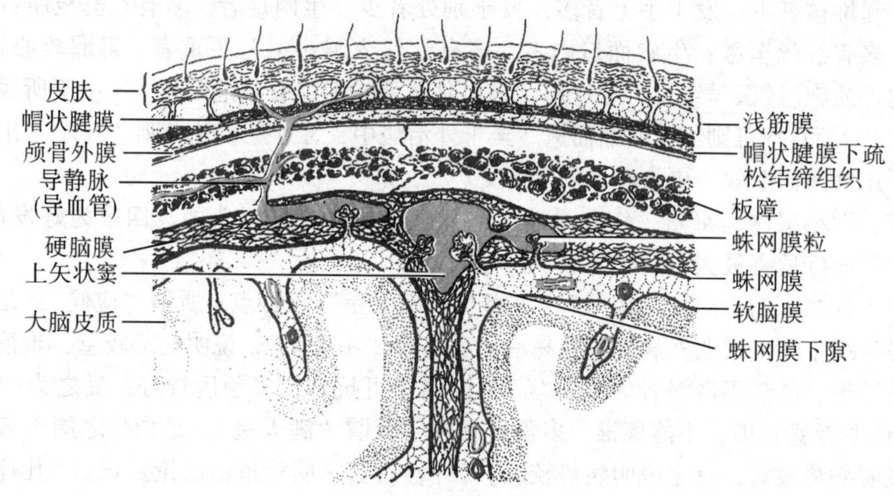

图8-17　颅顶层次（冠状断面）

（一）皮肤

头顶部皮肤较人体其他部皮肤厚而致密，含丰富的血管、淋巴管及大量皮脂腺、汗腺和毛囊，发根通过真皮入皮下组织内，是疖的好发部位。

（二）皮下组织

皮下组织是由坚韧、致密的结缔组织构成。结缔组织上连皮肤，下接颅顶肌及帽状腱膜，形成无数小间隔，含有血管、神经和脂肪。因此，这里感染时渗出物不易扩散，红肿多局限。由于神经末梢可很快受压，故炎症早期即痛涌较剧。这里的血管断裂后，不易回缩和塌陷，出血多。以压迫方法止血效果好，不宜用血管钳钳夹。

（三）颅顶肌及帽状腱膜

颅顶肌分为额肌和枕肌，前为额肌，后为枕肌，两肌之间为坚韧而厚的帽状腱膜。

（四）腱膜下疏松组织

腱膜下疏松组织是一薄的蜂窝状组织，又称腱膜下间隙。此间隙中有导血管。头

皮静脉借导血管与颅内静脉窦相交通，若导血管感染发生血栓，即有带入颅内的可能，这里的积脓也易在疏松的间隙内迅速蔓延扩散。故此处为头皮的“危险区”。如疖强行挤压，可转为疔。

（五）颅骨外膜

颅骨外膜与颅缝结合紧密，若这里发生积脓，常局限于一块颅骨范围内。与腱膜下间隙处容易蔓延全部颅顶不同。

三、病因病机

暑疖为夏季气候酷热，暑湿毒邪互蒸，郁结肌肤而成。或因天时炎热，卫外不固，汗液不能畅泄，暑湿蕴结，肌肤发为痱子，复经搔抓，破皮染毒而成。《外科启玄·时毒暑疖》曰：“是夏月受暑热而生，……令人发热作脓而痛，别无七恶之症。”

四、辨病依据

（1）发于夏秋之间，以小儿及新产妇最易罹患，多好发于头面部，数目有几个或数十个不等，也有发于四肢躯干者。

（2）患部潮红、疼痛、高肿，呈圆或椭圆形。数日成脓，溃后脓出黄稠。迅速治愈，多无全身症状；若继续感染，多成群簇生，可伴恶寒发热、便秘尿黄、脉数、苔黄等。若强行挤压，有时可转为疔疮。

（3）结块高突，色红，边界清楚，根浅收束，范围在0.3 cm左右。触之疼痛，或有脓头。

五、治疗

（一）辨证内治

1. 初期

症：初起一小肿块，潮红肿痛，根部浮浅，范围局限，一般无全身症状；若为多发或密集成群，则伴寒热、头痛、脉数、苔白等。

治：清暑化湿。

方：王氏清暑化湿汤。

药：香薷6~10 g，黄连4~6 g，紫苏叶4~6 g，赤芍6~10 g，滑石6~10 g，甘草3~6 g。水煎服。

2. 成脓期

症：肿块渐大（多在0.3 cm左右），高突，灼热跳痛增剧，按之发软应指为脓成。重则发热口渴、心烦不安、胸闷恶心、尿黄便秘、脉象濡数、滑数。

治：清暑，化湿，解毒。

方：清暑化湿汤加减。

药：黄连6 g，黄芩6 g，六一散30 g，白术10 g，金银花15 g，佩兰10 g，穿山甲10 g，皂角刺10 g。水煎服。

加减：热毒盛，加连翘、蒲公英、白花蛇舌草；便秘，加川军、芒硝；食少纳差，加陈皮、神曲、麦芽、山楂；发热加生石膏、寒水石、知母等。

3. 溃后期

症：脓出黄稠，肿消痛减，热退身冷者。

治：当以外治为主。若脓出不畅，余毒未净，当兼清余毒。

方：解毒内消汤。

药：野菊花、黄芩、生地黄、白花蛇舌草、赤小豆、甘草，水煎服。

（二）外治法

1. 初期 外用顽疮膏，或二味拔毒膏浓茶水调涂。或用王氏白黄酊（黄连 15 g，白蔹 20 g，白芷 15 g，甘草 15 g，75%乙醇 250 mL 浸后外用），外涂，每日 3~4 次。

2. 成脓期 切开排脓。

3. 溃后期 王氏化腐生肌散、冬青液外敷。

六、预防及护理

（1）夏季气候炎热，出汗多，应注意勤洗澡，勤换衣，勤剪指甲。

（2）避免痱子发生，并及时治疗，切忌用手搔抓。

（3）勿受暑湿，避免日光暴晒，并多饮清凉饮料，如六一散、菊花茶、绿豆汤等。

（4）不吃辛辣和有刺激性的食物。

七、鉴别

疖应与颜面疔鉴别：颜面疔红肿、痛痒，触之坚硬有角，根深如钉状，初起即有憎寒壮热等全身症状，容易发生疔疮走黄。

八、医案

黄某，女，5 岁，1985 年 8 月 10 日初诊。

母代主诉：头部长疖，肿痛，久治不愈。

病史：每于暑季头部长疖常连续发生，红肿疼痛，绵缠不愈，曾采用中西药物治疗，不见好转。今年为第 4 个年头，前来求治。

检查：精神好，表情痛苦，头顶、后枕部长大小疖块 3 处，一处溃烂流水。

诊断：暑疖。

处理：解毒内消汤（野菊花 15 g，黄芩 3 g，生地黄 6 g，白花蛇舌草 15 g，赤小豆 15 g，甘草 1 g，水煎服）。外用白黄酊外涂，治疗月余痊愈，至今未患。

九、按语

暑疖，为火、热之气所化。由于浅小易治，多用外治可愈；也有化脓迟缓，溃而不敛，绵缠难愈，于立秋之后，却轻松自愈者；但对多发、群起、伴全身症状者，常需内外兼施方可获愈；切忌误认“脓出即愈”，而强行挤压，则由疖转疔，邪热鸱张；痱子为夏季独有之病，常满布头面或胸背诸处，汗臭污浊最易黏附，加之搔抓染毒，常为暑疖发生、发展之重要原因，故不能忽视对痱子的预防和治疗。由于本病治疗不

当常绵缠难愈，有的医生索性不治。若能按法治之多可取效。为预防，可至入夏即内服解毒内消汤，或以白黄酊涂擦易患处，有一定的预防作用。

第五节　蝼蛄疖

一、一般情况

1. 定义　凡疖，状似蝼蛄，互相贯通，溃后形似蝼蛄窜穴者称蝼蛄疖。

2. 别名　蟮拱头，缠痰头，鳝痰头，蝼蛄串。

二、解剖生理与临床

参考“暑疖”。

三、病因病理

蝼蛄疖多由暑热火毒内浸或胎毒遗热，或其母感受暑热，儿吮乳汁，气血郁结，致经络阻塞而成；或暑疖治疗护理不当所致。

《幼幼集成》曰：“世间疮疡疖疥，唯小儿最多，岂其稚阳纯气，易与岁运火政相乘耶？……复有父母之遗毒……”

四、辨病依据

（1）好发于夏秋之间，小儿最易罹患，常发生于头部。

（2）初肿如杏核或蝼蛄状，根脚坚硬，常此愈彼复或三五相连，疼痛加剧，按之波动，为脓成；溃后脓水不断，互相串通，皮色紫暗，也有损伤颅骨，久不愈合。重者伴恶寒、发热、烦渴等症。

五、治疗

（一）辨证内治

1. 初期

症：初起头部长一肿块，形若酸枣，或大如梅李，或形似蝼蛄，单发 1 处或 3~5 处相连，皮色如常或泛红肿痛。一般无全身症状，重者伴寒热烦呕等。

治：轻者以外治为主，重者宜清热解毒。

方：二花五味饮。

药：野菊花 15 g，金银花 15 g，连翘 10 g，蒲公英 25 g，紫花地丁 10 g，紫背天葵子 10 g。

加减：胸闷恶心，加藿香、佩兰；暑热盛，加六一散冲服。

2. 成脓期

症：肿痛增剧，色红或暗红，按之中软应指，为脓成，可伴发热、口渴、溲赤，脉数。

治：解毒透脓。

方：菊花五味饮加减。

药：野菊花 15 g，金银花 15 g，连翘 10 g，蒲公英 30 g，紫花地丁 10 g，赤芍 12 g，穿山甲 10 g，皂角刺 10 g，甘草 6 g。水煎服。

加减：发热口渴，加生石膏、知母、六一散；热盛，加黄连、黄芩；小便短赤，加白茅根、赤小豆、车前子。

3. 溃后期

症：脓出黄白稠、肿消痛减者轻（多见于皮薄处），溃后脓出不畅，头皮积脓成孔，状如蝼蛄窜穴，也有腐蚀损骨，久不收口，迁延难愈，伴身体虚弱、食少纳差等。

治：清养胃阴。

方：益胃汤。

药：沙参 15 g，麦冬 15 g，生地黄 10 g，冰糖 10 g（化），玉竹 6 g。水煎服。

加减：气血虚，加黄芪、当归、鸡血藤；余毒未尽，加金银花、连翘、白花蛇舌草；食谷不化，加山楂、神曲、麦芽。

（二）外治法

1. 初期 红肿，用二味拔毒散浓茶调涂；皮色不变，用金黄散膏外敷；若有痱子，外用六一散涂布。

2. 成脓期 切开排脓。

3. 溃后期 脓腐未净外用化腐生肌散药捻；腐脱生新用生肌散或三黄消炎纱条外敷；内有死骨，需将死骨取出方可愈合。

六、按语

蝼蛄疖总属热毒阳证。由于病状特征不同，又名蟮拱头、蝼蛄串等。但《外科正宗》中的“蝼蛄串”与此不同，曰：“蝼蛄串者，乃得于思虑伤脾，脾气郁结所生。是疾气血浇薄者多，盖四肢属脾土，其患多生于两手，初起骨中作痛，渐生漫肿坚硬，不热不红，手背及内关前后连肿数块，不能转侧，日久出如豆腐浆汁，串通诸窍，日夜相流，肿痛仍在，患者面黄肌瘦，饮食减少，日则寒热交作，内症并出。首尾俱宜益气养荣汤、加味逍遥散调和气血，扶助脾胃，其中可生者十有二三矣。补而不应，气血沥尽而亡者多。”以上从病因、症状、治疗及预后等均与本节“蝼蛄疖”不同，当属于虚寒证之“流痰”范畴，此名同而实异矣。临床应注意鉴别，不可混同。

第六节　多发性疖病

一、一般情况

1. 定义 疖散发全身或一处多发，反复发作，日久不瘥谓之多发性疖病。

2. 别名　由于发生的部位不同，名称也异，如发生于臀部的称坐板疮，发生于头部发际附近的称发际疮、毛囊炎（鬈毛疮）、疖病。

二、解剖生理与临床

疖病与人体皮肤及皮下组织的解剖生理最为密切。皮肤是人体最大的器官，总面积 1.5~2 m^2（成人），占体重的 15%，具有保护内在组织、防止外邪侵袭、调节人体温度及排除废物、感觉等多种作用。由真皮下部延续而来的是皮下组织，也是皮肤的最薄层，为疏松的纤维结构，内含大量的脂肪组织。这里发生感染则炎症容易扩散。在皮肤组织内有汗腺、皮脂腺、毛囊等，是皮肤的附属器。这些附属器具有分泌汗液、皮脂液等作用。若这些腺体发生故障，常使人体发生不同的疾病。而疖或多发性疖病就是由于毛囊及其所属皮脂腺的急性化脓性感染，其炎症常可波及皮下组织。

三、病因病理

多发性疖病常为外感暑湿风邪，脏腑湿热内蕴，凝结皮肤，发而为病。

四、辨病依据

（1）一年四季均可发病，以 20~40 岁青壮年发病率较高。

（2）虽全身均可发生，但以头面、项后发际、臀部、胸、背等常见。

（3）疖肿散发或集中一处，数目较多，以数个、十几个或数十个不等；粟状隆起，皮色不变或色红肿痛，根浅收束；由于反复发作，此消彼起，故同时可见有初发肿起，或上有脓头，或脓出势收，或已平复者，各不同时期常相互兼见；一般无全身症状；或伴恶寒、发热、口渴、便秘、尿黄、脉数等。

五、治疗

（一）辨证内治

1. 湿热型　多为初发，或急性发作期。

症：疖肿初起大如豆粒，色红肿硬疼痛，或中起白顶，四周色红，瘙痒发热，搔之破溃出脓，不断新出复生。可伴恶寒、发热、口渴、便秘、脉数，舌红、苔黄。

治：清热解毒，利湿通便。

方：四黄解毒汤。

药：黄芩 15 g，黄连 10 g，生地黄 15 g，赤芍 15 g，蒲公英 30 g，枇杷叶 20 g，栀子 10 g，黄柏 15 g，茯苓 15 g，甘草 6 g，大黄 10 g（后下），水煎服。

加减：恶寒，加荆芥、薄荷；发热口渴，加生石膏、知母、天花粉；便秘，重用黄芩、黄连、生地黄、芒硝；饮食减少，加神曲、麦芽、山楂。

2. 瘀滞型　多为慢性迁延性，或急性发作期之后。

症：疖肿皮色暗红，微肿稍硬，疼痛不剧，瘙痒不适，时好时坏，反复发生，缠绵难愈。脉沉或涩，舌质紫暗或有瘀点。

治：化瘀散结，解毒利湿。

方：外症奇方。

药：泽兰叶30 g，白及9 g，黄明胶（用蛤粉炒成珠）（烊化）9 g，上药用酒、水各半，浸泡4 h后煎煮，早晚各服1次。

加减：病在肚脐以上者，加白芷；病在肚脐以下者，加川牛膝；活血，加赤芍、丹参；散疖，加穿山甲、皂角刺；解毒，加金银花、连翘、蒲公英。

以上两型可单独发生，也可相兼发生。若相互兼见，治当两法合用。

(二) 外治法

1. 湿热型 用金黄散膏或二味拔毒散外敷，也可用金黄散或二味拔毒散浓茶调涂。

2. 瘀滞型 用顽疮膏外敷或制成酊剂外擦。

六、预防及护理

(1) 注意保持皮肤清洁卫生，勤理发，勤洗澡，勤换衣服。

(2) 不食辛辣刺激性食物和发物，如酒、辣椒、鱼、虾等。

(3) 勿用手搔抓和挤压，以免染毒或使炎症扩散。

七、医案

侯某，男，38岁，某电信局干部，1973年4月19日初诊。

主诉：颈后部多个脓疮胀痛，反复发作6年。

病史：患者于1968年4~5月到广州后，颈后发际出现胀痛和多个脓头，医生采用“七厘散”外敷患处，症状减轻，但仍此愈彼发，经久不愈，于1970年到北京协和医院采用“挑治法”，挑后用姜汁外涂，间日1次，共挑治3次痊愈。约2个月后出差到四川，又吃辛辣食物，致复发，至今近3年。现颈后发际多处长小肿块，或长有白色脓疱，胀痛不适，反复发作不愈，来院诊治。

检查：颈后发际散发性小肿块，微红，或上有白色脓头，触之微痛，脉稍弦，舌质淡红、苔薄白。

诊断：多发性疖（发际疮）。

治疗经过：清热解毒、活血消肿，先拟用野菊花30 g，当归15 g，玄参30 g，石斛30 g，生地黄12 g，桂枝9 g，诃子9 g，乌梅9 g，鱼腥草30 g，甘草9 g，牛膝9 g，水煎服。另用地榆30 g，乌梅15 g，石榴皮30 g，水煎后凉敷患处，每日2次，每次0. 5 h。经上法内服、外敷后肿胀日渐减轻，疮口收敛，连治5 h，肿消痛失，疮愈。仅后遗紫红色瘢痕。又带上方5剂以巩固疗效。

八、按语

多发性疖病顽固缠绵，反复发生，经久难愈。对于身体虚弱，如营养不良、贫血或有消渴（糖尿病）者，更为难治。因此当注意“治本”，常需扶正祛邪，正气复强，则病易治。

疖虽属轻浅小恙，容易治愈。若处治不当，不仅可增加痛苦，延长治疗时间，也可发生变症。特别是平素身体虚弱，或患有消渴病者，更应注意。疖与疔不同，若治

疔不当，如“开生刀”或妄加挤压、碰击，并发感染，也可转变成疔，甚至毒邪走窜发生严重后果。《中国农村医学》1982 年第 2 期报道一例疖肿由于过早切开，发生化脓性脊髓炎合并下肢截瘫的病例。现摘录于后供参考：患者男性，25 岁，左大腿疖肿 2 d，未经任何治疗，局部红肿，但无波动。在卫生室切开排脓，切开后未排出脓液。术后当日下午患者出现畏冷、发热（39. 2 ℃）。化验检查：白细胞计数 21. 0×10^9/L，中性粒细胞 92%，淋巴细胞 8%。经肌内注射青链霉素治疗，高热持续不退，卧床不起，而转入某医院治疗。入院后第 3 天出现腰麻，下肢感觉异常，活动力丧失，肌张力消失，腱反射消失，第 2 腰椎左旁压痛明显；穿刺有脓液，即切开排脓，切口深达 5~6 cm，排出脓液 50 mL 左右，腰椎 X 线片诊断为第 2 腰椎化脓性骨髓炎。患者住院 40 d，出院时仍不能行走，最后诊断为化脓性脊髓炎合并下肢截瘫。出院后经过 10 年的治疗和随诊，现在双下肢仍不能自立行走。

多发性疖病常反复发作，缠绵难愈，治当标本兼施。临床采用的“外症奇方”乃陈修园独创，对治疗多发性疖有独到之处。

第七节　颈　痈

一、一般情况

1. 定义　痈发生于颈部两侧、颌下、耳后等部位者称颈痈。

2. 别名　托腮痈、痰痈、颈部急性化脓性淋巴结炎。

3. 分期　初期、成脓期和溃后期。

二、解剖生理与临床

颈部有松柔自如的皮肤组织，内有重要的大血管，丰富的淋巴、大神经通路和肌内组织，以及筋膜和筋膜间隙等。颈痈的发生多是这里淋巴结的急性化脓性炎症。因此熟悉这里的淋巴系统分布情况甚为重要。

颈部的淋巴主要与头、上肢和胸部淋巴结相通连，可分为颏下、下颌下、颈前和颈外侧 4 个淋巴结群。

1. 颏下淋巴结群　一般为 2~3 个，主要与下唇的中部、颏部、口底、下颌切牙和舌尖的淋巴相连，并和下颌下淋巴结或颈深部淋巴结通连。

2. 下颌下淋巴结群　一般为 4~6 个，主要与面、颊、上唇、下唇外侧、舌尖、舌侧、上及下牙齿和齿龈相连，并和颏下淋巴结通连，正因为这些地方是造成感染的多发部位。因此下颌下淋巴结炎临床较多见。

3. 颈前淋巴结群　主要接受颈前颈部和脏器的淋巴。

4. 颈外侧淋巴结群　分浅（主要接受耳下和腮腺区的淋巴）、深（主要接受颈部各脏器的淋巴）两组。临床上，鼻咽和腭扁桃体炎症时，颈外侧上深淋巴结先受侵犯（图 8-18）。

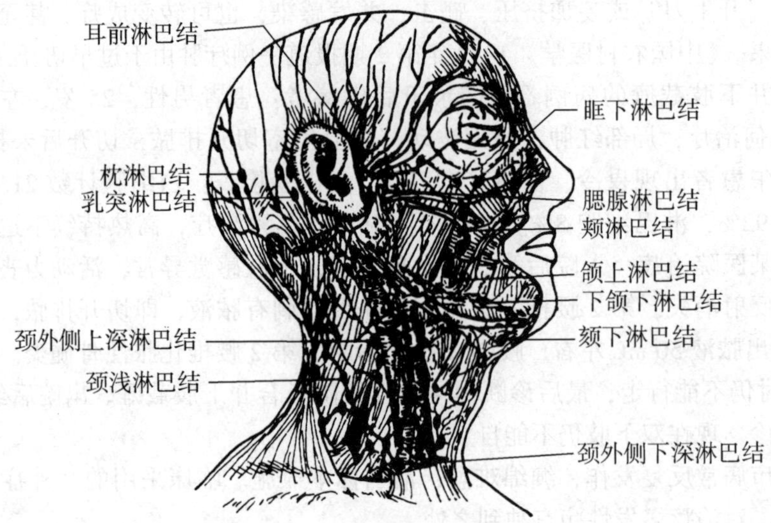

图 8-18　头颈部的淋巴结分布

此外，颈部血管神经丰富，颈痈脓肿切开时应慎重，切勿损伤，尤其是发生在颈侧部的痈，面神经下颌缘支沿下颌缘向前行走，选择切口时，应注意避开（图 8-19）。

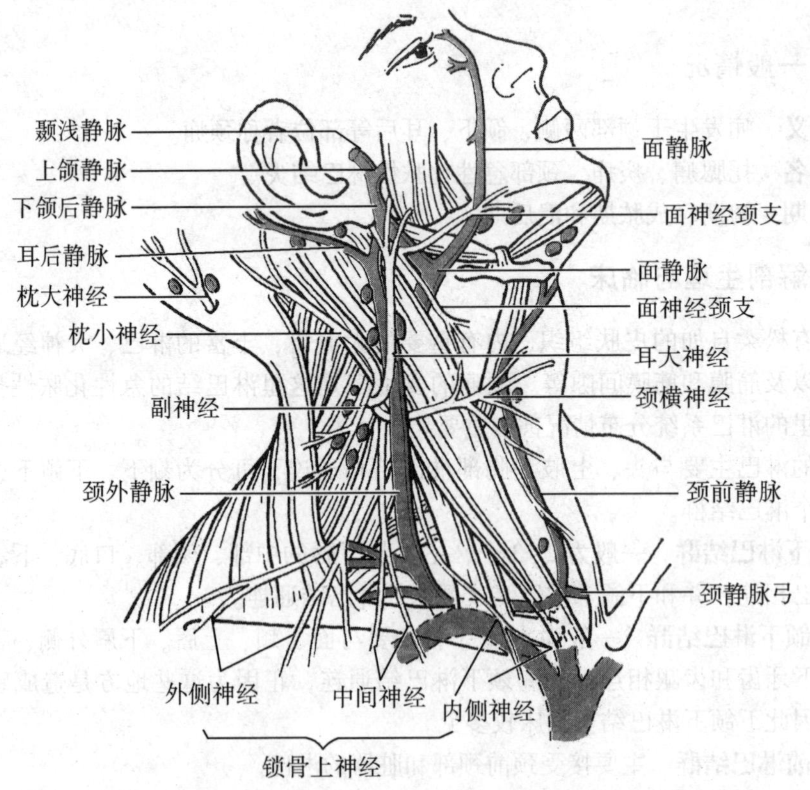

图 8-19　颈部浅层结构

三、病因病机

颈痈常因外感风温（热）邪毒，脏腑肝火，胃热上炎，痰热壅滞，或因罹患乳蛾、龋齿、口疳、头部面颊疖疮及创伤染毒郁结而成。

前人论托腮痈，曰："此证由饮食厚味、醇酒热毒束结而成。"

四、辨病依据

（1）以小儿罹患最多，成人少见。

（2）发病前常有患乳蛾、龋齿、口疳及邻近部疖疮等病史。

（3）除具有痈一般的症状外，外结块皮色如常。严重时颈部活动障碍或颈项强直；7~10 d 开始成脓。脓成时则肿势高突，皮色发红，疼痛剧烈，按之波动应指；可伴有全身症状；溃则脓出黄稠，肿消痛减。

（4）检查时患儿常因惧怕而哭闹，切勿强行。见颈部有一卵圆形肿块隆起、触痛、稍硬。初起皮色如常，化脓时色红、高突、边界清楚、触痛明显、按之应指等。

五、治疗

（一）辨证内治

1. 初期

症：颈部结块，形如杏核，渐如鸡卵，白肿不红，灼热疼痛，触之发硬，边缘清楚。全身伴恶寒、发热、头痛，脉象浮数，舌质淡红、苔白或微黄。

治：疏风清热，解毒消肿。

方：疏风解毒汤。

药：荆芥 9 g，薄荷 9 g，柴胡 9 g，黄芩 9 g，菊花 15~30 g，金银花 15~30 g，连翘 15~20 g，甘草 6 g。水煎服，小儿酌减。

加减：头痛，加羌活、白芷；清热解毒，加板蓝根、白花蛇舌草；消肿散结，加青陈皮、穿山甲、皂角刺。

2. 成脓期

症：结块肿大高突，皮色发红，疼痛发热加剧，或牵掣颈胸，颈部不能转侧，常以手护腮（托腮），肿块变软，或按之波动应指。全身见发热重、恶寒轻或但热不寒，饮食减少，口干苦，便秘尿黄，舌质发红、苔黄或腻，脉大有力。

治：清热解毒，透脓散结。

方：疏风解毒汤去荆芥、薄荷，加穿山甲、皂角刺、陈皮。

药：柴胡 9~12 g，黄芩 9~15 g，菊花 13~36 g，连翘 10~20 g，蒲公英 20~30 g，穿山甲 6~15 g，皂角刺 6~15 g，陈皮 6~10 g，甘草 6~10 g。水煎服，小儿酌减。

加减：大便秘结，重用黄芩，加知母，或用大黄、芒硝；热毒内盛，加黄连、栀子、龙胆草；血分有热，加生地黄、牡丹皮、玄参；发热口渴，加生石膏、知母、天花粉；小便不利、色黄，加白茅根、车前子、赤小豆；疼痛，加制乳香、没药、延胡索。

3. 溃后期

症：溃后出脓黄稠，肿消痛减，全身症状随之减轻或消失，精神、饮食恢复。

治：一般无须内治，以局部治疗为主。若余毒未尽可内服解毒内消汤（方见“暑疖”）。

（二）外治法

1. 初期 皮色发红，用二味拔毒散浓茶调涂患处；皮色不变，用长效膏或如意金黄散膏外敷。

2. 成脓期 手术切开排脓。如发生在颌下部位，手术切口应在下颌缘的下方约4 cm处，于下颌体做平行切口，向前过中线，后至下颌角前约2 cm（图8-20）。消毒麻醉后，先切至皮下，显露肌肉，分别切开颈阔肌和颈深筋膜浅层，切断下颌舌骨肌和二腹肌前腹，使脓液引流通畅，外用三黄纱条或凡士林纱布填充。术后每日或间日换药至愈。

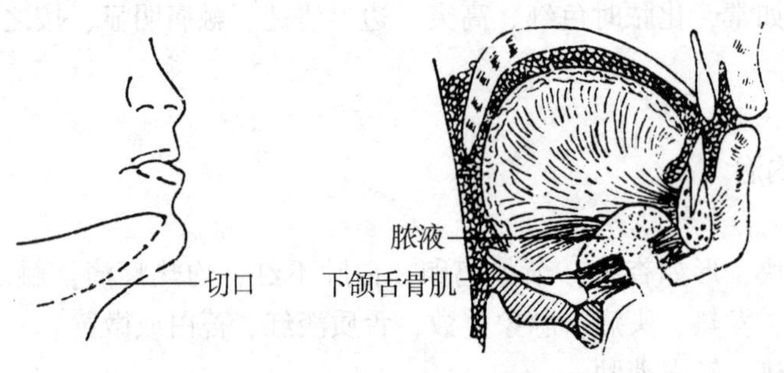

图8-20 颌下部痈切开排脓术

3. 溃后期 溃后脓腐未脱或腐脱不净，外用化腐生肌散或九一丹；脓腐已净，肉芽生长，改用珍珠牛黄散或用珍珠散生肌收口。

六、鉴别

本病由于多发生于小儿，最易与痄腮（流行性腮腺炎）混淆。但两者鉴别不难。痄腮具有传染性，常一家之中兄妹相染；在幼儿园小儿有流行性，又以5~15岁最易罹患；春冬两季发病率较高；其发生的部位为腮部、先发于一侧，或于1~3 d后对侧随之肿胀，色白濡肿，酸胀稍痛，多不化脓，7~10 d恢复正常。

七、医案

某女，13岁，藏族，1978年3月1日入院。

主诉：右颈及胸上部红、肿、痛2 d。

病史：2 d前开始感觉咽喉部疼痛，继而右侧颈部疼痛，渐重致红肿热痛，从右颈蔓延到前胸部。颈部因肿痛活动受限。伴全身发热、畏寒、微咳。否认其他病史。

检查：营养发育好，头颅无畸形，巩膜无黄染，两肺（-），心率92次/min，心律整齐有力。腹部平软，肝脾未扪及，腹股沟淋巴结稍大，压之软，压痛不明显，下肢

无水肿。舌质红、苔薄白，脉滑数。外科检查：右侧颈部及皮色发红，漫肿边缘不清，前胸充血发红，肿起，与健康皮肤界线清楚，触之局部发热。右颈、前胸红肿处触痛，右颌下有 8 cm×6 cm 大硬结，呈卵圆形，压痛明显，胸部充血处指压后有白色痕，很快变红。化验检查：白细胞计数 $14.8×10^9$/L，中性粒细胞 68%，淋巴细胞 25%。

诊断：颈痈（颈胸部蜂窝织炎）。

辨证：咽喉属肺系，颈侧前胸属肝胃，乃因外感风热伤肺，内因肝胃热毒上攻、挟痰蕴结而形成风热性颈痈。

治则：疏风清热，解毒消肿。

方：疏风解毒汤加味。

药：荆芥 9 g，薄荷 9 g，柴胡 9 g，黄芩 9 g，菊花 30 g，金银花 30 g，连翘 15 g，甘草 6 g，生地黄 15 g，麦冬 15 g。水煎服。并另煎 1 剂湿敷之。

治疗经过：上药 1 剂后，排 1 次干便。又服 1 剂后，恶寒发热已解，右颈及前胸部红肿热痛减轻，颈项活动见好，肿痛局限收缩，舌质稍红、苔薄微黄，脉数。白细胞 $10.4×10^9$/L，中性粒细胞 62%，淋巴细胞 27%。拟上方去薄荷、荆芥，加重黄芩为 15 g，水煎服，另煎 1 剂湿敷。又经治疗 1 d 后，胸部红肿热痛已近全消，大便 1 次，小便仍黄，舌质稍红、苔稍厚微黄。又连服上药 4 剂，胸部红肿热痛全消，右侧颈部结块缩小为 4 cm×3 cm 大，有压痛和波动，因肿势局限脓成，手术切开排脓，术后 4 d 痊愈。共计住院 10 d，服中药 9 剂，痊愈出院。

八、按语

颈痈有轻浅和深重之分。一般轻浅者成脓快，症状轻，疗程短；而部位深者，成脓时间较长，症状重，波及范围广，不仅牵涉颈项缺盆，也可影响肩臂，波及前胸。颈痈中有二：其一颈部脓肿，其二颈部急性蜂窝织炎。一般来说前者较轻，后者较重。辨证用药也有轻重之别。凡初期未成脓时，常有恶寒发热，脉数，为邪尚在表。治当疏风解表，荆芥、薄荷、牛蒡必施，方可与解毒消肿之黄芩、连翘、金银花协同取效，即《黄帝内经》“汗之则疮已”之意。一旦脓成，轻浅者可迅速自溃（未溃宜手术切开）；深里者难于速溃，当早期手术排脓。《素问·病机论》曰：“有病颈痈者，或石治之，或针灸治之，而皆已，其真安在？岐伯曰：此同名异等者也。夫痈气之息者，宜以针开除去之，夫气盛血聚者，宜石而泻之，此所谓同病异治也。”切勿“候期自溃”，延误病机，致脓毒蔓延扩散。

若见但热不恶寒而谓之热毒鸱张之证，三黄五味饮加减施治，以三消法（汗、清、利）往往能收良效。若本病早期使用大量抗生素治疗，虽红肿热痛得以控制，而结块坚硬不消，反致迁移时日，或反致化脓溃破延迟，倘若持续使用抗生素也无济于事，这在临床多有见之。若配用中药，其协助作用显著。如治一患者曹美荣，女，50 余岁，右腮颈部肿痛，随即到就近某医院用青链霉素治疗不效，2 d 后肿势扩散，恶寒发热，肌内注射抗生素，外用依比膏敷之，肿热更甚，从右颈蔓延至左侧，触之坚实，疼痛剧烈，某医院诊为“癌症”，无奈求中医诊治。见颈及下颌高肿色红，焮热，触之坚实，疼痛难忍，脉洪，舌红有津，状如蛤蟆瘟，为颈痈重证，拟穿山甲 10 g，当归

10 g，甘草 15 g，金银花 30 g，赤芍 10 g，没药 10 g，防风 10 g，贝母 10 g，白芷 10 g，蒲公英 60 g，紫花地丁 15 g，连翘 15 g，重楼 15 g，板蓝根 30 g，生贯众 30 g，天葵子 12 g，生石膏 20 g，赤小豆 30 g。外用二味拔毒散浓茶调涂，连服 3 剂，肿势尚未局限，但发热已轻，为加强疗效，配用青霉素 80 万 u，每日 2 次肌内注射，上方去生石膏加菝葜 20 g，又服 3 剂，肿痛全消，仅留 2 cm×2 cm 大硬节，改用如意金黄散，姜葱汁调涂收功痊愈。随访 2 月余未再患。足以说明颈痈之甚者，采用中西二法合用治之，可收速效。

第八节　锁喉痈

一、一般情况

1. 定义　痈发结喉，阻塞气道，状似喉被锁住者称锁喉痈。

2. 别名　猛疽、结喉毒，口底部蜂窝织炎、颏部蜂窝织炎、脓性颌下炎。

3. 分期　初期、成脓期、溃后期。

二、解剖生理与临床

锁喉痈可涉及颈前区的颌下三角，也称颌下间隙。此三角在二腹肌前，后腹与下颌骨下缘之间。顶部由颈深筋膜浅层形成。底部由下颌舌骨肌、舌骨舌肌后部和咽中缩肌的外侧形成。其中二腹肌前腹自总腱至下颌骨下缘近中线的二腹肌凹处，后腹至乳突和胸锁乳突肌，总腱附于舌骨体。舌骨舌肌的一部分被下颌舌骨肌后面的纤维所覆盖，就在两肌之间形成裂隙，与口底相通。因此两间隙的感染可互相蔓延，形成口底部蜂窝织炎。舌骨舌肌的后缘覆盖于咽中缩肌上。在此三角内，有下颌下腺、血管、淋巴结和神经。手术时注意勿损伤这里的血管和面神经下颌缘支，否则易发生出血和这支神经支配区的麻痹等（图 8-21）。

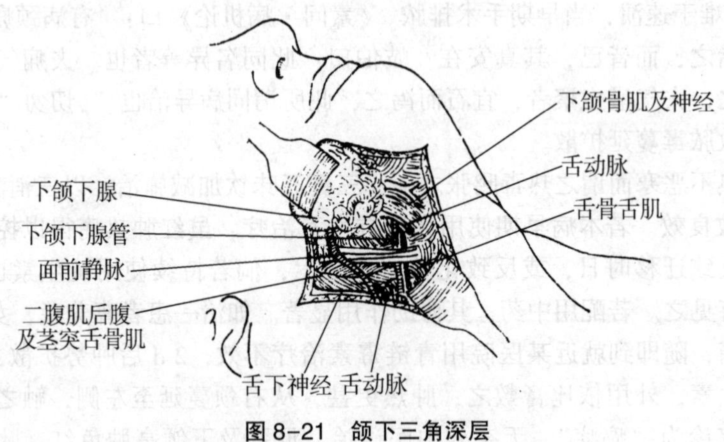

图 8-21　颌下三角深层

三、病因病机

忧愤积热，复感风温（热）毒邪，客于肺胃，或麻痘之后余毒未净，或唇、齿龈及外伤染毒，热壅结喉不散挟痰为痈。《外证医案汇编》曰：“颔下猛疽，由外感风热，内伤酒湿，热必酿脓……”又曰：“猛疽俗称结喉毒，……皆属忧郁化热，或肝肺积热，膏粱炙煿，壅热而成。”

四、辨病依据

（1）本病以儿童最易罹患。多有咽喉、口唇糜烂或痧痘病史。

（2）发病暴急凶猛，症见红肿绕喉、灼热漫肿、疼痛，触之硬肿痛甚，肿热蔓延，旁及颈侧入腮颊，下沿前胸，上及咽喉、舌下，如并发喉风（喉头水肿）、重舌或垫舌痈，可致呼吸、水谷不通或发生窒息。

五、治疗

（一）辨证内治

1. 初期

症：发病暴急，红肿绕喉，结块坚硬，赤热疼痛，根脚散漫，可旁及颈部两侧和腮颊，下延前胸，肿及舌下和咽喉，致重舌，咽喉水肿，伴壮热口渴，头痛项强，食少纳差，呼吸不利，舌红苔黄，脉象弦数滑；甚至咽喉阻塞，痰涎壅盛，呼吸喘促，汤水不下或窒息、惊厥。

治：疏风清热，泻火解毒。

方：清解汤。

药：金银花 15~30 g，蒲公英 20~30 g，紫花地丁 10~15 g，连翘 15~30 g，薄荷6~9 g，牛蒡子 6~15 g，荆芥穗 6~9 g，板蓝根 15~30 g，甘草 6~10 g。水煎服，小儿酌减。

加减：气喘痰壅，加竹沥、天竺黄；大便秘结，加大黄、芒硝；热毒重，加黄芩、黄连、栀子；痉厥，加钩藤、水牛角，也可配服安宫牛黄丸或紫雪丹。

2. 成脓期

症：结块趋向局限，界线渐渐明显，灼热跳痛加剧，皮色红中现暗，触之疼痛且有波动，穿刺脓液可见。身热持续不退，舌干口渴不减，脉象滑数有力，舌红，苔黄腻或粗糙。

治：清热解毒，托里透脓。

方：清解汤加减。

药：金银花 30 g，蒲公英 40 g，紫花地丁 20 g，连翘 20 g，板蓝根 30 g，甘草 10 g，穿山甲 10~15 g，皂角刺 10~15 g，赤芍 10~15 g。水煎服，小儿酌减。

加减：气虚难腐溃，加黄芪、党参、白术；血热舌红，加生地黄、牡丹皮、紫草；小便短赤，加赤小豆、白茅根、茯苓、泽泻；疼痛，加制乳香、制没药。

3. 溃后期

症：脓出黄稠，肿消痛减，但脓腔较深，全身症状随之减轻或消失，饮食增加。

治：身体壮实，又无全身症状者，以外治为主；若身体虚弱，胃气未复，当以益气养胃。

方：益气养胃汤。

药：黄芪6~15 g，当归6~10 g，麦冬10~20 g，沙参10~20 g，玉竹6~15 g，麦芽3~6 g，神曲3~6 g，陈皮3~6 g，甘草3~6 g，水煎服，小儿酌减。

加减：余热未尽，加金银花、白花蛇舌草；气虚，加党参、白术、山药；血虚，加熟地黄、鸡血藤。

（二）外治法

1. 初期 用长效膏或金黄散膏、黄连消炎膏外敷。

2. 成脓期 手术切开排脓。

3. 溃后期 换药与颈痈相同。

六、医案

格桑，男，42岁，已婚，藏族，农民，1978年6月20日入院。

主诉：左颌下结喉处红肿热痛3 d。

病史：5 d前因患感冒，于第二日左颌下结喉处肿胀、疼痛，颈部活动受限，当地医生按“感冒”治疗无效，且病热加重即来院诊治。

现左颌下红肿热痛，牵掣颈胸，饮食减少，吞咽困难，周身发热，3 d未大便，门诊以颈部感染收住入院。

既往身体健康，未患其他类似病证或传染病。

检查：急性痛苦病容，神志清醒，发育营养尚可，巩膜无黄染，心肺无闻及病理性杂音，肝脾未触及，余（-），体温38.8 ℃，心率108次/min，血压100/70 mmHg，白细胞计数18.4×10^9/L，中性粒细胞80%，淋巴细胞16%。

局部检查：左颌下结喉处及胸前波及剑突下皮肤发红、灼热、漫肿、触之发硬，触痛，但充血潮红，边缘清楚，并触及颌下肿大的淋巴结。颈部活动受限。

诊断：锁喉痈（颈胸部蜂窝织炎，伴颈部淋巴结炎）。

治疗经过：入院后即用西药抗炎、补液，用镇静药治疗1 d，情况略见好转。为加强疗效采用中西医结合，见患者仍发热不退、口渴、4 d未大便，淋巴结仍肿大、压痛，胸前仍充血发红，舌质红、苔微黄，脉数。辨证为热毒蕴结入里，拟中药清热解毒、通腑散结，用金银花30 g，连翘15 g，蒲公英30 g，紫花地丁15 g，黄芩9 g，大葱15 g，甘草9 g，水煎服。连服3剂，大便得通，肿势疼痛日趋好转，热退身凉，体温正常；又照上方服5剂，蔓延于胸之红肿热痛全部消退，仅左颌下肿块稍有压痛，肿大之淋巴结也随之肿消痛减，诸症已近痊愈。为巩固疗效，消尽余毒，继用上方又服3剂，痊愈出院。

七、按语

锁喉痈发病骤猛，症状危重，故《黄帝内经》命名曰“猛疽”。就临床所见，有身

体壮实，病势浅轻，化脓迅速，脓出毒泄，很快获愈者；也有致颈项、下颌、面颊肿胀，或与痄腮并病，呈大头瘟、蛤蟆瘟、颈部蜂窝组织炎者。一般来说部位浅，毒邪向外，肿势高突，易溃者轻；病位深，毒邪向里，外部肿势虽轻，而肿塞咽喉者重；也有正气虚衰，肿势散漫，久不腐溃之逆证，故善治锁喉痈当辨轻重顺逆。《中国医学大辞典·锁喉痈》曰："此证因时邪风热客于脾胃，循经上逆，或心火毒，兼挟风邪而发，生于结喉之外，红肿绕喉，根盘松活，易于溃脓者顺，坚硬而难脓者重……"故锁喉痈一旦成脓，易压迫气管，影响呼吸，宜早期切开彻底引流，可使病情从危转安，减少死亡。据有关报告，腐败坏死性口底蜂窝织炎，过去死亡率高达40%，但对于因食物创伤或其他机械性刺激及咽喉部刺激所致血肿迅速阻塞气道，而出现呼吸气促等"锁喉"症状时，只需要将血肿穿破可迅速解除窒息，此不属锁喉痈范畴，当予以鉴别。至于因本病或与痄腮并病而发生成大头瘟、蛤蟆瘟时，吴鞠通对其论治颇有见地，曰："温毒咽痛喉肿，耳前耳后肿，颊肿面正赤，或喉不痛，但外肿，甚则耳聋，俗名大头瘟、虾蟆瘟者，普济消毒散去柴胡、升麻主之。初起一二日再去黄连、三四日加之佳。"临床常将此普济消毒散和五味消毒饮加减施治，多取效甚捷。

第九节　股　痈

一、一般情况

1. 定义　痈发于大腿股骨部者称股痈。

2. 别名　腿痈（包括发生于股骨后中部的"肚门痈"和发生于股内近膝的"箕门痈"），股部脓肿。

二、解剖生理与临床

股部的上界，前侧为腹股沟韧带，后侧为臀股皱折纹；下界以髌骨上二横指处作水平线，其内侧皮薄而富于皮脂腺，外侧较厚。在这一股骨段内，有较大的血管、神经和丰富的肌群组织及筋膜间隙，与肢体的生理活动及病理的变化都有着密切的关系。

（1）下肢的动脉起源于髂总动脉，在腹股沟韧带的中点触诊时可扪到股动脉的搏动。股动脉在人体表面的投影是当大腿稍外展、外旋和屈曲时，从腹股沟韧带的中点搏动处至股内收肌结节的连线处。

（2）坐骨神经来自腰4、5神经和骶1、2、3神经根，是人体最大的神经，其走向沿股后侧向下分布。

（3）股部有丰富的肌群和筋膜，由深筋膜（又称阔筋膜）向股骨粗线发出的三个肌间隔，分别称为外侧肌间隔（起自髂胫束深面，由股骨大转子至膝关节外侧）、内侧肌间隔（由小转子至内收肌结节）和后肌间隔（不甚明显，在大收肌与半膜肌间，至下部位于大收肌后面），肌间隔深入各肌群之间，并附于股骨粗线，将股部分隔为3个骨筋膜间隙：前骨筋膜间隙、内侧骨筋膜间隙、后骨筋膜间隙（图8-22）。这些间隙

内发生感染化脓时，其蔓延方向有重要临床意义。

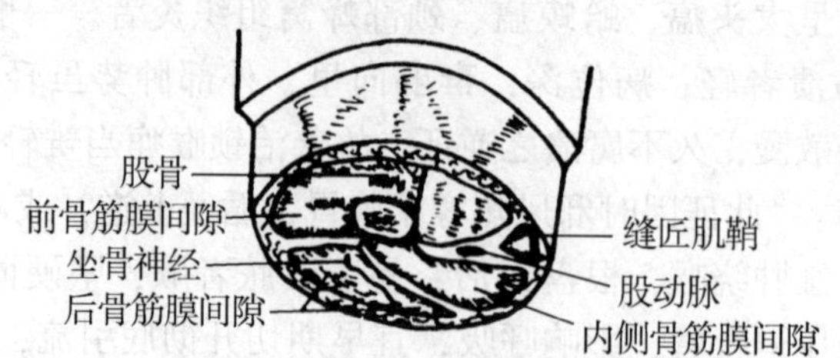

图 8-22 股中 1/3 段的骨筋膜间隙

三、病因病机

股痈常因湿热邪毒下注，气血留滞不散，经络壅遏不通，或外伤及肛门，脚趾染毒，致湿热蕴结、气滞血凝而成。

《医宗金鉴·外科心法要诀》曰："肚门痈生于大腿肚，属足太阳膀胱经；箕门痈生于股内近膝，属足太阴脾经。"又曰："此两经俱属湿热凝结而成。"

四、辨病依据

（1）常有肢端溃烂、破损或患肢染毒病史，如刺伤、足癣、湿疹等。

（2）患肢股部结块，红肿热痛，屈伸困难，行动不便，触之板硬肿痛或疮顶皮肤糜烂，或有水疱等，可伴有全身症状。

五、治疗

（一）辨证内治

1. 初期

症：患部结块，小如杏核，大如鸡卵，板硬疼痛，渐则焮热，色红肿起，或硬肿皮色微红，伴恶寒发热，行动不便，脉象浮数，舌苔稍黄。

治：清利湿热，活血消肿。

方：清利活血饮。

药：金银花 10~30 g，连翘 10~15 g，紫花地丁 10~15 g，黄芩 6~12 g，黄连 6~10 g，赤小豆 15~30 g，白茅根 30~60 g，蒲公英 30~60 g，川芎 6~10 g，当归 6~10 g，赤芍 10~15 g，水煎服。

加减：恶寒发热，加荆芥、薄荷；清热解毒，加蚤休、大青叶；疼痛，加木香、延胡索；通经活血，加牛膝、红花、桃仁；利湿，加土茯苓、茯苓、泽泻、车前子、防己、白茅根。

2. 成脓期

症：肿势高突，焮热剧痛，皮色红赤或紫暗，触之中软应指，甚至股肿伴壮热口渴，溲赤便秘，不能行动或步履困难，脉象滑数，舌质发红、苔黄腻或糙。

治：清利活血，托里透脓。

方：清利活血饮加味。

药：金银花 30 g，连翘 15 g，紫花地丁 15 g，黄芩 12 g，黄连 10 g，赤小豆 30 g，白茅根 60 g，蒲公英 60 g，川芎 10 g，当归 10 g，赤芍 10 g，穿山甲 15 g，皂角刺 15 g，水煎服。

加减：壮热口渴，加生石膏、知母、天花粉；大便秘结，加大黄、芒硝；气虚，加黄芪、党参。

3. 溃后期

症：溃后脓出黄稠略带腥味，肿消痛减，全身症状也随之减轻或消失，食欲增加。若部位深里，脓出毒泄，常留较大脓腔，脓液淋漓。

治：一般无须内治。若气血虚弱者，可益气养血。

方：补气养血汤。

药：党参 15 g，黄芪 15 g，当归 6 g，白术 15 g，川芎 6 g，茯苓 10 g，赤芍 10 g，熟地黄 15 g，陈皮 6 g，甘草 6 g，水煎服。

加减：食少纳差，加神曲、麦芽、鸡中金，余毒未尽、伤口肿痛，加金银花、蒲公英、黄柏。

（二）外治法

1. 初期　用金黄散膏或二味拔毒散膏、黄连消炎膏外敷。

2. 成脓期　手术切开排脓。

3. 溃后期　脓腔较大、脓液较多时，注意使用引流捻；脓腐干净、疮腔较大者可配用垫棉法，换药可参考“颈痈”。

六、案例

常某，男，25 岁，某煤机厂工人。1982 年 4 月 17 日入院。

主诉：左股痛肿，伴恶寒发热 5 d。

病史：半月前左脚第 4 趾背侧被鞋磨破后愈合。4 d 后左股内侧上端疼痛，自服土霉素，不效。后到医务室医生给予肌内注射青链霉素治疗也不见效果，且局部红肿疼痛日渐加重，时觉恶寒发热（体温 38.3 ℃），结块大如鸡卵，患肢行动不便，疼痛剧烈，因打针服药无效，即到吾家中求治。

现左股内侧肿痛较重，行动不便，疼痛剧烈，伴恶寒发热。

检查：左股内侧上方有 9 cm×5 cm 大结块，红肿高突，周围浸润发红面积约 17 cm×15 cm，触之周围发硬，疼痛明显，中间触之稍软应指（内已有脓但量不多），脉象坚实有力，舌尖稍红、苔微黄。

诊断：股痈。

治则：疏风清利，活血散结。

方：清利活血饮加味。

药：羌活 10 g，独活 10 g，川芎 10 g，当归 10 g，赤芍 10 g，蒲公英 60 g，紫花地丁 15 g，金银花 30 g，连翘 15 g，黄连 10 g，黄芩 12 g，大黄 10 g，赤小豆 30 g，白茅根 60 g，野菊花 30 g，水煎服；外用二味拔毒散浓茶水调涂。

治疗经过：服上药 1 剂，肿小痛轻，热退身凉；又服 2 剂，肿消痛失，并可自由活动，仅留杏核大结块，因急于工作未再服药，后痊愈至今未患，原留之硬核也全消散。

七、按语

股痈为湿热下注，乃湿与热合，最易腐熟成脓。发于轻浅部位者，易成、易溃、易愈；发于深里之痈，腐烂必重，成脓也多，蔓延范围广泛，肿胀也甚，可波及股部上、中、下三段，全股肿起，疼痛剧烈，症状严重。凡患此深里之股痈可达 7～10 d，其中必已成脓，如不能消散，当立即于其波动最明显处手术切开排脓（有的脓可达1 000 mL以上），否则蔓延日甚，腐烂越深，伤及筋脉，蚀烂神经，不仅可发生大出血之变证，且日后患肢功能也受影响。因此早期促其消散，脓成使其早泄，虽发生于深里之痈也可免遭祸殃。案例中之股痈虽口服土霉素、肌内注射青链霉素，但无济于事，且病势蔓延发展，内已开始成脓，针对病情给用清利活血汤加羌活、独活以疏解在表之邪，加大黄以清在里之热，外用二味拔毒散浓茶汁调涂，经 3 剂即内脓吸收，肿块全消。既往也曾见一患者由于脓腐血管，溃后空腔腐脱时发生大出血，后经紧急处理，将血管结扎方达止血目的，故股痈当别轻浅和深里，治疗显然不同。

痈，全身均可发生。痈，统属阳证、热证、实证。痈之为病，以热毒、火毒最重。痈虽发生于体表某一局部，但与内在脏腑有着密切关系。但应注意到由于发生的部位不同治当有别，如颈痈、锁喉痈、股痈等都具有痈的共性，也各有特点，其治疗也当有别。一般来说痈初期宜“消”，中期宜“托”（包括手术切开排脓），后期宜“补”。此言其大法，先祖授以“汗”“清”“利”“扶正”四法，这四法重点解除“痈”的病因——“毒”，即“热毒”“火毒”“菌毒”“病毒”“毒素”。更需要注意人体的“津液”“气血”“脾胃”等内因的协调作用。下面将先祖所传治痈四法述后。

1. 汗法 主要使痈“毒”从汗排出，即“汗之则疮已”之意。因此主要适用于“痈”之早期，病位浅，正气未衰，症见恶寒、发热、脉浮等时，使“毒”随汗出。此属治痈排“毒”第一法。

2. 清法 即清除汗法不能排出痈“毒”，它有清热解毒、抑菌、灭菌、杀菌之功效，故适用于“痈”之始终。并根据热毒之轻重缓急采用轻、中、重不同的“清法”。因其作用最广，是治痈必需之法也。

3. 利法 主要使痈“毒”从尿排出，即利尿解毒排毒之意。因此适用于早、中、后各期，尤其是病位深里又无表证，兼湿重者，汗法治之无效，即“清”毒以后，可用“利”法。将其侵犯于组织、脏腑、营血之毒从尿排出。此属治“痈”排毒第三法。此法只能排毒于体外，绝无引邪入里之虑。

4. 扶正 正不足者扶之，即滋阴养血、益气和中。热病最易伤阴消耗气血，影响脾胃，尤其是发汗、利尿更应注意滋阴养血；清热解毒排脓要考虑到调理脾胃、补血益气，这样才不致顾此失彼，遗留后患。

以上四法常结合运用，尤其对重证又兼表证时，四法合用取效甚捷。有的内已成脓，部位深里，用上法将毒清除则痈肿全消。现已研究证明，感染之所以局限成脓肿，主要是由于金黄色葡萄球菌所具有的凝固酶，使血浆凝固、血管血栓形成，同时又有大量纤维素渗出，形成脓腔壁之故。这就不难看出，当“痈”开始化脓，而脓液量不

多时，采用汗、清、利、扶正为主的排毒方法，能够抑制或杀灭金黄色葡萄球菌，这时金黄色葡萄球菌所具有的凝固酶作用就会遭破坏，不仅炎症得到控制、血浆不发生凝固，血管血栓也不形成，大量纤维素也不渗出，脓腔壁也难以形成，有利于局部的经络通畅，气血运行，即使已发生的少量脓液，也会被组织吸收代谢，从而使已发生脓液的“痈”达到消散治愈的目的。此法可广泛地运用于外科其他疾病，但也并不排除与活血化瘀等治法配合运用。凡外科疾病中需排“毒”者，均可根据表里、虚实、寒热等灵活运用治“痈”排毒四法。

第十节 有头疽

一、一般情况

1. 定义 气血被毒邪阻滞于皮肤、肌肉之内，发生疮肿，比痈严重，初起即有脓头的一种阳重证，称有头疽。

2. 别名 有头疽由于发生的部位不同，名称也异。如发于脑后，称脑疽（俗称对口疮、砍头疮）；发于背部，称发背疽（也称搭背、搭手）；发于胸部膻中穴，称膻中疽；发于少腹部，称少腹疽；发于手足背，称手发背、足发背等，也有称“痈”者。

3. 分期 初期、溃脓期、收口期。

4. 分型 毒热实证型、阴虚毒盛型、气血两虚型。

二、解剖生理与临床

本病是由许多相邻近的毛囊和皮脂腺的化脓性感染、聚集、融合形成。开始常从1个毛囊的底部发生感染之后，由于皮肤厚韧，故向皮下脂肪组织至深筋膜后，再向四周蔓延扩散，继而侵犯更多的毛囊，故溃脓后状似蜂窝，也称蜂窝织炎（图8-23）。

三、病因病机

脏腑蕴毒，复受风温，湿热毒邪入侵，致营卫不和，气血凝滞，经络阻隔，毒聚不散，发而为病。

《疡科心得集》曰：“从外感受者轻，从五脏蕴结内发于外者重，……夫所谓从五脏蕴结而成者，其源有五：心绪烦扰扇动不宁，以致火旺而沸腾，行于项间与寒水交滞而为脓者也。恼怒伤肝，……肝伤则血脉不潮，筋无荣养，凝结为肿，……思虑伤脾，脾气日损，又或膏粱损胃，……气不运行，逆于肉里乃生壅肿，……恣欲伤肾，肾伤则真阴之气败，真阴一败，相火即生，……故云内伤者重。”

四、辨病依据

（1）有头疽以中年或老年人最易罹患。50岁以上又多重证和虚证。

（2）患有消渴病（糖尿病）者，多易伴发本病。

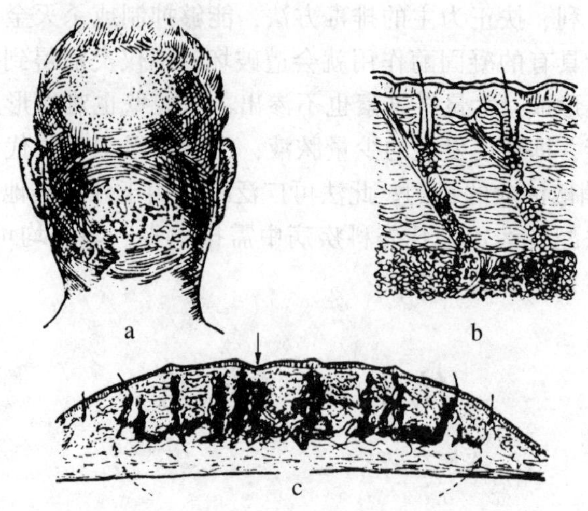

图 8-23 有头疽

a. 颈后部 b. 后颈皮下组织脂肪柱 c. 感染扩散

（3）颈后、手足背部等皮肤较厚、坚韧不易溃破的地方患之较重。

（4）肿热范围多在 9 cm 以上，甚至大逾盈尺。

（5）局部初生粟米大脓头（“未老先白头”），有的脓头发痒，有鳞屑呈灰白色，相继增多。溃后形如蜂窝，容易向周围和深部扩散。一候（7 d）成形，二候成脓，三候脱腐，四候新生。

总之，根据年龄、发病部位、肿势范围，以及初起即有粟米脓头、相继增多、溃后状如夹子蜂窝等特点，不难诊断。

五、治疗

（一）辨证内治

1. 初期 常见以下 3 种症型。

（1）毒热实证型：多见于中年、身体壮实之人。

症：初起患部疮肿有头，状似粟粒，或上有鳞状白屑，痒痛时作，肿势渐大，日高，皮色红肿，焮热疼痛，脓头增多。伴恶寒发热、头痛不适、饮食减少，或不思饮食，脉象滑数，舌苔薄白或黄。

治：驱风散毒，清热和营。

方：菊羌饮。

药：菊花 15~30 g，羌活 10~15 g，防风 10~15 g，当归尾 10~15 g，川芎 10~15 g，赤芍 15~30 g，制乳香 3~6 g，制没药 3~6 g，蒲公英 15~30 g，金银花 15~30 g，甘草 6~9 g，水煎服。

加减：热毒盛，去羌活、防风，加黄连、黄芩、栀子、连翘、大青叶、蚤休；便秘，重用黄芩、知母；气虚，加党参、黄芪；在项背部，加葛根；在下肢，加木瓜、牛膝。

（2）阴虚毒盛型：多见于老年身体瘦弱之人。

症：疮形散漫不高，疮色紫滞不鲜，疮头不易腐脱化脓，疼痛剧烈，肿硬不软，脓液稀少或出泻血水样。伴全身高热、口干唇燥、饮食减少、大便秘结、小便黄赤，脉象细数，舌质红、苔黄。

治：滋阴，清热，托毒。

方：菊羌饮加减。

药：菊花 15~30 g，当归尾 10~15 g，川芎 10~15 g，赤芍 10~30 g，制乳香 3~6 g，制没药 3~6 g，蒲公英 15~30 g，金银花 15~30 g，甘草 6~9 g，生地黄 15~30 g，玄参 15~30 g，麦冬 15~30 g，石斛 15~30 g。水煎服。

（3）气血两虚型：多见于老年身体肥胖之人。

症：疮形平塌散漫，疮色灰暗不泽，脓腐难化难脱，脓水清稀色败，闷肿胀痛不剧，疮口易成空壳，伴身热、精神不振、面色萎黄或苍白，脉数虚弱无力，舌质淡红、苔白腻。

治：益气养血，扶正托毒。

方：益气养血汤和菊羌饮加减。

药：党参 15~30 g，黄芪 15~30 g，当归尾 10~15 g，白术 15~25 g，菊花 15~30 g，川芎 6~12 g，茯苓 15~30 g，赤芍 15~30 g，生地黄 15~30 g，陈皮 6~15 g，金银花15~30 g，蒲公英 15~30 g，甘草 6~12 g。水煎服。

2. 溃脓期

症：疮头渐腐，脓头更多，肿势增大，溃烂流脓，状似夹子蜂窝，疼痛加重，触痛尤甚。伴壮热口渴，不恶寒、反恶热，大便秘结，小便黄赤，脉象滑数或洪数，舌质红、苔黄厚。

治：托毒去邪。

方：菊羌饮和透脓散加减。

药：菊花 15~30 g，当归尾 10~15 g，川芎 10~15 g，赤芍 15~30 g，蒲公英 15~30 g，金银花 15~30 g，穿山甲 6~15 g，皂角刺 6~15 g，黄芪 15~30 g，甘草 6~9 g。水煎服。

3. 收口期

症：腐肉化脱，肿消痛减，脓水渐尽，肉芽鲜红，新肉开始生长，一般无全身症状，或伴气血虚弱。

治：益气养血。

方：益气养血汤。

药：党参 15~30 g，黄芪 15~30 g，当归 6~15 g，白术 15~25 g，川芎 6~12 g，茯苓 10~20 g，赤芍 10~20 g，熟地黄 15~25 g，陈皮 6~10 g，甘草 6~10 g。水煎服。

加减：脾虚有湿、脓水多者，重用党参、白术、茯苓，加薏苡仁、扁豆；余毒未尽，加蒲公英、黄柏、黄连、白花蛇舌草；血虚，重用黄芪、当归，加阿胶、鸡血藤、旱莲草；阴虚，加玄参、麦冬、生地黄；食欲不振，加焦三仙、鸡内金。

（二）外治法

1. 初期 外用地精拔毒散、效验膏外贴，或外敷金黄散膏。

2. 溃脓期 有头疽的特点是溃后疮面似夹子蜂窝状，这是脓栓和正常组织间隔形成，所以用腐蚀药或手术均有困难，因为两者都会损伤正常组织，只有地精拔毒散能化脓栓为水，不伤正常组织。但流出的毒水常腐蚀皮肤发生湿疹和脓疱，因此给疮面上药时，先将疮外正常皮肤涂上一层如意金黄散膏，以免发生湿疹和脓疱。撒地精拔毒散后上盖效验膏或用消毒纱布外敷。手术可行“十”“卄”“卅”形切开排脓（图8-24）。

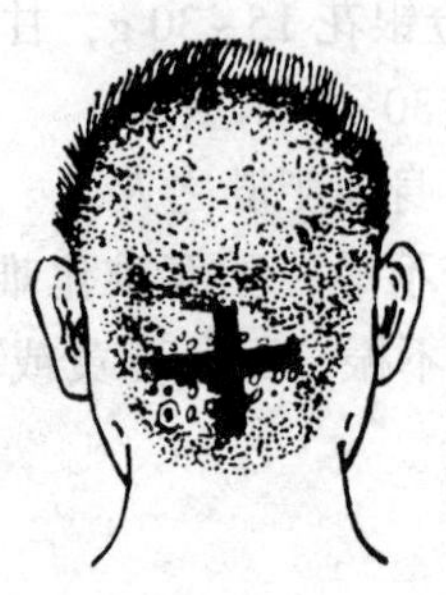

图 8-24 项部有头疽“十”形切口

六、医案

周某，男，36 岁，工人，1984 年 3 月 29 日初诊。

主诉：项部肿痛 2 d。

病史：初觉项后有一小肿块，局部发热。当即到医务室，按炎症给予青霉素肌内注射，不见好转，肿势加重，大如鸡卵，张口痛剧，局部发热痛重。全身乏力，伴寒战发热，食欲减退，故来找中医诊治。

检查：精神尚可，颈部活动受限，项部偏右侧见 4 cm×4 cm×2. 5 cm 大肿块突起，中有粟粒大小脓头，皮色不红，触之硬实发热，疼痛。

诊断：有头疽（毒热实证型）。

治疗经过：因发病急速，肿热较快，属阳、热、实证。拟菊羌饮加减，用菊花 30 g，连翘 30 g，当归 20 g，赤芍 30 g，蒲公英 100 g，金银花 60 g，生地黄 25 g，玄参 25 g，薏苡仁 50 g，车前子 30 g，黄连 15 g，黄柏 15 g，甘草 10 g，水煎服。外用金黄散膏外敷。上药服 1 剂后症状减轻，颈部活动较前舒适。又服 2 剂，局部和全身症状消失，留一小硬结，大便日行 1 次。又照上方 3 剂收功。

七、按语

有头疽属疮疡重证，又易内陷，治疗必须得当，方可得心应手。至于有头疽为何称作阳重证，既属阳重证为何又当分辨阴阳，为何有头疽的治疗在于“托”，为何砒汞升炼之剂不可妄用于有头疽，分述于后。

（1）有头疽之所以被称为阳重证，理由有三：其一，有头疽病因为火热毒邪亢盛，源于脏腑。如《灵枢・痈疽》曰：“阳留大发，消脑留项，名曰脑烁。”脑烁，即脑后发，也即有头疽，其病因为“阳留大发”（邪热亢盛之意）。《外科正宗》曰：“脑疽

……其源有二，得于湿热交蒸，从外感受者轻，五脏蕴结，从内发外者重。”临床实践证明，由于脏腑失和，火热毒邪内蕴，发病者重，即使轻症也为湿热阳证。其二，有头疽发病部位深里，皮厚坚韧，脓毒不易外泄，易向四周蔓延、深溃。这一点在现存最早外科专著《刘涓子鬼遗方》中就明确指出“凡发背，外皮薄为壅，皮坚为疽”，而“皮坚甚，大多致祸矣”。正因为有头疽好发于皮肤厚韧的颈后、手足背、背部，故易向四周和深部蔓延扩散，这是本病之所以出现严重症状的重要原因之一。其三，由于以上两条，决定本病病势重，易成“内陷”等危急证候。如《黄帝内经》曰：“脑烁……烦心者，死不可治。”《疡科心得集》在“辨脑疽对口论”中也指出：“其中犹有三陷变局，谓火陷、干陷、虚陷也。”虽然其他外科疾病都有发生内陷的可能，但以有头疽最易发生，故有“疽毒内陷”之称，也就是这个原因。

（2）有头疽既然属于阳重证，为何临床辨证又当分别阴阳：一般来说，有头疽阳证易治，阴证难痊。如《景岳全书》在“发背”条中所说：“若肿赤痛甚，脉洪数而有力者，热毒之证也，为易治；若漫肿微痛，色黯作渴，脉虽洪数而无力者，阴虚之证也，为难治；若不肿不痛，或漫肿色黯，脉微细者，阳气虚甚也，尤为难治。”所谓阳者，主要见于身体壮实之人，病因以外感风温、湿热为主；以表、热、实为主证，肿→溃→敛各阶段发展顺利。所谓阴者，主要见于40岁以上或老年体弱，或患有其他慢性疾病者，如消渴等，病因以五脏蕴毒为主，以里、寒、虚为主证，肿→溃→敛各阶段发展不顺利，易成内陷，见七恶逆证，故有头疽阴阳不可不辨。

（3）有头疽的治疗，着重于“托”：初期托毒于外，使其消散；溃脓期托里透脓，使毒早泄；收口期托补生肌，促其早愈。“托”乃因有头疽各期均易内陷，故治法当始终宜“托”以防内陷，此为其总的治疗原则和指导思想。如早在《外科启玄·明内托法论》中曰：“托者起也，上也，痈毒之发外之内者，邪必攻内，自然之理，当用托里汤液，……使荣卫通行，血脉调和，疮毒消散。”《外科精要》也曰：“脓未成者，使脓早成；脓已溃者，使新肉早生，气血虚者，托里补之，阴阳不和，托里调之，大抵托里之法，使疮无变坏之证。”说明治有头疽不忘托毒，是防其内陷的重要治法。

（4）有头疽勿妄用强烈含毒腐蚀剂：吾先祖授治有头疽，认为“疽”发人体表之阳处，又为阳邪强烈，加之含毒腐蚀剂如白降丹、红升丹乃金石升炼而成，其性暴烈，用之不当，反助火毒，损伤正常组织，祸害非浅。故创制“地精拔毒散”，无升炼药之暴性，胜升炼药祛腐拔毒之力。如疮口干涸者，使其开口流出毒液，脓腐分离，好肉不伤，新肉可生。现举二例经用金石升炼药后病势蔓延，改用地精拔毒散迅速获效验案。例一，宋双，男，50余岁，患项后有头疽（也称对口疽），某地名医用红升白降，疽毒日大，状似蜂窝，腐不脱，脓不泄，月余日重。后改用地精拔毒散，外用生肌玉红膏贴之，周围用金黄散香油调涂之；内用双补气血之品，佐用透托之品，溃口流出毒水，腐肉消失，后易猪牙拔毒散，28 d痊愈。例二，女性，不足30岁，右手背患有头疽（也称手发背），某地某医用含毒腐蚀剂月余，日腐日重，从手背延及五指，以红白肉际为界，背侧面腐烂干涸，皮色变黑，状如黑色手套样，痛苦异常，后于干涸处用金黄散香油调涂，腐烂处用地精拔毒散撒布，外用生肌玉红膏贴之，几日后原干涸变黑之“死肌”显露白点，且日渐增多变大。仔细察看系原来用含毒腐蚀剂致肌肉腐烂，韧带变黑，现毒去、新生，韧带从黑渐渐转白，内服扶正托毒之品，腐脱新生，不月而愈。

第十一节　附骨疽

一、一般情况

1. 定义　毒邪深沉，伏筋着骨，凝结不散，初起无头者，称附骨疽。

2. 别名　无头疽。由于发生的部位和临床表现不同，名称各异。例如，生于大腿外侧的叫附骨疽，生于大腿内侧的叫咬骨疽；生于踝关节的叫穿踝疽；生于肩关节的叫肩中疽；溃后排出腐骨的叫多骨疽等。因病变部位在骨，又称化脓性骨髓炎等。

3. 分期　急性期和慢性期（4 周以后）。

4. 分型　余毒湿热证和寒湿凝滞证。

5. 分类　急性血源性骨髓炎（从体内其他感染灶，经血液循环达骨内者），慢性骨髓炎（急性骨髓炎经治疗不及时或治疗不当，转变而成者），特殊型慢性骨髓炎（如局部骨脓肿和硬化性骨髓）。

二、解剖生理与临床

骨是由骨膜、骨质、骨髓及血管、神经等构成。

（一）骨膜

骨膜和骨质面紧密相连，内有丰富的血管和神经，内层有成骨细胞，对骨的营养、新生及感觉都有重要作用。

（二）骨质

骨质是由密质（分布在骨的最外层，质坚硬）和松质（填充于骨的内部，相互交织成网，似蜂窝状）组成。

（三）骨髓

骨髓主要分布在骨髓腔和骨松质内。骨髓炎则是骨髓、骨质和骨膜整个组织发炎，是通过血液循环，先于干骺端松质部开始发病，这是由于骨营养血管小支在此呈 180°转弯，形成静脉窦，细菌在此繁殖形成血栓，发生小的脓肿（称布罗迪脓肿），其蔓延途径有三（图 8-25）。

（1）通过骨皮质，到达骨膜下，骨膜与骨面分离，产生骨膜下脓肿。

（2）直接进入骨髓腔，压力增高时，沿哈佛管向外蔓延，到达骨膜下，产生骨膜下脓肿。

（3）婴幼儿长骨血运仍保持胎生时特点，干骺端尚未骨化，营养血管能穿过骺板直到关节面之下，形成静脉窦，故婴幼儿此病易涉及关节。1～16 岁儿童骺软骨发育成熟，故感染限于骺端而不易进入关节腔。至于骨膜下脓肿形成时，被剥离的骨膜就形成一层新骨，感染继续存在时，新骨就逐渐增厚，形成骨壳或包壳，可以部分或整个

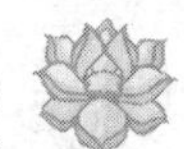

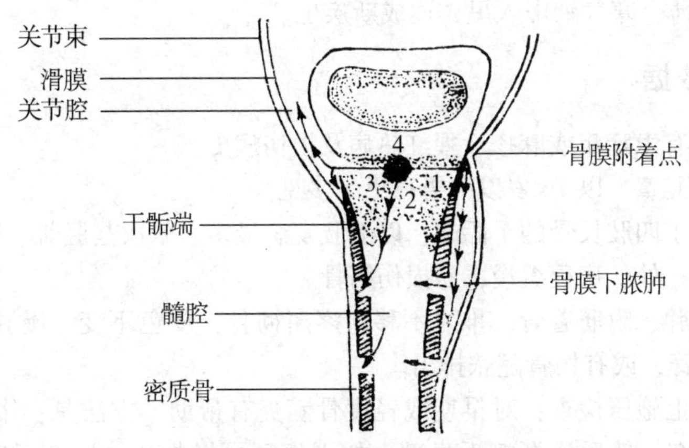

图 8-25　骨髓炎蔓延途径

1、2、3. 表现扩散方向　4. 感染病灶

包围骨干。包壳通常有许多瘘孔，称骨瘘孔，经常有脓液流出。骨髓炎之所以不易治愈或反复发作，原因就在这里。

有人将急性血源性骨髓炎分为骨膜下脓肿前期、骨膜下脓肿期和骨膜破裂三期：①骨膜下脓肿前期，发病 3 d 以内，骨髓腔内只有炎症性充血、肿胀，或有极少量的脓血，未形成骨膜下脓肿，临床上除有全身感染症状外，患肢局部肿胀局限，压痛虽明显，但较局限。局部穿刺无或有极少量的血性液。以抗生素保守治疗，预后佳。②骨膜下脓肿期，发病 3 d 以后，骨髓腔内形成较多的积脓，压力甚大，达骨膜下，将骨膜掀起，形成骨膜下脓肿，扰乱了骨皮质的血运。此期临床表现肢体发病部位的结节性、弥漫性肿胀，在肿胀处有明显压痛。局部穿刺可以获得脓液。依脓液之多少选用保守治疗或切开。此期如能及时减压，骨质血运扰乱尚属局限，预后仍佳。③骨膜破裂期，发病 7 d 以后，因骨膜下积脓多，将骨膜穿破，脓液流入软组织内，骨膜有部分坏死，骨质血运广泛被阻断。临床表现患肢广泛肿胀，压痛广泛，有时有波动。局部穿刺可抽出脓液。应进行切开排脓，因骨皮质的广泛缺血、坏死，虽经切开引流，仍难免形成慢性骨髓炎，这对临床有重要意义。

三、病因病机

（1）正气虚弱，肝肾亏损，风冷阴寒湿邪侵袭，留注筋骨，气不宣通，阴血凝滞，发而为病。

（2）湿热内盛，肝肾不足，疔疖诸病治疗护理不当，麻痘伤寒等余毒为患，或遭外部伤害及风湿热邪内侵，窜入筋骨，致经络阻塞、气血凝滞，继发为病。

明代王肯堂著《证治准绳》曰：“余毒附骨而为疽，在股外属足太阳、阳明经，在股内属足厥阴、足少阴经。……风湿折热，热结而附骨成疽。盖骨者肾之余，肾虚则骨冷。……骨疽者，流注之坏证也。”

明代陈实功著《外科正宗》曰：“夫附骨疽者，乃阴寒入骨之病也。但人之气血生平壮实，虽遇寒冷则邪不入骨。凡入者，皆由体虚之人，夏秋露卧，寒湿内袭；或房欲之后，盖复单薄，寒气乘虚入里，逐成斯疾也。”

四、辨病依据

（1）本病常有患疔疖或麻疹、猩红热病及损伤病史。

（2）好发于儿童，以10岁以下男孩更为多见。

（3）多发生于四肢长骨的干骺端，以下肢发病最多，依次是胫骨、股骨和桡骨。

（4）多发于一处，病程缓慢，易损伤筋骨。

（5）局部胖肿，附筋着骨，推之不移，疼痛彻骨，皮色不变，漫肿无头，溃破后治疗不当易成瘘管，或有朽骨随脓排出。

（6）在患骨上施压检查：对早期或轻度骨髓炎有帮助。方法是：用示指指端先在可疑远处施压检查，然后逐渐接近患部。如无疼痛可增加压力，有时在增加压力后，患者立即叫痛。然后用同样手法，逐渐向可疑的骨骺处进行检查，用力最轻、压痛最显著的地方就是病变所在处（图8-26）。

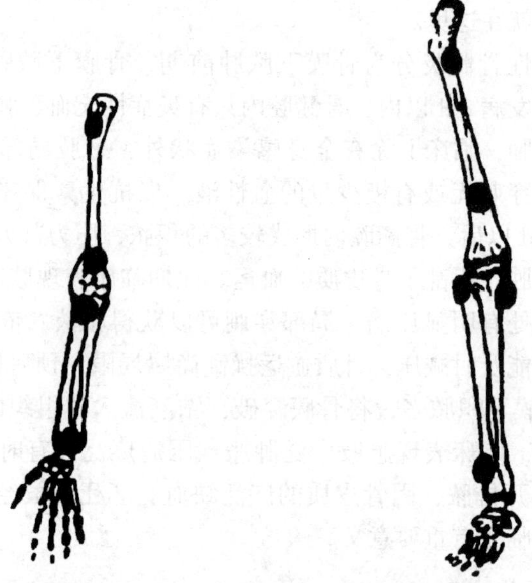

图8-26 急性骨髓炎中压痛最显著的部位

（7）X线检查早期诊断无大帮助，最早发现在干骺端有一个小的模糊区，或虫蚀样破坏，附近也会有骨膜增生的阴影，死骨在4周后或更晚才可见到。根据好发年龄，部位，患疔、疖、麻、痘和损伤病史，以及局部症状和有关检查不难确诊。

五、治疗

（一）辨证内治

1. 余毒湿热证 起病急骤，症状明显以湿热为主的临床表现。

（1）初期：

症：初起周身酸困不适，随之寒战高热（体温39~40℃），口干溲赤，患肢疼痛彻

骨，活动不便或屈伸不能转侧，继而患部微红微热，胖肿骨胀，如发生在肌肉丰富的大腿处，红肿不易发现，成股白肿。深压和叩击痛是早期的重要症状。舌质发红，苔黄腻，脉象滑数。白细胞计数可达 30.0×10^4/L 以上，中性粒细胞比例增高，血的细菌培养常为阳性。

治：清热利湿，通经活血。

方：解毒活血汤。

药：十大功劳 10~15 g，金银花 15~30 g，黄柏 10~15 g，皂角刺 5~10 g，防风 6~12 g，连翘 15~30 g，生地黄 10~15 g，赤芍 10~15 g，大黄 6~12 g，制乳香 6~10 g，制没药 6~10 g，五灵脂 6~15 g，牛蒡子 6~10 g，甘草 6~10 g。水煎服。

加减：有损伤病史者为防瘀血停滞，加当归、红花、田三七、泽兰，重用赤芍；热毒内盛，加黄连、黄芩、栀子、蒲公英、白花蛇舌草；恶寒发热者，加荆芥、薄荷、羌活、防风；神志不清者，加水牛角、牡丹皮、生地黄，或配服紫雪丹。

（2）成脓期：多在病后 3~4 周。

症：全身发热持续不退，食减纳差，或不欲饮食，患肢疼痛剧烈，皮色潮红、发热、胖肿骨胀明显。脓位深时，穿刺可抽出脓液。脓浅按之波动应指，舌质红、苔黄或糙，脉象洪数或滑数有力。

治：清热利湿，活血托毒。

方：解毒活血汤去防风、牛蒡子，加穿山甲，重用皂角刺。

药：十大功劳 10~15 g，金银花 15~30 g，黄柏 10~15 g，皂角刺 10~15 g，连翘 15~30 g，生地黄 10~15 g，赤芍 10~15 g，大黄 6~12 g，制乳香 6~10 g，制没药 6~10 g，五灵脂 10~15 g，甘草 6~10 g，穿山甲 10~15 g。水煎服。

加减：便秘，重用大黄，加芒硝；小便短赤，加车前子、泽泻、白茅根；肿胀，加薏苡仁、赤小豆。

（3）溃后期：

症：溃后脓出黄稠，渐变稀薄，肿胀随脓毒外泄而逐渐消散。若损筋骨腐，探针可触及粗涩不平骨骼，妨碍生肌长肉，脓水淋漓或有碎骨随脓流出，溃口久不收敛或成瘘管，缠绵难愈，伴身困乏力、脉象虚弱等。

治：调补气血，兼清余毒。

方：补气养血汤加减。

药：党参 15 g，黄芪 15 g，当归 6 g，白术 15 g，川芎 6 g，赤芍 10 g，熟地黄 15 g，陈皮、甘草各 6 g，黄精 15 g。水煎服。

加减：脾虚有湿，脓水淋漓，重用党参、白术，加茯苓、玉米；热盛肿痛加蒲公英、黄柏；中气不足，重用参芪，加升麻、柴胡，心悸气短，配服补心丹，或柏子养心丸；胃纳减少，加炒谷芽、麦芽、山楂、神曲等；如成漏管，可配合矾蜡丸内服。

2. 寒湿凝滞证　起病缓慢，病程较长，临床表现以阴寒为主。

（1）初期：

症：初起无寒热或恶寒发热，筋骨隐隐作痛，皮色如常，不红不热，胖肿骨胀不显，日积月累，渐觉患处微微肿起，甚至不能屈伸转动，舌质淡、苔白，脉象沉或微数。

治：温阳通经，散寒除痹。

方：温通除痹汤。

药：熟地黄 10~15 g，麻黄 6~10 g，制附子 6~10 g，木瓜 10~15 g，制川乌 6~10 g，制草乌 6~10 g，制乳香 3~6 g，制没药 3~6 g，桂枝 6~10 g，甘草 6~10 g，水煎服。

加减：恶寒发热有表证者，加羌活、防风；清热解毒，加金银花、连翘、蒲公英、黄柏；通经活血，加红花、桃仁、泽兰、牛膝。

（2）成脓期：多在病后一至数月。

症：患肢疼痛日重，胖肿骨胀明显，皮肤泛红发热，舌质淡红、苔薄，脉象沉或数，按之波动应指，此以阴转阳，寒化为热，热盛肉腐成脓。

治：温补托毒。

方：神功内托散。

药：人参 10~15 g，白术 15~20 g，制附子 3~10 g，黄芪 15~30 g，白芍 10~15 g，陈皮 5~10 g，白茯苓 15~30 g，当归身 10~15 g，木香 5~10 g，甘草 5~10 g，穿山甲 5~10 g，生姜 5~10 g，大枣 3~6 枚。

（3）溃后期：参考余毒湿热证溃后期治疗。

（二）外治法

1. 初期 余毒湿热证者，用如意金黄散膏或（和）黄连消炎膏调涂。寒湿凝滞证者，外用阳和解凝膏、回阳玉龙膏外敷。

2. 成脓期 宜早期手术切开排脓。

3. 溃后期 初溃脓腐未净，用地精拔毒散或猪牙拔毒散与红升丹合用外敷；脓腐已净改用化腐生肌散，或三黄消炎纱条；若脓腐干净，肉芽新鲜，内有空腔，可用垫棉法，促使早愈；朽骨难出，可用地精拔毒散排出死骨；久不收口成瘘，管口坚厚者，可用白降丹或红升丹药捻腐蚀化管，瘘管化脱后，再照以上方法去腐拔毒、生肌收口治疗；若死骨较大，难从疮口自行排出者，可采用手术取出死骨。

六、鉴别

1. 历节风 病变在关节而不在骨端；压痛在关节而不在骨端；常波及多个关节而不是只在一处；关节肿痛呈游走性，而不是固定，全身症状无附骨疽（余毒湿热证型）严重反复发作病史。

2. 骨肉瘤 多发于青少年，而不是儿童；病位多在股骨下端、胫骨上端和肱骨上端，局部疼痛初为阵发，以后疼如钻孔样不能忍受，尤以夜间为甚；发热无附骨疽严重；白细胞计数不如附骨疽高（仅稍有升高）；X 线检查，新骨增生如日光放射状排列，对诊断有重要意义。

七、医案

米某，男，25 岁，工人，1984 年 2 月 15 日初诊。

主诉：右下肢肿块如拳，疼痛4个月。

病史：初因不明。右下肢胫骨前发痒、漫肿、疼痛，继而周围发红，有触痛，出白色脓头，自溃流出少量脓水，内服土霉素，外用拔毒膏等治疗无效，甚至越治越重，溃口不断增多，故来中医院诊治。

身体检查：精神尚可，营养欠佳，面色稍黄，脉弦数，舌质紫暗、苔稍厚微黄。

局部检查：右下肢胫骨中段皮肤漫肿，范围有5 cm×10 cm，皮肤晦暗，上布大小4个溃口，压之有白色脓液流出。

右侧胫骨中段，胫腓骨显示骨反应，腓骨中段胫腓面骨皮质呈葱皮样改变。

诊断：附骨疽（右下肢胫骨上中段骨髓炎）。

治疗经过：先给予清热解毒、和营去湿之剂，生黄芪20 g，当归15 g，金银花40 g，蒲公英60 g，黄柏20 g，赤小豆50 g，车前子30 g，赤芍20 g，白花蛇舌草30 g，陈皮10 g，牛膝10 g，甘草10 g。外用金黄散、姜葱汁调涂。7 d后（2月22号）复诊，经用上法治疗后肿块缩小，疼痛消失，局部发痒，脉弦，舌质暗、苔厚，大便正常。继续上方治疗，局部发痒，脓水少，又守上法，取中药6剂，收口痊愈。

八、按语

附骨疽是根据病变侵犯部位命名的。早在《黄帝内经》称“骨蚀”，并指出“筋烂则骨伤，骨伤则髓消”等病理变化。汉代《华佗神医秘传》载有“治多骨疽神方”，唐代《仙传外科集验方》曰：“骨而成痈，非药所治，故名附骨疽，又名白虎飞尸。留连周期，辗转数岁，冷毒朽骨，出尽自愈。其不愈者，……正骨腐则终身废疾。故脓白而清者，碎骨初脱，肉深难取，脓黄而浓者，碎骨将出，肉浅可取，宜以利刀取之。”这段文字清楚地指出附骨疽是一种严重性疾病，必须早期治疗，否则转为慢性，历年不愈，“终身有之”。附骨疽溃面之所以长期不愈，主要原因是朽骨的影响，若“朽骨出尽自愈”；对功能也无影响，若腐骨严重，可造成病理性骨折，成终身残疾。所以后人对严重骨质破坏的患肢，要采用夹板或半管形石膏托固定等保护措施，不仅可减轻疼痛，而且也可防止病理性骨折的发生。

对于附骨疽的辨证施治，历代文献内容极为丰富，如元代危亦林的《世医得效方》、宋代陈无择的《三因极一病证方论》、明代陈实功的《外科正宗》、王肯堂的《证治准绳》等，不一一列举。

但对附骨疽的辨证，当遵循分别阴阳、寒热、虚实，切不可只依局部皮色不变、肿热不显，判为阴证误用辛燥、助火之品，使病加重。曾治一40余岁妇女，左下肢胫骨内侧胖肿、疼痛彻骨，皮色不变，伴恶寒发热、步履不便，某医院诊为“风湿”，采用中西药治疗3个多月，不仅无效，肿痛日重，步履更显不便，其肿势范围在胫骨内侧约20 cm×7 cm大小，皮色如常，疼痛彻骨，触痛明显，按之坚实，因脓少，部位深里，故无波动应指。脉数，舌质红、苔黄，已化腐成脓。治当清热利湿、活血托毒，促其消散，拟解毒活血汤加减出入，外用金黄散加葱汁调涂，约3周病愈，至今10余年未患。如系阴证误用苦寒，代正助邪，其害无穷，均应慎重，不可疏忽。对严重的附骨疽配用西药如抗生素或用补液、输血等有重要作用。

由于附骨疽发病部位深里，早期采用手法辨脓不很可靠，而穿刺辨脓不仅可以对早期少量深脓做出诊断，而且可以较早地进行细菌培养，其利有三。根据细菌培养可选用相应的药物；也可将脓液抽出后注入相应的药物，进行非手术治疗；同时也为进行手术切开、引流提供依据。所以说这是很重要的一种辨脓方法。

此外，对于慢性骨髓炎创面或瘘管长期不愈合时，当注意发生癌变之可能。据报道，慢性骨髓炎转变为鳞癌多见，转变为肉瘤者罕见。一旦证实癌变，大多主张截肢，而且常由于X线征象、病史、体征等鉴别错误将慢性骨髓炎误诊为骨肿瘤。而有的骨肿瘤又误诊为慢性骨髓炎，两者互相混淆，最后均需依靠病理检验结果确诊。说明本病临床鉴别有困难，故必须提高警惕，严防误诊。

疽，历代文献认识不一，如《黄帝内经》则将外科病统以痈疽概括之，而疽代表重症等。随着历史的发展，将不同的外科病分别名疖、疔、痈、疽、发，等等。既往曾一度将“疽”“发”同称（如发生于手足背的疽，又名手足发背；发于项后的名脑疽、脑发，又名对口发、对口疽等），为防止其混乱，历代医家在这方面做了大量工作，逐渐走向统一，如余听鸿明确地将发背、搭手等性质相同的总称为背疽，曰：“发背者，背疽之总名也。搭手、对心、对脐、肾俞、莲子、蜂窝、椒眼者，背疽之别名也。”这无疑对近代将不同部位的“发”“疽”等异名，依病因、症状、治法统划于有关疽的范畴。但对有头疽记载较详尽的当是宋代《卫济保书》。对无头的附骨疽和有头的发背，在唐代《外台秘要》中叙述得比较客观、分辨得较清楚，至清代《疡科心得集》对有头疽与无头的附骨疽论述更为完善，并且将与附骨疽性质不同的附骨痰区别开来，这是了不起的进步，对后世影响很大。现在我们所说的“疽”，主要包括有头疽（蜂窝织炎）和无头疽（也称附骨疽、骨髓炎）两种。这样概念比较清楚，不易与其他疾病相混淆。

第十二节　流　痰

一、一般情况

1. 定义　痰凝关节，久而化热，可在病变关节附近或较远的组织间隙形成肿疡，溃后脓液稀薄如痰者，称流痰。

2. 别名　由于发生的部位不同，名称各异。例如，发生于足踝部的叫穿拐痰；发生于膝部的叫鹤膝痰；发生于腰椎两侧的叫肾俞虚痰；发生于背部的叫龟背痰；发生于髋关节处叫环跳流痰等。现已证实流痰是结核杆菌侵入骨与关节之间引起发病的，故称骨关节结核。例如，发生于下肢骨与关节部位的有髂部结核、膝部结核、踝部结核；发生于脊椎关节部位的有颈椎结核、胸椎结核、腰椎结核、骶髂关节结核等。

二、解剖生理与临床

流痰发生在骨与关节。据报道，约80%以上是由肺结核（肺痨）和胸膜结核经血

循环入侵。初限于骨组织或滑膜（包括滑囊和腱鞘滑膜），称单纯骨结核或单纯滑膜结核。关节功能无损或基本无损；当单纯结核蔓延侵入关节或单纯滑膜结核穿透关节软骨进入骨组织侵犯关节的滑膜、软骨及骨组织等全部主要组织时，称全关节结核。而单纯骨结核、单纯滑膜结核或全关节结核，溃穿皮肤形成窦道与外界相通，常易继发感染，可加速病情恶化（图 8-27）。如在单纯性结核或单纯滑膜结核获治愈后，关节功能可完全正常或基本正常。全关节结核获得治愈后，关节活动功能难于完全保存，或完全丧失而形成窦道继发混合感染，对其预后极为不利。

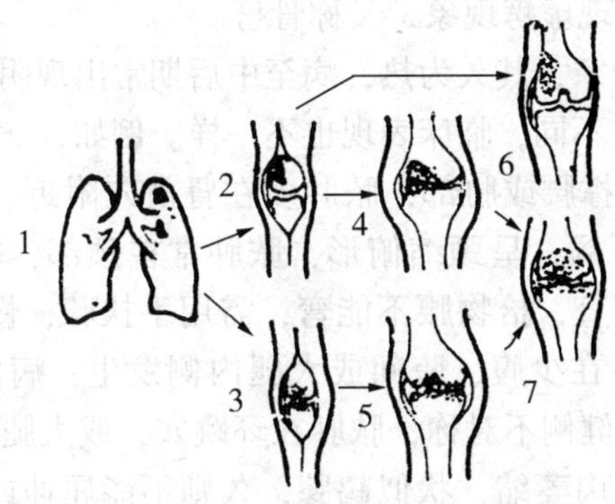

图 8-27　骨关节结核病理发展过程

1. 肺内原发病灶　2. 单纯骨结核　3. 单纯滑膜结核　4. 由单纯骨结核转变的全关节结核　5. 由单纯滑膜结核转变的全关节结核　6. 由单纯骨结核转变的合并感染结核　7. 由全关节结核转变的合并感染结核

单纯骨结核分密质骨结核（也称骨干结核）和松质骨结核两种。前者为增生型，病骨周围大量新骨增生，但很少见死骨、脓肿或瘘管形成，也很少扩散到关节，多发于指（趾）骨，掌（跖）骨，尺、胫、腓骨下端，非手术方法逐渐可治愈。后者为坏死型，无新骨增生，有死骨。若发生在松质骨边缘或死骨不大时，肉芽组织将死骨破坏吸收，形成一空洞或缺陷。较大的死骨不能吸收，长期存在，成为反复发作、屡治不愈的主要原因。

三、病因病机

多为先天不足或房劳过度，肾阴亏损，骨骼空虚，或有所伤，风寒浊邪乘机袭入，致经络阻隔，气血凝滞，留于骨骼，发为流痰。

《疡科心得集》曰："小儿三岁五岁，先天不足，三阴亏损，又或因有所伤，致使气不得升，血不得行，凝滞经络，……遂发此疡。……又大人亦有之，男则系房劳不禁，色欲过度，肾水干涸而生；女则由真阴不足，经枯血闭而发。"

四、病理转归

本病病理发展是其始为寒，其久为热，病至中后期，常出现阴虚火旺，到后期出现虚劳（也称骨痨），甚至危及患者生命。正所谓"久则渐成骨痨而死"（《疡科心得集》）。

五、辨病依据

（1）常有痨病史，以肺痨最多。

（2）本病以儿童和少年多罹患，约 40.7%发生在 15 岁以下小儿。

（3）好发于骨与关节，以脊椎关节最多，其次为下肢的髋、膝、踝和上肢的肩、肘、腕等关节。

（4）引起本病很慢，化脓也迟，溃后不易收口，易损筋伤骨，轻者致残，重者可危及生命。病至后期可出现虚痨现象，又称骨痨。

（5）病程发展其始为寒，其久为热，病至中后期常出现阴虚火旺证候。

（6）由于发病的部位不同，临床表现也不一样。例如，病发胸椎，则脊背骨凸出，状似龟背，走路多用两手撑腰或胁部，脓肿多在肾俞穴附近，甚则下肢截瘫，二便失禁；病发颈椎，则手托下颌，呈颈缩俯形，脓肿常在颈部，可引起呼吸、吞咽困难；病发腰椎，则腰似板状挺直，拾物腰不能弯，需用手扶膝，慢慢下蹲，起来时，手扶住大腿慢慢站起，脓肿多在少腹、胯间或大腿内侧发生；病发在髋，患肢先长后短，臂和大腿变细，站立时与健侧不对称，脓肿在环跳穴，或大腿外侧部发生；病发在膝，则膝部肿胀，上下两端肌肉萎缩，状似鹤膝，久则不能屈伸或成半脱位，膝内翻、外翻畸形而患肢变短，脓肿在膝关节周围发生；病发于踝关节，则外侧先肿，继而蔓延至内侧，呈内翻畸形，小腿变细；病发上肢肩关节则肩活动受限，肩部萎缩变细，肩外呈扁平，脓肿在肩前或腋窝发生；病发肘部，则肘两侧肿胀，上下两端变细，活动受限，或半屈曲强直畸形，脓肿多在肘周围发生；病发腕关节，则腕背侧肿胀、疼痛，活动受限，向掌侧屈曲畸形，脓肿多在背侧部发生；病发指关节，肿如蝉腹，不觉疼痛，指可活动，不易溃脓成瘘。

总之，根据既往结核病史、发病年龄、病变部位，可判断病变在骨与关节和起病缓慢、难成、难溃、难敛等损筋伤骨情况。其始为寒，其久为热，病至后期可出现虚痨现象，以及由于发病部位不同所出现的特殊症状等特点。化验检查：红细胞沉降率在病情严重时增高，稳定时逐渐至正常；红细胞数、白细胞数及血红蛋白量降低，而淋巴细胞比例增高。X 线摄片，可显示骨质疏松、脱钙现象，在疏松骨质中可能见到半透明、无骨组织的病灶阴影等，不难诊断。

六、治疗

（一）辨证内治

1. 初期

症：初期因病位在骨，外形多无异常，可谓不红不热，皮色如常。但有隐隐作痛、酸痛或时痛时止，动则疼痛加剧，休息酸痛缓解。小儿常在睡眠中因痛而哭闹。继而活动障碍，疼痛渐重。由于发生的部位不同，症状也不一样，例如，病发于颈椎，头部不易随意活动，常用手支持头部。发生于腰及胸部，行走时向后仰，站立时用手支持于大腿上，拾物时不弯曲脊椎。如系小儿，在俯卧时，如将两腿向后拉高，其腰部不出现正常前凸（图 8-28、图 8-29），却呈僵直状态与大腿一齐抬起。发生于髋、膝

关节，走动则多见跛行，全身见形体虚弱，或畏寒怕凉，大便不干，小便清长，脉沉无力，舌质淡、苔白。

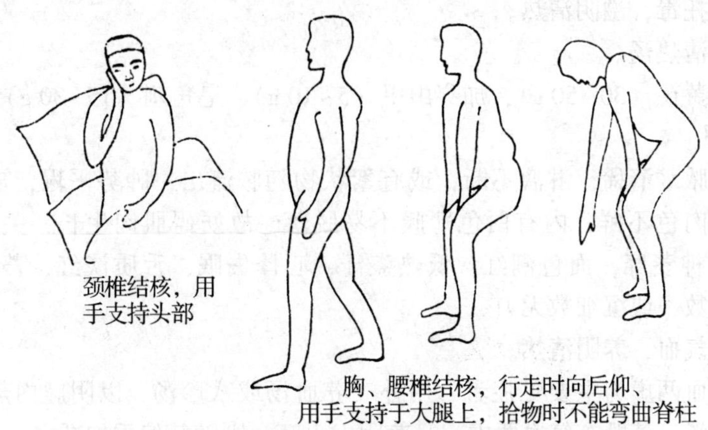

图 8-28　不同部位流痰（骨结核）阳性体征

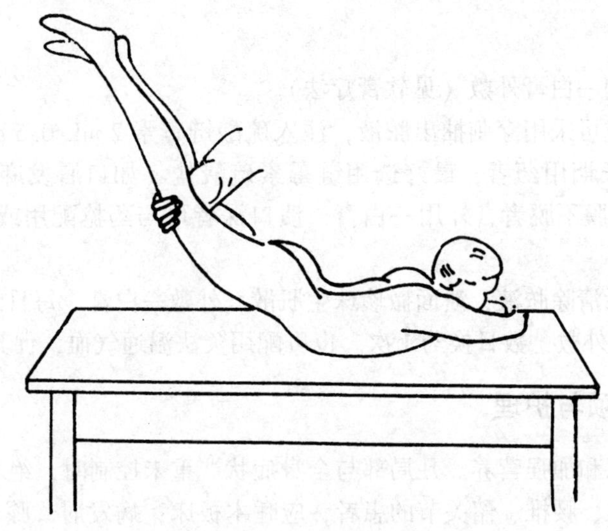

图 8-29　擎起两腿则脊椎前凸

治：补肾温经，散寒痰，除痹痛。

方：温经除痹汤加味。

药：当归 10~15 g，丹参 10~30 g，鸡血藤 15~30 g，羌活 5~12 g，独活 6~10 g，熟地黄 15~30 g，肉桂 3~6 g，炮姜 3~6 g，甘草 3~6 g，鹿角胶 10~15 g，白芥子 6~12 g，百部 15~30 g，白及 15 g，水煎服。

加减：疼痛，加制乳香、制没药；发于上肢，加桂枝，发于下肢，加半夏、木瓜；发于颈背，加葛根。

2. 化脓期

症：积久关节渐渐肿胀，周围肌肉反见瘦缩，状似鹤膝，皮色慢慢泛红，肿胀逐渐增大变软，按之应指。全身形体开始消瘦，食欲减少，身热朝轻暮重，脉象细数或沉数无力，舌质稍红、苔稍微黄。

治：益气托毒，滋阴清热。

方：滋阴清热汤。

药：重用黄芪（30~50 g），加穿山甲（5~10 g）、皂角刺（15~30 g）。

3. 溃后期

症：溃后脓水清稀，淋漓不断，或有絮状物随脓流出，肿势平塌，皮色紫暗，溃口内有空腔，肉色不鲜，内有白色薄膜不易脱落，故妨碍肌肉生长，关节肿热不消。形体羸瘦，精神萎靡，面色潮红，低热盗汗，心悸失眠，舌质淡红、苔白，或舌红、少苔，脉象细数，或沉细数无力。

治：补益气血，养阴清热。

方：以气血两虚为主要见症者，用补气养血汤或八珍汤，以阴虚内热为主要见症者用滋阴降火汤；若既有气血两虚，又兼阴虚火旺，则随其偏重加减之。

药：生地黄 15~20 g，山萸肉 10 g，山药 15 g，玉竹 15 g，女贞子 15 g，牡丹皮10 g（滋阴降火汤）。

（二）外治法

1. 初期 外用一白膏外敷（见软膏疗法）。

2. 中期 脓成可采用穿刺抽出脓液，注入硫酸链霉素 2 mL/0. 5 g，根据病情每日用药 1~2 次。需长期用药者，最好选用链霉素硫酸盐（如口唇发麻、耳聋应停药）。溃后脓出毒泄，伪膜不脱者，外用一白膏，溃口深者可与药捻配用或用红升丹化腐提脓。

3. 后期 溃后清除脓液，溃面撒珍珠生肌散，外敷一白膏。每日或隔日换药 1 次。新肉长平用一白膏外敷，数日换药 1 次。也可配用灸法温通气血，促其早日愈合。

七、注意事项与护理

（1）注意休息和加强营养。凡局部与全身症状严重未控制时，绝对卧床休息。

（2）病发胸椎、腰椎、髂关节的患者，应睡木板床；病发肘、膝、腕、踝关节者，应适当固定，限制活动。

（3）对长期卧位不能活动的患者，如伴发截瘫，应认真做好护理，防止褥疮。

八、鉴别

流痰常需注意与附骨疽、流注、历节风、骨肉瘤鉴别，否则易于混淆或误诊。

九、医案

吴某，男，31 岁，1961 年 5 月 13 日入院。

主诉：右膝痛肿已 4 年，膝前下溃流稀脓 2 个月。

病史：1957 年夏季中无原因渐觉右膝作痛，因不影响劳动未曾治疗，此后不断作痛。到县医院给用膏药、针灸，内服药酒、辛可劳（几百粒），仍时好时痛，膝部渐渐

肿胀，腿脚也浮肿，脚部皮肤发红发紫，至去年膝部疼痛逐渐加重，行走有困难，至秋后则须拄棍行走，至腊月发生盗汗，腿痛也随之加剧，以夜间为重，天气变化时痛重。到春节时右膝腘窝外缘起一疙瘩，渐肿如杏，后溃破流脓，至3月底右小腿内上端也起一疙瘩溃破流脓水，且越破越深、越大，有时从内部流出烂肉样物，到某院透视诊为“膝关节结核”，骨质也遭损害。于4月来我院外科门诊治疗20余日收入住院。现右膝及小腿部终日作痛，下肢浮肿，膝腘窝部有一疮口也长平，小腿上端内侧有一深形疮口，不断向外流出稀脓液，膝关节活动障碍，腿不能着地。X线摄片报告：右膝关节及右小腿骨正侧位见右膝关节间隙变窄，附近骨骼有骨质破坏及钙质沉着，关节面相当粗糙；髌骨关节面有类似改变，其间隙也狭，所见病灶之外，骨骼均有脱钙现象。诊为右膝关节结核。

既往在7~8岁时患肠病5个月外，无慢性咳嗽病史。父母健康，同胞两人无病，爱人也很健康，有2小女无病。

检查：体温、脉搏、呼吸正常。血压124/70 mmHg，发育正常，营养欠佳，面色稍黄，神志清楚，表情苦闷，检查合作。全身皮肤干燥、淋巴结不肿大，两肺上叶呼吸音稍呈断续样。舌质淡红、苔白厚。右膝部浮肿，皮色白，有显著压痛，无明显波动。膝前内下方有一破溃疮口，呈深椎状，用探针向上探约10 cm，向下探约7 cm，内有白色腐肉，流出稀薄脓液，膝后部也有一溃口，可探入4 cm。右膝运动障碍，小腿及脚部也呈浮肿。左腿正常。

诊断：右膝关节流痰，伴瘘管。

治疗经过：拟益气养荣，滋补肾阴。用熟地黄12 g，黄芪30 g，山药12 g，山萸肉9 g，川半夏9 g，当归9 g，巴戟天9 g，补骨脂9 g，骨碎补9 g，川木瓜9 g，枸杞子9 g。水煎服。并根据情况加减施治，例如，气虚加党参、白术；滋阴加麦冬、生地黄、天花粉；血虚用四物汤；伸筋壮骨加伸筋草、骨碎补、牛膝、木瓜、丝瓜络；疼痛加乳香、没药、五灵脂、木香；抗痨加夏枯草、黄连；活血通经加红花、桃仁；清热解毒加金银花、紫花地丁、蒲公英、黄柏，并配服济生丹，每次1.0 g，日服3次。局部先用红升丹药捻祛腐拔毒，配用链霉素冲洗，以后改用黄连膏等生肌收口，共计治疗近8个月，除后遗右膝关节运动障碍外，痊愈出院。

十、按语

流痰，即骨与关节结核。清代以前文献将本病混称于疽、附骨疽、流注等，至《疡科心得集》才将本病与无头疽等相类似的疾病明确区别开来。对于流痰的论治当标本兼施，并密切配合行气、活血、祛痰、祛湿等施治。内治与外治相结合，药物与手术相结合。需扬长避短、灵活运用方可。流痰属于慢性顽固性疮疡之一。罹患初始不易察觉，既成之后，治之较难，溃后易成骨痨；大伤元气，久耗真阴，伤及脏腑，病势多变，易入膏肓。流痰其本为虚，其标为实。虚者正气虚，实者邪气实，肾主骨，肾虚则骨空，骨空则风寒湿邪易乘虚而入，正邪交争。始终把握其本为虚、标为实。标者邪气也，标越急、邪越盛，证越实。实则泻之，治当祛邪。故早期用温经散寒、祛邪扶正；中期从阴转阳，从寒化热，正虚邪更盛，用滋阴清热、扶正祛邪、攻补兼施之法；病至后期，气虚、血虚、阴虚、阳虚或气血阴阳两竭等，当随其虚而补之。正邪交争，标本缓急，当随其证变，而结合气、血、痰、湿，所属经络，涉及脏腑等灵活变通，则早期者能消，中期脓少能散，脓熟者抽吸，不使其深溃，溃后者扶正填阴，防伤元气，配抗结核剂，可挽危急。余听鸿曰："流痰一症，……虽云外证，俱从内生，……天有寒暑，地有燥湿，人有虚实，病有新久，部位有上下之分，经络有脏腑之别，年有长幼强弱，症有阴阳浅深，……用药总不同，寒者温之，热者清之，虚者补之，坚者软之，结者散之，损者益之，气滞理之，血瘀行之，痰凝消之，临时施治，随证变通。"不可拘泥，固守死方。当随其实攻之，随其虚补之，邪祛正复病愈。

第十三节　瘰　疬

一、一般情况

结核累累如串珠样发于颈及耳后，可延及锁骨上窝和腋下，溃后易成鼠瘘者称瘰疬。

二、解剖生理与临床

瘰疬是淋巴结被结核杆菌感染所发生的淋巴结结核。以颈和耳部淋巴结最易侵犯。颈部淋巴分布（见"颈痈"）与瘰疬的发生有着密切的关系。其结核杆菌多从口腔或鼻咽部侵入，如龋齿、扁桃腺炎、鼻黏膜损伤等，但在侵入的部位，多无结核性病变可见。而被结核杆菌侵入的淋巴结多位于颌下胸锁乳突肌的后缘、前缘或下面，常多个发生于颈的一侧或两侧。被结核杆菌侵犯的淋巴结如发生溃破，容易发生继发性感染，从而引起患部的红肿热痛等急性炎症性症状，但也可以破溃侵入颈静脉，致使结核杆菌播散至关节、骨等身体较远的部位，引起更为严重的并发症。

三、病因病机

情志不畅，肝气郁滞，气血失常，毒邪乘机侵入，结于颈项，郁久化火，炼液成痰或原肺肾阴虚，水亏火旺，久经煎熬，耗津为痰，结核成瘰疬。

四、病理转归

瘰疬积久，火日盛，阴日亏，可致劳瘵，或溃后脓水淋漓，损伤气血，可致亏损。《青囊秘诀》曰："盖瘰疬多起于痰而成于郁，未有不郁而能生痰者，未有无痰而能成瘰疬者也。……然郁久则气血必耗，耗则气血更亏……"

五、辨病依据

（1）罹患瘰疬前可有虚劳病史。

（2）多见于儿童和青年人，30 岁以上者少见。

(3) 好发于颈及耳后，可延及颌下、锁骨上窝、腋下。

(4) 起病缓慢，结核初如豆粒，皮色不变，不痛，以后渐大串生，脓成皮色转红，微痛，溃后脓水清稀，夹有败絮状物，久不收口，易成鼠瘘。诊断有困难时可行穿刺，将吸出物送检，也可行活组织检查即可。

六、治疗

(一) 辨证内治

1. 初期

症：初起结核如豆，渐大如杏核、数目多少不等，渐渐多个串生，皮色不变，按之坚实，推之能动，不热不痛，全身多无明显症状。或伴精神抑郁、胸肋胀痛等。

治：疏肝解郁，化痰消核。

方：疏肝化痰饮。

药：柴胡 6~10 g，白芍 9~15 g，青皮 9~15 g，木香 6~10 g，皂角刺 6~10 g，半夏 6~10 g，夏枯草 10~15 g，川贝 6~10 g，甘草 3~6 g，水煎服。

加减：化痰消核，加百部、牡蛎、猫爪草；清热解毒，加黄连、黄芩。

2. 中期

症：结核更大，皮核相连，或互相重叠，或融合成块，渐觉疼痛，推之不能活动，如内已成脓，多为皮色不变，也有皮肤呈暗红色，触之应指，有波动。伴低热、身困乏力、食欲减退等。

治：疏肝化痰，托毒透脓。

方：疏肝化痰饮加味。

药：柴胡 10 g，白芍 10 g，青皮 6 g，木香 6 g，皂角刺 15 g，半夏 10 g，夏枯草 15 g，川贝 10 g，甘草 10 g，生黄芪 30 g，黄连 10 g。水煎服。

3. 后期

症：结核溃破、脓水清稀，夹有败絮状物，肿胀稍消，周围皮肤紫暗，疮口潜行，内有空腔或有窦道，腐肉不脱，或疮面满布白膜，疮面难于生肌长口。伴形体消瘦、潮热盗汗、失眠多梦等。

治：滋阴清热，软坚散结。

方：滋阴清热汤、消核饮。

药：滋阴清热汤药物有生、熟地黄各 6~15 g，山萸肉 6~10 g，知母、黄芪各 9~15 g，麦冬、玉竹各 10~15 g，山药 6~15 g，牡丹皮 6~10 g，甘草 3~6 g。水煎服。

加减：骨蒸潮热，加银柴胡、胡黄连、地骨皮、青蒿；盗汗，加浮小麦、牡蛎；咳嗽痰中带血，加沙参、贝母、百部、白及、阿胶；气血虚弱，重用黄芪、熟地黄，加党参、白术、当归、川芎、阿胶；失眠，加酸枣仁、柏子仁、黄精。

消核饮药物有白及 10 g，百部 10 g，黄连 6 g，紫背天葵子 15 g，昆布 15 g，海藻 15 g，牡蛎 30 g，贝母 10 g，蛤蜊 15 g。水煎服。

(二) 外治法

1. 初期 外用化毒膏或效验膏贴之。

2. 中期 脓成未溃，可用白降丹少许撒于疮顶，外贴化毒膏，咬头拔核，或行手术切开排脓。

3. 后期 溃后脓腐不脱可用猪牙拔毒散和红升丹混合外用；疮口满布白伪膜不脱者，用珍珠生肌散、一白膏外敷；如已成瘘，可用红升丹化脱，或手术切开。此后换药与上相同。

七、鉴别

1. 臂核（慢性淋巴结炎） 多由头、面、口腔等部的疖、疔或皮肤损伤等继发，故起发迅速，触之疼痛，随原发病的治愈而缩小消失，很少化脓，常为单发，也有多个发生的。

2. 失荣 为转移癌，故多见于中年、老年人。常由口腔、鼻咽、喉部的恶性肿瘤，转移至颈淋巴结。一发生即坚硬如石，推之不动，触之不痛，高低不平，溃后疮面如石榴样，滋流血水，伴形体消瘦、衰弱，失去容华。

此外，颈部的恶性淋巴瘤也不可忽视，必要时可行病理切片检验证实。下面是张文禄将他人对颈部肿块的诊断总结出一条“80%的规律”，详见图 8-30，供参考。

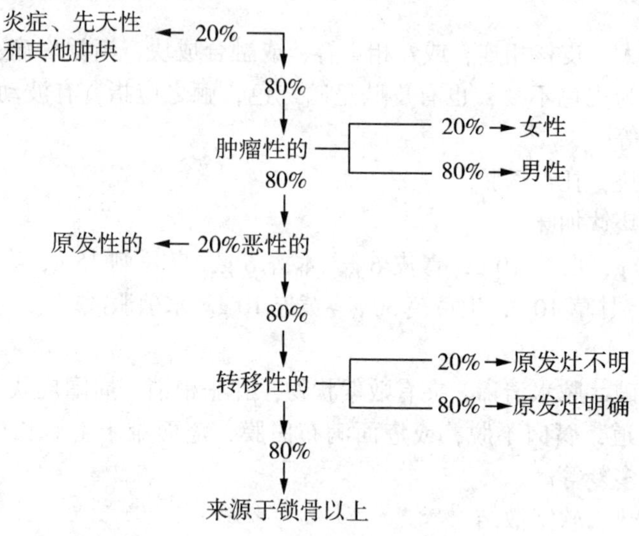

图 8-30 颈部非甲状腺的颈部肿块规律

八、医案

李某，女，10 岁，开封市人，1981 年 5 月 20 日初诊。

主诉：颈部多个结块，耳前溃破流稀脓，肿痛 5 月余。

病史：初于 1980 年底，自觉右耳前隐痛，可摸到一疙瘩，即到某医院就诊。医生用“白药膏”涂敷，治疗近 1 个月，结块不小，反见肿大。又到某医院，采用内服异烟肼、肌内注射庆大霉素，配合理疗 20 余天，结块增大如鸡卵，红肿疼痛，体温 38 ℃。后又到另一医院，医生诊为“老鼠疮”，外敷“黑膏药”无效。一个半月后手术切开肿块，但肿痛不减。又治疗 1 个月伤口仍不见好转，局部肿痛，流稀脓水，又

在下颌颈右侧长出第二个疙瘩，大如杏核。医生让患者内服鸡蛋掺中药面煮熟食，每天1个，始终不见效果，而且肿块渐渐增多，从开封来郑治疗。

检查：表情痛苦，形体消瘦，面色发黄，颈部活动不便，常喜右手扶护右侧颈和耳部肿块和溃疡。因肿痛而致张口困难。经查：右耳部有一溃破肿块，范围3 cm×2 cm大，色暗红，正颌下有1.5 cm×1.5 cm大肿块，已化脓变软，色紫红，左下颌及颈左侧计3个，下颌有2 cm×1.5 cm大及颈右有1 cm×1 cm 2个，推之可动，累累如串珠样，皮色如常，触之不痛。总计溃烂1个，化脓变软1个，未溃5个。脉数，舌质红、苔薄白。

诊断：瘰疬。

治疗经过：先拟疏肝散结，健脾养血，清热托毒，用夏枯草15 g，玄参10 g，生地黄6 g，猫爪草10 g，黄芪10 g，当归3 g，百部10 g，鱼腥草10 g，金银花10 g，皂角刺6 g。水煎，早晚各服1次。外用一白散膏调涂。

第一次复诊：经用上法治疗2 d，肿痛减轻，颈部活动自如，未溃肿块已明显消肿，界线明显，原2 cm×1.5 cm大肿块已缩小如豆大，正下颌成脓肿块，给予切开排脓。脉象微数，舌质红、苔白，拟上方加黄芪5 g。水煎服。早晚各服1次。已溃创面白膜化脱，改用二白散膏。

第二次复诊：右耳部溃疡口已全部愈合，颌下切开之疮口明显消肿。脉象微数，舌尖红、苔薄白，照上方继续服用（上方取药缺猫爪草，今改为连翘10 g），外治同上。

第三次复诊：颌下疮口、白膜化脱开始生肌，不肿不痛，肿块缩小。为促使肿块消散，上方夏枯草改为30 g，玄参改为15 g，连翘改为15 g，加黄药子6 g，水煎服。外用药同前。

第四次复诊：精神恢复、饮食增加，颌下肿消肉生，疮口平复，已近痊愈。肿块小如豆粒，已近消散。又照上方6剂带药回开封，继续用上药，巩固疗效。

九、按语

瘰疬病名记载最早的是《黄帝内经》，以后多根据经络部位、病因、形态等命名。如《医宗金鉴》注曰：“此证小者为瘰，大者为疬。当分经络：如生于项前属阳明经，名为痰瘰；项后属太阳经，名为湿瘰；项之左右两侧属少阳经，形软，遇怒即肿，名为气疬；坚硬筋缩者名为筋疬；若连绵如贯珠者，即为瘰疬；或形长如蛤蜊，色赤而坚，痛如火烙，肿势甚猛，名为马刀。瘰疬又有子母疬，大小不一。有重台疬，疬上堆累三五枚，盘叠成攒；有绕项而生者，名蛇盘疬；如黄豆结篓者，又名锁项疬；生左耳根，名蜂窝疬；生右耳根，名惠袋疬；形小多痒者，名风疬；颌红肿痛者，名为燕窝疬；延及胸腋者，名爪藤疬；生乳旁两胯软肉等处者名瘰疡疬；生于遍身，漫肿而软，囊内含硬核者，为流注疬；独生一个在囟门者，名单窝疬；一包生十数个者，名莲子疬；坚硬如砖者，名门闩疬；形如荔枝者，名石疬；如鼠形者，名鼠疬，又名鼠疮。”从上可知瘰疬病名不下20个，病症有缓、急之不同，有的与颈痈相仿，曰：“有外受风邪内停痰湿，搏于经络，其患身体先寒后热，疮热易肿微热，皮色如常，易消易溃易敛，此为风毒也。”当不属瘰疬范畴。我们这里所说之瘰疬，系指由结核杆菌侵入后所罹患的淋巴结核，其他皆不属瘰疬范畴。对于瘰疬外治之法，临床善用一白膏外敷促其消散，已溃之后疮口内满布伪膜，可用一白散外撒与一白膏外贴，有显著效果，待白色伪膜剥除，显露新鲜肉芽之时改用二白散、三白散直至收功痊愈。

第十四节　流　注

一、一般情况

1. 定义　毒邪随经络血脉流行于肌肉深部组织内停住，发为疡疾，称流注。

2. 别名　以病因命名：暑湿流注，余毒流注，瘀血流注，湿痰流注。以部位命名：髂窝流注。以发病特点命名：多发性转移性肌肉深部脓肿。

3. 分期　初期、成脓期、溃后期。

4. 特点

（1）好发于四肢（近端）、躯干肌肉丰厚的深部，除头、面、腕、踝、前后阴较少发生外，余均可发生。

（2）局部漫肿疼痛，皮色不变，此处未愈，他处复生，不易损筋伤骨，伴全身发热、恶寒、脉数等。

二、解剖生理与临床

流注也称多发性转移性肌肉深部脓肿。好发于肌肉丰富的部位。多系致病菌和白细胞死亡并释出蛋白酶作用于局部，使局部变性坏死的组织液化成脓，在脓液周围的肉芽组织和炎性细胞浸润构成脓腔壁，并随感染的扩散蔓延和控制而扩大或缩小至吸收。由于发生的部位在肌肉深部，故患部皮色不变，波动也不易被察觉，但其全身症状明显。由于流注发生的部位不同，其表现也不一样，如髂窝流注，除具一般流注症状外，髋关节常屈曲，故又称缩脚流注。髂窝流注部位特殊，髂窝在两侧盆腔的髂骨内侧，后腹膜与髂腰肌腱膜之间，内为疏松的组织，形成一间隙。髂窝部自表向里的组织为皮肤→皮下组织→腹外斜肌腱膜→腹内斜肌→腹横肌→髂窝间隙。但应注意到近脓肿处可见到腹膜，是手术切开脓肿时应避免损伤的地方，否则损伤腹膜，脓液可流入腹腔。髂窝内有血管、淋巴和神经，如髂外动静脉、精索（或卵巢）动静脉和髂窝淋巴结及生殖股神经、输尿管等。正因为间隙内有丰富的血管、淋巴，所以有利于继发感染而形成脓肿。其蓄脓量多在 200~400 mL 或多达 1 000~2 000 mL。脓液可顺组织间隙向上蔓延到腰部、向下过腹股韧带至股上部或顺梨状肌而达臀部。

三、病因病机

流注多因正气不足，复受暑湿，寒凉或患疔、疖肿毒，余毒未净，使毒邪走窜或因劳累过度，跌打损伤，产后恶漏未尽、瘀血停滞、毒邪随经流注、壅塞不通而成。

《疡科心得集》曰："其有体虚之人，元气不足或因郁结伤脾，暴怒伤肝，气凝血滞，或湿气逆于肉腠，或寒邪入于筋络，或湿痰阻于经隧，或瘀血注于关节。又或病后余邪发散未尽，种种病由皆因真气不能营运，使邪气壅滞而为患也。其发为流注也，或结块或漫肿，或一或三或五或七，此犹未穿，彼又肿起……"

四、辨病依据

（1）有感受暑湿、寒凉或有患疔疖肿毒、余毒未净，或跌打损伤、产后恶露未净等病史。

（2）好发于四肢（近端）、躯干肌肉丰富的深部。除头面、腕、踝、前后阴较少发生外，其他部位均可发生。

（3）局部漫肿疼痛，皮色不变，有此处未愈，他处复生等特点，并伴全身症状。

（4）白细胞计数及中性白细胞比例增高。

（5）有人对髂窝流注的诊断标准提出四条：一是全身有发热、怕冷不适；二是髂窝部扪到坚硬肿块，直径8～10 cm，并有明显的压痛，局部无红肿；三是髋关节屈曲，固定于40°～60°；四是白细胞计数有不同程度的增多。

五、治疗

（一）辨证内治

1. 初期

症：自觉某处或多处肌肉疼痛，2～3 d后渐渐漫肿，但皮色如常，此时可触及肿块，患部微热、触痛，发生于髂窝部的流注，10 d左右可触及长圆形肿块，患肢屈曲，不能伸直，若强行牵拉可引起剧痛，故影响活动。伴恶寒发热、周身关节疼痛、头痛头涨，舌尖红、苔白，脉数等。

治：清热利湿，活血消肿。

方：清利活血饮加减。

药：见"股痈"。

加减：夏秋感受暑湿，伴头涨胸闷、渴不多饮、食少纳差、舌苔白腻、脉象滑数者，加藿香、佩兰、厚朴、茯苓、陈皮、六一散；原患疔疖肿毒，余毒未尽见身热口渴喜饮、舌苔黄腻、脉象洪数者，加生地黄、牡丹皮、玄参；热毒过盛，走陷入里，见神昏谵语者，加水牛角，同时配服安宫牛黄丸或紫雪丹；胸胁疼痛，咳吐痰血者，加鱼腥草、象贝母，重用白茅根；过劳跌打损伤，产后恶露未净，瘀血流注，见舌质有瘀斑、舌苔黄腻，脉象濡涩者，加泽兰、苏木、丹参、牛膝、田三七、红花、桃仁。

2. 成脓期

症：肿热日大，疼痛加剧，2周左右肿块中央皮肤开始发红，按之变软波动应指（髂窝流注约1个月方可成脓），伴寒热持续不退，或但热不寒，时自汗出，胸腹或有白㾦，口渴食减，舌苔黄腻，脉象洪数。

治：清热利湿，活血托毒。

方：清利活血饮加减。

药：金银花 15~30 g，蒲公英 30 g，玄参 15~30 g，生黄芪 15~30 g，天花粉 10~20 g，赤芍 15~30 g，当归 10~20 g，茯苓 15~30 g，薏苡仁 15~30 g，白茅根 15~30 g，生甘草 10~15 g。水煎，早晚服。

3. 溃后期

症：溃后脓出黄稠或白黏，随之肿硬渐消，疼痛减轻，身热减退，饮食增加，伤口可望早愈；若溃后脓出，身热不减，应防毒泄不净，或有新生，为正虚邪恋，病属严重。

治：轻浅者一般无须内治，若有续发，可参考以上两法治疗，如气血两虚，可用益气养血法。

方：补气养血汤。

药：党参 15 g，黄芪 15 g，当归 6 g，白术 15 g，川芎 6 g，赤芍 10 g，熟地黄 15 g，陈皮 6 g，甘草 6 g，黄精 15 g。水煎服。

（二）外治法

1. 初期 外用金黄散膏或油石膏（桐油、石膏调膏）外敷。

2. 成脓期 手术切开排脓。

3. 溃后期 脓腐未净用猪牙拔毒散（化腐生肌散）；肉芽显露腐脱脓少改用拔毒生肌散或八宝生肌散生肌收口。也可用三黄液或三黄纱条外敷。

六、鉴别

本病常需与环跳疽、髋关节流痰、盲肠后位阑尾脓肿及历节风等鉴别。

（1）环跳疽（化脓性髋关节炎）：痛点在髋关节，肿胀时臀部向外突出，大腿略向外展，患肢不能伸直和弯曲，呈伸不能屈、屈不能伸的一种不正常固定姿态（髂窝流注则是屈而难伸），其肿势可上延腰胯，下及大腿；必要时行髋关节穿刺不难鉴别。

（2）髋关节流痰：有结核病史；起病缓慢，化脓也迟，常在病后 6 个月以上；患肢伸而难屈，股部萎缩变细，余局部和全身症状并不明显。

（3）盲肠后位阑尾脓肿：初期多先有胃肠道症状，伴发热、无寒战，触痛和肿块多位于右腹深部，较髂窝脓肿的部位偏高，且向内侧，多无髋关节屈曲姿态，腰大肌试验为阳性。

七、医案

朱某，男，12 岁，学生，1975 年 8 月 4 日始诊。

主诉：长肿块疼痛，发热 15 d。

病史：放暑假下地劳动，因天气炎热，于中午、晚上下河洗澡，但当晚上洗后即感身上发冷，到夜间开始发热，次晨即感左肩胛后和左股内侧疼痛，活动不便。到大队医疗室，医生给“药片”内服无效。于第 3 天左股内侧和左手掌又生疼痛，但皮色如常，也无肿块，即到火龙公社卫生院，医生疑诊为败血症，给内服四环素，肌内注射青霉素、链霉素。县医院检查白细胞计数 21.4×10^9/L，淋巴细胞 8%，中性粒细胞 92%，体温 38 ℃，诸症不减，肿痛加重，故来诊治。

检查：恶寒发热（38.7 ℃），口渴而不欲饮，脉滑数（130 次/min），舌质淡、苔黄腻，身体瘦弱，面色萎黄，表情痛苦，呻吟不已，行动不便；左肩胛处有 4 cm×3 cm 大肿块，皮色不变，右上肢近端内侧有 3 cm×3 cm 肿块，均有触痛，皮色正常，右手掌有 6 cm×6 cm×4 cm 肿块，色暗红，按之波动，穿刺抽出脓液。

诊断：暑湿流注。

治疗经过：拟清暑除湿，解毒消肿，用藿香 9 g，佩兰 9 g，连翘 30 g，金银花 15 g，生石膏 15 g，紫花地丁 15 g，蒲公英 30 g，陈皮 4.5 g，甘草 6 g，水煎服 1 剂，同时将右手掌部肿疡切开排脓液约 20 mL，外用依沙吖啶纱布敷盖。余肿块用大黄 30 g、芒硝 30 g 为末，蜜调膏外敷。

二诊：服上药后，今日发热减退，睡眠也较好，口干，仍不欲饮水，大便每日 1 次，脉滑数（100 次/min），舌质淡、苔白。改拟藿香 9 g，佩兰 9 g，生石膏 15 g，连翘15 g，蒲公英 30 g，车前草 30 g，白芷 9 g，天花粉 30 g，丹参 15 g，甘草 6 g，金银花 30 g。水煎服。

三诊：服上药后一般情况尚好，肿痛减轻，体温也退，脓出不多，改用黄芪 30 g，当归 9 g，金银花 30 g，柴胡 9 g，黄芩 9 g，大青叶 30 g，滑石 30 g，龙胆草 15 g，皂角刺 9 g，甘草 6 g。水煎服 2 剂。

四诊：精神稍好，饮食增加，由于昨晚气候炎热，未能很好睡眠。检查：左肩胛部肿块泛红，按之发软脓成。脉数，舌质淡、苔黄厚，体温 37.5 ℃，立即将脓肿切开排脓约 30 mL，脓腔较深，内服药照上方加蒲公英 30 g。水煎服。

五诊：精神好转，饮食增加，肿痛也轻，仍有低热。改用金银花 30 g，马尾连 9 g，黄柏 9 g，黄芩 9 g，藿香 9 g，佩兰 9 g，滑石 30 g，白蔹 9 g，蒲公英 30 g，紫花地丁 15 g，甘草 4.5 g。水煎服。

六诊：精神恢复，饮食增加，疼痛、发热已轻（37.3 ℃），疮面生长顺利，不红不肿，脉数，舌质稍红、苔白厚。改拟党参 15 g，黄芪 15 g，金银花 30 g，蚤休 15 g，滑石 30 g，白蔹 9 g，桑枝 30 g，白茅根 30 g，甘草 6 g，水煎服。

七诊：情况更好，饮食睡眠正常，右股部肿块明显缩小，切开之创口生长顺利，已近平复。右上肢近端肿块已收束成脓。脉微数，舌苔已变薄。今将右上肢近端脓肿切开排脓。因全身情况已近恢复，原切开之创口又近长好，右腹部肿块缩小，今将脓肿切开，只待以后换药生长，诸症接近治愈。照上方药回当地继续治疗，以收全功。

八、按语

流注的范围历代认识不一致，下面从复习文献结合临床，把流注范围做统一认识。同时对暑湿流注、余毒流注和瘀血流注的临床表现特点做一简要介绍。

（1）统一对流注的认识："流注"两字在医学著作中最早见于《黄帝内经》，而以流注作为病名，则在其后。从历代文献中可以看出，流注包括多种性质不同的疾病，如《外科理例》曰："大抵流注之症，……客于经络，流注关节。"相当于化脓性关节炎。《医宗金鉴·鹤膝风》曰："因循日久，膝肿粗大，上下股胫枯细，……膝内隐痛，……初肿如绵，皮色不变，亦无焮热，疼痛日增，……溃后时出白浆，浮皮虽腐，肿痛仍前。”相当于膝关节结核。现已证明，历代文献中所说的流注，含义是广泛的，由于其病因性质和预后都有区别，故不能以流注命名，应各立专章。本章所说的流注，是指多发性转移性肌肉深部脓肿。

（2）从不同病因看流注发生的临床症状特点：流注的病因历代记述比较复杂，临床以暑湿流注、余毒流注和瘀血流注较多见，由于病因各不相同，故各具特点，如暑湿流注病发于夏秋之间，既非余毒，又非瘀血，自当属暑湿流注，有单发、有多发，但以多发为常见。其发病部位除头、面、前后阴外，其他部位均可发生，往往此处未消，他处又起，此处已溃，彼处复生，有时患者仅觉某处不适，或微痛，但其皮色如常，又不见肿，若用手微细触摸，在其痛处深部常是初生流注。因此对可疑流注之患者，当问其有无痛处，并予以认真检查，常为早期发现流注的重要线索。余毒流注：病发于疔、疖肿毒，或创伤染毒或误治失治、挤压碰伤之后。因此病势往往较重，且好发于腰臀和大腿内侧等血流缓慢、部位偏低、气血易于滞留的部位。据报道，也有由于肢体感染病灶经血流至内脏。若产生脓毒性肺栓塞，则往往会形成多发性肺脓肿(肺痈)，所以对流注患者切勿忽视肺部的检查。而髂窝流注的发生常因下肢疔、疖肿毒和诸外伤，以及邻近毒邪侵入髂窝所致。本病早期不易被医生察觉，有时被误认为后位阑尾炎（肠痈），若处理不当，易损伤筋骨，即使伤口能顺利愈合，也不可忽视对患肢的功能锻炼，否则大腿屈曲不能伸直而不能较早地恢复正常工作。瘀血流注，常因产后恶露未尽或过劳、跌打损伤致瘀血留滞为病。由于其因不同，临床表现也有差异，如因产后恶露未尽者，发病常无满月时，或经后败血流注，故常发于小腹、大腿的内侧部，又以下肢多见，故常伴有臖核为其特点；因跌打损伤者，开始以局部血瘀留滞为主，既而常易染毒而加重病情，故其治法也不相同。总之，临床详细分辨，可诊断明确，辨证合理，迅速收效。

第九章 皮肤病类

第一节 概 述

一、含义

皮肤病的含义可以从以下几方面理解。

1. 病因 “有诸内，必行诸外”，说明内在脏腑与体表关系密切。体表的一切疾病都与内在脏腑有着密切联系。同样，皮肤病无不与五脏六腑有关。

2. 病名 《医宗金鉴》曰：“疽由筋骨阴分发，肉脉阳分发曰痈，疡起皮里肉之外，疮发皮肤疖通名。”由于发生的部位不同名称也异，而“疮”即指发生于皮肤表浅部的疾病，也具有解剖学的意义。

二、定义

发生于体表皮肤部位的疮疾，称皮肤病。

三、源流

(1) 从殷墟出土的甲骨文中就有“疮”“疥”等字样。说明皮肤病早为人们重视。

(2)《周礼·医师章》中已将诊治“疮”“疡”“痒”“疥”等皮肤外疡病的医生统称为“疡医”，曰：“凡帮之有疾病者，……则使医分而治之。”与“食医”“疾医”“兽医”等做了分科，这时的皮肤科与其他外疡均属“疡医”诊治范畴。

(3)《黄帝内经》中关于皮肤病的论述更为丰富，如《素问》曰：“岁木不及，燥乃大行，……复则炎暑流火，湿性燥，……病寒热疮疡，痱疹痈痤。”又曰：“汗出见湿乃生痤痱。”“病大风，骨节重，须眉堕，名曰大风。”其他有关皮肤病的生理、病理等内容更为广泛。

(4) 马王堆汉墓帛书《五十二病方》对治疗某些皮肤病强调了清洗患处，对复有脓血或坏死组织的疮面需要加以清洗，敷药要求严格的换药方法。帛书中的“白疮”“白瘓”“白母腠”和“骚”等均属皮肤病范畴。汉代张仲景《金匮要略》中不仅对某些皮肤病的症状描述很清楚，其治疗方药至今还为临床采用，曰："浸淫疮，从口流向四肢者可治，从四肢流来入口者不可治。"又曰："浸淫疮，黄连汤主之。"

(5) 唐代的《外台秘要》中有关皮肤病的病因及多种皮肤病的治疗方法，较之以往更为丰富，如"丹毒""丹胗""病疮""癣疮""白秃""赤秃""小儿月食虫耳疮""小儿风轸瘙痒"，等等。在《千金翼方》中收载有砷剂、雄黄、矾石、松脂、硫黄等多种治疗皮肤的专用药，而且对治疗皮肤病的药物根据特点做了分类，如"治风药品""身瘙痒药品"等。

(6) 隋代的《诸病源候论》记载皮肤病的种类甚多，而且明确地将有关皮肤病分属于"毛发病诸候"和"面体病诸候"中。这当是较早地将皮肤病与其他外科疾病分门别类地进行划分，为以后的分科打下了基础。而且对有关皮肤病的病因病理做了较为完善的叙述，最早提出了过敏性皮肤病及其过敏原，曰："漆有毒，又有禀性畏漆，但见漆便中其毒，喜面痒，然后胸臂胫腨皆患瘙痒，面为起肿，绕眼为赤，……若火燎漆，其毒气则厉，著人急重，亦有性自耐者，终日烧煮竟不为害也。"明确指出过敏原是"漆"，乃是由于个体差异"禀性"不耐所致。

(7) 明清时期为中医学昌盛时期，可谓名家辈出，不仅在大量的外科专著中有相当多的皮肤病内容，而且对皮肤病的病因病理、辨证治疗等都积累了丰富的经验，如《外科启玄》《外科大成》《外科正宗》《疮疡机要》《医宗金鉴》等，同时还有皮肤病专著如《霉疮秘录》《疯门全书》等。这个时期的温病学家如吴又可、叶天士、吴鞠通、王孟英等的内治方法广泛地运用于治疗皮肤病，如卫气营血辨证等至今仍为人们所习用，对有关皮肤病的辨证治疗做出了很大的贡献。许多治疗皮肤病的药物也开创于我国，如硫黄治疗疥疮、汞剂和砷剂治疗梅毒、大枫子油治麻风等。

四、临床表现

1. 自觉症状 瘙痒、疼痛、灼热、麻木及蚁行等。

2. 他觉症状

(1) 原发损害如丘疹、斑疹、水疱、脓疮、结节、风团。

(2) 继发病损如鳞屑、糜烂、溃疡、痂、皲裂、苔藓样变、瘢痕、色素沉着、皮肤萎缩等。

3. 与内在脏腑关系 皮肤病虽发生于体表皮肤，但与内在脏腑有着密切关系。故从皮肤损害可知脏腑的失调情况，反之内在脏腑失调，势必表现于皮肤，"诸痛疮痒，皆属于心"等就是这个道理。因此皮肤病严重时都有明显的全身症状。

五、病理转归

皮肤病的病理变化突出表现在腠理不固、营卫不和、气血不畅、脏腑失调致肌肤失养，发生不同皮损，可以从斑→丘疹→水疱→脓疱→糜烂→（滋水）→结痂→溃疡。

六、临床常见皮肤病的种类

临床最常见的皮肤病有热疮、缠腰火丹、疣、脓疱疮、丹毒、白秃疮、鹅掌风、

疥疮、接触性皮炎、湿疹疮等。

七、解剖生理与临床

《灵枢》曰："卫气者，所以温分肉，充皮肤，肥腠理，司开阖者也。"又曰："上焦开发，宣五谷味，熏肤，充身，泽毛。"吴师机撰《理瀹骈文》曰："人身八万四千毫孔，皆气之所由出入，非仅口鼻之谓……"有关于皮肤生理、病理等记载散见于历代医学文献；至近代对皮肤的结构、功能等的研究更为深入。已知皮肤从表及里是由表皮（角质层→透明层→颗粒层→棘层→基底层）→真皮（乳头层→网织层）→皮下组织及其附属器（毛发、指甲、汗腺、皮脂腺、血管、神经、淋巴管）等构成。

皮肤柔润而富有弹性，完整地覆盖于人体表面，为人体抵御疾病的第一道防线。其厚度除皮下组织外为0.5~4 mm，以掌跖部最厚，面、腋部最薄，皮肤组织结构严密复杂。据研究证实，手背上每平方厘米的皮肤里含有约60 cm长的毛细血管、8个毛孔、60个汗腺、1个皮脂腺、120个感痛点、2个感冷点、15个感压痛点、1 800个神经末梢和约25 cm长的神经等。下面将皮肤的构造（图9–1）和主要作用述后。

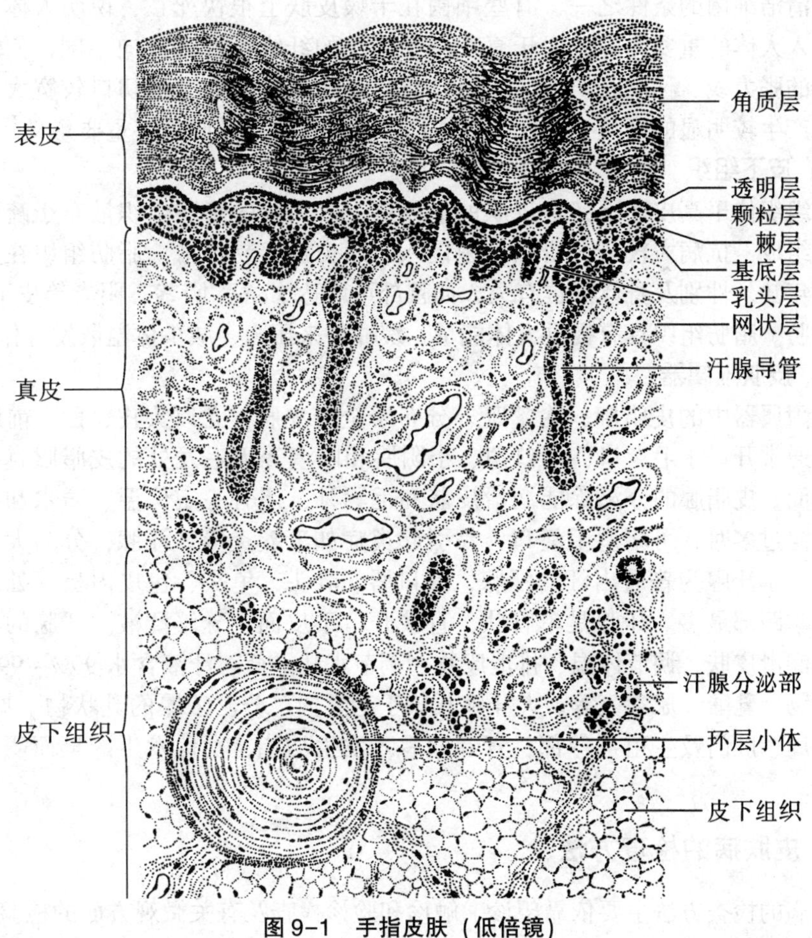

图9–1　手指皮肤（低倍镜）

(一) 表皮层

表皮从基底到表面可分为五层：基底层、棘层、颗粒层、透明层和角质层。表皮层中的基底层有生发作用，是表皮各层的细胞生发之源，构成各层细胞，故可以不断地使皮肤再生，称生发层。因此在基层上面发生的皮肤损害如脓疮、水疱等愈后可不留瘢痕。

(二) 真皮

真皮位于表皮之下，呈锯齿样，与皮肤结合得很牢固。真皮的厚度一般为 1~2 mm。眼睑和包皮的真皮层最薄，约 0.6 mm，掌趾部最厚，可达 3 mm。皮肤坚实度和弹性主要是真皮的作用。真皮与表皮共同防御外界机械性刺激，修复皮肤深部病变形成的缺损，并作为血管神经附属腺体的支柱，有清除和杀灭侵入皮肤各种因子的作用。据报道，因皮肤的汗腺和皮脂腺可以产生一些酸类物质，有杀菌作用，如把一种有毒力的链球菌涂在健康人手上，经 3 min 后检查有 3 000 万个细菌，60 min 以后只有 170 万个，12 min后仅余下 3 000 个，说明皮肤杀菌力之强。而不干净的手清除某些细菌的速度是每 20 min 细菌减少只有 5%，清洁后的皮肤，每 20 min 使细菌减少 100%，干燥也是皮肤清洁细菌的条件之一，有些细菌在干燥皮肤上很快死亡，说明人体皮肤是阻止细菌侵入人体的重要屏障。由于真皮结缔组织的纤维束排列方向不同，使皮肤具有一定方向的张力线，称皮肤切线。如切口与此线的方向垂直，则切口较宽大，故伤口愈合后易产生较明显的瘢痕，故此线对外伤手术选择切口方向具有重要意义。

(三) 皮下组织

皮下组织位于真皮之下，是皮肤的最厚层，由大量的脂肪组织散布于疏松的结缔组织中所组成，抗病力较弱，所以细菌侵入之后炎症容易扩散。脂肪组织在人体分布的多少和年龄、性别及身体部位有关，如腰部可厚达 3 cm，阴茎、阴囊等皮下组织薄，且不含脂肪。脂肪组织具有提供人体能量、缓冲外来压力、减少体温散发等作用。

(四) 皮肤附属器

皮肤附属器中的皮脂腺，除掌趾外分布于全身皮肤，尤以头皮、面、前胸和肩胛间最多，通常开口于毛囊口，而口角、小阴唇和阴茎等无毛发处的皮脂腺直接开口于皮肤的表面。皮脂腺的分泌除能润滑皮肤和毛囊外，还有一定保温、防水和抑菌等作用。当分泌过多时，可堵塞毛囊口，易引起炎症如毛囊炎等。汗腺，分为大汗腺和小汗腺两种。小汗腺为普通出汗的汗腺，除口唇、乳头、龟头、包皮内板等处外全身都有，但以掌跖部最多。汗腺是单管状，直接开口于皮面，分泌汗液。汗腺的功能主要是发汗、润滑皮肤、调节体温、排泄废物、调节水盐平衡。汗液含水 99%~99.5%，其他是氯化物、乳酸、尿素氮等。大汗腺开口于毛囊内，分泌浓厚的乳状物。见于腋窝、乳头、脐周、肛门及生殖器等部，青春期后才发生功能，女性发生的早而明显，与性功能有关。

八、皮肤病的检查方法

皮肤病的检查方法主要依靠望诊、触诊和验诊检查及有关微观方面的检验等。

(一) 望诊

望诊应注意以下情况。

1. 种类　是原发性皮损还是继发性皮损。

2. 数目　是单个、多个或数十个、上百个等。

3. 大小　如针头、米粒或以厘米、毫米测量直径。

4. 形态　圆形、椭圆形、多角形、线形、环形、点滴状等。

5. 颜色　淡红、鲜红、深红、黄色、淡黄、黄褐色、白色、银白、灰白、褐色、黑色等，压之是否褪色等。

6. 分布　局限、泛发、全身、簇集、散发、单侧、对称等。

7. 边缘　清楚、模糊、整齐、不规则隆起、平塌等。

8. 皮肤表面性质　平滑、粗糙、有光泽、晦暗、干燥、湿润、流脓、出血、疣状、乳头状、中间脐凹等。

（二）触诊

触诊是用手扪触皮疹，重点测知以下情况。

1. 温度　皮肤温度的冷、热程度。

2. 疼痛的性质和程度　如灼痛、刺痛、轻微痛或剧痛等。

3. 麻木　麻木范围、大小等。

4. 干湿度　如皮肤干燥或滋润等。

5. 软硬度　如皮肤干硬，状如牛领之皮，或柔软如常等。

6. 肿块大小　有小如针头，大如樱桃，或形大如拳等。

7. 扪压时色泽变化　如红色按之即褪，松之即复呈红色，也有按之色不褪者，如白癜风、瘀血斑等。

（三）验诊

经望诊、触诊仍不能做出正确判断或必须进行有关验诊检查才能得出结果者，可根据情况选用显微镜检查（如脓液涂片和染色，查找致病菌、螺旋体、疥虫等）或组织病理学检查等，以做出正确诊断。

第二节　热　疮

一、一般情况

1. 定义　凡发热之后或于高热过程中鼻唇皮肤黏膜交界处出现疱疹样小疮，称热疮。

2. 别名　热气疮、唇疮、火燎疮、单纯疱疹，发生于黏膜的有疱疹性齿龈炎、急性疱疹性女性阴道炎、疱疹性角膜结膜炎等。

3. 分型　风热型、湿热型。

二、病因病理

多由热、风、湿诸毒邪，侵袭肺胃，蕴结皮肤，发于上部，或伤及肝胆，或湿热下注发于阴部。

三、辨病依据

（1）多见于感冒、肺炎及其他发热病之后，或高热过程中发生，也见于正常人，常易反复发作。

（2）好发部位多在皮肤与黏膜交界的地方如口角、唇缘、眼睑、鼻孔附近及包皮、外阴等部位。

（3）局部瘙痒、灼热，继而簇集成群，或成数群小的水疱，周围伴红晕。

（4）病程一般1~2周可自愈，易反复发作，也有数年不愈者。

四、治疗

（一）辨证内治

1. 风热证型 以风热侵及肺胃，上犯口唇、鼻、眼睑周围而致。

症：患部发痒、灼热、起针头或绿豆大小水疱，常簇集群生，周围伴红晕、疼痛，搔破滋水、糜烂，伴恶寒发热，脉象浮数，舌质淡红、苔薄白。

方：加味羌防解毒汤。

药：川羌10 g，防风10 g，白芷10 g，川芎10 g，黄芩15 g，生地黄15 g，生贯众30 g，板蓝根30 g，金樱子15 g，鱼腥草30 g，生甘草10 g，水煎服。

2. 湿热型 以肝胆湿热下注会阴、包皮附近而致。

症：患部瘙痒热痛，水疱常易糜烂滋水，或有脓液，肿胀发红，身热，大便秘结，小便色黄，脉象滑数，舌苔黄。

治：清肝利湿。

方：清肝利湿汤。

加减：热毒盛，加蒲公英、紫花地丁、连翘、白花蛇舌草；湿盛，加白茅根、泽泻、薏苡仁；大便秘结，加大黄、芒硝。

（二）外治法

外用金黄散香油调涂，或二味拔毒散浓茶调涂，或铜铬散涂敷。

五、鉴别

注意将本病与缠腰火丹（带状疱疹）、湿疹疮鉴别。

六、按语

热疮病名最早见于南北朝《刘涓子鬼遗方》，曰："治热疮，生地黄连膏方。"热疮主要以热邪为患，由于发生的部位不同，病因不同。如发生于上部多易与风邪相兼，因风有升发向上的特点，发生于下部多与湿邪相兼，因湿性下趋易伤人体下部。近代研究证明，热疮系由人类单纯疱疹病毒感染所致。根据其抗原性质的不同，可分为单纯疱疹病毒Ⅰ型和单纯疱疹病毒Ⅱ型，前者大多发病于人体上部，如唇缘、口角、口腔和眼睑等，感染后约10%出现症状，但有人认为本病毒与唇癌发病有关，但70%~

90%的成年人皆曾感染过本病毒。也有人认为本病毒与宫颈癌的发病有关。女性依次好发于子宫、外阴和阴道，男性则好发于龟头、包皮或冠状沟。偶尔引起尿道炎、膀胱炎和前列腺炎。据报告，50%~75%的正常人是单纯疱疹病毒的携带者，以和携带者与患者的水疱疱液、唾液、粪便中直接接触或性生活接触为其主要传染方式，也可经飞沫传播于呼吸道、口腔、眼和生殖器黏膜或通过破损的皮肤侵入人体。孕妇生殖器感染，可于分娩时传染给新生儿。感染后的病毒可能以某种方式潜伏于局部感觉神经节细胞中，当某些诱发因素如发热、受凉、日晒、情绪激动、消化不良、月经或机械性刺激，或使用肾上腺皮质激素、变态反应等，使机体细胞生理发生变化，则可使处于潜伏状态的病毒致活而复发。本病易治，也易复发。

第三节　缠腰火丹

一、一般情况

1. 定义　皮肤色红，上有成簇水疱，痛如火燎，多缠腰而发者，称缠腰火丹。

2. 别名　蛇丹、蛇串疮、串腰龙、火带疮、蜘蛛疮、带状疱疹等，常根据皮损特点、发病部位名称而异。

（1）根据皮损特点命名：不全性带状疱疹，仅发生红斑、丘疹，不发生水疱即吸收者，也称顿挫性带状疱疹；大疱性带状疱疹，大疱如豌豆、樱桃大者，或大如鸡蛋或更大；坏疽性带状疱疹（皮疹中心坏死、结成黑色痂皮者）；泛发性带状疱疹（病势遍及全身者）；无疹性带状疱疹（症状不典型，轻者只有神经痛，没有皮疹）；出血性带状疱疹（水疱内含有血液者）。

（2）根据皮损发病的部位命名：发部带状疱疹，在头的前部及后部，也即第5脑神经第2支的分布区；额部带状疱疹，一侧眉部，前额及头皮，由上眼睑达头顶，像展开的扇子，是由三叉神经第1支发出的脑上神经分布区；眼带状疱疹，是带状疱疹中危险的一种，往往引起剧痛，可损害眼球各部，甚至引起全眼球炎、溃疡性角膜炎、盲视、脑膜炎，甚至发生死亡；项带状疱疹，发生于颈椎至锁骨的部位，或向上达枕部、耳部；面带状疱疹，一侧的颊、鼻及唇颏部，主要由于面神经和三叉神经受损；臂带状疱疹，发生于第7颈椎及第1胸椎至肩胛及臂的上方，有时甚至侵及第1、第2肋骨部位；胸带状疱疹，是最常见的一种，发生于第1胸椎以下的部位，前接胸骨，后连脊椎，最低的可达腰椎，损害往往占2~3个及以上肋间神经分布区；腹带状疱疹，发生于腰椎至腹部中线的部位；股带状疱疹，发生于臀、荐骨部，沿腹股向下达股部、小腿及足部，有时阴茎、阴囊、阴唇、阴道前庭及全阴部的一侧也可发生；拉姆齐·亨特综合征，是一种特殊类型，是由水痘-带状疱疹病毒侵犯膝状神经节，且影响第7脑神经的运动及感觉神经纤维，而引起面部瘫痪、耳痛及疱疹。如波及听神经可引起恶心、眩晕、呕吐及眼球震颤，偶尔发生耳聋。

二、病因病机

外感毒邪，七情伤内，致肝胆火盛，或脾湿郁之，蕴结肌肤，发而为病。

三、辨病依据

(1) 多发于春、秋季节。

(2) 以成年人罹患最多，儿童较少，往往不痛或轻微痛。老年人则痛剧，常常皮疹完全消退后，疼痛仍持续一段时间后才消失。

(3) 好发于腰肋、胸部，其次面部，泛发全身者少，皮损沿神经延伸，呈单侧分布，不超过中线，以肋间神经和三叉神经分布较多。发生于头面部者严重，常致剧痛，如眼部可损害眼球各部，发生全眼球炎及溃疡性角膜炎，可致失明、脑炎而死亡。

(4) 局部常呈带状发生，有大小水疱簇集成群，表面发亮，状似珍珠，痛如火燎，以头面为剧。轻者仅有充血潮红，或皮肤刺痛。重者可生大疱、血疱，伴全身症状。

(5) 愈合极少复发，病程一般2~4周。

四、治疗

(一) 辨证治疗

1. 肝火盛型　本型多发于胸胁和头面的一侧。

症：皮损红赤、疱疹如粟，紧束光亮，簇集成群，状似珍珠，灼热疼痛，多不溃烂滋水，伴口苦咽干，心烦易怒，饮食减少，舌红、苔黄，脉象弦数。

治：清肝泻火。

方：清肝利湿汤。

药：龙胆草6~15 g，栀子6~10 g，黄芩15 g，柴胡6~10 g，生地黄10~15 g，车前子10~20 g，大青叶15~30 g，茯苓10~15 g，滑石10~20 g，黄柏6~15 g，甘草6~10 g。水煎服。

加减：热毒盛，加板蓝根、蒲公英、紫花地丁、金银花、连翘；滋水，加薏苡仁、赤小豆、白茅根；生于头面者，加菊花、夏枯草、白芷；有表证者，加荆芥、薄荷；但热不恶寒者，加生石膏、知母。

2. 脾湿热型　本型多发于腹部和下肢的某一侧。

症：皮损红斑色淡，疱疹较大且多，易破、糜烂滋水，灼热疼痛较缓和，纳少，腹胀，便溏，苔白质淡，脉象沉缓。

治：清脾利湿。

方：清热解毒祛湿汤加减。

药：金银花15~30 g，连翘10~20 g，蒲公英15~30 g，紫花地丁10~15 g，黄柏10~15 g，赤芍10~15 g，大青叶15~30 g，车前草15~30 g，甘草6~10 g，柴胡6~12 g，黄芩10~15 g，薏苡仁15~30 g，苍术10~15 g，牛膝6~10 g。

加减：偏热，加黄连、蚤休、半边莲、半枝莲；偏湿，加猪苓、泽泻、萆薢、牡蛎；疼痛，加乳香、没药、五灵脂、延胡索；气虚，加党参、黄芪、白术；血虚，加

当归、熟地黄、鸡血藤。

(二) 外治法

(1) 雄黄青黛油（雄黄、青黛各等份研细，香油调糊）外敷。

(2) 柏叶散（侧柏叶炒黄为末，蚯蚓粪、黄柏、大黄各15 g，雄黄、赤小豆、轻粉各9 g，共为细末，香油调擦）香油调匀外擦。若疼痛剧烈水疱未破时，将水疱挑破以减轻疼痛。

(3) 二味拔毒散适量，用水或浓茶或75%乙醇调涂。

五、医案

刘某，女，60岁，某食品厂退休工人，1984年3月7日初诊。

主诉：缠左腰起绿豆大水疱，疼痛难忍5 d。

病史：初因不明，晚11时觉左腰部瘙痒，继而左腰后和左腹皮肤充血发红起扁红疙瘩，灼痛，第2日患部感觉强硬不舒，且疙瘩逐渐增多、变大，呈绿豆大水疱，外用红霉素软膏无效。现左侧腰腹部缠腰起如绿豆大水疱，簇集成群，疼痛难忍，前来诊治。

检查：痛苦表情，见左腰腹前后部皮肤充血发红，上有绿豆大小水疱，光亮透明，簇集群片，缠腰而生，脉象弦数，舌质淡红、苔黄腻。

诊断：缠腰火丹。

治疗：先拟清肝泻火，解毒止痛，用清肝利湿汤加减，药用龙胆草12 g，黄芩15 g，栀子12 g，柴胡10 g，青皮、陈皮各20 g，蒲公英60 g，木香10 g，延胡索10 g，生地黄15 g，甘草10 g，水煎服，外用二味拔毒散15 g浓茶调涂。

复诊：服上药共计3剂，病势未见发展，原发的水疱已平塌，收缩成干痂，但局部疼痛呈阵发性，5~6 min发作1次，食欲不振，舌质暗红、苔黄发干，脉弦，拟上方加五灵脂15 g，继续二味拔毒散外敷巩固后治愈。

六、按语

缠腰火丹见于汉代《华佗神医秘传》，其治疗方药至今仍为临床习用，如“华佗治缠腰龙神方”曰：“以雄黄研末，醋调敷极效。”《诸病源候论》名“甑带疮”。《疡科选粹》名“缠腰火丹”。《外科大成》论较详，曰：“缠腰火丹，一名火带疮，俗名蛇串疮。初生于腰，紫赤如疹，或起小疱，痛如火燎。由心肾不交，肝火内炽，流入膀胱而缠带脉也。宜内疏黄连汤清之，壮实者贵金丸下之，外以清凉膏涂之自愈。如失治，则缠腰已遍，毒由脐入，膨胀不食者，不治。”而《医宗金鉴》将缠腰火丹分为干、湿两类，论治更为详尽。而《外科启玄》名为“蜘蛛疮”，这为后世将发生于腰胁、胸部者名“缠腰火丹”、发生于其他部位者名“蜘蛛疮”奠定了基础。

缠腰火丹发生于儿童者，局部往往不痛或神经麻痹；发于眼部可损害眼球各部，或发生眼球炎、溃疡性角膜炎，甚至失明，或发生脑炎。疱疹也可发生于黏膜上，如结膜、角膜、鼻腔或口腔，甚至阴道或膀胱的黏膜上。极少数患者可有暂时运动神经障碍而软弱无力或轻度瘫痪。也有后遗局部疼痛或发生瘢痕疙瘩伴持续性疼痛者。现已查明，引起缠腰火丹的这种病毒，在儿童初次感染时引起水痘，而在成人则引起带状疱疹，两者同属一种病毒，故名为水痘-带状疱疹病毒。这种病毒经由呼吸道黏膜进入人体，而引起水痘。带状疱疹多发生在过去曾患过水痘的人，因而带状疱疹以成人和老人较多。其发生的原因是由于这种病毒，在初感染后，往往隐伏于一个或多个脊髓后根神经节，或脑神经的感觉神经节中。当机体抗病力降低使细胞免疫功能缺损时，如机体受 X 线照射或患红斑狼疮、白血病或其他恶性肿瘤，接受免疫抑制药，应用砷剂等重金属药物，以及外伤、过劳、感染等，病毒可被激活，而沿神经轴索到达相应神经所支配的皮肤，在局部组织内增殖而产生皮肤损害。既往曾遇多例年龄在 50 岁以上罹患本病后待病治愈、常又患其他部位癌瘤而丧生者。一例老人（女），80 余岁，患缠腰火丹（丹发胸胁）同时感觉吞咽不利，缠腰火丹治愈，同时检查出患有食管癌。另一男性，50 余岁，丹发下肢及臀部，因疼痛影响工作，经治疗后带状疱疹治愈，于 1 年之后患肺癌丧生。因此，凡高龄人患缠腰火丹，说明抗病力降低，应积极查找体力降低原因，切不可忽视对癌症的进一步追查，直至排除或确诊为止。

第四节　千日疮

一、一般情况

1. 定义　皮肤有圆形或椭圆形小赘物，久则蓬松如花蕊，且有自愈倾向者称千日疮。

2. 别名　枯筋箭、瘊子、牛程蹇、寻常疣。

2. 分类　有丝状疣、指状疣、跖疣。

二、病因病机

外因风邪侵袭，肝虚血燥，筋气不荣，肌肤失润，搏结而成。《薛氏医案》曰：“疣属肝胆少阳经，风热血燥，或怒动肝火，或肝客淫气所致。”

三、辨病依据

(1) 本病好发于儿童和青年。

(2) 好发于手背、手指、头面、颈部和足底趾间或其他任何部位，如鼻孔、舌面、耳道内、唇的内侧等。

(3) 开始很小，以后大如绿豆或黄豆、玉米籽大，高出皮面，渐至蓬松，状如花蕊，多不疼痛，数目不一，有单发一个，或几个、十余个或更多。将初生第一个称“母疣”，以后增多者称“子疣”，将母疣治愈后，子疣可逐渐消失。每于挤压、碰撞可引起出血和疼痛。

(4) 丝状疣为单个细软的丝状突起，很像一个不足 1 cm 长的小钉倒立在皮肤上。好发于眼睑、颈、颜等处。

（5）指状疣为在同一个柔软基底上丛生的一簇指状突起，如豆子大小。由于颈部为角质的突起，可以互相合拢，基底部往往狭细，像一个含苞待放的花朵，或是互相分离而像一朵已经开放的荷花，常发生于头皮部位及面部。

（6）跖疣生于手足跖受压部，多埋藏于角质层下，往往聚集成群，呈边缘不规则的扁平角质片，用刀修削后，可露出向内陷的角化乳头病损，容易出血，在坚硬角质损害的中心，有疏松的乳白色角质软蕊心，易被剔出，在软蕊的周围往往可以看到一些小星点，这是真皮乳头小血管破裂出血后所凝成的微小血块。有时损害较多，且坚实地排列在一起，像镶嵌而成，被称为镶疣。

四、治疗

（一）辨证内治

症：患部初如针头或米粒、绿豆，或更大，呈半球状或多角形隆起，表面蓬松枯槁，粗糙不平，状如花蕊，色灰白，污黄或黄褐，数目多少不一，也可群集发生，多无自觉症状，遇有摩擦或撞击时易于出血、疼痛。生在指甲边缘者，可向甲下蔓延、增大而致压痛，或将指甲顶起，并且容易发生裂口。

治：疏风祛邪，养血润燥。

方：养血疏风汤。

药：当归 6～12 g，丹参 10～15 g，红花 6～10 g，紫草 6～12 g，大青叶 10～15 g，薏苡仁 15～30 g，牡蛎 15～30 g，赤芍 10～15 g，紫苏叶 10～15 g，木贼 10～15 g，甘草 6～10 g。水煎服。或辨证选用香附、板蓝根、艾叶、狗脊。

（二）外治法

（1）乌梅肉 30 g，食盐 3 g。共为细末，用米醋调糊外涂。每日 1 次，直至脱落，愈后不留瘢痕。

（2）2%碘酊涂于患部，直至疣体变黑，疣即慢慢脱落而愈，愈后不留瘢痕。

（3）用蜘蛛丝缠于疣的根部，可慢慢使其脱落而愈。

（4）剪除法：疣部用碘酊、乙醇消毒后，用刀或剪从疣近根部切除，微见出血，随即用碘酊球外敷包扎。以后再用碘酊涂于疣面，使疣根部变黑，即慢慢脱落而愈。

（5）注射法：局部常规消毒或麻醉后，用 2 mL 注射器 6 号针头，抽入冬青 2 号液适量，注入疣的基底部。每疣注射 0.5～1.5 mL，注毕外用无菌纱布包扎。直至脱落，愈后不留瘢痕。一般每疣注射 1～2 次即可。

五、医案

刘某，男，28 岁，刘集岗兆村，农民，1984 年 5 月 9 日初诊。

主诉：左手环指关节长“刺瘊”月余。

病史：初因不明，开始长一个小米样的点，逐渐长大，初无痛苦，后慢慢裂开呈干刺样，伴疼痛，触之痛甚，妨碍生活，前来诊治。

检查：左手环指关节背面长一个玉米籽大赘生物，高突发硬，上有干刺，触之疼痛。

诊断：千日疮（寻常疣）。

治疗经过：局部碘酊、乙醇消毒后，用 2 mL 注射器，6 号针头装入冬青 2 号液，将针刺入千日疮基底部将药液均匀注入 1.5 mL，外用无菌纱布包裹，后变白色，呈菜花状分次脱落，于第 6 天脱落干净，少有滋水，7 d 后复诊检查痊愈。

六、按语

本病的发生经研究证明，病原属 DNA 类的乳多孔病毒，在电子显微镜下呈球形。将疣组织滤液接种于正常皮肤后，接种处即发生本病。故认为疣是直接接触传染的。也有报道经污染物如针、刷子等间接传染，但其传染力不强，虽直接同病损密切接触，往往也不被传染。在人血清中，常有疣病毒的抗体，一般人都有较强的免疫力，如在免疫缺陷状态如发生霍奇金病、恶性淋巴瘤、慢性淋巴性白血病、肾移植的患者皆易发生疣。此外，外伤也是引起疣病毒感染的一个很重要的因素。如跖疣常好发于足部着力点，扁平足及足畸形也常好发跖疣，在胡须部的疣常由于剃胡须而发生播散。寻常疣在家畜中也可发生类似的损害。有人治疣用腐蚀性药，常常产生瘢痕，应当注意避免。

第五节　鼠　乳

一、一般情况

1. 定义　皮肤长一小赘生物，表面光亮，中间有一脐陷，状如鼠乳者。

2. 别名　水瘊、传染性软疣。

二、病因病机

外感风热毒邪，忧思内伤于肝，致肝火内动，搏于肌肤为病。《诸病源候论》曰：“此亦是风邪搏于肌肉而变生也。”

三、辨病依据

（1）鼠乳以儿童和青年易罹患。

（2）好发于颈、臀、面、躯干等处，也见于四肢、阴囊，有时也可发生于唇、舌及颊黏膜。

（3）初小如米粒，渐大如黄豆，呈半球状，表面光滑发亮，色灰白或乳白，中心陷凹，状如鼠乳；常散在分布，或簇集群生，但不互相融合，数目多少不一，数个至数十个；陈旧者较多，新生者较小，有痒感，用针挑破顶，可挤出乳酪样白色物；病程经过缓慢，可持续半年至一年以上，但终不自然消退，愈后不留瘢痕。

（4）有一定的传染性。

四、治疗

（一）辨证内治

症：初起小如米粒，渐至黄豆大小。早期较坚实，逐渐变软，呈半球形，表面光滑发亮，中心微凹如脐窝，内有小白点，用针挑破顶部可挤出点状乳酪样白色物，皮色灰白，或乳白、微红或为正常皮色，常有痒感。

治：一般以外治为主。对于泛发性较重者，内治宜疏风祛邪，养血润燥。

方药：参考“千日疮”治法。

（二）外治法

木贼 15 g，紫苏 15 g，红花 10 g，甘草 10 g，水煎洗。

五、按语

已知本病是由传染性软疣病毒所致，该病毒呈椭圆形或砖形，为大小约 300 μm×310 μm 的大型病毒，在普通显微镜下有时也可见到，可能在公共浴室或游泳池等公共场所感染此病毒。伏匿期（潜伏期）不定，一般为数周。少数患者疣体较大，称巨大软疣，容易继发感染，也可有坚硬的角质物，称角化性传染性软疣。一般经过 6~9 个月即可消退，但也有持续 3~4 年者，甚至可持续 5 年以上者。有的患者在发病几个月后，可在部分疣的四周发生斑片状湿疹样病损，但当软疣除去后，此湿疹样损害，可自然消退。在疣的顶端挑破挤出的乳酪样白色物，为软疣小体所组成，内含大量病毒颗粒。因此，治疗时将其挑挤出，再用碘涂即愈。

第六节　扁　瘊

一、一般情况

1. 定义　皮肤表面有小而扁平的赘生物，称扁瘊。

2. 别名　扁平疣、青年扁平疣。

二、病因病机

外感风热邪毒，脏腑肝火妄动，致气血不和，郁结肌肤为病。

三、辨病依据

（1）以青年男女易罹患，尤以青春期前后的少女更为多见。

（2）起病突然，病程缓慢，可达数月至数年之久。

（3）颜色紫褐，或正常皮色，呈圆形、椭圆形、多角形，大如针头或芝麻，境界明显，数目多少不一，有达数百或更多，散发或簇集成群，互相融合或因搔抓沿抓痕呈线状，常对称性发生。

（4）容易自身接种，也可以传染别人，有自行消失或不久又发生，也有成批出现者，有时与寻常疣相互伴发。愈后不留瘢痕。

四、辨证治疗

症：患部常骤然发生如粟粒或芝麻大小的扁平赘生物，呈圆形、椭圆形或多角形，境界明显，表面光滑，触之较硬，有时微痒，色浅褐或正常皮色，或淡黄、淡白色。常散发或簇集成群，也有互相融合，或沿抓痕呈线状串生，有时伴瘙痒。

治：疏风活血，清热解毒。

方：驱疣解毒汤。

药：紫苏子 10~20 g，白鲜皮 15~30 g，木贼 15~20 g，薏苡仁 15~30 g，红花 10~15 g，甘草 6~10 g。水煎内服，外洗；也可单用薏苡仁 30 g，连续服用，同时配用新鲜鸡肫皮外擦，每日 1~2 次。

五、按语

扁平疣、寻常疣和跖疣病毒形态在电子显微镜下完全相同，这可从以下几方面分析。

（1）扁平疣与寻常疣有同时并存的特点，可以推断扁平疣和寻常疣可能是由同病毒或十分近似的病毒引起，其表现之所以不一样，可能和发生的部位及个人免疫力等因素有关。

（2）用治疗扁平疣的方药治疗寻常疣，同样取得疗效，这属“异病同治”，在疗效上支持了上面的推断，因此必须注意到治疗扁平疣的方药同样具有治疗寻常疣的作用。

（3）通过电器的振抖或苦味药物的应用，可使部分患者迅速痊愈，其机制值得研究。因此，对扁平疣和寻常疣的治疗应避免采用腐蚀破坏性的治疗方法。有 1/3 疣仍会复发，对于一些能造成永久性瘢痕的疗法不宜使用，防止造成瘢痕和色素沉着。但也不能忽视在采用内服药物治疗扁平疣的过程中，有病情突然加重，疣隆起明显，色泽转红，瘙痒加剧者，如继续服药治疗，疣则迅速消退；如病情转重时停止治疗，则疣病不愈。这应视为正邪抗争，正盛驱邪于外之势，当因势利导，一举成功。

第七节　尖锐湿疣

一、一般情况

1. 定义　肛门会阴部皮肤表面有小如针尖、大如花蕊状赘生物，称尖锐湿疣。

2. 别名　疣。

二、病因病机

湿热外受，内伤肝脾，致气血不畅，湿热下注，蕴结肌肤为病。

三、辨病依据

（1）好发于皮肤黏膜交界处，尤其温暖的外生殖器（如男性的龟头、包皮、冠状沟、尿道口等，女性的大小阴唇内侧、阴道、会阴等）及肛门附近的皮肤、黏膜温暖区域内。偶可发生于腋窝、脐窝、乳房或趾间等处。

（2）初起小如针头，色淡红、暗红，逐渐长大、增多、堆叠、融合、隆起、表面高低不平，状似乳头或菜花样，周围潮湿，或有脓液分泌，甚至坏死、溃烂，气味恶臭。

四、治疗

（一）辨证内治

症：初起患部尖小隆起，色淡红，逐渐增多长大，融合重叠，表面高低不平，湿润柔软，状似乳头、菜花样，根部常有蒂，易糜烂，渗液，触之易出血，缝隙间多有脓液，甚至溃烂、坏死，气味恶臭。

治：清热利湿。

方：清热利湿汤加味。

药：金银花 15 g，当归 6 g，蒲公英 15 g，槐花 10 g，陈皮 6 g，茯苓、车前子各 30 g，甘草 6 g，马齿苋 30 g，板蓝根 20 g，紫草 10 g，水煎服或水煎外洗。

（二）外治法

（1）用马齿苋煎（马齿苋 15 g，芒硝 15 g，蒲公英 15 g，甘草 10 g），水煎外洗。

（2）外敷二味拔毒散或青黛散。

（3）腐蚀疣用枯痔散。

（4）手术：必要时手术切除。

五、医案

董某，男，49 岁，1981 年 4 月 18 日初诊。

主诉：肛门缘生肿物，痛痒 5 个月。

病史：肛门缘生肿物，痛痒 5 个月，经某医院做病理检查，确诊为尖锐湿疣，经电灼治疗，肿物脱落，1 周后又在原位复生，故来诊治。

检查：全身情况尚佳，可以平坐。肛门部见肛缘有数个米粒大至黄豆大乳头状肿物，暗红色，坚实，基底处无肿物。

诊断：尖锐湿疣。

治疗：证属湿热下注、湿毒热邪蕴结而成。治以清热解毒、软坚消肿。用板蓝根、大青叶、马齿苋、薏苡仁、白花蛇舌草、败酱草、旱莲草、三棱、莪术。每日 1 剂，日服 2 次。药渣再煎水 1 000~2 000 mL 熏洗局部，每日 3 次。按上方治疗 4 个月（中有间断），局部肿物全部脱落，肛门外形正常，临床治愈。随访未复发。

六、按语

尖锐湿疣、寻常疣、扁平疣经有关专家研究结果认为，其病毒十分近似或是同一种病毒所引起，属 DNA 病毒。其所以出现不相同的疣状损害，与发生的部位及个人对疣的免疫力不同有关。如有人将寻常疣滤液接种于阴茎部时可产生尖锐湿疣，而尖锐湿疣的病毒在温暖潮湿的环境中容易繁殖生长。外伤和摩擦可为跖疣发病的诱因，而足部多汗与跖疣的发生有一定的关系。但近来有人发现，引起生殖器部位的疣病毒与其他部位的疣病毒两者抗原性质是不相同的，但在形态学上无法区别。

关于尖锐湿疣可以通过性生活接触后得到传染，早为国内外所重视。如国外有人报道，尖锐湿疣患者性接触后，64%发生生殖器的尖锐湿疣。国内有人根据 15 年所见 31 例外轮海员尖锐湿疣患者，病变发生于阴茎部的 28 例均有冶游史。病变发生于肛周部的 3 例，患者均有同性生活史。近日在临床遇一对年轻夫妻，女，22 岁，原患肛门部尖锐湿疣，婚后 1 个月其爱人（男，28 岁）的龟头包皮处就发生了尖锐湿疣。这不是巧合，与婚后相互密切接触传染有关。也有因先患身体其他部位的疣病，后因自身接种于生殖器部皮肤而发生本病者，也有因其他的因素而发生尖锐湿疣的。这对防治本病有一定的临床参考价值。但应注意将本病与扁平湿疣相鉴别，这是一种二期梅毒疣，皮损基底发硬，顶部扁平，同时伴有其他梅毒症状，根据康华氏反应阳性可鉴别。

第八节　脓疱疮

一、一般情况

1. 定义　在皮肤上以脓疱为主要病变特征的皮损，称脓疱疮。

2. 分类　大疱性脓疱疮（水疱不断扩大，如蚕豆、核桃或更大者）、环形脓疱疮（水疱发展快，疱内含液体不多，尤其中央的液体很少时，形成环形状脓疱者）、回形脓疱疮（相邻的环形脓疱疮互相连接和融合时形似回形者）、耳后折烂（为外耳壳和头皮之间折角部位发生裂口，易出血，周围皮肤潮红、结痂者）。

二、病因病机

外感暑、湿、热诸邪，又因脾胃湿热交蒸，或因皮肤娇嫩、损伤染毒为患。

三、辨病依据

（1）好发于夏秋季节。

（2）以 2~6 岁儿童易于罹患，成人也有发生。

（3）具有传染性强、起病突然、蔓延迅速的特点。

（4）好发于颜面、耳、胸、四肢等暴露部位，也可迅速蔓延全身。

（5）初起患部表面发红→表浅水疱→脓疱。水疱大小不同，如绿豆、黄豆、豌豆、蚕豆，或更大，界线清楚，或伴有红晕，先为透明小疱，继而混浊成脓液，发痒疼痛，破后滋水，结痂，愈后不留瘢痕，可伴寒热，或继发急性肾炎。

四、治疗

（一）辨证内治

症：发病急速。初起局部出现红色斑点，或粟粒大小皮疹，或大小不等的水疱，疱壁嫩薄，内含透明水液，迅速变混浊，而成脓疱。由于疱液垂积，可呈蚕状，周围有红晕。疱破滋水，流脓液，显露鲜红色糜烂疮面，而感疼痛，可伴邻近臖核肿痛或瘙痒，或脓疱干涸，结痂而愈。愈后不留瘢痕。或结成厚痂，移去痂后可见潮红光亮糜烂面。轻者可无全身症状，或有低热，严重时可见高热，畏寒，口干渴，溲赤，苔黄腻，脉象滑数等。

治：清热、解毒、祛湿。

方：五味消毒饮合四味祛湿汤。

药：菊花 10~15 g，连翘 10~20 g，蒲公英 15~30 g，紫花地丁 10~20 g，天葵子 10~20 g，薏苡仁 15~30 g，茯苓 10~20 g，车前子 15~30 g，白术 6~15 g。水煎服。

加减：驱风解表，加荆芥、黄芩、栀子；湿邪偏盛，重用薏苡仁、车前子，加白茅根、滑石、泽泻；热毒偏盛，加黄连、黄芩、栀子；血分有热，加生地黄、玄参、牡丹皮、紫草；发热口渴加生石膏、寒水石、知母、花粉；大便秘结，加大黄、玄明粉；胸闷恶心，加藿香、佩兰、竹茹、陈皮。

（二）外治法

（1）局部充血发红，外用金黄散或膏。

（2）糜烂滋水，外用长效膏或铜铬散干撒或香油调涂。

五、预防及护理

（1）换药时可用消毒针将疮挑破，用消毒脱脂棉球将疱液吸附干净，尽量避免浸溢正常皮肤，不使疱液向周围脓液扩大或浸淫发展。

（2）患部忌用水洗，必要时可用药液清洗脓痂。

（3）夏季气候炎热，宜勤洗澡、换衣，保持皮肤清洁干燥。

（4）集体环境如幼儿园、托儿所、洗澡堂等应注意检查，发现患者及时隔离治疗；衣被及时清洗消毒，防止直接或间接传染。

（5）对于各种发痒及化脓性疾病如痱子、热疮（单纯疱疹）、湿疹疮（湿疹），痒疹等要及时治疗，防止继发脓疱疮。

（6）经常注意修剪指甲，去除污物，防止因搔抓把细菌带到其他部位，而不断蔓延新生。

六、医案

王某，女，4 岁半，1984 年 4 月 25 日初诊。

代主诉：全身泛发丘疹脓疱滋水半月。

病史：初在右手掌部长一小丘疹后成脓疱，到医务室用磺胺粉外敷治疗，但病情加重。始在邻近部发生，继而迅速从左脚到右脚，后泛发全身（仅 6 d）。某医院诊为

“湿疹”，治疗无效，又到另一医院按“脓疱疮”外用药膏也不见效果，故来诊治。现全身散发丘疹、脓疱，疱破、糜烂、滋水，以两脚、手、会阴部为重，局部瘙痒。大便每日 1 次、不干。

检查：患儿精神尚好，烦躁喜搔抓患部，发热，见面颊、手、足、会阴和右臀上部有密集丘疹、水疱、脓疱，疮破糜烂，也有结痂。背部较少，呈散发状，胸部未见。舌质淡红、苔薄白。白细胞计数 $7.2\times10^{9}/L$，中性粒细胞 81%。

诊断：脓疱疮，继发湿疹疮。

治疗：拟清热解毒、利湿之剂。药用金银花 15 g，徐长卿 20 g，黄连 6 g，茯苓 10 g，车前子 15 g，蒲公英 15 g，黄芩 6 g，甘草 3 g。水煎服。外用黄连 15 g，白蔹 15 g，百部 15 g，白矾 3 g，甘草 20 g，共为细末，滋水处干撒，结痂干燥处香油调涂。

第一次复诊：经上内外兼施 3 d，局部均见好转，体温 37.8 ℃，但也有新生。大便尚好，每日 1 次。照上方加生地黄 12 g、生石膏 6 g，外用药物同前。

第二次复诊：又经上治疗 3 d，病见显效，身热已退，脓疱丘疹除右唇角、左脚、会阴部还有几个未吸收外，均痊愈。大便每日 1 次。舌质淡红、苔少，纳差。内服药照上方不变。外用药物改用蜜调以巩固疗效。

七、按语

脓疱疮病原菌是凝酶反应阳性的葡萄球菌或乙型溶血性链球菌，也可以为两者混合。溃疡糜烂，疮面不鲜红，面色晄白，萎黄，胃纳欠佳，大便溏软，舌淡、苔薄，脉象濡缓等，常以健脾渗湿，用参苓白术散加减治愈。若治疗不当，每易反复发作，缠绵难愈，有的续发湿疹疮。此外还需注意与热疮（单纯疱疹）、接触性皮炎、水痘等鉴别。

本病轻者，单用外治法即可治愈。严重者不仅使病灶邻近发生臖核肿痛，甚至化脓，也可引起丹毒、疖或红丝疔。据报道，124 例肾炎患者中，新近有脓疱病病史不少于 33.8%，报道认为继发急性肾炎多由于链球菌 49 型及 M 型所致。也有新生儿因患脓疱疮抵抗力降低，而并发肺炎、脓毒败血症而危及生命者。为防患于未然，一开始就不能忽视对本病的治疗，使其迅速获愈。此外，临床还见邪毒久羁，热衰湿盛，脾阳湿困，症见脓疱稀疏，色淡白或淡黄，周围红晕不显者。

第九节　丹　毒

一、一般情况

1. 定义　毒邪侵入人体使皮肤突然变赤，色如丹涂脂染者，称丹毒。

2. 别名　根据发生的部位、颜色等不同来命名，如发生于面部者，名“抱头火丹”；发于胸腹部者，名“内发丹毒”；发于下肢者，名“流火”；发于新生儿者，名“赤游丹”等。

也有根据皮损特点命名的，如红斑肿胀发生水疱者，称水疱性或大疱性丹毒；形成脓疱者，称脓疱性丹毒；炎症深达皮下组织引起皮肤坏疽者，称坏疽性丹毒；皮损连续扩大且呈岛屿状蔓延者，称游走性丹毒；反复再发者，是一种慢性丹毒，称慢性复发性丹毒；此处消失，彼处复生，如此连续不断，病程可以绵延数周之久，称为迁移性丹毒。

二、病因病机

外感风热湿邪，或因肌肤破伤染毒，内伤肝、心、脾脏，致内热火毒炽盛，侵犯肌肤，聚结不散为病。

三、辨病依据

(1) 发病前常有皮损或黏膜损伤和溃疡病史，如脚气、下肢溃疡、皮肤破伤、黏膜损伤等。

(2) 起病急骤，发无定处，全身任何部位均可发生，但以下肢和面部多见。

(3) 局部初起小片状红斑，迅速蔓延扩散成大片状，色鲜红如丹涂脂染，紧张光亮，边缘清楚，稍凸出皮肤表面，触之疼痛、灼热，按之红色消退，放手立即恢复红色，或皮损中有水疱、化脓溃烂可伴有臖核，伴恶寒发热，口渴便秘、尿黄，脉滑数或洪数，舌质红、苔黄腻等，甚至毒邪入里内陷。

(4) 新生儿和老年体弱罹患本病后易内陷，发于下肢者易反复发作，久则可成大脚风（象皮腿）。

(5) 白细胞计数增多和中性粒细胞比例增高。

四、治疗

(一) 辨证内治

症：发作前患者自觉周身不适，骨节酸痛，恶寒发热，头痛，纳减。局部灼热发红，迅速蔓延，状如云片，颜色鲜红肿起，表面紧张光亮，边缘稍凸起，与正常皮肤界线清楚，触之发热疼痛，红斑向周围蔓延的同时，其中可消退为暗红或棕黄色，并脱屑向愈；严重时皮损范围扩大，上起小疱或大疱，或化脓坏死，伴臖核肿痛，全身见恶寒发热、骨节疼痛，或高热烦躁、神昏谵语、恶心呕吐等。

治：清热凉血解毒。

方：三黄五味饮。

药：黄连 6~15 g，黄芩 10~30 g，黄柏 6~15 g，金银花 15~30 g，连翘 10~20 g，蒲公英 15~30 g，地榆 15~30 g，天葵子 10~20 g。水煎服。

加减：发于头面，加菊花、防风、蝉蜕，发于腰胯、胸胁，加龙胆草、栀子；发于下肢，加茯苓、牛膝、车前子、白茅根；毒入血分，加生地黄、牡丹皮、紫草、水牛角；神昏谵语，加安宫牛黄丸、紫雪丹；便秘，加大黄（后下）、芒硝（冲）；热毒盛，加大青叶、板蓝根；气虚，加黄芪、党参、白术。

(二) 外治法

二味拔毒散浓茶调涂，或金黄散和蛋清或蜂蜜调涂。

五、预防及护理

（1）积极治疗原发病灶，例如，小腿丹毒，应治疗脚湿气（脚癣）；颜面丹毒应治疗鼻炎及鼻黏膜损伤。避免用手指抠挖鼻孔。

（2）注意隔离，防止接触传染。用过的敷料要烧毁。

（3）复发性丹毒，除应注意去除诱因，也可试用菌苗疗法。

六、鉴别诊断

丹毒与蜂窝织炎都是常见病。发病后，局部都有红肿热痛等症。全身可见发热、饮食减少、白细胞增多等，因此必须做好两者鉴别才不致有误（表9-1）。

表9-1　急性蜂窝织炎与丹毒的鉴别

项目		急性蜂窝织炎	丹毒
致病菌		溶血性链球菌，金黄色葡萄球菌	溶血性链球菌（丹毒链球菌）
病变部位		皮下组织（较深）	皮肤或黏膜的网状淋巴管（较浅）
局部症状	颜色	暗红，中间明显，周围较淡	鲜红，中间较淡
	肿胀	由于炎区组织松弛，肿胀较重，边缘不清楚	由于炎区组织致密，肿胀较轻，边缘清楚，且高于正常皮肤
	痛	持续性胀痛，有时跳痛常有	灼热疼痛，下肢者轻，面部者重
	化脓	化脓，可出现波动	一般不化脓
蔓延情况		向周围蔓延时，中央部红色转深	向周围蔓延扩大时，中央部红色渐消失转愈
复发史		无	常可复发

七、医案

朱某，男，1岁半，1984年2月22日初诊。

母代诉：左脚部红肿不能触地1月余。

病史：1月前不明原因，患儿左脚不能着地。触之则哭闹不休，3 d后体温升高（41 ℃），左脚红肿发热，即到纺织医院诊为“丹毒”，肌内注射青链霉素，口服红霉素，体温下降，但左脚红肿痛不减，又到市中医院，怀疑骨质有病，X线摄片无异常发现。注射柴胡注射液，现在踝部红肿、发热，脚触地即痛，哭闹不安，吮乳减少，故来院诊治，否认外伤病史。

检查：左脚外踝肿大，皮色发红，肿大范围约4 cm×3 cm，压之发软、疼痛。舌质淡红、苔薄白，指纹发青紫。其母咳嗽至今月余未愈，脉数，无力，舌质淡红、苔薄白。

诊断：小儿丹毒。

治疗：拟黄芪 20 g，当归 12 g，赤芍 20 g，蒲公英 40 g，黄柏 15 g，白花蛇舌草 30 g，百部 15 g，续断 20 g，桑寄生 20 g，木瓜 10 g，牛膝 6 g，甘草 10 g。水煎母子同服，小儿每次 1 匙，每日 2 次。外用金黄散，以生姜、葱白取汁，白酒各等份调药成糊状外敷。

第一次复诊：经上治疗后，患儿饮食增加，安静，能够熟睡，局部红肿明显好转，可以走路，但不能用力，有疼痛，大便日 1 次。其母服上药后，咳嗽痊愈。继续用上方药内服外治。

第二次复诊：皮色稍红，肿胀减轻，走路左脚发软，但不疼痛，吮乳正常，夜间有时哭闹，拟上方加赤小豆 30 g，薏苡仁 30 g，服法同第一次复诊，金黄散改用蜂蜜调涂。

第三次复诊：经上治疗，皮色正常，肿胀不显，走路已近正常。因为病已痊愈，但吮乳不佳，停用以上内服汤药，继续将剩余外用金黄散蜂蜜调涂以善后，改服穿山甲散消食和胃。

八、按语

丹毒的致病菌为乙型溶血性链球菌。由于皮肤或黏膜破伤、烧烫伤，有时因轻微的擦、抓伤，甚至患者并没有察觉，如鼻腔、外耳道，或耳朵下方肉眼不可见的微细皲裂或种痘、虫咬、湿疹、脚癣等，均可成为侵入门户。

丹毒全身随处可生，由于发生的部位不同，临床表现也异。例如，发生于头皮，因组织致密，常有剧痛；发生于颜面，来自鼻腔，先发于鼻额，次肿及眼睑，使面部呈蝴蝶状，且易发生内陷。发生于小腿及阴囊者，发病常与季节有关，多由趾间损伤或从足癣糜烂处染毒侵入，可以从小腿扩延至大腿，患侧腹股沟常发生臖核肿痛，或因易于反复发作，久致经络阻塞，气血凝滞不通，发生阴囊肿大或成大腿风等。

丹毒主因火热毒邪入血，内因心肝火盛。治当清热凉血解毒。由于发生颜面者多风，发生胸腹者多气郁、火郁（气有余便呈火），发生于下部者多湿热下注，故其论治，也当有别。例如，发生于头面部，常辅以疏风热之品；发于胸腹，重用清心、泻火之剂；发于下部，又当辅以利湿之药，还需五诊合参为治。

第十节　白秃疮

一、一般情况

1. 定义　头部长癣起白屑，毛发干枯、断折脱落者，称白秃疮。

2. 别名　发癣、头癣。

二、病因病机

外感风热火毒，又因气血不潮，腠理不固，皮肤失养，毛发干枯脱落为病。

三、辨病依据

（1）本病多发生于4~12岁的儿童，男多于女。

（2）有接触传染史，如常由剃刀、帽子、梳蓖、头巾、毛巾等接触传染。

（3）初起头上白点斑剥、脱屑，渐染遍头，毛发干枯断折秃落，有白色鞘围绕毛发根部，不痛微痒。

（4）病程缠绵数年不愈，至青春期大多头发复生。新发复生，不留瘢痕，且可自愈。

四、治疗

（一）辨证内治

症：初起头皮现微红色小丘疹，上有白色鳞屑包绕毛发根部，渐渐扩大增厚，大如豆粒，或如钱币，多成圆形痂片，或融合成不规则形白色鳞屑痂，边界清楚，有时边缘略呈环形，患区毛发失润而干枯，呈暗灰色而变脆，常在高于头皮2~4 mm处折断秃落，参差不齐，易于拔掉而不痛，瘙痒，有时患部微红。

治：以外治为主。内治宜疏风清热、活血杀虫。

方：荆防百部饮。

药：防风6~12 g，荆芥6~12 g，黄芩6~15 g，当归6~12 g，苦参6~15 g，白鲜皮6~15 g，百部6~12 g，菊花6~12 g，生地黄6~15 g，甘草3~6 g。水煎服或外洗。

（二）外治法

将感染的头发连根拔掉（也可不拔），外用丁桂酊（丁香20 g，肉桂20 g，75%乙醇100 mL，浸泡7 d后备用）外擦，每日2~3次。或用百皮酊（百部20 g，白鲜皮20 g，75%乙醇100 mL，浸泡7 d后备用）外擦，每日2~3次。最好二者交替使用，单用一种易生耐药而降低效果。

五、预防及护理

（1）做好对白秃疮病知识的宣传教育，做到早发现、早隔离、早治疗，减少传染来源。

（2）不与患白秃疮患者同枕共眠，不共用梳篦、帽子等。

（3）理发是本病感染的主要途径，应做到工具消毒，与健康人不共用工具。常用消毒药如75%乙醇、5%石炭酸、10%福尔马林及煤酚皂溶液等。也可用水煮沸15 min。

（4）如有患本病的猫、狗，不应继续抚养或与其密切接触。

六、按语

白秃疮的致病因素在我国主要是由铁锈色小孢子菌及犬小孢子菌所引起。虽以儿童患病率最高，但也有报道因满月剃头而感染者。另有一例成人感染铁锈色小孢子菌，开始在头顶出现1元硬币大脱发片、发痒，在1年中蔓延至颈、躯干、上肢、腹部和所有指甲。2年后脱发处长一肿块，以后扩大、增多、融合，在枕骨处长成一达12 cm

直径的块。面部的也较大，上肢、右腕、上腹、背部、右髋部则为少数结节，头发稀疏，指甲增厚，除掌跖及小腿外，全身覆以灰白色鳞屑，表皮、真皮及皮下组织均查出铁锈色小孢子菌。这个病例，在真皮和皮下组织很多间隙中发现菌丝和孢子。因此，认为浅部霉菌只能生存于死组织角质层中，这也不是绝对的。此病原菌也可侵犯光滑的皮肤，引起疱疹样、湿疹样或糠疹样病变，一般炎症很轻，但如为嗜动物真菌，如犬小孢子菌感染则可致明显炎症。

关于本病的治疗，当以外治为主。使用外治药物时不可单用一方，常两类以上药物交替使用，疗效很好。小面积内治法多无外治法取效快，但当病变范围广泛，病势重者，自当内外兼施，辨证治疗。余听鸿善治秃发疮，曰："秃发疮一症，皆谓肾经湿热生风，或谓肝经郁热生风，或谓血热生风，每以清热祛风杀虫之剂治之。实皆属肝肾不足，……故秃疮发落，治在肾与三阳也。阳气虚不能卫外，腠理不密，外风腠裂。此为表证，凉血祛风一法也；血不上潮，气血不得疏通，物朽亦可生虫，大补肝肾，外以踯躅花油加润燥凉血杀虫，内外兼治一法也；血虚风袭，补散并施，亦一法也。未老头重，养血祛风一法也。四方之中，填补肝肾，俱夹升阳散风之品，兼血分而兼通阳，若不考核内经列方，岂能如此，名人手泽，传后无惭。"此前之法，后人之师也。

第十一节　肥　疮

一、一般情况

1. 定义　头部初生粟粒丘疹，破流黄水，蔓延成片堆痂肥厚，久致秃发者称肥疮。

2. 别名　秃疮、堆沙瘌痢、黄癣。

3. 分型

(1) 根据病损范围大小不同分为4型：

1) 小型：损害面积小于五分硬币大小、总数不超过3块者。

2) 轻型：病损总面积小于拳头1/5者。

3) 中型：病损总面积小于半个头皮者。

4) 重型：病损总面积大于半个头皮者。

(2) 根据病损主要特征分4型：黄痂型，鳞屑型，瘢痕型，化脓型。

(3) 对于发生在光滑皮肤上的黄癣菌病，由于皮损特点不同又分如下4型：

1) 红斑鳞屑型黄癣：皮肤上有不规则的小红斑，表面附有鳞屑，皮损境界不太清楚。

2) 毛癣菌型黄癣：是界线清楚的红斑，边缘有小水疱或丘疹。

3) 黄癣痂型黄癣：有典型的黄癣痂，是常见的一种类型。

4) 泛发性黄癣：黄癣痂数目不定，零星散发，或汇合或扩展而成大片状者。

5) 甲黄癣：多由于头皮或光滑的皮肤上黄癣痂的自身感染，见甲板变脆，肥厚不平，混浊而不透明，甲板的游离缘下方有成团的黄痂。还有可侵犯呼吸道、消化道及脑部而引起内脏黄癣及黄癣性淋巴结炎。

二、病因病机

外因风湿热邪，或染虫毒，或因脾胃湿热蕴蒸，腠理开泄，郁结肌肤，发而为病。

三、辨病依据

(1) 本病多始患于儿童，延续至成人，终致瘢痕脱发，不可恢复。

(2) 接触传染，缠绵难愈。

(3) 初起粟米状丘疹，小脓疱干后结痂。可蔓延扩大，呈中心凹陷，边缘隆起，中间有头发穿过，且有鼠尿臭味，痂脱落留永久性瘢痕成秃疮，头发永不复生。

四、治疗

症：初发时头发根部发红丘疹，后出一小脓疱，干后变成点状黄痂，中心有头发穿过，日久扩大增厚，中心凹陷，边缘隆起，状似碟形，黄痂捏之易粉碎，去除痂后，基底微红、潮湿，或比较干燥，有鼠尿或“谷仓”臭味。毛发枯黄，易脱落或拔出，迁延日久，毛囊破坏，留下萎缩性瘢痕，成永久性秃发，常残存稀疏头发，头皮边缘留一正常发带。

治：以外治为主，内治可参考“白秃疮”。

外治法用龙虎膏（蜈蚣、全蝎、栀子、黄连、黄蜡，收膏）外敷，敷前先用米泔水洗去疮痂。

五、医案

患者，男，10 岁。头部起小疙瘩后流滋水、流黄脓，逐渐扩大，头发稀疏，黄痂积很厚，多方治疗至今 4 年有余，染遍头顶，请求诊治。随开龙虎膏一料，先用米泔水洗头部，待黄痂脓液洗净后每日外敷龙虎膏。一料未用完，痊愈。

六、按语

肥疮主要发生于山区农村，黄癣发病率高，其致病菌是由许兰毛癣菌（简称黄癣菌）感染。患有黄癣的患者，可在其光滑的皮肤上继发黄癣菌，但也有相反者，只发生光滑的皮肤黄癣而无头癣。另有甲黄癣，多由头皮或光滑的皮肤上黄癣痂的自身感染，见甲板变脆，肥厚不平，混浊而不透明，甲板的游离缘下方有成团的黄痂，还有可侵犯呼吸道、消化道及脑部而引起内脏黄癣及黄癣性淋巴结炎者。对其治疗仍以外治为主，必要时采用内外兼施的辨证方法。

第十二节　鹅掌风

一、一般情况

1. 定义　手足皮肤干硬脱屑、瘙痒，状似鹅掌者称鹅掌风。

2. 别名　烂足丫、香港脚、手癣、足癣、灰指甲、甲癣。

3. 分型　根据临床表现分为5型：角化过度型，丘疹鳞屑型，水疱型，体癣型，趾间糜烂型。根据临床辨证分为3型：水疱型，好发于手足弓及趾的两侧，常因搔抓或用针挑继发感染，常反复发作，皮肤增厚变粗，少有发生皲裂者；糜烂型，多发于生潮湿的趾缝间，尤以3、4趾间更常见；脱屑型，多发于趾间、足跟两侧及足底。

二、病因病机

外受风热湿虫邪毒，或久居露湿之地，又因脾胃失和，气血不达四末，卫气不能固密，湿热蕴结或下注发而为患，久则气血耗伤，血虚风燥，使病加重。

三、辨病依据

（1）本病南方比北方多见，城市比农村多见。

（2）只有手部罹患，足部不染者少见。

（3）儿童及老年人较少发生，以青壮年患病最多，男多于女。

（4）有传染性，常缠绵难愈，且易复发。

（5）初在手足皮下见瘾疹→水疱→脓疱→疱破叠起白皮，久致皮肤纹理加深，粗糙变性，燥裂、瘙痒，状似鹅掌；也有疱液周围充血发红、疼痛，滋水潮烂，伴红丝疔者。

四、治疗

（一）辨证内治

1. 水疱型

症：初起患部深处有米粒大小的白色疹、水疱、瘙痒，水疱往往聚集成群，或疏散发生，因疱壁较厚不易穿破，水疱邻近可融合成较大疱，水疱干燥后成薄的鳞屑。

2. 糜烂型

症：多发生于潮湿的趾缝间，尤以3、4趾间更常见，趾缝间潮湿、浸渍发白，渗液，气味腥臭，常因剧痒而搔抓揉擦，潮红、糜烂或裂隙、疼痛，致表皮角质层增厚。

3. 脱屑型

症：患部皮肤角化过度，干燥、粗糙、脱屑。脱屑呈环状、鱼鳞样或小片状，不断脱落发生。将鳞屑剥去，可见正常皮肤或略泛红色。冬季气候干燥时，发生皲裂。

上述三型证可以互相转化或并存，常以一型证为主。日久蔓延扩大，侵入指甲。初甲旁发痒，继而指（趾）甲变形，失去光泽，逐渐增厚、高低不平或畸形，或蛀空呈灰白褐色，称灰指甲。但需注意糜烂型和小疱型易继发感染，引起红丝疔、臀核、丹毒等，易出现全身症状。

治：以外治为主。如继发感染，宜内治，以清热利湿，解毒杀虫。

方：三黄五味饮加减。

药：黄连 6~15 g，黄芩 10~30 g，黄柏 6~15 g，金银花 15~30 g，连翘 10~20 g，蒲公英 15~30 g，紫花地丁 15~30 g，天葵子 10~20 g，水煎服。

加减：热毒盛，加大青叶、板蓝根、白花蛇舌草；瘙痒，加地肤子、蛇床子、百部，滋水加牡蛎、车前子、茯苓。

（二）外治法

1. 洗剂

（1）苦艾百皮汤（苦参 30 g，艾叶 30 g，百部 20 g，木槿皮 30 g，白矾 10 g），水煎洗，早晚各 1 次。每次 20~30 min。

（2）鹅掌风洗剂（艾叶 30 g，苦参 30 g，木槿皮 30 g，地肤子 30 g，白及 15 g，甘草 15 g，蛇床子 20 g），水煎洗，对伴有皮肤皲裂者尤适宜。

2. 配剂 丁桂酊（丁香 20 g，肉桂 20 g，75%乙醇 100 mL，浸泡 7 d 备用）外擦，日 2~3 次。

五、预防及护理

（1）勿穿别人衣袜。注意保持脚部干燥和清洁卫生。

（2）加强对公共浴室、游泳池及有关用具的清洁消毒，避免接触传染。

（3）患有脚癣的患者勿用手搔抓，避免蔓延扩散或继发感染等。

六、医案

李某，男，45 岁，1982 年 2 月 20 日初诊。

主诉：两手瘙痒起白皮约 2 年。

病史：初仅有瘙痒不适，未注意，日渐加重，现两手干燥，起白皮，指掌部起小疱，先为透亮，后即混浊。破溃后有稀薄黄水状，瘙痒不适，尤以“胃火”重时更严重。

检查：两手对称性起白厚屑，状似鹅掌，皮内米粒大小水疱疹和脓疱疹。脉滑数，舌质红、苔白。

诊断：鹅掌风。

治疗：拟清热、解毒、杀虫。生地黄 12 g，麦冬 10 g，玄参 10 g，百部 15 g，半夏 10 g，贝母 10 g，牡丹皮 10 g，生贯众 30 g，大青叶 25 g，鱼腥草 30 g，桔梗 10 g，甘草 10 g。水煎服。外用艾叶 30 g，苦参 30 g，木槿皮 30 g，地肤子 30 g，白及 16 g，甘草 15 g，水煎熏洗。

复诊，经上 3 d 治疗，洗后止痒，水疱 4 d 即吸收。又拟上方加减出入内服，外洗同上。3 d 后两手厚皮脱光、痒止、皮润，又带药巩固疗效。

七、按语

鹅掌风的致病菌主要是红色毛癣菌、石膏样毛菌、絮状表皮癣菌、玫瑰色毛菌等皮肤丝状真菌。近几年也有白念珠菌及其他酵母样菌感染而发生本病。由于红色毛癣菌抵抗力强、不易控制，已成为本病的主要致病菌。

据调查，鹅掌风在我国南方比北方罹患率高，在经常穿胶鞋工作的人群中，患病率可高达80%以上。足部比手部发病率高，而绝大部分患者是先以足部而后染及手部。足部患病率高的主要原因有以下几点。

（1）足部皮肤内有皮脂腺，缺乏抑制霉菌能力的脂肪酸。

（2）足跖部皮肤汗腺较丰富，出汗多，汗液内含有尿素，分解产生氨，呈碱性，有利于霉菌生长。

（3）足趾部皮肤角质层较厚，其中的角质蛋白为霉菌寄生的营养物。此外，本病儿童及老人较少发生，与老年活动少、汗腺功能活动减弱、足部皮肤比较干燥有关。我国南方潮湿、温暖，而比较干燥寒冷的北方则较利于霉菌的生长。其他如浴盆、浴巾、拖鞋等常为发生本病的媒介。浴池、游泳池等常为传染场所。有人曾在运动员中进行调查，发现足癣传播主要是由于洗澡房中木板、拖鞋上有大量丝状真菌寄生。故须做好这方面的卫生预防工作。由于各人的易感性不同，有的人脚上虽有癣菌，但不发病，只是带菌者。但在抵抗力降低、潮湿、多汗、鞋袜不透气等条件下可促使本病的发生。另外，还应注意由于感染的癣菌不同，其临床表现也不一样。如絮状表皮癣菌往往引起红斑鳞屑成片的亚急性皮炎；红色毛癣菌容易引起不易治愈的鳞屑及角化型足癣；石膏样毛癣菌常使足底及趾间发生水疱，趾间腐溃渗湿，容易继发感染；白念珠菌常引起腐溃渗湿性损害，边缘常有小疱。这有利于通过培养确定后选用针对性较强的药物治疗，可收到较好的效果。灰指甲是由于致病真菌侵入甲板内或甲下引起的，其致病真菌最常见的是红色毛癣菌，少数是白念珠菌及黄色毛菌等，黄癣菌极少。由于红色毛癣菌之类侵入甲板深部，采用外用药也难消灭。红色毛癣菌感染常使甲板远端脱裂、分离而留下一薄的沟，其边缘粗糙，波及全甲时可破坏全指（趾）甲。由白念珠菌引起的多并有甲沟炎，起于两侧甲皱裂，可有少量积脓、肿胀、发红和压痛。由石膏样毛癣菌引起者常较浅，无甲沟炎，常于甲床皱襞皮肤处见有脱屑，多数只波及甲的一部分，也可波及全甲板，可作为临床区别不同真菌致病的一种参考。

本病以外治为主。如手足部及甲部均染本病时，在治疗掌趾部的同时，也不可忽视治疗甲部病损，否则易于复发，如使全部治愈，还必须积极注意预防，否则又易复生。在选用外治药物时，特别是继发局部急性感染时，切不可急于求成，滥用刺激性强的药物，这往往有害无益。对大疱需剪去疱膜时，一定要严格消毒，防止用不清洁消毒的针、刀挑刺，引起红丝疔等并发症。

发生于头部的白秃疮（白癣）、肥疮（黄癣），手足部的鹅掌风（手足癣），以及发生于头面、颈、躯干、四肢的“钱癣”等致病菌均属浅部真菌病，也称“癣病”。而关于“癣”的记载，我国最早外科医学专著《刘涓子鬼遗方》就有记载，至隋代《诸病源候论》中列有“癣候”，分有干癣、湿癣、风癣、白癣、片癣、圆癣、狗癣、雀眼癣、刀癣、久癣等诸候。而后世关于“癣”的命名就更多了。无疑，“癣”所包含的范围是广泛的，不仅包括前面所说的浅部真菌病，也包括其他皮肤病。因此历代文献中有关“癣”字的疾病，并不一定都是真菌感染，而不以“癣”字命名的皮肤病有的却是浅部真菌病，要加以鉴别。对于真菌性皮肤病的预防，必须采用恰当措施，同时要注意不提供其生长繁殖的条件，如温暖潮湿的环境（浅部真菌生长的温度为22~28 ℃）等，因其对热的耐受力弱，在60 ℃约0.5 h即死亡，所以煮沸消毒当是最好的灭菌方法。故对这些有传染性的皮肤病不仅要注重治疗，更要注重预防。

第十三节　疥　疮

一、一般情况

1. 定义　由疥虫引起以瘙痒、丘疹、疱液为主的具有传染性的一种皮肤病，称疥疮。

2. 分类　根据临床表现分为干疥、湿疥、虫疥、砂疥、脓疥等。

3. 分型　特殊类型疥疮有以下几种。

（1）个人卫生不清洁引起的疥疮：症状轻，易误诊，仅散在小丘疹及抓痕，疥虫隧道难发现。

（2）不易辨认的疥疮：长期得不到诊断，且外用激素类软膏，使症状不易辨认，或先患有其他皮肤病未愈，又染疥疮时也难辨认。

（3）结节型疥疮：由超敏反应所致，表现为红棕色样结节，结节常发于阴囊、阴茎、腹股沟、腋部等有衣服覆盖的部位，虽用杀疥虫药，结节常持续数月至一年以上才自然消退。

（4）婴幼儿的疥疮：指3岁以内婴幼儿所患的疥疮，皮疹不典型，易误诊。常表现为继发湿疹样、变样和继发化脓性感染，一般难找到隧道。

（5）动物传播的疥疮：主要来源于狗，特点是易传播，潜伏期短。呈地区性暴发，缺乏隧道，常有自限性，如不再接触患疥动物，一般数周自愈。

（6）挪威疥疮：罕见。特征为手足的结节性皮疹，伴指（趾）甲变厚变扭，可泛发有不同程度的红斑、鳞屑性皮疹、瘙痒较轻微，多发于体弱患者。

二、病因病机

外因风湿热虫，脏腑肺脾失和，肌肤气血不荣，外邪乘隙潜入皮肤，发而为病。

三、辨病依据

（1）本病有强烈的传染性，常一家相染或集体传染。

（2）除头面外，全身皮肤均可侵犯，以指间、腕部屈侧、肘窝、腋窝、腹下部、臀部、阴部、股上部内侧等皱褶部为主要侵犯部位。婴儿可侵犯头面部。

(3) 瘙痒剧烈，有越痒越搔、越搔越痒的特点。

(4) 多从手丫部起小疹、水疱、脓疱开始。疥虫常潜行皮肤，攻行钻刺、绕遍周身，瘙痒无度，夜间尤甚，可见条状黑线及遍身抓痕、黑色斑点、血痂，也可染毒而红肿疼痛。

(5) 小儿患者常常泛发全身，可打破“疥不上脸”的成人疥疮特征；皮疹多呈湿疹样改变。

(6) 用针挑取可见到疥虫。

四、检查疥虫的方法

疥虫的隧道可在指侧、掌腕皱纹、水疱和脓疱及疥疮炎性结节上，其末端可发现白色虫点，是最易检出疥虫的皮疹。

方法：用6号注射针头，探针与皮肤平面成10°~20°，针口斜面向上，在隧道末端虫点处，距离虫点约1 mm垂直于隧道长轴进针，直插至虫点底部并绕过虫体，然后放平针杆（成5°~10°），稍加转动。疥虫即落入针口孔槽内，缓慢挑破皮肤出针（或直接退出）。移至有油（或10%KOH）的载玻片上，即可在显微镜下证实为疥虫。

五、治疗

(一) 辨证内治

症：常可见到针头大小、微红色丘疹和小水疱散在发生，特别好发于较薄嫩的皮肤皱褶部，如指缝与指侧、手腕前面等。仔细观察可发现很浅的线形隧道，这是疥疮特有症状。隧道是疥虫潜行在角质层“辗转攻行”而成。疥虫隧道一般为3~15 mm长，呈灰白色、浅黑色或正常皮色的细线纹，微弯隆起，在隧道的顶端，有一针头大灰白色或微红的小点，这是疥虫隐藏的地方，用针头挑取，见到发亮而活动的小白点，这就是疥虫。瘙痒以晚间睡眠或遇热时尤甚，影响睡眠。由于奇痒搔抓，可见皮抓破，有血痂，继发感染可产生脓疱、疖疮、沿爪疔（甲沟炎）、红丝疔、臖核，少数可并发肾炎。

治：以外治为主。如继发感染，宜清热利湿、解毒杀虫。

方：三黄五味饮加减。

药：黄连6~15 g，黄芩10~30 g，黄柏6~15 g，金银花15~30 g，连翘10~20 g，蒲公英15~30 g，紫花地丁15~30 g，天葵子10~20 g。水煎服。

加减：杀虫止痒，加苦参、地肤子、百部、硫黄、蛇床子、白鲜皮；疏风解毒，加荆芥、薄荷。

(二) 外治法

1. 外洗法　用洗疥止痒汤：硫黄30 g，艾叶30 g，吴茱萸20 g，苦参30 g，地肤子30 g，蛇床子15 g，白矾10 g。水煎，外洗。

2. 外敷　用10%硫黄软膏外擦，或用《外科证治全生集》治疥合掌散（硫黄30 g，铁锈3 g，红砒1. 8 g。共研极细末，以葱汁调和，涂入大碗内，使厚薄均匀，以碗盖于瓦上，取艾置碗下熏药。熏干、敲碗声与空碗无异为度。将药刮下，再研极细备用），以右手中指，拈满香油，在包内粘药，涂入左手掌心，两手拿掌敷摩，至有药气不见药形，以两手擦疮。每日早晚 2 次，3 d 用后显效，再擦三四日以防复发。

六、预防及护理

（1）注意清洁卫生，养成勤洗澡、勤换衣、勤洗晒被褥的习惯。

（2）被感染疥疮的家族或集体患者，要同时治疗，以杜绝传染源。

（3）被疥虫污染的衣服、被褥等要煮沸消毒，杀灭疥虫和虫卵。

（4）接触患者后需用肥皂水清洗，防止传染。

七、按语

疥疮是由疥虫引起的。疥虫属于螨类，故又称疥螨。动物疥螨可寄生于牛、马、猪、狗、羊、猫、兔等动物身上，并可传染给人，但不能长久寄生。寄生在人体上的是人型疥螨。

疥虫有雌雄两种，雌虫（0.3~0.5）mm×（0.25~0.4）mm，雄虫小，为雌虫的一半，肉眼刚可看见，呈圆形或卵圆形，腹侧前各具有足两对，体面有多数棘。常在夜间活动，在皮肤表面交配后，雄虫死亡，雌虫钻进表皮角质层，始掘成隧道，数小时后排卵，每天排 2~3 个，一生可排 40~50 个，1~2 个月即死于隧道内。新虫的生活史分卵、幼虫、若虫、成虫 4 个阶段。雌虫平均生存 6~8 周。人体感染是由于被雄虫或怀孕雌虫侵入皮肤所致。传染方式主要是直接接触传染，如与疥疮患者同居或握手，或使用疥疮患者的被褥、衣服、帽、鞋、袜等可间接传染。所以说，疥疮是一种密切接触、传染性很强的皮肤病。因此，无论男女老幼，均可罹患。据有关资料提示，疥疮流行以 30 年为 1 周期，一次大流行可持续 15 年。最近一次在全世界大部分地区的流行开始于 1964 年，我国广东罕见疥疮 20 多年后，自 1973 年开始再现，这与免疫学因素有关，迟发型超敏反应可能起重要作用，但卫生不良、旅游交往等原因也与本病相关，因此，必须做好预防和隔离消毒，并及时进行治疗，防止一人患疥全家感染，尤其是集体环境更应注意。也有报道出生后 28 d 的新生儿发生疥疮的。婴幼儿除始发于长发部位外，手掌、足底、头面和颈也可发生，而成年人头面多不被侵犯。其发病多从手指缝开始，可在 1~2 个月内广泛蔓延。

第十四节　接触性皮炎

一、一般情况

1. 定义　接触任何致病物质后，在接触部位出现瘙痒、红斑、肿胀、丘疹、水疱、糜烂、渗液等皮损者，称接触性皮炎。

2. 别名　属漆疮、膏药风、拖鞋性皮炎、马桶癣等范畴。

二、病因病机

外因风湿热虫毒，脏腑禀性不耐，腠理不固，触及肌肤，发而为病。

三、辨病依据

（1）以暴露部位如头面、四肢及直接接触致病物质处发病。

（2）接触后并不是“一触皆发”，多经过 4~5 d 潜伏期，再次接触则发病时间缩短。

（3）一般是急性发病，局部有红斑、肿胀、丘疹、水疱、糜烂、渗液、自觉瘙痒等表现。但在一个时期，常以一种为主。严重时可泛发全身，引起全身症状。若长期接触或反复发作，可变成苔藓样变。

四、治疗

（一）辨证内治

证：轻者，呈红斑，色淡红或鲜红，稍水肿，或见针尖大小较密集丘疹；重者，红斑肿胀明显，上有丘疹、水疱，甚至大疱，疱破色鲜红、糜烂、渗液或结痂，如为强刺激性物质所致，则表皮坏死→脱落→溃疡，但发生的部位范围与接触物一致，境界也非常明显；如接触物为气体、粉尘，则呈弥漫性，无一定鲜明界线，但多在身体暴露部位；如发生于眼睑、包皮、阴囊组织疏松部位，则呈红色局限水肿，而无鲜明的边缘；入反复接触或处理不当可转为慢性，呈红褐色、苔藓样变或湿疹样改变。可无全身症状，严重时可伴发热、恶寒、头痛、恶心等症状。

治：疏风清热，解毒利湿。

方：疏清解敏汤。

药：荆芥 6~10 g，浮萍 6~10 g，黄芩 15~30 g，黄柏 10~15 g，徐长卿 15~30 g，甘草 6~10 g。水煎服。

加减：瘙痒，加地肤子、蛇床子、苦参；热盛，加生地黄、牡丹皮、玄参、黄连、蜀羊泉；湿盛，加茯苓、泽泻、滑石、车前子；发于上部，加菊花、蝉蜕；发于中部，加柴胡、栀子；发于下部，加牛膝。

（二）外治法

（1）外洗法：用解毒脱敏汤（黄连 15 g，白及 15 g，甘草 30 g，水煎）外洗或湿敷。

（2）药膏：用长效膏外敷。

（3）散剂：用抗敏解毒散（白及 10 g，白蔹 20 g，白矾 6 g，白芷 15 g，黄连 15 g，甘草 30 g）共为细末，消毒装瓶备用，撒于创面。

五、预防及护理

（1）将接触物尽快、尽早去除，及时治疗。

（2）避免搔抓和用肥皂热水洗浴。

（3）避免使用或接触容易发生过敏反应的药物如汞、砷等刺激性较强的药物。

六、医案

李某，男，45 岁，1982 年 2 月 23 日初诊。

主诉：下腹部充血发红、痛痒 10 余小时。

病史：初因不明，在正常工作时突然感觉少腹部发痒，搔之痒甚，皮色发红，自用风油精外擦，瘙痒不减即来求治。平素易内热“上火”，大便不干。

检查：以脐下缘水平至两侧髂部，向下斜至耻骨联合，呈“口”形大片红斑（与穿三角裤头大小一致），边缘整齐清楚，上布密集丘疹。

诊断：接触性皮炎。

治疗：拟疏风清热止痒法，方用疏清解敏汤加味。浮萍 10 g，荆芥 10 g，地肤子 30 g，蛇床子 12 g，白鲜皮 15 g，徐长卿 30 g，黄柏 15 g，黄芩 15 g，甘草 10 g，水煎服。

第一次复诊（3 月 24），服上药 1 剂好转，2 剂显效，3 剂服完，皮疹全部消退，皮色如常，仅有微痒感。因患手癣改拟治手癣药。

六、按语

接触性皮炎的发生常见于以下情况。

1. 原发性刺激 由接触物如强酸、强碱、砒等直接对接触部位的刺激而发生皮损。任何人接触都会发生，从不例外，且接触越久，发病越重，愈后再接触仍然再发。

2. 禀性不耐 指机体的过敏性或变应性，是发病的内因和根据。少数“禀性不耐”者，接触致敏物后即可发生，但各人的自敏性不同。其发病不是一触即发，一般于 4~5 d 后才发。有的人经常和致敏物接触，可以迅速发病；有的人接触愈勤，皮炎出现愈快、愈剧；有的人屡次接触皮炎反见减弱，以至于脱敏，不再发生皮炎；有的人过敏性始终存在，经常接触致敏物皮炎长期不愈；有的人不仅接触的部位发生皮炎，致敏物质吸收入体内后，可引起全身反应。可引起接触性皮炎的物质很多，主要有动物或植物性物质如虫类、花粉等，化学性物质如塑料制品、染料（以紫红或黄色为常见）、皮革、化妆品、外用药物（如鸭蛋子、磺胺类药、乙醇、胶布、某些膏药）、杀虫剂、汽油等。

治疗当以去除病因最重要。以风、热、湿、虫、毒为辨证特点，一般以局部治疗为主，如合并全身症状，总的治疗原则多宜抗敏清热、解毒祛湿，以疏清解敏汤加减。如发生在上部，佐以疏风之药；发生于中部，佐以清热泻火之品；发生于下部，当佐以利湿药等。还必须注意正确运用外治法，如滋水浸淫，换药时用消毒脱脂棉球先行吸附，并清洁周围皮肤，再给予湿敷。湿敷时水温以偏冷或冷敷为宜。所用之药液要注意以渗湿收敛、抗敏清热、温和无刺激性药为优；有红肿、水疱而渗液者，用浓茶或香油调和药物涂之；渗液已少的创面，可用药粉干撒或香油调涂，或两者交替使用；若渗液较多切忌干撒，否则反致引流不畅，或使痂下积脓；对于一些反复发作、皮肤增厚、粗糙、很少渗液者，可用膏剂外敷，如抗敏解毒散蜂蜜调膏外敷等。注意本病

与湿疹疮的鉴别。

第十五节　湿疹疮

一、一般情况

1. 定义　因湿致皮肤发生以丘疹、滋水、结痂为主要皮损者，称湿疹疮。

2. 分类

（1）根据发病范围分类：

1）泛发性：先发生于某部位，后散发全身者，如浸淫疮、血风疮、粟疮等。

2）局限性：以某一部位损害为特征，如施耳疮、四弯风、乳头风、脐风、瘑疮、肾囊风等。

（2）根据病程、皮损特点、部位、性质或病因分类：

1）普通型：急性湿疹疮，亚急性湿疹疮，慢性湿疹疮。

2）特殊型：银币型，形如银币大小，呈圆形，多为小丘疹、丘疱疹，溢液明显，属亚急性经过，好发于四肢的伸侧面，冬季重、夏季轻；阴囊湿疹（肾囊风），发于会阴肛门处，皮肤潮红、增生肥厚、浸润及有苔藓样变，间有糜烂、渗液与裂隙、瘙痒无度，或产生皲裂而疼痛；静脉曲张性湿疹，好发于下肢1/3内外侧部，原有下肢静脉曲张伴局部潮红、丘疹、水疱、渗液、糜烂、色素沉着，或见臁疮（溃疡）水肿浸润、周围变硬等；耳部湿疹（旋耳疮），好发于耳窝、耳前、耳后，多呈对称性，局部潮红、糜烂、渗液、结痂、裂隙、瘙痒；脐窝湿疹（脐疮），发生于肚脐及其周围，局部潮红、糜烂、渗液、结痂，边缘整齐，瘙痒；乳头湿疹（乳头风），发生于乳头、乳晕部，局部潮红、有丘疹、糜烂、滋水、结痂、瘙痒；肛门周围湿疹，发生于肛门周围，局部潮红充血、糜烂、滋水、瘙痒、疼痛等；素质性湿疹（也称异位性湿疹，异位性皮炎），常有家族过敏史，多自幼开始发病，又分婴儿型、儿童型、成人型。另外，还有将急性湿疹表面以红斑为主的皮损称红斑性湿疹，主要皮损是散布或成群的红色丘疹时称丘疹性湿疹，水疱显著时称水疱型湿疹，有继发性感染而有脓疮时称脓疱性湿疹，渗液很多及糜烂时称湿烂性湿疹，大片发红糜烂而露出表皮活细胞时称红湿疹。当急性炎症减轻而呈亚急性湿疹时，渗出液减少，表面结痂，可称为结痂性湿疹；如鳞屑显著，可称鳞屑性湿疹；鳞屑大片剥脱时称剥脱性湿疹。急性湿疹可长久不愈而成亚急性，或是皮疹消退后复发，称再发性湿疹等。

3. 分型　湿热型，血热型，风热型，血燥型。

二、病因病机

本病常以外感风湿热邪为主，脏腑心肝脾胃失和，或胎中血热，气血不畅，腠理不固，袭于肌肤蕴结不化而成；日久耗血伤津，血虚风燥，顽症缠绵。

三、辨病依据

（1）自觉瘙痒：呈阵发性（间歇性），夜间加剧，重者不可耐受。

（2）多种损害：有红斑、丘疹、水疱、渗液、糜烂、结痂等多种损害。

（3）对称分布：多发生于屈侧面，如肘窝、腘窝、头面（额、眼皮、颊部、耳、口周围）。

（4）反复发生：急性者多能很快治愈。也有反复多次、数月、数年缠绵难愈者。

（5）易成慢性：凡反复发作，久治不愈，即转成慢性。

（6）男女老幼均可发病。严重时可伴全身症状。

四、治疗

（一）辨证内治

1. 湿热型

症：患部皮肤潮红、肿胀、境界不清，有多数密集丘疹→丘疱疹或小疮。糜烂、浸淫成片，黄水淋漓，有腥臭气味，自觉瘙痒，有时剧痒难忍。一般无全身症状，重者伴发热、口渴、腹痛、便秘或腹泻，小便短赤，舌质红润、苔黄腻，脉象滑数等。

治：清热利湿。

方：清热利湿饮。

药：金银花 15 g，马齿苋 15 g，苍术 9 g，黄柏 10 g，车前草 15 g，滑石 15 g，白茅根 15 g，甘草 6 g。水煎服。

加减：局部糜烂、发红，加牡丹皮、栀子、蜀羊泉、生地黄、龙胆草、黄芩；痒甚，加蛇床子、地肤子、苦参、白鲜皮；发热口渴，加生石膏、寒水石、天花粉；热毒盛，重用金银花加蒲公英、板蓝根、连翘；滋水多，重用滑石、苍术，加茯苓、泽泻、木通；便秘，加大黄、芒硝；发于上部加菊花、蝉蜕、桑叶、牛蒡子；发于中部，加黄芩、柴胡；发于下部，加牛膝。

2. 血热型

症：患部皮损红赤焮热，丘疹色红，常泛发，水疱饱满紧张，瘙痒，抓破出血，滋水不多，结干痂，伴心烦失眠、饮食减少，舌质发红，脉象弦数。

治：凉血清热，解毒利湿。

方：清凉解利饮。

药：生地黄 15 g，黄连 12 g，黄芩 15 g，黄柏 15 g，牡丹皮 10 g，赤芍 10 g，金银花 20 g，百部 15 g，黄芩 12 g，赤小豆 20 g，甘草 6 g。水煎服。

加减：同湿热型。

3. 风热型

证：患部皮色潮红，稍肿，丘疹淡红，兼有小疱、瘙痒，抓破滋水不多，有鳞屑。重者伴发热、头痛，舌尖红、苔薄白，脉滑数。

治：疏风、清热、利湿。

方：疏清八味饮。

药：荆芥 10 g，防风 10 g，连翘 15 g，当归 12 g，蝉蜕 10 g，黑芝麻 10 g，金银花 15 g，甘草 6 g。水煎服。

加减：同湿热型。

4. 血燥型

证：患部皮肤浸润，粗糙肥厚，或丘疹潮红，或暗淡，搔破滋水、结痂或干燥脱屑，瘙痒剧烈，夜间尤甚，影响睡眠，反复发作，时轻时重，或皮肤色素沉着，近关节活动处易发生皲裂疼痛。舌质淡红、苔薄白，脉象多沉细无力。

治：养血祛风。

方：养血祛风汤。

药：当归 10 g，丹参、鸡血藤、熟地黄、黑芝麻各 15 g，苦参 9 g，水煎服。

加减：滋水浸淫，加薏苡仁、茯苓、地骨皮；瘙痒不止，加地肤子、蛇床子、乌梢蛇、全蝎、蜈蚣、牡蛎、珍珠母；皮色紫暗，加红花、桃仁、三棱、莪术；气虚，加党参、白术、山药；血虚，加阿胶、黄芪，腰膝酸软，加枸杞子、菟丝子、巴戟天。

以上 4 型可单独出现，也可相兼，应随其兼而灵活运用之。

（二）外治法

1. 熏洗法

（1）黄连甘草洗剂（黄连 15 g，甘草 30 g，水煎）外洗或湿敷。

（2）百部止痒洗剂（百部 30 g，苦参 30 g，蛇床子 30 g，水煎）外洗或湿敷。

（3）马榆洗剂（马齿苋 60 g，地榆 30 g，水煎）外洗或湿敷。

（4）镇风止痒洗剂（荆芥、防风、大活、透骨草、艾叶、川椒、苍术、木瓜、威灵仙各 12 g，葱头 4 个），水煎，外洗或湿敷。

2. 散剂

（1）铜铬散干撒或香油调涂。

（2）长效膏外敷。

（3）湿疹止痒散［黄连 20 g，花川 30 g，百部 30 g，苦参 20 g，冰片 15 g，白矾（另包）15 g，密陀僧 30 g，儿茶 15 g，乳香 10 g，没药 10 g，共为细末］外擦。

3. 艾卷熏法

除湿止痒杀虫艾卷（艾绒 30 g，百部 15 g，蛇床子 15 g，白鲜皮 15 g，苦参 15 g，白矾 10 g，乳香 10 g，没药 10 g，甘草 15 g，共为细末和艾绒混合，制成艾卷）。每日点燃熏患部 15~30 min。每日 1~2 次。

五、预防及护理

（1）忌用热水烫洗患部，尽量避免用手搔抓。

（2）忌食致敏（动风、发物）及有刺激性食物。

（3）急性期患者和婴幼儿勿用刺激性强的药物。

六、鉴别

急性湿疹疮容易和接触性皮炎混淆，临床应注意鉴别（表 9-2）。

表 9-2　急性湿疹疮与接触性皮炎鉴别

项目	急性湿疹疮	接触性皮炎
病因	常不明显	有明显接触史
发病部位	部位不定，常对称性分布	接触部位
皮损形态	多形性	可为红斑、肿胀、丘疹、小疱、糜烂，但在一个时期，常以一种为主
皮损边缘	不清楚	清楚
病程	有复发倾向	去除病因后，一般 1~2 周内皮疹消退，如不再接触即不再复发

七、医案

芦某，男，32 岁，1984 年 2 月 16 日初诊。

主诉：会阴、肛门及两大腿内侧丘疹滋水瘙痒 20 余天。

病史：初因不明，仅感会阴瘙痒、潮湿，并逐渐蔓延到肛门和两大腿内侧部，曾用中药外洗，内服龙胆泻肝片及“西药”治疗，虽能控制发展，但瘙痒、起疙瘩、搔抓滋水、肛门和会阴潮湿、痒痛不减，故来诊治。

检查：会阴、两大腿内侧有大小不一丘疹，糜烂、滋水，皮肤呈灰褐色，但以腹股沟、阴囊为重，肛门周围丘疹潮红，也有糜烂、滋水，瘙痒以夜间为重。脉微数，舌质淡红、苔白。

诊断：阴囊、肛门湿疹。

治疗：因属湿热与血燥型相兼，治当清热利湿，养血祛风，用清热利湿饮与养血祛风汤加减化裁：黄芪 15 g，当归 15 g，苦参 15 g，黑芝麻 20 g，生地黄 20 g，车前子 30 g（另包），甘草 10 g，黄柏 15 g，赤芍 20 g，薏苡仁 60 g，萆薢 15 g，茯苓 20 g，水煎服。另用徐长卿 30 g，百部 30 g，花椒 20 g，艾叶 40 g，狼毒 30 g，苦参 30 g，地肤子 30 g，蛇床子 20 g，白矾 20 g，白及 15 g，甘草 10 g，水煎外洗，早晚各 1 次，每次洗 15~30 min。洗后外擦湿疹止痒散。

第一次复诊：经上内外兼施治疗后，新的不生，原病损结痂，脱痂后即愈，范围缩小，明显好转，也不滋水，仅腹股沟和阴囊 3 处发痒，因治疗效果显著，又守上法处治。

第二次复诊：继上治疗皮损全部正常，偶有瘙痒阵发，因病已近痊愈，不必内服药物，也不予外洗，仅将湿疹止痒散用 75%乙醇调涂。

第三次复诊：原病损诸症痊愈，偶有轻微发痒，现口干咽痛、手部搔之起风团，脉弦，舌红、苔薄白，拟凉血解毒以治瘾疹。连翘 30 g，蒲公英 60 g，生地黄 20 g，牡丹皮 15 g，麦冬 30 g，赤芍 20 g，陈皮 10 g，甘草 10 g。水煎服。

患者经上治疗后瘾疹痊愈，湿疹疮至今 5 年余未复发。

八、按语

湿疹疮由于发病部位、年龄、皮损表现不同，故今病名繁多。例如，红粟遍发全身、瘙痒者称粟疮；浸淫滋水，蔓延周身者称浸淫疮；瘙痒搔破出血者称血风疮；婴幼儿发生本病者称奶癣；发生于耳部者称旋耳疮、月蚀疮；发生于手背的称瘑疮，发生于乳头者称乳头风；发于脐部的称脐疮；发生于肘弯、腘窝者称四弯风；发生于阴囊的称绣球风、肾囊风；发生于小腿部的称湿臁疮。有的根据发病范围分为泛发性和局限性。有的总分为两大类，即普通型和特殊型。本病在辨证施治时要注意结合发病部位和所属经络，如发生于面部和乳房部与脾胃经相关；发生于四肢内侧部者，统属于阴经；发生于四肢背侧部属阳经等。同时要结合上、中、下 3 部，如发生于上部多风热，发生于中部多气郁、火郁；发生于下部多湿热。如反复发作，久治不愈，多耗血伤津，宜养血补血。同时要正确运用“治风先治血，血行风自灭”的治疗方法，还要密切注意分型与各型相兼见的关系等。特别值得一提的是婴幼儿，其皮肤嫩柔，在选用药物时，当以“缓和为要”，勿用刺激性强的药物，否则易加重病损的发展，造成严重危害；更忌用凉水洗涤患部，否则加重病情。笔者曾在赴藏时治一藏族女性，该女患面部湿疹疮，经治疗皮肤干燥脱痂，皮肤嫩柔，也无渗液，患者误用水洗，随即渗出，滋水，如汗水外溢，浸淫面部造成复发，后经调理方愈，当以为戒。

第十章　肛肠疾病类

第一节　概　述

一、含义

大肠肛门部疾病，统称肛肠疾病。

二、源流

肛肠病乃近时之名称，古称“痔”“痔疮”或“痔瘘”等。《庄子·列御寇》曰：“秦王有病召医，破痈溃痤者，得车一乘，舐痔者得车五乘，所治愈下，得车愈多。子岂治其痔耶？何得车之多也？”《说文解字》曰：“痔，后病也。”前述的“痔”当为肛肠病之总称。

《素问·生气通天论》曰：“陷脉为瘘，留连肉腠。”又曰：“因而饱食，筋脉横解，肠澼为痔。”均指出了“痔”“瘘”的区别，特别是对痔的病因病机做了简明的叙述，且确认“筋脉横解”是痔的病理基础。《黄帝内经》也对肛肠的解剖生理进行过研究，如《灵枢·胃肠》曰：“肠胃所入至出，长六丈四寸四分，回曲环反，三十二曲也。”又曰：“回肠（当属回肠和结肠上段的合并部分）当脐左环，回周叶积而下，回运环反十六曲，大四寸，径一寸寸之少半，长二丈一尺。广肠（乙状结肠和直肠）传脊，以受回肠，左环叶脊上下辟大八寸，径二寸寸之大半，长二尺八寸。”《灵枢·平人绝谷》曰：“回肠（指今之回肠和结肠上段）大四寸，径一寸寸之少半，长二丈一尺，受谷一斗，水七升半。广肠七八寸，径二寸寸之大半，长二尺八寸，受谷九升三合八分合之一。”《黄帝内经》不仅计算和测量了整个消化道从口至肛门的全长度为“六丈四寸四分”，且对结肠、乙状结肠和直肠的长度、直径、容量等做了考查，对其生理功能在《素问·灵兰秘典论》中做了描述，曰：“肺者，相傅之官，治节出焉；……大肠者，传道之官，变化出焉。”《灵枢·本脏》也曰：“肺应皮。皮厚者，大肠厚；皮薄者大肠薄；皮缓，腹裹大者，大肠缓而长；皮急者，大肠急而短；皮滑者，大肠直；皮肉不相离者，大肠结。”《素问·六节藏象论》曰：“肺者，气之本，魄之处

也，其华在毛，其充在皮，为阳中之太阴，通于秋气。……脾胃、大肠、小肠、三焦、膀胱者，食廪之本，营之居也，名曰器，能化糟粕，转味而入出者也，其华在唇四白，其充在肌，其味甘，其色黄，此至阴之类，通于土气。”同时还对肺与大肠及其他脏腑之间的关系也进行了研究等。

《难经·四十二难》曰：“回肠（即大肠）大四寸，径一寸半，长二丈一尺，受谷一斗，水七升半。广肠（大肠末端）大八寸，径二寸半，长二尺八寸，受谷九升三合，八分合之一。……大肠重二斤十二两，长二丈一尺，广四寸，径一寸，当脐右回十六曲，盛谷一斗，水七升半。”又曰：“肛门重十二两，大八寸，径二寸半，长二尺八寸，受谷九升三合，八分合之一。”《难经·四十四难》曰：“大肠小肠会为阑门（大小肠交界处），下极为魄门（肛门）。”还对有关肠道病证做了记载，如《难经·十难》曰：“心脉微涩者，大肠邪干小肠也。”《难经·五十七难》又曰：“泄凡有五，其名不同，有胃泄，有脾泄，有大肠泄，有小肠泄，有大瘕泄，名曰后重。……大肠泄者食已窘迫，大便色白，肠鸣切痛。”

马王堆汉墓帛书《五十二病方》对肛肠病有较详细的分类，并描写特有症状，如“牡痔，有羸肉出，或如鼠乳，末大本小，有空（孔）其中，……牡痔之入窍中寸，……后而溃出血，……血肨（痔）”及“脉者（痔）”等病名。其中还记有“朐痒”也是痔的一种。文中“末有巢者”的“巢”指肛门瘘管。“巢塞脏者”的“脏”即直肠下部，“人州出”就是脱肛。在治疗方法上有其独特之处，如用烟熏治疗“朐痒”，用小绳结扎，再用刀割治疗“牡痔”，以及用刀割去其“巢”，采用抗菌消炎的黄芩外敷创口，“治黄芩而瘘传之”以预防感染，促使创面愈合等，足见当时对肛肠病之重视。

汉代《华佗神医秘传》中载有外科剖腹、开颅、刮骨疗毒、割肌取虫等治法，在肛肠病方面，也有重要贡献，如将痔疮分为“内痔”“外痔”“内外痔”，使用了枯痔疗法、结扎疗法，并详细记载了治痔的全过程，其他还有丸、散、膏、熏洗，以及肛门栓剂等多种治疗方法，详细记载了牡痔、酒痔、肠痔、血痔、气痔等方药，还创制了扩肛筒灌入豚胆汁治疗便秘的方法，并且专题讨论大肠虚实、寒热、逆顺、生死、脉证之法，曰：“大肠者，肺之腑也。为传送之司，号监仓之官。肺病久不已，则传入大肠，手阳明是其经也。寒则泄，热则结，绝则泄利无度，利绝而死也。热极则便血。又，风中大肠，则下血。又，实热则胀满，而大便不通，虚寒则滑泄不定，大肠乍虚乍实，乍来乍去。寒则溏泄，热则垢重，有积物则寒，栗而发热，有如疟状也。积冷不去，则当脐而痛，不能久立，痛已则泄白物是也。虚则喜满，喘咳，而喉咽中如核妨矣。”此书还载有治“肛门奇痒”“肛门虫蚀”“蛲虫”“悬痈”“便血”“脱肛”“肛门肿痈”等的方药，并具有科学的认识。

汉代张仲景的《伤寒论》和《金匮要略》记有肛肠病的辨证论治方药，这里仅摘录几条原文可见一斑，供参考。《金匮要略·五脏风寒积聚病脉证并治》：“大肠有寒者，多鹜溏，有热者，便肠垢；小肠有寒者，其人下重便血，有热者必痔。”又曰：“下血，先便后血，此远血也，黄土汤主之。下血，先血后便，此近血也，赤小豆当归散主之。”

现存最早药物学专著《神农本草经》收载365种中草药，其中治疗痔、瘘、脱肛、息肉、肠痔等肛肠病的药物计有26种，如黄芪、槐实、鳖甲、文蛤、螺皮、桐叶等。

皇甫谧著《针灸甲乙经》将针刺法治疗肛肠疾病专列“足太阳脉动发下部痔脱肛第十二”，曰：“痔痛攒竹主之，痔会阴主之，……痔篡痛承筋主之，脱肛下刺气街主之。”并提出“痔与阴相通”的理论，还认识到肛肠病可以引起“排尿困难”等经验之谈。

隋代《诸病源候论》对肛肠病之临床症状及病源等论述甚详，如：“诸痔者，谓牡痔、牝痔、脉痔、肠痔、血痔也。……又有气痔，大便难而血出，肛亦出外，良久不肯入。”“牡痔，肛边生鼠乳出在外者，时时出脓血者是也。”“肛边肿，生疮而出血者，牝痔也。”“肛边生疮，痒而复痛出血者，脉痔也。”“肛边肿核痛，发寒热而出血者，肠痔也。”“因便而清血随出者，血痔也。”“诸痔皆由伤风、房室不慎，醉饱合阴阳，致劳扰血气，而经脉流溢，渗漏肠间，冲发下部。”又曰：“将适失度，或取热或伤冷，触动于石，冷热交击，俱乘于血，致动血气，血渗入于大肠，肠虚则泄，故大便血。”并明确指出：“痔久不瘥，变为瘘也。”

唐代孙思邈在《千金翼方》中总结“肠痔药品”计有50余种，用以治疗肛肠疾病的如胆石、消石、丹砂、五石脂、水银、雄黄、殷蘖、石硫黄、孔公孽、磁石、蘖木、槐子、桐皮、飞廉、败酱、露蜂房、鳗鲡鱼、蛇蜕、猬皮、鳖甲、猪后角悬蹄和“鼠漏并痔药品”及“下血药品”等；还载有“疗痔方”“疗外痔方”“痔疮方”等方药计33方，提出“灸痔”“熨痔”等法，并新命名“燥湿痔”“雌雄痔”，为以往方书所未载。

宋代《圣济总录》为当时政府组织专人编写的医学巨著，全书共200卷，分66门，专立“痔瘘门”，共收载治疗肛肠疾病方209个，内有“痔瘘统论”“诸痔”“牡痔”“脉痔”“血痔”“肠痔”“气痔”“久痔”“痔瘘”“痔瘘疼痛不可忍”“肠风下血”等，都做了比较详尽的论述。如对“痔瘘”曰：“五痔之疾，或出鼠乳，或发寒热，或生疮，或痒痛，或下血，其证不一，治之不早，劳伤过度，则毒气浸渍，肌肉穿穴，疮口不合，时有脓血，故成痔瘘。经曰，痔久不差变为瘘是也。”比较清楚地说明了肛肠疾病（概称五痔）若不早期治疗，久之可发生肛瘘的可能，所谓“久痔必瘘”就是这个意思。同时指出“牝痔”“酒痔”本是一病两个病名：“所谓酒痔者，乃牝痔之别名也。”也指出“风痔”即“肠痔”，曰：“肠痔生核肿痛，发歇不定，又名风痔者。”在治疗方法上创有“坐痔”法，即有绢袋两个，将药乘热装入袋内，坐上，冷即更换。

宋代《卫济宝书》发明了“炼刀”“小息子”“竹刀”等医疗器械，在治疗痈疽强调痈疽未成、以消为好的治疗方法，曰：“乘其未脓，而攻之得宜，以不溃而急，此上工也。”这无疑为后世医家在治疗方面“以消为贵”提供了宝贵经验。

宋代陈无择著的《三因极一病证方论》对便血做了深入的分析研究。对“痔”有了明确阐述，对五痔做了进一步的说明。第一次明确提出“痔不特肛门边生”，其他部位如眼、牙等也可生痔。对“肠风脏毒”提出了自己的看法：“夫有五痔人，奏圊则下血，或点滴或洴箭，或清，或浊，面黄唇白，心忪脚弱，头目眩晕，此因饱食坐久，

肠癖所为。亦有饮酒、房室过度所致。世医多指此为肠风脏毒。然肠风脏毒，自属滞下门。脏毒，即是脏中积毒；肠风，即是邪入脏，纯下清血，谓之风利。今五痔下血，乃是酒痔、脉痔，其血自肛门边别有一窍，如针孔大，滴淋而下，与泄物不共道，不可不知。”并明确指出了用生砒制剂治痔，易发生砒中毒，曰：“治之之法，切勿用生砒，毒气入腹，反至奄忽。”主张用“熏”“洗”“贴药”等无毒的治痔方法，这对后世采用无砒枯痔散等无砒制剂起到了积极作用。

《太平圣惠方》为王怀隐等编著，全书100卷，分1 670门，治痔方达210个之多，较早地采用砒剂药锭（条子）治痔，曰：“以砒霜、黄蜡搅和令匀，捻为条子治痔。”其他如《魏氏家藏方》中的枯痔疗法，这个时期治疗肛肠病专科医生及其专著较之以往增多，如定斋居士著的《五痔方》等。

金元时期名家辈出，对医学理论、临床实践探讨研究等方面有了突破和创新，学术空气高涨。刘完素以“火热论”著称的“寒凉派”、张从正以祛邪而善用攻法著称的“攻下派”、李杲以温补脾胃著称的“补土派”和朱震亨以善用滋阴降火法著称的“滋阴派”，即当时的金元四大家。若论辨证施治之鼻祖当是张仲景，此四大家确实是辨证施治方法运用的后起之秀，他们对肛肠疾病的辨证施治和发展起到了积极的作用。下面仅列举四大家中的朱震亨对肛肠疾病的认识和辨证施治等方面所做的贡献。其创立风、热、燥、湿四大病因学说，曰：“大肠为病，皆风热燥湿为之也。”又曰：”大便秘涩，必作大痛，此由风热乘食饱不通，气逼大肠而作也，受病者燥气也，为病者胃湿也，胃刑大肠则化燥火，以乘燥热之实，胜风附热而来，是风燥湿热四气而合。故大肠头成块者，湿也；大痛者，风也；若大便燥结者，主病兼受火邪也……。”他系统总结了对下血的辨证用药方法，曰：“下血，其法不可能用寒凉药，必于寒凉药中加辛味为佐，久不愈者，后用温剂，必养升举药中加酒浸炒凉药，和酒煮黄连丸之类，寒因热用，故有热，四物加炒山栀子、升麻、秦艽、阿胶珠；去大肠湿热，属虚者，当温散，四物加炮姜、升麻。凡用血药不可单行单止也。”又曰：“下血当别其色，色鲜红为热，以连蒲散。又若内蕴热毒，毒气入肠胃，或因饮酒过多，及淡糟藏炙焨引血入大肠，故下血鲜红，宜黄连丸，或一味黄连煎。余若大下不至者，宜四物汤加黄连、槐花，仍取血见愁少许，生姜捣取汁，和米大服，于血见愁草中，加入侧柏叶，与生姜同捣汁尤好。毒暑入肠胃下血者，也宜加味黄连、槐花入煎服。血色瘀者为寒，血逐气走，冷寒入客肠胃，故上瘀血，宜理中汤温散，若风入肠胃，纯下清血，或湿毒，并宜胃风散加枳壳、荆芥、槐花。攧扑损恶，血入肠胃，下血浊如瘀血者，宜黑神散加老黄茄为末，酒调下。”对痔的病因病机临床特点及治疗大法论文简明，曰：“痔者，皆脏腑本虚，外伤风湿，内蕴热毒，醉饱交接，多欲自戕，以故气血下坠，结聚肛门，宿滞不散，而冲突为痔也。其肛边发露肉珠，状如鼠乳，时时滴溃脓血，曰牡痔；肛边生疮肿痛，突出一枚，数日脓溃即散，曰牝痔；肠口大颗发瘟，且沥，曰脉痔；……若血痔则每遇大便，清血随之而不止；若酒痔则每遇饮酒，发动疮肿，痛而流血；若气痔则忧恐郁怒，适临乎前，立见肿痛，大便艰难，强力则肛门出而不收矣，此诸痔之外证也。治法、总要大抵以解热调血顺气先之，盖热则血伤，血伤则经滞，经滞则气不营运，气与血俱滞，乘虚而坠入大肠，此其所以为痔也。”认为脱肛当以气热、气虚、血虚、血热来辨证论治，曰："脱肛属气热、气虚、血虚、血热。气虚者，补气、参、芪、芩、归；血虚者，四物汤；血热者，凉血，四物加炒柏；气热者，条芩六两，升麻一两，麹糊丸……"又曰："肺与大肠为表里，故肺脏蕴热，则肛门闭结；肺脏虚寒，则肛门脱出。又有妇人产育用力，小儿久痢，皆致此，治之必须温肺脏，补阳胃，久则自然收矣。"以上不难看出，朱震享对肛肠疾病立论之理、用药辨证之法，至今仍为临床习用。其他如齐德之著的《外科精义》中的"论痔瘘"，罗天益著《卫生宝鉴》中专立"肠风痔瘘门"，危亦林著的《世医得效方》等，不仅将肛肠病分门别类，收载多种治疗方药，还载有独特治疗方法，如《世医得效方》中对严重脱肛患者采取特殊的浸泡方法："长尺余者，以两床相接，中空一尺，以瓷瓶盛药水满，架起，与床平，令病者仰卧，以其所脱浸在瓶中，换药逐日如此浸，缩尽为度。"

明代《外科启玄》对肛肠疾病的病因做了系统的叙述，还根据病之形状分为二十四痔，"夫痔者滞也。盖男女皆有之，富贵者因于酒色，贫贱者劳碌饥饱，僧道者食饱而久坐，……妇女因产难久坐，或经行时因气怒伤冷受湿，余血渗入肛边而生；有小儿因过食浓味，或痢而久蹲，或母腹中受毒，大抵痔疮不必缘于酒色也，宜详其原受之因而治之，自应验矣。古书虽有五痔之分，而未尝离于风湿燥热，四气郁滞，弗能通泄，气通大肠所作也。然二十四痔，言其形状也，五痔者牡痔、牝痔、脉痔、肠痔、血痔，乃病之源也。然未破者曰痔，已破者曰漏。"为便于记认，书中绘有痔疮形图，也编有歌诀，曰："……雌雄同气血，子母一般般，最苦悬殊者，钩肠痛似攒，核桃与流气，见者亦心酸，栗子于中大，鸡心在外安，珊瑚形可恶，脱取最为难，内痔浑无出，担肠里外盘，垂珠更宜治，日久是鸡冠……"另有"八漏影论"曰："夫漏症有八，其形不一，但有孔窍出水不止者是也。一曰气漏，或肿或消，痛胀难忍者也。二曰风漏，其孔内痒甚是也。三曰阴漏，男女阴内痛而出水者是也。四曰冷漏，孔内出白脓黄水不止者是也。五曰痔漏，乃痔疮日久不忌痔事，破而流脓不收口者是也。六曰血漏，时时下鲜血不止者是也，又名热漏。七曰瘘痁漏，是平肉上生孔窍出脓血是也。八曰瘘腮漏，因疮忽黑烂出黄黑水者是也。"其他著作有赵宜真的《秘传外科方》、汪机的《外科理例》、王肯堂的《证治准绳》、陈实功的《外科正宗》、方贤的《奇效良方》及张景岳的《景岳全书》等，即所谓外科"全盛时期，名家辈出，著作如林，而各有独到之处"。

《外科正宗》中列有每病看法、治法、治验、主治方、应用方诸项。对痔的辨证论治，较之以往更为完善，尤其对枯痔法的运用，叙述很详细，曰："凡疗内痔者，……即用葱汤洗净，搽枯痔散，早、午、晚每日三次，次次温汤洗净搽药，轻者七日，重者十一日，其痔自然枯黑干硬，停止搽药，……待痔落之后，换搽生肌散，……其口半月自可完矣。"另外用三品一条枪治 18 种痔漏，对其操作及变化过程的辨证用药方法，写得很具体，曰："凡用药线插入痔孔内，早晚二次，初时每次插药三条，四日后每次插药线五六条，上至七八日，药力满足，痔变紫黑，方住插药；候痔四边裂缝流脓，至十四日期满痔落，用甘草汤洗净，换搽风雏膏或玉红膏，俱可生肌收敛。虚弱者兼服养血健脾之药，最为稳当。"此与当今临床运用和观察病情变化基本一样。而瘘管采用挂线疗法，当见《古今医统大全》曰："予患此疾，一十七年，……后遇江右李

春山，只用芫根煮线挂破大肠，七十余日方获全攻。病间熟思，天启斯理，后用治数人，不拘数疮，上用草探一孔，引线系肠外，坠铅锤悬取速效。药线日下，肠肌随长，僻处既补，水逐线流，未穿疮孔，鹅管内消，七日间肤全如旧，……线落地以药生肌，百治百中。”这时不仅创造了割痔，还研制出非手术方法治疗瘘管，不用针刀、挂线，不受苦楚诚起痼疾之良方。在孙志宏著《简明医彀》一书中对先天性肛门闭锁的手术治疗记述详尽，曰：“罕有儿初生无谷道，大便不能出者，旬日必不救，须速用细刀割穿，要对孔亲切，开通之后，用绢帛卷如小指，以香油浸透插入，使不再合，旁用生肌散敷之自愈。”这一时期在治法上强调外科疾病“必本于内，知乎内以求乎外”，以及“治外遗内”和“舍脉从证”“舍证从脉”“治之不应别求其故”的思想方法；在治学态度上，要求在继承古人的基础上，再给予革新、创造。《外科理例》曰：“盖其中古人所论治，无非理也，学者能仿其例而推展之，于焉古人不言之妙旨……”

清代的外科学术思想在“因内可以推外，由外可以测内”的整体观念指导下，强调要整体地、全面地去认识疾病，做到无遗内、遗外之憾。虽有时世瑞的《病科捷径》、许克昌的《外科证治全书》、余听鸿的《外证医案汇编》等外科专著，均对肛肠疾病有论述，并各有特色，但当以祁广生著的《外科大成》为代表。《外科大成》成为当时学习外科必读之书，后又为《御纂医宗金鉴外科》之蓝本，足见其对外科之贡献了。王洪绪的《外科证治全生集》为当时祖传世医的经验总结，主张辨阴证阳证，治法“以消为贵，以托传为畏”等。其他外科医家如顾世澄的《疡医大全》、高文晋的《外科图说》等都为后世肛肠外科的发展做出了重要贡献。在辨证施治方面总结出更为完善的治疗经验，曰：“结肿胀闷成块者，湿盛也；结肿痛如火燎，二便闭者，大肠、小肠热盛也，结肿多痒者，风盛也，肛门围绕折纹破裂，便结者，火燥也；……若坚硬者，以五倍子散，……兼用朴硝、葱头黄汤洗之。顶大蒂小者，用药线勒于痔根，每日紧线，其痔枯落；……又有顶小蒂大者，用枯痔散枯之；……属气血两虚，宜十全大补汤倍川芎、参、芪服之，……为酒毒者，宜服苦参地黄丸，……又有久泻、久痢而生痔者，宜补中益气汤加槐花、皂荚子煅末服之；如痔已通，肠污从漏孔出者，用胡连追毒丸酒服之；……如漏有管者，用黄连闭管丸服之，可代针刀药线之力。”这一时期在非手术治疗肛肠病方面又前进了一大步，另外对痔瘘“忌口”及“久病咳嗽而后生痔”预后不好等都有新的见解，对医疗器械如“探肛筒”“过肛针”“弯刀”“钩刀”等都有创新和改进，为肛肠疾病的不断进步和发展打下了良好基础。

三、临床表现

肛肠疾病多种多样，临床主要症状有肛门内有瘤状物，便时出血、肛门部疼痛，便后肿物脱出、肛门潮湿、大便秘结、流脓、有肿物和溃口等，由于病种不同，表现特点也不一样，下面重点将流脓、肿物、溃口的特点叙后，余在有关章节中介绍。

（一）流脓

流脓是肛瘘、肛痈和肠炎等肛肠病常见症状之一。脓液的存在表示“肉腐”或毒液外溢，脓液的多少可提示病邪的进退；溃口的愈合或瘘管的暂时闭合说明病愈或稳定；瘘口和支管较多的瘘管，流脓常反复；流脓黄稠多见于阳热证，脓液稀薄多为阴寒证；瘘口有粪汁流出或从瘘口排气多与直肠相通，如瘘口流出尿液，多与尿道或膀胱相通。脓液从肛内排出，见于内瘘、直肠内溃疡和肠道炎症等，如溃疡性结肠类、多发性息肉及癌瘤等。

（二）肿物

肿物见于发生于肛门内外的痈疽、息肉、肿瘤、外痔、肛门疣等肛肠疾病。如肿物红肿、热痛，多为肛痈；漫肿不痛或微痛，皮色不变或微红者多为肛疽；肿物按之应指为脓成；肿物是圆形或椭圆形，按之稍硬，呈灰褐色或黑色的瘀血块见于血栓性外痔；肛缘皮肤皱襞突起、变性、增长日大，见于结缔组织性外痔；肛门周围皮肤有小如米粒肿物，逐渐增大呈菜花样，肛门潮湿伴腥臭气味者，是肛门尖锐湿疣；指诊肛内有大小肿物，可活动，或有蒂，为直肠息肉，有单发和多发之别；便后有肿物脱出肛外者多见于直肠脱垂、内痔脱出、直肠息肉等。

（三）溃口

溃口多见于肛门内外的溃疡、肛裂、肛门痈疽溃后的疮口及瘘管的内外口等。溃口大小不一、深浅不同。有的表浅，如溃疡性结肠炎糜烂、溃疡、肛裂的梭形溃疡；有的较深，如肛门痈疽溃后疮口，以及未闭合的瘘管口，有的溃口多个，有的单发，有的互相通连，有的时闭时溃，有的流脓水，等等。

肛肠病除以上常见主要症状和特点外，还应注意发生于齿状线以上的诸病，此类对疼痛大多不敏感，而发生于齿状线以下的诸病对疼痛大多很敏感。凡发生于齿状线以上病变，其表面是黏膜组织；凡发生于齿状线以下诸病，其表面是皮肤组织。便血以肛门内疾病为常见，肛外则较少见。凡肿物排便即脱出肛外者多系直肠病变，也见于齿状线下病变如肛门乳头状瘤。肿物在肛外与排便无关系者，多不是肛内病变。肛肠疾病全身可伴恶寒发热、唇干口渴、便秘尿黄，苔黄，脉数，或面色萎黄、少气懒言、身困乏力，舌淡、苔白，脉象虚弱，或腹痛便溏、里急后重、大便频数、小便清长等。

四、病理转归

脾胃失和，湿热下注，肠道积热，或瘀血停留，或瘀血痰浊凝结，或气血虚弱中气不足，或郁久化热、热盛肉腐等，久致结块不散、充血、水肿、糜烂、坏死、溃疡、窦道、瘘管、脱肛、失禁、狭窄等。

五、临床常见肛肠病

常见的肛肠病有痔疮、肛裂、直肠脱垂、肛瘘、肛管直肠癌等。下面以介绍痔疮为主。

痔长在肛门内外，以齿状线为界线，将痔分为内痔、外痔和混合痔 3 类。

得了痔，有的人并不知道，这说明痔早期往往没有多大痛苦，直到发现便后出血或肛门肿痛时才到医院找医生治疗。得了痔若不及时治疗，痔由小变大，由轻变重，甚至肿痛剧烈、出现便血，严重影响身体健康。痔的主要临床表现有以下几种。

（一）瘤状物

只要得了痔疮，在肛门内外病变的地方就有明显的痔静脉团形成的瘤状物（或赘

生物)。初期较小，随着病变的发展越来越大，由于对肛门的刺激，患者可有坠胀感，外痔可有异物感。

（二）便血

大便后出血是内痔早期症状之一。内痔初期往往无明显的自觉症状，多数便后发现带血才引起重视。便血一般是先轻后重，从小量出血到大量出血，便血有带血、滴血、喷射状出血等。部分患者由于长期反复出血，或多次大量出血，严重时每次便血由 10 mL 增至 100~200 mL，或更多，使患者发生严重贫血。也有因痔核长期受粪便、炎症刺激发生纤维组织增生（如纤维肿型内痔）者，临床上反见便血减少，或停止便血。而外痔若不是由于合并感染使皮肤破烂出血外，一般无便血，其出血量也远比内痔少。

（三）肿痛

肿痛见于痔发作期，常因炎症诸因素引起肿胀或肿痛。内痔生在齿状线以上，由自主神经支配，属无痛区；外痔在齿状线以下，由脊髓神经支配，属有痛区。故患内痔的患者一般无疼痛感觉，常由于肿胀而下坠，就是患较大内痔时疼痛也不明显，只有在内痔发炎、血栓形成时，痔肿大疼痛，如内痔发炎嵌顿则肿痛加剧，内痔嵌顿坏死时则疼痛难忍。而外痔部位对疼痛很敏感，一旦外痔发炎肿胀，则疼痛明显。

（四）脱出

内痔从肛内掉到肛门外边称脱肛痔。内痔早期较小，不能脱出肛外，患病日久，痔核增大，组织松弛，大便时由于腹部压力增高和粪便向下的推力，使痔脱出肛外。内痔便后脱出，少则一处，严重时肛门一周脱出，主要见于二、三期内痔。若平素无明显的外痔突起，每于便后，由于向下的关系，血管扩大曲张，使肛门周围明显肿大隆起，患者多误认为内痔脱出（有的医生也误认为是内痔），若让患者休息后可慢慢消散，这和内痔脱出截然不同，应注意区分。

脱肛痔还可见到肛门潮湿、瘙痒等，严重时可引起贫血或恶寒发热、便秘等全身症状。

内痔和外痔的静脉血管互相交通，有吻合支，因此，不论外痔（特别是静脉曲张外痔）或内痔，患病日久势必互相影响，结果成为内、外痔共生，且可日渐增大加重。内痔可因出血多而发生贫血；外痔可因日重而致大便次数增加、坠胀严重，肠道功能紊乱或合并感染，可致肛门肿胀发炎，十分痛苦；内痔脱出肛外甚至可发生嵌顿及恶寒发热等严重症状；结缔组织性外痔不仅日渐增大，而且还会伴发肛裂，两者会互相影响，可加重病势发展，合并发生感染、窦道或瘘管，痔核日久也有发生癌变的，当引起重视。

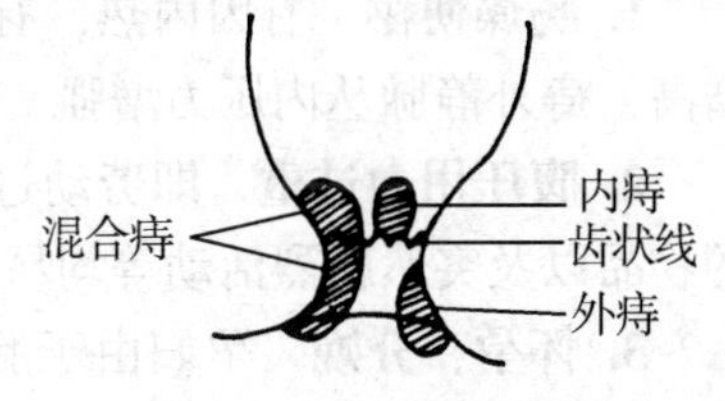

图 10-1 痔的部位

常见痔的种类有内痔、外痔、混合痔（图 10-1）。

外痔发生在齿状线以下的肛管和肛门缘外部。痔表面覆以皮肤组织，是痔外静脉丛血管迂曲、扩张、变性、隆起或瘀血凝结、皮肤结缔组织增生变性等所致。据 1975—1977 年全国中西医结合防治肛肠病协作组对 57 297 人肛门直肠疾病调查报告，外痔占 13.96%，在痔的发病率中居第三位。由于临床症状和病理特点不同，又分为血栓性外痔、炎性外痔、结缔组织性外痔和静脉曲张性外痔 4 种，分述于后。

第二节　血栓性外痔

一、一般情况

1. 定义　肛缘色素沉着的皮肤里面的痔外静脉丛血管破裂出血形成的痔。

2. 别名　瘀血球痔、血攻痔、肛门血肿。

3. 分类　单发性（每发病单发一处者）、双发性（同时两处发生者）、多发性（同时发生两处以上者）3 种。以单发性和双发性多见。

4. 分期　一般分急性期（以发病急、痛苦大为特点）和慢性期（病性由急性变为慢性、疼痛减轻但肿块吸收慢）。

5. 分型　共分 2 型。①湿热证型：相当于急性期，临床以湿热证为主要表现。②瘀结证型：相当于慢性期，临床以血瘀凝结不散为主要表现。

二、解剖生理与临床

肛门是肠管的出口处，在会阴体与尾骨之间，平时由于外括约肌的收缩，肛门像束紧的袋口一样，紧闭成一前后纵裂，排便时括约肌慢慢松弛张开，形成圆形，直径约 3 cm。肛门周围的皮肤较薄，也松弛，这是外痔手术时不易发生紧缩和狭窄的重要原因。皮下有丰富的毛囊、皮脂腺和汗腺，皮内有色素沉着，故皮肤呈褐色。由于齿状线以下有一组静脉丛叫痔外静脉丛，分布在肛管和肛门缘周围，所以这里的血管破裂出血即发生血栓性外痔。本病之所以好发生于肛缘色素沉着的皮肤下面，可能是由于肛门向下及肛管的收缩作用等。

三、病因病机

肠燥便秘、奋力努挣或腹压用力过重，血络损伤出血，瘀血凝结而成。

1. 肠燥便秘　有因内热，有因血虚均可致肠燥便秘。大便干燥，排便困难，腹压增高，痔外静脉丛内压力增强、不能耐受时则破裂出血。

2. 腹压用力过重　即劳动过度。凡超越自身能力的过度劳动，如拉车、背负过重的物品以及突然剧烈活动等均易致腹压向下用力过大，而使痔外静脉丛血管破裂出血。

3. 怀孕、分娩　孕妇由于胎儿对腹腔内的压迫，肛门直肠内血管压力相应增高，所以易使血管曲张。特别是在分娩时，由于自身内部组织向下和胎儿的压迫而易致痔静脉血管损伤。

4. 其他　常见肛管直肠部炎症性疾病，如内痔、肛裂、肛周炎等慢性炎症使痔静脉丛弹力降低，或突然大力咳嗽、不适当的剧烈活动，或手术、检查时用力粗暴，均可损伤出血而发生本病。笔者曾遇一位 40 岁血栓性外痔患者，系篮球运动员，因长期

未进行锻炼，突然参加剧烈比赛活动，致肛门肿痛发生本病。

总之，凡能造成痔外静脉血管弹力降低，血管内压力增高，使血管损伤破裂出血者，都是发生血栓性外痔的原因。血管损伤破裂后出血未凝多为血肿，若出血凝结成块则成血栓，若继发感染则肿痛加剧。

四、辨病依据

（1）好发于夏秋季节，尤以中年男性较多见。

（2）发病部位多在肛门缘左右两侧 3 点、9 点处。

（3）起病急，疼痛剧烈，病灶典型，若治疗及时，恢复较快，轻者 3~5 d，一般 2 周左右，有反复发作者，严重时属肛肠急症范畴。

（4）主症：肛门疼痛，肛外长一圆形或椭圆形肿物，肛门坠胀，活动不便，排便时疼痛加重，故有的患者因惧怕疼痛不敢大便。若合并感染，则痔核肿胀，肛门水肿，疼痛剧烈，烦躁不安，伴恶寒、发热等全身症状。

（5）局部检查：可见肛缘皮下有一褐色肿块，触之质稍硬、可活动。若发生在肛口内时用手掀开肛门可见。合并感染时触痛明显，皮肤可充血、发红。肛门水肿常与血栓大小、数目多少、感染程度等有关，如轻者仅局部肿胀，重者可波及肛周的 1/2、3/4 或环状水肿；小者如豆，或如酸枣核，偶有大如鸡卵者（图 10–2）。

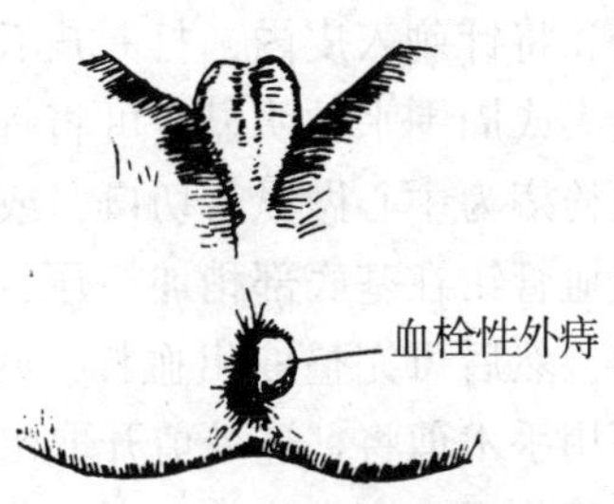

图 10–2　血栓性外痔

五、治疗

（一）辨证内治

1. 湿热证型（多见于早期，属急性期）

症：肛门缘部突然长一肿块，水肿疼痛，行动不便，大便干结，小便发黄，舌质稍红、苔白腻或微黄，脉象微数或弦数。

治：清热祛湿。

方：金槐车苓汤。

药：金银花 15 g，槐花 10 g，当归 6 g，蒲公英 15 g，陈皮 6 g，茯苓 15 g，车前子（另包）15 g，甘草 6 g，水煎，早晚各服 1 次。

加减：恶寒发热，加荆芥穗、薄荷各 6 g；热盛肿痛，加柴胡、黄芩、黄柏各 9 g；大便秘结，加大黄、芒硝各 9 g；疼痛剧烈，加杭芍、木香、延胡索各 10 g。

也可单服痔瘘双消丸Ⅰ号，每次 1 丸，早晚各服 1 次。

2. 瘀结证型（多见于晚期，属慢性期）

症：肛门水肿疼痛减轻，肿块瘀结不散，行动时有异物及疼痛感觉，便后疼痛加重，舌苔白或微黄，脉象多缓和或微数。

治：化瘀散结。

方：归红金陈汤。

药：金银花、当归各 15 g，红花 10 g，陈皮、甘草各 6 g，水煎早晚各服 1 次。

加减：肿痛甚，重用金银花为 30 g，加制乳香、制没药各 3 g；便秘，加槐角 10 g，炒莱菔子 15 g；肿块不消加三棱、莪术各 9 g，穿山甲 10 g。

（二）药物外治法

1. 湿热证型 用马硝煎或大黄 15 g，芒硝 30 g，蒲公英 30 g，黄柏 15 g，甘草 20 g，水煎，坐浴外洗，每次 15~30 min，早晚各洗 1 次，外敷黄连消炎膏或金黄散膏。

2. 瘀结证型 用二花一黄汤，或白及 15 g，白蔹 30 g，白矾 10 g，白芷 15 g，乳香 10 g，没药 10 g，甘草 20 g，水煎，早晚各 1 次，坐浴外洗，每次 15~30 min，外敷三味拔毒膏或外用长效膏。

（三）手术疗法

手术治疗采取血栓剥除术，适用于血栓外痔早期，或经非手术治疗血栓不易吸收者。

1. 操作方法 先让患者选好体位（多取患侧位），局部常规消毒后，用 1% 普鲁卡因注射液 2~5 mL，装入 5 mL 注射器内，取 6 号针头，在血栓性外痔的外缘 0.5~1 cm 处，将针刺入皮内，打一皮丘，再将针刺入血栓痔基底部，边进针边注药，如血栓痔较大或周围水肿明显，可将针退至皮下，再向左右两侧行浸润麻醉，然后用手术刀以血栓痔为中心做纵行切口，或梭形切口，切开皮下组织，即可看到血栓块，这时用麦氏血管钳在基底部稍加挤压，血栓即可从切口挤出。如有粘连，可先用血管钳轻轻分离，然后可完整取出血栓。对于时间较长，血栓与周围组织粘连牢固，不易取出的，可用手术剪将粘连处剪开取出血栓，一旦包膜破烂，血栓不能完整取出，血块溢出后，除清除干净瘀血块外，还应将粘连的纤维包膜清除干净，如伴有曲张之静脉团，可同时剥离切除。手术结束后，外用凡士林纱条或三黄液纱条、无菌纱布敷盖固定即可，术后每日便后坐浴、换药，多很快治愈。

2. 注意事项 切口不宜过小，否则不易完整将血栓剥离出。术后引流不畅，会影响伤口愈合，小的血栓性外痔，以纵行切口为好，较大的血栓性外痔，以梭形切口为优，否则创面对合不好，愈后也不平整，或形成皮垂。对于感染化脓的血栓性外痔，手术时一定要将上端、下端切口延长，使切口敞开，不留死腔，便于生长愈合。取出血栓后，一定要详细检查有无活动性出血点，血栓有无遗漏。有时血栓小如粟粒，多至十余个，若剥除不净，容易复发，或仍肿痛不消。

六、预防与护理

（1）积极参加体育活动和肛门功能的锻炼，增强体质，改善肛门功能，促进肛肠部血液循环。

（2）注意饮食卫生，避免胃肠道疾病如肠炎、痢疾等。

（3）多吃蔬菜、水果，不过食辛辣和有刺激性食物，如辣椒、酒等，保持大便通畅。

（4）对肛管直肠部炎症性疾病要及时治疗，如肛窦炎、内痔、肠炎等。

（5）凡能使腹部压力增高，肛门血管扩张或破裂出血的各种因素都应避免，如过重劳动、不适当的活动及排便时过度努责肛门等。

(6) 医生给患者做肛肠部手术或进行检查时，动作要轻柔，防止粗暴造成损伤等。

七、医案

靳某，男，22 岁，大学生，1982 年 4 月 21 日就诊。

主诉：肛门肿痛 5 d。

病史：初因过劳远行，致肛门部疼痛，左侧肛口长一肿块，经某医院检查诊为“血栓痔”，介绍来本院治疗，现肛门左侧肿痛，大便每日 1 次。

检查：见肛门左侧 9 点近肛缘处有 1.8 cm×1 cm 大肿块，呈椭圆形，中间皮肤稍有坏死，并可见黑色血栓、触痛。

诊断：血栓性外痔。

治疗：拟金银花 20 g，当归 10 g，赤芍 15 g，蒲公英 38 g，三棱 10 g，莪术 10 g，甘草 10 g，水煎服。药渣另煎外洗，外用金黄散膏外敷，计治疗 12 d 肿消痛失，血栓吸收痊愈，2 个月后复查无复发。

八、按语

血栓性外痔是因痔外静脉丛血管破裂出血形成。由于出血量的多少不同，所致之痔大小迥然异殊，又因局部含脂肪组织多少不同，致使形成的血栓，有的显而易见，可透过皮肤看出青褐色球形瘀血痔块，有的只见肿胀，肤色并无特别异样，但触之却可得知内有血栓硬块，前者容易辨认，后者若无经验则易与炎性外痔混淆。

血栓性外痔轻微者，仅觉瘙痒、不适或微痛。此时若善于调理，注意休息，可不药而愈，重者不仅肿胀明显，疼痛剧烈，行动困难，伴全身症状，有的感染严重，患部皮肤溃烂、坏死，或溃破流脓形成瘘管，所谓“久痔必瘘”即此意也。

关于对血栓性外痔的治疗有不同的认识，有人认为“保守治疗没有意义”，有人则常采用非手术方法治愈。临床实践证明，有的可单用外治法如熏洗、敷药等，有的可内服与外治结合，有的则必须手术，有的即使采用以上治疗方法也未治愈。因此，主张未患血栓性外痔者要做好预防，已患本病时轻者可采用非手术治疗，使之吸收痊愈，不留痕迹。有的虽经治疗，但吸收不良，留有很小痕迹，别无自觉症状和痛苦，这种情况大多也不要手术治疗，如继续坚持内服、外治，有的也可全部吸收，否则易于复发。一旦复发，当以手术治疗为宜，至于一开始发病即疼痛剧烈、血栓较大、肿胀明显，或采用非手术治疗不效者，应以手术剥除为好；如已发生感染坏死，或已形成瘘管者，当采取手术；也可将血栓挂破以利于吸收治愈。

对于血栓性外痔的复发问题，我们认为经非手术疗法治疗后已全部吸收，此后又因其他原因使静脉丛血管再次破裂出血发生本病者不属于未愈复发。手术剥离干净治愈的患者，愈后又因其他原因使静脉丛血管再次破裂出血发生血栓性外痔，临床并非罕见，这同样也不属于未愈复发。只有那些采用非手术治疗血栓吸收不良、留有痕迹，或手术时未能将所有血栓剥离干净、留有痕迹、加上感染等其他原因使之发炎肿大者，当为复发之例。因此，对病情轻而容易经非手术疗法较快吸收治愈的患者，尽可能采用非手术疗法，反之当以手术剥除为宜。

剥离手术后切口是否缝合当根据具体情况决定。一般放射状切口如血栓小、切口不大、无缝合必要；若血栓较大，手术切口相应也大，术中充分止血后，用缝合方法愈合快，比较好，但手术要求比开放性伤口要求严格，否则发生血肿或感染，仍达不到较快愈合目的，甚至延长治疗时间。

第三节　静脉曲张性外痔

一、一般情况

1. 定义　是痔外静脉丛发生瘀血曲张，张大增生，形成不同大小和形态的一种静脉团状隆起。

2. 别名　简称静曲外痔，属于“气痔”或“气状痔”范畴。

3. 分类　根据发生部位分为4类，即单发性（只发生于肛缘的某一个部位者）、双发性、多发性（同时发生于几个部位者）、半环性（只发生于肛门的一侧者）、环状性（肛门一周均发生者）。

4. 分度　根据痔外静脉丛病变程度、范围大小、临床症状等的不同，可分为3度。

（1）Ⅰ度静脉曲张性外痔：相当于早期。痔外静脉丛病变程度轻，排便时或用力努责肛门，有轻微隆起，便后或不用力努责肛门，不发生肿胀和隆起，也无明显自觉症状，无须治疗。

（2）Ⅱ度静脉曲张性外痔：相当于中期。痔外静脉丛病变程度较Ⅰ度为重，排便时痔外静脉丛明显隆起，便后不能迅速缩小，而有异物感，略加休息可缩小，便后不易揩净，往往同时合并内痔。如采用内痔注射疗法，内痔治愈后，可以减轻痔外静脉曲张；若内痔用结扎疗法，可在结扎内痔的下方痔外静脉曲张处，做一减压切口，或将曲张之静脉剥除，否则易发生术后肛门水肿。

（3）Ⅲ度静脉曲张性外痔：相当于晚期。痔外静脉丛病变程度较Ⅱ度更重，由于痔外静脉丛长期瘀血曲张，不仅痔静脉丛扩大增厚，其肛缘皮肤也发生较多的皱襞而隆起，排便时由于痔外静脉丛瘀血胀大突起，不仅排便时感觉困难，大便时间也明显延长，痔外静脉丛随排便时间的延长，而更加隆起胀大，便后痔外静脉丛也不易缩小，必须进行较长时间的休息，或用手按揉隆起之静脉丛才能慢慢缩小。有的患者由于感到便后突起严重，而误认为内痔脱肛。Ⅲ度静脉曲张性外痔常同时合并较大的内痔，即使采用内痔注射疗法，痔外静脉丛开始虽有好转或减轻，但慢慢又胀大隆起，久之致内痔复发。因此，对Ⅲ度静脉曲张性外痔，应在治疗内痔的同时或将内痔治愈后，随即将静脉曲张性外痔采用选点剥除疗法，远期效果满意。

5. 分型　根据病理特点，共分3型，有利于辨证治疗：湿热凝滞型，血瘀气滞型，气虚不固型。

二、解剖生理与临床

静脉曲张性外痔的局部病理变化主要涉及这里的血管和皮肤组织。这里的血管主

要有肛门动脉和直肠下静脉丛。肛门动脉在会阴两侧，来自阴部内动脉，左右各 1 条，经坐骨直肠窝分布于提肛门肌、内括约肌和肛管的下端，到黏膜下层与直肠上、下动脉相吻合。直肠下静脉丛位于齿状线以下，也叫痔外静脉丛或肛门静脉丛，分布在齿状线下部的肛管和肛缘周围，与直肠上静脉丛在肛门白线附近有互相吻合的交通支，所以患有静脉曲张性外痔时，往往同时存在有内痔，并以此作为观其外痔（静脉曲张性外痔）、诊其内痔的一种简易诊断内痔的一种方法（尤其对Ⅱ度、Ⅲ度准确性高）。静脉丛下面与肛门括约肌相邻近，行静脉曲张性外痔手术时可以看到，但应注意，勿损伤此肌层。静脉曲张性外痔的形成，是由于肛门直肠部的血管，特别是直肠下静脉丛发生曲张瘀血、增大变性的结果，正因如此，这里的皮肤组织不仅由于静脉的怒张使其胀大，也由于粪便及揩便时的刺激，使其皮肤粗糙增厚和松弛。

三、病因病机

内痔失于调养，妇女多次生育或如厕时久努挣，致胃肠失和，气血下行，筋脉怒张，瘀滞不通，久而为病。

1. 内痔失于调养　罹患内痔之人，未能注意及时治疗及调养，致内痔从小变大，肛外血脉日渐扩大怒张，久而发生，故有静脉曲张性外痔者，常有内痔。

2. 多次生育　妇女怀孕期间胎儿压迫肠道血管，可使痔上、下静脉压力增强怒张，又当临产之日或难产过度向下用力，即痔发生，久则更重。

3. 登厕努挣　尤多见于大便秘结或下痢后重，过度努责肛门，静脉瘀血扩张。

以上诸因，常致胃肠失和，湿热下注，气血虚弱，使病情加重。

四、辨病依据

（1）常见于多次怀孕的妇女及久患内痔不愈的患者。

（2）好发于肛门左右两侧。

（3）多起病缓慢，患处发生圆形或椭圆形隆起样肿块，表面光滑，呈青紫色，触之柔软，多不疼痛，以便后或用力努责肛门时明显，如系多发，则呈不规则性隆起，如单发一侧呈半环状突出，严重者呈环状凸起。如果感染发炎则色红水肿，疼痛剧烈，触之疼甚。轻者无明显痛苦，或仅有肿胀不适和异物感；重者便后凸起严重，多次揩擦仍有粪渣残留肛门，揉后方可缩小；若局部感染严重可伴恶寒发热、便秘尿黄、苔黄腻、脉数等症。《外科大成》曰："气壮痔，肛门侧边有形无痔，遇劳苦气怒、酒色则发，发则肿胀形若核桃，坚硬如石，俟气消毒散，则平复如初，唯戒怒气，不须医治。"

（4）局部检查：最好于便后随即检查，并让患者向下用力，可见肛门处随腹压之增高，静脉曲张性外痔增大，皮色如正常，曲张之静脉显见，触之柔软，多不疼痛。轻者初起肛缘外部可无异常，肛镜检查时可见齿状线下肛管壁内有小椭圆形隆起。

五、治疗

（一）辨证内治

1. 湿热凝滞型（多见于急性感染发炎期）

症：肛门部水肿疼痛，皮色发红或暗红，轻者仅局部肿胀疼痛，重则一侧或环状肿起，有的内有瘀血，疼痛剧烈，行动困难或不能行走，甚者卧床不能移动，咳嗽、打喷嚏时疼痛加重，肛门坠胀，大便困难，小便不利，饮食减少，伴恶寒、发热、口渴、小便赤黄、舌质红、苔黄、脉象滑数或弦数。

治：清热利湿，消肿止痛。

方：金槐车苓汤和五味消毒饮加减。

药：金银花 20~40 g，槐花 10~15 g，当归 6~15 g，茯苓 15~30 g，车前子 15~30 g，连翘 10~20 g，蒲公英 15~30 g，紫花地丁 10~15 g，陈皮 6~10 g，甘草 6~10 g。水煎服。

加减：初起恶寒发热，加荆芥、薄荷；热毒盛，加黄连、大青叶、栀子；湿热盛，加薏苡仁、黄柏、土茯苓、萆茇、白茅根；大便秘结，加大黄、芒硝、莱菔子；疼痛，加木香、杭芍、延胡索；血瘀，加红花、赤芍、忍冬藤、田三七；小便不利，加滑石、木通、泽泻。

2. 气滞血瘀型（多见于急性炎症后期，相当于恢复期）

症：局部水肿已消，肿胀稍硬，而有触痛，行动自如，但有异物感觉，大便通畅或头硬后软，饮食增加或已正常，舌质淡红、苔白或稍黄，脉象和缓或无力。

治：活血行气，消肿散结。

方：活血消肿汤。

药：金银花、当归各 15 g，红花 10 g，陈皮 6 g，赤芍 10~15 g，皂角刺 10~15 g，茯苓 10~15 g；甘草 6 g，水煎，早晚各服 1 次。

加减：内有瘀血，加三棱、莪术；疼痛，加制乳香、制没药、延胡索；肿胀，加黄柏、萆薢、薏苡仁；气虚，加党参、白术、黄芪、山药；饮食减少，加焦山楂、神曲、麦芽。

3. 气虚不固型（多见于老年、体弱及静曲外痔Ⅱ度或Ⅲ度者）

症：肿块柔软隆起，时觉坠胀欲便，大便次数增多，排便时间延长，便后肿胀明显，揩便不净，需休息或用手按捺后方可缩小，肛门潮湿，时有瘙痒，每遇劳累、远行，肿胀突出加重，行动不便，便形稀软或溏，伴周身乏困无力，少气懒言，舌淡、苔白，脉象虚弱无力或沉细。

治：益气固脱。

方：补气升举汤。

药：黄芪 15~30 g，党参 15~30 g，柴胡 6~12 g，升麻 6~12 g，枳壳 15~30 g，甘草 6~12 g，水煎，早晚各服 1 次。

加减：中气不足，加白术、山药、扁豆或重用参、芪；血虚，加当归、红花、阿胶；食少纳呆，加陈皮、鸡内金；肛门潮湿，加牡蛎、薏苡仁、茯苓、龙骨；腰膝酸软，加巴戟天、仙茅、桑寄生、川断；大便次数增多，加地骨皮、椿根白皮；大便秘结，加火麻仁、柏子仁、肥知母。

（二）药物外治法

1. 湿热凝滞型

（1）洗法：二花一黄汤或硝柏草汤水煎放温坐浴外洗，早晚各洗 1 次，每次 15～20 min，或 1∶5 000 高锰酸钾液外洗。

（2）外敷：黄连消炎膏、金黄散膏。

2. 气滞血瘀型

（1）洗法：马硝煎或二花一黄汤外洗。

（2）外敷：二味拔毒膏或金黄散膏。

3. 气虚不固型

（1）洗法：收敛消肿汤（乌梅 30 g，五倍子 30 g，白矾 10 g，白及 15 g，甘草 20 g）水煎外洗。

（2）外敷：长效膏，或黄连消炎膏。

（三）手术疗法

手术疗法适用于经采用非手术治疗无效者。

1. 切开结扎疗法　适用于单纯孤立的静曲外痔。

（1）操作方法：先让患者选好体位，局部常规消毒、麻醉后，用组织钳夹住静脉曲张性外痔顶部，并提起，然后用弯形止血钳在痔的基底部夹紧，用剪（刀）在止血钳下面，沿止血钳将皮肤剪（切）开，在止血钳下面切口处进行结扎，后将多余结扎线剪除（图 10-3）。也可将已结扎的静脉曲张性外痔的顶部剪去，外用凡士林纱布或三黄液纱条、无菌纱布敷盖固定即可。

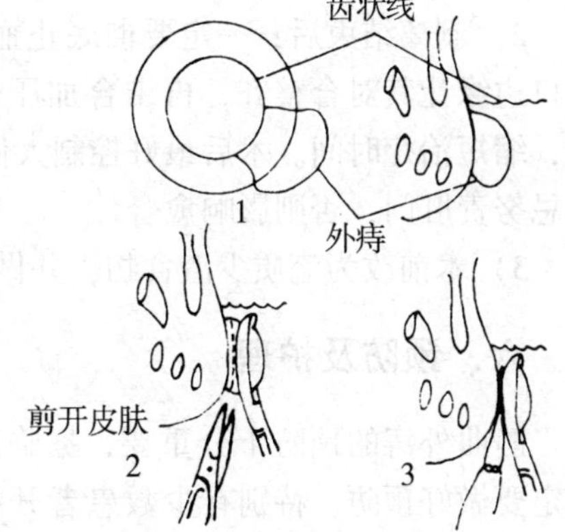

图 10-3　切开结扎疗法

（2）注意事项：

1）用组织钳提夹痔核时，一定要将静脉团夹住，避免仅将痔表面皮肤提起。

2）用弯形止血钳需在痔基底部固定好，否则不能将痔静脉丛完全钳住，也达不到治疗目的。

3）结扎时用力要均匀适度，防止用力过大将线拉断或用力过小结扎不紧，同样达不到治疗目的。

2. 痔静脉丛选点剥除术　适用于多发性、半环形或环状静曲外痔。

（1）操作方法：先让患者选好体位（多取截石位），局部常规消毒麻醉后，以痔静脉团隆起最明显处为选点（一般选 2～4 处），在选点处做放射状或梭形切口，切开皮肤，显露曲张之静脉团，用组织钳将切口的皮缘钳住，让助手轻轻掀起，以暴露清楚，再用麦氏止血钳剥离痔静脉团，另用一麦氏钳将分离的痔组织夹住提起，直至将静脉团分离、破坏、剥除（图 10-4）。对不易剥除者，可剪除之，注意止血；并详细检查剥除是否干净、有无遗漏、止血是否彻底，认为满意时，再做其余部位，操作方法相同；最后用三黄消炎液纱布条或凡士林油纱条，外敷无菌纱布加压包扎、固定，即手术结束。

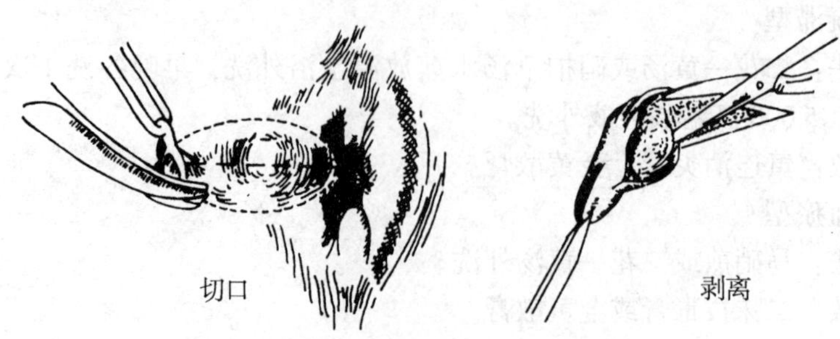

图 10-4　外痔选点剥除术

（2）注意事项：

1）切口多以放射状或梭形切口，切口长度一般为 1 cm，以充分显露痔静脉团，并有利于引流通畅为宜；对于小的静曲外痔，可用放射状切口，大者可用梭形切口；剥离时只需将静脉团剥净即可，勿损伤正常组织，也应避免剥除范围超出静脉团以外组织。范围过大，容易损伤血管出血，甚至感染发炎。2 个切口之间在剥离时最好不剥通，留一正常皮肤组织隔膜，利于生长愈合。

2）剥离结束后，一定要彻底止血，否则术后易发生血肿，造成感染等不良结果。切口边缘让其对合整齐，再结合加压包扎，既有压迫止血作用，也有利于上下组织黏合，缩短治疗时间。术后最好控制大便 2~3 d，有利于伤口愈合。第一次排便要通畅，切忌努责肛门，否则影响愈合。

3）术前改为流质少渣食物，并做清洁灌肠。

六、预防及护理

静曲外痔的预防十分重要，据临床观察，本病早期无任何痛苦，可不做治疗，但一定要做好预防，特别有少数患者开始即为环状或多发性，此时如能做好预防，如加强肛门功能锻炼，注意饮食卫生，防止肠道疾病发生，保持大便通畅，多吃蔬菜和含纤维素多的食物，避免过度努责肛门等，可以数年或数十年不需手术，或者根本不用治疗。反之可因便秘、肠炎、痢疾等致本病迅速加重，又因本病常同时伴有内痔，两者互相影响，可以在同一种致病因素作用下，使两者迅速加重，有时可致内痔嵌顿，静脉曲张性外痔发炎水肿，痛苦异常。

七、鉴别

Ⅲ度静曲外痔常与Ⅱ、Ⅲ期内痔混淆。前者便后明显突出隆起，不易缩小，而常被误认为内痔脱出。其区别在于静曲外痔发生在齿状线下部，上被覆皮肤组织，一般便时不出血，经休息、按揉，肿物慢慢缩小；Ⅱ、Ⅲ期内痔发生于齿状线上部，上被覆黏膜组织，大便后容易出血，用手挤压可还纳肛内。若两者同时并发，则齿状状上

下都有静脉团状隆起。

八、医案

张某，女，70 岁，某市西郊宋庄，农民，1983 年 6 月 30 日初诊。

主诉：便后有肿物脱出伴疼痛 1 年。

病史：自诉有内痔病史 50 余年。曾于 1950 年在云南某医院行切除术，30 余年未犯，自去年开始又发现有肿物脱出肛外，用手可推回肛内，脱出时疼痛，大便正常，无便血，经医生检查认为是“脱肛痔”“纤维瘤性内痔Ⅲ期”，现脱出日重，前来诊治。

检查：蹲后可见肛门左侧有 2. 5 cm×1. 5 cm×1 cm 大肿块隆起，按之稍软，有弹性，内为肿大曲张静脉丛，9 点齿状线上有轻度的曲张静脉丛。

诊断：左侧半环状静曲外痔、静脉瘤性内痔初期。

治疗：采用静曲外痔剥除原皮瓣缝合术。术时局部常规消毒后，用 1%普鲁卡因 30 mL做浸润麻醉。于痔正中做放射状切口，用蚊氏钳将静脉团剥离取出，从中剥出 3 个血栓。术后查无出血点，然后修剪皮缘将原痔核皮肤保留并缝合 7 针，手术顺利，术后 3 d 排便 1 次，局部疼痛，伤口稍有水肿，为使水肿早日吸收，采取间断拆线 2 处，并给予清热利湿消散内服药（金银花 20 g，连翘 15 g，茯苓 15 g，白术 15 g，蒲公英 20 g，黄芪 20 g，陈皮 10 g，甘草 10 g，水煎服）、外洗方（大黄 30 g，黄芩 20 g，乌梅 20 g，甘草 30 g，白及 15 g，水煎洗），外敷黄连膏治疗，术后 10 d 缝线拆完，第 15 天痊愈，半年后患者复查无复发。

九、按语

静曲外痔常与内痔并存，两者常互相影响加速病的发展，而不伴内痔的单纯静曲外痔者比较少见。因与内痔伴存，多为继发性，内痔治愈（多为枯痔疗法或结扎疗法治愈之患者）遗留静曲外痔未治，而后发展严重。无内痔或内痔轻微者并非罕见。

临床关于静曲外痔的治疗意见尚不一致，我们根据临床实践认为，Ⅰ度静曲外痔无须治疗，但做好预防甚为重要。若静曲外痔感染发炎，特别是与Ⅱ、Ⅲ期内痔伴存的静曲外痔合并感染发炎，可致内痔嵌顿，静曲外痔水肿明显，疼痛剧烈，当按湿热凝滞型论治，或按嵌顿性内痔治疗，待其恢复后，静曲外痔虽已恢复变软，往往比发作前加重，由于已恢复到平素状态，也可继续采用非手术方法治疗，并注意做好预防，不让或减慢其发展，患者仍可正常工作。但对于Ⅲ度静曲外痔患者，还是早日手术治疗为好。对于Ⅱ度、Ⅲ度静曲外痔同时伴发内痔时，若选用手术治疗，内外部分应同时或先后予以处治，否则后遗之静曲外痔常是日后患者最感痛苦之处。对于年老体弱或因其他原因患有Ⅱ度、Ⅲ度静曲外痔，不能采用手术治疗时可采用非手术方法，并参加老年体育活动如气功等各种运动，配合肛门功能锻炼，有的患者随着体力的改善，其局部症状也随之减轻，虽静脉曲张病变存在，但自觉无甚痛苦，则不必治疗。当然也有经常反复发作、持续存在痛苦症状，若经非手术治疗效果仍不满意者，待条件允许时可择期酌情给予手术治疗。

另有一种发生在肛门前或后部的静曲外痔同时伴有这个部位的肛裂患者，在治疗时单用处治肛裂的方法效果往往不满意或无效，应将这个部位的静脉丛剥除干净，肛裂可迅速获愈。

第四节　结缔组织性外痔

一、一般情况

1. 定义　结缔组织性外痔（图 10-5）是肛缘周围皮肤由于炎症和机械性、化学性等长期反复地刺激，发生结缔组织增生、变性、胀大凸起而成。

2. 别名　松皮痔、皮肤外痔、坠皮痔、皮肤下垂物、重叠痔、赘皮外痔，也有称肛裂痔（或哨兵痔）等。

3. 分类　根据发病原因分为原发性（不是由于其他肛肠疾病如肛裂、静曲外痔等发生）和继发性（继发于有关疾病之后者，如继发于肛裂、血栓性外痔和静曲外痔等）两类；根据发生部位分为单发性（单发于某一部位者）、双发性（同时 2 处发生者）、多发性（3 处以上同时发生者）和环状性（肛缘一周均发生者）。

4. 分型　风热肠燥型和湿热下注型。

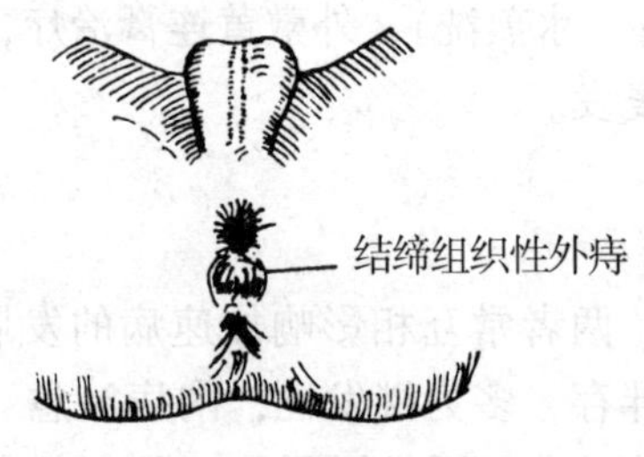

图 10-5　结缔组织性外痔

二、解剖生理与临床

肛缘周围的皮肤比较柔润、松软而有弹性，并可随肛门括约肌收缩与扩张等（见血栓性外痔解剖）。这里的淋巴循环，属肛门直肠以齿状线为界的下组淋巴分布，包括齿状线以下的肛门外括约肌、肛管及肛门周围皮下组织的淋巴网，经会阴入腹股沟淋巴结。结缔组织性外痔发炎及术后腹股沟淋巴结肿大（也称臖核）疼痛与此有关。血管的分布主要有直肠下动脉、肛门动脉及痔外静脉丛，而痔外静脉丛是静曲外痔和血栓性外痔发生的病理基础，当然也是结缔组织性外痔继发的病理基础。

三、病因病机

外感风、热、湿邪，脏腑肺脾失司，致肠燥便秘或湿热下注，周围肌肤失养，风湿热邪蕴结，久而形成痔核。

1. 原发性痔　乃因风、热、湿邪或肺、脾功能失调，肠燥便秘，湿热下注，肛周

肌肤肿胀疼痛，久而蕴结不散，增大隆起为痔。如《奇效良方》曰：“（诸痔）皆本之于大肠也，大肠者庚金也，本性燥清、肃杀之气，本位主收，所司主行津液，以从足阳明中州土之所化，若旺则能生化万物，而衰则损伤万物，故云万物生于土，而归于土，此之谓也，然手足之阳明，同司其化焉，若人醉饱行房，精气脱泄，其脉空虚，酒热之毒流着于脉，或因醉饱淫极，而强忍精，或用药固其精，弗能泄越，停积于脉，归注大肠，以致木乘火势，而侮燥金，以火就燥，则大便闭，而痔漏作矣。”

2. 继发性痔　多继发于大肠及肛门直肠周围炎症性疾患，或粪便、分泌物等对肛门周围皮肤的长期慢性刺激，致局部肌肤肿胀疼痛，久之皮肤失去弹性，变硬增厚、肿胀凸起成痔。又因粪便或分泌物刺激皮肤糜烂或生湿疹，致皮肤粗糙、变性，甚至皲裂疼痛出血。若发生于肛门前后部更易因肛裂刺激，日久这里肛门部淋巴回流和血液循环发生障碍，肿胀高起，常成为痔。两者互为因果，加重病情发展，或长期不能恢复。

四、辨病依据

本病以继发性为多见，好发于肛门前后正中部，常伴有不同程度的肛裂，其他部位也有发生但低于前后正中处。可同时并发内痔或（和）继发于静曲外痔。严重者可沿肛缘一周发生。

平素自觉肛门部有小突起肿块，肛门有时发痒和有异物感觉，大便后粪便不易揩净，但痛苦不很明显，若感染发炎时痔块肿大疼痛，肛门潮湿，行动不便或皮肤糜烂、皲裂。便后疼痛加重，若继发于静曲外痔或肛裂时则肿痛更重。可伴便秘、尿黄，也有发生恶寒、发热等全身症状者。

局部检查：一般情况下掀开肛门时，可见突起皱襞，底宽顶尖，颜色黄褐，淡红，或灰白，较正常皮肤粗糙、肥厚，触之较坚韧，形如松皮，故称松皮痔。好发于肛门前、后部，常单发 1 处或 2 处，也有多发或环状发生者，则似花冠样，其大小、形态不同。多发性和环状性可见痔间隙内常有污垢或粪渣存留；感染发炎时，肿胀明显，形体增大，皮色发红或暗红，有分泌物，触之坚实，疼痛加剧；若继发于静曲外痔或肛裂时，则疼痛更甚。

五、治疗

（一）辨证内治

1. 风热肠燥型

症：痔块肿胀疼痛，色红或暗红，触之疼痛明显，皮肤皲裂或有溃疡，排便困难，粪块干硬，便时疼痛尤重，甚至疼痛难忍，便血鲜红，行动不便，有时尿黄、小便不利，脉数或弦，舌质红或淡红、苔黄。

治：通腑泄热，除风止血。

方：肠风十味饮。

药：生地黄 10~20 g，槐角 10~15 g，大黄 6~15 g，黄芩 10~15 g，枳壳 10~15 g，陈皮 6~10 g，杭芍 15~30 g，莱菔子 15~30 g，防风 6~15 g，甘草 6~12 g。水煎，早晚

各服1次。

加减：肠燥便秘，加芒硝、番泻叶；清热泻火，加龙胆草、栀子、黄连；疼痛剧，加乳香、制没药、延胡索；肠风出血，加荆芥炭、黑地榆；轻者可内服痔瘘双消丸，每次1丸，每日2~3次。

2. 湿热下注型

症：肛门潮湿，瘙痒或浸淫湿烂，或伴发湿疹，痔块肿痛，大便形软或溏，便后疼痛，有的带血。脉象滑数或濡数，舌质淡、苔白。

治：健脾利湿，清热解毒。

方：健脾清利饮加减。

药：党参10~15 g，白术10~15 g，玉米15~30 g，黄柏10~15 g，土茯苓10~15 g，革薢10~15 g，蒲公英15~30 g，陈皮6~10 g，甘草6~10 g。水煎服。

加减：偏热盛，加黄芩、地榆、槐花；偏湿盛，加山药、扁豆、牡蛎、泽泻；食谷不化，加炒麦芽、炒神曲、鸡内金；糜烂发红，加牡丹皮、栀子、蜀羊泉；痒甚，加蛇床子、地肤子、黄芩、白鲜皮。

（二）药物外治法

1. 风热肠燥型

（1）熏洗法：二花一黄汤或马硝煎，煎后先熏后洗。

（2）敷药法：外用二味拔毒膏或金黄散膏。

2. 温热下注型

（1）熏洗法：收敛消肿汤，方见“静脉曲张性外痔”外治法，先熏后洗，早晚各1次。

（2）敷药法：外敷长效膏，渗液多时外用铜铬散或市售红棉散外敷。

（三）手术疗法

经采用非手术疗法治疗效果不满意或反复发作，或伴有其他并发症者，可行手术治疗。

1. 外痔切除术　适用于单纯性和多发性结缔组织性外痔（图10-6）。

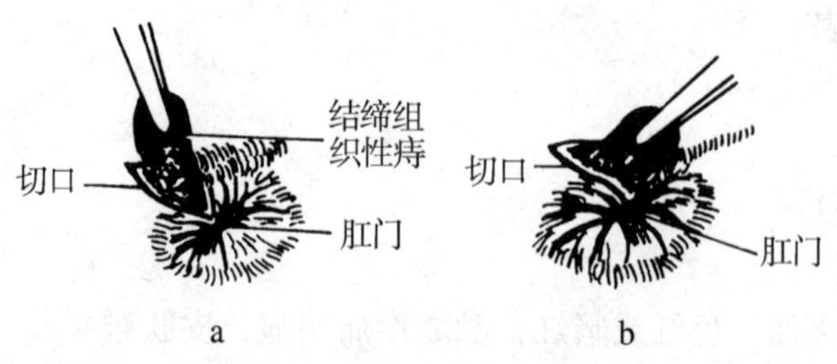

图10-6　结缔组织性痔切除

操作方法：先让患者选好体位（多取患侧卧位），局部常规消毒、麻醉后，用组织钳夹住痔上端（也可用弯形止血钳，从痔的基底部夹紧），用手术刀或剪，沿痔基底边缘，做梭形或横行切口，直至将皮下痔块全部切除；如系多发性，照上法依次切除。手术结束后，检查有无出血，如渗血压迫即可止血，对搏动性出血，用结扎止血，外

用三黄消炎纱条或凡士林纱条，用无菌纱布固定包扎即可。

2. 外痔选点切除术　适用于环状结缔组织性外痔。

（1）操作方法：体位、消毒、麻醉参考血栓剥除。选点应在痔突起最大的部位和由于肛门括约肌自然收缩所形成皱褶处以外的地方，一般根据痔核大小不同，选择3或4个点。如需要增加选点时，一定要在切除的痔与痔之间留一部分皮肤组织，其切除方法，同外痔切除术。

（2）注意事项：由于结缔组织性外痔常侵犯肛缘以外皮肤组织，肛缘以上皮肤组织即使侵犯，也比肛缘以外者为轻，因此在手术切除痔组织时，在不影响效果的情况下，尽可能不损伤肛缘以上（肛管内）的皮肤组织，特别是多发痔或环状痔的切除更应注意，即使肛缘以外的皮肤也应注意减少损伤，这不仅有利于创面的生长愈合，也可减少愈合后的瘢痕，不致影响肛门的功能。

3. 外痔结扎疗法　结扎疗法可以单独使用，也可和切除术配合用于多发性或环状结缔组织性外痔的治疗。对于合并肛裂的结缔组织性外痔，多不使用结扎法。

操作方法：选好体位，局部常规消毒、麻醉后，先用组织钳夹住痔核上端，再用弯止血钳在痔基底部夹住，用手术剪在血管钳下，沿痔缘剪开皮肤，再用丝线或药线在切口处将痔结扎紧，并剪去多余丝线和痔组织，外用三黄消炎纱条、无菌纱布敷盖，包扎即可。

六、医案

黄某，男，58岁，技校工人，1983年5月4日初诊。

主诉：肛外长肿块，有时肿痛，发痒已38年。

病史：初觉肛门瘙痒，未重视，后在肛门部长一肿块，日渐加重，1978年在某医院诊断为“肛周湿疹”，用封闭疗法后感染成“肛门脓肿”，手术切开排脓，形成“瘘管”，又行“肛瘘切开术”，现肛门经常有异物感，肿块较前增多，发作时肿痛、瘙痒、无便血，现肛门肿物胀痛，肛门瘙痒，有异物感，大便每日1次。

检查：肛门后部皮肤色素减退呈白色，上有薄屑，肛周6、10、9、3点处有皱襞状突起肿物，最大1.5 cm×1 cm，肛内未见异常。

诊断：结缔组织性外痔（多发性）伴肛周皮肤瘙痒症。

治疗：患者于1983年5月12日上午行外痔结扎切除术。局部常规消毒、麻醉后，先用组织钳将6点最大痔组织提起，用手术剪沿痔基底切开皮肤后结扎，其余3、9、10点之处痔均同上操作方法，待结扎后将结扎上边之痔组织切除，外用凡士林纱布压迫外敷，胶布固定，手术过程顺利无痛苦。以后每便后坐浴、换黄连消炎膏，共计治疗15 d痊愈。由于手术时局部用长效麻醉止痛剂，手术和术后至伤口痊愈无疼痛，仅有肛门麻木感，肛门功能不受影响，待伤口愈合，麻木感也随之消失。

七、按语

结缔组织性外痔主要是肛缘皮肤结缔组织过度生长胀大所致，所以手术切除后并无曲张的痔外静脉丛，创面表浅出血不多，生长愈合比较快。本病以继发性多见，因此在确定为本病之后，一定要注意原发病的存在，如肛门皮肤病、肛窦炎、肛门直肠瘘、直肠炎等，并给予积极治疗。若原发病是肛裂、静曲外痔等，当在治疗本病的同时，将原来疾病同时处治，否则达不到根治目的。仅以肛裂为例，肛裂好发于肛门前后正中部，长期不愈，反复发作，致肛裂外缘之组织肿大成结缔组织性外痔，这样肛裂就更难愈合，两者互为因果，使病情加重，因此在手术治疗外痔时，也必须同时治疗肛裂，这样除掉外痔发生的根源，不仅愈合快，愈后也不易复发，否则顾此失彼，不易根治。掌握这个特点，做肛门病检查时，如发现肛门前后位有结缔组织性外痔，可作为判断肛裂的依据，并可根据结缔组织性外痔大小推断肛裂的轻重程度。当然也有先患结缔组织性外痔后发生肛裂者。

第五节　炎性外痔

一、一般情况

1. 定义　肛门边缘组织感染发炎、肿痛成痔者，称炎性外痔。

2. 别名　破头痔、沿肛痔。

3. 特点　常继发于肛裂或肛门皮肤轻微创伤之后。为非化脓性的肛缘组织水肿、疼痛。

4. 分类　分局限性（局限于某 1 或 2 个部位者）、多发性（发生于 2 个部位以上者）、半环性（发生在肛门一侧呈半环形者）、环状性（肛门一周全部发生者）。

5. 分期　急性期和恢复期。

6. 分型　湿热型和瘀滞型。

二、解剖生理与临床

肛周皮肤易被粪便和肠道细菌污染。肛周皮肤由脊髓神经支配，感觉敏锐。这里的直肠下动脉、肛门动脉与痔下静脉丛、淋巴和齿状线上的血管、淋巴互为交通，对维持正常生理活动、防御细菌的入侵起到积极作用，但也经常见到由于邻近组织炎症性疾病和肛周皮肤的创伤等使局部感染发炎，或因循环不畅通等产生组织水肿、疼痛等异常变化。

三、病因病机

外因诸邪入侵，脏腑胃肠不和，湿热蕴结，下注肛肠为患。

1. 外因诸邪　包括排便后用粗涩纸揩擦肛门粪便，引起皮肤创伤，或因粪块干硬，强行用力努挣，磨破黏膜皮肤。也见于邻近组织炎症性疾病如肛裂等，均可致细菌侵入感染为病。又多见于夏季天气炎热，身体肥胖、汗液浸渍，走路摩擦染毒为患。另有因内痔注射药液浸及齿状线以外，或手术结扎不当等，影响局部血液、淋巴循环回流而成。

2. 脏腑胃肠不和　多为恣食膏粱厚味，过食辛辣刺激食物如辣椒、酒等，生湿生热下注肛门为病。

3. 其他　可因肠炎、痢疾致湿热蕴结所致。此外，妇女妊娠分娩、过度劳累均可发生本病。

四、治疗

（一）辨证内治

1. 湿热型（多见于急性期）

症：肛门瘙痒，水肿疼痛，皮肤发亮，色红，或糜烂滋水，触之稍硬，疼痛明显，伴发热口苦，大便初硬后溏或便条稀软。舌苔黄腻、舌质淡红，脉濡数或滑数。

治：清利湿热，消肿止痛。

方：金槐车苓汤加龙胆草、黄柏。

药：金银花 15 g，槐花 15 g，当归 6 g，蒲公英 15 g，陈皮 6 g，茯苓、车前子（另包）各 15 g，甘草 6 g，黄柏 15 g，龙胆草 12 g。水煎服。

加减：偏热盛，加栀子、黄芩，重用蒲公英、金银花；偏湿盛，重用茯苓、车前子，加薏苡仁、萆薢；糜烂滋水，加白茅根、牡蛎；便秘，加大黄、芒硝。

2. 瘀滞型（多见于恢复期）

症：肛门痒痛，肿胀下坠。皮色紫暗，触之稍硬痛重，大便时干，尿黄或清长。

治：行滞化瘀，消肿止痛。

方：二地化瘀汤。

药：生地黄 10 g，赤芍 15 g，当归 10 g，川芎 6 g，牡丹皮 10 g，黄柏 10 g，地榆 10 g，白花蛇舌草 20 g，陈皮 6 g，甘草 6 g。水煎服。

加减：形体虚弱，便稀或溏，加党参、黄芪、白术、肉桂，去牡丹皮、黄柏，易生地黄为熟地黄；身体壮实，便秘尿黄，加大黄、知母、麦冬、全瓜蒌；肛门瘙痒，加苦参、川椒。

（二）外治法

1. 湿热型　用马硝煎水煎外洗，或用消肿五味汤（大黄 30 g，芒硝 30 g，蒲公英 30 g，黄柏 15 g，甘草 20 g）水煎外洗，早晚各洗 1 次；外敷金黄散膏或黄连消炎膏。

2. 瘀滞型

（1）熏洗法：用二花一黄汤或用王氏五梅白草汤，水煎先熏后洗，早晚各 1 次。

（2）敷药法：用金黄散膏、王氏顽疮膏外敷。

五、预防

保持大便通畅，不食刺激性食物。经常注意肛门部清洁卫生，养成每晚睡前洗涤肛门的良好习惯。不用粗糙不洁纸揩擦肛门，避免损伤肛周皮肤。夏季炎热多汗，经常清洗，外撒吸水药粉，保持肛周干燥。避免医源性原因，一定要严格无菌操作，防止外伤感染。

六、医案

郑某，女，31 岁，教师，1984 年 4 月 28 日初诊。

主诉：肛门有赘生物 6 年，肿痛 3 d。

病史：平素喜吃辛辣，大便秘结，1979 年因生育便血加重，肛门肿痛，自用无花果树叶水煎外洗，诸症渐好，这次因过劳累，肛门肿痛日重。现肛周全部肿起，疼痛难忍，用手也不能送还肛内，行动困难，大便 8 d 1 次，故来院诊治。

检查：见肛门呈环状水肿，皮肤色红发亮，膝胸位 2、4、7、9、10 点肿胀严重，触痛明显。

诊断：环状静脉曲张性炎性外痔。

治疗：先拟痔瘘双消丸（蜜丸）1/2 丸，每日服 2 次。另用大黄 30 g，芒硝 30 g，蒲公英 30 g，黄柏 30 g。水煎，早晚分 2 次坐浴，洗后外敷金黄散膏。

二诊：经上内服、外治，水肿明显消散，疼痛大减，但肛门发痒，拟上方外洗方中加百部 15 g，水煎外洗，并内服痔瘘双消丸。

三诊：经用以上治疗后水肿全消，疼痛消失，大便通畅，仅觉肛门微痒。14 d 后患者说诸症痊愈，一切如常。

七、按语

炎性外痔是肛缘组织的一种非化脓性炎性病变。本病采用非手术疗法多可治愈，若反复发作，日久局部结缔组织增生突起，可形成结缔组织性外痔。此外，炎性外痔可伴血栓，也可在静脉曲张性、结缔组织性外痔的基础上感染发炎，形成不同病理基础的炎性痔。因此，不可轻视炎性外痔的治疗。

第六节　内　痔

一、一般情况

1. 定义　内痔发生在肛内齿状线以上，属痔上静脉丛，痔的表面覆以黏膜，是痔上静脉丛扩大曲张、瘀血变性、增大高突、迂曲成团所致。

2. 别名　里痔。

3. 特点　内痔发生于齿状线以上，属痔上静脉丛的病变；好发于左中、右前、右后，即截石位 3、7、11 点处，但也有例外者；发病年龄最小为出生后的新生儿，最大可见于 80 岁以上老人，但以青壮年发病率最高；便血、脱垂、肛门潮湿、疼痛是其常见症状；由于长期慢性出血或多次大量出血，可使人贫血。

4. 分型　根据痔组织的病理变化将痔分为 3 型，即血管肿型（内痔外形如杨梅或贝壳肉，粗糙而柔软，色暗红或呈朱红色，黏膜菲薄，触之易出血。此型以出血为主要症状）、静脉瘤型（内痔表面黏膜较坚厚，带光泽，呈静脉色或青紫色，有明显的静

脉显露，不易出血)、纤维肿型（内痔表面纤维组织增殖)。临床辨证共分 4 个证型，即肠风血热证型、肠风血虚证型、湿热毒结证型和气虚不固证型。

5. 分期　根据内痔的轻重程度、症状、发病规律将痔分为 3 期，即初期（多无明显痛苦，肛门有时发痒，偶有便后带血。初期内痔较小，色多鲜红、青紫，痔上静脉曲张扩大均较轻)、二期（较初期重，痔核较大，痔黏膜组织嫩薄，大便时由于向下的作用，痔与肌层分离，内痔脱出肛口，便后随即缩回肛内。排便时粪块磨破痔黏膜表面，发生便血如带血、滴血、喷射状出血。长期大便出血或多次大量便血，可使气血虚弱，发生贫血)、三期（较二期重，由于患内痔时间长，痔核增大，痔黏膜有纤维组织增生、变厚，痔与肌层分离更重，痔核脱出肛外，不能自行缩回，需用外力方可还纳，甚至咳嗽、走路、打喷嚏时也脱出肛外)。

二、解剖生理与临床

（一）齿状线

齿状线位于肛管皮肤和直肠黏膜交界的地方。这个地方有肛门柱、肛门瓣、肛门窦等组织结构，形成一条像锯齿或梳子样的线，称齿状线或梳状线。值得注意的是肛门柱，它位于直肠壶腹的下端齿线上，因受括约肌紧缩的影响，自然地形成许多圆柱状皱襞，突出在直肠腔内，长 1~2 cm，一般有 8~10 个，也称直肠柱，当直肠壶腹充满大便时，皱襞消失。肛柱内有丰富的静脉丛，在这些肛柱中，又以左中、右前、右后三处肛柱比较发达，无疑这里的静脉丛扩大曲张也是形成内痔的病理基础。

齿状线为胚胎期内外胚层交接的地方，其上下组织结构有显著不同，在肛肠疾病中，约 85%发生在这个地方。因此，齿状线在临床上占有十分重要的地位。

（二）直肠

齿状线以上紧接大肠的末端直肠，直肠从内向外是由黏膜、黏膜下层、肌层、腹膜 4 层构成。

直肠黏膜呈红色，光滑柔润。黏膜层较厚，血管丰富，故能吸收水分，也能分泌一种黏液帮助润滑大便，但没有消化作用。黏膜层由黏膜上皮、固有膜、黏膜肌构成。黏膜上皮为单层柱状上皮，内有大量杯状细胞。固有膜是由一层结缔组织构成的薄膜层，内有血管、淋巴小结和肠腺体。黏膜肌由平滑肌纤维束组成。

直肠黏膜下层是一层疏松的结缔组织，容易与肌层分离，中小静脉在这里高度发展，形成直肠内静脉丛，内有一定数量的小动脉分布，此静脉丛在直肠下端、齿状线上，不是平均发育，而在左中、右前、右后三处特别发达，是发生内痔的地方。内痔脱出肛外，就是黏膜下层与肌层分离的缘故。

直肠的肌层，分为内环肌与外纵肌，两者紧密结合，使直肠坚固不易破裂。

直肠的下 1/3 段无腹膜，为纤维膜所包绕。

（三）肛门直肠部血管

内痔的发生与这里的血管有着密切关系，对肛门直肠部血管分布情况的了解，有助于对痔好发部位的认识。下面将肛门直肠动静脉血管的分布及其相互之间的关系分述于后。

1. 动脉 肛门直肠动脉共有4条，即直肠上动脉、直肠下动脉、肛门动脉、骶中动脉。这4条动脉之间有着丰富的交通支。

（1）直肠上动脉（痔上动脉）：这是最主要的一条动脉，来自肠系膜下动脉，下行到直肠上端的后面，平第3骶椎，分成左右2支。

左侧支：左侧支顺直肠左侧下行，穿过肌层到黏膜下，又分成左前右后2支，最后分布到直肠柱内。

右侧支：右侧支顺直肠右侧下行，穿过肌层分成右前和右后两支后，才到达黏膜下层。而右后支又分成直肠后正中和右正中2支。

直肠上动脉中较大的主要分支，随着痔核的不断发展变大，在内痔晚期这些分支扩张增大，指诊检查时可触到明显的搏动，是内痔核手术后容易发生大出血的部位。

（2）直肠下动脉（痔中动脉）：直肠下动脉来自双侧髂内动脉，左右各1条，分布于直肠下部，到黏膜下层与直肠上动脉、肛门动脉相吻合，主要供给直肠前壁肌层和直肠下部各层血液。此动脉大小、分布和吻合很不规则，但约有1/10的患者直肠下动脉较大，手术时必须注意，以免损伤后造成严重出血。

（3）肛门动脉（痔下动脉）：肛门动脉在会阴两侧，来自阴部内动脉，左右各1条，经坐骨直肠窝分布于提肛门肌、内括约肌和肛管的下端，到黏膜下层与直肠上、下动脉相吻合。

（4）骶中动脉：骶中动脉来自腹主动脉，沿直肠后正中下行，与痔上、痔中、痔下3条动脉相吻合，此动脉甚小，分支有时不定，对直肠的血液供养甚微。手术损伤不易造成大出血。

2. 静脉 肛门直肠静脉和动脉分布基本一致，但在肛管内有两组极为丰富的静脉丛。

（1）直肠上静脉丛：直肠上静脉丛位于齿状线以上的部位，也叫痔内静脉丛。此丛在直肠下端、齿状线上，不是平均发育，而在左正中、右前、右后3个地方特别发达。这些静脉内无瓣膜，管腔大、壁薄、周围组织疏松，容易发生曲张，成为原发内痔的地方。另有3~4小支，若发生曲张成痔，称继发内痔。

直肠上静脉血管最后进入门静脉循环，所以凡是门脉高压症患者，多表现为直肠上静脉丛曲张。

（2）直肠下静脉丛：直肠下静脉丛位于齿状线以下，也叫痔外静脉丛（肛门静脉丛）。此丛与直肠上静脉丛一样，静脉内无瓣膜，管腔大、壁薄，周围组织疏松，易曲张成痔。如痔外静脉丛破裂出血，可形成血栓性外痔。直肠下静脉丛混合后入下腔静脉。

以上两组静脉丛，在肛门白线附近有相互吻合的交通支，所以患有外痔时往往同时存在内痔，并以此作为观其外痔（静脉曲张性外痔）、诊其内痔的一种简易诊断方法。痔的形成，是由于肛门直肠部的血管，特别是痔静脉丛发生曲张、瘀血、增大、变性的结果。

齿状线以上的神经分布属自主神经，包括交感神经和副交感神经，主要分布在直肠内，无疼痛感觉，故这里发生内痔或行内痔注射治疗，均不感觉疼痛。

齿状线以上的淋巴网，沿上、两侧、下3个方向分布，除向上至主要淋巴结→肠系膜下动脉淋巴结→最后入主动脉周围淋巴结外，余两侧和下2个方向之淋巴最后均入髂内淋巴结。齿状线上淋巴又与齿状线下淋巴组织之间有不少相互吻合的淋巴网，因此这个部位的炎症可以通过吻合支而感染，癌细胞可通过吻合支而扩散。

三、病因病机

外因风、燥、湿、热，或饮食不节、负重远行、过度努挣肛门，内因脏腑本虚、气血不和瘀滞肛门、筋脉横解，发而为痔。

《外科正宗》曰："夫痔者，乃素积湿热，过食炙煿，或因久坐而血脉不行，又因七情而过伤生冷，以及担轻负重，竭力远行，气血纵横，经络交错，又或酒色过度，肠胃受伤，以致浊气瘀血流注肛门，俱能发痔。"

风、燥、湿、热诸邪相搏为害，如《医宗金鉴》曰："痔疮形名不一般，不外风湿燥热源。"又《诸病源候论》曰："小儿未有虚损而患痔，止是大便有出血、肠内有结热故也。"下面将主要病因病理分述于后。

1. 生理结构上的缺陷　肛门直肠居人体下半部。这里的血管是毛细血管网（也称洞状静脉）相互交错形成的痔静脉丛。这些血管没有瓣膜，人体又多取立势，受地球引力的作用，血液不易向上回流。肛门括约肌经常处于收缩状态，排便时易受粪便向下的挤压等影响痔静脉血液的回流。这里的黏膜下组织又比较疏松，外周缺乏肌肉的支持，因而血管容易扩大曲张，使痔静脉回流受阻。

2. 腹部压力的增高　腹部压力越高，肛门直肠部血管内的压力随之增强，痔静脉丛就容易怒张。常见于孕妇，以及难产、便秘和腹部肿块对肠腔血管的压迫，长时间的努责肛门或大便时间过久等。《外科启玄·痔疮部》曰："妇女因产难久坐，或经行时因气怒伤冷受湿，余血渗入肛边而生。"

3. 消化系统疾病　主要见于饮食不节、胃肠生理功能失调，发生肠炎、痢疾等病，使肛肠部发炎、血管充血扩张，有利于痔的发生，如《医宗金鉴》曰："有久泻、久痢而生痔者。"其次是习惯性便秘，粪块多干硬、堆积于直肠壶腹部，压迫刺激肠壁和肛门直肠部的血管，痔静脉循环受压，而瘀曲怒张。或因过食辛辣有刺激性食物如辣椒、酒类等，可使肛门直肠的血管充血、扩张，粪便内所含水分也因血管的充血被吸收，致大便秘结、排便困难等，都可促使痔静脉扩大、曲张，正如《素问·生气通天论》曰："因而饱食，筋脉横解，肠澼为痔。"

4. 门静脉压力增高　见于肛门直肠内的痔上静脉，是门静脉的终末支。肝、心疾病使门静脉内压力增高，痔上静脉必然瘀血扩张，血液回流不畅通。这不仅容易发生痔，也易使原有痔核的静脉大出血。因此，对患有特大内痔的患者，发生便血，做一般处理而不能达止血目的，应注意检查肝有无异常，切勿盲目手术。《诸病源候论》载有"因黄发痔候"，说明肝病重则发黄疸，而伴发痔出血，可见肝病与痔关系之密切。

5. 体位性原因　主要是指某些使躯干和机体长期处于一种对痔静脉循环不畅通的姿态，如长期久站、久坐和不爱活动锻炼的人，使痔静脉瘀血曲张，故《外科正宗》曰："因久坐而血脉不行，……以及担轻负重，竭力远行，气血纵横，经络交错，……

以致浊气瘀血流注肛门，俱能发痔。”《继名医类案》中的“僧痔”即与久坐有关。书中指出：“僧觉海少年患痔疾，其行业比冰霜，此缘饱食久坐，知痔疾者，不必酒色过度也。”

6. 肛肠部慢性炎症 是肛门直肠部慢性炎症性病变长期得不到治疗，可累及痔静脉丛，使血管壁纤维化、弹力变性，降低血管对充血的耐受力，容易曲张扩大。

7. 遗传病因 常见一家几代生痔，这与静脉壁有先天性薄弱，不能耐受血管内压力，易于瘀血扩张等有关。《秘传外科方》论痔的生成曰：“小儿因痢后或母腹中受热也。”一些文献也有关于小儿先天性内痔的报道。

8. 七情内伤脏腑 七情内伤脏腑致脏腑功能失和成为发生痔的内在因素，如怒气伤肝，可使肝胃不和，胃肠气机不畅（功能紊乱），血运滞塞，筋脉横解为痔，也是原患痔疾患者容易发便血、脱肛等的原因；心主血脉，心气的强弱直接与血脉相关，如便血可致心血虚，而心血不足，不仅不能摄血，反加重出血，又使气血运行不足，易于瘀滞的原因。《奇效良方》曰：“喜怒无常，脏腑郁抑，饮食自倍，肠胃乃伤，阴阳不和，关格壅滞，热毒下注，血渗大肠，其肠澼痔瘘，不可得而无矣。”《秘传外科方》曰：“喜则伤心，怒则伤肝，喜怒无常，风血侵入大肠，致谷道无出路，结积成块，出血生乳，各有形相。”七情当是发生肛肠病的最主要原因之一。

总之，痔形成的原因比较复杂。虽发生于肛门直肠部，却与整体密切相关。痔是在内在因素和外部条件作用下，在一定的时间内逐渐发展而成的。

四、辨病依据

（1）内痔发于齿状线以上，属痔上静动脉丛的病变。

（2）好发于左中、右前、右后即截石位 3、7、11 点处（也有例外者）。

（3）发病年龄最小为出生的新生儿，最大为 80 岁以上老人，以青壮年发病最多。

（4）早期内痔可无任何自觉症状，随着病情的发展，临床症状和体征可明显地表现出来，下面将主要症状和体征叙述于后。

1）便血：大便后出血，是内痔早期症状之一。内痔初期往往无明显的自觉症状，多在便后发现带血，才引起患者的重视。便血常是患者就诊的主要原因。出血一般是先轻后重，呈间断性，其间隔时间长短不一，有数日或数月不发作，每发作一次可持续便血数日或更长。便血从少量带血到大量出血。便血有带血、滴血、喷射状出血等。部分患者由于长期反复出血或多次大量出血，严重时每次便血由数十毫升多至一二百毫升，使患者发生严重贫血。也有因痔核长期受粪便、炎症刺激，痔核发生纤维组织增生（如纤维肿型内痔）反见便血减少或停止便血。

2）脱出：内痔核从肛内掉到肛门外边称脱肛痔。内痔早期较小，不能脱出肛外。患病日久，痔核增大，组织松弛，大便时由于腹部压力增高和粪便向下的推力，使痔核脱出肛外。内痔便后脱出，少则一处，严重时肛门一周脱出，主要见于Ⅱ、Ⅲ期内痔。Ⅱ期内痔脱出肛口，能自行收回；Ⅲ期内痔便后脱出肛外，不能自行收回，需用外力（如用手托回）或休息热敷后才可还纳。咳嗽、行路、劳动用力、打喷嚏等时痔都可能脱出。

3）瘤状物：瘤状物在内痔发生后即出现于齿状线以上部位。初期小，随着病变的

发展，瘤状物日渐长大、增多，少者一个，多者数个或更多。瘤状物色多鲜红或紫暗、青紫，也有呈灰白色者。瘤状物早期多在肛内，需用肛门镜方可看到，到Ⅱ、Ⅲ期时，便后或用力下蹲时可脱出肛外，易于看清。

4）肛门潮湿：肛门经常潮湿，多见于Ⅱ、Ⅲ期内痔，尤其在内痔发炎、肿大时分泌物增多，或痔脱于肛外，加重肛门潮湿。由于分泌物长期对肛门周围皮肤的侵蚀，可致使皮肤糜烂等。

5）疼痛：内痔发生于齿状线以上，由自主神经支配，属无痛区，故患内痔者一般无疼痛感觉。就是患较大的内痔时，疼痛也不明显，仅感觉坠胀或排便困难。只有在内痔发炎、血栓形成时，痔肿大疼痛，如内痔发炎嵌顿则疼痛加剧；内痔嵌顿坏死时，则疼痛难忍。

6）全身症状：初期或不发作时，多无明显全身症状，只有因出血过多发生贫血时，可见面色萎黄、眼睑苍白，神疲身困，少气懒言，舌质淡白、苔白或腻，脉多虚弱无力或沉细无力等。

7）局部检查：初期在肛镜下可见齿线上有大小不等的静脉团形成的瘤状物，色鲜红或青紫，若较大内痔瘤状物可充满肛镜口，好发于左中、右前、右后，部位常不定，有时可见痔表面出血，或有糜烂、渗液。指诊对初期内痔不能触及，Ⅱ、Ⅲ期内痔指诊时有管腔变紧的感觉，微细触诊可触及较大柔软的皱襞突出于腔内，多无触痛。对于Ⅱ、Ⅲ期可脱出肛外内痔，可于便后或取蹲位使痔脱出于肛外，可见隆起的静脉团瘤状物突出肛外，显而易见，有时痔黏膜破裂，或因用力大时可见痔出血，常同时可见齿状线以外静脉曲张性外痔隆起。如内痔感染发炎，痔瘤状物可充血、发红或糜烂；若发生嵌顿，则内痔不能还纳肛内，常可见痔黏膜溃烂、坏死，或有血栓，此时肛门明显水肿，触痛明显，渗液也很多。

五、治疗

(一) 辨证内治

1. 肠风血热证型　每遇过劳、内热生火、大便秘结易发。多见于壮实之人。

症：排便不利或困难，便血鲜红，多滴血或喷射状出血，肛门干裂或刺痛，便秘溲赤，口渴食减，脉数或弦，舌质发红、苔黄。

治：清热泻火，祛风止血。

方：王氏肠风清热散。

药：金银花 10~20 g，连翘 10~20 g，黄芩 6~15 g，生地黄 6~15 g，当归 6~10 g，槐花 10~15 g，地榆 10~15 g，荆芥炭 15~30 g，甘草 3~6 g，水煎服。

加减：血热，加牡丹皮、玄参；便秘，加大黄、芒硝；止血，加大黄炭、黑栀子。

2. 肠风血虚证型　每遇休息不好或劳伤心脾、虚火内生、便秘或大便稀溏容易发。多见于体虚或贫血之人。

症：肛门坠胀、瘙痒，便血多滴血或喷射状出血，血色红或淡红，便秘或溏，小便清长，伴身困乏力，面色萎黄，心烦失眠，有时心悸、气短、口淡不渴，脉象虚弱无力，或沉细，舌质淡红或淡白、苔白。

治：补气养血。

方：王氏补血归脾汤。

药：黄芪15~30 g，当归6~10 g，党参15~30 g，茯苓10~15 g，远志6~10 g，酸枣仁10~15 g，生姜3片，大枣6~10枚，白术10~15 g，茜草10~15 g，黑芥穗15~30 g，甘草6~10 g。水煎服。

加减：出血多，党参改人参，加阿胶、熟地黄、椿根白皮炭、血余炭；便秘，加何首乌、田大云、火麻仁、郁李仁；便溏，加牡蛎、薏苡仁、枸杞子。

3. 湿热毒结证型 每遇劳累过度、负重远行、大便努挣、饮食不节、湿热内蕴、大便秘结易发生。.

症：肿胀下坠，水肿疼痛，肛门翻肿，便血暗红，痔出肛外，色紫暗红，黏膜糜烂，出血，或见溃疡和坏死变黑，行动困难，或不能活动，排便困难，小便不利，色黄，饮食减少，口渴唇干，呻吟不已，或恶寒发热、头痛，舌质红赤、苔黄腻，脉滑数或弦数洪数。

治：解毒清热，利湿散结。

方：王氏解毒散结汤。

药：金银花15~30 g，连翘15~30 g，蒲公英30~60 g，茯苓10~15 g，车前子15~30 g，黄柏10~15 g，柴胡6~10 g，黄芩10~15 g，赤芍15~30 g，枳壳10~15 g，当归10~15 g，甘草6~10 g。水煎，早晚各服1次。

加减：初期恶寒发热，加荆芥、薄荷；热毒盛，加板蓝根、蚤休、黄连、栀子、龙胆草；湿盛，加白茅根、泽泻、滑石；便秘，加大黄、芒硝、莱菔子；发热口渴，加生石膏、天花粉、知母；疼痛，加制乳香、制没药、延胡索、木香、川楝子；活血化瘀，加红花、丹参、五灵脂、蒲黄。

4. 气虚不固证型 多见于年老、体弱或中气不足、气虚下陷之人。

症：肛门坠胀、便后或走路即有肿物脱出，且不易收回，大便次数增多，有时便血，伴精神不振，倦怠乏力，饮食减少，气短懒言，舌质淡、苔白，脉象虚弱，或沉细无力。

治：益气固脱。

方：王氏补气升举汤加味。

药：黄芪15~30 g，党参15~30 g，柴胡6~12 g，升麻6~12 g，枳壳15~30 g，甘草6~15 g，熟地黄10~15 g，当归6~10 g，白术10~15 g，茯苓10~15 g。

加减：肛门潮湿，加牡蛎、龙骨、薏苡仁；肿痛，加黄柏、地榆；便血，加血余炭、大黄炭、旱莲草。

（二）药物外治法

1. 肠风血热证型 马硝煎或二花一黄汤水煎外洗，外用黄连消炎膏或金黄散膏。

2. 肠风血虚证型 二花一黄汤或军硝柏草汤（见静脉曲张痔）水煎，外洗，外敷二味拔毒膏或金黄散膏。

3. 湿热毒结证型 乌梅白草汤合马硝煎水煎外洗，外敷金黄散膏合黄连消炎，或顽疮膏。

4. 气虚不固证型　乌梅白草汤水煎外洗、顽疮膏外敷。

以上四型可以单独出现，也可兼见，临床可根据情况单以一法或相兼配用。

（三）手术疗法

1. 内痔结扎法　结扎疗法是用丝线或药线的张力，在痔核基底部牢牢结扎紧，阻断痔组织的血液供应，痔核发生缺血→坏死→痔核枯落→留一新创面→创面愈合。结扎疗法常根据痔蒂的大小、数量多少及痔之间的距离等，采用不同的结扎方法，下面将临床常用的几种结扎法述后。

（1）单纯结扎疗法：适用于Ⅱ、Ⅲ期内痔，对带蒂痔尤为适宜。

1）操作方法：先让患者选好体位（多以患侧卧位），局部常规消毒、麻醉后，用手轻揉肛门周围，使药液浸润，肛门括约肌松弛，用组织钳将内痔拉出肛外，然后用弯形血管钳从痔的基底部（根部）夹紧（如肠黏膜不松弛或痔核多，可横夹；若肠黏膜松弛或痔核少，可放射状夹），再用丝线在止血钳下边进行结扎。

2）注意事项：结扎时用力要均匀适度，防止用力过大将线拉断或将痔撕裂发生出血；用力过小结扎不紧，达不到目的。对于较大痔，打第一结时，助手应随着手术者紧线慢慢将止血钳松开，这样结扎比较稳妥牢固。对痔核较多者注意痔与痔之间保留黏膜组织。

结扎扁平大的内痔，为避免打结不紧或结扎线滑脱，可采用“8”字结扎法。

（2）内痔“8”字结扎法：适用于痔块大、扁平无蒂的Ⅱ、Ⅲ期内痔。

操作方法：体位、消毒、麻醉同单纯结扎疗法；待肛门括约肌松弛后，用组织钳将内痔牵到肛外，用弯形血管钳在痔基底部沿直肠壁钳住；用圆形缝合针从血管钳下边在痔的中部穿过（双线），从缝针末端剪开双线，分别打结，即为双线“8”字结扎疗法；或用单线、缝针在血管钳下边痔基底部贯穿两次后，再行“8”字结扎。

（3）内痔选点结扎法：适用于比较严重的环状内痔。

操作方法：体位、消毒、麻醉同单纯结扎疗法；肛门括约肌松弛后，用组织钳轻轻牵拉，内痔即从肛门内翻出，此时即在痔与痔之间有一自然的界线，在自然界线的两侧分别用血管钳夹住，注意保留自然界线处的黏膜组织，分别从痔基底部结扎（结扎前也可将黏膜表面剪开一点以利结扎，但不可剪开过深、过大）。这样有利于创面愈合，愈后瘢痕小，不容易发生肛门狭窄。

也有采用在结扎内痔的同时，在痔的上方用细肠线行痔中心动脉结扎，以避免痔脱落后出血和减少痔的复发。

2. 内痔注射法　是将具有促使痔组织产生蛋白凝固或具有腐蚀、消炎、止痛的药物配制成液体，注射于痔核内，达到治疗目的的一种方法。由于所选用的制剂、操作方法和选择要求不同，注射后可使痔发生萎缩粘连或坏死脱落。

萎缩粘连的变化过程：药物注入痔内→痔体积胀大→药物与痔组织发生作用→痔萎缩粘连→痔核消失。

坏死脱落的变化过程：药物注入痔内→痔体积明显胀大，黏膜变苍白色→痔组织被破坏，渗出增多→痔坏死萎缩→坏死痔与正常组织分离→痔脱落→留一新鲜创面→创面愈合、治愈。

（1）操作方法：先让患者选好体位，局部清洁消毒。一般初期内痔和不能脱于肛外的Ⅱ期内痔可在肛门镜下注射。对能脱出肛外的内痔，使其脱于肛外注射。

注射时用22号针头（油剂用7号），刺入痔中心部，抽吸无回血时可将药液缓慢注入痔内，使痔稍膨胀，根据痔的大小，每个痔核可注入明矾液0.3~1 mL，可达到萎缩粘连目的。如欲使坏死脱落，注射药量宜比萎缩粘连用药量要大、浓度偏高，注射时痔膨大变苍白色。

总之，应根据药液的性能、痔的大小、病理类型等灵活掌握方法。例如，早期内痔（比较小）病理分型属血管肿型，注射药量宜小，一般取0.3 mL，可达萎缩粘连目的；若用量加至1 mL，即可坏死脱落。注射结束后，将肛门镜缓慢退出即可。若是脱出肛外内痔，注射结束后，一定要将痔送回肛内。如痔核多、身体较差，也可分期注射。一般萎缩粘连法，7 d后再做第二次注射；坏死脱落法，则需2周后再做第二次注射比较合适。若发现上次注射药量不足，也可补充注射。为了加强疗效，也可同时做痔上方动脉区注射，用药浓度应低，剂量小，达到血管萎缩粘连闭合的目的。一定要注意不可发生坏死。为避免发生意外，每配出一批新药先重点观察，再推广使用。

（2）注意事项：注射时的顺序应先注射出血痔，后注射不出血痔；先注射小痔，后注射大痔；先注射里边痔，后注射外边痔。注射点一定要在痔的中部，不可刺入过深或过浅，也不可距齿状线过近。刺入过深可达肌层组织，引起肌层组织坏死，术后疼痛剧烈，甚至发生肛门直肠周围脓肿；刺入过浅，痔组织有的地方没药物，达不到治疗目的。刺入部位不可距齿状线过近，否则易使药液渗到齿状线以外，引起疼痛和肛门水肿，或使皮肤、黏膜发生坏死。注射后将针退出时，可退至近黏膜处，再注射少量药，并稍停再将针拔出，可防止药液外渗和针孔出血。注射后当天，不要解大便，以免痔脱出肛外不易还纳，发生肛门水肿。坏死脱落的内痔，在脱落期一定要保持大便通畅，防止大便干结，适当注意休息，防止发生大出血。

（3）注射疗法常用药物、配制和使用：

1）8%~10%明矾注射液：明矾8~10 g，蒸馏水100 mL。将明矾研细，与蒸馏水混合加热溶化，过滤后高压灭菌备用。用8%明矾液注射时，一般每个痔注入0.3~1 mL，小剂量可使痔萎缩粘连；10%明矾液浓度高，注入痔内可使痔坏死脱落。

2）明矾甘油注射液：明矾15 g、甘油100 mL。将明矾研细入甘油内加热溶化，高压灭菌后备用。注射后可使痔坏死脱落。注射量比8%~10%明矾液少，此属坏死剂。

3. 插丁疗法　也称枯痔丁疗法，是将具有腐蚀、消炎、止痛的药物制成如火柴大小、两头尖的药丁（条），插入痔内，可达到内痔萎缩粘连或坏死脱落的目的。

萎缩粘连的变化过程：枯痔丁插入痔内→痔肿胀渗出→痔萎缩粘连→痔治愈。

坏死脱落的变化过程：枯痔丁插入痔内→痔肿胀渗出→痔坏死萎缩→坏死痔与正常组织分离→留一新鲜创面→创面愈合，痔治愈。

（1）适应证：插丁疗法虽适用于各期内痔，但以Ⅰ、Ⅱ期内痔数目少且比较单纯者，尤其适用于稍加牵引就可露出的单纯内痔。

（2）操作方法：先让患者选好体位，局部常规消毒、麻醉后，使肛门括约肌松弛、痔充分暴露于肛外，将枯痔丁在齿状线上约0.2 cm处插入痔内，插丁之间的距离在

0.2~0.3 cm，不可过密或过稀，也不可刺入过深或过浅。插入过深（到肌层），用手活动药丁时阻力大、不活动；当退出肌层活动药丁时，则无此阻力。因此，不可插入过深，否则术后可引起坏死、疼痛。刺入过浅，枯痔丁易滑出，达不到治疗目的，反易发生出血。也不可距齿状线太近，否则术后疼痛。插丁后露出过长的枯痔丁，可用剪刀剪除，使枯痔丁稍高出一些（约 1 mm），以免露出过长腐蚀正常黏膜组织。对于纤维肿型内痔，也有在痔核内先注入普鲁卡因液少许（0.1~0.5 mL）使痔稍胀大，再行插丁时易于插入；如痔核小、数目少，术者向外牵引肛门能将内痔牵出肛外，局部不用麻醉也可直接将枯痔丁插入痔内。对于纤维肿型内痔，直接不易插入时可略使枯痔丁旋转即易插入痔内。手术结束后，将脱于肛外的内痔送回肛内，外敷黄连消炎膏即可。

（3）注意事项：插丁暴露痔核时，不可过猛牵拉肛门，以免撕破皮肤。插入时要准确，以免部位不正，若插入不顺，使痔出血，视野模糊不清，影响手术操作；插丁顺序与注射疗法相同。插丁后当天不宜大便，以防痔脱出肛外，使插入痔内之枯痔丁脱落，引起出血。对较大痔核，一次插丁不能治愈时，可做第二次治疗。若使用含砒枯痔丁，不可插入过多，并注意防止砒中毒的发生。

临床常使用福建省中医研究所研制的枯痔丁。

4. 枯痔散疗法　也称枯痔疗法，是由腐蚀、消炎、止痛的药物烧炼或混合研细粉（名枯痔散），涂痔表面，使痔干枯脱落的一种治疗方法。

（1）操作方法：先让患者选好体位，局部清洁消毒后，将调成糊状的枯痔散均匀涂于痔表面，然后用无菌棉将涂有枯痔散的痔包裹好，与正常组织隔开，以免枯痔散腐蚀正常黏膜和皮肤。敷药后痔组织胀大，渗出增多。一般每日涂药 1 次，2~3 d 后渗出最多，涂药 3~7 次痔核萎缩坏死干枯，则停涂枯痔散。以后每日只用 1∶5 000 高锰酸钾溶液或食盐、葱白煎煮后熏洗，早晚各熏洗 1 次。3~7 d 后干枯坏死的痔核分离脱落，留一新鲜创面，改用黄连消炎膏、生肌散等，使创面生长愈合。

（2）注意事项：枯痔疗法适用于能脱出肛外的三期内痔或嵌顿内痔；肛门周围有湿疹或有急性炎症时，禁用枯痔疗法，因枯痔散有强烈的腐蚀作用。如使用含砒枯痔散，敷药量不可过大，防止药物吸收后发生砒中毒；涂枯痔散时应均匀适度，否则易发生脱落不净或坏死过重等弊病。

（3）含砒枯痔散：白砒、白矾各 30 g，蟾酥、天灵盖（在火上煅 7 次）各 12 g，轻粉 9 g。将砒、矾研细合一起，放铁锅中，上用瓷碗扣盖，盐泥封固，待盐泥阴干后，用木炭火烧之（现多用煤火）。先用文火烧 40~50 min，此时锅内药已熔化，再将炭火逐渐加大成武火，烧至有青烟从碗周围冒出时，将炭火减小，用文火继续烧 20~30 min，将炭火逐渐加大成武火，直至青烟出尽白烟升起时为止。停止 10 余分钟，将锅从炭火上取下，挖一深坑（约 1 m 深），将锅埋入坑中。24 h 后挖出，除去盐泥，把扣盖在锅上的碗取下，可见有药附着在碗底上（称灵药），将碗底上药刮下研细，再将上三味药混合研细，装瓶内备用。为降低其毒性，常和底药（药渣）合用。

5. 胶圈套扎疗法　内痔胶圈套扎疗法是在结扎疗法的基础上发展起来的。利用器械将胶圈送至内痔核的基底部，由于胶圈的收缩力，阻断通向内痔的血液循环，使痔产生缺血性坏死，待痔组织脱落后，留一新鲜创面，创面愈则痔即愈。目前关于胶圈套扎方法有多种。这里仅将临床常用的血管钳套扎方法介绍如下。

操作方法：先让患者选好体位，局部常规消毒、麻醉后，将带有胶圈的血管钳以与直肠平行方向夹住内痔基底部，再用另一血管钳夹住胶圈的一侧，将胶圈拉长，越过已固定的内痔顶部，使胶圈牢稳地套扎于痔核的基底部。套扎结束后，将脱出肛外的内痔送回肛内，然后外敷黄连消炎膏即可。

6. 嵌顿内痔徒手复位法 嵌顿性内痔在采用徒手复位前，先让患者排空大小便，并给患者做好解释工作，说明复位时情况和让患者放松肛门，使其精神不紧张，不要增加腹压，有利于复位。临床常用以下2种方法复位。

（1）直接徒手复位法：适用于内痔嵌顿早期。方法：患者取侧卧位，局部清洁消毒后，用干纱布将肛门周围揩干净，然后用黄连消炎膏或润滑剂（最好用消炎膏之类）涂擦润滑患部，这时医生用手轻轻按揉肛缘，先使患者做好准备，也使肛门括约肌不因紧张和疼痛而痉挛收缩，再让患者放松肛门，此时顺势揉、按、挤、压同时进行，则可使嵌顿于肛外的痔还纳肛内，再注入少许消炎药膏，外用塔式纱布加压、丁字带固定即可。

术后给予流质或半流质饮食。控制大便2~3 d，同时内服中药（可根据具体情况参考湿热毒结证型处置），待恢复正常，再按一般内痔处理。

（2）麻醉下徒手复位法：适用于内痔嵌顿时间较长，直接徒手复位困难或失败者。方法：术前术后要求同直接徒手复位法，所不同的是在局部麻醉或骶管麻醉后进行。

（3）注意事项：徒手复位嵌顿性内痔，按、揉、挤、压手法要协调一致，动作轻柔，切忌用力过猛粗暴，尤其在无麻醉条件下复位，往往有不同程度痛苦，若动作轻柔，不仅患者易于接受，也可顺利复位；一定要尽力对痔组织减少创伤，减少出血等；复位成功后，一定要嘱咐患者不要因肛门下坠而向下用力或如厕排便，否则可致复位失败，对于不能复位或复位失败者，也可采用枯痔、注射、手术方法处理。

7. 挑治疗法 挑治疗法是以祖国医学“有诸内，必行诸外”的理论为基础的。在肛肠疾病的患者腰背体表，有圆形和椭圆形突出皮肤表面、如针头大小的色素点，称痔点，是肛肠有关疾病的体表阳性反应点，经消毒、麻醉后，用针在痔点处进行挑治。此法适用于内痔出血、外痔发炎肿痛等。

（1）操作方法：首先让患者骑坐，伏于靠背椅上，暴露腰背部；然后在患者第7胸椎以下、骶部以上、两侧腋后线之间范围内寻找痔点。痔点是微突出皮肤表面如针头大小，呈灰色、淡红色、暗红色、棕褐色，压之不褪色的圆形或椭圆形的色素点。但应选择最靠近骶部的痔点。由于痔点发生的部位不固定，也有没有痔点或找不到痔点者，可选大肠俞穴位，或次髎、下髎穴位作为挑治点；挑治时，在选好的痔点或穴位处常规消毒后，用2%普鲁卡因做局部麻醉，然后持消毒灭菌大号缝被褥针先挑破痔点，再从深部挑出、挑断、挑尽其皮下白色半透明纵行纤维状物。挑破口长约0.5 cm，深0.2~0.3 cm，出血很少，挑后用无菌纱布敷盖即可。

（2）注意事项：孕妇忌挑。痔点应与痣、色素斑鉴别。痔点如不明显，可用手摩擦患者腰背皮肤，痔点可变红润。挑治时不可过深，否则容易出血。挑治一次不见效，

可隔 5~10 d 再挑，若挑治治愈，又有肿痛出血，可继续挑治。挑治后不要干重活，不能吃有刺激性食物如辣椒等，不能饮酒。

六、预防

1. 加强身体锻炼　积极参加体育活动，增强机体抗病能力，可以减少疾病和预防痔核的发生。特别是从事久坐、久站工作，活动少，肛肠部静脉血流不畅通时，容易发生痔核。若能经常参加体育活动，如广播体操、太极拳、气功等体育活动和肛门自动收缩锻炼，每日 1~2 次，每次 3~5 min，可以增加血液循环，调和人体气血，促进胃肠运动，减少盆腔充血，防止大便秘结，增强机体和肛肠部抗病能力，改善痔静脉回流，从而预防或减少痔核的发生。

2. 注意饮食卫生　就是要把住“病从口入”这一关，着重注意五点。

（1）不过食辛辣刺激性食物，如辣椒、胡椒和酒类等。这些食物少食有健胃、助消化作用，如过食辛辣和酗酒，不仅对胃肠有刺激，也可以使直肠肛门血管充血、扩张，排便时疼痛等。因此，日常生活中对辛辣、酒类食物宜少食，不可过量，否则可诱发痔核的发生。

（2）节制饮食和注意饮食卫生。我国人民的生活习惯多是一日三餐。每次进食量应当均匀适度，有利于胃肠的消化、吸收和排泄。切勿暴饮暴食、饥饱无常，因为这样易引起胃肠功能紊乱，影响痔静脉回流，有利于痔核的发生。不吃不清洁的食物，特别在夏季不食腐败霉烂、发酵变质的食物。养成饭前洗手、饭后漱口的好习惯，可避免和减少胃肠道疾病如肠炎、痢疾等的发生。肠道炎症性疾病容易使肛门直肠血管充血、扩张、组织松弛，发生痔核，而且可使邻近组织发炎。

（3）节制生育。由于妇女怀孕后，随着胎儿的生长发育，子宫渐渐膨大，孕妇活动量相对减少，门腔静脉随着子宫体的膨大而受压迫，肛门直肠部的血液回流势必受到影响，使痔静脉曲张。尤其是胎位不正，分娩时产程过长，均可使痔静脉胀大成痔。常见产后发生痔核，或使痔核复发脱出、便血者均与此有关。因此搞好计划生育，对预防减少痔核的发生十分重要。对已怀孕妇女，根据情况适当参加生产劳动和一定的活动锻炼，能够促进胃肠蠕动，改善血液循环；胎位不正要及时矫正，可强壮身体，减少疾病，改善盆腔血液循环，预防痔核的发生。

（4）防止大便秘结。大便秘结、粪形粗大，坚硬干燥，不仅排便困难，而且可因粪便堆积压迫肠腔，肛门直肠血管内压力增高，血管回流障碍而使痔静脉丛曲张成痔。若过度努责肛门，可使痔静脉曲张，甚至破裂出血，形成血栓。如大便磨破肛管皮肤或损伤肛门瓣，可致肛裂、肛管周围炎症。为防止便秘应注意养成定时排便的习惯，饮食调配得当，纠正不正确的治疗便秘方法等。

（5）保持肛门周围清洁卫生，勿使腹压过高等。

七、鉴别

在检查诊断内痔时，应注意与下列肛肠疾病鉴别。

1. 与直肠息肉鉴别　直肠息肉，多见于婴幼儿。息肉生长在直肠腔内、色鲜红，形如樱桃，呈圆形或椭圆形，触之质硬无痛，有的独生，有的数个群生，有的有蒂，每遇排便时顺粪块脱出肛外。这点应与内痔脱出区别，若息肉长大，便后可脱于肛外不易收回，大便摩擦息肉可致出血。

2. 与乳头瘤鉴别 乳头瘤是肛门乳头由于长时间炎症和粪便刺激增生长大形成的。乳头瘤大小不一、质硬、有触痛，有的有蒂，可随粪便脱出肛外。乳头瘤表面为表皮，故不易出血。乳头瘤脱出肛外，由于肛门括约肌的自然收缩，乳头瘤不能缩回，可发生疼痛。

3. 与静曲外痔鉴别 静曲外痔发生在齿状线以外，一般在早期临床症状不甚明显，不易与内痔相混，对于较严重的环状静曲外痔，由于便后痔外静脉丛明显瘀血怒张，使肛门周围突出，易误诊为内痔，应加以鉴别。

4. 与直肠脱垂鉴别 直肠脱垂多见于小儿和体虚年老、中气不足之人。直肠脱垂轻者，仅有少许黏膜脱出肛外，有由肛门向外放射状沟，无曲张之静脉。重度直肠脱垂，为直肠全层脱垂，故脱出的肠段较长，有数十厘米，黏膜表面可见螺旋状皱襞，便后需用力方可收回。

5. 与直肠癌鉴别 直肠癌早期无明显自觉症状，继而可有便血、里急后重、便条变形等症状。指诊检查时，可触及凸凹不平、坚硬如石、推之不动、大小不等的肿块，带有便血和较多恶臭的分泌物，以40岁以上患病最多，近年来青年中也非罕见，应引起注意。

6. 与肠出血鉴别 内痔出血有大便带血、滴血和喷射状出血，血色鲜红，附着在大便表面。各种肠炎出血常与粪便混合一起，色多紫暗不鲜，若见柏油样粪便，多为上消化道出血。

八、医案

李某，男，47岁。1982年12月21日初诊。

主诉：肛门脱出肿痛，行动困难4 d。

病史：既往患“痔疮”未引起重视，近因工作繁忙于4 d前肛门有不舒适感觉，继而肿胀疼痛，经内服“中药”治疗不见好转，于昨天大便后脱肛，肛门全部肿起，疼痛剧烈，脱肛之肿物不能送还肛内。现肛门疼痛剧烈，不能下床活动，脱出之肿物增大，不能送还肛内，且有黏性分泌物和便血，因疼痛夜晚不能入睡，饮食减少，故请医生前来诊治。

检查：精神不振，时有呻吟，面色萎黄，言语清楚，心烦不安，踡卧于床上。脉象弦数有力，舌质稍红、苔黄厚腻，口有臭味；肛门部可见环状肿胀呈水肿样，皮肤光亮透红，8点呈青紫色，以5、7、10、12、3点为重，肛周有分泌物和血迹，齿状线上在检查的部位见有紫红色静脉团。充血肿胀，5点处已发生坏死。

诊断：嵌顿性内痔。

治疗：拟黄芪15 g，柴胡10 g，升麻10 g，白术15 g，杭芍20 g，黄柏15 g，白花蛇舌草30 g，蒲公英20 g，红花6 g，陈皮6 g，甘草6 g，水煎服。另用大黄30 g，芒硝20 g，黄柏15 g，乳香5 g，没药5 g，冰片3 g（另包），甘草30 g，水煎外洗，早晚各1

次。洗后外敷金黄散膏。

二诊（1982 年 12 月 28 日）：经用上方治疗，肛周水肿渐消，色红已褪，已不甚疼痛，分泌物减少，5 点坏死组织萎缩，但肿物不能还纳肛内，可下床活动。脉象稍数，舌质淡红、苔薄黄。改用黄芪 15 g，金银花 20 g，连翘 25 g，柴胡 12 g，升麻 10 g，白花蛇舌草 20 g，当归 15 g，生地黄 15 g，麦冬 15 g，甘草 6 g，水煎服。另用大黄 30 g，芒硝 30 g，白花蛇舌草 60 g，甘草 20 g，水煎，早晚各洗 1 次。

三诊（1983 年 1 月 4 日）：肛门周围水肿除 5 点处外，其他全消散，内痔也因萎缩收入肛内，5 点处留有坏死痔组织未全脱落，自觉下坠；改用黄芪 20 g，白术 30 g，柴胡 10 g，升麻 10 g，党参 10 g，蒲公英 30 g，陈皮 10 g，杭芍 20 g，甘草 6 g，水煎服，外洗方同二诊。

四诊（1983 年 1 月 11 日）：现仅有微痛感觉，5 点处坏死内痔组织已全部脱落，肛外稍有微肿，脉缓有力，舌质淡红、苔薄白，照三诊方继续治疗。

五诊（1983 年 1 月 18 日）：肛门肿痛消失，但大便 2 d 一次，舌质稍红、苔黄，脉微数，为内热肠燥，改用金银花 30 g，生地黄 20 g，玄参 20 g，牡丹皮 10 g，知母 30 g，黄芩 15 g，升麻仁 30 g，莱菔子 30 g，水煎服。

六诊（1983 年 1 月 21 日）：诸症全无，因工作外出给予补中益气丸内服，痔疮膏自带备用，现已 2 年余未犯。

九、按语

肛肠疾病中内痔的发病率最高，根据 57 297 人肛门直肠疾病调查报告（《中西医结合防治肛门直肠疾病》，《江苏医药》编辑部）可以看出，在所调查发病分类中有内痔、外痔、混合痔、肛裂、乳头肥大，而内痔占 52. 19%。因此对内痔的治疗研究等所涉及的范围也比较广泛，取得的成果也比较显著。这里重点从内痔的分期、分型和证型三者之间的关系，关于治疗方法的选择和使用，嵌顿性内痔的治疗问题，内痔术后大出血问题等提出个人看法。

（一）内痔分期、分型和证型之间的关系

一般来说，Ⅰ期内痔中，以血管肿型最多，静脉瘤型也可见到，而无纤维肿型。证型中肠风血虚最多见，肠风血热也可见到，无湿热毒结，但不能忽视湿热的存在，而气虚不固则少见。Ⅱ期内痔中以静脉瘤型最多，血管肿型也比较多见，纤维肿型也可见到。证型中肠风血热最多见，肠风血虚和气虚不固比较多见，湿热毒结也可见到。Ⅲ期内痔中以静脉瘤型、纤维肿型最多见，血管肿型罕见。证型中气虚不固最多，肠风血热、肠风血虚比较多见，湿热毒结也可见到，嵌顿内痔中以纤维肿型、静脉瘤型最多见、血管肿型则无。证型中以湿热毒结最多，肠风血热、肠风血虚和气虚不固也可见到。详见表 10-1。

表 10-1　内痔分期、分型和证型之间的关系

病理分型与证型	Ⅰ期	Ⅱ期	Ⅲ期	嵌顿内痔
血管肿型	+++	++	Φ	○

续表

病理分型与证型	Ⅰ期	Ⅱ期	Ⅲ期	嵌顿内痔
静脉瘤型	+	+++	+++	+++
纤维肿型	○	+	+++	+++
肠风血热证型	+	+++	++	+
肠风血虚证型	+++	++	++	+
湿热毒结证型	√	+	+	+++
气虚不固证型	△	++	+++	+

注："+++"—最多见；"++"—比较多见；"+"—也可见到；"○"—无；"Φ"—罕见；"√"—见不到但不能忽视湿热的存在；"△"—少见。

（二）关于治疗方法的选择和使用

随着医药卫生事业的发展，在治疗内痔方面有了较快的进展，治疗方法日渐增多，而更趋完善，如辨证内治法及注射、结扎、压缩、压缩结扎、痔缝合、插丁、枯痔、针刺、上唇系带滤液摘除、熏洗、外敷、母痔基底注射、痔切除缝合、环切术等。无疑，各种治疗方法各有优点，当然也有不足之处，在这样的情况下，初学者常提出哪种方法"最好"的问题，直接涉及治疗方法的选择。下面就围绕以上治疗方法，谈一点看法。

就目前来说，内痔的治疗方法多种多样，但其最后的结局不外2个。其一，痔体萎缩变小或直至消失；其二，痔组织去除，正常组织愈合，达治愈目的。两者之中，前一种一般来说痛苦小、疗程短，术后不发生大出血。后一种一般来说较前一种痛苦大、疗程长，术后有发生大出血的可能。两者各有其适应证，往往不可以代替，否则效果不好。就我们临床来说，初期内痔采用内治法、针刺可以治愈，当然也可以采用注射、插丁使痔萎缩变小，直至消失。Ⅱ期内痔采用内治法，可以使出血停止，便后不再脱出，患者无任何异常感觉，即"自觉治愈"。若这时医生采用肛门镜检查时，有的仍然可见到"肛镜下内痔"。常停数月、一年或更长一些时间，又出现以前症状，如便血、脱出等，即所谓"复发"。因此Ⅱ期内痔中，在可能的情况下从长远的观点来看，还是以第二种治疗结局似较合适。因为注射、插丁、枯痔、结扎、套扎、明矾压缩、压缩结扎、冷冻、激光等治疗方法，都是以痔组织破坏脱落，创面愈合，达治愈目的，而痔切除缝合术、痔环切术等是将痔组织切除干净后缝合，创面愈合，达治愈目的，似较以第一种治疗结局远期效果好。对Ⅲ期内痔，可选用操作简便、效果较满意的低浓度大剂量消痔灵注射或母痔基底注射方法，使痔出血停止、不再脱出，患者自觉良好，但有的用肛镜检查仍可见不同程度的"肛镜下内痔"。而结扎、明矾压缩、明矾压缩结扎、注射、插丁等及环切术、痔切除术等使痔体坏死脱落或切除掉，创面愈合治愈，似感远期疗效较前者为优。内治法可收到便血停止、不脱出或脱出见轻之效果，但"肛镜下内痔"存在，而又常易复发，故不能作为根治之法。下面将内痔常用治法运用范围列表供参考。

内痔常用治疗方法运用范围，见表10-2。

表 10-2 内痔常用治疗方法运用范围

治法		适应范围			目的	备注
		Ⅰ期	Ⅱ期	Ⅲ期		
注射疗法	单纯痔体注射疗法	√	√+	○	萎缩至消失	三期也可坏死脱落
	两步注射法	√	√+	○	萎缩至消失	
	四步注射法（简化两步注射）	√	√	√	萎缩至消失	一针效注射为简化两步注射
	母痔基底注射法	√	√	√	萎缩至消失	
枯痔锭疗法		√	√+	√+	萎缩或坏死	
13%明矾压缩疗法		+	+	+	压缩坏死	
压缩结扎疗法		+	+	+	压缩结扎坏死	
枯痔散疗法		○	+	+	坏死	
结扎疗法	结扎后基底注射法	○	+	+	坏死	基底注射减少出血、复发
	单纯结扎疗法（药线丝线）	+	+	+	结扎坏死	
	“8”字结扎疗法	○	+	+	结扎坏死	结扎线不易滑脱
	选点结扎疗法	○	+	+	结扎坏死	多用于重症，不留后遗症
	分段结扎疗法	○	○	+	结扎坏死	多用于重症，不留后遗症
套扎疗法	止血钳套扎疗法	○	+	+	结扎坏死	
	套扎器套扎疗法	○	+	+	结扎坏死	
	吸入套扎法	○	+	+	结扎坏死	
内痔切除缝合法		○	+	+	痔切除术	疗程短，有术后大出血者
内痔环切术		○	○	+	环状切掉痔	操作不当遗留黏膜外翻
内痔扩肛疗法		√	✓	✓	缓解痔较窄	对嵌顿痔及痔出血效好
内治法		√	✓	✓	消除和改善症状	患者容易接受治疗
针刺疗法		√	✓	✓	改善症状	消炎、止痛、止血
上唇系带滤泡切除术		✓	✓	✓	改善症状	消炎、止痛、止血
激光疗法		○	+	+	变形、坏死	远期效果差
液氮冷冻疗法		+	+	+	变形、坏死	远期效果差

注：“√”—痔消失或缩小；“✓”—可减轻症状；“+”—痔坏死脱落；“○”—一般不采用或暂时止血。

内痔治疗方法中，注射疗法和插丁疗法在药的配制和操作方法较以往都有了新的进展和突破，下面将有关这两种治疗方法中不同药物的配制、操作方法等摘录于后供参考。

1. 插丁疗法 插丁疗法所用的枯痔丁，到目前为止，有含砒枯痔丁和无砒枯痔丁两种，从含砒到无砒，直至目前报道采用白粳（粳米制成的年糕）、白及、牛筋线、羊肠线等制成的“异物”枯痔丁，均能治愈内痔。这都说明，对枯痔丁的研究正在进行，且有不断改进和提高。下面将常用枯痔丁配制利用方法述后供参考。

（1）新枯痔丁：黄柏30 g，枯矾、白及各5 g，五倍子50 g，上药混合调匀，隔水蒸熟，制成两头尖锐钉状物，长3 cm、直径1.5 mm。阴干后，质脆硬，色黄。紫外线消毒后备用；治疗时让患者取侧卧位，局部消毒，麻醉或以吸引器吸出内痔，使痔暴露，用左手固定痔下缘，右手捏住枯痔丁尾段，以与肛管稍平行方向直接插入，不必旋转，插入长度一般为0.8~1.2 cm，不超过痔直径。黄豆大内痔插入1~2条，拇指头大者，可插10条，总量不超过20条，将留在痔外面的余丁剪去，仅留1 mm，插丁间距0.2 cm，术毕将痔送回肛内，外敷抗生素软膏。

（2）二黄枯痔丁：黄柏粉、大黄粉各30 g，白及粉9 g，开水适量。先将以上药粉抖匀后，再加入适量开水，搅匀成块，放于玻璃砖上（先用75%乙醇消毒）用手搓成头尖底大钉状药条，长3~4 cm，底面直径1~2 mm。阴干或晒干后，装瓶密封，高压消毒后备用。操作方法同新枯痔丁。

（3）含砒枯痔丁：明矾、砒煅制粉44 g，朱砂3 g，乳香6 g，糯米粉（生）40 g，糯米粉（熟）26 g，蒸馏水适量。取明矾100 g，红砒50 g，分别研细，放入白色无釉瓦罐内（在通风处），置火上煅烧，先文火，后武火，待黑烟出尽，白烟升起，药由黄红色全部变为白酥松的块时，灭火晾凉，研细过筛（含 As_2O_3 3%~6%），即成明矾砒煅制粉。将明矾砒煅制粉、朱砂、乳香、生糯米粉混合，放有盖罐内加蒸馏水适量（约40 mL），调和密封，隔沸水（或在100 ℃蒸汽中）蒸25~30 min。再将熟糯米细粉加入捏和成能搓成枯痔丁即可。搓制成的枯痔丁阴干后，以紫外线照射20 min消毒，装入棕色无菌干燥瓶中密封备用。操作法同新枯痔丁。

2. 注射疗法 注射疗法不仅操作方法有新的进展，而且所采用的药液多种多样，这里选择一部分供参考。

（1）枯痔油：明矾15%~20%，甘油100 g，上两味混合加温溶解后过滤消毒而成。操作时用肛门镜暴露痔核，以0.1%新洁尔灭消毒后，用1 mL注射器12号针头，刺入痔核内曲张静脉团，回抽无回血即可注入枯痔油，每点0.2~0.4 mL，每次注射最好不超过3点，身体健康者可酌情增加。

（2）291-3号枯痔液：雄黄45 g，赤石脂、血竭各9 g，轻粉、红粉各0.3 g，冰片3 g，黄连10.5 g，朱砂3 g，枯矾19.5 g，普鲁卡因（粉剂）5.25 g，上药分别研细，先把雄黄、赤石脂、血竭、黄连放砂锅内，加蒸馏水600 mL，文火煎第一遍，煎至200 mL后，用四层纱布一层脱脂棉过滤，取出药装入瓶中。药渣再加轻粉、红粉和朱砂，加水400 mL，煎第二遍，煎至150 mL后，用前法滤取药液。将两次滤液混合（350 mL），再将其放入砂锅内煎，至沸腾时加入枯矾，并搅拌至完全溶解，直至由原来深红色渐变到近于黄色时停止加热（如继续加热，药液变成浅黄色就失效不能再用了），同时加入冰片，盖好盖待溶解。所得药液，先用三层纱布一层脱脂棉滤1~2遍，再用三层滤纸抽滤3~4次，滤纸自然滤过一遍之后装入瓶内，高压灭菌30 min，拿出后再用滤纸过滤一遍，加普鲁卡因粉，溶解后用无菌滤斗滤一遍，分别装入2~4 mL的安瓿，经煮沸消毒30 min即成。每个痔核注射0.3~1 mL，一次总注射量为2~3 mL，3 d注射1次。术后3~4 d做镜检，了解上次注射后痔萎缩情况，同时做第二次注射。

（3）603消痔液：取枸橼酸粉50 g，盐酸普鲁卡因粉20 g，加蒸馏水800 mL溶解

后，再加蒸馏水至1 000 mL，搅匀，先用布氏漏斗初滤，再用3号（或4号）垂熔漏斗精滤，另装，用流通蒸汽消毒30 min，备用。内痔采用黏膜下高、低位注射法。即在肛镜下常规消毒后，将消痔液以等量2%普鲁卡因注射液稀释后，吸入注射器内，于痔核正上方附近穿刺入黏膜下，抽吸无回血，即可注射药液，以痔核上方黏膜及痔体均呈水肿胀满，见黏膜面血管纹理清晰为好。若系环状内痔，一般以截石位3、7、11点或最重痔为注射点。注射时要求药液浸润全痔区。每个痔核注射剂量为2~4 mL，一次总量不超过20 mL为宜。一般3~7 d注射一次，3次为一疗程。注射时勿过深过浅，如刺破血管注药后，黏膜下即具有暗紫色，易致溃疡。如黏膜面有纤维变性，注射后血管纹理不易看清，此时药量过大，易致黏膜撕裂。如见黏膜呈灰白、丘疹样改变，表示注射在黏膜内稍深至黏膜下层。注射后用塔形纱布加压固定4~6 h后放松，以防内痔脱出嵌顿；静脉曲张性外痔，采用外肌注射法。即在痔的相应处，从肛外距肛缘约1.5 cm进针，同时以左手示指深入肛内作引导，以针尖抵齿状线缘稍上方的内外括约肌之间，以指尖触知针尖在直肠壁下有钝厚感为宜。部位准确后即可注射药，若患者有刺痛感，即应在注药1 mL后稍停，使痛感消失，再缓慢推药，注药结束后检查肛管皮肤及黏膜，以不见肿胀为宜。如系环状痔，一般以截石位3、6、9点或3、7、11点为注射点。每个痔核注药3~5 mL，一次总量不超过15 mL。注射时勿穿透肠壁肌肉和穿入直肠黏膜下及肛管皮下，于11点处注射时易损害后尿道部组织。

其他还有15%氯化钙注射液，每次用量1~5 mL；10%氯化钠注射液，每次用量1~5 mL；70%乙醇溶液，每次用量0.5~3 mL；5%尿素奎宁，每次用量0.5~3.0 mL；50%葡萄糖溶液，每次用量2~10 mL等。

（三）关于嵌顿性内痔的治疗问题

内痔发生嵌顿最常见的原因为负重远行、劳动过重、大便努挣及饮酒、过食辛辣刺激食物、肠燥便秘、腹泻、痢疾等，致Ⅱ、Ⅲ期内痔脱出，肛周血液、淋巴循环发生障碍而水肿，肛门括约肌由于遭受刺激而痉挛收缩，两者互为因果，加速病情恶化，使肛门水肿加重，疼痛更加剧烈，痔体先由充血水肿、循环障碍而发生瘀血、出血和痔坏死，故也称绞窄性内痔。这时如仍得不到及时治疗，则痔体糜烂、坏死加重，肛门红肿加剧，或继发肛门脓肿、肛瘘，并发全身症状，如恶寒发热、头痛口渴、便秘尿黄等。因此对嵌顿性内痔贵在早期治疗和处理：首先解除病因，及时采用徒手复位或在局部麻醉下徒手复位（见嵌顿性内痔徒手复位法），同时给予中药治疗（见湿热毒结证型的辨证施治），一般可较快得到恢复；待嵌顿解除后，可考虑择期手术（见手术疗法）。如就诊已晚，痔嵌顿严重，部分发生血栓或坏死，有的已坏死的内痔“自行枯脱”，此时可因势利导，采用枯痔疗法，在坏死的基础上用枯痔散外涂，或用枯痔液注射，或采用插丁疗法等加速痔坏死脱落，可一举成功，缩短治疗时间。不过用枯痔疗法必须待痔全部干枯脱落后，肛门才随之而缩回，而结扎疗法则可于术后随即将痔送回肛内，如合并有外痔时当同时将外痔也予结扎或切除，或采用外剥内扎，也可缩短治疗时间，减轻患者痛苦，达到治疗目的。但对于局部感染严重，伴发全身症状的患者，自当采用非手术疗法，待感染控制后，再行对内痔的处理。临床根据情况，对单个嵌顿水肿急性期病例，在门诊用局部麻醉做痔切除，效果满意，对环状痔急性脱垂水肿嵌顿的早期病例，则采用扩肛加套扎使之复位，均取得了好的效果。也有人采用以母痔基底硬化为主的综合方法，治疗痔嵌顿取得迅速解除痛苦和满意的远期效果；但混合痔发生嵌顿时采用外剥内扎法，除治疗彻底外，还能减少硬化剂的用量。也有使用龙胆泻肝汤加减治疗50例嵌顿性内痔全部达到临床治愈者。患者服药后一般2 d后均见好转，平均6 d治愈，最长9 d。这较手术方法缩短了时间，减少了痛苦。相信随着医药卫生事业的发展，嵌顿性痔的治疗一定会取得令人更为满意的效果。

（四）关于内痔术后大出血问题

内痔术后发生大出血，是内痔术后严重并发症之一。一旦发生大出血，不仅给患者带来很大痛苦，甚至可危及患者生命，成为选择手术治疗方法必须考虑的条件之一。在常用的内痔手术方法中，如结扎、插丁、切除、缝合、套扎，以及消痔灵类硬化剂低浓度大剂量注射疗法等都有发生术后大出血的。其最常见的原因主要有以下几方面。

（1）由于不正确的手术操作，造成结扎线松脱，发生大出血。结扎线松脱的原因，常由于打成滑结或打第一结不紧，使结扎线松脱，血管断裂，发生大出血。

（2）肛门手术切开后，由于止血不彻底，或因压迫止血后敷料活动，未能达到止血目的，造成术后大出血。

（3）坏死组织脱落期，痔动脉未闭，如患者没有注意休息，活动频繁，负重劳累，大便干结，久蹲努责肛门可引起大出血。或由于不适当的检查处理，创面受到机械性刺激，使血栓脱落发生大出血。

（4）剪口超过齿状线太高或太深，切断的血管未结扎，发生术后大出血。如混合痔结扎前先将外痔皮肤切开，再行结扎。内痔无须将黏膜组织切开口即可结扎（或少数切开黏膜），剪口过深过高切断血管，使剪开的痔基底不易显露和结扎，成一开放性创口，则易引起出血。一旦发生出血，应及时处理。

（5）即使采用低浓度大剂量消痔灵类硬化剂注射，如操作不当，或注射剂量过大，同样可以发生痔坏死脱落后大出血，应引起重视。

需要引起注意的是，以注射后使痔体萎缩硬化为目的的注射疗法，为什么也会发生大出血呢？首先，盲目认为硬化剂不会发生组织坏死，也就不存在术后大出血问题是不对的，忽视了即使是低浓度，若用量过大、过于集中一处，使组织内压过高，其药液浓度又相对集中，同样可使组织坏死，正所谓量变可以质变的道理。曾有人报道“内痔注射硬化剂引起继发性大出血一例”，并在讨论中指出：“一般硬化剂不具腐蚀性，注射以后能使组织产生无菌性炎症，继之纤维化，造成痔核基底动脉硬化萎缩或闭塞。据称在痔核根基部注射硬化剂能提高疗效，预防复发，并能防止术后大出血。本例是右前单个混合痔，术者采用联合注射法，先进行痔根基部硬化剂注射，再用具有腐蚀性的内痔注射油，行内痔注射，意在防止内痔注射油向上扩延侵蚀痔基底动脉而产生术后动脉性大出血。结果适得其反，注射硬化剂根基部坏死出血，……分析其出血原因，与硬化剂浸润腐蚀有关。”其次，技术操作不正规，不能按照要求的注射方法、药物剂量去进行注射也可引起大出血。如注射部位过浅或过深，注射药物过于集中，未能均匀分布，致发生坏死；对解剖部位不熟悉，注射液注入肌层组织内，使深部组织坏死，伤及较大血管致大出血；同样药物，浓度低，注射后可使痔体萎缩硬化，

而配制药物浓度高则会发生坏死脱落，因此凡属自行配制的药物，即使是常用方剂，每当新的成品制成后，最好先试用无误后再应用。一般情况下，如能避免以上情况的发生，就不会发生大出血，从而收到安全可靠的效果。

当前这些硬化剂药物，不仅广泛运用于治疗内痔，而且也运用于其他部位发生出血的疾病等，如应用血管硬化剂经内窥镜注射治疗上消化道大出血及心肌内局部注射无水乙醇治愈预激综合征。这充分说明，注射硬化剂只要对解剖部位明确，注射部位正确，操作方法符合要求，剂量、浓度得当，是可以取得理想效果的。一旦发生内痔大出血，应根据情况做常规对症处理，并迅速查找出血部位、判断出血性质等。如有明确出血点，可结扎止血；若无搏动性出血点，出血性质为渗血时可用纱布蘸止血药敷于创面，压迫止血，同时配合内服药物即可收到效果；也可采用气囊压迫止血法。在采用器械止血时，切忌盲目用止血钳钳夹创面，不仅达不到止血目的，反而会使创面扩大，出血更多。恰当的止血方法，不仅能够保证完全的止血效果，对日后机体的的恢复也能起到积极作用。

第七节　混合痔

一、一般情况

1. 定义　混合痔是肛门齿状线内外同一个部位的痔上静脉丛和痔外静脉丛发生扩大、曲张所形成的静脉团。汉代《华佗神医秘传·治内外痔神方》曰：“在肛门内外皆有之，遇大便即出血疼痛者是。”

2. 别名　内外痔、中间痔、翻花痔、内外翻花痔。

3. 特点　痔上静脉丛和痔外静脉丛在同一个点位上发生静脉团。以截石位 3、7、11 点为好发部位，尤以 11 点更为常见，但也有例外者；具有内痔和外痔共有的临床症状。

4. 分类　根据混合痔的外痔部分共分 4 类：血栓性外痔类，炎症性外痔类，结缔组织性外痔类，静脉曲张性外痔类。以静脉曲张性外痔类最为常见。根据发生的多少分类：单发（只发生于肛门内外某 1 个部位者，多见于截石位 11 点）、双发（同时发生 2 处者，多见于肛门左右两侧）、多发（同时发生 2 处以上者，最常见于截石位 3、7、11 点）、环状（肛门周围内外都发生者，且无明显界线，有时虽有界线可见，但其下面也存在病变）。

5. 分型　参考内痔和外痔分型。

6. 分期　共分 3 期。

(1) Ⅰ期混合痔：以便后带血为主要症状，肛外有时看不到痔的隆起，或稍有轻微隆起。镜检可见齿状线上有小的痔静脉团，如内痔分期中的一期内痔，但临近齿状线下方，可在肛镜下见有小的静脉团状隆起，这种情况的外痔部分在肛外并无异常发现，排便时肛外无异物感，相当于Ⅰ度静脉曲张性外痔。

（2）Ⅱ期混合痔：内外痔均较Ⅰ期为大。便时内痔部分可脱出肛外，外痔部分同时隆起高突，便后内痔部分可自行还纳，外痔部分可迅速缩小消失，但较Ⅰ期明显突出，便后出血较多，呈带血、滴血或喷射状出血。揩便时有明显的异物感。相当于Ⅱ期内痔和Ⅱ度静脉曲张性外痔。

（3）Ⅲ期混合痔：内外痔更大，内痔部分便后脱出，但不会自行还纳，外痔部分胀大突起显著，便后不能自行缩小消失，均需用外力如手托、休息、热敷后方可缓慢还纳、缩小消失，但外痔部分仍显而易见，甚至用力、咳嗽、走路又重新脱出隆起，并有排便不净及下坠感觉。多次揩便也不易揩净，有时患者常误认为"脱肛"未能还纳。便后出血较少或不出血。有肿胀和疼痛感。另有嵌顿性混合痔：最严重的一种类型，常发生于Ⅱ、Ⅲ期混合痔脱出肛外，由于局部肿胀脱出、循环障碍、气血郁滞，或合并感染致肛门括约肌痉挛收缩，致不能还纳，水肿疼痛，痔体糜烂、坏死、出血、渗液等，常比嵌顿性内痔严重。

二、解剖生理

参考内痔和外痔的解剖生理。

三、病因病机

参考内痔与外痔的病因病机。

四、辨病依据

（1）好发于截石位 3、7、11 点，尤以 11 点为常见。

（2）具有内痔和外痔共有的临床症状和体征。

（3）局部检查：初期混合痔需在肛镜下可见齿状线上下同一点位有静脉团状隆起，不用肛镜很难单用视诊察得。对Ⅱ、Ⅲ期混合痔掀开肛门并让患者稍向下用力，混合痔内外部分均可看到。指诊时由于Ⅰ期混合痔的外痔部分小而轻微，有时尚未涉及内外括约肌间沟，因此指诊括约肌间沟仍可清晰触得，对Ⅱ、Ⅲ期混合痔触诊时此沟消失。

五、治疗

（一）辨证内治

参考内痔和外痔的治法。

（二）手术疗法

1. 结扎疗法　其基本操作方法与内痔结扎法相同。一般情况下，可用弯形止血钳将内外部分一起从基底部钳住，然后用剪刀将外痔部分基底部的周围皮肤剪开再行结扎，这样可减轻术后疼痛。但对于多发或环状混合痔及发生于肛门正后、正前部位的混合痔，最好将内痔部分和外痔部分分次结扎，并保留齿状线上下一部分皮肤和黏膜组织，有利于术后愈合和减少疼痛。对于多发和环状混合痔，结扎时痔与痔之间还应注意保留一部分黏膜和皮肤组织，有利于伤口生长，且不易发生狭窄。保留的组织最

好选择在肛门收缩状态时自然放射状皱纹处，对其下面的静脉团可以剥离去除。

2. 外痔切除内痔注射法 参考结缔组织性外痔和内痔。

3. 外痔选点切除内痔结扎法 参考结缔组织性外痔和内痔。

4. 痔外静脉丛剥除内痔注射法 参考静脉曲张性外痔和内痔。

在采用以上手术方法治疗混合痔时，原则上应内外同治。但对于Ⅰ期混合痔，常将内痔治愈后外痔部分可随之缩小或消失。而对于Ⅱ期混合痔，单治内痔部分，外痔部分虽可缩小，但据观察有些患者到一定时期，外痔部分发展长大，反成为主要痛苦。因此，凡属Ⅱ、Ⅲ期混合痔，在手术治疗时最好还是同治为好，即使暂时不能同治时，也以分期治疗为好，若单治其内，不治其外，久之外痔部分将成患者主要痛苦。

六、预防

参考内痔的预防。

七、医案

梁某，女，56 岁，干部，1979 年 11 月 10 日入院。

主诉：便血 3 年，便后脱肛 1 年。

病史：患者素为久坐职业，且有便秘，致使便后出血，多为间歇性便后滴血，又因工作较忙，未能及时治疗，使病情日重，近一年来不仅便血，而且脱肛，甚感痛苦，故来院诊治。患有慢性肝炎，平素身体虚弱，余无特殊记述。

检查：精神稍差，体质虚弱，面色萎黄，血压正常。

专科检查：肛缘呈环状突起，伴有松胀之皱袋，与肛内齿状线上 1、3、6、7、9、12 点青紫色静脉团混合一起，便后可脱出肛外。

诊断：环状混合痔（Ⅲ期）。

治疗：患者于 11 月 22 日上午入手术室，取左侧卧位，局部常规消毒麻醉、铺巾后，先将肛内 1、3、6、7、9、10、12 点内痔分别结扎，然后在外痔部分采用选点（1、3、5、8、9、10）切开剥离术将曲张静脉团剥去，然后止血并修剪皮缘，外用油纱条、无菌纱布敷盖，胶布固定，自回病房。术后第二日大便，此后每日便后用 1∶5 000 高锰酸钾坐浴；外用黄连消炎膏、依沙吖啶等，伤口生长顺利，于 12 月 17 日计 25 d 痊愈，12 月 19 日出院。

九、按语

混合痔，古称内外痔等。它是痔上和痔外静脉丛在同一个点位上所发生的病变，因此它具有内痔和外痔共有的临床症状。早在汉代《华佗神医秘传》中对内外痔的症状、发生部位、治疗方法都有描述，曰：“（内外痔）在肛门内外皆有之，遇大便即出血疼痛者是。用胡黄连 15 g，血竭、儿茶各 6 g，熊胆 9 g，冰片 3 g，麝香 0.9 g，共研细，水调敷，日凡三四次。”前者言其发生部位，后者以“出血”言其内痔主证，以“疼痛”言其外痔特点，若两者同时出现“遇大便即出血疼痛”，此内外痔可知也。书中所立治法，仍为当今临床行之有效之法。目前已知混合痔的主要病理是以两组静脉丛扩大、曲张、瘀血、变性、增大、高突形成的静脉团状物为特征。因此混合痔的外痔部分主要是静脉曲张性外痔样病变。但由于静脉曲张性外痔在排便努挣肛门或种种原因使血管内压增高破裂出血，即凝结为血栓，形成血栓性外痔，或因肛缘皮肤尤其是静脉曲张性外痔皮肤损伤或感染发炎，又可形成炎性外痔，或因肛肠部慢性炎症性疾病及静脉曲张性外痔的发展加重，使肛门皮肤，尤其是静脉曲张性外痔的皮肤皱襞发生纤维组织增生，又形成结缔组织性外痔。这就不难看出，混合痔的外痔部分，可以在以静脉曲张性外痔为基础的条件下，发生以上不同的病理变化，即混合痔血栓性外痔类、炎症性外痔类、结缔组织性外痔类和静脉曲张性外痔类的分类依据。正因为以上不同类型的存在，所以关于对混合痔的治疗，无疑当参考内痔、外痔的治疗方法，灵活运用于临床。

第八节　肛　裂

一、一般情况

1. 定义　肛裂是以肛管的皮肤破裂，形成溃疡为特征的肛门病。

2. 别名　肛门裂疮、裂口痔、钩肠痔。

3. 特点　肛裂男女老幼均可罹患，以 20~40 岁男性患病最多，老年人较少见。好发于肛管的前正中和后正中部，且男性多发于后部，女性多发于前部。其他部位也有发生，比较少见。而溃疡性结肠炎、结核及克罗恩病等肠道炎症性疾病的早期，常易在肛门左右两侧发生肛裂，应引起注意；临床以便后带血、阵发性疼痛、大便秘结为主要症状，有时因肛裂的剧痛，患者难以耐受，需按急症处理。肛裂常同时伴有结缔组织性外痔。

4. 分类

（1）根据病程长短分类：

1）新鲜性肛裂：发病时间短，裂口浅表，肉色新鲜，有便血、疼痛，裂口边缘未发生纤维组织增生、粘连、变性，也无并发症。

2）陈旧性肛裂：发病时间长，溃疡口深，肉色暗红，裂口边缘发生纤维组织增生、粘连、变性，溃疡边缘凸起，有便血、疼痛和并发症，如乳头肥大、裂痔、潜行瘘管等。

（2）以发病急慢分类：

1）急性肛裂：发病时间短，裂口新鲜，底浅，边软整齐，无瘢痕形成，有明显疼痛。

2）慢性肛裂：病程长，反复发作，底深，边缘不整齐，裂口向上可到齿状线上端，常伴有肥大乳头，下端有结缔组织性外痔。

5. 分型

（1）狭窄型：此型占2/3，内括约肌呈痉挛性收缩，肛门缩小，症状以疼痛为主。

（2）脱出型：因内外痔脱出、发炎引起的肛裂。症状一般是疼痛较轻、肛门狭小不明显。

（3）混合型：具有狭窄型和脱出型的特点。

（4）脆弱型：肛门周围皮肤湿疹、皮炎，肛管皮肤脆弱，多发性表浅性肛裂。

（5）症候型：溃疡性大肠炎、克罗恩病、肛管结核及其他肛管疾病术后创面迟延愈合等。辨证分两型即血热肠燥型和湿热脾虚型。

6. 分期、分度

（1）三度三期分法：

1）Ⅰ度（Ⅰ期）：属于肛裂早期。肛管壁有一轻度裂口，溃疡比较表浅，在表皮和真皮之间。裂口新鲜，柔软，有弹性，边缘整齐，便后出血，疼痛不重，容易治愈。

2）Ⅱ度（Ⅱ期）：属于中期，比早期重。肛管壁溃疡较深，裂口深度可达皮下组织，裂口边缘充血，开始失去柔软和弹性，因裂口侵及皮下组织，容易感染发炎，造成肛裂下端的静脉、淋巴回流障碍，引起组织水肿，是开始形成肛裂的病理基础。肛裂的上端，可同时存在肛窦炎、乳头炎等病理改变。疼痛也较明显，便后带血。

3）Ⅲ度（Ⅲ期）：属于后期，病情较中期严重。肛管溃疡的裂口，可深达栉膜带或肛门的括约肌。由于肛裂的长期不愈、反复发作，纤维组织不断增生，溃疡边缘不齐、变硬，炎症不断扩散蔓延，可发生窦道或瘘管，肛裂痔增大，裂口上缘同时存在肛窦炎、乳头炎或乳头肥大等典型的病理变化。

从临床实践观察，Ⅰ度、Ⅱ度、Ⅲ度之间是紧密联系，互相关联的，既可以从轻变重，也可以从重转轻。Ⅰ度、Ⅱ度、Ⅲ度之间，有一定的过渡阶段，临床症状和病理变化，也不是绝对不变的，在诊治时，应予以注意。

（2）根据肛裂的病理改变分四期：

1）初发期：肛管皮肤表浅性损伤，或呈表浅性溃疡，创口周围组织基本正常。镜下病灶部充血、毛细管出血、白细胞浸润。

2）溃疡形成期：创口不良肉芽增生，创底见有环状纤维。外缘皮肤增厚。镜下病灶有多量的细胞浸润、小静脉瘀血、血栓形成、间质高度水肿、溃疡底出血。创面周围皮肤有纤维增生。

3）慢性溃疡期：创口陈旧性溃疡，创底常可见内括约肌。肛管皮肤呈瘢痕性增生，黏膜部细胞浸润、充血，创口以周围淋巴细胞浸润为主，溃疡加深，纤维增生。

4）慢性溃疡合并肛瘘期：在慢性溃疡期基础上有潜在肛瘘。镜下除具有慢性溃疡期表现外，在内括约肌下方有小脓肿。

（3）新的肛裂四期分法：

1）Ⅰ期（初发肛裂）：既往无肛裂，肛管皮肤有表浅损伤或表浅溃疡，触诊无硬结条索、无乳头肥大、无继发外痔皮赘。

2）Ⅱ期：肛裂反复发作，肛管有溃疡，不具备肛裂三特征（肛管皮肤溃疡、乳头肥大、皮赘）。

3）Ⅲ期：有肛裂三特征，即肛管皮肤溃疡、乳头肥大、皮赘。

4）Ⅳ期：有肛裂五特征（肛管皮肤溃疡、乳头肥大、皮赘、内口、潜在瘘管），如肛裂继发于脱出病变（如内痔、混合痔、息肉、肛管皮肤病等）应按其病属于何期加以诊断，并注明继发于何种病变。

（4）史兆岐五期分法：

1）急性单纯肛裂期：初发，肛管撕裂。

2）亚急性肛门糜烂期：由于创口机械性的刺激和反复感染，溃疡面凹陷，创缘不整，但未形成硬结，瘢痕不明显。

3）慢性溃疡期：有典型的肛裂三个特征。

4）多发性肛门溃疡期：在肛管四周有多数浅表性肛门溃疡，暴力使用肛门器械或肛门慢性皮肤病引起，其病理改变以急性单纯性肛裂或亚急性肛门糜烂为主。

5）脱出性肛裂期：因痔疮、乳头肥大等肛门疾病，病变长期脱出在肛门外面，引起肛管撕裂形成溃疡，此型肛门不狭窄为其特点。

二、解剖生理与临床

肛管位于直肠的下端，上界为齿状线，远端止于肛门缘，周围有内外括约肌围绕，全长2~3 cm。肛管内和肛缘外的皮肤全都属外胚层，而肛管内的皮肤为移行上皮，没有角质、汗腺、毛发和毛囊，比较光滑。肛缘外的皮肤和普通的皮肤相同，内含汗腺、皮脂腺等，因此这里的皮肤易被细菌侵入，发生肛门周围的感染，如疖子、脓肿、尖锐湿疣等。

肛管的外口是肛门。肛管的中下1/3交界处正对内括约肌下缘和外括约肌皮下部之间。内括约肌向下，外括约肌向外，肛管闭合时，内括约肌下部被外括约肌围绕，指诊时可摸到明显的环状沟，称括约肌间沟，该处血管分布少，颜色淡，称肛门白线。临床可以此确定内外括约肌的分界线。当发生混合痔时，由于静脉丛的扩张隆起，此间沟消失。

肛管的内面由肛柱、肛瓣、肛窦、肛乳头等组成，各具有不同的生理作用和解剖特点，也是痔核、肛瘘等肛肠疾病好发部位。在肛管皮肤下面齿状线和肛门白线之间，围绕肛管光滑柔软的纤维膜组织叫栉膜，也称肛门梳。当肛管周围由于炎症等刺激栉膜，使这里的纤维组织增生，栉膜组织增厚、变性，成为一个失去正常弹性、使肛管扩张能力降低的纤维组织时，称栉膜带。此时如大便干燥，或排便时向下用力过大，检查、扩肛等损伤肛管皮肤，易造成肛裂。肛管外部的损伤、感染可使正常栉膜组织变性。栉膜组织变性，可使肛管扩张能力降低，肛管皮肤破裂感染。两者互相影响，互为因果，造成恶性循环，是发生肛裂和肛裂不易愈合的原因之一。

栉膜是人体正常的组织，对肛管的收缩扩张有保护作用，因此在临床做肛肠检查时，不可过度扩张肛管、损伤栉膜或损伤皮肤。栉膜的增生变厚，可致肛管变硬，失去弹性，不能正常张开，发生排便困难或肛门失禁，尤多见于老年人。治疗有关肛门疾病如肛裂等时，若不注意对此硬结的处理，常不能收到令人满意的效果。

肛门是肛管的外口，在会阴体与尾骨之间。平时由于外括约肌的收缩，肛门像束紧的口袋一样，紧闭成一前后纵裂。排便时括约肌慢慢松弛张开形成圆形，直径约

3 cm，一旦肛管内发生肛裂，则肛门口紧缩不易张开。此时若强行检查，可引起剧痛。

三、病因病机

外因风、热、湿邪，饮食不节，脏腑脾、肺积热，下移大肠，血热肠燥，肌肤失养，又奋力努挣，或有损伤，肛门破裂发而为病。

《外科大成》曰："盖为饱食则伤脾土，脾土伤，则不能荣养肺金，肺金失养，则肝木无制，而生心火，侮肺金克脾土，于是克所胜，而侮所不胜也。然饱食而成此症者，必有其因，其因惟何，盖因饱食之后，或暴怒，或努力，或枯坐，或酒色，妇人或难产，……如其肿者湿也，痛者火也，痒者风也，闭结者燥也。"《医宗金鉴》曰："肛门围绕折纹破裂，便结者，火燥也。"

肛裂的病因病机上已叙及，但与以下三点关系甚为密切，分述于后。

1. 局部解剖特点　肛门外括约肌是由外括约肌皮下、浅部和深部组成。皮下和深部为圆形肌束，浅部为椭圆形肌束，起自尾骨，向前向下到肛门后方，分为左右两个束，围绕肛门两侧，到肛门前方又会合于会阴体。这样在肛门前后，自然形成两个薄弱的空隙。

提肛肌大多附着于肛门括约肌的两侧，当大便时肛管扩张，肛门前后间隙处张力较大，容易使肛门前后部皮肤损伤破裂。又因后正中血流循环不足，弹力也弱，不仅是引起肛裂因素，也是发生肛裂后不易愈合的原因。

直肠下部走行向前向下，肛管走行向后向下，在连接处形成一个角度，排便时，由于粪便向下的压力作用，肛管后部的张力最大。因此，肛门后部较肛门前部容易发生肛裂。

当排便时，肛门外括约肌松弛扩张，肛门内括约肌向下移位，增加了肛门括约肌的张力，容易使肛门皮肤破裂。

2. 感染　肛裂常由于肛管邻近组织，尤其是齿状线附近的组织发生炎症，如肛窦炎、肛乳头炎、内痔发炎等，使齿状线下的皮下组织感染化脓，皮肤溃烂形成肛裂。

3. 栉膜带　栉膜组织由于肛管周围炎症等刺激，纤维组织增生、变性、失去弹力，形成栉膜带，使肛门收缩、扩张能力降低。若大便干燥，粪便摩擦，或排便时用力过大、过猛等损伤肛管皮肤而成肛裂。肛裂发生后，患处容易感染发炎，更加重栉膜变性，是肛裂不愈合的重要原因之一。

四、辨病依据

（1）肛裂男女老幼均可罹患，以 20~40 岁男性患病最多，老人较少见。

（2）肛裂好发于肛管的前、后正中部，且男性多发于正后部，女性多发于前正中部，其他部位也可发生，但比较少见；而溃疡性结肠炎、结核及克罗恩病等肠道炎性疾病的早期，常易在肛门左右两侧发生肛裂，应引起注意。

（3）肛裂有三大主症，即疼痛、便血和便秘。便血是排便时粪便摩擦创面溃疡所致。疼痛和便秘两者互相影响可加重肛裂。而对肛裂性疼痛特点的了解，可作为诊断肛裂和其他肛门疾病的鉴别依据。肛裂患者的便后疼痛特点是排便时由于肛门扩约肌的扩张，粪块对溃疡裂口内末梢神经的刺激，引起肛门的疼痛。这种疼痛持续数分钟后，由于肛门括约肌疲劳无力而松弛，疼痛才逐渐缓解，即疼痛的间歇期。又因肛门括约肌痉挛收缩，突然发生比便后更为剧烈的疼痛甚至休克，疼痛持续时间可因人而异，最长可达数小时之久，这就形成了典型的肛裂疼痛周期，可作为诊断肛裂的重要参考。

（4）局部检查：掀开肛门可见肛管内正后方有一溃疡裂口，有时肛裂的外缘伴有结缔组织性外痔，这时的肛门括约肌收缩得比较紧，若强行掀开，可引起肛门疼痛。一般肛裂患者不做肛内检查，必要时可在局部麻醉下进行。典型的肛裂患者，常可看到肛管溃疡同时伴发肛窦炎、乳头肥大、肛裂痔、窦道或瘘管等。

五、治疗

（一）辨证内治

1. 血热肠燥型 多见于素体壮实，大便秘结，或习惯性便秘过度努挣肛门者。

症：大便秘结，排便困难，用力努挣，肛门破裂疼痛，便血鲜红，便后疼痛阵发，虽疼痛缓解，但稍有刺激如咳嗽等疼痛又复发作，可持续数小时，或肛外痔块肿起，坐卧不安，或影响睡眠，伴口渴尿黄，不敢进食，脉象弦或数，舌质发红、苔黄。

治：通腑泄热，止痛止血。

方：王氏肠风十味饮加减。

药：参见结缔组织性外痔。

加减：参见结缔组织性外痔。

2. 湿热脾虚型

症：大便初硬后溏，或软便，肛门疼痛坠胀，便血鲜红质淡，便后疼痛阵作，肛门渗水潮湿，或外痔肿痛，行动不便，伴饮食减少，口淡不渴，或渴不欲饮，脉象虚弱无力，舌淡、苔腻或黄。

治：健脾清热，止痛止血。

方：王氏健脾润肠煎加减。

药：党参 15~25 g，黄芪 15~20 g，升麻 6~10 g，白术 10~15 g，杭芍 10~20 g，火麻仁 10~20 g，甘草 6~10 g。

加减：偏热盛，加蒲公英、金银花、黄芩；偏湿盛，加土茯苓、薏苡仁、泽泻；出血，加地榆、槐花；疼痛，加制乳香、制没药。

（二）药物外治法

1. 熏洗法 二花一黄汤、王氏乌梅白草汤、马硝煎外洗。

2. 敷药法 二味拔毒膏、黄连消炎膏、金黄散膏、王氏顽疮膏外敷。

3. 封闭疗法

（1）长强穴封闭法：长强穴封闭，可以缓解肛门括约肌痉挛性收缩引起的肛裂剧痛，有利于创面的修复。

1）操作方法：让患者选好体位，局部常规消毒、麻醉后，用普通注射器，装入1%普鲁卡因注射液 15 mL，做长强穴封闭。间日 1 次，5 次为一疗程。

2）注意事项：先做普鲁卡因过敏试验，注射时要将药液注入肛裂的基底部。如前会阴部肛裂，应在肛裂部位距肛缘 1 cm 处注射于肛裂的基底部。

（2）长效止痛剂封闭疗法：操作方法同上。但所用注射药物为 1% 亚甲蓝 1 mL 加入 1% 普鲁卡因 20 mL，做肛裂基底部封闭即可。每处可注药 5～10 mL。

4. 腐蚀疗法

（1）操作方法：让患者选好体位，局部清洁消毒后，将化管锭放入溃疡口内，每日或间日 1 次。一般 1～3 次溃疡口组织坏死，则停用化管锭。改用黄连消炎膏外敷，直至坏死组织分离脱落。留一新鲜创面，再改用黄连消炎膏纱条、生肌散等，创面从底部慢慢向上生长愈合。

（2）注意事项：坏死组织脱落后，换药时一定要将创口填充，使肉芽组织从底部慢慢长好，切勿粘连桥孔，否则易于复发。

5. 指扩疗法　是撕裂紧束的栉膜带，松解肛门括约肌，使肛门部血液循环通畅，从而达治愈目的的方法。指扩时先让患者选好体位，局部常规消毒、麻醉后，术者戴消毒手套，先用右手示指插入肛内，然后将左手示指沿右手示指背面，慢慢插入肛内，此时多有紧缩勒指感觉，并弯曲两示指第一、二关节，慢慢向相反的方向扩张肛门后，此时将两示指退出肛外，再将右手中指和示指插入肛内，另一手示指也随之插入，同上弯曲插入肛内的三手指，慢慢扩肛，三指扩肛后，全部退出肛外，最后将两手的中指和示指，按上法分别插入肛内，反复扩张肛管即可。在指扩时有一种紧缩环撕裂松解感觉，多示栉膜带撕裂和括约肌松解，为指扩所需要。指扩肛管时，用力要均匀，切忌用力粗暴，将肛管皮肤撕裂，或使肛门括约肌过度松弛。如合并肛裂痔、乳头肥大等，应给予切除手术治疗。

（三）手术疗法

经非手术治疗无效后，可采用手术方法治疗。

1. 手术切开法　适用于Ⅱ度（Ⅱ期）、Ⅲ度（Ⅲ期）肛裂。方法：先让患者选好体位，局部常规消毒、麻醉后，用手术剪先将肛裂的上下缘剪开。向上剪到齿状线，向下剪到距肛缘 0.5～1 cm，然后将栉膜带剪开，如是Ⅲ°肛裂，可同时剪断部分内括约肌。如合并肛窦炎、乳头肥大、肛裂痔或瘘管，应同时手术。最后修剪溃疡边缘，使创面呈底小口大“V”形伤口，外用凡士林油纱条，或将止血散填充创面内，外用无菌纱布覆盖。术后每日便后坐浴换药，直至痊愈。

2. 手术切除法　适用于肛裂溃疡口周围纤维组织增生，形成较大瘢痕的晚期Ⅲ度（Ⅲ期）肛裂。方法：体位、消毒、麻醉同前。用手术刀从肛裂痔的外缘，沿溃疡周围及基底部瘢痕组织切开，用止血钳将肛裂提起，向上剥离到齿状线，再用手术刀将栉膜带、内括约肌和外括约肌皮下部垂直切开一部分，以松解括约肌的紧张度，有利于创口愈合，使创面呈底小口大、外宽内窄，外用凡士林油纱条填充。术后每日便后坐浴换药。

3. 挂线结扎法　适用于Ⅰ度、Ⅱ度肛裂。方法：体位、消毒、麻醉同上。用球头探针，从肛外距肛裂 0.5 cm 探入，探针在栉膜带的下方或从部分外括约肌皮下部通过，到齿状线处探出，然后在探出的球头部系一丝线，再退出探针，将丝线引出，最后打结，将组织结扎紧，外用凡士林油纱条、无菌纱布覆盖。术后每日便后坐浴、换药。结扎线一般3~6 d脱落，脱落后留一新鲜创面，外用二味拔毒散、生肌散等。

4. 扩肛纵切横缝法 本法可使肛门扩大，适用于肛门紧缩狭窄性肛裂。方法：体位、消毒、麻醉同上。先用两示指扩肛，使肛门松弛，在肛裂正中部做一纵形切口，切断栉膜带、部分内括约肌纤维和部分外括约肌皮下部，向上切到齿状线稍上，向下切到肛缘外1 cm，同时将肛裂痔、乳头肥大、瘘管等一并切除。然后用大圆针中号丝线从切口上端进针，穿过纵切口基底部下面，从下端穿出，将上下线打结，使上下切口对齐，把纵切口变成横形创面（如张力大时，可在缝合线之下部皮肤约0.7 cm处做一半弧形减张口），再用丝线将横创面间断缝合，外用消毒敷料覆盖。术后一般5~6 d拆线。

注意事项：术前可改服流质饮食，清洁灌肠。术后控制大便，并保持排便通畅。注意清洁消毒，预防伤口感染。

六、预防与护理

预防和护理时，最重要的是保持大便通畅，不吃有刺激性的食物，及时治疗邻近部位的炎症性疾病。由于便秘是发生肛裂最为常见的原因之一，而体操按摩法可帮助治疗便秘，预防肛裂发生。锻炼方法如下，供参考。

1. 腹肌锻炼法 仰卧位。

（1）先做腹式呼吸（两手上举吸气，放下呼气4~6次）。

（2）两手上举时两下肢轮流直腿高举6~8次。

（3）两下肢屈曲位抬高骨盆6~8次。

（4）两手叉腰，两下肢同时直腿高举6~8次。

（5）做仰卧起坐练习，量力而行。

2. 踏蹬运动 仰卧位，两下肢交替伸屈，模仿踏“自行车”的动作。以上动作开始时速度要慢，次数少，以后逐渐增加。

3. 自我按摩法 仰卧位，暴露腹部。两手先用滑石粉摩擦，再用左手在腹部由下往上用力平推三下，再用力循环摩擦5~10 min，每日2~3次。自我按摩腹部起初会感到吃力，习惯后就好了，天冷时注意保暖。注意正常生活习惯，如定时饮食，注意卫生，少食肉类，多吃蔬菜和水果，并养成每晨饮大杯温开水的习惯。

七、医案

王某，男，26岁，工人，1980年4月10日入院。

主诉：肛门湿痒，便后疼痛20余日。

病史：1976年曾患内痔在某县公社卫生院行内痔注射治愈，在20 d前由于劳累又食辣椒致大便秘结，排便困难，肛门肿胀疼痛，流出稠黏脓液，肛门湿痒，因疼痛难忍来院诊治。

体格检查：发育良好，营养一般，神志清晰，全身皮肤无感染灶及出血点，表浅淋巴结不肿大，胸廓正常，心肺（-），腹平软，肝、脾未触及，余正常。

专科检查：取膝胸位，可见肛门外附有较多脓性分泌物，正后部有一肿物发炎，色红肿胀，用手掀开肛门可见12点处有一溃疡，内有稠脓液从潜行瘘管中外溢，周围充血、发红、肿胀。

诊断：肛裂Ⅲ度伴结缔组织外痔和潜行瘘管，合并感染。

治疗：先拟1∶5 000高锰酸钾坐浴，内服四环素0.5 g，一日4次，外用黄连消炎膏控制局部炎症后，于4月16日上午行肛裂括肛瘘管切开、外痔切除术。先让患者侧卧于手术台上，局部常规消毒，用长效麻醉止痛剂1号一个量行腰俞穴内注射，待发挥麻醉作用后用球头探针检查原肛裂内之潜行瘘管，并使其全部切开，同时切除外痔和周围瘢痕组织，由于栉膜硬结和瘢痕化，故将栉膜硬节切开，同时将部分内外括约肌切断以括肛。最后修剪皮缘，检查创口内无出血点，外用油纱条填塞、无菌纱布覆盖、胶布固定，自回病房。

术后一般情况良好，每日便后坐浴，后常规换药，于5月15日伤口痊愈出院。出院后于5月22日来院复查，创口愈合良好。

八、按语

肛裂的三大主症，早在《外科大成》就有记载，曰："……折缝破烂，便如羊粪，粪后出血秽臭大痛者。"清楚地指出了肛裂的三大主症疼痛、出血和便秘，而疼痛更为突出。临床上曾遇一严重肛裂患者，破裂之程度占去肛管之大半，即使在寒冷的冬季，每排便时常需将棉上衣解开或脱掉，排便时仍遍身、头部出汗，呻吟不已，甚为痛苦，也有因剧痛休克者。对于肛裂的治疗轻者易治，重者治疗不当常反复发作，久治不愈，甚为痛苦。考其原因主要系对肛裂形成的病理认识不清楚，在治疗上所采用的治疗措施欠完善。如栉膜和栉膜带究系何组织，是否确实存在栉膜组织；影响肛裂的括约肌痉挛是内括约肌还是外括约肌等。下面就对以上问题谈一些个人看法，并提出治疗肛裂所采用的手术方法。

当前关于栉膜和栉膜带有如下争论：有人认为栉膜带为病理性纤维组织环，并将栉膜带切断治疗慢性肛裂取得良好效果；有人认为栉膜带不是病理性组织，是正常的肛门黏膜下一种纤维——肌性组织；有人认为这个纤维环是内括约肌下缘的痉挛性突出部分；有人认为栉膜带及所有的高位的纤维带，均为收缩性的内括约肌纤维；有人测量肛裂患者和无肛管疾病正常人的内外括约肌压力之后认为，反射性刺激（大便时疼痛）所致内括约肌痉挛是产生肛裂的主要原因，因此可以用内括约肌切断术治疗肛裂；有人认为疼痛的产生，源于排便对肛管损伤，损伤使末梢神经纤维暴露，又由于肛门的扩张使其受到牵拉刺激，刺激的结果，引起肛门外括约肌的反射性痉挛，痉挛的结果就是产生疼痛。根据以上疼痛发生的过程，如果解除肛门括约肌的持续性痉挛，就可缓解疼痛，治愈肛裂，并经实践证明，肛门外括约肌切断松解术是治疗肛裂最有效的方法。至于栉膜组织是否存在，究竟是由什么组织构成，肛门括约肌痉挛是内括约肌还是外括约肌，手术时究竟切断内括约肌好，还是切断外括约肌好，仅结合临床，做如下讨论。齿状线和肛门白线之间，确实可以查见围绕肛管壁有一光滑柔软的纤维膜组织，对肛管的收缩扩张有一定的保护作用，若将此纤维膜组织称为栉膜组织是可信的。当肛管周围由于炎症刺激栉膜，可使纤维组织增生，栉膜组织增厚、变性，成为一种失去正常弹性，使肛管扩张能力降低的纤维组织，将这种纤维组织名之为栉膜带以区别正常的栉膜组织也在情理之中。因此，栉膜和栉膜带是客观存在的，且对指导临床有重要意义。对较重内痔、混合痔及肛裂患者，在指诊检查时所感到的紧缩环带其中就有栉膜带，它与无肛管病变的栉膜组织截然不同。所以对肛裂患者行栉膜带松解手术是可行的。但必须认识到，肛管部遭受刺激之后，可以引起肛门括约肌的痉挛和收缩，两者相互影响，可促使病情加重。值得研究的是肛门括约肌痉挛、收缩是内括约肌还是外括约肌。外括约肌的痉挛和收缩，患者可以感觉到，而内括约肌收缩患者不易察觉到，但从临床治疗可以证明，松解内括约肌或外括约肌，都可以治疗肛裂而取效。以上情况还证明，肛门括约肌的痉挛和收缩，在内外括约肌均可发生。特别是疼痛剧烈时，外括约肌痉挛和收缩尤为明显。综上可知，治疗肛裂，切断栉膜带、切断内括约肌、切断外括约肌都可以取得效果，说明其立论都有其正确的一面，故可以指导临床而取效。但也不能单以其中某一个学说解释以上 3 种情况。从临床得知，当肛管遭受炎症或机械性刺激的时候，由于作用的程度、时间、性质等不同，反应也不一样，轻者可以无任何反应；或仅属局部如肛管的皮肤、栉膜的某一部分参与上述刺激反应，有时以内括约肌为主，或外括约肌同时参与，这从临床患者的反应中可以看出，也可以在临床的治疗过程中发现。如肛管遭受轻微刺激或损伤可自行恢复，有的患者采用纠正便秘、外洗或外敷药物也可迅速治愈，这主要是组织的病理性改变不重，通过外洗、敷药就可改善而治愈；如已波及栉膜，并使栉膜发生较严重的变性时，单用外洗、敷药得不到改善时，可采用使栉膜变性的部分松解，肛裂即随之而愈，如切断栉膜带（栉膜松解术）或使用腐蚀剂使栉膜带松解也可治愈肛裂；如栉膜组织变性严重，不仅是栉膜某一部分的变性，而是范围广，甚至和邻近组织粘连，这时的肛裂性溃疡往往较大、变深，单将栉膜某一部分松解已不能达到松解目的，故难以治愈肛裂，需采用松解能力更强的方法，如同时将内括约肌切断松解，或切断外括约肌松解，较之切断栉膜带松解的程度大，因而可以治疗切断栉膜带而不能治愈的肛裂；而有些更为严重的肛裂患者，采用单纯切断部分内括约肌或单纯切断部分外括约肌，效果也不甚理想或无济于事时，这与肛管周围的炎症性程度及所侵犯的组织范围和组织变性、变硬、向上下内外浸润粘连有关，这时当采用将栉膜带、部分内括约肌和部分外括约肌同时切开松解的办法，如肛裂挂线疗法、切开疗法、扩肛术等，并根据程度的轻重不同，切断松解的内外括约肌也当有别，这才是取得疗效的关键所在。治疗肛裂的方法之所以各不相同，也是为了适合于以上不同病理变化的。可见治疗肛裂是采用非手术疗法还是采用手术疗法，在手术疗法中是采用松解栉膜带还是松解内括约肌或外括约肌等，要根据具体情况灵活选择，这是取得良好效果的关键。至于肛管皮肤由于检查所致的皮肤轻度创伤常可自行恢复，不属肛裂；肛门外侧创伤引起的肛门皮肤破裂比较少见，但有人认为一旦发现肛门外侧的肛裂，应考虑其他疾病如克罗恩病、白血病、结核病或慢性结肠炎，不可掉以轻心。

第九节　直肠脱垂

一、一般情况

1. 定义　直肠脱垂是肛管或直肠黏膜、直肠及部分乙状结肠脱出肛外的一种疾病。

2. 别名　脱肛、重叠痔。

3. 特点　任何年龄均可罹患，以老年人和儿童多见，男多于女，以山区农村发病最多。一般都是由轻逐渐发展变重。开始便后直肠黏膜部分或环周脱出肛外，但多轻微，便后可自行收回，随着病情发展和身体逐渐虚弱，直肠脱出越来越重，直至便后脱出不易收回，有时需用手托或休息后方可还纳，甚至走路、干活、咳嗽等也可脱出。由于长期粪便和用手挤托刺激肠壁，可使肠黏膜充血、糜烂、出血、肛门潮湿，如感染发炎则脱后不易还纳，疼痛加重，甚至发生溃烂坏死等。

4. 脱垂分度　由于脱出的轻重程度不同，将直肠脱出分为3度。

（1）Ⅰ度直肠脱垂：见于便后直肠黏膜脱出肛外3~4 cm。如系部分脱出，呈环形、红色、由肛门正中向外形成放射状纵沟、肛管与黏膜之间有反折沟存在，触之软，能摸出两层折叠的黏膜组织脱出的肠黏膜，便后能自行收回肛内。

（2）Ⅱ度直肠脱垂：见于直肠全层脱出肛外，呈圆锥形，略向后方弯曲，顶端凹陷，长5~12 cm，表面有环状层层折叠的黏膜皱襞，色淡红，或暗红，触之较厚而有弹性，肛门口松弛扩大。脱出部分需用外力如手托方可收回。

（3）Ⅲ度直肠脱垂：见于直肠及乙状结肠脱出肛外，呈椭圆形，比Ⅱ度脱垂更长，肛门更为松弛无力，触之很厚，黏膜糜烂出血、分泌物较多。只要肛管没有发生脱垂，再严重的直肠脱垂，肛管与直肠黏膜之间都有反折沟。

5. 分类　内脱垂外脱垂分类法，是由排便后直肠黏膜组织所在部位确定的。如便后直肠黏膜组织能脱出肛外者，称外脱垂；便后直肠黏膜不能脱出肛门外，而脱垂直肠内者，称内脱垂。内脱垂的患者，多有排便不通畅感觉，做直肠镜检查时，可见到松弛的黏膜堆积肠腔内。触之柔软，推之能上下移动。内脱垂之黏膜也分部分脱垂、全周脱垂和轻重之别。在外脱垂中分直肠黏膜脱垂（仅为直肠黏膜脱出）和全层脱垂（直肠的全层均脱出）两类。

6. 分型　外脱垂五型分法如下。

（1）直肠黏膜外翻型：是部分松弛的直肠黏膜与肌层组织分离，每于排便时即翻出肛外。由于外翻的部位、多少不同，又分点状外翻（仅一个或几个点位翻出）、半球状外翻（仅一侧脱出，呈半球状）和环状外翻（一周肠黏膜均翻出）。此型在直肠脱垂中最轻。翻出长度常为1~2 cm。

（2）直肠黏膜脱垂型：是大部分或全部松弛的直肠黏膜与肌层组织分离，每于排便或腹部压力增高时，大部或全部松弛直肠黏膜即脱垂肛外，比直肠黏膜外翻型脱出长，为3~4 cm，多不超过5 cm。便后较易还纳。

（3）直肠全层脱垂型：多由于直肠的前壁活动度较大，后壁较固定，因此常常先发生直肠前壁的组织松弛而被压入直肠腔内，由于重力的向下作用和组织的松弛，进入直肠腔内的肠段逐渐增多，终至直肠全层脱出肛外，因后壁固定于骶骨比较牢固，故脱出的直肠顶端凹陷略向骶尾方向弯曲，多为圆锥形，表面有环状层层折叠的黏膜皱襞，所以称“重叠痔”，触之较厚而有弹性，便后脱出需用外力方可收回肛内。如此反复发生脱出过久，可致固定较牢靠的直肠后壁也松弛脱出，此时脱出之前后壁常为等长。如直肠及肛管同时全脱垂时，则脱出之前壁反较后壁长。有人将前者称“肠套叠型”，对后者称“滑动性疝型”。

（4）直乙结肠脱垂型：直肠全层及乙状结肠同时脱出肛外，较直肠全层脱垂严重，且更长，呈球形或椭球形，无明显的环状折叠的黏膜皱襞，但可见黏膜下显露的怒张静脉血管。由于肠管长期受到刺激，黏膜粗糙或糜烂、溃疡和出血。每于便后、走路、干活或咳嗽、打喷嚏即可脱出肛外，且不易还纳，肛门括约肌也松弛无力，有的患者被迫使用“丁”字带以顶托肛门不让其脱出肛外。因此肛门部经常潮湿，分泌之黏液和粪便可污染内裤，患者甚为痛苦。

（5）直肠脱垂绞窄型：直肠脱垂后，肛门括约肌痉挛、收缩，而肛门括约肌的痉挛收缩可加重直肠脱垂的血循环障碍，局部的循环障碍就更易刺激肛门括约肌使痉挛加重，两者互相影响致直肠脱垂嵌顿，不易还纳，甚至因循环障碍而发生坏死，造成“截肠”的严重后果。本型多发生于肛门括约肌功能良好的直肠脱垂患者。以婴幼儿罹患率最高。若肛门括约肌松弛无力，常不易发生直肠嵌顿。

关于直肠脱垂的分类、分型、分度、分级等方法虽不完全相同，但其相互之间关系甚为密切，为便于了解，列于表10-3，供参考。

表10-3　直肠脱垂分类、分型、分度、分级

二类分法	五型分法	三度分法	三级分法	四级分法
直肠黏膜脱垂	直肠黏膜外翻型 直肠黏膜脱垂型	Ⅰ度	一级	一级
直肠全层脱垂	直肠全层脱垂型 直乙结肠脱垂型 直肠脱垂绞窄型	Ⅱ度 Ⅲ度	二级 三级	二级 三级 四级

临床辨证分两型，即气虚下陷型和气虚湿热型。

二、解剖生理

直肠是大肠的末端，上接乙状结肠，直径约4 cm，与第3骶椎上缘齐平，下连肛管，直径约3 cm，全长平均12 cm。两端较细、中间粗大，形成直肠的壶腹部，直径5~7.5 cm，女性比男性更大。壶腹的前壁向前膨出，与肛管几乎成一直角，当直肠壶腹内积存粪便到一定量（20~50 mL）的时候，刺激直肠内和齿状线神经感受传导系统，引起排便反射，如果由于外伤或手术破坏了肛管和直肠的角度，损伤肛门直肠的神经，使排便功能失常或排便反射发生障碍，可致大便失禁。

直肠并非直管，在矢状面上看，它有 2 个弯曲，上部弯向后向右，与骶骨弯一致，称骶曲。下部弯向前向左，转折角度为 80°~90°，与肛管相连。前面在女子为阴道，称会阴曲，又称直肠肛曲。耻骨直肠肌从耻骨开始，像一条兜带样，包绕于此曲下端的直肠后壁，成为保持和稳定肠曲的重要力量。从正面（额面）看，直肠呈“S”形，即上部弯向右侧、中部弯向左侧、下部又弯向右侧，但直肠上部和肛内均在正中线上。做直肠镜检查时，应特别注意这些正常生理弯曲，以免损伤肠壁。直肠的里面在其弯曲的地方，有 3 个半月形皱襞，其边缘柔软，内有环形肌纤维突出直肠腔内，称直肠瓣。直肠瓣共有 3 个，最低一个位于左侧，中间一个位于右侧，最高的一个位于左侧。分别距齿状线 4~5 cm、5~8 cm、8~10 cm。其中间的环肌特别发达，是最高、最明显的一个，比较恒定，腹膜在此反折，可作为腹膜反折的标志。中瓣以下，由于直肠周围有较致密的腹膜包绕，除在排便时开启，平时一般处于紧缩状态。通常认为，直肠瓣的主要作用是使粪便回旋下行，压力均等，防止粪便迅速掉落，当用力排便时又可防止大便逆行，故称之为“第三括约肌”。在做直肠镜检查时，应注意肠瓣的分布及数目，切勿盲目进行，并跟随直肠的自然走向和直肠瓣的位置在直视下缓慢推进。同时注意直肠瓣的变化可提供肠道炎症性病变情况，如肠瓣的边缘水肿、粗糙、增生多为炎症反应，若颜色变浅变淡，且有萎缩现象，常提示既往有慢性感染史。

直肠从内到外是由黏膜、黏膜下层、肌层、腹膜 4 层组织构成。

（1）黏膜层：直肠黏膜呈暗红色，光滑柔润。黏膜层较厚，血管丰富，故能吸收粪便中的水分，也能分泌一种黏液帮助润滑大便。

（2）黏膜下层：直肠黏膜下层组织比较松弛，容易与肌层分离，直肠黏膜脱垂就是黏膜下层与肌层分离的缘故。

（3）肌层：直肠的肌肉是由内环肌和外纵肌组成。由于此两层肌肉紧密结合，所以比较坚固，不易破裂，整个纵肌层向下与肛肌融合，同时部分纤维向肛门皮肤分散。

1）直肠尾骨肌：起自尾骨前韧带，向前与直肠下部纵肌连合，排便时使直肠下端固定不移，为两束不随意肌，直肠侧韧带左右各 1 条，为提肛肌上方筋膜的一部分，包绕直肠、前列腺和膀胱，女性一层在直肠后面，另一层在直肠及阴道之间，使直肠牢固地固定于盆腔内。手术时必须将侧韧带切断，直肠方可游离。

2）会阴体肌：位于中央部，会阴浅横肌、会阴深横肌、肛门外括约肌、球海绵体肌部分、提肛肌和尿生殖膈后延长的部分，都附着在这个地方，有固定肛管并牵向前方的作用。

（4）腹膜：直肠上 1/3 的前面及两侧有腹膜遮盖，中 1/3 仅直肠前面有腹膜，且在此反折，构成直肠膀胱和直肠子宫凹陷。男性腹膜反折距肛门约 7. 5 cm，女性较低，约 5. 5 cm，直肠后面距肛门约 12. 5 cm 才有腹膜覆盖，事实上直肠被固定在盆腔腹膜外间隙内。

盆腔腹膜外间隙之所以能使直肠保持牢固位置，是因为在上部直肠前面及两侧有腹膜对直肠的粘连和固定，后面有骶骨的扶持，直肠下端的两侧有提肛肌，它是由耻骨直肠肌、耻骨尾骨肌和髂骨尾骨肌联合而成的一块宽而薄的肌膜，左右各 1 块，上端附着在骨盆腔内，下端附着在直肠的下端，形似一条吊带把直肠悬吊固定于盆腔腹膜外间隙；直肠尾骨肌是2条不随意肌，起于骶尾前韧带，向前与直肠下部纵肌连结，使直肠下部固定不动。肛尾韧带起于尾骨，向前止于外括约肌皮下部后方及肛门直肠前方的会阴体，有固定肛门的作用。肛管括约肌、坐骨直肠窝内脂肪组织和直肠前，男有前列腺，女有阴道后壁，都不同程度地起到对直肠的扶持作用。而联合纵肌，是直肠纵肌纤维、提肛肌纤维、耻骨直肠肌纤维和盆膈上下层筋膜的纤维结合在一起形成的，向下行走于内外括约肌间，并分成许多纤维束，止于白线。其中，有的向下穿过外括约肌皮下部，止于肛门皱皮肌；有的向外分散或间隔于坐骨直肠窝内；有的穿过内括约肌止于肛门黏膜下肌。因此，联合纵肌将内外括约肌与肛管周围组织通过反射状纤维达到固定肛管，使黏膜不易松弛并协助肛门括约肌、直肠环发挥其收缩功能的作用，其与盆膈上下之筋膜交接在一起，在稳定直肠、肛管方面也起到积极作用。

总之，直肠之所以能够保持稳定的生理状态，是由于直肠上部有腹膜的牢固黏附力，下部有提肛肌的悬吊支持作用及联合纵肌和直肠尾骨肌、肛尾韧带等组织对肛门直肠的扶持和强有力的固定的结果。这些组织一旦发生松弛或受到损伤，就会使直肠位置改变。如气虚下陷的人患直肠脱垂，手术或外伤损伤肛门韧带，也会使肛门移位等。

三、病因病机

先天不足，久泻久痢或年老、身体素虚，或产后气血亏损，或有所伤害，致中气不足，气虚下陷，不能摄纳，脱肛为病。

宋代《三因极一病证方论·脱肛证治》曰："肛门为肺下口，主大肠。肺脏实则热，热则肛门闭塞，腑虚则大肠寒，寒则肛门脱出。又妇人产褥用力过多，及小儿叫呼，及久利后，皆使肛门滞出。"下面分述常见的原因。

1. 大便秘结 排便困难，过度用力努责肛门，使直肠脱出。

2. 腹泻 不仅排便次数增多，且里急后重，便时腹压增高，直肠容易下移，加之身体虚弱，坐骨直肠周围的脂肪被吸收，失去扶持作用，使直肠脱出。

3. 手术、外伤 手术、外伤损伤肛门括约肌及其组织韧带，改变肛管直肠角度，直肠失去扶持作用易于向下滑脱。

4. 中气不足，气虚下陷 老年人气血衰退，产妇体虚，或久病虚衰，致使中气不足，气虚下陷，不能摄纳，而致直肠脱垂。

5. 小儿身体娇嫩，发育不成熟 小儿身体娇嫩，气血未旺，发育不成熟，如直肠骶曲未长成，直肠缺乏骶骨的支持，膀胱和子宫的位置高，直肠呈垂直状态，得不到牢靠固定，容易脱出肛外，是小儿易患直肠脱垂的原因之一。

6. 其他 Ⅲ期内痔、多发性直肠息肉、前列腺肥大、膀胱结石等是直肠脱垂的诱因。

以上各种致病因素，有时单独使人致病，有时相兼为患，有时缓慢发展形成。总之，其与机体气血盛衰、病邪轻重等有关。正如《寿世保元》曰："夫脱肛者，乃虚寒下脱，其病或因肠风痔瘘，久服寒冷或怒而下脱，或因久痢，急窘迫而脱也，又有因产妇用力过多，及小儿叫号怒气，久痢不止，风邪乘虚而脱也。"不外气虚血弱、中气

不足、气虚下陷，固摄失司为患。

四、辨病依据

（1）本病任何年龄均可罹患，以儿童和老人较常见。男多于女，又以山区农村发病最多。

（2）便后直肠黏膜或直肠不同程度地脱出肛外，呈球形或环形多层次的皱襞。轻者便后可自行还纳，重者需休息或用外力如用手挤压等方可还纳。若感染发炎，便后带血，肠黏膜可见水肿、糜烂、出血和分泌肠黏液，甚至发生溃疡坏死等。轻者多无明显全身症状，重者则身困乏力、气短懒言、饮食减少、肛门坠胀、排便困难，舌淡、苔白，脉弱无力等。

（3）局部检查：可见直肠脱垂，轻者肛门外部无明显异常，重者可见肛门有粪迹，肛门括约肌松弛。指检时肛门括约肌收缩无力，肠腔扩大，并可触之松弛的肠黏膜；若有糜烂、溃疡，指套上可有血迹；若脱出肛外，可见直肠黏膜脱垂，常有较多的肠黏液，如感染发炎，肠黏膜充血水肿、糜烂出血或有溃疡等。若系内脱者，镜检可见松弛的直肠皱襞充满镜口，推之可以活动等，并可根据脱出的组织、长度等进行分类、分型、分度等。

五、治疗

（一）辨证内治

1. 气虚证型　多见于小儿气血未充，老年体弱或素体虚衰、产后气血亏损者。

症：神疲乏力、形体虚弱、少气懒言、面色萎黄或苍白、肛门坠胀，便后、远行或负重则脱于肛外、肛门潮湿、便软或溏、小便清长、舌淡少苔或舌体胖大、有齿印，脉象沉细，或虚弱无力。

治：益气举脱。

方：王氏补气升举汤重剂加味。

药：黄芪 30 g，党参 30 g，柴胡 12 g，升麻 12 g，枳壳 30 g，金樱子 30 g。水煎服。

加减：黏液多，加牡蛎、龙骨；血虚，加当归、阿胶；腹胀腹痛喜按，加制附子、肉桂、干姜；心悸，加酸枣仁、柏子仁、夜交藤。

2. 湿热证型　多见于素食辛燥、肥厚油腻之品，致脾胃蕴结、湿热下注大肠者。

症：腹痛腹胀、下坠欲便、便后脱出、肛门肿痛、肠壁充血发红、糜烂出血，或不易还纳、便秘尿黄，脉象滑数或数而无力，舌质红、苔黄腻。

治：清利举脱。

方：王氏清利举脱饮。

药：黄芪 15 g，升麻 6 g，柴胡 6 g，黄柏 15 g，黄连 10 g，枳实 15 g，薏苡仁 15 g，茯苓 10 g，甘草 3 g。水煎服。

加减：热毒盛，加蒲公英、蚤休、板蓝根、白花蛇舌草；滋水、黏液便者，加白术、牡蛎，重用薏苡仁、茯苓；便血，加黑地榆、大黄炭；里急后重者，加木香、槟榔。

（二）药物外治法

1. 洗法

（1）硝柏草汤或马硝煎，水煎外洗，用于湿热证型。

（2）王氏乌梅白草汤或顽疮膏汤。水煎外洗，多用于气虚证型。

2. 敷药法

（1）黄连消炎膏、金黄散膏等外敷。多用于湿热证型。

（2）顽疮膏外敷，多用于气虚证型。

（三）针刺法

针刺百会、提肛穴。每日 1 次，或间日 1 次，两穴交替使用。

（四）手术疗法

凡采用非手术疗法效果不满意或无效时，均可选用手术治疗。

1. 黏膜下注射疗法 是将药物注射到直肠黏膜下层，使药物与组织发生蛋白凝固，黏膜与肌层牢固地粘连在一起，达到治愈直肠脱垂之目的。黏膜下注射疗法，适用于治疗Ⅰ度、Ⅱ度直肠脱垂。

（1）操作方法：让患者选好体位，局部常规消毒，根据脱垂的长短，在肛门镜下或脱垂外做点状注射或条形注射。

1）点状注射：如做肛内点状注射，可在肛镜下，自上而下，每点间距 1.5 cm，每点注入 8%明矾液 0.3~0.5 mL（或注入一针效注射液），一般总量 5~15 mL，最后注射点应在齿状线上 1~1.5 cm 处。如直肠脱于肛门的外部，不用让其还纳，可在肛外做点状注射，注射方法及每注射点之间的距离等与肛镜下点状注射相同，注射间距离要均匀，注射结束后，将脱垂在肛外的直肠送还肛内。然后用一如示指粗的纱卷，外涂凡士林膏后插入肛内，第 3 天慢慢取出，以后每日便后，用 0.1%雷夫诺尔液 10~20 mL，或三黄消炎液 10~20 mL 注入肛内即可。

2）柱状注射法：先用二叶肛门镜将肛门扩开，注射针在齿状线上 1~1.5 mL 处刺入黏膜下，向直肠脱垂的上端边进针边注射药，每条注入 8%明矾液 1~2 mL（或用一针效注射液），一般选 3~5 个注射区，使药液均匀分布，注射结束后，外用约示指粗纱布卷，外涂凡士林膏插入肛内，3 d 后慢慢取出，换药同点状注射。

（2）注意事项：注射部位一定要在黏膜与肌层之间，不可刺入过深或过浅，过深效果不好，过浅容易发生坏死。术后不可过度努责肛门，否则固定不牢，易于复发。注射点不可距齿状线过近，否则容易疼痛，点状注射时，选点之间的距离要均匀。注射时勿将药液注入血管内。

2. 深部注射疗法 也称直肠周围注射法。适用于Ⅱ度、Ⅲ度直肠脱垂，或采用选区选点结扎疗法效果不好者。

（1）操作方法：让患者选好体位，肛门直肠内和肛外注射点常规消毒，铺消毒洞巾，于肛外截石位 3、6、9 点，距肛缘 1.5~2 cm 处，做普鲁卡因局部麻醉，然后用腰穿针和装有 8%明矾注射液 20 mL（也可用一针效注射液或 50%葡萄糖注射液）注射器分别在 3、6、9 点处用腰穿针慢慢刺入皮肤，穿过提肛肌进入骨盆直肠间隙达直肠壁外。为防止刺入不准，或刺穿直肠壁，在刺针同时将另一示指插入肛内作引导，以真

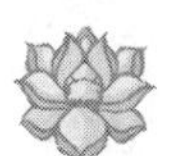

正触知腰穿针在直肠壁外且可自由活动为准，然后将药液 5~7 mL，呈扇形均匀注入，一般一次注入总量以不超过 20 mL 为宜，刺入深度 5~6 cm。

（2）注意事项：注射前，改为流质饮食，并做清洁灌肠，备皮，注射时严格无菌操作。注射直肠后部时，药量应比左、右侧少，若注入药量过大，组织粘连硬化后，易压迫骶尾部神经，甚至引起组织坏死，故应慎重。如果需在前部注射，勿刺入前列腺、膀胱、子宫、阴道等，注射时进针不可太浅，若太浅不仅达不到治疗目的，而且能引起肛门疼痛或组织坏死。术后一般控制大便 3~4 d。保持大便通畅。便后换药点状注射。

3. 选区选点结扎疗法　适合治疗Ⅰ度、Ⅱ度、Ⅲ度度直肠脱垂。

操作方法：让患者选好体位，肛门直肠内外常规消毒。使直肠脱出肛外，以黏膜与黏膜组织之间的自然界线为正中点，分别用血管钳将松脱的肠组织钳住，然后用结扎线在血管钳的下面结扎。一般选 2 个区或 3 个区，每区上下可选 1~3 个点，选区部位多在直肠左右两侧和后部。结扎的黏膜组织坏死脱落后，使周围组织粘连一起，形成瘢痕，以达到治疗目的。

术后每日换药 1 次，直至全部愈合。

4. 肛门环缩术　适用于直肠脱垂合并肛门括约肌松弛者。

操作方法：先让患者选好体位，局部常规消毒、麻醉后，用手术刀在肛门前、后位正中，距肛缘 2.5 cm 处，各做一 0.5 cm 纵切口，然后用弯血管钳或弯形球头探针，系一双股羊肠线，从后正中切口将羊肠线拉出；再以同样方法，从前正中切口拉出，使羊肠线环绕肛门一周。再将羊肠线拉紧打结，使肛门环缩能通过示指为度，然后剪去多余羊肠线，用丝线缝合前、后正中切口即可。

以上几种治疗直肠脱垂的方法，可以单用一种，也可相互结合治疗严重的直肠脱垂。但一定不要只注意对直肠脱垂局部的处理，要注意整体情况，特别要注意治疗发生直肠脱垂的病因。否则，若病因不除，即使治愈还会复发。

六、医案

胡某，男，30 岁，工人，1980 年 3 月 25 日入院。

主诉：脱肛时便血 16 年，近年加重。

病史：20 年前患痢疾致大便次数增多，伴里急后重，引起脱肛，长 4~5 cm，后随着病情发展日重，于第四年无奈到当地卫生院检查，诊为“直肠脱垂”，行“枯痔液注射疗法”，术后好转，由于干木工活过重，用力过大，3 年后复发。这次脱出较以往严重。便后脱出严重时需用手托方可还纳，门诊诊为“直肠脱垂”，收入住院。

体格检查：体温 36.5 ℃、心率 60 次/min、呼吸 15 次/min、血压 120/82 mmHg，发育正常，营养尚可，神志清楚，表浅淋巴结不大，心肺检查（-），腹部柔软，肝脾未能触及，余（-）。

专科检查：肛外无阳性发现。肛门镜检见肠黏膜松弛，6、12 点齿状线上有隆起的静脉团，镜检后让患者用力排便时直肠脱出见环状皱襞上附有粪便，长 8 cm，不能自行还纳，用手托可送还肛内。

诊断：Ⅱ度直肠脱垂（复发性）。

治疗：患者于1980年3月26日上午入手术室行直肠周围注射疗法。先让患者选好体位，局部常规消毒，麻醉后在膝胸位3、9、12点处分别注射775注射液+20%普鲁卡因各一半计40 mL，分别做扇形注入直肠周围，注射结束后用纱布卷纳入肛内，外用无菌纱布包扎、固定，送回病房。术后第2天第一次排便即不脱出，情况良好，常规坐浴，并用雷夫诺尔液注入肛内，顺利治愈。

七、按语

（一）直肠脱垂的治疗

直肠脱垂由于发生的原因、年龄及轻重不同，治疗方法可不一样。一般来说，5岁以下小儿患病率虽高，但治疗也较容易。究其原因，既有先天发育不全，又有后天病后体虚，两种病因往往相兼为患，这也是小儿容易得直肠脱垂的重要因素。国外有人认为，阿米巴病在热带和亚热带的儿童中较为多见，该病50%~55%的患儿可发生直肠脱垂，因阿米巴直肠炎一方面可因腹痛和肌紧张增加腹内压，另一方面由于腹泻、营养等因素可造成括约肌松弛，最终导致直肠脱垂，其中一部分患儿就是因痢疾而致体重下降后发生直肠脱垂的。防治后天疾病的发生，特别是肠炎、痢疾，促使其健康发育成长，是预防小儿直肠脱垂的重要措施。临床若从病因着手，随着机体的恢复和发育的完善，常能收到较好的效果。

关于直肠脱垂的手术治疗方法虽然很多，但注射疗法却为临床广为使用，但在实践中又常见到因注射后发生组织坏死等不良后果，尤多见于尾骨前部组织发生坏死，或形成瘘管者，究其原因常见于以下方面。

（1）直肠脱垂注射疗法：所用药物含量和浓度各不相同，而且种类很多，如消痔灵注射液、50%葡萄糖注射液等，各有其特点，其注射方法和注射剂量要求各不相同。因此，在做直肠脱垂注射时，一定要根据注射的药物浓度、用法用量严格掌握，以避免发生意外，取得满意效果。

（2）即使是使用同一种药物，用药总量又是一样多，但若注射部位、注射方法与注射剂量分布不均匀等，则可能发生骶尾骨前肠壁组织坏死等。这是因为，直肠脱垂的注射部位一般都是在直肠的左右两侧和后方3个部位。直肠左右两侧由于脂肪组织较直肠后丰满，其吸收药液的能力也强，因此要求注射时在直肠左右两侧注药量要比直肠后部多，并一定严格掌握注射药物时呈扇形，使药物均匀分布，若注射量过大，又很集中，这样注入的药液不仅不能吸收，而且对肠壁组织产生强烈的刺激，使组织发生坏死；加上直肠内又有大量细菌，引起感染发炎、组织溃烂，可形成瘘管。笔者曾接收一个6岁男孩，患直肠脱垂，经当地医生注射“枯痔丁”液，骶尾部肠壁组织发生大面积坏死、感染发炎，溃破成瘘达10处，每于便时10个瘘孔同时流出粪便，给患儿造成极大痛苦。

（3）除由于注射方法不当和注射药量过大、过于集中引起组织坏死外，还可见注射时没有按无菌操作或注射时穿透肠壁，发生感染形成高位瘘管者。

因此，医生一定要熟悉肛门直肠部生理解剖，严格无菌操作，注射一定在示指引

导下进行，不可使针穿透肠壁，并应根据不同的注射液，掌握其用量用法等，注射时一定使药物呈扇形均匀分布，切忌用药量过大，过于集中一个部位，对直肠后壁注射，要特别慎重。

一旦发生局部组织坏死，应积极内服清热解毒或抗生素药物治疗，配合灌肠，使其炎症局限。坏死组织脱落时一定注意防止大出血。始终注意加强营养，吃少渣饮食，减少粪便对局部的污染和刺激。待体质恢复、感染控制后，根据形成瘘管的情况，采用相应的治疗方法。

（二）肛门括约肌功能的判断

在直肠脱垂的患者中，特别是比较严重的直肠脱垂，往往出现不同程度的肛门括约肌功能失常，甚至完全丧失正常收缩作用。有的直肠脱出患者，在采用纠正直肠脱垂的手术同时或以后必须进行肛门括约肌功能恢复的手术，才能提高直肠脱垂的治疗效果。因此对直肠脱垂的患者还必须重视对肛门括约肌功能情况正常与否做出判断，以利于采取相应的治疗措施。临床对直肠脱垂患者肛门括约肌功能的判断大体分正常、失常、丧失 3 种。

1. 正常　虽然患直肠脱垂，但肛门括约肌功能正常，如收缩有力，舒张自如，可自己主动控制排便，多见于直肠黏膜外翻型和直肠黏膜脱垂型患者。在手术治疗直肠脱垂时，常无须对肛门括约肌功能进行处理。

2. 失常　由于患直肠脱垂未能及时治疗，致肛门括约肌功能失常，如收缩不严、闭合不紧，肛门内容物或肠黏液常顺收缩不严紧的隙缝处浸出或溢出，甚至稀薄粪便也难控制等。这常见于直肠全层脱垂型和直乙结肠脱垂型患者。在手术治疗直肠脱垂时，需同时或以后择期进行肛门括约肌恢复手术，对于肛门括约肌功能无明显失常者，手术治愈直肠脱垂后，配合中药内服，常同时能使肛门括约肌功能恢复，也可不进行手术。

3. 丧失　由于患严重性直肠脱垂，致肛门括约肌过度松弛，甚至肛门括约肌损伤断裂或萎缩，使括约肌功能丧失，肛门松弛开放，无收缩和舒张之能力，丧失控制粪便能力，在肠蠕动、咳嗽、走路、腹部向下用力或睡眠时粪便可以从肛门流出，主要见于直乙结肠脱垂型患者或久患直肠全层脱垂而体虚之人。须在行直肠脱垂手术时行肛门括约肌功能恢复手术。

总之，对于直肠脱垂的治疗要严格掌握和运用好非手术和手术疗法的适应证，单用一种方法可治愈者，决不多施行另一种手术法，以免给患者增加不必要的痛苦，但对于严重直肠脱垂患者常需多种手术方法并举方可治愈，故有二联法、三联法等综合治疗法。一定要严格无菌操作，注意操作方法、药物剂量和浓度等。

第十节　息肉痔

一、一般情况

1. 定义　息肉痔是直肠、结肠黏膜组织增生突起的一种良性瘤状物，相当于西医的直肠、结肠息肉。

2. 别名　息肉（由于发生部位、形态不同名直肠息肉、结肠息肉）、悬珠痔、珊瑚痔、樱桃痔。

3. 特点　息肉痔多发生于直肠，以 2~8 岁男性儿童最易罹患。临床上常以无痛性便血就诊，如息肉带蒂又发生于直肠的下部，排便时可脱出肛外，便后随即缩回肛内。

4. 分类　大肠息肉的分类方法国内外也很不一致，我国 1978 年全国大肠癌科研协作会议病理组，将大肠息肉分为五大类。日本根据 Morson 分类法，将大肠息肉分为两大类型，为便于学习参考一并摘录于后。

（1）我国 1978 年全国大肠癌科研协作会议病理组分类法见表 10-4。

表 10-4　大肠息肉五大类分类法

分类	单发	多发
肿瘤性	管状腺瘤{无间变 　　　　有间变 绒毛状腺瘤 混合性腺瘤	腺瘤病{家族性多发性腺瘤病 　　　非家族性多发性腺瘤病 Gardner 综合征（遗传性肠息肉综合征） Turcot 综合征（胶质瘤息肉病综合征） 散发性息肉病 Peutz-Jegher 综合征（黑斑息肉综合征）
错构瘤性	Peutz-Jegher 息肉	Peutz-Jegher 综合征
炎症性	炎症性息肉 血吸虫卵性息肉	假息肉病 多发性血吸虫卵性息肉病
化生性	化生性息肉	化生性息肉病
其他	幼年性息肉 黏膜肥大性赘生物 良性淋巴样息肉	幼年性息肉病

说明：

（1）腺瘤：管状腺瘤——由腺管组成，腺上皮伴异形或不伴异形，乳头成分不到 1/5 者。绒毛状腺瘤——由绒毛组成，或由绒毛及腺管组成，其中绒毛占 4/5 以上者，腺上皮有不同程度变异性。混合性腺瘤——由绒毛及腺管混合组成，绒毛成分在 1/5~4/5。

（2）炎症性息肉：由炎性肉芽组织构成，上皮增生不明显。

（3）血吸虫卵性息肉：黏膜下层及黏膜内有血吸虫卵沉着，局部结缔组织增生，腺上皮增生或破坏。

（4）化生性息肉：腺管增生延长，腺管扩张，腺上皮高低不平。呈锯齿状或星云状，杯状细胞减少，泡浆红染。

（5）幼年性息肉：腺管散在分布，有的扩张成囊，间质较多，有炎性浸润及平滑肌束。

（6）黏膜肥大性赘生物：基本结构与正常大肠黏膜相似，但突出于肠黏膜表面。

（7）Peutz-Jegher 息肉及其综合征：消化管（大肠、胃、小肠、阑尾）息肉。大肠散在息肉，数个至数十个。组织学特征为黏膜肌纤维呈树枝状伸入息肉内。腺上皮呈异形性，属错构瘤。除消化管息肉外，伴口唇及颊黏膜及指（趾）末端皮肤色素斑。具有家族遗传性。

（8）家族性多发性腺瘤病：大肠多数息肉（100 个以上）。

（9）Gardner 综合征：消化管（大肠、小肠、胃）息肉病伴骨瘤及软组织肿瘤（如腹壁带状瘤、表皮样囊肿、纤维瘤、神经瘤及脂肪瘤等）。

（10）Turcot 综合征：结肠息肉病伴脑脊髓肿瘤。

（2）根据日本 Morson 分类法，将大肠息肉分为两大类型。各种大肠息肉的发生率见表 10-5。

表 10-5　各种大肠息肉的发生率

报告者	佐藤	Haubyiok	CUIP
场所	秋田、宫城	M·G·H	MaYo—诊所
对象	广检	临床	临床
肿瘤性息肉（腺瘤）	64.4%	72.0%	87.6%
青年性息肉	0.8%	0.9%	0.4%
Peutz-Jegher 息肉	0.4%	—	0.4%
炎症性息肉	—	1.4%	1.9%
淋巴性息肉	—	—	1.4%
化生性（增生性）息肉	6.9%	—	8.0%
增生结节	22.5%	—	—

1）肿瘤性息肉——腺瘤：腺瘤有癌变的危险，而且占中型以上息肉的 70%~90%，腺瘤性息肉是结肠息肉代表性病变。所以，在结肠病变中使用的“息肉”这个词是腺瘤的代表名词。腺瘤在组织学上的亚型可分为腺管腺瘤、绒毛腺瘤和腺管绒毛腺瘤 3 种类型。

a. 腺管腺瘤：也称单纯性腺瘤或腺瘤样息肉。此型发生率最多，肉眼所见与周围黏膜比较略红、无茎或有茎。中大型者表面略呈分叶状，组织学检查显示有各种程度的异型性腺管增生。

b. 绒毛腺瘤：也称乳头状腺瘤、绒毛状乳头瘤等。很早以来就由于其有特殊的形态而称为绒毛息肉，为一特种型息肉。肉眼表面呈天鹅绒状、分泌多量血性黏液，以大型者居多，基底宽，诊断较易。也有呈平坦隆起状并向广泛的直肠黏膜上扩展者，但比较少见。组织学检查可见一层异形细胞，位于细胞间质的中心两侧，排列规整，呈垂直伸展形成突起，多数平行排列。癌变倾向高，平均癌变率为 3%，所以治疗上很重要。在日本虽少，但在欧美的报告中它占全部腺瘤的 10%。

c. 腺管绒毛腺瘤：也称中间腺瘤和乳头状腺瘤。乳头状腺瘤在英国是指本病，而在美国是指绒毛腺瘤。腺管腺瘤和绒毛腺瘤两者的类型混合存在，其所有性状处于两者中间。一般以绒毛类型较多，而见于大型息肉，但是也可见于小型者，应当特别注意。

2）非肿瘤性息肉：非肿瘤性息肉虽不是癌性病变，但宜尽早治疗，重要的是要与腺瘤做鉴别，以防癌变。

a. 错构瘤性息肉：

青年性息肉：为幼儿最多见的息肉，多因从肛门脱出而被发现，成人也往往可见。肉眼所见多为中型息肉，有茎，表面有糜烂。组织学上腺管是由近于正常的上皮所构成，呈蛇形生长，常常呈囊性扩张。黏膜固有层有明显浮肿和圆形炎细胞浸润，与腺瘤不同，因此有黏膜肌层的支持，容易自然脱落。

Peutz-Jegher 息肉：见于 Pertz-Jegher 综合征，胃、小肠和结肠的发生率几乎相同。有时不伴有色素斑。大小不一，多数发展为大型息肉并有茎。表面呈分叶状或呈现脑回状的特殊所见。组织学检查可见由正常杯状细胞所形成。黏膜肌层呈树枝状分枝为其特点。这样的增生也向肌层内发展，易与癌浸润灶混淆。

b. 炎症性息肉：

伴溃疡性结肠炎：克罗恩病、结核性大肠炎的息肉，多为多发性，所以称其为息肉性结肠炎。“假性息肉病”一词现已不用。组织学检查可见不同的病变：第一是岛状残有黏膜，溃疡面多于黏膜面时，在其治疗过程的初期，黏膜部分可稍有隆起。见于重症溃疡性结肠炎的活动期。第二是再生性黏膜息肉，见于溃疡性结肠炎的缓解期，乃由于上皮呈过度增生所致。第三是鹅卵虫（铺路虫）样息肉，见于克罗恩病的纵行溃疡治愈期，周围黏膜隆起。第四是肉芽性息肉，黏膜脱落的肉芽面呈隆起状态。

淋巴性息肉：多数认为是淋巴性息肉病，是由于回肠末端或结肠的黏膜下的集合淋巴管增生所致，黏膜可见有炎症。见于免疫功能异常。

c. 其他息肉：

化生性（增生性）息肉：是欧美发生率较高的息肉（占 3 mm 以下直肠息肉的 80%~90%），可是在日本只占大肠息肉的 6.9%，在高龄者的直肠如看到与正常黏膜色泽一样的无茎息肉就应考虑为本病。但组织学上的特征是腺管的直线延长，管腔扩大和腺管上半部呈锯齿状。上皮细胞无异形，但嗜酸性的杯状细胞显著减少。病理发生学上认为是腺窝细胞的过度成熟，与后述的胃的增生性息肉，名称虽同，但有本质的差异。

大肠息肉病综合征：一是 Cronkhite-Canada 综合征（息肉-色素沉着-脱发-爪甲营养不良综合征）。此息肉发生于胃、小肠、结肠，有少数发生于食管。黏膜全部近似弥漫性肥厚状态，组织学上虽然很像青年性息肉，但是具有腺管增生、黏液分泌亢进的特征。二是 Gardner 综合征。本综合征属遗传性家族病，同时具有结肠息肉、骨瘤和软组织瘤 3 种表现，为散发性的腺瘤性息肉，可发生在大肠、小肠和胃，癌变程度高。骨瘤常发生于下颌骨和颅骨，为多发性；软组织瘤为多发性纤维瘤（皮样囊肿）和上皮样囊肿。本病常与外伤有关，又称“遗传性肠息肉病综合征”。三是 Turcot 综合征。本综合征与遗传有关，为结肠息肉病，腺癌同时有恶性神经肿瘤，为散发在结肠的腺

瘤性息肉和腺癌。恶性神经肿瘤如髓母细胞瘤，或胶质细胞瘤和不染色的腺瘤。本息肉癌变率高。四是 Zanc 综合征。除患有结肠息肉，同时有长骨多发软骨畸形。

下面将临床常见的几种息肉，总的分为有癌变危险的肿瘤性息肉和不属癌前病变的非肿瘤性息肉两类，并将其好发年龄、部位与遗传关系和临床主要症状、体征等列于表 10-6，供参考。

5. 辨证治疗　共分四型：血热瘀结型、湿热瘀浊型和寒湿瘀浊型及双虚瘀浊型。

二、解剖生理与临床

直肠和结肠的组织结构是由黏膜、黏膜下层、肌层和外膜层组成。黏膜上皮内有大量杯状细胞和丰富的肠腺。肠腺多为直的管状腺，开口于黏膜，分泌液体，润滑肠管。黏膜下层疏松的结缔组织，容易与肌层分离。肠息肉是肠道黏膜部增生、隆起的肿物，由于肠道本身的蠕动和粪便向下的作用，常常使已发生的息肉向下伸展形成长蒂甚至脱出肛外，但也有基底宽阔无蒂者。

三、病因病机

脏腑胃肠失和、湿热内生；六淫湿热寒邪乘机侵入，迫注大肠，瘀血浊气，凝结不散，聚而为病。

关于息肉的发病原因，一般认为多与肠道的慢性炎症刺激有关，如慢性结肠炎、溃疡性结肠炎和结核大肠炎等常伴有息肉发生。有学者还认为与遗传有关，是由于胚胎发育过程中肠壁的先天性缺陷及易感性等，致使这里的黏膜上皮细胞到青春期生长迅速而发病。

四、辨病依据

（1）息肉痔以 2~8 岁男性儿童最易罹患，多发于直肠。

（2）本病多为单发，息肉突出，质嫩，色红或紫红色，呈圆形或椭圆形，带蒂或无蒂，小如豆粒，大如樱桃或更大。蒂长者可因排便向下用力掉到肛外，小者可自然缩回，大者需用外力方可还纳。

（3）息肉表面光滑，质脆或糜烂，大便时无痛感，以便血及黏液不与粪便混杂为主要症状。

（4）不脱出肛外或缩回肛内息肉可先做指诊检查定位，再行肛镜检查，两者配合更易确诊。

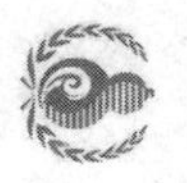
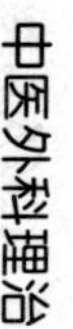

表 10-6 临床常见的几种息肉

分类与病名		好发年龄	好发部位	单发与多发	癌变程度	遗传关系	主症与特征	备注
肿瘤性息肉——腺瘤（有癌变的危险）	管状腺瘤（也称腺管腺瘤、单纯腺瘤、腺瘤状息肉）	青壮年	好发于直肠（60%）、乙状结肠（30%）、结肠（10%）	单发	可变成癌	无	初起在肠黏膜上有一小隆起，表面光滑，这时患者常无自觉症状（占 80%以上），后逐渐长大，由于大便的刺激磨破瘤体，可发生便血（血不与粪便相混），又因粪便向下的作用，可形成长蒂，排便时脱出肛外，也有基底广阔而无蒂者，色红质实而脆（钳夹易破碎），如发生纤维化时呈黄白色，表面有不规则的分叶，常有糜烂、溃疡。如瘤体增生迅速、形态不规则或邻近有小凹陷时，常为癌变征兆。本病长期便血，可发生贫血	本病由腺管组成。蒂内不含腺瘤组织，由黏膜、黏膜下组织及血管构成。儿童发现本病时，应想到息肉病
	绒毛腺瘤（又称乳头状腺瘤、绒毛状乳头瘤）	30～50 岁男性多发	好发于直肠（80%）及乙状结肠下部，降结、横结肠和盲肠也可见。	单发	癌变程度较管状腺瘤高 5～10 倍	无	瘤体一般较管状腺瘤大，表面呈绒毛状，多为广基（占 90%），有的有蒂，色红不鲜，质软似海绵状，分有小叶，表面粗糙不平，触之绒毛易出血，常分泌带血的黏液。由于瘤体大（一般发现时即大于 3 cm，最大直径为 15 cm），不仅分泌黏液多，又因对肠道刺激发生里急后重、腹泻等，严重时可致蛋白丢失、水和电解质紊乱；有蒂者便后肿物脱出，也有突然发生出血者	本病由肠黏膜内肠腺间隔长出，含有多绒毛突起。本病比较少见
	家族性腺瘤性息肉病（又称结肠息肉病）	一般在儿童和青春期始出现	好发于直肠和乙状结肠（90%以上）；有时生在全部结肠	多发	癌变可能性大。随着年龄增长终致癌变。多于发现症状的 10～15 年癌变	有	息肉一般在儿童期和青春期始出现，在肠腔内发生许许多多的息肉样瘤，大小不一，有的有蒂，也可以为广基，呈圆形或椭圆形。有的群生，有的散发，多不胜数（据一病例报道，在摘除部分结肠中，有 1 800 余个大小不同息肉），有的只长在肠内的一部分；有时生长在全部结肠。早期可无自觉症状，便血是早期发现的主要症状，也是较常见的症状，往往由于长期便血，而发生贫血；如息肉增大增多，大便内含有黏液和血液，并有腥臭气味，腹痛腹泻也较常见，有时息肉自肛门脱出，可自行还纳。多者状如葡萄，多达数十个，色紫暗或淡红，也有鲜红者，表面有糜烂、溃疡。严重时可发生肠梗阻、肠套叠、出血和感染	多数患者于 40 岁以前因癌症死亡

续表

分类与病名		好发年龄	好发部位	单发与多发	癌变程度	遗传关系	主症与特征	备注
非肿瘤性息肉（不是癌前病变，注意与腺瘤鉴别）	儿童息肉（又称幼年性息肉、幼龄息肉）	2～8岁男性儿童多见	多发生在直肠的下段，也可发生于结肠	单发或多发	恶变可能性小。常在青春期前脱落	无	初起在直肠黏膜上有一个小的隆起，渐渐长大，有的基底宽阔，有的带有蒂，大小不一，直径一般不超过2 cm，呈圆形或椭圆形，质软、有弹性，色多鲜红，容易出血。生长在直肠下部的息肉，便后可脱出肛外，容易缩回肛内，便血不与粪便相混；息肉发生糜烂、溃疡时，出血多，久之可致贫血。本病有在青春期自行消失之趋势；手术切除后，也有复发者，故要求定期随访。如系多发，称幼儿息肉瘤	本病不与其他类息肉并存，病检时只取一个即可确诊。10岁以下儿童发生息肉病时，可考虑为儿童息肉病或黑斑息肉病
	黑斑息肉病（又称黑斑息肉综合征）	多在儿童期出现，也有婴儿期发生的	多发生在小肠	多发	少数发生癌变或腺瘤化	有	黑色素斑点发生于面部、口唇周围、口腔颊黏膜、手指、手掌、足趾、足掌及肛门周围和阴道，但以下唇部最多，其次为手指和足趾背掌两面，形态大小不一，呈圆形、椭圆形和不规则形，一般于25岁后色素斑逐渐变浅或消失，而明显颊黏膜色素斑则终身不退。息肉多发生于小肠，结肠和胃也可发生，少数同时存在于输尿管、膀胱、鼻腔、气管、食管。总之，如具有家族遗传，在父子、兄弟、姐妹之间发生黑色素斑，在小肠（64.0%）、结肠（59.5%）和胃（48.6%）有多发息肉，或有便血、腹泻等症，即不难做出诊断，严重时可并发肠套叠、肠梗阻、贫血等	据报道，本病患者30岁以后容易发生各种恶性肿瘤，应认为本病是一种癌前病变

续表

分类与病名		好发年龄	好发部位	单发与多发	癌变程度	遗传关系	主症与特征	备注
非肿瘤性息肉（不是癌前病变，注意与腺瘤鉴别）	增生性息肉（又称化生性息肉）	多发于30岁以上	直肠多见	多发或单发	不发生癌变	无	为肠黏膜上小隆起物，大小均匀，直径多在0.5 cm，形态一致，常为多发，多无自觉症状，能自行消退，除进行组织检查帮助诊断外，不必处理。息肉多发者，称增生性息肉	本病为腺窝细胞的过度成熟，属黏膜增生性改变
	炎性息肉（又称假息肉）	继发于其他结肠炎症性疾病	直肠或结肠	单发或多发	一般不发生癌变	无	主要由于肠道的多种炎症性疾病如溃疡性结肠炎、血吸虫病、克罗恩病、大肠结核等所形成的病及在愈合的过程中对肠管组织的刺激引起的炎症性增生。因此息肉一般较小（直径多为0.5 cm）形态各异（如有的细长弯曲，有如桥形悬架于肠壁两端），常簇集成群，伴有充血、发红、出血等炎症性反应。本病与原发性肠道炎症性疾病的轻重程度、时间长短、范围大小、身体强弱及恢复情况等有关。虽然一般不会发生癌变，若长期慢性炎症对肠道组织的刺激得不到治疗，仍会发生癌变；炎症性息肉发生过多者称假息肉病，如血吸虫卵性息肉病	

五、治疗

（一）辨证内治

1. 血热瘀结型　多见于身体壮实、血热肠燥之人。

症：肛门发热，大便秘结，便后下血鲜红，肿物色红且出血或有瘀点，小便深黄，脉数或滑，舌质稍红、苔薄黄。

治：清热通便，活瘀散结。

方：王氏清热化瘀汤。

药：槐角 10~15 g，黄芩 10~15 g，大黄 6~12 g，地榆 10~15 g，穿山甲 10~15 g，红花 6~10 g，桃仁 6~10 g，白矾 2~4 g，黑芥穗 15~30 g，陈皮 6~10 g，甘草 3~6 g。水煎服。

加减：大便秘结，重用大黄，加芒硝；便血，加地榆炭，大黄易大黄炭；活血化瘀，加丹参、赤芍、三棱、莪术、乌梅、僵蚕。

2. 湿热瘀浊型

症：大便次数增多，便软或溏，大便脓血，肿块糜烂、滋水、呈暗红色、气味腥臭，有时下腹隐隐作痛，食少纳呆，口渴不欲饮，脉象滑数，舌质淡红、有瘀点、苔厚腻。

治：祛湿清热，行瘀化浊。

方：王氏湿热行化汤。

药：黄柏 10~15 g，土茯苓 10~15 g，当归 6~10 g，赤芍 10~15 g，白术 10~15 g，牡蛎 15~30 g，白矾 3~6 g，车前子 15~30 g，桃仁 6~10 g，穿山甲 6~10 g，白花蛇舌草 15~30 g，甘草 6~10 g，僵蚕 20~30 g。水煎服。

加减：大便脓血，加椿根白皮、荆芥炭；化瘀散结，加三棱、莪术、五灵脂、蒲黄、白花蛇舌草等。

3. 寒湿瘀浊型

症：大便脓血或有黏液，粪多稀溏，喜温恶凉，每遇气候变化、进食生凉加重，肿块紫暗，或色淡出血、形弱畏寒、脉象沉细或虚弱无力，舌质淡红、苔薄白。

治：温化寒湿，活血散结。

方：王氏温中化瘀汤。

药：苍术 10~15 g，厚朴 10~15 g，陈皮 6~10 g，丹参 10~15 g，赤芍 10~15 g，肉桂 3~6 g，甘草 3~6 g，桃仁 6~10 g，红花 6~10 g，乌梅 15~25 g，僵蚕 15~30 g。水煎服。

加减：畏寒怕凉，加制附子、炮姜；软坚化瘀，重用乌梅，加三棱、莪术、穿山甲；便血，加三七、血余炭、鸭蛋子、石榴皮。

4. 双虚瘀浊型

症：肛门坠胀或里急后重，便后肿物脱出，糜烂出血，大便脓血或兼有黏液，面色㿠白，身困乏力，精神倦怠，少气懒言，不思饮食，脉象沉细无力，舌质淡、苔白。

治：补气举脱，养血祛瘀。

方：王氏双补祛瘀汤。

药：党参 15~30 g，黄芪 15~30 g，柴胡 6~12 g，升麻 6~12 g，熟地黄 10~15 g，

赤芍 10~15 g，当归 10~15 g，丹参 10~15 g，乌梅 10~15 g，桃仁 6~10 g，僵蚕 15~25 g，阿胶 10~15 g，甘草 6~10 g。水煎服。

加减：脾虚，加白术、山药、扁豆；便秘，加麻仁、郁李仁、杏仁泥、柏子仁；便血，加荆芥炭、血余炭、茜草、旱莲草；举脱，加枳壳、金樱子，重用人参、黄芪。

（二）保留灌肠法

此法适用于多发性息肉。方用王氏乌梅白草汤水煎，滤汁 30 mL，保留灌肠，每日 2 次。

（三）手术疗法

1. 注射疗法

（1）操作方法：选好体位。在筒式肛门镜下，显露息肉，用 1∶1 000 的新洁尔灭棉球消毒后，用 1 mL 注射器，将皮下注射长针头，刺入息肉蒂部，缓慢将 8%~10%明矾注射液注入，使蒂部组织胀大变白，稍停片刻，即可将针拔出，外涂黄连消炎膏，退出肛镜术毕。

（2）注意事项：针应刺入蒂的近根部、切勿刺入过深，以免肌层坏死，发生意外。术后保持大便通畅，勿剧烈活动，以防坏死脱落后发生大出血。

2. 结扎疗法

（1）操作方法：患者取患侧位，先消毒脱出肛外的息肉，然后用组织钳夹住息肉，并慢慢向外牵拉，显露蒂的根部，再行消毒，用弯型血管钳从息肉蒂的根部夹住，用 7~10 号丝线在血管钳下面打结，将息肉结扎牢靠后，放开止血钳，息肉随即还入肛内，用玻璃灌肠器，注入肛内黄连膏 10~20 mL 即可。如息肉基底较宽大，在止血钳下面用小圆针行贯穿结扎法比较牢靠，结扎线不易滑落。对于不能脱出肛外的息肉，也可在肛镜下行结扎法。

（2）注意事项：对脱出肛外息肉，用器械牵拉时，不可用力过大，否则易于撕裂或拉掉息肉发生出血。对于蒂部较细的息肉，结扎时动作应轻柔，不可用力过大，否则易将息肉勒断出血。息肉结扎后可将远端部分剪除。

3. 电灼疗法

（1）操作方法：选好体位，常规消毒后，先用组织钳将息肉提起，再用电烧灼器在息肉根部进行烧灼，对于无蒂息肉，可从顶部慢慢将其烧灼干净，术毕外用黄连消炎膏外敷即可。

（2）注意事项：对不能脱出肛外之息肉，可在肛镜下进行烧灼。烧灼时注意不可过深，以免伤害肌层，发生意外。

对于高位息肉，可在电子肠镜下治疗，个体大、数目多者可收入住院进行剖腹手术等，并取病理送验。

息肉常以无痛性便血、脱出为主要症状，但其他肛肠疾病也多具有以上症状，为便于鉴别，列于表 10-7，供参考。

表 10-7　常见肛肠疾病鉴别

病名	便血特点	疼痛程度	脱出情况	病变形态	病变部位	备注
直肠息肉	便后带血或滴血，血粪不相混	不痛	低位有蒂可脱出	圆形或椭圆形	直肠	其表面为黏膜组织覆盖
结肠息肉病	有时便血和黏液性便	腹痛	常不脱出肛外，重者脱出如葡萄状，多见于低位	大小不一，有蒂或无蒂，兼有圆形和椭圆形	结肠、直肠	口腔黏膜及皮肤有多个点状黑斑，其表面为黏膜组织
肛乳头瘤	不出血	有疼痛	可脱于肛门口	为有蒂圆形或椭圆形肿块	肛管上端	其表面为皮肤组织覆盖
肛裂	便血多呈线状附于粪上，偶有滴血	阵发性疼痛	无	肛管有梭形溃疡，常伴肛裂痔	肛管内	可合并乳头肥大、裂痔等
直肠脱垂	有时有少量血和黏液	不痛	脱出较长	为环状或环状皱襞	直肠甚至乙状直肠	为肠黏膜或直肠全层组织脱垂
内痔	便血呈带血、滴点或喷射状	不痛	一期不脱出，二期、三期可脱出	为红色或紫红色，静脉团状隆起，颗粒清楚	齿状线上	表面为黏膜组织覆盖
直肠癌	便血与粪混合、色紫暗	不痛	无	肿物凸凹不平，坚硬如石	直肠	病理检查为癌组织
慢性结肠炎	黏液血便与粪相混合	不痛	无	肠黏膜充血水肿、溃疡	直肠乙状结肠或全结肠	病理检查为炎性组织

六、医案

吕某，男，10 岁，学生，1983 年 3 月 26 日初诊。

主诉：便后有肿物脱出，伴便血 1 年余。

病史：初因不明，但便后出血，告知家长，这时才发现不仅便后出血，且有肿物脱出肛外，便后可用手挤回肛内，一直未治疗，后经某医院介绍来本院诊治。大便日 1 次，每次均有带血，余正常。

检查：肛外未见异常，指诊时让患儿向外用力，增加腹压，在距肛门缘约 5 cm 处有 2 个肿块，以左前部较大，偏后较小。镜检可见距肛缘 7 cm 左前之肿块呈紫色、糜烂、有蒂，可活动，约 1.5 cm×0.5 cm 大，左后肿块蒂呈白色，约 0.3 cm×0.3 cm 大，余正常。

诊断：带蒂直肠息肉。

治疗：当时在肛镜下显示息肉后常规消毒，然后用一针效注射液，分别做息肉基底部注射，使其胀大、变白即可，术后外用棉球覆盖。为防止出血，给予大黄炭 10 g，地榆 6 g，陈皮 2 g，甘草 3 g。水煎服。术后第 2 天排便 1 次，无便血和脱出，外用黄连膏。后每日便后坐浴，注入黄连消炎膏，顺利治愈。

第十一节　肛门周围痈疽

一、一般情况

1. 定义　是发生在肛门直肠周围的一种急慢性化脓性疾病。

2. 别名　肛门周围脓肿、肛痈、脏毒、急慢性肛周脓肿。

3. 特点　婴儿和老年人虽有发生，但以 20~40 岁中年人罹患最多，男性比女性多见；局部症状以肿、痛、热为主，溃后易于愈合，或伴有全身症状。肛痈相当于急性肛周脓肿，发病急，痛苦大，全身症状明显，属肛肠外科急症。而肛疽相当于慢性肛周脓肿，发病缓慢，症状不突出，较肛痈发病率低，以漫肿、微痛、不热为主症，溃后不易愈合，初期无明显症状，后期多见阴虚症状。

4. 分类

（1）按接触部位分类：发生于肛门左侧者，叫“上马痈”；发生于肛门右侧者，叫“下马痈”；发生于肛门前面者，叫“骑马痈”；发生于肛门后面者，叫“坐马痈”。

（2）按解剖间隙分类：发生于肛门周围皮下间隙者，称皮下脓肿；发生于直肠黏膜下间隙者，称黏膜下脓肿；发生于坐骨直肠窝间隙者，称坐骨直肠窝脓肿；发生于肛后部间隙者，称肛门后脓肿；发生于骨盆直肠间隙者，称骨盆直肠窝脓肿；发生于直肠后间隙者，称直肠后脓肿。

（3）以提肛肌为界分类：即提肛肌上方脓肿（包括直肠黏膜下脓肿、骨盆直肠窝脓肿和直肠后脓肿）和提肛肌下方脓肿（包括皮下脓肿、坐骨直肠窝脓肿和肛门后脓肿）两类。

（4）以是否可形成瘘管分类：

1）原发性急性隐窝腺肌间瘘管性脓肿，包括高位肌间瘘管性脓肿、低位肌间瘘管性脓肿（最常见，占 80%）、后方经括约肌坐骨直肠窝马蹄瘘管性脓肿，以及前方经括约肌坐骨直肠窝瘘管性脓肿、后方低位肌间隙单侧表浅坐骨直肠窝马蹄瘘管性脓肿。

2）急性非隐窝腺非瘘管性脓肿，包括黏膜下脓肿，常来自痔的药物注射治疗后；提肛肌上骨盆脓肿；坐骨直肠窝异物性脓肿，如尖锐鸡骨片或鱼刺所致；黏膜皮肤或边缘性脓肿，常有感染性血肿所致；皮下或肛门周围脓肿，常来自肛周皮肤疖肿。

（5）以脓肿的致病菌和性质分类：即急性化脓性脓肿（多为金黄色葡萄球菌、链球菌、大肠杆菌、铜绿假单胞菌等）和慢性化脓性脓肿（多为结核杆菌）。

(6) 按阴阳分类：阳痈和阴疽。

5. 分期　常分为肿疡期（未化脓以前）、脓疡期（从化脓至未溃破）和溃疡期（溃脓之后）。

二、解剖生理与临床

肛门周围的皮肤较薄，皮下组织丰富，皮肤与皮下组织结合紧密，富有汗腺、皮脂腺和毛囊。肛门直肠腔内的齿状线不仅是肛管和直肠的分界线，而且在此线上血管、神经分布、淋巴回流也与其他部位不相同，其附近还有肛门瓣、肛乳头、肛门窦、肛门腺等特殊的组织结构。肛管直肠周围有很多蜂窝状组织和抗病力差的组织间隙，常见下列几种。

1. 直肠后间隙　在直肠的后位，骶骨前面，上为腹膜，下为提肛肌，两侧有直肠侧韧带与骨盆直肠间隙相隔离，前面与直肠的筋膜相粘连。这个间隙内分布有骶神经丛，交感神经支，骶中、痔中静脉，若发生脓肿，如不在早期采取手术切开，脓肿可向上穿入腹腔，向下穿入坐骨直肠窝，穿入腹腔者罕见。

2. 骨盆直肠间隙　在盆腔内，上为腹膜，下为提肛肌，前面在男性为膀胱、前列腺，在女性为子宫、阔韧带，后面有直肠与侧韧带，是直肠膀胱筋膜和直肠阴道筋膜前层与后层之间的间隙，左右各一，同位于盆腔，上有松软腹膜，故此窝较深，能蓄积大量脓液而不易被发现。如处理不及时，脓液可向直肠、膀胱、阴道、尿道等处穿破。

3. 坐骨直肠间隙　在提肛肌与坐骨之间，呈楔形，底向下是肛门及坐骨结节之间的皮肤，尖向上由闭孔内肌筋膜和提肛肌筋膜相交接而成。内侧为肛门内外括约肌和提肛肌，外侧为闭孔内肌和坐骨结节，前面为会阴浅横肌及会阴筋膜，后面为臀大肌及骶结节韧带，窝内充满脂肪，血运不畅，邻近肛肠病变极易造成窝内感染化脓。如脓肿切开过晚，常由内外括约肌之间进入肛内，脓液可从肛内流出，也可穿透皮肤流于体外，或经肛门后深部间隙蔓延到对侧坐骨直肠窝间隙，形成对侧坐骨直肠窝脓肿，因状似“哑铃”，有人称“哑铃状”脓肿。若向上穿破提肛肌，可达盆腔，形成腹膜炎。向前也可蔓延到会阴部。

4. 肛门皮下间隙　指肛门周围的皮下间隙，以肛门左右两侧近肛缘部为多见。脓肿如不早期切开，脓液可从肛裂或肛窦口流出，无外口则成内盲瘘。脓液从皮肤穿破，则成通肛瘘。脓液沿皮下蔓延到两侧坐骨直肠窝，则成坐骨直肠窝脓肿。

5. 肛门后间隙　在肛门后部，以外括约肌浅部的后伸展部和肛门皮下组织之间构成浅部间隙；外括约肌浅部的后伸展部和提肛肌之间构成深部间隙，此间隙可与坐骨直肠窝间隙相交通，脓液可从一侧的坐骨直肠窝间隙，经过肛门后深间隙，这就是形成“哑铃状”脓肿的基础。

6. 黏膜下间隙　在黏膜与直肠肌之间，内有静脉丛和淋巴管。常由肛窦炎、直肠炎等顺肛腺、淋巴管蔓延形成黏膜下脓肿。此脓肿向上蔓延穿入直肠，有时穿入骨盆直肠间隙；向下沿内外括约肌之间，可进入坐骨直肠窝。

7. 括约肌间隙　在直肠下部环肌和纵肌之间，脓肿多发生在两侧或后方，如脓肿发生在提肛肌上部，称高位括约肌间脓肿，在提肛肌下部者称低位括约肌间脓肿。二者常可上下蔓延，可由肛窦或从黏膜部穿入直肠，或深达骨盆直肠间隙或向下穿入坐骨直肠窝内。

三、病因病机

本病外因风、湿、热、寒诸邪内侵及过食辛辣肥甘之物，或有所损伤；内因脾胃失和，或肺劳虚损，致湿热下注或寒湿结聚，经络阻塞，气血凝滞，郁久化热而成。

清代余听鸿的《外科医案汇编》曰："肛痈何由而生，肛者直肠也，肛门即直肠之门户也，胃肠自幽门之下，一过幽门，气皆下降，饮食入胃，随之下趋，直灌小肠，小肠下口为之阑门，屈曲之处，泌糟粕，化津液，即在斯矣。如能水谷分清，本无疾病，若厚味酒湿热毒，壅塞气机，阻塞膀胱，或负重疾奔，气陷血凝，小肠少运化之权，蓄积小肠，膀胱湿热壅阻，不能从溺道而出，反趋于大肠之中，灌注肛中。魄门为五藏使，启闭有时，不比溺孔，可时时而泄也，湿热越壅，气机越滞，肛之门户更闭而不通矣。湿热久留，经之气血壅阻即生痈肿，热盛则肉腐为脓，肛痈生矣。"临床最常见的发病原因有以下几点。

1. 肛窦发炎 肛门窦在肛管内仅为3~5 mm深的小隐窝，它却有肛门疾病"发源地"的称号，也是肛痈发生的主要原因之一。这是因为肛窦口朝上，是肛门腺开口的地方，肛腺导管及其细小支分布在黏膜下，并蔓延伸入内括约肌和联合纵肌，也有人报告肛腺还伸入外括约肌和坐骨直肠窝。以向外向下为肛腺的主要伸展方向，但也有向上的。此处血管和淋巴比较丰富，又因肛窦容易发炎，致病菌可顺肛腺或血管、淋巴使邻近组织或肛周发炎，而引起不同部位的肛门周围痈疽。

2. 炎症感染 肛门直肠部其他炎症性疾病，如肛裂、肠炎等炎症肛肠病，由于未能得到及时治疗，使炎症扩散发生肛门直肠周围脓肿。

3. 外来损伤 主要来自3个方面。

（1）肛肠内源性：由于内热肠燥便秘或食入鸡骨、鱼刺等刺伤肛门瓣或使肛管损伤破裂引起致病菌感染。

（2）肛周皮肤外伤：致病菌趁机侵入感染发炎，如过度用力揩擦肛门致肛门皮肤破伤、竹木刺伤等。

（3）医源性损伤感染发炎：如内痔或直肠脱垂采用注射疗法操作不当，致病菌侵入等。

4. 肛门部不清洁 肛门部皮肤有汗腺、皮脂腺和毛囊及皮肤附属器，加之肛门附近又经常被细菌污染，若不注意清洁卫生，常致腺管阻塞，细菌繁殖而生疮疖、肛痈。

四、辨病依据

（1）婴儿和老年人虽有发生，但以20~40岁中年人罹患最多，且男比女多。

（2）肛痈（急性肛门周围脓肿）具有发病急、痛苦大、全身症状明显等特征，属肛肠外科急症。局部以红、肿、热、痛为主，破后脓稠色黄，伴恶寒、发热、口渴、恶心、头晕、便秘、尿黄、脉数、苔黄，甚至排便困难、小便不利等。肛疽（慢性肛

周脓肿）发病缓慢，症状不突出，较肛痈发病率低，局部以漫肿、色白或皮色不变、隐痛为主，溃后脓液稀薄，全身症状不明显或伴潮热、颧红、盗汗、脉数等。

（3）凡发生于提肛肌以上者，全身症状明显，局部症状不明显；发于提肛肌以下者，局部症状明显，全身症状多不明显。

（4）局部检查：发生于提肛肌以下的肛痈，可见肛门部不对称性肿大隆起，界线清楚，触之疼痛、焮热，若已成脓按之波动应指。若发生于提肛肌以上，肛外无明显异常，指诊时可触及肛管或触知直肠腔变小，患侧浸润、隆起、饱满，直肠内温度较正常为高，如肿势波及肛管上端，指诊时疼痛加剧，按之发软应指为脓成。溃后不仅有脓液可见，也可触及溃烂口。镜检可见肿胀之肠黏膜充血发红或有糜烂渗出，如溃后可见溃口有脓液溢出。

五、治疗

（一）辨证内治

1. 阳痈　属热证、实证，相当于急性化脓性肛门直肠周围脓肿，具有易成、易脓、易溃、易敛、预后好的特点，常见于身体壮实之人。

（1）肿疡期：相当于初期、未成脓阶段。

症：局部红肿疼痛，行动不便，大便稍干，尿色微黄，一般多无全身症状，或周身不适，饮食减少，微恶风寒，发热，脉象浮数，舌质淡红。

治：疏风，清热，解毒。

方：王氏清热解毒祛湿汤去车前子，加荆芥、薄荷。

药：金银花 20 g，连翘 15 g，蒲公英 25 g，紫花地丁 10 g，黄柏 10 g，赤芍 9 g，大青叶 25 g，甘草 10 g，荆芥 10 g，薄荷 6 g，水煎服。

（2）脓疡期：相当于中期，为脓成未溃之前。

症：局部红肿高突，焮红灼热，跳痛剧烈，触之疼痛，按之波动应指，行动不便，发热口渴，渴喜凉饮，大便秘结，小便黄赤，脉象滑数，舌质发红、苔黄厚腻。

治：清解，祛湿，透托。

方：王氏清热解毒祛湿汤重剂加味。

药：金银花 60 g，连翘 20 g，蒲公英 50 g，紫花地丁 15 g，黄柏 15 g，赤芍 15 g，大青叶 30 g，车前子 30 g，甘草 10 g，穿山甲 15 g，皂角刺 15 g，水煎服。

加减：高热口渴，加生石膏、寒水石、知母、天花粉；热毒内盛，加黄芩、生地黄、牡丹皮、玄参、黄连、半边莲、半枝莲；偏湿，加赤小豆、茯苓、白茅根、泽泻；气虚，加黄芪、党参等。

（3）溃疡期：相当于溃后期，为脓疡破溃之后。

症：局部溃后脓出黄稠，肿胀消散，疼痛减轻，饮食增加，大便通顺，全身症状随之消失。如脓出毒泄，气血虚衰，则伤口生长缓慢；若脓出不畅，则肿胀不消，疼痛不减，内热不除，全身症状不减。

治：轻者，可不药而愈，气血虚衰者当调补气血。诸症不减者，当遵以上两期治之。

方：王氏益气养血汤加黄柏、蒲公英。

药：党参15 g，黄芪16 g，当归6 g，白术15 g，川芎6 g，茯苓10 g，赤芍10 g，熟地黄15 g，陈皮6 g，甘草6 g，黄柏10 g，蒲公英15 g。水煎服。

加减：偏于气虚，重用人参、黄芪、白术，加山药；偏于血虚，重用黄芪、当归、熟地黄，加阿胶、鹿角胶；脓水淋漓不断，加薏苡仁、牡蛎、车前子；疮面充血发红，触之易出血者，加生地黄、玄参、牡丹皮；胃纳不香，加鸡内金、神曲、麦芽。

2. 阴疽 属阴证、寒证，相当于慢性化脓性肛门直肠周围脓肿，具有难成、难脓、难溃、难敛、预后较差的特点，常见于素体虚弱之人。

（1）肿疡期：

症：局部微肿，隐痛或不痛，皮色如常或白，行动或排便时有异物样感觉，一般可无全身症状，或倦怠乏力，畏寒怕凉，饮食乏味，舌质淡红、苔白，脉象虚弱或微数。

治：温阳，扶阴，解毒。

方：王氏益气养阴解毒汤去麦冬、玉竹、山药，加百部、制附子、肉桂、白芥子。

药：黄芪20 g，党参20 g，黄柏10 g，薏苡仁20 g，泽泻10 g，甘草6 g，百部15 g，制附子6 g，肉桂3 g，白芥子10 g。水煎服。

（2）脓疡期：

症：局部漫肿，皮色正常或泛红、暗红、隐痛加重，排便行动不便，触之疼痛，按之中软应指，发热不高，日晡益甚，心烦口渴，舌质发红、少苔，大便不干、小便稍黄、脉象细数。

治：益气养阴，解毒透托。

方：王氏益气养阴解毒汤加穿山甲、皂角刺。

药：黄芪20 g，党参20 g，麦冬30 g，玄参20 g，玉竹15 g，山药15 g，黄柏15 g，薏苡仁20 g，泽泻10 g，甘草6 g，穿山甲15 g，皂角刺15 g。水煎服。

加减：解毒消肿，加百部、黄连；潮热，加银柴胡、胡黄连、地骨皮、黄芩；心烦不眠，加酸枣仁、黄精、夜交藤、牡蛎；便秘尿黄，加生地黄、知母。

（3）溃疡期：

症：溃后脓出稀薄，色淡或白，内有败絮状物，疮势平塌、腐内不脱，内呈空壳，不易生肌，全身形体瘦弱，面颊发红，潮热日甚，盗汗骨蒸，咳吐痰血，甚至五心烦热。

治：养阴解毒，清热除蒸。

方：王氏益气养阴解毒汤去薏苡仁、泽泻，加生地黄、知母、青蒿、鳖甲。

药：黄芪20 g，党参20 g，麦冬30 g，元参30 g，玉竹20 g，山药15 g，黄柏15 g，甘草10 g，生地黄30 g，知母25 g，青蒿15 g，鳖甲30 g。水煎服。

加减：盗汗，加浮小麦、麻黄根、牡蛎；咳吐痰血，加百部、白及、阿胶；阴虚火旺，配服六味地黄丸；气血两虚，配服十全大补丸等。余参考以上加减，必要时配合西药抗痨药物。

（二）药物外治法

1. 阳痈 初期外用金黄散膏或黄连消炎膏。也可用大黄、马齿苋、芒硝各30 g，

水煎坐浴外洗，或外洗后再敷药膏，脓成可手术切开排脓，溃后可根据创面的具体情况选用红升丹、九一丹、生肌散等。

2. 阴疽　初期外用冲和膏、王氏顽疮膏或用当归、生川乌、生草乌各 10 g，肉桂 10 g，红花 15 g，乳香 10 g，没药 10 g，甘草 10 g，水煎外洗坐浴，也可先外洗后坐浴，后敷药膏。脓成熟可穿刺抽脓，外敷药膏或手术切开排脓，溃后可根据情况选用红升丹、九一丹、一白散、二白散、三白散或生肌散等。

（三）保留灌肠法

本法用于治疗肛门肠内痈疽，如直肠黏膜下脓肿、直肠后脓肿及骨盆直肠窝脓肿。灌肠前可让患者先排便，后将三黄液 30~60 mL，缓慢灌入肛内，每日 1~2 次，在肠内保留 1~2 h 或更长，可达清热解毒、消肿止痛目的。也可采用消治露 1、2 号保留灌肠。

（四）手术切开法

肛门直肠周围不同部位的痈疽采用非手术疗法不效或脓已成熟，就应采用手术方法治疗，使脓排出，防止蔓延扩散。如早期手术不仅可使脓毒早泄，也不易形成瘘管。若手术过晚，脓液可从皮下蔓延到坐骨直肠窝，从患侧经组织间隙蔓延到对侧，可经内外括约肌之间进入肛内，向上穿破提肛肌进入盆腔形成腹膜炎；向邻近组织器官如直肠、膀胱、阴道、尿道、骶尾骨等部位侵蚀，引起溃烂、穿破而形成一个间隙或多个间隙的脓肿。可见脓肿形成后如不及时手术，造成的危害是相当严重的。其手术方法的施行，应根据脓肿发生的不同部位和病情决定。

1. 肛门皮下脓肿手术切开法　术时让患者选好体位，局部常规消毒、麻醉后，在肛缘外脓肿最高处做放射状切口，使脓流通畅，若有内口可用球头探针，探查内口的正确部位，并予以切开，同时清除周围和腔内腐烂坏死组织，修剪创缘呈梭形开放伤口，外用凡士林油纱条、三黄消炎纱条填充。以后每次便后坐浴、换药。

注意：切勿遗漏内口，否则易成肛瘘；切口要够大，使脓流畅通，不留死腔；术后换药，勿使创面粘连或假愈合。

2. 坐骨直肠窝脓肿手术切开法　手术时可选截石位，然后消毒、麻醉，可用骶管麻醉铺巾，用手术刀于波动最明显、距肛缘约 2.5 cm 处，从前向后呈弧形切开，以距肛门外括约肌缘越近越好；脓肿切开后，将创口扩大，用示指将各小脓腔间隙分开，探测脓腔范围。若脓腔不大时，常无脓腔间隔，可省略此操作步骤。排出脓液和清除腔内腐烂坏死组织后，适当修剪创缘，放置引流管或引流条，外用多层无菌纱布覆盖、包扎。若两侧坐骨直肠窝同时发生脓肿，肛门后间隙也多涉及，按上法将对侧脓肿同时切开。但应注意勿切断肛尾韧带，否则易发生肛门向前移位、畸形，并注意查找和处理好内口，内口的位置，多在肛门后部正中齿状线处或略偏于患侧。坐骨直肠窝内一般可容约 60 mL 的脓液，如排出的脓液过多，应注意详细检查提肛肌以上有无脓液存积或流出，一旦有以上情况，多为骨盆直肠窝脓肿，需用长直血管钳穿过提肛肌使脓液通畅排出，其手术方法可参考骨盆直肠窝脓肿切开法。

3. 骨盆直肠窝脓肿切开法　其手术切口位置在肛门的后外侧，较直肠后脓肿切口偏前些，距肛缘约 2.5 cm，由前向后做弧形切口，切开坐骨直肠窝，用右手示指插入肛门直肠内做导引，左手持直形长血管钳穿透并分开提肛肌，进入骨盆直肠窝脓腔内，使脓液排出，再用左手示指通过提肛肌入脓腔，探查分离死腔，并清除腐烂坏死组织，然后扩大切口，修剪皮缘，放入引流管，术后每日换药。

4. 直肠后脓肿手术切开法 手术时切口位置在肛门后略偏肛尾韧带。然后用直形血管钳经切口内将提肛肌穿透，并分离扩大使直肠后部脓液通畅排出，再用手指将脓腔内纤维间隔轻轻剥开，避免遗留死腔，并清除腐烂坏死组织，最后修剪皮缘，外用凡士林纱条或三黄消炎液纱条填充伤口，再用无菌纱布覆盖包扎即可。术后每日大便后换药 1 次。

5. 黏膜下脓肿手术切开法 术时让患者选好体位，局部常规消毒、麻醉后将肛门镜（双叶）轻轻纳入肛内，暴露脓肿部位，查找感染口的位置，然后用消毒纱布清洁消毒肠腔，在脓肿最明显处，用手术刀将脓肿和感染口同时切开，使脓液通畅排出肛外，最后用凡士林纱条或三黄消炎液纱条填充，保持创口引流通畅，慢慢将肛镜退出。术后根据病情，每日便后换药或保留灌肠 1~2 次。

6. 肛门后脓肿切开法 肛门后脓肿发生在肛门后间隙。肛门后间隙在肛门的后部，外括约肌浅部的后伸展部和肛门皮下组织之间构成浅部间隙；外括约肌浅部的后伸展部和提肛肌之间构成深部间隙，此间隙可与坐骨直肠窝间隙相交通，脓液可从一侧的坐骨直肠窝间隙蔓延到对侧。手术时可根据脓肿部位的深浅决定切开方式。如是浅部脓肿，可按照肛门皮下脓肿切开方法处理；深部脓肿和坐骨直肠窝间隙交通，若伴发坐骨直肠窝脓肿，可参考坐骨直肠窝脓肿切开方法处理。

7. 切开挂线疗法 除肛门皮下脓肿（包括肛门后脓肿浅部）可直接进行手术切开排脓并将内口一起打通外，其他部位的脓肿凡影响肛门括约肌功能者，脓肿切开后必须同时将影响肛门括约功能的部分在探针的协助下，从内口探出，采用挂线疗法。这不仅能使创口引流通畅，也可因挂线（皮筋线）的慢性切开，而不影响括约肌功能。但对于部位较深，切开后虽不影响肛门括约肌功能，但易发生出血，对这一部分的脓肿组织，可在探针的协助下从内口探出，采用挂线（医用丝线）结扎方法，即将丝线挂通后，一次打结扎紧，待组织坏死脱落后，即达到切开的目的，也可避免发生出血。但一定注意结扎要牢靠，否则达不到目的，线结也不易脱掉。

六、鉴别

肛门直肠周围脓肿应与肛管直肠外侧壁肿瘤鉴别，临床曾见肛管直肠外侧壁肿瘤，可致肛门部不对称性隆起，与肛门痈疽极为相似，并同时合并感染，局部组织微红，也有触痛，但肿块触之坚硬，高低不平，与肛门痈疽之肿块坚实浸润，成为明显鉴别点，再结合病史、病理检查和全身情况不难鉴别。

七、医案

张某，男，36 岁，农民，1972 年 9 月 20 日初诊。

主诉：肛门疼痛发热 8 d。

病史：2 年前曾发生过便血，去冬今春便后脱肛，经内服中药治愈。8 d 前自觉肛门部疼痛，未引起注意，3 d 后日渐加重，前天晚上当地医生按“疟疾”“上呼吸道感

染”治疗，不仅无效，反见肛门疼痛夜不能眠，精神欠佳，饮食减少，内服四环素疼痛略见好转，未能缓解，仍有发热，2 d 未解大便，行动困难，来院诊治。

检查：精神欠佳，面色潮红，言语清楚，舌质稍红、苔黄，脉数有力。体温38 ℃，肛外未见明显异常；指诊肛内觉直肠温度偏高，在直肠左侧壁距肛缘 5 cm 处可触及如鸡卵大肿块，按之波动，触痛明显。

诊断：直肠左侧黏膜下脓肿。

治疗：因脓已成熟，施行直肠黏膜下脓肿切开排脓术。让患者选好体位，局部常规消毒，麻醉后，用两叶肛门镜插入肛内，显露脓肿于中部，做放射状切口排出黄稠脓液约 15 mL，查无搏动出血，外用黄连纱布填充，肛门用无菌纱布敷盖包扎，手术顺利。术后肌内注射庆大霉素 8 万 u，每日 2 次。术后第 1 天体温降至正常，疼痛缓解，第 2 天大便一次，用 1∶5 000 高锰酸钾液坐浴，灌黄连液 20 mL 保留，如此每日换药 1 次，计 15 d 痊愈。

八、按语

肛门直肠痈疽，为肛肠疾病中常见病、多发病之一。若处治及时恰当，可消散于无形，免受苦痛；若治之过晚，处理不当，阴阳不分，阳发阴治，必“一逆尚引日，再逆促命期”。清代余听鸿曰：“若生于内而不早治，脓溃肠穿，则成痔漏痼疾。生于外者，热壅肛门，肛门外翻，秘结不通，若不早治，寒热大作，口渴烦躁，竟有丧生者也，若能予早防范，用药使其壅塞速通，能内消不溃者为上工，既溃之后，肛门之内，有纵有横，行动牵动，大便不时出入，最难收敛，能即填其孔窍，早使肌肉生长固，亦良工也。若用刀针击线，安能遽长肌肉哉。日久渐虚，致成劳怯者多矣。”故治肛门痈疽，当首辨阴阳，分清是“痈”是“疽”，阴阳无谬治焉有差！肛门痈疽不仅有阴阳之别，还有初、成、溃 3 个发展阶段，其相应的内治之法，有消、托、补三大治法，另有外治、手术等法，若能运用得当，当以消散为贵；如脓已成熟难消，当托透为治，溃后自当扶正祛邪，促其生肌敛口，当随其虚而补之，随其兼邪而去之，何愁肿疡不消，脓疡不溃，溃疡不愈。下面将初、成、溃 3 个阶段的治疗时的有关问题列于后。

1. 初期　肿疡尚未成脓，治当以消为贵，这是消散法最好时期，多取效甚速，患者很快得愈。但临床常遇以下情况，致消法失败，或延误治疗时间甚至反复发作。

（1）余毒未尽：有的患者经治疗后，局部无明显自觉症状但局部余毒未尽，当属可望速愈了。而患者自认为“不要紧”“差不多”“问题不大”，或仅留一小硬结，有的医生也按一般疮疖，不做处理，或停止治疗；一遇内热过重、大便干结、过于忙碌、过食辛辣饮酒等诱因，常致脓肿复发。

（2）挤压、外伤：初期患部肿痛，这时治疗易于消散，有的患者常用手挤压，反致肿痛加剧，也有因跌碰外伤，复使病情转重者。曾遇一女性患者，原患直肠脱垂，当地医生采用注射疗法治疗，致局部红肿疼痛，又因外伤致尾骨骨折，两者相互影响，炎症扩散，终致尾骨坏死，肿疡日重，可见防止挤压、避免外伤的重要性。

（3）开生刀：肛门直肠周围脓肿在成脓前，正邪抗争激烈，局部表现红、肿、热、痛，全身可伴寒热头痛、脉数等，当以祛邪之法，使未成脓之肿疡消散，误认为脓成可手术切开（开生刀），不仅引流不出脓毒，反易助邪伤正，使毒邪蔓延、扩散，甚至发生内陷，造成严重后果。避免开生刀的方法是，认真做好辨脓，对于部位较深、手法辨脓有困难的，可采用穿刺辨脓，一经抽得脓液即可手术，自无开生刀之虑。

2. 成脓期 一般来说脓成需用“托法”，托毒于外，不致旁穿深溃，并主张脓成早期手术切开排脓。临床常遇到以下几种情况致病情转重。

（1）任其自溃，后果严重：肛门直肠部脓肿如脓液始成、量少，采用消散配用托毒之法，可使脓液吸收，肿疡消散，这在临床也并不是十分罕见的。若脓已成熟不仅不能吸收，若稍有延误可致脓毒蔓延，使病情加重，当早期手术为是。但有的患者或医生，采用停药治疗，“让其脓熟自溃”，结果造成肿势蔓延等严重后果。

（2）手术不当，反复发作：由于手术不当致使患者多次手术，反复不愈。最常见于手术时未能正确找到和处理好内口，有的根本不考虑内口的有无，只将脓肿切开，求一时之快，更有因切口小，脓出不畅，不能很快使病情控制，常致成瘘。这种情况多见于经验不足的医生。

（3）损伤组织过多，延长治疗时间：脓肿只要切开合理，引流通畅，即使有较大脓腔，也不可切除过多组织，这样可顺利生长愈合。如有的将脓腔空隙处组织整块地切掉，致组织损伤过多，延长愈合时间，造成愈后瘢痕过大，实无必要。特别是有内口的脓肿，切开后略加修整即可，对于影响肛门功能的部分，一次切开常致肛门失禁者，应分次或配合挂线疗法为好。

（4）他处病变脓肿转移肛周应予以鉴别：由于肛肠以外病变发生的脓肿转移至肛门周围，当与肛门直肠周围脓肿鉴别，如骶髂关节结核所形成的脓肿转移至肛周附近，若不能做出正确诊断，误以肛门直肠脓肿治疗，不仅久治不愈，而且还可延误病情。应详细询问病史，必要时可摄片确诊。

3. 溃后期 脓肿溃破，有自溃和手术之别。若治疗得当可较快愈合，如溃后久治不愈，脓水淋漓不断或时闭时溃，反复发作，最常见的原因有以下几点。

（1）内口仍在：脓肿溃后，脓毒外泄，肿消痛减，但由于内口仍在，肛内污气浊物经内口进入致使久不愈合，后溃成瘘；也有因手术切开脓肿时，误认为无内口或未找到内口或没有正确找到内口者，也是常见久治不愈的原因之一。防治之法，需正确找到并处理好内口，使切口够大，保证引流通畅，常可生长愈合。

（2）口小引流不畅，久不愈合：脓肿自溃或手术切口小，引流不畅，脓毒难出，故不易愈合，只要扩大切口脓毒易泄，则易生肌收口。

（3）死骨未净，溃口不愈：有因骶尾骨感染发炎、骨质破坏，误当一般脓肿处治者，死骨仍在，影响生长愈合，若将死骨去除，自当易愈。但应注意，骶尾关节结核所致肛周脓肿溃后不愈，应治骶尾关节结核，脓肿方可收功。此治病求本之理矣。

第十二节　肛　瘘

一、一般情况

1. 定义　肛门痈疽溃后，久不收口，内生管道，流脓水者，称肛瘘。

2. 分类　肛瘘的分类方法比较多，下面将常见的几种分类法述后。

（1）内外口分类法：

1）内外瘘：是指肛门内外都有管口，而且内外口互相连通，也称全瘘。

2）盲瘘：是指只有一个瘘管口的瘘管。由于瘘口的部位不同，又分两种。

a. 内盲瘘：肛外无口、管口位置在肛内，也称单口内瘘、阴瘘。

b. 外盲瘘：肛内无口、管口位置在肛外，也称单口外瘘。

（2）根据瘘管侵犯的位置分类：

1）皮下瘘：瘘管发生在肛门周围皮下部。

2）黏膜下瘘：瘘管发生在直肠的黏膜下面。

3）外括约肌浅层与皮下间隙瘘：瘘管发生在肛门周围皮下和肛门外括约肌浅层之间，是肛瘘最常见的一种。

4）外括约肌深层与浅层间瘘：瘘管发生在肛门外括约肌深层与浅层之间。

5）提肛肌与外括约肌深层间瘘：瘘管发生在提肛肌和外括约肌深层之间。

6）提肛肌上部瘘：瘘管发生在提肛肌以上，包括直肠后与骨盆直肠瘘。

（3）根据瘘管走向分类：

1）直瘘：管道走向不弯曲，如盲瘘和完全瘘，多属直瘘。直瘘的外口和内口相对应。

2）弯曲瘘：管道走向弯曲不直。见于外口和支管较多的瘘管，外口和内口多不相对应。

3）马蹄形瘘：管道弯曲形如马蹄。往往同时有两个以上外口，并互相通连，内口的位置多在俯卧位 6、12 点齿状线附近。若有一个外口、瘘管呈半马蹄型，也称半马蹄型瘘。

（4）按病理变化分类：

1）化脓性瘘：瘘管多为急性感染。局部红肿热痛明显，脓液多黄稠。常为大肠杆菌、葡萄球菌、链球菌、变形杆菌感染。

2）结核性瘘：瘘管多为慢性化脓性炎症。局部红肿热痛不明显，脓液多稀薄，或有干酪样物流出。

（5）根据内口位置分类：

1）高位瘘：内口位置超过肛管直肠环或耻骨直肠肌。

2）低位瘘：内口位置在肛管直肠环的下方，多发生于齿状线附近。

（6）根据瘘管侵犯部位和手术难易分类：

1）单纯性瘘：瘘管单纯、部位表浅、走向不复杂，手术操作简单，不易发生后遗症。如皮下瘘管、肛门周围皮下与外括约肌浅层瘘管等。

2）复杂性瘘：瘘管走向复杂、部位较深、往往侵犯肛管直肠环，手术操作较复杂，容易发生后遗症等，如马蹄型瘘、蜂窝瘘和骨盆直肠瘘等。

（7）以括约肌为界分类：

1）括约肌间瘘：瘘管在内外括约肌之间者，是最常见的肛瘘，由于走向、内外口的位置等不同又分以下几种。

a. 简单括约肌间瘘：在内外括约肌之间，内口在齿状线附近，外口在肛缘处。

b. 高位括约肌间瘘：支管向上，在内括约肌和直肠纵肌之间，于直肠壁内成一盲端或向直肠腔穿透，形成第二个内口，原内口在齿状线附近。外口在肛缘处。

c. 高位括约肌间无外口瘘：支管向上，在直肠环肌和纵肌之间成一盲管或穿入直肠腔内成 2 个内口，但肛外无口。

d. 高位括约肌间直肠旁瘘：支管向上穿入盆腔，有的无外口，有的有外口。

2）经过括约肌瘘：瘘管由肛管中部内外括约肌之间向外，经过外括约肌形成肛瘘。由于走向不同，又分两种：

a. 经过括约肌低位瘘：瘘管经外括约肌到坐骨直肠窝，从肛周皮肤穿出，形成肛瘘。

b. 经过括约肌高位瘘：瘘管经外括约肌在耻骨直肠肌下方穿过，形成肛瘘。有的瘘管穿过外括约肌后，分成上、下 2 支，下支从肛周皮肤穿破，上支到坐骨直肠窝顶部，叫肛门直肠瘘，如再向上穿过提肛肌到直肠盆腔结缔组织内，叫骨盆直肠瘘。

c. 括约肌上方瘘：瘘管从内外括约肌向上到耻骨直肠肌上方，又向外绕过肛管直肠环，向下入坐骨直肠窝，从皮肤穿破。也有支管向上到提肛肌上方者。

d. 括约肌外侧瘘：瘘管从会阴部向上，经坐骨直肠窝和提肛肌穿入直肠，故肛管内无内口。如果经过括约肌间瘘的继发瘘管穿入直肠腔内，可有 2 个内口，即原发口在肛管中部，继发口在直肠下部。另有因盆腔炎症如肉芽肿性结肠炎、溃疡性结肠炎、乙状结肠憩室炎，向下穿过提肛肌，由会阴穿出，故肛管和直肠均无内口。

3. 分型 辨证分 3 个证型：湿热证型，气血虚证型，肝肾阴虚证型。

二、解剖生理与临床

肛门是肛管的外口，在会阴体与尾骨之间。平时由于括约肌的收缩，肛门紧闭成一前后纵裂状。肛门的收缩、松弛和排便等活动，完全受神经系统的支配，如果外科手术、外伤损伤肛门括约肌或损伤支配肛门的神经，使肛门功能失常或排便反射发生障碍，可导致大便失禁。

肛门的后方有一条沟，在肛门与尾骨之间，叫肛尾间沟。沟内有肛尾韧带，肛门后部借此韧带与尾骨相连，使肛门不能向前移位。如手术时损伤此韧带，不仅会使肛门移位和畸形，也易使肛门控制排便的功能减弱。

肛管是直肠的末端，周围有内外括约肌包绕，上接直肠，下面是肛门口，全长 2~3 cm。有人认为肛管的皮肤具有辨别肠腔内容物性质的特殊能力。它可以判别通过的是

气体还是正常粪便，或是水泻物，根据这些判断，调整括约肌的张力和收缩或松弛的活动。无疑，过多地损伤肛管皮肤，一定会对以上正常生理功能带来影响。男性肛管的前面与前列腺尖端齐高，还有尿道、精囊、输精管及膀胱。女性肛管前面与会阴体齐高，还有阴道、子宫颈。肛管后面是尾骨，肛门后部与尾骨之间有肛尾韧带。肛管左右两侧是坐骨直肠窝，坐骨直肠窝脓肿就发生在这里，这里也是常见肛瘘好发部位。

肛管的中下 1/3 交界处正对内括约肌下缘和外括约肌皮下部之间。内括约肌向下，外括约肌向外，肛管闭合时，内括约肌下部被外括约肌围绕，指诊时可摸到明显的环状沟，称内外括约肌间沟。肛门白线也是指的这个部位。临床可依此确定内外括约肌的分界处。

肛管与直肠交界的地方有肛柱、肛门瓣和肛门窦等组织，形成一条锯齿状的线，称齿状线，在临床上有重要意义。这里的肛门窦炎是常见肛肠病之一。这里也是肛周脓肿的“发源地”，脓肿溃后不愈常后遗肛瘘，而肛瘘的内口也常在肛门窦这个地方。

直肠上接乙状结肠，上端与第 3 骶椎上缘齐平，下连肛管，全长平均 12 cm。两端较细，中间粗大，形成直肠壶腹部，与肛管几乎成一直角，如果由于外伤或手术破坏了肛管与直肠的角度，常使肛门的抑制作用降低，甚至发生排便失禁。

直肠从内向外由黏膜、黏膜下层、肌肉层和腹膜构成。而直肠的肌层分内环肌与外纵肌。

纵肌层向下与提肛肌融合，而部分纤维向肛门皮肤分散。环形肌纤维是从上向下端斜行增厚，形成肛门的内括约肌，此肌可协助排便，不能随意括约肛门，为不随意肌。肛门直肠瘘管，可从环肌间通过，成为高位瘘的基础。

括约肛门的肌肉组织主要是内括约肌、外括约肌和提肛肌。对肛门括约肌的了解，在临床上有重要意义。

1. 肛门外括约肌　是由环形及椭圆形两组肌束组成，起自尾骨、向前向下到肛门后分为左右两部，分别围绕肛管，下部在肛门前会合，再向前伸，止于会阴体，属横纹肌。是由第 2、3、4 骶神经的肛门神经及会阴神经和第 5 骶神经及尾丛神经支配，是随意肌，故有自主收缩肛门的作用。外括约肌被直肠外层纵肌纤维从不同高度穿过，将外括约肌分隔成 3 部分。

（1）外括约肌皮下部：为环形肌束，其纤维围绕肛管下部，后方与外括约肌浅层纤维合并，前面与球海绵体肌或阴道括约肌连续止于会阴体。据研究，外括约肌纤维均为结缔组织网状孔包绕、固定。手术时切断外括约肌皮下部不会引起大便失禁。

（2）外括约肌浅部：该部环绕肛管，起自尾骨尖背侧及肛门尾骨韧带，向前向下到肛门后方分为左右两部，围绕肛门两侧，到肛门前会合延伸，止于球海绵体肌、会阴浅横肌或阴道括约肌，形成椭圆形肌束，位于外括约肌皮下部和深部之间。瘘管侵犯此肌和深部之间，手术只可切断此肌 1 处，若同时切断此肌 2 处可致肛门失禁。

（3）外括约肌深部：为环形肌束，在外括约肌浅部之上，环绕肛门内括约肌的下部，此肌后方不隶属于尾骨，后半隶属于肛门提肛肌的耻骨直肠部，前方又隶属于坐骨结节。手术时注意保护此肌，必须切断时，切口要与肌纤维垂直（纵向切口）切断 1 处，最好用挂线疗法缓慢切开，否则易使肛门失禁。

2. 肛门内括约肌 是直肠壁环形肌向下延伸增厚的部分，环绕肛管上2/3，它的宽度约3 cm，有2 cm为外括约肌所围绕，受自主神经支配，刺激副交感神经可使此括约肌松弛，但不随人的主观意识活动，属不随意肌，虽有帮助排便、收缩肛门的作用，但无自主括约作用，为平滑肌，其收缩力较外括约肌为弱。据有关报道，外括约肌收缩力比内括约肌大30%~60%，对控制排便有重要意义。

3. 提肛肌 是宽而薄的肌膜，左右各有一个，上端附着在骨盆腔内，下端附着在直肠的下部，由耻骨直肠肌、耻骨尾骨肌、髂骨尾骨肌组成，形似一条吊带把直肠悬吊、固定于盆腔腹膜外间隙。由于提肛肌将骨盆腔与坐骨直肠窝分隔开，因此称提肛肌为“骨盆隔膜”。受第2、3、4骶神经及肛门神经或会阴神经支配。大便时提肛肌协助排便。

值得注意的是，耻骨直肠肌在直肠肛管交界处后方形成“U”形的环肌，收缩时可使肛管向耻骨联合方向牵拉，增加直肠肛管交界的角度形成“肛直角”，起很重要的括约肛门作用。又因该肌仅部分位于结缔组织网内，固定不牢靠，手术时损伤此环肌，可致肛门失禁。

4. 联合纵肌 由直肠纵肌与提肛肌在肛管上端会合形成。厚度约2 cm，向下分成许多纤维束，行于内外括约肌间，并成为肛周间隙和坐骨直肠间隙的纤维隔。故有固定肛管、防止直肠黏膜滑脱作用，参与肛门括约肌的收缩与扩张。但由于该纵肌组织疏松，感染性炎症常沿联合纵肌上下蔓延扩散。

5. 肛管直肠环肌 其有很强的括约作用，它是由肛门内括约肌的下部和肛门外括约肌上部围绕直肠纵肌及提肛肌的耻骨直肠肌的下端共同构成的一个肌环，称肛管直肠环。肛管直肠环在肛管与直肠交界的稍上方，也就是齿状线上约1 cm的地方。指诊检查能正确地确定直肠环的部位及其收缩功能等。指诊检查时在这个地方可触及有弹性感觉的硬条索样肌环，这就是肛管直肠环。当详细触扪时，可感觉到直肠环在肛管后部比较发达，两侧稍差，前部则摸不清楚，也较后部稍低，呈“U”形，这时让患者收缩肛门，则直肠环的部位更为明显。

肛管直肠环对维持肛门括约肌功能十分重要，熟练地掌握肛管直肠环的指诊检查方法，可以判断肛门括约肌和直肠环部的收缩功能有无异常、瘘管侵犯直肠环的深浅及病变对直肠环浸润蔓延的程度等，不仅为治疗提供依据，而且也可以根据病变对直肠环的影响等选择处理方法。这对防止手术损伤肛管直肠环造成肛门失禁，保证直肠环的括约功能是十分重要的。如瘘管已侵犯肛管直肠环时，慎勿轻易切断，必须切断时，可用分次切断法。第一次切断浅部，待其愈合后再切断其余部分。也可采用挂线疗法，或在后方正中切开，这里外括约肌附着于尾骨，手术切断后肌环不致过度收缩，术后失禁比较轻微，若手术切断直肠环的其他部位，肌环收缩力大，必致大便失禁，更不能同时切开2处。如果局部感染较重，空腔较大，未形成明显管道，可暂不手术，待炎症控制、纤维组织生长、管道形成后，分次手术或挂线治疗，但以直肠环病变区全部纤维硬化时切断最为安全。

此外，肛门直肠部的血液供应，主要有直肠上动脉（主要供应直肠上段肠壁）、直肠下动脉（主要分布于直肠下段的肠壁）、骶中动脉（主要分布于直肠下段的后壁）、

肛门动脉（经过坐骨直肠窝走向前内方，主要分布于肛管和肛门外括约肌），以及伴随的静脉及痔上和痔下2组静脉丛。这里的血管没有瓣膜，并往返于肛门的括约肌之间。因此对血管分布情况了解，手术时才能尽量避免损伤，减少出血。

三、病因病机

肛门周围痈疽溃后，肺脾两虚，余毒未尽，或有损伤，气血不和，难以生肌，日久成漏。《丹溪心法》曰："大抵外伤四气，内窘七情，与夫饮食乖常，染触蠢动含灵之毒，未有不变为瘘疮。穿孔一深，脓汁不尽，得冷而风邪并之，于是涓涓而成漏矣。"

（一）肛门直肠周围脓肿发展成肛瘘的原因和条件

肛门直肠周围脓肿发展成肛瘘的原因和条件，主要有以下几种。

1. 肛窦发炎，内口未愈合　肛门直肠周围脓肿，大多数是因肛窦发炎和内口未愈合，炎症扩散至组织间隙而成。又因炎症刺激引起肛门括约肌反射性痉挛，脓液引流不畅通，反复不愈合而致。脓液虽经手术或自行破溃，但肛窦仍继续发炎，或因炎症刺激发生纤维组织增生，肛窦不能愈合，经常进入污气、污物粪汁，使肛窦处于慢性炎症状态，使原脓肿溃破或手术切口久不愈合而形成瘘管。这个肛窦口就成为肛瘘的内口，也是脓肿转变成肛瘘的条件之一。

2. 外口过小，排脓不畅　肛门直肠周围脓肿自溃或手术切开，由于外口过小，排脓不畅，脓汁蓄积，溃口久不愈合，脓腔内纤维组织增生包绕，逐渐形成管道。有时虽经抗菌消炎治疗，管口暂时闭合（假愈合），但因管道多曲折不直，管腔内蓄积少量脓液和不清洁物，一旦遇到诱因，可随即发病。如此反复发作，可长期不愈。

3. 有关生理解剖原因　肛门血管没有瓣膜，血管容易曲张回流不畅，特别是脂肪组织较多的地方血液供应较差，气血也明显不足。如《外科大成》曰："生于臀之中，居小腹之后，为阴中之阴，其道远，其位僻，虽属足太阳膀胱经多血，奈气运不到，血也罕来，最难收敛。"另外，由于肛门直肠周围炎症刺激，使括约肌不断收缩，这不仅使静脉回流障碍，脓液也由于肛门括约肌的收缩不能顺利排泄、影响愈合。

（二）肛瘘的发展阶段

肛瘘的形成变化，大体可经历3个阶段。

1. 第一阶段　肛隐窝、肛门瓣感染发炎。这里有丰富的淋巴管和静脉丛。肛隐窝内有肛门腺。如果内热肠燥大便秘结，排便时粪块磨破肛门瓣或粪渣进入肛隐窝内阻塞肛门腺，又由于肛内有大量的致病菌，可乘机从肛窦侵入，或顺磨破之肛门瓣处的淋巴管、血管处感染发炎。开始仅是局部的肛隐窝和肛门瓣发炎，这时若未能及时治疗，炎症可从局部向肛门周围蔓延。

2. 第二阶段　肛门直肠周围脓肿。局部炎症未能及时控制，肛门直肠周围抗病力低的组织间隙就成为病菌入侵和炎症扩散、细菌积聚繁殖的地方，使这里的组织感染发炎，形成脓肿。肛门直肠容易发生脓肿的地方有肛门皮下间隙、坐骨直肠窝间隙、直肠后间隙、骨盆直肠间隙等。临诊对肛门直肠周围脓肿若处理得当，可使脓肿消散治愈；如延误时机或处理不当，组织坏死脓液顺其间隙走窜，使病情加重，这时应尽早手术切开，使脓出毒泄。

3. 第三阶段 脓肿破溃形成瘘管。肛门直肠周围脓肿成脓之后，应尽早切开，使脓出毒泄，生长愈合。若延误时日，脓毒蔓延自溃或手术不当，溃后久不收口，这时纤维组织增生，慢慢形成一个硬的管壁，中间留一空隙，这就是管道，脓液从管道流出，反复发作，经久不愈，成为瘘管。如不及时治疗，可反复发作，蔓延扩散，由轻变重，由少增多，由小变大，由简单到复杂，从局部影响到整体。

四、辨病依据

（1）肛瘘是一种常见病、多发病，在肛肠疾病中发病率仅次于痔核而居第二位。以 30~40 岁壮年多见。

（2）本病大多是肛门直肠痈疽后遗而成。

（3）管道内有坏死的组织、炎性组织、脓液、干酪样物、蛲虫、粪汁、尿液等。

（4）瘘管一定具备管道和瘘口，对管道和瘘口的了解、对诊断瘘管有重要意义。管道至少一个、多者几个或数十个，也有百余个的。管道之间可以相互连通，也有互不相通，也有双层管道者。因此管道有主管和支管之分。

1）主管：是瘘管的主要管道，除盲管外，所有主管都直接连通内口和外口。一般来说，瘘管的外口越多，支管也越多，但主管不一定那样多。瘘管外口距肛门越远，管道越长。瘘管外口越多，管道越曲折，疗程越长，管壁相对增厚、变粗、变硬，容易被触知。主管的管壁一般比较粗大发硬，容易触及，支管比较嫩薄细软，不易触及。瘘管表浅者容易被触及，瘘管深里者往往不易触及或触及不到。瘘管常随炎症的发展而蔓延扩散，向上可到骨盆直肠间隙，向后可到直肠后间隙及臀部，有的可蔓延到尾骶部。向下可达会阴、阴囊、腹股沟或从肛门一侧蔓延扩散至对侧，也可以蔓延于肛门直肠周围的间隙中及各括约肌间和直肠环，甚至与邻近组织器官（如直肠、膀胱、子宫、阴道等）穿透。瘘管肿痛化脓时容易触及，脓出毒泄，肿消痛减或欲闭合或已闭合时不易触及或触及不清。管道有从外通向肛内者，也有从肛内通向肛外者。有的主要分布在肛外，有的则主要分布在肛内或完全分布在肛内，而肛外则完全正常。

2）支管：是从主管派生出来的，是主管道的旁侧支。支管的发生，大多是在主管外口暂时闭合（假愈合）或引流不畅时，在主管的旁侧又发生感染→化脓→溃破→成瘘。支管的部位有深有浅。有的支管有与主管直接相通，有的则不直接交通，是从支管又派生的，故同一个部位有数个支管相交通，出现多层性和蜂窝状瘘管。有的支管有外口，有的没有外口，有的支管比主管还长。一般支管越多，病程越长，皮肤颜色的改变越明显，呈紫色或紫褐色。支管多在肛外发生蔓延，在肛内发生蔓延者较少。

3）瘘管口：有内口和外口之分。只有一个口的瘘管称盲瘘。盲瘘口在肛外者，称外盲瘘；在肛内者，称内盲瘘；内外口都有，且互相连通者，称完全瘘。常见肛门直肠瘘管的内口与外口在临床上还各有其不同的特点。

a. 内口：内口和外口是相对应而言的。一般情况下，外口的位置在肛外，内口的位置在肛内；内盲瘘则肛外无口，肛内的口叫外口。除内盲瘘的口在肛内称外口以外，其他所有瘘管内口都在肛内，外口都在肛外。内盲瘘的口在肛内，但其管道有的向上，

有的向下。由于直肠周围脓肿大多是肛窦炎感染蔓延形成，所以肛瘘的内口，大多数也都在齿状线肛窦处。肛瘘发炎时，在肛镜下可看到内口周围充血发红，脓液从内口流出，此时做指诊检查时可触及一小的凹陷，周围发硬，颜色呈紫红或苍白色。也有较大的内口，多见于感染溃烂严重时，指诊检查已成脓腔，压之可发出“咕”“咕”的响声。内口的位置大多数在齿状线附近，这样的瘘管称低位肛瘘；高位肛瘘的内口都在直肠环以上。一般多有一个内口，也有同时有好几个内口者。

b. 外口：瘘管外口的位置，除内盲瘘口外口在肛内，其他瘘管的外口部位都在肛外。外口距肛门有远有近，一般2~3 cm。外口距肛门越远，管道越长，内外口之间的距离也越远。除主管口外，外口越多支管也越多，病程也比较长。有时只有外口没有内口。有的有一个外口，同时也有一个内口，有的数个外口，只有一个内口。也有外口与内口相等者。有的外口部凸起，有的外口部凹陷，有的外口与皮肤平。有的外口边缘整齐，有的不整齐。有的外口呈潜行性，有的外口满布瘢痕，颜色灰白。有的肿胀发炎，色红或紫暗。有的外口开放与闭合交替发生，有的外口全部开放、脓水淋漓不断，甚至发生湿疹。有的原外口闭合又在旁侧发生新口。有的外口闭合时间长，有的闭合时间短。外口溃破之前瘘管肿痛明显，外口溃破之后脓出肿消痛减。有的外口出粪汁，有的外口出尿液，有的外口出蛲虫，有的外口发生癌变。外口离主管越远，管道越曲折不直。外口在3、9点连线的后部者，其管道多弯曲不直，在3、9点连线的前部者，其管道多直行。

c. 内、外口的关系：除内盲瘘只有一个瘘口外，其他瘘管都有内口和外口。凡内口与外口的位置相对应，主管多直行不弯曲。如内口与外口不对应，主管的走向弯曲不直。内外口相对应的瘘管，大多数内口分布在肛门后正中线的两侧、齿状线附近。内外口越近，管道一般多直行，内外口间距越远，管道弯曲的可能性越大。瘘管的主管通向肛内越多，内口一般也比较多。主管道少的瘘管一般内口也比较少，外口相对来说也少，但有的外口却比较多。外口比较多的如只有一个主管时，内口并不多，可能只有一个内口。瘘管在感染化脓严重的时期，内外口较明显，且容易查找看清，如瘘管肿消痛减内外口暂时闭合时，外口虽然也可见，其内口往往不易看清。马蹄型瘘管的内口，多在肛门的正前方或正后方齿状线附近。外口距肛门越远，离内口也较远。外口距肛门越近，离内口也越近。有的外口多内口少，有的内、外口相等，内口较外口多者罕见。

总之，肛门直肠瘘管特点和规律，可作为诊断治疗、判断预后等的主要依据。而瘘管的特点和规律的形成与瘘管发生的原因、肛门直肠生理解剖等有关。因此不仅要掌握瘘管的特点和规律，而且要熟悉肛门直肠的生理解剖和病理变化等。

（5）主症与体征：局部肿痛，脓水淋漓，有的暂时闭合，又复溃破流脓，如此反复发生，使病情更为严重。一般肛瘘多具有内口、外口和管道。平素可无全身症状，感染发炎可伴恶寒发热、头痛口渴、便秘尿黄、脉数等。

（6）局部检查：有外口时可见肛外有大小不同溃口和脓液，如溃口闭合可见有瘢痕凹陷。感染、溃口可伴有高凸之肉芽组织，并有脓液溢出。外口较多时，可有恶臭气味，皮肤常呈紫红色或暗红色，也有呈褐色者；触之可有压痛和明显条索状物，常为判定瘘管走向浅深的重要依据之一。如瘘管时间较短，管道嫩薄，部位深者，常不易触及或触及不甚明显。指诊检查是了解内口的部位、深浅的重要方法。如内口闭合，可触及1个小而微硬的凹陷口；若内口感染发炎，不仅可触及明显凹陷处，而且有明显触痛，这时检查的指套上多附有脓汁。对于管道深，指诊不易触及瘘管时，可利用钝头圆探针，探及瘘管的走向、深浅及内口的位置等。有时为了更准确地辨清内口的部位、有无脓汁等，可在肛镜下直视内口的大小、形态、部位。有时还可见脓液从内口溢出等，可为诊断肛瘘提供可靠依据。

五、治疗

（一）辨证内治

1. 湿热证型 多见于肛瘘的早期或肛瘘反复发作的急性感染期，有偏热、偏湿之不同。

症：肛肠局部色红肿胀，发热疼痛，脓少黄稠，触痛明显，行动不便，肛外无口者排便常先出脓血，且不与粪便相混。全身伴发热恶寒、口渴食减。舌苔黄腻，脉象数或滑数。

治：清热祛湿。

方：王氏清热祛湿汤。

药：金银花15 g，连翘15 g，黄柏、赤芍、槐角各10 g，车前子15 g，陈皮、甘草各6 g。水煎服。

加减：恶寒发热，加荆芥、薄荷各6 g；热毒内生，加黄芩、黄连各10 g；大便秘结，加大黄（后下）、芒硝（冲）各10 g；肿甚流水，加薏苡仁、茯苓各15 g，泽泻10 g。

2. 气血虚证型 多见于久病体虚、年老体弱或久治不愈、气血虚弱者，但有偏于气虚或偏于血虚之分。常与湿热证型相兼见。

症：肛肠局部红、肿、热、痛均较湿热证型轻。由于气血虚弱，脓液黄而不稠，皮色多紫暗不鲜，肿而不明显高起，脓成溃而不多，淋漓不断。全身伴精神困倦，面色萎黄或苍白，饮食减少。舌质淡，脉象多沉细无力等。

治：益气养血。

方：王氏补气养血汤。

药：党参15 g，黄芪15 g，当归6 g，白术15 g，川芎6 g，茯苓10 g，赤芍10 g，熟地黄15 g，陈皮6 g，甘草6 g。水煎服。

加减：脾虚有湿、脓水淋漓，重用党参、白术、茯苓，加薏苡仁20 g，扁豆15 g；热盛肿痛，加蒲公英15 g，黄柏10 g；中气不足，重用党参、黄芪，加升麻6 g，柴胡9 g；心悸气短，配服补心丹或柏子养心丸。

3. 肝肾阴虚证型 多见于久病体虚或阴液亏损而生内热者。

症：局部漫肿平塌、溃流稀脓水、不热不痛或微热隐痛，触之条索不显，肉色不鲜。全身伴体虚羸瘦，面色潮红、低热盗汗。舌质红、无苔，脉象多细数。

治：滋阴清热。

方：滋阴清热汤。

药：生地黄 15 g，熟地黄 15 g，山萸肉 10 g，肥知母 15 g，黄芪 15 g，麦冬、玉竹各20 g，山药 15 g，牡丹皮 10 g，甘草 6 g。水煎服。

加减：潮热，加银柴胡 10 g，胡黄连 6 g，地骨皮、青蒿各 10 g；盗汗，加浮小麦 15 g，牡蛎 20 g；咳嗽痰中带血，加人参 20 g，百部 10 g，白及、阿胶各 15 g。

以上各证型患者，均可配服矾蜡丸，每次 10~30 丸，每日 3 次，内服。

以上三种证型，有时单独出现，有时互相兼见，在辨证时可根据各型的特点，并注意兼证，方不致遗漏。瘘本为虚，故以血虚证型为多见。当随其虚而补之，又因肛肠居人之下部，湿热浊气常下注为患，致虚中夹实尤为常见，当湿热证型与气血虚证型常相兼发生，又当随其兼而治之。瘘证久治不愈，津液耗伤，常致阴虚内热，故肝肾阴虚证型较之湿热证型和气虚证型更为缠绵难愈。治当滋补肝肾，以降火清热。但必须注意久病必虚，又当善与补法配用，病有生机，则易愈。余听鸿从医理立论，善用内治，独有见地，余听鸿曰："肛漏者，皆属肝、脾、肾三阴气血不足。何以肛漏在三阴者？足三阴任督之脉，皆走前后二阴之间。肺与大肠为表里，肛者肺之使，大肠之门户也。始因醇酒辛辣，醉饱入房，疾奔久坐，筋脉横解，脏腑受伤。《经》云：陷脉为瘘，气虚湿陷为痔。痔破久漏，气血皆虚。肺主一身之气，赖无形约束有形。三阴渐虚，脉亦随之而弱。肺实则温，温则内气充而有所蓄。肺虚则寒，寒则内气馁而不能收蓄有形滋膏。肺为五脏之首，布精诸脏，诸脏一虚，肺反受诸脏之故，何也？脾虚土不生金，子不能受母之益。肾虚水不养金，子反盗虚母气。金堪伐木，肝阴不足，木火反来刑金，肺之一脏，受诸脏之创，气虚则不能收束。肛漏滋水淋漓，若不杜渐防微，如一蚁溃堤，沧海漏卮难实。脾气不固则泄泻，肾气不固则遗精。肝火刑金，吐痰呛咳，久积成痨。如针之空，竟可伤身。所以治漏之法，如堤之溃，如屋之漏。不补其漏，安能免乎？治漏者先固气血为先，气旺内充，而能收蓄，使其不漏，可无害矣。"

（二）药物外治法

（1）参考肛门痈疽外治法。

（2）化管锭疗法：是用化管蚀肉、祛腐拔毒的药物制成的药锭。用以治疗瘘管，使瘘管组织坏死化脱。

1）操作方法：先让患者选好体位，局部常规消毒后，用球头探针或塑料导管软探针，探知瘘管的深浅、走向和内口的位置，再将化管锭从瘘管的外口插入管道内，每日换药 1 次，一般需换化管锭 3~7 次，直至将管道组织全部腐蚀，待腐蚀坏死的瘘管与正常组织分离开，可外用二味拔毒散，促使瘘管化脱，7~10 d 瘘管可全部脱掉，成一开放伤口，每日换药 1 次，直至创口愈合。如瘘管化脱后，仍有一层薄的正常组织未使瘘管创口开放，可将其切开。

2）注意事项：插化管锭一定要顺管道口慢慢插入，不可插入过深（应距内口 0.2~0.3 cm）或插入正常组织内，用化管锭的次数以将瘘管壁全部腐蚀坏死为准。用药过少，瘘管不能全部脱落，用药过多，损伤正常组织；对弯曲不直或比较复杂的肛瘘，不适合单用化管锭疗法，应和其他疗法结合使用，在综合治疗时，化管锭有化管蚀肉作用，特别是不易发生出血，并可根据病情需要掌握用药量，使其恰到好处为宜。瘘管在急性炎症期不宜用化管锭疗法，待炎症消退后用之为宜；用化管锭后，有不同程度的疼痛，若疼痛较重时，可根据情况暂停或间日换药。

（三）手术疗法

1. 挂线疗法 是用丝线、药线或橡皮筋（简称“皮线”）穿过瘘管内外口的两端，造成局部组织的血液供应中断，组织发生缺血性坏死，待坏死组织脱落后，瘘管也就被线挂开（勒开），这就叫挂线疗法。因挂线疗法比手术切开瘘管缓慢、时间长，所以又称挂线疗法为“慢性切开法”。

操作方法：先让患者选好体位，局部常规消毒、麻醉后，术者进一步检查瘘管走向、深浅度、内口正确位置等。然后用球头探针从瘘管外口顺管道内口探出。在球头探针末端的球头部，用一般丝线系紧，丝线的末端再系一橡皮筋，这时用示指或镊子将探针从内口牵拉于肛外。这时随探针从内口将橡皮筋拉出肛门外，使橡皮筋贯穿整个管道。为减少术后疼痛，将瘘管上部皮肤剪开，再将橡皮筋的两端紧紧拉起，用一弯形血管钳，将两端拉紧的橡皮筋钳在一起，用丝线在血管钳下面将钳紧的皮筋结扎在一起，然后去除血管钳，并剪去过长的橡皮筋，这样橡皮筋就勒紧瘘管。橡皮筋的张力可慢慢将瘘管勒开。

如果采用药线或丝线挂线，其操作方法系将线用球头探针从外口经内口拉出，进行结扎即可。但结扎的紧度，应根据具体情况决定。如果是一般单纯性肛瘘或侵犯括约肌影响其功能的瘘管已发生纤维化、与周围组织粘连牢固的高位瘘管，可以一次结扎紧；如果是尚未粘连牢固、肌肉组织比较柔软的高位复杂性瘘，可酌情分次紧线，直至把瘘管慢慢勒开，但一定要注意打成活结，以便下次紧线时将活结松开再行结扎。对于一些较厚的瘘和一次不能完全结扎勒开者，待线松后可再行结扎，直至全部将瘘管勒开为止。这样可减少对肛门括约肌组织的损伤，有利于保护肛门括约肌功能。对于发生在肛管齿状线以上直肠壁内的瘘管，由于部位深，直肠壁内的血管又比较丰富，瘘管又常在动静脉血管处通过，尤为适用挂线方法。挂线（粗丝线）时用探针从下边口探入从上端探出，探针带双丝线，分别在两侧管壁处结扎紧。中间留一部分管，待挂线坏死脱落后，瘘管开放，慢慢生长愈合即可。

挂线疗法操作简便，疗效可靠，但常遇到一些问题，若不能很好解决，不仅给患者带来痛苦，也能使治疗失败。常遇到的问题及解决的办法有以下几种。

（1）内口不易寻找：肛门直肠瘘管有90%以上都同时具有内口或外口。在肛外的外口很容易看清楚，内口在肛门直肠腔内，不容易看到。临床不论从诊断和治疗都需要正确找到瘘管的内口，用以判断内口与外口之间的关系和瘘管侵犯的组织部位等。特别是肛瘘采用挂线疗法或手术切开时，如内口的位置查不清楚，手术后就容易造成瘘管部分残留，或内口遗漏等，使手术失败、瘘管复发。所以说瘘管挂线时能否找到正确内口，是挂线疗法成败的关键。挂线时常遇到内口闭合（假愈合）或管道不通畅，或弯曲不直等不易找到正确的内口，致使手术不便进行或被迫停止手术，或从内口或管道的偏侧用探针探出，而误认为是正确内口等，结果挂线治疗后仍不能治愈。对于闭合的内口，必须将闭合口打通，然后挂线，方不致术后复发。临床遇到内口不易寻

找时常采用以下方法。

1）探针检查内口法：有两种方法。一种方法是从外口找内口，采用探针从瘘管外口顺瘘管走向，慢慢探至内口。但不可用力过猛，以免探入正常组织内或形成假的内口，遗漏真正内口。另一种方法是肛镜下找内口，瘘管没有外口或外口闭合、管道曲折不直，从外口找内口有困难时，可用肛门镜将肛门慢慢扩开，用弯形探针查找内口，有时能看到脓液从内口溢出。若内口暂时闭合，可看到白色凹陷的内口。此时用弯形探针可从内口探入。

2）指诊检查内口法：是医生戴上消毒指套或手套，探入肛内进行检查的一种方法。正常人的肛管直肠腔，指诊时感到光滑柔软。指诊检查肛门直肠内口时，应特别注意齿状线附近，因肛隐窝在齿状线处，肛隐窝常是肛瘘内口所在的部位，在此处触到肿胀压痛，多为内口发炎。若内口暂时闭合，由于结缔组织增生，使内口变硬，并可触及一凹陷。对于暂时闭合的内口，指诊检查阳性率较高，有经验的医生方可做到。必要时指诊检查与探针检查同时进行，一般内口不难找到。

3）注入染色、造影剂找内口法：采用探针、指诊检查仍不能找到内口时，可选用从瘘管外口注入染色剂、造影剂的方法来寻找内口。最常用有注射亚甲蓝和碘化油造影两种方法。

第一种方法是注入亚甲蓝找内口，未做亚甲蓝注射前，先将纱布卷插入肛内，然后将亚甲蓝从瘘管外口注入管内。若亚甲蓝从内口流出，插入肛内的纱布上可显亚甲蓝色，以此纱布卷上着色的部位，了解内口的位置及距肛门的深度。由于瘘管弯曲不直，管道中间有阻塞或由于肛门括约肌紧张收缩，亚甲蓝不能通过，或内口完全闭合等，均不能使纱布卷上着色。因此即使纱布卷上不显示蓝色，也不能说明没有内口，应加以注意。

第二种方法是碘化油造影寻找内口。此法系将40%碘化油，从瘘管外口注入管道内，可在X线室内边注射边察看，最后认为满意时摄片。这可显示瘘管走向和内口情况，并可作为永久保存的资料。在直视下难以辨认的支管等在摄片上往往明显可见。但也存在注射亚甲蓝找内口同样的缺点，不可忽视。

4）根据瘘管特点找内口：凡发生在俯卧位3、9点连线前面的瘘管，其管道多不弯曲，外口与内口相对应，内口的位置在齿状线附近。发生在连线后面的瘘管，其管道多弯曲不直，外口与内口不相对应，内口的位置多在肛门后面齿状线附近等。

以上几种检查内口的方法，临床往往相互配合，才能够准确找到肛瘘的内口。对于确实找不到内口的瘘管可请经验丰富的医生查找，必要时会诊解决。需要注意的是，注入染色剂或造影剂时，推注的压力不可过大，以免使其顺组织间隙进入正常组织内造成错误染色或显影。特别对肛门周围脓肿溃后不久、空腔较大的瘘管，更应慎重。笔者曾在临床遇一位肛门脓肿溃后不久患者，某医院医生为寻找内口及了解脓腔范围，先用生理盐水注入500 mL，随即又注入稀钡，误认为病情“复杂”。事实上脓肿溃后不久，注入生理盐水，可通过组织吸收或顺组织间隙进入组织内，随即又用稀钡注入腔内，不仅达不到正确使用效果而且使较多的钡剂存留腔内反成异物，甚至可使炎症扩散，病情加重。因此，必须正确运用注入试剂并防止推注时的压力过高所带来的不良后果。

（2）创口粘连：瘘管挂线后，由于线的张力，瘘管慢慢被勒开。因体位和肛门的自然收缩，往往使勒开的瘘管创口又粘连在一起。这不仅影响术后创面愈合的时间，而且容易造成手术或挂线疗法的失败，瘘管复发。防治方法是定期检查创面，换药时将勒开创面隔开，使肉芽从底部向上生长填平。发生粘连时，及时用血管钳将其分开、填充。

（3）挂线不脱落：瘘管挂线后，由于线的张力将瘘管勒开，线也自然脱落。如挂线时的张力不够，瘘管未能全部勒开，造成线不脱落，这时需要重新紧线。若瘘管已大部勒开，线已失去张力，也可用手术剪将未勒开的部分剪开。另一种情况是挂线后未定期检查创口或换药，使已勒开的瘘管组织又重新粘连，结果把线长到创口组织内，使线不能脱掉，造成切开取线的痛苦。也有挂线的瘘管全部勒开后，又发现支管，可再行挂线或手术治疗。术前应做好详细检查，尽量避免发生这种现象，做到能一次治好的，决不让患者行第二次手术。

（4）合并内痔：肛瘘患者同时合并有内痔时，只采用挂线疗法治疗肛瘘，瘘管被线勒开后，肛门部即出现缺口，这时内痔可顺缺口处脱出，分泌黏液，刺激伤口，影响瘘管的生长愈合。因此肛瘘伴内痔时，最好同时治疗内痔。

2. 手术切开法 肛门直肠瘘管手术切开法，是顺瘘管的走向，用手术刀或手术剪将管道切（剪）开的一种简便手术方法（图 10-7）。

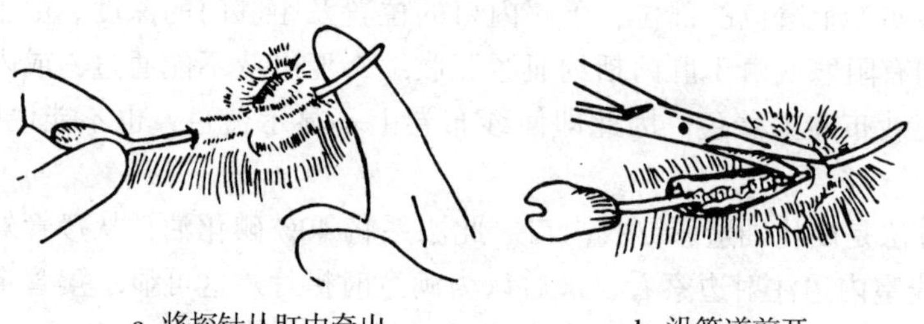

a. 将探针从肛内牵出　　b. 沿管道剪开

图 10-7 瘘管手术切开法

1）操作方法：手术时让患者选好体位，局部常规消毒、麻醉后，用探针从瘘管外口顺管道走向探至内口，再将探针从肛内牵拉出，此时顺探针方向，将瘘管切开或剪开。如有支管，也同样先用探针探查，并在探针的引导下沿探针切开。对于肛瘘外口暂时假性闭合时，手术时先将闭合的外口切开，然后顺管道走向边检查边切开，直至将瘘管和内口全部切通。对怀疑有支管或对瘘管走向不甚清楚的瘘管，在手术切开前，可先注入亚甲蓝染色，在探针引导下切开瘘管后同时观察亚甲蓝沿瘘管染色的方向进行切开。这可避免遗漏细小的支管或窦道和死腔。瘘管全部切开后，务必把管道内坏死组织、脓性分泌物等清除干净。瘘管的管壁无须全部切除，只将影响创面生长愈合的管壁去除。这样不仅手术创面小，也可减少出血和感染的机会（因瘢痕下面多系脂肪组织，抗感染力差）。应注意检查有无遗漏支管和死腔等，术中渗血可压迫止血，如有搏动性出血点，一定结扎止血，然后修剪边缘，使创面底小口大，呈“V”形，切忌底大口小（图 10-8）。最后用凡士林纱布或三黄消炎液纱布填充。术后每便后坐浴、

换药。

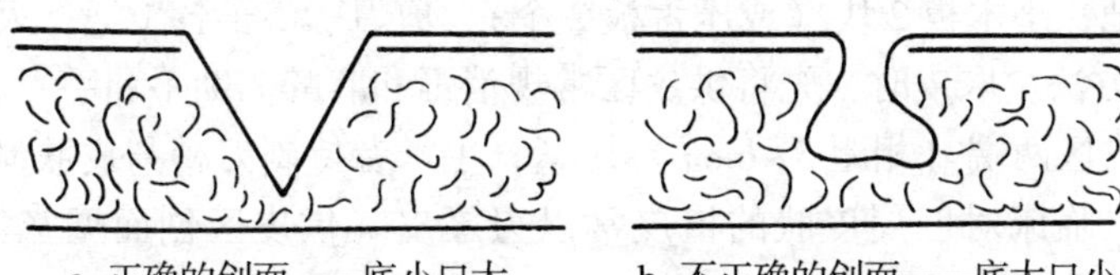

图 10-8 正确创面呈"V"形

2）注意事项：肛瘘手术切开疗法适用于各种瘘管不涉及肛门括约肌功能的部分。凡高位瘘及瘘管伸向肛门括约肌以上的部位应分次手术切开或与挂线疗法配合效果更好。对合并有较大内痔者，应先治内痔，或内痔与肛瘘同时治疗，否则瘘管术后，内痔易顺手术口脱于肛外或痔核压盖于创口上，延长愈合时间。对于外口和支管较多的瘘管如多发性肛瘘、蜂窝状瘘采用手术切开法时，注意保留各外口和支管之间的健康皮肤，这样不仅损伤组织少，而且也减少出血，更重要的是避免由于创口过大需要植皮，以及瘢痕大、疗程长等弊病。对于发生在肛门会阴部的浅部瘘，和一般瘘管一样，将其切开即可。若为复杂深层瘘管，有时从尿道（男性）下方通过或接近尿道，应注意勿损伤尿道。对于外口和支管过多的瘘管，手术切除后创面过大，不易生长愈合者，可配合植皮，常加速创面愈合，缩短疗程。

附 肛瘘创面植皮术

植皮术在肛门外科主要使用于肛管及皮肤缺损（多采用皮瓣移植）、多发性肛瘘、蜂窝瘘手术后的大面积创面，采用植皮的方法修复（多用邮票刃厚皮），可减少患者的痛苦，缩短治疗时间，减少过多、过大的瘢痕创面。一般性肛瘘术后皮肤缺损面积小，不适合植皮。

最常用的植皮方法有皮瓣移植术和邮票植皮术两种。而肛瘘术后又多采用皮片移植术，且主要采用刃厚皮片（0.20～0.25 mm）。仅含表皮和少许真皮的乳头部分，是最薄的一种皮片。刃厚皮抗感染力强，适合于新鲜或肉芽创面植皮，容易成活。

（1）术前准备：患者采用皮片移植，可根据术后创面情况，先将所需的皮片在供皮区切取后，再行瘘管手术，然后把切取的皮片植于新鲜创面上。肉芽创面的植皮机会较少。

1）新鲜创面的准备：手术时一定要将坏死组织、脓性分泌物及较坚厚的管壁都清除干净，显露新鲜组织，并充分止血后，即可植皮。

2）肉芽创面的准备：较大面积瘘管术后或用腐蚀疗法治疗后，创面大、不易生长的创面应彻底去除肉芽创面的坏死组织，创面上分泌物需做细菌培养或根据临床情况选用有效抗生素溶液湿敷。过度生长、高出的肉芽组织应剪除，再用高渗盐水湿敷，肉芽水肿用2%高渗盐水湿敷。肉芽干净无感染即可植皮。

3）供皮区的准备：临床常选大腿内侧做供皮区。手术前一日，剃去供皮区的毳毛，再用肥皂水清洗干净，最后用75%乙醇消毒，手术当日早晨，再用乙醇消毒1次，用无菌纱布包裹即可。

4）用具准备：肛周瘘管术后植皮面积不大，常采用剃刀取皮，所需用具简单，常用锐利剃刀1把，小木板2块（或压舌板2个），剪刀、镊子各1把，灭菌备用。

（2）取皮方法：取皮时，先将供皮区常规消毒和麻醉。助手和手术者各取小木板1块，分别在植皮区两端（相距5~6 cm）压紧，手术者持剃刀稍与皮肤倾斜，用拉锯式手法将皮切取。临床对肛周皮肤的植皮常以刃厚皮（供皮区创面见密集小的出血点，皮片呈灰色、略透明）较为适宜。

将所需的皮片取下后，放入生理盐水浸湿的纱布中。供皮区创面敷油纱条，再用无菌纱布数层覆盖，加压包扎即可。如无感染，2~3周更换敷料，一般已完全愈合。

（3）皮片移植方法：常采用邮票状皮片移植法。先将剃刀切取的刃厚皮从生理盐水浸湿的纱布中取出，一般剪成2 cm×2 cm大邮票状小块，分别植于需皮区创面上，皮片间隔通常不超过1 cm（图10-9）。植皮结束后，外用无菌纱布数层覆盖包扎。一般术后3 d更换敷料。更换敷料时，揭开最内层敷料，勿使皮片移动或被撕脱。

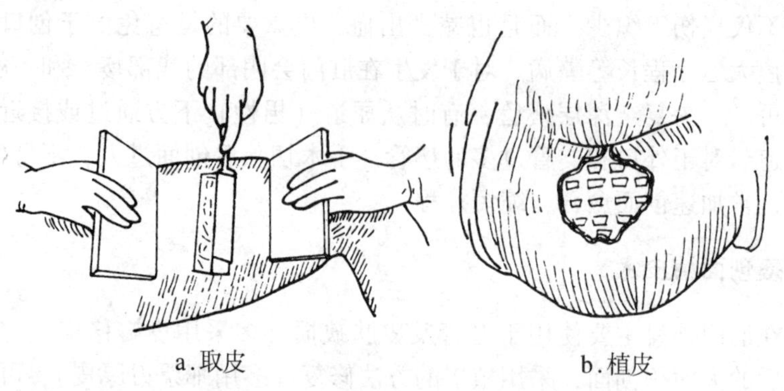

a.取皮　　b.植皮

图10-9　邮票状皮片移植术

（4）注意事项：植皮后局部感染、皮片移动、皮片下血肿和皮片上压力不适当，都是植皮失败的原因，必须采用相应的措施。

3. 手术切除缝合法　手术切除缝合法有切除后逐层缝合和缝线从创面底部穿过行间断缝合两种。这里主要介绍后一种手术切除缝合法。这种手术方法较肛瘘手术切开创面开放疗程短、痛苦小、后遗症少。对于多发性肛瘘、蜂窝瘘尤为适宜。

（1）操作方法：首先让患者选好体位，局部常规消毒、麻醉后用球头探针或有槽探针对瘘管进行检查，然后用手术刀或手术剪顺探针方向将瘘管切（剪）开，并清除坏死组织和管壁及周围瘢痕，或将瘘管完全切除（摘除）并修剪创口，使之全部成为新鲜创面。将出血的动脉血管结扎止血。用三角缝合针，在距切口边缘0.5~1 cm处刺入，经创面基底部，从对侧同样距离穿出，然后打结，将全部创面行间断缝合（图10-10）。必要时可放置引流，外用乙醇纱布和干敷料覆盖，胶布固定即可。

（2）术后处理：术后第2天引流，以后每日或间日换药1次，视创面情况5~7 d间断拆线或1次拆线。

（3）注意事项：术后如发生肿胀感染，可提前拆线，或使创面开放。多发性肛瘘、蜂窝瘘手术后创面大，缝合后张力也大，可在距离切口较远、张力较大的地方做一减压切口，否则张力过大，术后创面仍会裂开。由于肛门部易被感染，术后不可忽视准

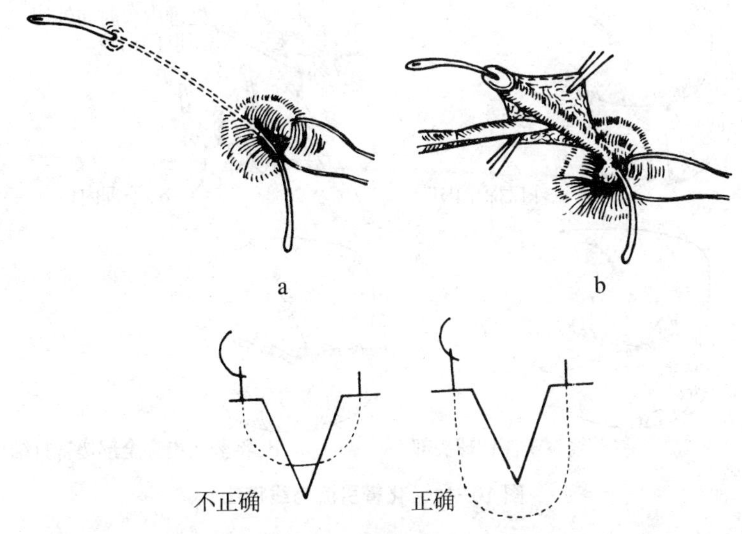

图 10-10　手术切除缝合法

确无误使用抗生素数日，以防创面感染、手术失败。对于较深的瘘管，缝合时应注意勿将缝针折断。

4. 化管引流法　是用具有化管祛腐、清热解毒药物制成的化管引流药线，用以化管祛腐、去除坏死组织、引流脓液、促使新肉生长、达到治愈肛瘘目的的一种治疗方法。本法操作简便，患者痛苦小，对于管道较深、内外口相距较远的肛瘘尤为适宜。

（1）操作方法：首先让患者选好体位，局部常规消毒、麻醉后，用球头探针从瘘管外口探至内口，并认真处理好内口，包括内口上方的瘘管、窦道和死腔。从内口顺管道用手术刀切至肛门白线处。然后将化管引流药线系于球头探针的头部，经外口引进，从肛门白线切口以上引出。再将两端的药线轻轻打结，以免引进管道内的药线滑脱（图 10-11）。手术结束后，外用凡士林油纱条、无菌纱布覆盖，胶布固定即可。

（2）术后处理：大便后先用 1∶5 000 高锰酸钾溶液坐浴。然后每日换药 1 次，5~7 d 化管引流药线将瘘管化脱，坏死组织和脓性分泌物引流干净，新肉已生，即可将化管引流药线抽掉。每日坚持换药 1 次，直至瘘管愈合。

（3）注意事项：处理好内口是化管引流方法成败的关键。化管引流药线的使用，可视管壁大小、厚薄及管腔内坏死组织等情况，采用单线、双线或多股药线，一般 1~3 股即可。抽取化管引流药线，不宜过早或过晚，应以管壁化脱、坏死组织和分泌物引流干净、新肉芽开始显露即可抽取，一般 5~7 d。术后每日换药，一定注意保持内口部的干净，不让污物从此侵入，否则创口不易完全愈合或使手术失败。对于多层有较大死腔的瘘管，不适合使用此法。

5. 主管切挂断根法

（1）适应范围：水有源树有根，治病要求治本。多发性瘘、马蹄型瘘、蜂窝状瘘等凡由主管派生蔓延所形成的支管、瘘管、溃口的治疗均适应于此法。

（2）操作方法：局部常规消毒，骶管麻醉后，用球头探针探查所有支管并通过支

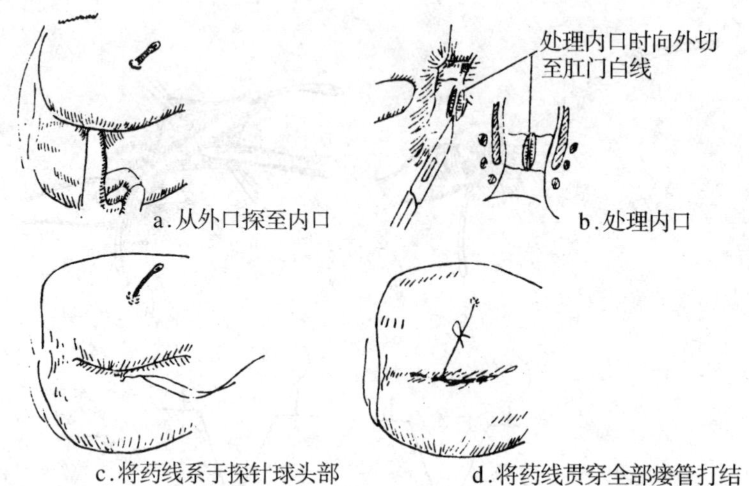

图 10-11　化管引流药线疗法

管找到主管，详细查清主管侵犯的组织是否涉及肛门的括约功能，如肛门括约肌、直肠环及内口部位等，然后在探针的引导下采用切开（不涉及肛门括约功能部位）或挂线与切开相结合的方法直至将主管切开，并同时将内口处理，外用油纱布填充，用纱布敷料及胶布固定即可。

（3）注意事项：

1）支管手术时原则上不予切开，若支管较多或其中支管发炎、脓成未溃或脓液排出不畅，或坏死组织过多，在手术时可以切开，使引流通畅，有利于恢复。

2）术后要保证主管从底部向上生长直至愈合，防止粘连或桥形愈合。

3）对于未做手术的支管，应保持坐浴换药，用祛腐、拔毒、消炎生肌药物去除管道内坏死组织、脓性分泌物促其推陈出新，加速创口愈合。

六、医案

王某，男，56 岁，农民，1973 年 6 月 13 日入院。

主诉：肛门长疮时溃时发、脓水淋漓 9 年。

病史：初因过劳致肛门肿痛，即到某乡机械厂医院诊为“长疮”，用“消炎针”肌内注射，10 余日后自溃，流出较多脓液，随即疼痛减轻，后留豆大小口，时闭时溃流脓水，反复发生，至今年农历二月共发生大小口计 5 个。今年农历二月初一，又因劳累后引起肛门部疼痛，溃破流水，口不愈合，虽然打针服药，外用药物治疗，未能控制，此处未愈他处又溃，经常脓水淋漓不断，严重时肿痛剧烈，故来诊治。现肛门肿痛、溃口不愈、脓水淋漓。

检查：发育正常，营养中等，体质虚弱，精神尚佳，心肺（-），肝脾未能及，腹部平软，触及无压痛。肛门部见右侧皮肤紫暗，1、3、4 点有 3 个肿块突出，按之疼痛、发硬且互相通连，外口闭合，距肛缘约 1 cm，5、6 点两处共有 3 个溃口，距肛缘分别为 1. 5 cm、2. 5 cm、3 cm，均有脓液流出。内口共有 3 个在齿线附近。

诊断：多发性肛漏。

治疗：入院后于6月15日手术。局部常规消毒、麻醉后，分别用探针检查瘘管走向及内口，然后将右上部3个闭合瘘管切开，并将周围坏死组织清除，再将通过肛内的瘘管在探针引导下采用挂线治疗，5点两个瘘口互通，手术切开，通入肛内瘘管和7点处瘘管均在探针引导下配合挂线治疗，外用凡士林油纱条填充、敷料包扎送回病房。6月16日，术后一般情况尚好，自诉头痛发热，体温39.5℃，肛门创口稍有疼痛，脉数有力，苔薄稍黄，白细胞计数5.7×10^9/L，中性粒细胞91%，给予清热解毒药，用金银花12g、连翘12g、蒲公英30g、紫花地丁15g、生石膏30g、鱼腥草30g、白茅根30g、甘草9g，急煎服。6月17日，服上药1剂后，体温降至正常，局部创口稍有脓性分泌物，给用黄连软膏外敷，并继续用上方加减治疗。6月21日，全身情况正常，创面脓液减少，创面已被逐渐慢性切开，停用中药，外敷黄连膏。6月25日，伤口生长，分泌物减少，挂线已全部脱落。外用黄连油纱条。6月30日，伤口生长顺利，脓性分泌物少，不痛，继续外用黄连油纱条。7月9日，伤口痊愈出院。

七、按语

肛瘘由于发生的原因、部位、身体条件等不同，有的简单易治，有的绵缠难愈。瘘管少者一个，多则数个、数十个等。由于其深浅、走向及侵犯组织等不同，致使肛瘘“千姿百态”。这就要求对肛瘘的治疗不可千篇一律，当因人、因病而异。如有的单用一法即可，有的则需两法或多法合用。有的手术治疗十分痛苦，有后遗症，而用非手术疗法可治愈，有的先用非手术方法后行手术治疗，有的则相反。手术治疗一有不慎，常给患者造成严重后果，如手术后肛门失禁。

肛门发生失禁是由于括约肛门的肌肉（有内外括约肌和肛管直肠环）和支配肛门括约组织的神经及肛管和直肠形成的角度受到损伤和破坏造成的。因为肛瘘发生的部位有经过外括约肌皮下部之下，或皮下部与浅部之间，或经过浅部与深部之间，或侵犯肛管直肠环，更有超过肛管直肠环入盆腔者。又因一人同时患多处瘘管，管道走向多个间隙，甚至波及邻近组织器官，临床若不熟悉肛门直肠的生理解剖，不了解肛门括约肌的组织形态、部位等，就很容易由于肛瘘手术时的盲目切开引起肛门的失禁。为此，必须注意掌握如下要点。

（1）术前一定检查清楚肛瘘的行走方向和侵犯部位，预计手术后对肛门括约肌损伤程度等，据此选择最理想的手术方法。

（2）根据肛瘘侵入不同组织部位，判定手术对肛门括约功能损伤程度，从而采取相应的举措。如肛瘘在外括约肌皮下部之下者，手术可以切断，不会发生肛门失禁，即使同时有3~5个这样的瘘管，也可以一次手术切开，并无肛门失禁之虞。如肛瘘在外括约肌浅部和深部之间，手术需切断外括约肌浅部时，一定要使手术切口与括约肌纤维走向成直角，不可斜形切开，一次不可切断2处，必须切断2处时也应待第一次切口断端愈合成瘢痕后再行切开。有3~5个这样的瘘管时也不宜同时采用挂线疗法，应分次挂线为好。如肛瘘侵犯肛管直肠环，手术切断此环可以引起肛门完全失禁。凡侵犯肛管直肠环的瘘管，应注意检查瘘管侵犯的部位和深浅度及肛管直肠环病理状况等。如瘘管从深部通过肛管直肠环，需将此环手术切断时，应分期手术。第一期先将齿状线以下瘘管切开，待切口断端愈合后，肛门括约肌已可收缩严密，可再行第二期手术，将齿状线以上瘘管采用挂线疗法。如侵犯肛管直肠环的组织尚未纤维化时，手术切开同样可引起肛门失禁，应采用挂线疗法慢慢紧线，使其慢性切开，不致肛门失禁。如肛管直肠环已完全纤维化，与周围组织粘连在一起，可一次手术切开。如局部感染化脓，直肠环处有较大的空腔，可待炎症消退，空腔被纤维组织填充后再行手术。

（3）肛尾韧带不可横行切断：肛尾韧带起于尾骨，向前止于外括约肌皮下部后方及肛门直肠前方会阴体，有固定肛门的作用。手术时将此韧带切断，可破坏肛管直肠的固有角度，使肛门向前移位，影响肛门的括约功能。因此，肛瘘手术时勿损伤肛尾韧带。

（4）马蹄型肛瘘可根据情况采用主管切挂根治法切除主管道、清除支管的方法治愈。但要注意，马蹄型瘘管走向弯曲不直，其内口往往在肛门后部齿状线处（高位者较少见），切不可误认为内外口相对应盲目直行切开（假管道切开），不仅会损伤过多组织，破坏肛门括约功能，也是久治不愈的根源。这在临床并非罕见，切不可麻痹大意，后患无穷。

（5）探针的选用及注意事项：肛瘘的走向有的直行，有的弯曲，有的外口闭合。检查或手术时，都应根据肛瘘的不同情况选用探针。如系直形瘘可用硬质探针；弯曲者可选用软质探针，如银质探针，因其质软，探头部有一圆形球头，对组织不易造成损伤，又可顺肛瘘弯曲而探查、推进，是检查弯曲瘘走向比较理想的一种探针。有人报道“银合成材料抗菌有奇效”，这种具有保护性的合成材料有少量的银与铂。一旦接触到诸如血液、药液或尿液之类的流质，其外层膜便会不断释放出银离子。这种银离子可有效抗菌。如采用这种材料，可使寄生在医疗用具上的细菌数减少 90%。需要注意的是，探查时不可用力过猛，应顺势推进。选用硬膜外导管作探针，比较软而有弹性，上面有刻度，可以看出探入肛瘘深度，此为其优点。

总之，手术时应避免损伤肛门括约肌、肛管直肠环和支配肛门直肠神经，对复杂和侵犯肛门括约功能严重的瘘管，宜分次和分期手术，配合挂线疗法等，多能够取得比较满意的治疗效果。即使低位肛瘘，手术时也忌损伤过多的肌肉皮肤，造成创面过大，不仅会增加患者痛苦，也会延长治疗时间，甚至造成不良后果。

第十一章　乳房疾病

第一节　概　述

一、含义

关于乳房疾病的含义可以从以下几方面理解。

（一）病因

薛己的《外科枢要》曰："乳房属足阳明胃经，乳头属足厥阴肝经。男子房劳恚怒，伤于肝肾。妇人胎产忧郁，损于肝脾。"指出乳房病因男女有别，男子伤于肝肾，女子伤于肝脾。

（二）病机

清代怀抱奇的《古今医彻·乳症》曰："若男子则间有，不似妇人之习见也。陈氏则云微有异者。女损肝胃，男损肝肾，肝虚血燥，肾虚精怯，血脉不得上行，肝筋无以荣养，遂结痈肿，似亦有见。"这里指出乳房病的病机。

二、定义

凡病发于乳头、乳晕、乳络部位及乳房组织者，统称乳房疾病。

三、流源

早在《素问·刺禁论》中就有关于"乳房"病的记载，曰："刺乳上，中乳房，为肿，根蚀。"《灵枢·经别》曰："手阳明之正，以手循膺乳，别于肩髃，入柱骨，下走大肠。"后者言其经脉循于乳房的关系。

现存最早的外科专著《刘涓子鬼遗方》对乳房病做了认真的研究，并将乳病分为"乳痈""乳结肿""妒乳""乳毒""乳发"等多种，采用内治与外治相结合的治疗方法，为后世医家在诊治乳病上做出了贡献。

汉代《华佗神医秘传》进一步丰富了乳房病的内容，总结出华佗治"乳痈""乳岩""乳疖""乳肿""乳吹""妒乳""乳土湿疮""无乳汁""乳汁过少""乳汁过多”等“神方”。而且对有些乳病的临床表现、发病原因，以及有关护理知识等都做了很生动具体的描述，如“治乳痈神方”曰：“患者乳房胀大，坚硬，色现赤紫，衣不得近，痛不可忍。”“治乳吹神方”曰：“凡妊妇未产，而乳房肿痛，曰乳吹。”“治妒乳神方”曰“妇人产后，宜勤挤乳，否则令乳汁蓄积，或产后不自饮儿，及失儿，无儿饮乳，皆成妒乳。”读后使人印象深刻，其医理至今沿用。

《中脏经》和以后的《诸病源候论》将乳房肿块名为“乳癖”“乳中结核”，并对乳病溃后久不收口者称为“乳漏”。

元代《丹溪心法》进一步对“奶岩”（乳岩）的发生发展、临床特征、预后及治疗方法做了详细介绍，曰：“若不得于夫，不得于舅姑，忧怒郁闷，昕夕积累，脾气消阻，肝气横逆，逐成隐核。如大棋子，不痛不痒。数十年后，方为疮陷，名曰奶岩。以其疮形嵌凹似岩穴也，不可治矣。若于始生之际，便能消释病根，使心清神安，然后施之治法，亦有可安之理。”其他外科专著也都对乳房疾病增添了新的内容，如《外科理例》中的“乳痨”，《疮疡经验全书》中的“悬乳”，等等。

清代沈金鳌撰的《妇科玉尺》中说：“妇人之疾，关系最钜者，则莫如乳。”可见乳房病在妇人中之重要。对于乳房病的解剖生理，中医学也做了研究，指出“妇人乳有十二穰”，与近代研究类似（现解剖证实每乳房中有乳腺叶15~20个，每个乳腺叶又分出许多小叶），并指出男女乳房有别，详细阐述了男子乳房属肾的道理等。

四、临床表现

（一）阳证性乳房疾病

阳证性乳房疾病如乳疖、乳痈等，多发生于青壮年女性，特别是哺乳期妇女最易罹患，其发生的部位，可以在乳晕下、乳房内、乳管内或乳房后（图11-1）。可以是单发，也可能是多发，或先后在几个部位发生，但以单发最常见。起病较快，症状明显，治疗时间短，比较容易治愈，局部以红、肿、热、痛为主，伴恶寒、发热、口渴、脉数等全身症状，如治疗不当，易成乳漏。

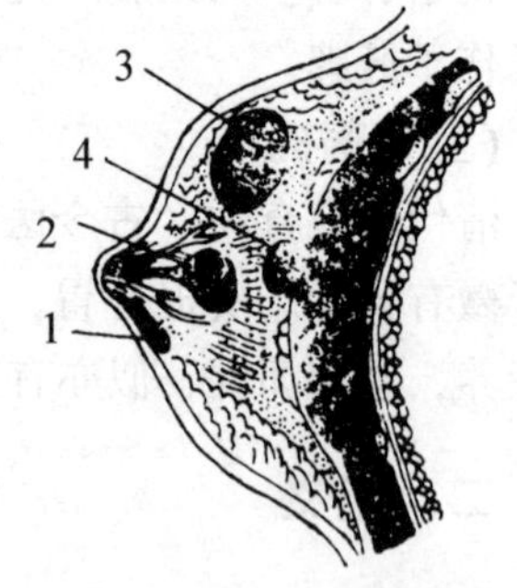

图11-1　乳房脓肿的位置

1. 乳晕下　2. 乳房内

3、4. 乳管内或乳房后

（二）阴证性乳房疾病

阴证性乳房疾病如乳岩、乳痰等肿瘤性乳房病。多发生于中、老年妇女，特别是40岁以上、多愁善怒、心情不愉快的妇女更易罹患。起病缓慢，初起临床症状多不明显，疗程长，局部多皮色不变，不红不肿，不痛或隐痛，常在无意中发现乳房内肿块。如系良性，肿块多不坚硬，可活动，生长缓慢，不溃烂化脓，或随月经而加重。如系恶性，肿块多坚硬，慢慢增大，凸凹不平，活动度随病情的发展减小或坚硬如石，推之不移，久之肿块溃烂翻花，伴全身消瘦，饮食减少或食谷不化、气血亏损等。

五、病理转归

（一）阳证性乳房疾病

该病由外邪内侵，肝胃不和，乳汁瘀滞，经络不通，气血凝滞，湿热内蕴而成；郁久化热，热盛肉腐，酝酿液化而成脓，溃后不愈易成漏。

（二）阴证性乳房病

素体亏虚，或多愁喜怒。先郁于肝，继损脾胃，气血不和，升降失司，瘀血滞留，湿浊痰毒结聚成核，郁久化热耗阴，肿溃津涸，心肾终伤。即所谓发于肝，成于脾，伤于肾。

六、临床常见的乳房疾病

临床常见阳证性乳房疾病以乳痈、乳疽、乳发、乳头破碎、乳漏常见，尤以乳痈最常见。阴证性乳房疾病中，以乳癖、乳痰、乳疬、乳癌为常见，尤以乳癖最常见。

七、乳房疾病的检查方法

乳房疾病的检查，要求及时、正确。所谓及时，即早期发现；所谓正确，即检查无误。欲达此标准，必须普查与临床检查相结合。普查有时并不能达到所有人都做检查，因此患者自行检查与临床相结合的方法较为合理。

（一）患者自检法

1. 目的　是早期发现乳房病变，特别是对早期发现危害性大的癌性病灶，有重要意义。

2. 方法　患者自己先行左手叉腰，右手掌面触诊左侧乳房（右侧与此相仿），如发现疑似肿块，立即到医院进一步检查，以明确肿块性质，也可采用平卧位，先在背部垫一小枕，使乳房平摊在胸壁上，然后将一上臂举过头，另一手掌面在对侧乳房部进行触诊。

（二）临床检查法

临床检查法是指患者前来医院就诊或医生进行普查时，对乳房检查的一种方法，详细步骤如下。

1. 体位　让患者端坐于凳子上，脱去上衣，充分暴露上半身。

2. 方法　主要依据望诊和触诊相结合的方法进行。

（1）望诊：重点注意乳房的大小，乳头位置及乳房皮肤的异常等。

1）乳房的大小：正常时两侧乳房呈对称性，低不过第8、9肋间，对肿大侧的乳房，可疑有病变存在，如乳悬（乳房肥大症），其乳房可达耻骨或双膝部，如系化脓性感染，局部红肿高大。若系炎症性乳癌，则呈弥漫性肿大等。

2）乳头位置：乳头位置的改变，除先天生理性外，当注意乳房疾病的可能。乳头抬高，常是乳头附近癌肿被牵拉向病灶侧的缘故，如左侧乳房有肿瘤，其乳头高于右侧且内陷。乳晕下有急性炎症或脓肿时，乳头明显突出，且偏向健侧。乳头内缩，是乳头附近有慢性炎症及乳中心区癌肿的主要特征等。

3）乳房皮肤异常：常提示乳房内的病变，如橘皮样变，多为晚期乳癌的表现；湿疹样变，多为乳头破碎；皮肤结节状肿块，见于乳痨；皮肤凹陷，见于乳癌，如让患者抬高双臂，凹陷更显著。

（2）触诊：掌握正确的触诊方法很重要，否则易发生遗漏甚至错误等。

1）乳房触诊方法：触诊时应用手掌和手指的掌面（手指第2节掌面触觉最敏感）轻柔地对乳房进行扪按。检查的顺序，应当先扪按整个乳房，然后按照乳房划分的4个象限和中央区，即内上象限→外上象限（含乳腺的腋尾部）→外下象限→内下象限→中央（乳头、乳晕）的顺序触诊（图11-2、图11-3）。最后扪按腋窝、锁骨下区及锁骨上区淋巴结。

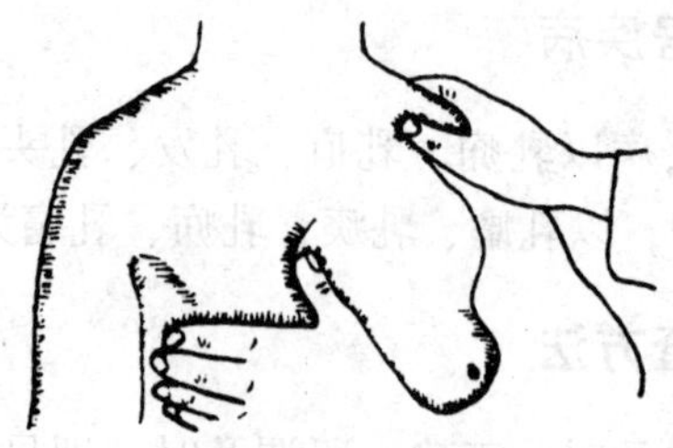

图11-2　用手掌进行乳部的触诊

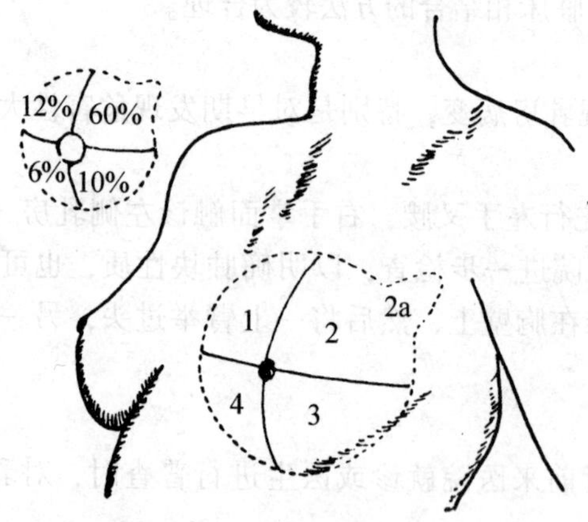

图11-3　乳房分区

注：外上象限包括乳腺腋尾部（2a）　左上角示各区乳癌的发病率

2）腋窝及锁骨下淋巴结检查法：是按腋窝淋巴结分布，有次序地进行检查。即先从腋窝顶部→胸侧部（自上而下）→腋前壁部。然后让患者将上臂靠近胸壁，前壁松弛地放于检查者手臂上，使腋窝完全松弛，即可查中央群、胸肌群淋巴结。腋后淋巴结（肩胛下群）和锁骨上淋巴结在患者的背后检查为宜。

3）注意事项：如触诊发现乳房内有肿物时应注意肿物位置（恶性肿瘤60%发生在乳房外上象限）、大小、压痛、坚硬度、表面情况（如有无结节等）、活动度、肿物是否与皮肤粘连（用手指轻提肿物附近皮肤即可判断，一般恶性者多粘连），以及肿物与筋膜、胸肌是否已固定（可先在不同方向检查肿物活动度，然后让患者叉腰，使胸大

肌收紧，再检查活动度，两者对比即知）。下面两种试验有一定意义：一是胸大肌收缩试验，即用手叉腰，使胸肌紧张收缩，其健侧位置仅有少许提高，患侧整个乳房或肿块所在部位明显提高，为胸大肌试验阳性。二是弯腰试验：让患者胸前俯50°~90°；两臂前伸，头向上看，颈部抬高，这时患侧呈不均匀下垂，乳晕和乳头偏移方向也改变。

第二节　乳　痈

一、一般情况

1. 定义　乳部气血被毒邪壅塞不通、致红肿热痛者称乳痈。

2. 别名　急性乳腺炎。

3. 分类　外吹乳痈和内吹乳痈2类。

4. 分期　乳滞期、酿脓期和溃后期3期。

二、解剖生理与临床

乳房位于胸前，左右各一，内达胸骨旁，外止腋前线，左乳房的外上方，其腺体常向腋窝方向凸出，大小可因人而异，呈对称性，女性乳房位于胸前3~6肋水平之间，呈半球状，有乳头、乳晕、乳络等部分，与肝、胃、肾、冲、任等静脉有关。

乳房由乳腺、脂肪和结缔组织等构成。乳房内有15~20个乳腺腺叶，而腺叶是由小腺叶组成。每一腺叶都有其单独的乳腺管，呈放射状聚向乳头，开口于乳头。乳房的小叶间以结缔组织外连于皮肤，内达深筋膜，较牢稳地将乳房悬挂在胸前，故又称此结缔组织为乳房悬韧带。乳房有丰富的淋巴组织和脂肪组织等。

乳房的生长发育与肝肾（女性）等有着密切关系。女性一生中乳房大体经历约4期，对诊治乳房病都有重要意义。第一期是青春期以后，乳房开始逐渐增大，腺体和脂肪组织显著增生，乳头、乳晕相继增大，色泽加深等。第二期和第三期是乳腺的发育期，即妊娠期和哺乳期，这两期乳房又有很大变化，这时乳腺增多，腺泡开始有分泌作用，是乳腺炎症发生最多的一个时期。第四期是更年期以后，乳腺萎缩，腺泡退化，为结缔组织代替，乳房萎缩、塌陷，呈扁平样。产后哺乳期是乳痈发病最高期。这是由于乳腺管、乳汁不能正常排泄或阻塞，使乳汁分泌不畅或乳汁郁积，久则郁乳腐败发炎，若波及乳房后位疏松组织，则病势加重。也有因乳头破损，细菌乘势沿淋巴管侵入腺小叶的脂肪、纤维组织中而发病者。

三、病因病机

多因肝气郁结、胃失和降，毒邪内侵致气血不和，乳汁滞积，壅塞不通，郁而化热，结而成痈。

《丹溪心法·乳痈》曰：“乳子之母，不知调养，怒忿所逆，郁闷所遏，浓味所酿，以致厥阴之气不行，故窍不得通，而汁不得出，阳明之血沸腾，故热甚而化脓。亦有所乳之子，膈有滞疾，口气焮热，含乳而睡，热气所吹，遂生结核。”

（1）肝气郁结、胃失和降则生湿、生热。湿热蕴结阳明，致乳房气血失和、乳络不畅等，成为发病的内在因素。

（2）毒邪内侵含义有二：乳头破损或吮乳吹风染毒入络；肝胃失和，乳汁滞积，原隐居乳中之邪毒乘机泛滥。

（3）乳汁滞积常见有以下原因：无哺乳经验，乳儿未能吸吮干净；乳头破损，因吮乳时疼痛，不让乳儿充分吸吮乳汁；断乳不当，乳汁停滞不泄；外伤挤压，乳络滞结不通畅；乳头发育不良，妨碍哺乳，如乳头过小或内陷等；乳络堵塞，影响排乳；乳汁中含有较多的脱落上皮细胞和组织细屑堵塞乳管，尤多见于初产妇等。

四、辨病依据

（1）乳痈多发生于乳房的外下方。

（2）以青壮年特别是哺乳期（产后 3~4 周）妇女常易罹患。

（3）发生于哺乳期，称外吹乳痈；发生于妊娠期，称内吹乳痈。

（4）局部症见红、肿、热、痛，可伴发热、恶寒、口渴及腋窝淋巴结肿大（臀核）等症。

五、治疗

（一）辨证内治

1. 乳滞期

症：乳汁排泄不畅，乳房肿胀触痛，肿块境界不清或无肿块，皮色正常或微红，皮肤微热或不热，或伴恶寒发热、头身疼痛、饮食减少，舌质尖红、苔白或薄黄，脉象浮数或弦数。

治：疏肝清胃，通乳消肿。

方：舒清饮加味。

药：金银花 10~15 g，连翘 10~15 g，蒲公英 15~30 g，全瓜蒌 10~15 g，穿山甲 6~10 g，漏芦 6~10 g，橘核 6~10 g，青皮、陈皮各 6~10 g，柴胡 6~10 g，甘草 3~6 g。水煎服。

加减：通乳，加王不留行、路路通；恶寒发热，加荆芥、薄荷；结块明显，加赤芍、当归、红花、丹参。

2. 酿脓期

症：结块渐渐肿大，皮肤焮热发红、疼痛加剧，呈持续性跳痛，肿块边缘清楚，触之更加疼痛，若中间发软应指，为脓已成，伴发热持续不退，口渴心烦，饮食减少，便秘尿黄。舌质发红、苔黄厚腻。脉象洪大有力或滑数。

治：清热解毒，透脓消肿。

方：舒清饮加穿山甲、皂角刺。

药：金银花 15~30 g，连翘 15~30 g，蒲公英 30~60 g，全瓜蒌 15~25 g，橘核 10~15 g，青皮 10~15 g，陈皮 10~15 g，柴胡 10~12 g，甘草 6~10 g，漏芦 10~15 g，穿山

甲 10~15 g，皂角刺 10~15 g。水煎服。

加减：清热解毒，加白花蛇舌草、黄芩、黄连、生地黄、牡丹皮、紫花地丁；大便秘结，重用知母，或加大黄、芒硝；壮热口渴，加生石膏、知母、天花粉；小便黄赤，加赤小豆、白茅根、车前子。

3. 溃后期

症：溃后脓出黄稠，肿消痛减，热退身凉者顺；若脓出肿痛不减，发热不退，或恶寒发热，多为脓出不尽或为传囊乳痈，若见脓汁从乳头溢出，或乳汁从溃口外流，久不收口，易成乳漏。

治：脓溃毒泄，肿消痛减，热退身凉者，无须内治，单取外治即可，若脓出不尽或传囊者，可参考乳滞期、酿脓期治法。若气血虚弱，余毒未尽，可补气养血，兼清余毒。

方：补益清毒汤。

药：蒲公英 15 g，赤芍 15 g，甘草 10 g，党参 20 g，黄芪 25 g，当归 10 g。水煎服。

加减：胃纳不佳，加鸡内金或神曲、麦芽、山楂；胃阴虚，加沙参、麦冬、生地黄、玉竹。

（二）外治法

1. 乳滞期

（1）手法通乳：先在乳房皮肤上涂润滑剂，用手由近及远、顺乳管方向轻轻推按，使滞积之乳汁排出或配用吸乳器将积乳吸出使乳管通畅。

（2）敷药：外用效验膏、金黄散膏或二味拔毒膏外敷；或用蒲公英捣膏外敷。

2. 酿脓期

（1）切开排脓法：脓已成熟，可行放射状切口，勿损伤乳晕，如系乳晕部脓肿，可顺乳晕边缘做弧形切口，务必使脓出通畅（图 11-4）。

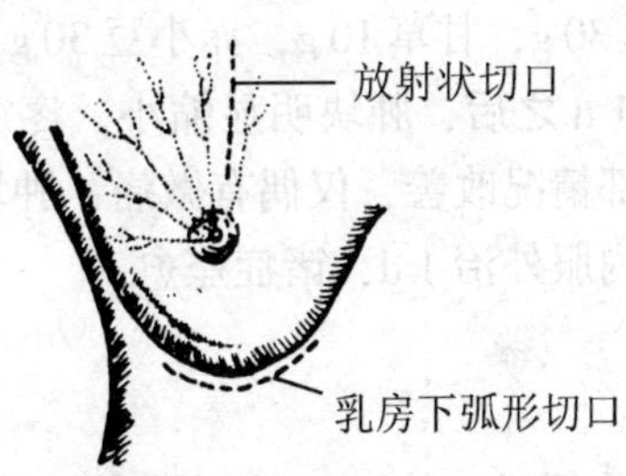

图 11-4　乳房脓肿引流切口

（2）敷药：如疮周围有红肿时，可外敷金黄散膏。

3. 溃后期　溃后脓腐不净，可用凡士林纱布或药捻蘸化腐生肌散或九二丹以祛腐拔毒引流；脓腐已净，改用生肌散、白玉膏或月白生肌散，以生肌敛口；若脓腐已净，但空腔较大，用垫棉法，可缩短治疗时间；如已成漏，参考乳漏治疗。

六、预防及护理

（1）产前 2 个月经常用肥皂水或清水或用 75% 乙醇擦洗乳头，可使皮肤变硬，而不易破裂。

（2）孕妇有乳头内陷者，应经常挤捏提拉矫正或用吸乳器吸之。

（3）生产前后，应保持心情舒畅；产后饮食应进食清淡而富有营养的食物，以免伤及脾胃；断乳时，应逐渐减少哺乳次数，然后再行断乳。

（4）养成定时哺乳的习惯，保持乳汁排出通畅；乳汁过多时，可用吸乳器将乳汁吸尽排空，以防瘀乳。患病初期，若乳汁色白可照常授乳，如乳汁色黄疑有脓汁应停止授乳。

（5）保持乳头清洁，经常用淡盐水清洗乳头，如有乳头皲裂、擦伤应及时治疗。

（6）注意婴儿口腔清洁，不可让婴儿口含乳头睡觉。

（7）用胸罩或三角巾托起乳房，以减少活动牵痛。

七、医案

霍某，女，27岁，工人，1982年5月15日初诊。

主诉：左乳房红肿疼痛3 d。

病史：初因挤压乳房，婴儿吮乳时则疼痛，乳汁不易吮吸干净，约1 h许，乳房内出一肿块，细看时乳晕口被白色乳块堵塞，后自行将白色乳块挤出，随即顺堵塞口流出较多乳汁，肿痛也觉缓解，但到下午又逐渐加重，自用鹿角煎水内服，肿消不痛。第二天早、中、晚又连服3次鹿角水不见效果，肿痛复作，并扩散蔓延，从乳房左侧延及腋下，并可触及鸡卵大肿块，肿痛加重，皮肤也渐发红，伴恶寒发热，故来求诊。

检查：左乳房外侧至腋前皮肤潮红、肿胀，触之皮肤微热，乳外侧部有3 cm×2.5 cm大小的肿块，稍硬，触痛明显，舌质红、苔稍厚，脉象虚数。

诊断：乳痈（急性乳腺炎）。

治疗：初诊用舒清通乳饮加减。药用金银花50 g，连翘20 g，蒲公英50 g，赤芍30 g，陈皮30 g，白花蛇舌草30 g，甘草10 g，赤小豆30 g，白茅根30 g。水煎服。外用金黄散膏外敷。用上法治疗1 d之后，肿块明显缩小，疼痛也减。又照上法内服中药1剂，外用金黄散膏敷之，局部情况改善，仅偶有微痛，肿块缩小至2 cm×0.5 cm，触之不痛，寒热退；又继用上方内服外治1 d，诸症痊愈。

八、按语

乳痈早期最易治愈，有单用手法按摩、单用针灸、单用外用药物者，也有单方一味如蒲公英取汁内服、捣膏外敷即可很快治愈。即使较重，如治之较早，内外兼施，多可迅速治愈。若治之于晚，多易传囊或成乳漏。

传囊贵在预防，一旦发生，特别是手术时，切勿遗漏。切口一定要使脓液流畅，否则不易新生。对于乳漏，若在哺乳期，回乳后多恢复快，若已断乳仍不愈者，乳漏管道多硬或有分支，治当去除管壁，使肉芽从管道底部向外生长而愈。但也有因内有异物而久治不愈者。笔者曾遇一乳漏患者，数十月未愈，收住入院，在一次换药时，触及管内似有异物感觉，后用镊子慢慢取出，原来是在某院治疗时所用药捻蜷曲成团遗留创口内所致，取出此异物后，乳漏迅速生长愈合。

第三节　乳　疽

一、一般情况

1. 定义　气血被毒邪阻滞不行，结于乳房深部，致坚硬木痛者称乳疽。

2. 别名　乳房后脓肿。

3. 分期　初发期、化脓期、溃后期。

二、解剖生理与临床

参考乳痈解剖生理与临床。

三、病因病机

多因肝气郁结，胃失和降，毒邪内侵，气血阻滞不通，郁久化热为病。《外科大成》曰："生于乳房红肿热痛者为痈，坚硬木痛者为痈。"由肝气郁结、胃热壅滞而成。乳疽病发乳房后胸大肌前，为乳房后位脓肿，故较乳痈为重。

四、辨病依据

（1）本病可发生于任何年龄段妇女，但以哺乳期较多见。

（2）一侧罹患为常见。

（3）病程长，化脓迟，部位深，局部皮色不变，整个乳房漫肿，触之坚硬木痛，伴恶寒、发热等。

（4）一般 1 个月左右溃脓。溃后损伤乳络易成乳漏。

五、治疗

（一）辨证内治

1. 初发期

症：初起乳房结块，皮色不变，坚硬木痛，或伴恶寒发热，脉弦或数。

治：疏肝清胃，消肿散结。

方：舒清饮加减。

药：金银花 15~30 g，连翘 15~20 g，蒲公英 30~60 g，全瓜蒌 15~20 g，橘核 10~15 g，青皮 10~15 g，陈皮 10~15 g，柴胡 10~15 g，甘草 6~10 g，水煎服。

加减：恶寒发热，加荆芥、薄荷；活血祛瘀，加丹参、赤芍、当归；消肿散毒，加穿山甲、皂角刺、三棱、莪术、赤小豆、车前草；疏肝解郁，加郁金、香附、木香、枳壳。

2. 化脓期

症：患乳结块逐渐增大，皮肤发红，局部发热，疼痛加剧，按之应指或见脓液从乳头溢出，全身寒热不退，口苦食减，舌质见红、苔黄腻，脉象滑数或洪数。

治：托里透脓，清热排毒。

方：舒清饮和透脓散加减。

药：金银花 20~30 g，炒穿山甲 10~15 g，川芎 10~15 g，皂角刺 15~30 g，黄芩 15~30 g，柴胡 10~15 g，蒲公英 30~60 g，连翘 15~20 g，赤小豆 20~40 g，白茅根 20~40 g，青皮 15~30 g，水煎服。

加减：气血虚弱，加党参、黄芪、白术；热毒内盛，加白花蛇舌草、黄芩、黄连、紫花地丁、生地黄、牡丹皮；壮热口渴，加生石膏、天花粉、知母；便秘，加大黄、芒硝；溲黄赤，加车前子、泽泻；食少纳差，加焦三仙、鸡内金。

3. 溃后期

症：溃后脓色黄稠，溃口较深，肿痛见消，全身症状随之减轻或消失；若脓溃肿痛不减，发热不退，多为传囊；如溃口溢乳，乳头出脓，为乳络受损，变成乳漏。

治：益气养血，辅以清热解毒；如为传囊，可参考初发期或化脓期治法。如为乳漏，有乳汁溢出者当回乳；虚者当补之，管壁当化脱之。

方：益气养血汤加味。

药：党参 15 g，黄芪 15 g，当归 6 g，白术 15 g，川芎 6 g，茯苓 10 g，赤芍 10 g，熟地黄 15 g，陈皮 6 g，甘草 6 g，蒲公英 15 g，金银花 15 g，水煎服。

加减：脓水淋漓者，重用党参、白术、茯苓，加薏苡仁、扁豆；食少纳差，加鸡内金、山药、神曲、麦芽。

（二）外治法

1. 初发期 外敷金黄散或与黄连消炎膏混合，可加强药效。

2. 脓成期 脓成可在乳房下方呈弧形切开排脓（图 11-4），四周外敷金黄散膏。

3. 溃后期 溃口、疮口过小，脓腐不净，或脓流不畅，用红升丹药捻插入或手术切开，使疮口扩大，不致积脓；其他治疗可参考乳痈。

六、按语

乳痈、乳疽从病名来说，痈为阳证，疽为阳重症。乳痈发病部位表浅，乳疽发病部位深里。两者同属阳证，但由于部位浅深不同，因此临床表现不同，“红肿热痛者为痈，坚硬木痛者为疽。”其发病均系“肝气郁结，胃失和降，毒邪内侵”，故其治疗大法则一样。由于病位深浅、轻重程度、体质强弱及侧重于肝郁或胃热等不同，因此临床不拘泥。一般来说，乳痈以胃热壅滞，较肝气郁结为重，故症见“红肿热痛”，而乳疽以肝气郁结较胃热壅滞为重，故症见“坚硬木痛”，但也不可忽视由于病位深里，所以肌肤红热较痛发生为晚，但也为热，一旦热从内至外，故较乳痈为甚。此即乳痈与乳疽在发病学上的区别，也是临床对乳痈或乳疽辨证求因和论治方法。如清代余听鸿《外证医案汇编》中所说：“脾胃土气，壅则为痈。肝胆木气，郁则为疽。”此言乳痈、乳疽相异之处，而《外科大成》和《医宗金鉴》则言乳痈、乳疽相同之理，前后互参，其理自明。故临证施治也当根据患者体质、部位的浅深、病邪的轻重、患病时间及目前症状等，灵活运用疏肝、清胃、解毒、益气、活血等治法。

第四节 乳 发

一、一般情况

1. 定义 气血被毒邪壅塞，结于乳房，焮赤肿痛，比痈更大，皮间尽腐者称乳发。

2. 别名 乳房蜂窝织炎、乳房坏死性蜂窝织炎。

二、病因病机

多因肝气郁结，胃火湿盛，毒邪内侵，气血壅塞，郁而为病。

《医宗金鉴》曰："乳发如痈胃火成。"自注曰："此证发于乳房，……其势更大如痈，……由胃腑湿火相凝而成。"据报道，本病是一种少见的溶血性链球菌侵入皮下和乳叶间，蔓延扩散，形成的严重坏死性蜂窝织炎。

三、辨病依据

(1) 见于平素不注意乳房卫生的哺乳期妇女。

(2) 发病急，来势凶，容易腐烂坏死，或严重时可致毒邪内陷。

(3) 患部焮红漫肿，疼痛，毛孔深陷，皮肉尽腐，溃后易成乳漏。伴寒热、口渴、脉数等。

四、治疗

(一) 辨证内治

症：初起全身伴恶寒发热，骨节酸痛，周身不适，饮食减少，便秘尿黄，脉象弦数或滑数；患乳焮红肿硬，疼痛难忍，毛孔深陷，2~3 d 后，皮肤湿烂，肌肉溃腐，触之波动应指，损伤乳络易成乳漏。若正虚毒盛，内攻脏腑，可致气血两燔等。

治：舒清饮加味。

药：金银花 30~60 g，连翘 15~30 g，蒲公英 30~60 g，全瓜蒌 15~20 g，橘核 10~15 g，青皮 10~15 g，陈皮 15~30 g，柴胡 6~12 g，甘草 10~15 g，黄芩 15~30 g，黄连 10~15 g，栀子 10~15 g。水煎服。

加减：恶寒发热，加荆芥、薄荷、羌活；壮热口渴，加生石膏、知母、天花粉；便秘轻者，重用黄芩、黄连、栀子；便秘重者，加大黄、芒硝；脓成未溃，加穿山甲、皂角刺；溃后气血虚弱，加黄芪、党参、白术、当归、地黄；正虚毒盛内陷脏腑致气血两燔者，与犀角地黄汤加减（将犀角易为水牛角），可配服安宫牛黄丸等。

(二) 外治法

参考乳痈外治法。

五、按语

乳发较乳疽、乳痈严重。三者同为阳证、热证、实证，当以乳发为最。病因都与肝胃有关，乳痈偏于胃热，乳疽偏于肝郁，乳发则为胃火，故《外科启玄》曰：“发者言大也，比痈更大也。”又曰：“乳肿最大者曰乳发，次曰乳痈，初发即有头曰乳疽。”此胃脏湿火所致也。故治当以清胃热为治，辅以疏肝，最易早治，否则传囊、内陷，乳漏多可兼有，危害最大。历代文献当以《医宗金鉴》对本病论之详尽，曰：“此证发于乳房，焮赤肿痛，其势更大如痈，皮肉尽腐，由胃腑湿火相凝而成。治法急按乳痈。未成形者消之，已成形者托之，腐脱迟者，黄灵药撒之，以免遍溃乳房，致伤囊膈，难以收敛。若久不收口，外寒侵袭，失于调养，时流清水者，即成乳漏，外用红升丹作捻，以祛腐生肌，再兼用豆豉饼灸法，缓缓灸之以祛寒，内当大补气血。节劳烦，慎起居，忌发物，渐可生肌敛口而愈。”从发病到后遗乳漏，理、法、方、药俱详，善后调理也较好。

乳痈、乳疽、乳发三者均为阳证。“疽”比“痈”更大，“发”又比“疽”更重，可谓阳证之中当分轻、中、重。在论治时应注意以下4点。

（1）内吹与外吹乳痈有别：内吹乳痈发生于妊娠期，外吹乳痈发生于哺乳期，这指出乳痈发生的时期和阶段的不同。若论其治，最大区别在内吹乳痈不妄固胎，如不使胎气过旺，又应慎用药品而不伤母胎等；至于外吹乳痈，则无须注意胎气，当是最大不同点。

（2）调理肝胃治当有别：无论内吹乳痈、外吹乳痈都采用肝胃同治或有所偏，因人而异，各不相同。若肝气郁结致胃热内蕴为病者，以疏肝解郁为主，肝气条达，胃气和顺，蕴热自散；若饮食不节，脾胃受损，致肝胃不和发病者，当以清胃热为主，辅以疏肝。至于活血通经也为气血不和而设，应随其瘀滞而用之。至于用量当有轻、中、重之别。

（3）乳痈、乳疽、乳发，贵在早治。早治则恢复迅速，化脓则不易消散。故贵在早治，尤以一二日取效最快，若延误和治疗不当，不仅深腐溃广，而且损伤乳络造成乳漏。曾遇一壮实妇人，年当28岁，产后9个月余，喂奶时不慎挤压乳房，肿胀，疼痛，发热，左侧乳房有一鸡蛋大之肿块，质硬，色红发热，自服土霉素，不仅效果不好，且伴恶寒发热，身困乏力，周身及头部疼痛，其母前来讨药（已是下午5时多），思其身壮实，发病急速，诸症严重，当拟舒清饮重剂，金银花60 g，蒲公英60 g，陈皮30 g，赤芍30 g，连翘20 g，黄芩15 g，柴胡10 g，生石膏30 g，橘核20 g，甘草10 g，赤小豆60 g。一剂，外用硫酸镁160 g湿敷，再用金黄膏外贴，务必当日晚上将药服下，次日早晨再服第二煎，当能控制其热。次日近午时，患者与其母同往，见吾后喜悦，并高兴地诉说服上药后身困乏力、恶寒发热、头身疼痛消失，局部肿块缩小变软，查看时左乳房部皮色已转正常，原肿硬之结块仅可触及2.5 cm×1.5 cm大，触之稍痛，诊其脉见微数，舌质红、苔转白，因大便干遵上方加知母30 g，外治同前，服药2剂，其母喜而告知诸症痊愈。此症贵在早治，症重药重，肝胃同治偏清胃热，故取效甚速。

（4）乳房病脓成切忌喂养：乳汁瘀滞，应使乳汁排出，或让婴儿吸吮，或用吸奶器吸出，不致化脓成痈。一旦瘀乳成脓，切不可再让婴儿吸吮，乳汁中之脓液被婴儿吸后常染毒发病，有的可造成严重后果。据报道，一新生儿结肠穿孔，就是由于患婴的母亲患急性乳腺炎，一直以母乳喂养，孩子由于吸吮了已感染的母乳而引起中毒性

消化不良和败血性栓子形成，再加上治疗中使用较大剂量激素，促使了肠穿孔的发生。这种情况虽属罕见，但吸吮已被细菌污染的乳汁无疑会给乳婴带来危害。

第五节　乳　癖

一、一般情况

1. 定义　乳中结核随喜怒消长终不溃破者称乳癖，是乳腺组织的良性增生性疾病，相当于西医的乳腺增生病。

2. 别名　乳中结核（简称乳核）、慢性囊性乳腺病、乳腺腺病、囊性增生病、乳房纤维腺瘤。

3. 分型　辨证分型有肝胃痰凝型和肝郁冲任型，显微镜下病理分型有管外型、管内型和混合型。

二、解剖生理与临床

乳房内乳腺小叶增生（图 11-5），数目增多，体积增大，发育不规则，上皮细胞脱落，使乳房膨胀，发生疼痛，同时伴淋巴细胞浸润，乳房变硬，或呈结节状，以脂肪少的部位更明确。经期有结缔组织水肿，故见乳房部疼痛（称乳痛症）。月经过后，乳痛完全消失。如进一步发展，在小叶内腺泡和结缔组织增生的基础上，腺泡萎缩消失，呈纤维化，故触诊时有坚韧圆形、边缘不清的扁平颗粒样或密度增加的肿块（也称乳腺腺病），月经后也不消退。如腺管内出现多数大小不一的囊肿（小如粟粒，大者直径可超过 5 cm），而囊肿周围小管可发生上皮增生，甚至成为早期癌前病变。故临床见近乳房四周有大小不等的边缘不清的肿块，有时可触及部位表浅较大的囊性肿物（称囊性增生病），以上不同变化并非有截然界限，应予以注意。

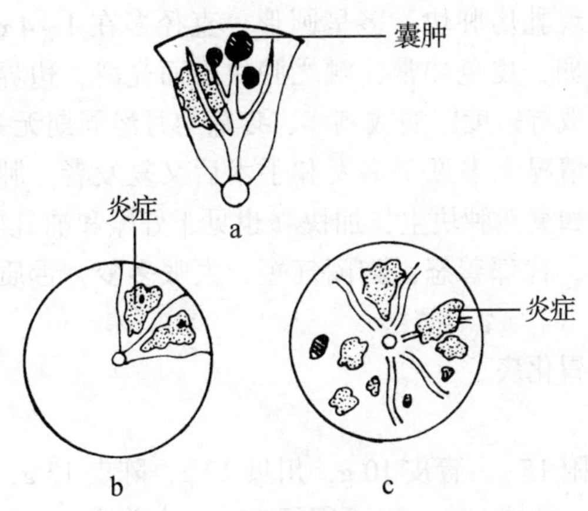

图 11-5　乳腺小叶增生

纤维腺瘤以纤维组织占主要成分。瘤体越大，所含的纤维组织也愈多。肿块表面有包膜，质坚韧均匀，边缘清楚，直径 2～3 cm，如达 10 cm 以上称巨纤维腺瘤。当发生恶变时，也多是乳房纤维肉瘤而不是乳癌。

三、辨病依据

1. 肝胃痰凝型乳癖（纤维腺瘤） 一般女子发育成熟后即可罹患，但常见于 20～25 岁青年妇女。多为单发，也有多发于一侧或两侧乳房内者。好发部位以乳房外上方最多，内上方和内下方较少。肿块生长慢，可数年没有变化，经年累月也不会溃破，属乳房良性肿块。但有一定的癌变率，肿瘤过大可视作恶性变的重要条件（多数肿块直径在 1～4 cm，5 cm 以上较少），或肿块突然生长加快，即为恶性变的信号（在妊娠期可迅速增大）。乳房肿块呈圆形或椭圆形，触之活动光滑。

2. 肝郁冲任型乳癖（慢性乳腺增生） 界线清楚，与周围组织不粘连，不疼痛。常见于中年妇女，易不孕或病后不易受孕，或受孕后流产罹患率高。常同时或相继在内侧乳房内发生多个大小不等圆形或条状肿块，界线不清，质韧硬。肿块常表现为单个、多个，或某一部分有结节，局部症状与月经有密切关系。可伴心烦易怒、失眠多梦等症。

四、病因病机

肝气郁结，胃失和降，气滞痰凝，郁积乳房，或忧思伤脾，郁怒伤肝，肝胃失司，冲任不调，气滞痰凝，聚积不散，久而为病。

《外科大成》曰：“乳中结核，如梅如李，虽患日浅，……由肝脾虚者，……由郁结伤脾者……”

五、治疗

（一）辨证内治

1. 肝胃痰凝型

症：常在无意中发现乳房肿块，多呈圆形，直径多在 1～4 cm，5 cm 以上者较少见，状如樱桃杏核或鸡卵，皮色如常，触之肿块表面光滑，边界清楚，活动度大，质地坚实，多不觉痛，少数有轻度胀痛或刺痛，疼痛与月经周期无关。但有 25%～40%的患者伴月经不调，这种情况尤多见于多发和手术后又复发者。肿物生长缓慢，常多年没有变化，也不溃破，如突然肿块生长加快（也见于妊娠和哺乳期），迅速增大，即为恶变信号。伴心烦急躁，忧郁善怒，胸闷气短，失眠多梦，舌质边红、苔白，脉象弦或兼滑。

治：疏肝理气，和胃化痰。

方：肝胃化痰饮。

药：柴胡 10 g，香附 15 g，青皮 10 g，川贝 12 g，陈皮 12 g，桔梗 10 g，甘草 6 g，当归 10 g，杭白芍 15 g，橘核 10 g，王不留行 10 g。水煎服。

加减：活血止痛，加乳香、没药、木香、丹参、川楝子、赤芍；软坚散结，加白及、穿山甲、牡蛎、皂角刺、全蝎、瓜蒌；心悸失眠，加酸枣仁、柏子仁、远志、黄

精；体质虚弱，加黄芪、党参。

2. 肝郁冲任型

症：患乳皮色如常，乳中结核边界不清，表面光滑，推之可动，质地坚韧或有囊性感。结核随喜怒消长，与月经周期有关（临经前增大，经后缩小），有时疼痛，经前加重，经后渐轻或消失。有时乳头溢液，流出少许淡黄色、咖啡色或血性分泌物。合并囊内出血时，皮肤可呈黄色改变，全身伴情志抑郁，心烦善怒，失眠多梦，食少纳差或腰酸乏力，神疲倦怠，月经不调、量少色淡或闭经等。

治：疏肝理气，调摄冲任。

方：肝胃化痰饮去王不留行加菟丝子、仙茅、淫羊藿。

药：柴胡 10 g，香附 15 g，青皮 10 g，川贝 12 g，陈皮 12 g，桔梗 10 g，甘草 6 g，当归 10 g，杭白芍 15 g，橘核 10 g，王不留行 10 g，菟丝子 15 g，仙茅 15 g，淫羊藿 15 g。水煎服。

加减：气滞血瘀，加丹参、川芎；肾阳虚，加补骨脂、肉桂、附子、干姜；气血虚，加党参、黄芪、白术、山药、熟地黄；失眠多梦，加柏子仁、酸枣仁、夜交藤、生龙骨、生牡蛎；肾阳虚，加石斛、枸杞子、玄参、鹿角胶。

（二）外治法

外用化毒膏或阳和解凝膏贴之。

（三）手术疗法

肝郁痰凝型乳癖，如见迅速增大及经绝期肝郁冲任型乳癖，均应考虑手术。前者如切除不完全者，有复发或再次癌变的可能。据报道，有患者于第三次手术后复发时已恶变。

六、医案

卓某，女，40 岁，干部，已婚，1978 年 6 月 27 日初诊。

主诉：乳房结块胀痛 4 年，与经期有关，加重半年。

病史：初于 4 年前无意中发现乳房结块，每于经前 1 周乳房发胀疼痛，由于症状不重，经期过后诸症消失，虽有逐渐加重趋势，但一直未引起注意，近半年不仅诸症加重，而且有黄带，月经错后 10 余天，量少，色紫暗，有时黑色，或淡黄色，经前少腹疼痛，两侧乳房胀痛不可触及，乳头奇痒，难忍，周身困倦，胸闷心悸，影响睡眠。曾服西药治疗，效果不显，现是经前发作期，故来诊治。

检查：精神稍差，面色黑黄，两侧乳房见有条索状扁平结核，触之韧硬，边缘不清，触痛不明显，脉象沉弱无力，舌质淡、苔薄白。

诊断：乳癖（肝郁冲任型）。

治疗：初诊拟疏肝活血，健脾祛湿，药用柴胡 9 g，当归 9 g，赤芍 15 g，瓜蒌 12 g，红花 6 g，橘核 12 g，茯苓 16 g，丹参 9 g，白术 12 g，党参 12 g，黄芪 12 g，车前子 12 g，甘草 9 g，椿根白皮 30 g。3 剂，水煎服，每日 1 剂。

一次复诊：现属发作期，但上药连服 3 剂后，乳房不胀不痛不痒，胸闷心悸减轻，精神也好，黄带明显减少（减少一半），但少腹仍有隐痛感觉。舌质淡、苔薄白，脉沉弱无力。按照原方续服 3 剂。

二次复诊：上方 3 剂服完，乳房胀痛奇痒未犯，腹部隐痛消失，胸闷心悸及黄带基本痊愈，乳房结核显著缩小，因无症状，患者停服中药，经随访半年愈后未犯。

七、按语

乳癖属乳中结核，简称乳核。患者多在无意中发现，或因经前乳中胀痛不适才察觉并求医。乳癖早期就医者易治，罹患远久者难痊。消除自觉症状容易，去除肿块较难。无并发他病者易治，兼症多者难医。时好时坏，反复发作者预后欠佳。有肝病及胃、痰凝胃络者，有肝病及冲任与经络关系密切者。两者之中之所以成核者，必气血痰浊凝聚。因此，乳癖之治当疏肝以行气、和胃以化痰、活血以通经，经络畅通，气血不凝，痰浊化而不生。故肝胃化痰饮，用柴胡、香附、青皮以疏肝解郁，当归、芍药以通经活血，再给以川贝、陈皮、瓜蒌、桔梗以行气化痰，橘核、王不留行以行其滞，佐仙茅、淫羊藿以调摄冲任，是乳癖所以取效矣。此一般之治法，若有并病兼症者，也当从其病顺其症，方可取效，否则难痊。曾治一患者，女，43 岁，患乳癖，素有高血压，自觉头晕、心慌、心冷、手足发麻，已 11 年之久，高血压乃产后所得，多方治疗未愈，现又罹患乳房肿块，经来两乳胀痛，乳房内结节满布，诊其脉弦稍硬，舌质淡、苔灰白，稍腻微黄，血压 172/89 mmHg。诊为乳癖、高血压。拟通经活血，化痰清热，疏肝调气。用当归 15 g，川芎 10 g，赤芍 12 g，丹参 30 g，葛根 30 g，黄芪 30 g，豨莶草 30 g，桑寄生 30 g，益母草 30 g，菊花 15 g，黄芩 15 g，地龙 15 g，蒲公英 60 g，寻骨风 20 g，蒺藜 30 g，山萸肉 15 g，石菖蒲 12 g。水煎，连服 3 剂，头晕心慌，手足麻木，左乳胀痛消失，右乳胀痛减轻，视物也清，留手足发沉。又照上方略行加减，连服 9 剂，血压 150/85 mmHg，以上诸症基本消失，带药 6 剂，以巩固疗效。此案久患高血压，新患乳癖，兼症也重，其治从其病，顺其症，以通经活血为主，佐以清热疏肝调气，计复诊 3 次收功，故不可泥守死法。但对日久不消、反复发作者，当防癌变，如《医宗金鉴·乳中结核》曰："形势虽小，不可轻忽，若耽延日久不消，……重成乳岩，慎之慎之。"

第六节　乳　痨

一、一般情况

1. 定义　乳中结核，日久溃烂，脓液稀薄，形瘦颧红，潮热盗汗者，称乳痨。

2. 别名　乳痰、乳房结核。

二、解剖生理与临床

本病主要侵犯腺体外组织，形成局限性结节，后与皮肤粘连，渐致表面皮肤水肿，继而结块融合。当乳腺遭受严重而广泛破坏时形成脓肿，如与腺管相通，可见乳头溢

脓，穿破皮肤可成溃疡和漏管。

乳房有丰富的淋巴组织，乳炎或乳癌时常向淋巴引流方向扩散或转移，这里的淋巴输出途径主要以下几点。

（1）两侧皮下淋巴网：因两侧互相沟通，可向对侧乳房（腺）或腋窝扩散或转移。

（2）深部淋巴网：与腹直肌鞘和肝镰状韧带淋巴管相通，向下向里达腹股沟或肝脏。

（3）乳外侧部（占大部分）淋巴：沿胸大肌侧缘淋巴管→腋下淋巴结（20~30个）→锁骨下淋巴结。但乳房上部淋巴液，可不经过腋下淋巴结，直接到锁骨上淋巴结，而锁骨下淋巴结（管）与锁骨上淋巴结相通。

（4）乳房内侧淋巴网：沿肋间隙淋巴管→胸骨旁淋巴结（2~3个），循胸廓内动脉、静脉排列→锁骨上淋巴结（图11-6）。

对乳房淋巴输出途径的了解，可为临床诊断、治疗和判断预后等提供重要依据。

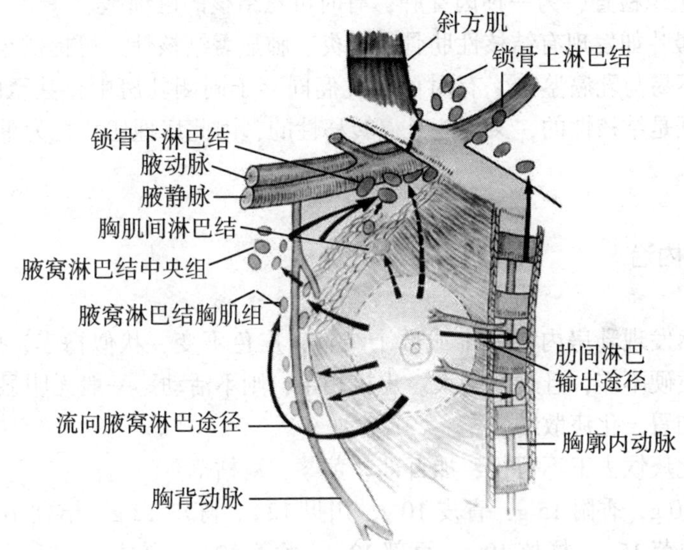

图11-6 乳房淋巴的输出途径

三、病因病机

肝气郁结，胃失和降，寒邪侵入，使气血和痰浊、凝滞不散成核；郁久化热生火，耗伤津液，致肺肾阴虚火旺。

《疡科心得集》曰：“（乳痰）或亦由肝经气滞而成，或由胃经痰气郁蒸所致。”但有原发和继发之别。所谓原发，系指自体别处原有结核。所谓继发，系由别处结核迁移至乳房为病。现已查明，乳痰为结核杆菌所致，其感染途径有五种。

（1）经乳头沿乳导管进入。

（2）经乳头或皮肤破损处进入乳房。

（3）经血液运行感染。

（4）由淋巴感染为重要感染途径之一，肺、胸膜、气管淋巴结和胸骨淋巴结的结核，沿淋巴管逆行至乳腺，也可从腹内结核，经腹直肌鞘淋巴管，扩散至乳腺。

（5）由邻近结核直接蔓延至乳腺，如胸壁、胸膜、肋骨、肩关节等。

四、辨病依据

（1）乳痨多发生于20~40岁妇女，以妊娠和哺乳期发病率较高，约占80%。

（2）发病缓慢，病程较长，可达数月、数年或10年以上。

（3）肿块常在一侧乳房内发生，好发于乳房偏上方。

（4）初起结核形小，皮色不变，触之质硬不坚、活动不觉疼痛，数月后结核增多、变大、皮核相亲，推之不动，乳头内陷，久则变软成脓，皮色发红或紫暗，溃后脓液稀薄，溃疡边缘呈潜行性，周围有白色假膜（也称伪膜），久不长口，形成漏管，患侧腋窝常伴有肿大结核，也可向胸胁、腋窝蔓延，全身可见潮热盗汗、面颊潮红等。

（5）漏口分泌物涂片检查，有时可发现结核杆菌。

（6）活体组织检查，为一种肉芽肿，有时可见结核的巨细胞。

（7）X线摄片如发现有结核性肋骨骨髓炎、肺显著结核灶，可提供重要依据。

本病早期不易与乳癌鉴别。有时可与乳癌同存于同侧乳房中，甚至腋窝肿大的淋巴结，有可能既是结核性的，又可能是癌转移性的，因此病理切片尤为重要。

五、治疗

（一）辨证内治

1. 结核期

症：多偶然发现乳房内有一个或数个结核，皮色不变，状似梅李，触之不痛或微痛，可活动，质硬不实，且逐渐增大。皮核相亲，则不活动。一般无明显的全身症状。

治：疏肝和胃，化痰散结。

方：肝胃化痰饮去王不留行，加百部、黄芩、夏枯草。

药：柴胡10 g，香附15 g，青皮10 g，川贝12 g，陈皮12 g，桔梗10 g，甘草6 g，当归10 g，杭白芍15 g，橘核10 g，百部12 g，黄芩12 g，夏枯草15 g。水煎服。

加减：解毒消肿，加金银花、白花蛇舌草、半枝莲、蒲公英、板蓝根、重楼；化痰散结，加全瓜蒌、贝母、牡蛎、穿山甲；活血化瘀，加红花、赤芍、丹参；咳嗽痰血，加杏仁、白及、丹参。

2. 成脓期

症：数月后结核逐渐增大，延及腋胸部，皮核相亲，肤色泛红，微肿隐痛，推之不动，慢慢变软，内脓已成或乳头溢血、出脓。

治：疏肝和胃，托里透脓。

方：肝胃化痰饮方去香附、王不留行，加穿山甲、皂角刺、黄芪、百部、黄连。

药：柴胡10 g，青皮10 g，川贝12 g，陈皮12 g，桔梗10 g，甘草6 g，当归10 g，赤芍15 g，橘核10 g，穿山甲10 g，皂角刺12 g，黄芪15 g，百部12 g，黄连10 g。水煎服。

加减：气血虚弱，重用黄芪，加党参、鸡血藤；脓流稀薄，加白术、茯苓、牡蛎。

3. 溃后期

症：溃后脓液稀薄，或夹有豆腐脑样物，皮色暗红，溃口呈潜行性，状如空壳，白膜难脱，创口生长缓慢，溃口互相通连成漏。全身伴体虚羸瘦，神疲乏力，食少纳呆，面颊潮红，低热盗汗，干咳无痰，或痰中带血。

治：滋阴清热。

方：滋阴清热汤。

药：生地黄 15 g、熟地黄 15 g，山萸肉 10 g，肥知母 10 g、黄芪 10 g，麦冬、玉竹各20 g，山药 15 g，牡丹皮 10 g，甘草 6 g。水煎服。

加减：骨蒸潮热，加黄芩、银柴胡、胡黄连、地骨皮、青蒿；盗汗，加浮小麦、牡蛎；咳嗽痰中带血，加沙参、百部、贝母、白及、阿胶；气血虚弱，配服归脾丸或人参养荣汤，或参考成脓期、结核期加减服用。

（二）外治法

1. 结核期　外用化毒膏或阳和解凝膏。

2. 成脓期　脓成不多，可用注射器将脓抽出，必要时手术切开排脓。

3. 溃后期　溃后脓腐不尽，伪膜不脱，用一白散或红升丹外敷；脓腐伪膜已去，改用二白散或九一丹，也可与生肌散交替配合使用，或用二白膏敷之；如成瘘管，可用化管锭或白降丹以腐蚀脱管。

六、医案

熊某，女，34 岁，1983 年 3 月 21 日初诊。

主诉：左乳房伴腋窝肿块 8 年。

病史：平素性情急躁、易怒，爱生闷气。偶然发现左侧乳房内有小肿块，未引起注意，此后每于头晕乏力、发热或情绪紧张、劳累及月经来潮之前，即感左乳房、腋下胀痛，肿块也随之增大变多，曾到多处医院检查，后经病理检查，诊断为结核（腋下肿块经病理切片证实为结核），虽经中西药治疗，效果不显，且日渐加重。现左乳及腋下有大小不等肿块伴手足心发热、头晕、神疲、乏力。肿块随情绪痛胀增甚。故从外地前来诊治。

检查：左侧乳房外上象限有 5 cm×3 cm 大韧性肿块，扁平、稍有触痛；左腋下大小肿块 5 个，两个重叠相连，可活动，无触痛。左下颌有豆大淋巴结。

诊断：乳痨（乳房结核）。

治疗经过：初诊拟百部 15 g，牡蛎 30 g，白花蛇舌草 30 g，寻骨风 30 g，五加皮 15 g，半枝莲 30 g，蒲公英 60 g，金银花 20 g，板蓝根 30 g，重楼 15 g，当归 12 g，赤芍 10 g，红花 10 g，穿山甲 10 g，山萸肉 30 g，石菖蒲 10 g，黄芩 12 g，黄连 6 g，水煎服。服上药 1 剂后肿块稍有疼痛，又服 2 剂，乳部肿块消散近半，腋窝部消失 2 个，余 3 个也明显变小，又按上方带药回家服用继续治疗，至痊愈。

七、按语

乳痨病名，以明代汪机著的《外科理例》较早，至清代高锦庭著的《疡科心得集》

论之较详，而《医宗金鉴》更为完善。现已证实，乳痨乃“痨虫”为患，此“虫”即结核杆菌。新中国成立以后由于国家对痨病防治工作的重视，痨病的患病率明显下降，而乳痨已为当今临床少见或罕见。本病以原发者少，继发者多，尤多继发于胸内结核的患者。因此，即使是早期乳痨，也应注意对整体的治疗。一般来说，早期易治，若病情较重，尤其是继发乳痨，而原发病未愈者，当中西药结合，以提高疗效。

第七节　乳　疬

一、一般情况

1. 定义　乳晕下发生结核，状如棋子，肿胀触痛，不溃烂者称乳疬。

2. 别名　乳房异常发育症。如男子发生乳房异常，又名男性女乳。

二、解剖生理与临床

本病主要是乳腺管的增生和囊性扩大及纤维组织增生，局限在乳晕下，没有胞膜，与周围组织界线分明，质硬韧，多呈扁平。人体都有雄激素与雌激素并存，正常女性雌激素占绝对优势，男性则雄激素占绝对优势，正因如此才控制着各不相同的第二性征的发育。故男子先天性睾丸功能不全时，雄激素分泌减少，雌激素相对处于优势，可致本病发生；所以后天性睾丸功能不全、肝功能不全等，使雄激素减少，雌激素相对增多，打破两性激素的平衡，也可发生男性乳房异常发育。

三、病因病机

本病多由冲任不调或肾气不足，肝郁气滞、痰凝而成。《疮疡经验全书》曰：“奶疬是十五六岁女子，经脉将行，或一月二次，或过月不行，多生寡薄，形体虚弱，乳上只有一核可治，若串生三四个难治。”足见本病与内分泌关系之密切。

四、辨病依据

（1）本病儿童多见于10岁左右女子，男性则多见于中、老年人。

（2）结核发生于乳晕下，致乳房胀大，乳晕着色加深，触之扁平，状如棋子，边缘清楚，可有触痛。

（3）有的数月后可自行消散，但终不溃破。

（4）男子有时可具有女性化特征，如声音高尖，无胡须，有时有乳汁样分泌物等。

五、治疗

（一）辨证内治

症：两侧或一侧乳房胀大，乳晕下可触及扁圆形如棋子样结核，质硬韧，边缘清楚，触之有轻度压痛或胀痛感，其乳晕着色明显加深，男子可伴有女性特征。

治：疏肝补肾，行气化痰。

方：疏肝加味饮。

药：柴胡 9 g，杭白芍 15 g，当归 10 g，茯苓 15 g，白术 10 g，全瓜蒌 10 g，甘草 6 g，水煎服。

加减：结核胀痛，加橘核、香附、青皮；冲任不调，加巴戟天、补骨脂、仙茅、淫羊藿；化痰散结，加穿山甲、皂角刺、川贝、半夏、全蝎。

（二）药物外治法

外用效验膏（小号）、化毒膏或阳和解凝膏外贴。

（三）手术疗法

对影响情绪和美观者，也可在乳晕下方做弧形切口，切除增生组织，保留乳头。

六、医案

王某，男，41 岁，1980 年 6 月 5 日始诊。

主诉：两乳晕部结块 1 年。

病史：1 年前两乳晕部结块，由某医院诊为男子乳房发育，建议手术治疗，因此来我院。

检查：两乳晕部结块大如鸡卵，呈椭圆形，突出于皮肤，呈妇乳状，压之疼痛，皮色不变。

诊断：男子乳疬。

治疗：初诊拟夏枯草 10 g，青皮、陈皮各 5 g，橘叶 10 g，香附 10 g，制半夏 6 g，茯苓 10 g，牡蛎 15 g，每日 1 剂，煎服 2 次。连服 2 个月，核子缩小 1/3，以后不再继续缩小。患者有遗精腰酸，并见右眼眶黧黑，舌红、少苔，脉细弦。此为肝虚血燥，肾虚精怯。改方：大生地黄 12 g，山萸肉 5 g，怀山药 10 g，泽泻 10 g，牡丹皮 6 g，茯苓 10 g，当归 10 g，白芍 10 g，牡蛎 15 g，服法同上。外贴八将膏［雄黄 24 g，炙全蝎 10 个，炒甲片 9 g，蜈蚣 10 条，蝉蜕 6 g，五倍子（炙）9 g，冰片 1.2 g，麝香 1 g（可用樟脑 6 g 代替）共研细末，拌于太乙膏中，即成八将膏］，7 日换 1 次。经治 1 个月，两乳晕部核子全部消散，眼眶黧黑退尽，遗精腰酸等症消失。（摘许氏医案）

七、按语

乳疬属乳房良性肿块，如发生于 10 岁左右儿童，一般不用治疗，待发育完全成熟时，结核可自行消散。由于乳疬多不会引起癌变，故有人明确指出，特别是儿童患者，不宜随意做病理切片检查，行“肿块”切除更为错误。因切除的仅为提早发育的乳腺组织。这种肥大多是自限性的，直径在 3 cm 左右，而不是无限增大。故切忌盲目进行不恰当的治疗和妄加挤压。

值得引起重视的是一般男性乳癌患者（7 例），以男性乳房发育症最多见（65%），其次才是癌肿（25%）和其他良性病变（10%）。因此，不能忽视乳房异常发育症有发生恶变事实。

第八节　乳头破裂

一、一般情况

1. 定义　乳头干燥皲裂，出血滋水、疼痛者称乳头破裂。

2. 别名　乳头风，乳头皲裂，乳头破碎。

二、病因病机

外因乳头破伤，复染邪毒，脏腑郁怒伤肝，胃失和降，肝火湿热，蕴结乳头而成。《疡科心得集》曰："乳头风，……此由暴怒抑郁，肝经火邪不能施泄所致。"在外因中常见有以下几种。

（1）乳头、乳晕皮肤常常在哺乳期易被衣服擦伤染毒。

（2）乳头平坦、缩短、过小或乳汁不足，婴儿吸吮困难，强烈吸吮致磨伤。

（3）小儿生牙时，吮乳咬伤乳头。

（4）小儿高热或麻疹时吮乳，或含乳睡染毒。

（5）乳汁过多，浸淫皮肤，致乳头湿烂等。

三、辨病依据

（1）多见于乳头内陷或乳头过短的哺乳期妇女。

（2）以乳头、乳颈部位易发生。

（3）局部皮肤皲裂、溃烂、出血、滋水、疼痛，尤以吸吮时痛剧。

（4）哺乳期愈合后易犯，停止哺乳易愈。

四、治疗

（一）辨证内治

症：乳头破碎、糜烂，疼痛剧烈，状如刀割，出血或流黏水，干燥后结痂，吮乳时疼痛，出血、流水更加严重，或乳头溃烂，甚至乳头烂掉大半。也有乳头干燥皲裂、奇痒难忍者。

由于乳头裂口处易染毒入内，加之吮乳时的剧痛，不能使婴儿将乳汁吸吮干净，致乳汁瘀结染毒成痈。也有因乳汁浸淫发生湿疹者。

治：以外治为主，必要时或继发乳痈时宜疏肝理气，活血化瘀。

方：舒清饮加减。

药：金银花 10 g，连翘 10 g，蒲公英 15 g，全瓜蒌 10 g，橘核 6 g，青皮 6 g，陈皮 6 g，柴胡 6 g。甘草 3 g。水煎服。

加减：活血祛瘀，加五灵脂、蒲黄、当归、丹参、赤芍；疼痛剧烈，加制乳香、制没药、延胡索；清热解毒，重用金银花、连翘、蒲公英，加龙胆草、黄芩、黄连、

白花蛇舌草。

（二）外治法

外用长效膏外擦，如滋水出血，用灵榆散（五灵脂、地榆各等份研细备用）干撒或香油调涂。也可用鸡蛋油或黄连膏外敷。

五、预防及护理

（1）妊娠期即应经常注意保持乳头的清洁卫生，并用手指轻轻按揉乳头。婴儿吮乳前也应用75%乙醇经常擦洗乳头，洗净外敷药物等再行喂养。本病为哺乳期妇女常见病之一，若处治不当，一是可引起乳头和乳晕发炎、剧痛难忍，往往出现“含泪哺乳”的痛苦情景；二是可使毒邪进入门户；三是可引起乳汁瘀积。三者互相影响，成为继发乳痈的重要因素。因此对乳头破裂，必须采取果断措施。对能迅速治愈者，积极治疗，促其早日痊愈；不能迅速治愈者，停止授乳，多可迅速治愈。

（2）为减轻吮乳时的疼痛，可不让小儿直接吮乳，可用玻璃罩橡皮乳头放在乳头周围皮肤上哺乳。

（3）防止乳汁瘀积，可定期热敷按揉患侧乳房，使乳汁排出，待治愈后哺乳，或用吸奶器吸出乳汁喂养。

（4）早期纠正缩陷的乳头，以免婴儿强烈吸吮，使乳头破裂。

（5）婴儿吮乳时，应将乳头全部放入婴儿口中，可避免咬破。

六、鉴别

乳头破裂一般容易诊断，但需与乳疳（乳头湿疹样癌）鉴别。乳疳生于非哺乳期女性，乳头糜烂，破裂无皮，经久不愈，可使乳头腐烂大半，不觉疼痛，经年不愈。

七、按语

乳头破裂在《华佗神医秘传》《葛洪肘后备急方》及危亦林的《世医得效方》等早有论述，说明古人对本病之重视。

第九节　乳　漏

一、一般情况

1. 定义　乳病溃后久不收口，脓水淋漓不断，内生管道者称乳漏。

2. 别名　乳腺瘘、乳房窦道。

二、病因病机

乳房疮疡溃后，正气虚衰，气血不足，失于调养或损伤乳络，脓液、乳汁淋漓不断，久不收口成漏。

临床常见原因有以下几点。

（1）乳痈、乳疽、乳发溃后内腔大，外口小，脓液不能引流外出，久而成漏。

（2）乳病酿脓时蚀伤，或手术时误伤乳络，致乳汁从疮口外溢，影响生长收口所致。

（3）乳病溃后，体虚失养，流脓稀薄或有败絮样物质，致久不收敛而成。

（4）脂瘤染毒，肿溃久不长口者。

三、辨病依据

（1）既往有乳痈、乳疽、乳发、乳痨病史。

（2）漏口久不愈合，流脓清稀或有絮状物，淋漓不断。

（3）用探针从漏口探入可了解乳漏的深浅走向，必要时注入40%碘化油造影，可了解有无分支等。

四、治疗

（一）辨证内治

1. 气血两虚型 多继发于乳痈、乳疽、乳发。

症：乳痈等溃后或术后脓水或（和）乳汁淋漓不断，时多时少，疮不收口，疮口边缘发硬，肉芽色淡，或紫暗不鲜，可触及发硬条索，微痛或不痛，有时脓水干枯，漏口缩小如针孔或暂时闭合，不久肿痛又作，漏口溃破变大，脓水淋漓，或漏口顽硬，脓水淋漓不绝，伴身体虚弱，困倦乏力，饮食减少，舌质淡、苔薄白，脉虚弱无力，或沉细无力。

治：调气补血。

方：补气养血汤。

药：党参15 g、黄芪15 g，当归6 g，白术15 g，川芎6 g，茯苓10 g，赤芍10 g，熟地黄15 g，陈皮6 g，甘草6 g，水煎服。

加减：脾虚有湿、脓水淋漓，重用党参、白术、茯苓，加薏苡仁、扁豆；血虚，重用熟地黄、当归，加阿胶、鹿角胶；肝郁气滞，加柴胡、香附、木香、郁金；红肿热痛，加蒲公英、金银花、白花蛇舌草；回乳，加生麦芽、山楂、神曲；化瘀散结，加红花、桃仁、鸡血藤、穿山甲、三棱、莪术；中气不足，重用党参、黄芪，加升麻、柴胡；心悸气短，配服补心丹或柏子养心丸。

2. 肝肾阴虚型 多继发于乳痨。

症：乳痨溃后或手术切开，脓液稀薄，淋漓不断，或夹有败絮状物，漏口凹陷或内有空壳，皮肤紫暗或呈褐色，肉芽不鲜，难以生长，或多个溃口互相通联，或伴形体瘦，面色潮红，低热盗汗，食少，纳差，舌红、少苔，脉象细数。

治：滋阴清热。

方：滋阴清热汤。

药：生地黄15 g，熟地黄15 g，山萸肉10 g，肥知母15 g，黄芪15 g，玉竹30 g，麦冬20 g，山药15 g，牡丹皮10 g，甘草6 g。水煎服。

加减：骨蒸潮热，加银柴胡、胡黄连、地骨皮；盗汗，加浮小麦、牡蛎、麻黄根；抗痨，加百部、黄连、夏枯草；咳嗽痰血，加百部、贝母、白及、阿胶；饮少纳差，加鸡内金、麦芽、神曲。

（二）药物外治

1. 气血两虚型　漏口顽硬、管壁较厚者，先用红升丹药捻或化管锭插入管道内，腐蚀化管；漏管化脱脓腐未净，改用化腐生肌散或九一丹；脓腐已净、肉芽新生，换用生肌散或生肌玉红膏即可。

2. 肝肾阴虚型　腐蚀化管用红升丹药捻或化管锭插入；管脱脓腐未净上有伪膜者改用一白散或一白膏外敷；伪膜已净、肉芽显露，换药二白散或二白膏，也可用生肌散。

凡腐蚀化管之后，内腔较大，脓腐干净，肉芽显露，可配用棉垫加压法，促其生肌愈合。

（三）手术疗法

1. 手术切开疗法　手术切开疗法适用于部位浅表漏管，局部常规消毒麻醉后，在探针引导下，将瘘管切开，呈开放性创口，使肉芽从底部向上生长，每日换药直至收口，但应注意勿损伤乳络。

2. 挂线疗法　挂线疗法适用于药物疗法治疗无效、漏管较深者。局部常规消毒麻醉后用探针探通漏口，从其相通的另一漏口探出，将系于末端的药线（或皮线）拉出，这时用手术刀将漏管表面皮肤切开，再将漏管两端线扎紧，使漏管慢慢挂开，呈开放性创口。每日换药，直至生肌愈合。

五、医案

袁某，女，20岁，1984年4月13日初诊。

主诉：左乳生疮溃后久不收口、流脓溢乳汁、肿痛2个月余。

病史：原患感冒发热，当地医生给“发汗药”治愈，第2天生产致会阴破裂红肿，内服红霉素，外用过氧化氢、肤轻松膏外敷。7 d后因乳头内陷，婴儿无法吮乳，自用注射器管强行抽吸，用力过大，使乳管出血，下午则乳房肿痛，日重，皮肤光亮发红，恶寒发热，外用膏药贴敷，7 d后左乳外下方溃破、流出稀脓约100 mL，寒热不退，饮食减少，红肿发硬。到某地求医，在原溃口和乳内上方红肿处切开，肿痛不减。后来另求医，在内上方之切口行手术扩创，排出脓液有约100 mL，但仍有红肿发硬，还要在肿硬处再切开2处排脓，患者不同意。即来郑州请某医生开具内服中药18剂，肿痛见好，但溃口不长，脓水乳汁淋漓不断，其周围仍发暗红、肿硬、疼痛。即来外科诊治，现左乳房3个溃口流脓水、乳汁淋漓，其周围及乳晕上方红肿硬痛，头晕心慌，身困乏力，饮食减少，大便尚好。

检查：精神稍差，面色萎黄，言语稍差；左侧乳房内上有一瘢痕，上有溃口流脓、出乳汁，周围色红肿硬，外下有一瘢痕，上有2个溃口，出脓流乳汁，周围色暗红肿硬，肿块触痛。

印象：乳漏。

治疗：先拟回乳散结排脓，用生山楂 20 g，生麦芽 60 g，薏苡仁 40 g，陈皮 30 g，甘草 10 g，水煎服。外用白芷 15 g，白蔹 15 g，黄连 10 g，白矾 10 g，白及 15 g，甘草 20 g，共为细末，蜂蜜调涂外用。

二诊：患者急于回乳，除服用上药外，自行内服己烯雌酚，维生素 B_6，但乳汁仍不减少，为避免积乳，每日用吸乳器将积乳吸出，肿痛减轻，脉沉弱，舌质淡、苔白，拟上方加蒲公英 40 克，水煎内服。

三诊：内上方漏口脓水已很少流出，但乳汁淋漓不断，外下 2 个溃口于 4 月 24 日痊愈，也不疼痛，至昨天下午，乳晕上方发红肿硬，大便日 1 次，脉象沉弱，舌质尖红、苔薄白，拟生黄芪 15 g，当归 15 g，橘核 20 g，蒲公英 100 g，青皮、陈皮各 20 g，茯苓 20 g，柴胡 10 g，车前子（另包）30 g，黄芩 15 g，甘草 10 g，水煎服。外敷药按 4 月 13 日加大黄 30 g，芒硝 30 g，研细，用蜂蜜调涂。

四诊：用上药外敷后，第一次即明显见轻，红退肿消，乳汁已可以从乳头自行流出，故从漏口流乳汁较以往减少，照上方 3 剂内服，外用药已用完，也按上方 2 剂研细，以蜂蜜调涂。

五诊：肿硬全消，疼痛消失，漏口已无脓液流出，纯为乳汁，也较前减少，大多从乳头排出，余（-）。改拟生黄芪 20 g，当归 15 g，橘核 20 g，蒲公英 60 g，青皮、陈皮各 20 g，白花蛇舌草 30 g，柴胡 10 g，牡蛎 20 g，白术 15 g，赤小豆 30 g，甘草 6 g，水煎服。

六诊：昨日右乳被小儿碰伤后局部肿痛，随即用上药膏外敷后，肿软不痛；左乳发红已轻，上边漏口变小，有愈合之势，乳汁大多从乳头处流出，漏口用手挤之也有乳汁挤出，至今乳汁充足，仅右侧乳汁足够婴儿吮食。今患者的爱人说，为了回乳，促使乳漏早日愈合至今共计服生地黄 300 g、熟地黄 200 g、麦芽 500 g；2 瓶维生素 B_6，肌内注射两支己烯雌酚，乳汁畅流不减，脉沉数，舌质稍红、苔薄白。照上方去黄芪，加乳香 10 g，全瓜蒌 15 g，外用药仍照 4 月 13 日方加乳香 10 g，3 剂研细、蜜调外敷。

七诊：肿痛好转，红色已褪，漏口较前溢出乳汁减少，脉虚数，舌质淡、苔薄白，继续照上方内服，外用药，加乌梅 30 g，蜜调外敷。

八诊：漏口未合，不肿不痛，仅皮色稍红，为减少乳汁对疮口的刺激，采用漏口上部加垫法，阻断乳汁通向乳漏口，促其收口。脉有力，舌质淡红、苔薄白，改拟生黄芪 20 g，当归 15 g，橘核 20 g，白术 15 g，山楂 15 g，麦冬 30 g，山药 15 g，蒲公英 30 g，乌梅 15 g，陈皮 15 g，甘草 10 g，水煎服。外用大黄 30 g，芒硝 30 g，黄连 10 g，生石膏、熟石膏各 7.5 g，乌梅 15 g，五倍子 15 g，甘草 20 g，2 剂，研细，蜜调外敷创口周围，干粉撒于漏口。

九诊：漏口今已开始闭合，乳汁停止外溢，但漏口上部色红，稍有疼痛，为乳漏闭合后，乳汁不能排出、阻滞有关，舌质光红、苔薄白，当让其舒通，防其染毒，改用黄芪 20 g，柴胡 10 g，当归 15 g，橘核 20 g，蒲公英 60 g，青皮 20 g，陈皮 20 g，黄芩 12 g，赤小豆 30 g，全瓜蒌 15 g，白花蛇舌草 30 g，生地黄 15 g，甘草 10 g，水煎服。外用药中熟石膏改为生石膏，2 剂，研细、蜜调外用。

十诊：用上法治疗 2 d，乳漏口上部肿消痛失，第三天乳漏口痊愈良好，乳汁可自

行从乳头排出，乳漏口上部也无积乳现象，现患乳无任何症状，停服中药，将剩余外用药敷完为止。

十一诊：因患者家住农村，漏口痊愈后，经观察4 d，一切均好，无任何不适，痊愈出院。后随访2年无任何不适。

六、按语

乳漏是乳房病的后遗症。形成乳漏的原因是多方面的，但概括起来不外两种：一是正气虚衰，气血不足；二是毒邪异物存留。由单一原因引起者易治。两种因素同时起作用者难愈。乳痈、乳疽、乳发后遗成漏者易治，乳痰成漏者难愈。对其论治，虚者补之，毒邪存留者清之，有异物者去之。求其因、辨其证、用其法缺一不可，如乳痈溃后，换药不慎将药捻遗留疮口，久不愈合成漏者，此异物所致，将遗留之药捻取出，则乳漏可愈合，否则妄用补益或清毒之法也无济于事。如乳漏溃后气血不足，无力生长肌肉成漏者，可用补益之法。若漏管口顽硬，虽因正气不足所致，单用补益也难使漏管顽硬软化，须与外治法结合才可收功。所以患乳漏数年不能治愈，常是只重外治而忽视内治，或只重内治而忽视外治，或两法配合不当所致。临床常见乳漏多次采用药物腐烂或手术刮割，最后漏口光硬不愈，考虑其原因乃是方法不当造成的。下面重点将药物疗法的具体操作方法及久用外治不愈的原因述后，供参考。例如，乳漏在使用腐蚀化管药之前（红升丹、三品一条捻），应先了解漏管的走向、深浅及多个漏口之间的关系等，然后用药捻或凡士林纱布条蘸上红升丹插入漏管内，并直达管底，使整个管腔均匀填充，满布药粉，敷药后一般间日或3 d后再将药捻或纱布条取出。取时一定注意使腐蚀之管壁随着药捻或纱布条完整取出，切勿将已化脱之管壁残留于疮内。一般外用红升丹1次或2次即可将管壁蚀脱干净，这时见到新鲜肉芽组织时即可改用化腐生肌散或一白散等以拔毒生肌。但换药时所用药捻或凡士林纱布条不可填塞过紧，这样有利于引流，也不会阻碍肉芽的生长，并随着肉芽组织的不断新生，药捻或纱条也相应地变短、变小、变细，如若引流通畅，也可不用药捻或纱布条，这样更有利于肉芽新生。有的乳漏患者，所以多次腐蚀、刮割、漏口光硬不愈，常常是因腐蚀、刮割之后，反复使用药捻和纱布的填充刺激，使新生肉芽又纤维化形成漏管，故一旦脓腐干净，肉芽新生，则不可用药捻或纱条，仅外敷药物则易迅速生长愈合，这是十分关键的，必须注意。若内有空腔，只要腐净，肉芽新生，则可采用垫棉方法，使之较快愈合。故乳漏采用腐蚀化管药物时，必须掌握其使用方法，否则虽然都是使用同一种药物，但若方法不对，则达不到治愈乳漏目的。但对于药物疗法难于取效的弯曲不直或有支管等复杂顽固乳漏，也可用挂线或手术疗法相结合方可获效，对此也不可忽视。

乳房疾病有阴阳、寒热、虚实、表里之不同。乳痈、乳疽、乳发属阳、实、表、热。乳痨、乳癖、乳疬、乳癌属阴、虚、里、寒。乳头属肝、乳房属胃，而男子乳房属肾，又涉及脾、心、肺、冲、任诸经脉。因此乳房疾病必伤肝、胃，也可波及其他脏腑。一般来说，阳证、实证、热证，病位表浅者以胃气壅滞为主，肝气郁结为次；而阴证、虚证、寒证，病位深里者以肝气郁结为主，胃气壅滞为次。故胃气壅滞，则为痈疽，如乳痈、乳疽、乳发。肝气郁结，则为癖核，如乳痰、乳痨、乳癖、乳癌，此言乳病之大略矣。而阳中有阴，阴中有阳，寒可化热，热可转寒，虚可成实，实可变虚，从表入里，由里达表，此阴阳转化、互根之理也，临证当需细察。然乳房疾病，不论是痈疽或是癖核，其始先由气机不畅，而后壅滞为患，积久不愈，病耗日深、心肾受损，其病难愈，所谓发于肝，成于脾（胃），伤于肾。故乳痈、乳疽、乳发始于肝气郁结，成于胃气壅滞，以胃气壅滞为主，肝气郁结为次；而乳痰、乳癖、乳痨、乳癌虽然也始于肝，成于胃，但以肝气郁结为重，胃气壅滞为轻。所以，前者发病急，变化快，不易损伤心肾，容易治，属阳；后者发病缓，变化慢，易损伤心肾，不易治，属阴。

可见，乳病发于肝，成于脾（胃），不伤于肾者病轻；发于肝，成于脾（胃），伤于肾者病重，其论治也当有别。《外证医案汇编》对此论之详尽，摘录如下供参，曰："乳症，皆云肝脾郁结，则为癖核。胃气壅滞，则为痈疽。乳头属肝，乳房属胃，男子乳房属肾。此乃先哲大概言也。大匠诲人，与规矩而已，……然治法之巧，在临证施治之人。余细思之，胸中所过经络甚多，其症之始，各有其源，若不知经络病因虚实，如治伤寒不辨六经，茫无头绪。……鄙见治乳症，不出一气字定之矣。脾胃土气，壅则为痈。肝胆木气，郁则为疽。正气虚则为岩，气虚不摄为漏，气虚不摄为悬，痰气凝结为癖、为核为痞。……若治乳从一"气"字着手，无论虚实新久，温凉攻补，各方之中，挟理气疏络之品，使其乳络疏通。气为血之帅，气行则血行。阴生阳长，气旺流通，血亦随之而生。自然壅者易通，郁者易达，结者易散，坚者易软。再辨阴阳虚实。譬如内吹、外吹、乳痈、乳疽，属阳者多；乳核、乳癖等坚硬，属气郁者多。何经之症，参入引经之药。"此治乳疾之理，可供临证参考。

第十二章　走陷证

第一节　概　述

一、含义

1. 从字义看　“走”，系指毒邪走散、内攻、倒陷入里等意思。如《疡科心得集·辨龙泉疔虎须疔颧骨疔论》曰：“此以火毒陷入心包，即名走黄疔。”《三因极一病证方论》曰：“治一切痈疽、发背、疖毒，恶候浸大，……有忧怒等气，积而内攻……”“陷”，系指下陷、内陷、塌陷等，如《刘涓子鬼遗方》曰：“经脉败漏，熏于五脏，五脏伤，故死矣。”这里的“熏”意即内陷脏腑。综上，“走陷”即走散、内攻、倒陷、内陷，等等。

2. 从发病机制看　《温热经纬》曰：“病在卫分，……以邪从气分下行为顺，邪入营分内陷为逆也。”指出内陷的机制是邪入营血、内陷脏腑。

二、源流

（1）“走陷”乃总结历代文献，结合实践，由原疔疮走黄和疽毒内陷综括一起统称走陷。但有关走陷的记载早在《黄帝内经》中就有描述，曰：“其痈大以赤黑，不急治，……内熏肝肺。”“熏”即内陷、内攻之意，类似这种说法，还见于最早的外科专著《刘涓子鬼遗方》中等。

（2）汉代张仲景著的《伤寒沦》曰：“表未解也，医反下之，……阳气内陷。”此言表邪误治伤正，而致内陷。《华佗神医秘传·治热毒攻心神方》曰：“患者头角忽生疮疖，第一日头重如山，越日即变青紫，再越日青紫及于全身即死。”这里的疮疖，所以使人致死，主要原因是毒不外泄、热毒攻心所致。

（3）唐代《外台秘要·发背方》曰：“初如粟米大，或痛或痒，仍作赤色，人皆初不以为事，日渐长大，不过十日，遂至不救，其临困时，方圆径三四寸，高一寸，疮有数十孔，以手按之，诸孔之脓皆反出，寻即失音不言。”又曰：“凡肿起于背胛中，头白如黍粟，四面相连，肿赤黑，令人闷乱者，名发背也。即禁房，慎蒜面，不速灸治，即入内杀人。”不仅详述发背的发生变化，也指出毒邪“入内杀人”。此“入内”也为内陷之意。以后的《卫济保书》《三因极一病证方论》《温热经纬》《外科大成》《外科正宗》及《医宗金鉴》等，都有入内、内陷、攻心等毒邪入里内陷的记述。

（4）最早提出疔疮“走黄”的是明代《疮疡经验全书》，曰：“疔疮初生时，红软温和，忽然顶陷黑，谓之‘癀走’，此症危也。”最早提出痈毒内陷及三陷变局的是清代《疡科心得集》。可见疔疮走黄和疽毒内陷在明代以前并未明确划分，而概以“内攻”“内陷”“内熏”“攻心”等范畴，至目前来看“走黄”与“内陷”都是疡毒走入营血、内陷脏腑的一种危重症候，均可以走陷概括之。

三、临床表现

外疡，肿势塌陷、散漫，疮色晦暗，紫滞或变黑，或脓液干涸，疼痛剧烈或反不觉痛，壮热烦渴，神昏谵语或突然热退、昏厥等。

四、病理转归

疮疡早期成形或中期成脓或后期溃疡均可因正盛邪实或正虚邪盛，或误治失治使毒邪入里、走入营血内陷脏腑。走黄与内陷所不同的是，走黄来势急，正盛邪实，主要在于正盛；内陷来势缓，有邪实一面，还有正虚一面，主要在于正虚。

由于正虚，细菌和坏死组织的分解产物进入血液循环引起全身中毒性表现，称毒血症。若细菌进入血液循环，并迅速繁殖，产生大量毒素所产生的全身症状，称败血症。若血液循环短暂时间内出现细菌而不繁殖者，称菌血症；若细菌栓子，感染栓子（脓栓）侵入血液循环，并在身体其他组织或器官中形成转移性、多发性脓肿，称脓血症。以上统称全身化脓性感染。

第二节　走　黄

一、一般情况

1. 定义　疔疮火毒走散，侵入营血，内攻脏腑者，称走黄。

2. 别名　疔疮走黄、疔毒走黄、癀走、走黄疔、全身化脓性感染。

二、解剖生理与临床

疔疮毒邪走窜，发生走黄，也称全身化脓性感染性疾病，是病原菌、毒素自局部感染病灶进入血液循环而引起的严重全身病象。据研究，患疔疮者各组织器官均可受累。

（1）可致实质脏器细胞变性、坏死，如心、肝、肾等常有混浊肿胀，灶性坏死和脂肪变性。

（2）累及毛细血管可致皮疹和发生出血点。

(3) 可发生脑膜炎、心内膜炎、肺炎、肝脓肿、关节炎等。

(4) 人体代谢紊乱，可引起水、电解质的失调，酸中毒，以及严重的感染性休克等。

三、病因病机

疔疮失治、误治或治疗护理不当如挤压、碰伤、过早切开、未忌辛辣发物，或气怒、房劳等，致火毒鸱张，走散营血，内攻脏腑而成。《医宗金鉴》曰："凡疔毒俱由火毒而生，忌服辛热之药，恐反助其邪也；忌敷寒凉之药，恐逼毒攻里也。再膏药不宜早贴，唯在将溃已溃时贴之，呼脓长肉，以避风寒。初溃时忌用生肌药，恐毒未除，反增溃烂。生项以上者，属三阳经，不宜灸。若火日生疔，亦禁灸，犯之或为倒陷，或至走黄。俱忌椒，酒，鸡，鱼，海味，鹅肉，猪首，辛辣、生冷等药，气怒、房劳……犯之必致反复，慎之。"

四、辨病依据

(1) 多有疔疮病史，尤以颜面部疔常见。

(2) 局部疮顶忽然陷黑无脓，肿热散漫，范围扩散，边界不清，皮色暗红，伴寒战、高热、头痛、恶心，甚至神昏谵语、抽搐痉厥等。

(3) 体温常在 39 ℃以上，白细胞计数 15. 0×10^9/L 左右，中性粒细胞 80%以上。

五、治疗

(一) 辨证内治

症：原患疔疮，忽然疮顶陷黑无脓，疮势散漫，周围剧肿，边界不清（失去护场），皮色由焮红迅速转为暗红，疮色紫滞，而疼痛反见缓解或不痛。由于发生的部位不同，局部表现也异，如发于颜面部者，可见头面颈肿，唇翻，双目合缝，形如尸胖等，全身见寒战高热，头痛目胀，烦躁不安，恶心呕吐，胸闷气急，脉象洪数或弦滑数，舌质红绛、苔黄腻或糙；或伴壮热口渴，渴喜冷饮，便秘腹痛或腹胀，或伴喘逆咳嗽，痰中带血；或鼻衄，皮肤瘀斑、瘀点；或见胁肋疼痛，黄疸，甚至神昏谵语，循衣摸床；或两目上吊、抽搐、痉挛等。

治：清营凉血，清热解毒。

方：清营凉血解毒汤。

药：水牛角 10~15 g，生地黄 15~30 g，牡丹皮 10~25 g，黄连 15~30 g，连翘 15~30 g，金银花 30~60 g，黄芩 15~30 g，栀子 10~15 g，杭白芍 15~30 g，蒲公英 30~60 g，紫花地丁 15~30 g，甘草 6~15 g。水煎服。

加减：恶寒，加荆芥、防风；壮热口渴，加生石膏、知母、花粉、麦冬、石斛；热毒炽盛，加半枝莲、白花蛇舌草、蚤休；大便秘结，加大黄、芒硝、知母；恶心呕吐，加姜竹茹、陈皮；大便稀溏，加大黄炭，黄芩、金银花改用黄芩炭、金银花炭；痉厥，加羚羊角、钩藤、珍珠母、天麻；黄疸，加茵陈、黄柏、大黄；神昏谵语，选紫雪丹、安宫牛黄丸、至宝丹。

（二）药物外治法

积极认真地处理原发病灶，参考疔疮治法。

六、按语

俗语云："谈虎色变"，乃因虎可伤人。而"谈疔色变"，也因疔可伤生。患疔之所以会危及患者生命安全，是因为疔疮走黄。走黄的发生为疔疮火毒极盛，毒邪走散，内攻脏腑，致倒陷走黄，"既作之后，头、面、耳、项，俱能发肿，形如尸胖，七恶顿起……"（《外科正宗》）有火毒攻心、肺、肝、脾、肾等，有中于某一脏腑者，有中于某一脏腑又传及其他脏腑者，也有两个以上脏腑同时受累者，变化急速，可"随发随死"或"朝发夕死"，所以对走黄的治疗要及时、认真、准确，要求分秒必争，采取有力措施，必要时采用综合治疗，常是转危为安的可靠方法之一。

疔疮走黄、正盛邪实者最多见，但也不可忽视正邪抗争发展变化过程中所呈现的错综复杂情况，如正气内伤、阳极转阴等恶候。前者当以清解火毒、除邪为主，后者勿忘扶正祛邪，而助邪伤正，是为禁例，否则祸不旋踵。头为诸阳之首，诸疔之中，以颜面疔最易走黄，症状最重，预后最险。走黄又往往发生流注，即所谓"日久原疮无迹，走散之处仍复作脓……"这些都是在救治走黄过程中不可忽视的环节。

第三节　内　陷

一、一般情况

1. 定义　疮疡毒不外泄，侵入营血，内陷脏腑者，称内陷。

2. 别名　三陷证，疽毒内陷，也称全身性化脓性感染。

3. 分类　火陷、干陷、虚陷。

二、解剖生理与临床

内陷也称全身化脓性感染，病原菌及其毒素在正虚的条件下进入血液循环，使人体各组织器官遭受损害（详见"走黄"），由于损害的程度不同，将内陷分为毒血症、败血症和脓血症 3 类。这 3 个类型可单独发生，也可同时出现，临床常为混合型，称脓毒败血症。

三、病因病机

原患有头疽，致脏腑不和，正气不足，加之治疗失时不当，火毒炽盛，客入营血，内伤脏腑为病。《疡科心得集》曰："正气内亏，不能使毒外泄，而显陷里之象，此由平日肾水亏损，阴精消涸，阴火炽盛而成，……其中犹有三陷变局，……火陷者，气不能引血外腐成脓，火毒反陷入营，渐致神迷，……干陷者，脓腐未透，营卫已伤，……有内闭外脱之象；虚陷者，脓腐虽脱，新肉不生，……脾气不复，恶谷日减，形

神具削……”

三陷变局的病因病机特点分述如下。

1. 火陷　多由阴液不足，火毒炽盛，加之治疗失时、不当或挤压等，致正不胜邪，毒邪内陷入营。

2. 干陷　多由气血两亏，正不胜邪，不能酿化为脓、托毒外出，致正越虚、毒越盛，从而形成内闭外脱。

3. 虚陷　毒邪虽已衰退，而气血大伤，脾气不复，肾阳也衰，致生化乏源，阴阳两竭。

四、辨病依据

（1）除疔疮之外，其他外疡均有发生内陷之可能，但以项后、背部有头疽最多见。

（2）以老年体弱或伴有消渴病者多易发生。

（3）有头疽火陷，多发生在1~2候（1~2周）；干陷多发生在2~3候；虚陷多发生在4候。

（4）其预后以火陷较轻，干陷较差，虚陷最差。

（5）由于内陷发生的阶段不同，局部表现不尽一样，但多见肿势散漫不聚，疮色晦暗不鲜，疼痛剧增或反不痛等，多伴神昏谵语、昏厥等恶候。

（6）血培养检验，多有细菌生长。其白细胞计数在15×10^9/L左右，中性粒细胞80%以上，但虚陷可见白细胞总数降低。

五、辨证内治

1. 火陷　发于疽之初期1~2候，火毒炽盛，而证实者。

症：疮顶平塌不高，根脚散漫不收，疮色紫滞暗红，局部灼热疼痛，触之坚硬痛剧，疮口干陷无脓。伴壮热头痛口渴，心烦易怒不安，大便干结尿黄，神昏谵语痉颤，偶有胸肋隐痛，舌苔黄腻糙干、舌质发赤红绛，脉多洪数、弦数。

治：清营解毒，安心开窍。

方：清营安心汤。

药：水牛角3~6 g，玄参15~30 g，生地黄15~30 g，金银花30~60 g，连翘15~30 g，牡丹皮10~15 g，竹叶6~12 g，石菖蒲15~30 g，天竺黄10~15 g，黄芩10~25 g，黄连10~15 g，甘草6~10 g。水煎服。

加减：清热解毒，重用金银花、连翘、黄芩、黄连，加白花蛇舌草、紫花地丁、蒲公英；凉血解毒，重用水牛角、生地黄、玄参、牡丹皮；通腑泄热，加大黄、玄明粉；小便短赤，加车前子、赤小豆、白茅根。

2. 干陷　发于疽之中期2~3候，正虚毒盛、不能托毒于外者。

症：脓腐未透疮平塌，漫肿不聚闷胀痛，疮色灰暗颜色淡，难腐糜烂脓稀少，触之肿硬内无脓，伴发热、恶寒、精神疲，身困、食少、气喘急，神志昏迷时谵语，寻摸撮孔汗自出，舌苔黄腻、质淡红，脉象虚数无力。

治：益气血，安心神，托毒邪。

方：补益养血汤合透脓散加减。

药：党参 15~30 g，黄芪 15~30 g，当归 10~15 g，白术 10~15 g，川芎 10~15 g，赤芍 15~25 g，茯苓 15~25 g，熟地黄 15~25 g，陈皮 6~15 g，甘草 6~10 g，穿山甲 6~15 g，皂角刺 6~15 g。水煎服。

加减：神昏谵语，配服安宫牛黄丸；身不热，肢冷便溏，小便短数，舌苔灰腻、舌质色淡，脉象沉细者，加附子、干姜以温中托毒。

3. 虚陷 发于疽之 4 候，正衰毒败、脓腐将尽之收口期。

症：疮口脓腐已尽，肿势退，新肉不生，色晦淡，状如镜面白光亮，脓水清稀或灰绿，疮面虽大不觉痛，伴虚热不退，食欲减，自汗肢冷，气息低，厥脱昏迷，语呢喃，舌质淡红、少苔或无苔，脉象沉细或虚大无力等。

治：温补脾肾。

方：温脾回阳汤。

药：人参 15~30 g，制附子 10~45 g，干姜 6~10 g，白术 10~15 g，甘草 6~10 g。水煎服。

加减：益气固脱，加西洋参、肉桂、龙骨、牡蛎；阴伤胃败，口舌生糜，舌光如镜、质红绛、脉细数，加沙参、麦冬、生地黄、金钗石斛、玉竹。

六、医案

杨某，男，34 岁，1942 年初诊。

主诉：左背长疮肿痛，发热 13 d，昏迷 1 d。

病史：患者初在左背上部长一肿块，上有白头、疼痛。由于家贫，无钱医治，肿势渐大，于第 10 天时为富人殡葬抬棺，背部遭受重压，肿势由左背上部向下和对侧迅速蔓延扩散全背，寒战高热，于第三天神志昏迷，不省人事，即前往就诊。

检查：全背部漫肿焮热，色紫暗红，有多个脓头，而不腐脱。神志昏迷，不省人事，脉数有力，舌质紫红、苔黄腻。

诊断：疽毒内陷（干陷）。

治疗：拟扶正托毒，清心开窍，方用黄芪、当归、川芎、生地黄、赤芍、金银花、连翘、蒲公英、牡丹皮。水煎服。

由于患者家贫无钱购买安宫牛黄丸等贵重药品，根据病情以上方和仙方活命饮、八珍汤、透脓散、五味消毒饮诸方辨证加减，以金黄散香油调膏涂擦红肿未溃烂处。已溃脓腐之处用猪牙拔毒散配红升丹敷用，计半月，神志清醒，脓腐始化脱。由于天气炎热，脓腐气味恶臭，又继续治疗约 1 个月，腐肉始化脱干净，改用八宝生肌散，外用生肌玉红膏涂于棉纱上外敷，以益气养血、扶正托毒、促使肉芽生长之品内服，又 30 余日，伤口生长痊愈。

七、按语

有头疽因其易成内陷，故常为人注意，所谓“疽毒内陷”。《薛氏医案》曰：“凡人在四十以上，生发背等疮，宜安心早治，此证如虎入室，御而不善，必至伤人。”说

明内陷之危险至重及有头疽“以候数为期”的发展变化规律和三陷变局。清代高锦庭明确指出本病“犹有三陷变局，谓火陷、干陷、虚陷也”。此后推而广之，除疔疮之外的一切疡疾，发生“火毒攻心”“内陷”者均依此论治，对后世影响颇大。而疔疮出现“火毒攻心”“火毒陷入心包”者称为走黄，这首先是由《疮疡经验全书》提出，曰：“疔疮初生时，红软温和，忽然顶陷黑，谓之‘癀走’，此症危也。”“癀走”即走黄。一直沿用至今。依此形成了“走黄”与“内陷”两种概念。其实都是病邪入里侵入营血、内陷脏腑的一种危险重症。所不同的是走黄以正盛邪实多见，内陷以正虚邪盛多见，但也有相反者。故在未提出“疔疮走黄”“疽毒内陷”之前，均称为“火毒攻心”“疮毒内陷”“毒气攻心”“倒陷走黄”“内熏肝肺”等，说法不一，实质相同，如《疡科心得集》曰“外症虽有一定之形，而毒气之流行亦无定位，故毒入于心则昏迷，入于肝则痉厥，入于脾则腹疼胀，入于肺则喘嗽，入于肾则目暗手足冷”等都是毒入营血及脏腑之后所出现的“七恶”危候。因此在辨证走黄、内陷时，应区别是属早期、成脓期、溃后期的哪一期，判断其正邪的盛衰及侵及的脏腑等进行论治，两者论治也可合参，均属走陷范畴，也可采用综合的治疗方法，配用抗生素、补液、输血等，常能收到明显效果。

第十三章 烧 伤

一、含义

1. 病因 《刘涓子鬼遗方》曰："治汤沃人肉烂坏。"《普济方》曰："凡火烧慎勿以冷水淋之。"《外科启玄》曰："就火药烧坏，亦可救之。"烧伤的病因有"汤""火""沸油""火药"等，但随着科学技术的发展，还出现了电力烧伤、放射能烧伤等。

2. 症状 《外台秘要》曰："火疮得冷，即热气更深转入至骨，烂坏人筋挛缩者，良由此也。"又曰："猝被火烧，苦剧闷绝不识人方。"《薛氏医案》曰："汤火疮证，……若患处肉未死而作痛，……若患处死肉已溃……"说明烧伤有轻重、深浅等区别。

二、定义

由沸水（油）、火、电、放射线或化学物质作用于人体而引起的一种损伤性疾病称烧伤。

三、源流

（1）现存最早外科专著《刘涓子鬼遗方》就载有烫伤的方药"术膏方"，还载有"六味减瘢膏方"和"小品灭瘢方"等。晋代《肘后备急方》有"烫火灼伤用年久石灰敷之或加油调"和"猪脂煎柳白皮成膏外敷"的记载。在治疗汤火伤的方法中，不仅载有治烧伤方药，且也记载有对伤后瘢痕的治疗方法。

（2）《诸病源候论》在总结前人的基础上提出汤火烧伤之后，不恰当的处理会造成严重后果时，曰："凡被汤火烧者，初慎勿以冷物及井下泥、尿泥及蜜淋拓之，其热气得冷即却，深搏至骨，烂人筋也。"

（3）《备急千金要方》中对重症火疮采用内外兼施的治疗方法，还对危急患者使用"口禁拨开与之"的抢救措施等。

（4）在《圣济总录》中汤火疮也称火烧疮，书中收载方药近30个，其中根据汤火伤轻重不同，进行了分类治疗，分有皮肉"未破烂，只热痛"和"皮肉已破烂"及"毒气入腹"等治疗方法。《普济方》中收载烧伤方药100余条，也倡导内外兼施的治烧伤方法。

（5）随着科学技术的不断发展，烧伤的原因也随之增多，医家不断总结收集行之有效的经验方法，如《外科启玄》曰："凡滚汤沸油热粥等物，人常遭其害，则令人皮肉烂成疮，……有放花爆烧之，有焦池沐浴烫之。"又曰："火之为物，性最急，能烧万物，顷刻为灰，何况人乎，重则致死，轻则为疮，皮焦肉卷，苦痛难熬，百计千方，难免于苦。余经验一方，虽出于书，叹人未得其传，制度之法，内宜服泄火毒之药，外上此药立止痛。"说明在这一时期，烧伤治疗已积累了一定的临床经验。

（6）此后以《薛氏医案》为代表的医学著作中，对汤火疮总结出比较完整的内外兼施的辨证治疗方法，以及对危重患者的急救处理方法等。《薛氏医案》曰："汤火疮证，若发热作渴，小便赤涩，用四物、山栀、连翘、甘草，养阴血以消毒。若患处肉未死而作痛，用四君、芎、归、山栀、连翘、甘草，健脾胃以消毒。若患处肉已死而不溃，用八珍、白芷、甘草补气血以排脓，如未应加肉桂。若患处死肉已溃而不收敛，用四君、芎、归、黄芪健脾胃以生肌，如未应加炮姜。若小儿患之，或目札头摇等证，用四君加芎、归、山栀健脾胃以清肝木。若食后即有此患，或腹胀作痛，用四君、山楂、神曲，壮脾气以消导。大凡初患此证，用神效当归膏敷之，轻者自愈，重者自腐，良肉易生。其色赤者，乃火毒未尽，必擦至色白为度。……倘回禄烟熏致死者，以萝卜捣汁灌之即苏，以其辛能散气也。"不仅有较完整、系统的辨证施治方法，而且对危重症的急救已积累了一定经验。

（7）《石室秘录》曰："人有无意之中，忽为汤火所伤，遍身溃烂，与死为邻，我有内治妙法，可以变死为生。"说明在这一时期，对烧伤的治疗，已总结出一套比较完善的治疗方法了，较之以往，无疑有新的提高。

（8）《外科大成》曰："汤泼火伤者，患自外来也，然热甚则火毒攻内，令人烦躁口干，昏愦而闷绝，初伤时用冷烧酒一盅，于无意中往患者胸前一泼，被吃一惊，其气一吸一呵，则内之热毒，随呵而出矣。如仍作烦闷者，取新童便二碗灌之，由烟熏欲死者，捣水萝卜汁灌之，外以烧酒蘸洗汤火伤处，其冷如冰，或以盐末掺之，能护肉不坏，然后敷保肤等膏。二便秘者，四顺清凉饮下之，慎用冷水井泥浸溻，致使热毒伏于内，寒滞束于外，因而不救者多。"

其他如《外科证治全书》《医宗金鉴》《洞天奥旨》等都有烧伤的诊断治疗及抢救论述。

四、别名

烧伤别名有火疮、汤火伤、火烧伤、火烧疮、水火汤伤。

五、分型

烧伤辨证可分气闭厥脱型、火毒热盛型、阴损及阳型。

六、解剖生理与临床

人体的组织解剖层次大体由表皮、真皮、皮下组织、肌肉、骨质构成。

烧伤越严重，组织损伤越深，面积也越大，对机体所造成的损伤越重。一般来说，根据烧伤的深浅不同可分Ⅰ度、Ⅱ度、Ⅲ度（图 13-1）。

1. Ⅰ度伤　50 ℃温度就可造成Ⅰ度伤，以真皮毛细血管扩张为主要变化，烧伤的皮肤出现红斑、轻度浮肿和灼热感，2~3 d 表皮自行脱落而愈。

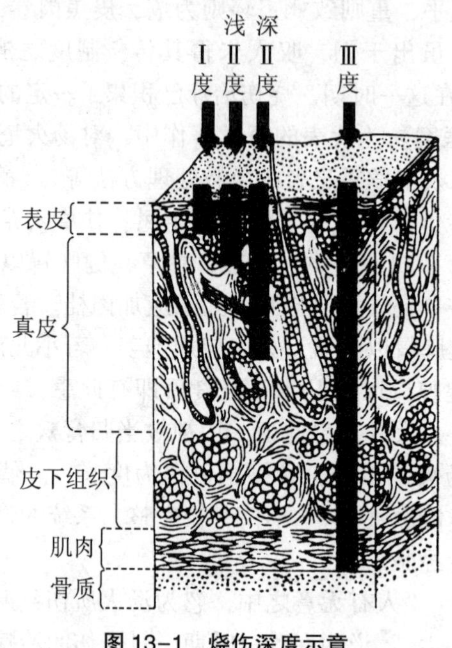

图 13-1　烧伤深度示意

2. Ⅱ度伤　主要伤及表皮和真皮层，由于血浆从血管渗出，聚积表皮与真皮之间，形成不同大小的水疱，水疱破裂，则血浆体液外渗，故烧伤面积越大，丢失越多，从而引起水、电解质平衡紊乱和休克的发生。由于烧伤对真皮损伤的深浅不同，又有浅Ⅱ度和深Ⅱ度 2 种。浅Ⅱ度伤，损害真皮的浅层，部分生发层健在，水疱大，疱皮薄，基底潮红，呈均匀红色，附近皮下组织有明显水肿，因末梢感觉神经受到刺激而剧痛。如创面无感染，1~2 周痊愈，不留瘢痕，可有灰色的色素沉着。深Ⅱ度伤损伤真皮的深层，有皮肤附件残留，水疱小，疱皮厚，因烧伤皮层坏死较多，穿破水疱，表皮脱落，可见基底白中透红，有小出血点，是乳头层充血的表现，以伤后 12~24 h 更为明显。1~2 d 后如创面干燥，有时可见到皮内有很细密的血管网，由于局部末梢感觉神经已部分破坏，故痛觉迟钝。固有皮肤附件残留，可再生形成上皮岛。上皮岛融合成片，常在 3~4 周愈合，可留轻度瘢痕。由于这类创面坏死组织较多而易感染，如感染向深部将残留附件完全破坏，可变为Ⅲ度伤。

3. Ⅲ度伤　所损害的范围为全层皮肤或皮肤、皮下组织、肌肉、骨质均遭破坏。故皮肤表面干燥凹陷，无水疱，坚硬如皮革样，无弹力，呈蜡白、焦黄或炭化样，疼痛因感觉神经遭破坏而消失，创面干燥后可见皮下静脉栓塞形成树枝状。2~4 周焦痂脱落，形成肉芽创面，除小面积外一般均需植皮方能愈合，可形成瘢痕及瘢痕挛缩。如创面潮湿感染时，焦痂可提前加速溶解脱落，在溶痂时，可引起局部和全身性感染。Ⅲ度伤无水疱，虽外表渗出不多，但组织内则发生大量渗出液，所以烧伤面积大时，可引起水、电解质平衡紊乱或发生休克等。

七、辨病依据

确定是否为烧伤并不难，但必须辨清烧伤面积、深浅度及其轻、中、重等情况。

（一）烧伤面积的计算法

由于烧伤的范围大小与深浅度直接关系着医疗措施的选择及预后，因此对烧伤面积和深度的估计非常重要。烧伤面积的计算方法有 4 种。

1. 手掌法　主要用于小面积和散在性烧伤。患者五指并拢时手掌的面积占整个体表面积的 1%（图 13-2）。

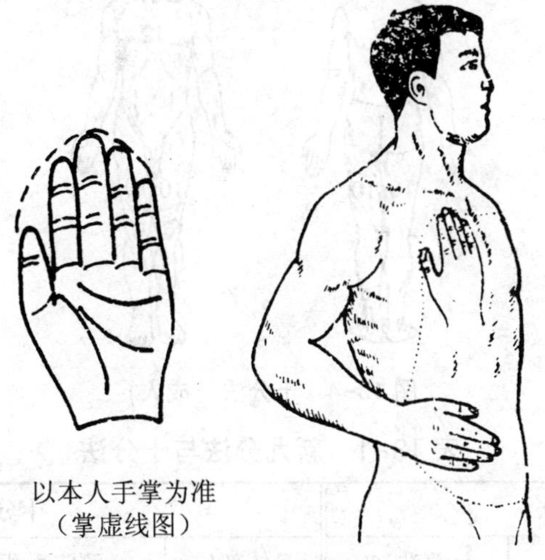

图 13-2　手掌法

2. 新九分法（成人）　将全身体表面积定为 100，分成 11 个 9% 和 1 个 1%（图 13-3）。

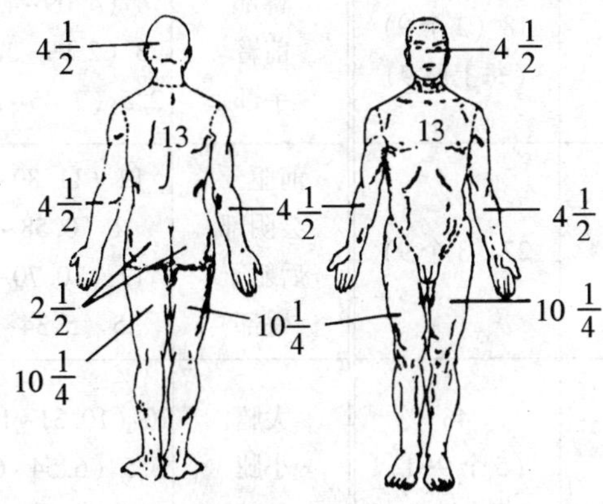

图 13-3　新九分法

1 个 9：头发、面、颈，占总体表面积的 9%。

2 个 9：双上肢占 2×9%＝18%。

3 个 9：躯干前后加会阴占 3×9%＝27%。

5 个 9：双下肢加臀占 5×9%+1%＝46%。

3. 十分法 将全身体表面积定为100，分成10个10%（图13-4）。

1个10：头颈占总体表面积的10%。

2个10：双上肢占20%。

3个10：躯干前后加臀、会阴占30%。

4个10：双下肢占40%。

新九分法和十分法可通过表13-1进行比较。

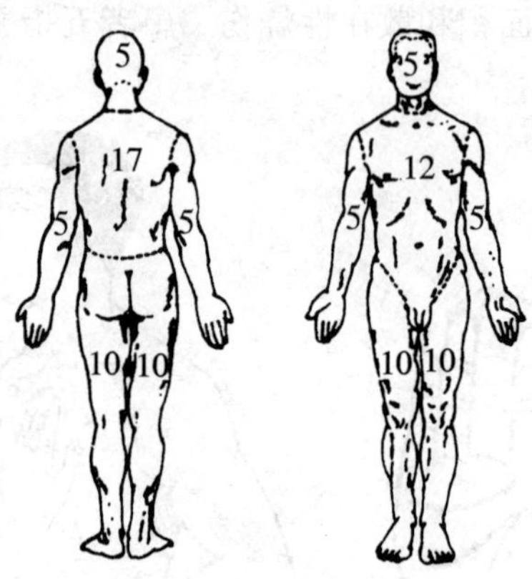

图13-4 十分法（成人）

表13-1 新九分法与十分法

新九分法			十分法		
身体部位	测定面积/%	计算法/%	身体部位	测定面积/%	计算法/%
头部 颈部	6 3	9（1个9）	头部 颈部	6（6.27~6.89） 3（2.59~2.73）	10（1个10）
臂部 前臂 手部	3.5×2 3×2 2.5×2	18（2个9） （每上肢9）	臂部 前臂 手部	4（4.09~4.39）×2 3（2.99~3.17）×2 2.5（2.45~2.73）×2	20（2个10）
前躯干 后躯干 会阴部	13 13 1	27（3个9）	前躯干 会阴部 后躯干 臀部	12（11.89~12.54） 1（0.58~1.08） 12（10.70~11.75） 5（5.34~6.08）	30（3个10）
臀部 大腿 小腿 足部	2.5×2 10.5×2 6.5×2 3.5×2	46 （5个9+1） （每个肢23）	大腿 小腿 足部	10（10.31~10.92）×2 6.5（6.54~6.65）×2 3.5（3.18~3.51）×2	40（4个10）

注：以上两种方法都经过大量人体实测，测定值都较估计值准确。算法上略有不同，新九分法将臀部并入下肢，十分法将臀部并入躯干，但对全身面积并无影响，都很近似，读者可以选用。

4. 儿童烧伤面积计算法　在各个不同年龄期的婴儿和儿童，身体各个部位体表百分比也不同，年龄越小，头部相对体表面积越大，而下肢体表面积越小，其他部位相对体表面积与成人大致相同，计算公式如下。

头颈面部：9+（12-年龄）=　（%）。

双下肢：41-（12-年龄）=　（%）。

中国人民解放军第一五九中心医院用纸铸法，对河南省 90 名小儿进行了测量，总结出小儿烧伤面积便查表，列后供参考（表 13-2）。

烧伤深度判断：一般采用三度四分法，即Ⅰ度、Ⅱ度（又分浅Ⅱ度、深Ⅱ度）和Ⅲ度的计算法（表 13-3）。值得注意的是，介于Ⅱ度、Ⅲ度之间的混合度烧伤很难用肉眼确定，而且容易感染发展成为Ⅲ度。

表 13-2　小儿烧伤面积便查

年龄	头顶	躯干	上肢	下肢
初生	21	33	19	27
1 岁	20	32	19	29
2 岁	18	31	19	32
3 岁	17	30	19	34
4 岁	16	30	19	35
5 岁	15	29	19	37
6 岁	14	29	19	38
7 岁	13	28	19	39
8 岁	13	28	19	40
9 岁	13	28	19	41
10 岁	12	28	19	41
11 岁	12	28	19	41
12 岁	11	28	20	41
13 岁	11	28	20	41
14 岁	10	28	20	42
15 岁	10	28	20	42

表 13-3　烧伤深度判断

<table>
<tr><th colspan="2">分度</th><th>深度</th><th>创面表现</th><th>创面无感染时的愈合过程</th></tr>
<tr><td colspan="2">Ⅰ度（红斑性）</td><td>达角质层，生发层健在</td><td>红、肿、热、痛，感觉过敏，表面干燥，无水疱</td><td>2～3 d 脱屑痊愈，无瘢痕</td></tr>
<tr><td rowspan="2">Ⅱ度（水疱性）</td><td>浅Ⅱ度</td><td>达真皮浅层，部分生发层健在</td><td>剧痛，感觉过敏，水疱大、疱皮薄，基底潮红，均匀，红色，局部肿胀</td><td>1~2 周痊愈，无瘢痕，有色素沉着</td></tr>
<tr><td>深Ⅱ度</td><td>达真皮深层，有皮肤附件残留</td><td>痛觉迟钝，水疱小、疱皮厚，基底白中透红，有小出血点</td><td>3~4 周愈合，可有瘢痕</td></tr>
<tr><td colspan="2">Ⅲ度（焦痂性）</td><td>达皮肤全层，甚至皮下组织、肌肉和骨骼</td><td>坚硬如皮革样，无弹力，蜡白，焦黄或炭化，干燥，凹陷，痛觉消失，干后皮下静脉阻塞如树枝状</td><td>2～4 周焦痂脱落，形成肉芽创面，除小面积外，一般均需植皮方能愈合，可形成瘢痕及瘢痕挛缩</td></tr>
</table>

（二）烧伤病情判定方法

烧伤后病情的轻重除取决于烧伤面积、深度以外，还与烧伤部位、原因、体质、年龄、有无并发症等有着密切关系。因此临床在判断烧伤情况时应当全面考虑才能得出正确结论。病情判定方法如下。

（1）有致烧伤的原因如沸水、火焰、触电等。

（2）根据局部症状如Ⅰ度红斑、Ⅱ度水疱、Ⅲ度焦痂等来判断烧伤的深浅等。

（3）根据烧伤的部位计算烧伤的面积。

（4）根据烧伤的分类，做出轻、中、重、特重伤情的判断。

1）轻度烧伤：总面积在 1%（小儿 5%）以下的为Ⅱ度烧伤。

2）中度烧伤：总面积在 11%～30%（小儿 6%～15%）的Ⅱ度烧伤或总面积在 10%以下（小儿 5%以下）的Ⅲ度烧伤。

3）重度烧伤：总面积在 31%～50%的Ⅱ度烧伤或总面积在 11%～20%的Ⅲ度烧伤，小儿总面积在 15%～25%的Ⅱ度烧伤或总面积在 5%～10%的Ⅲ度烧伤。

4）特重烧伤：总面积在 80%以上（小儿 40%以上）的Ⅱ度烧伤或总面积超过 50%（小儿 25%）的Ⅲ度烧伤。

在临床工作中以轻度和中度烧伤较常见，重度以上者多到烧伤专科和条件较好的医院治疗。

四、病因病机

外因火热毒邪，灼伤肌肤筋骨，情志过伤于内，致脏腑不和，气血骤闭，郁久化

热，热盛肉腐，或毒热入里内陷，甚至伤阴损阳或亡阴亡阳。

随着科学技术的发展，导致烧伤的因素日渐增多，但概括起来大体可分四大类。

(1) 热力烧伤：如沸水、火焰、钢水、蒸汽等。

(2) 化学烧伤：如强酸（硫酸、硝酸、盐酸）、强碱（氢氧化钾、氢氧化钠、生石灰）和毒气（凝固汽油弹）。

(3) 放射性烧伤：如深部X线、原子能等。

(4) 电力烧伤：如触电、闪电等。

烧伤的发生、发展和变化既错综复杂又“千变万化”，在这样多变的过程中，突出表现在正、邪双方的强弱和盛衰的转化，并显示出不相同的3个发展阶段。第一阶段，即烧伤的早期，以气闭厥脱为主要见证；第二阶段，即烧伤的中期，以火毒热盛为主要见证；第三阶段，即恢复期，以阴损及阳、气血两虚为主要见证。

五、治疗

（一）辨证内治

1. 气闭厥脱证型　火毒骤然灼伤机体，耗气夺津，气血骤闭，继而厥脱（多在伤后24~48 h发生，烧伤面积小儿大于5%、成人大于10%就应警惕）；烧伤越重，厥脱出现越早。一般发生在伤后6~12 h。

症：伤处骤痛难忍，肌体肿胀焦烂，口渴烦躁不安，心悸气息急促，唇甲发绀不鲜，面色苍白肢冷，甚至气闭神昏，脉象结代细数，舌质淡红、苔白。

治：益气固脱，养阴安神。

方：生脉清养汤。

药：党参15~30 g，黄芪15~30 g，当归6~15 g，生地黄10~20 g，麦冬10~15 g，五味子6~12 g，赤小豆15~25 g，金银花5~30 g，玉竹6~15 g。炙甘草6~10 g。水煎服。

加减：清热消肿，加蒲公英、连翘、白花蛇舌草、黄柏、薏苡仁、茯苓、车前子；心烦口渴，加淡竹叶、花粉、石斛、栀子；活血止痛，加红花、赤芍、当归、丹参；气闭厥脱，可用独参汤，并针刺人中、合谷、内关、百合。

2. 火毒热盛证型　烧伤中期，郁久化热，热盛肉腐，甚至火毒热盛内攻脏腑。一般在伤后10 d内组织间液开始回收（水肿回收期），3~4周发生溶痂（溶痂期），感染发生。

症：伤后创面腐烂、流脓，周围焮红疼痛，高热持续不退，口渴，心烦不宁，便秘，小便短赤，舌红或绛、苔黄，脉象洪大弦数，甚至神昏谵语，毒陷脏腑。

治：清气解毒。

方：白虎解毒汤。

药：黄芩15~30 g，黄连6~12 g，黄柏6~15 g，栀子6~12 g，生石膏15~30 g，肥知母15~30 g，生甘草6~10 g，粳米10~15 g。水煎服。

加减：热毒内盛，加金银花、连翘、板蓝根、蒲公英、紫花地丁、白花蛇舌草；毒入营血，加生地黄、玄参、牡丹皮、紫草、泽泻；心烦不宁、神昏谵语，加服安宫牛黄丸、紫雪丹或至宝丹；痉挛抽风、黄疸，加羚羊角、钩藤、地龙、龙齿、石决明、全蝎、蜈蚣；黄疸，加茵陈、黄柏；气粗喘息、咳嗽吐血，加桑白皮、贝母、杏仁、瓜蒌；腹胀便秘、恶心呕吐、不思饮食或呕吐便血，加大黄、玄明粉、枳壳、厚朴、陈皮、竹茹、代赭石；止血，加侧柏叶、白茅根、地榆、荆芥炭；小便不利、少尿、尿血为热毒传肾，加滑石、白茅根、泽泻、豨莶草、血余炭。

由于火毒热盛，津液耗伤，致阴损及阳，症见精神萎靡不振，呼吸气微而促，体温下降不升，四肢厥冷不温，手足舌体颤动，疮色紫暗凹陷，脉象沉微欲绝，舌质转淡少苔，宜益气养阴，回阳救逆，方用回阳救逆汤加味：人参、制附子、干姜、白术、甘草、麦冬、玉竹、五味子。

3. 气血两虚证型 烧伤后期，热毒渐退，气血渐虚，邪退正虚，气血亏损。

症：形体消瘦，神疲乏力，少气懒言，面色萎黄，食欲不振，纳少，新肉生长缓慢，创面色淡，残留溃疡不敛，脉象虚弱无力，舌质淡红、苔白。

治：补益气血，健脾和胃。

方：补气养血汤。

药：党参 15 g，黄芪 15 g，当归 6 g，白术 15 g，川芎 6 g，赤芍 10 g，熟地黄 15 g，陈皮 6 g，甘草 6 g，黄精 15 g。水煎服。

若见口舌生糜、嗳气、呕逆、口干少液，食欲日减，或见腹胀便溏，舌红无苔，或见镜面舌，脉细数者，为阴伤胃败之象，宜养阴益胃，用益胃汤：沙参、麦冬、生地黄、冰糖、玉竹。水煎服。

（二）药物外治法

1. 洗涤或湿敷创面 有以下几种药液可用。①用王氏黄连甘草洗剂（见湿疹疮）。②采用三黄消炎液：大黄、黄连、黄柏各 10 g，水煎，外洗。③使用烧伤药 1 号：乌梅 30 g、五倍子 15 g，石榴皮 30 g，地榆 30 g，黄连 15 g，大黄 30 g，明矾 10 g，甘草30 g，上药加水 1 000 mL，煎煮过滤，余液 500 mL，为第一煎液，上药渣再加水 1 000 mL，如上法制备，为第二煎液，将两次煎液混合浓缩过滤，装瓶灭菌备用。④用五色烧伤药：黄药子 10 g，红花 9 g，黄连 10 g，板蓝根 10 g，白及 5 g，白蔹 10 g，冰片 3 g，黑矾 2 g，甘草 10 g，栀子 5 g，共为细末，用 75%乙醇 250 mL 浸泡后过滤加水 250 mL，煮后留药液 250 mL 即可外用。

用法：以上各种药液可作清洗或湿敷创面用，然后再改其他药；或用上药液浸泡无菌纱布，外敷创面；也可将上药研成细末，干撒于创面或用香油调涂患部。

2. 膏剂、乳剂外涂 外用清凉油膏或黄连消炎膏外涂。

3. 换药方法

（1）换药时一定要注意清洁消毒，避免交叉感染。

（2）对于小的水疱不用剪（挑）破即可外用药物。对于较大水疱，可从低部剪破放液，再用药物，这样可以减轻痛苦。也可用注射器 7 号针头，穿入水疱，将疱液吸出后再注入烧伤药液或抗生素液，小面积者可迅速获愈。

（3）对水疱已溃烂的组织，可慢慢将其剪除，如水疱发生感染，一定要彻底清除干净后再行换药。

（4）换药次数一般每日1~2次，对于无渗液之干燥创面，不宜过多更换敷料，可补加药液而不移动敷料，这样肉芽组织不受损伤，有利于创面生长愈合。但一定要保持创面清洁干净，同时一定要注意防止痂下积脓，一经发现要及时处理。

烧伤的整个病程都是以皮肤受损开始，而又以皮肤创面的消灭而基本结束。所以说烧伤创面的处理几乎贯穿着治疗的全过程。局部创面处理好坏是治疗烧伤的重要环节，只有及早地消灭创面才能有效地防止其他疾病的发生，因为创面的存在和发展直接影响着其他病症的存在和发展。

创面虽有多种情况和变化，但在处理时有一个共同的原则：方法简便、易于运用、减少渗出、控制感染、促进愈合、不留瘢痕等。因此，外治法的运用也同内治法一样，要进行辨证施治，根据不同的创面、不同的阶段，采用不同的治法，根据不同证候采用不同的处方。

（三）包扎疗法和暴露疗法

烧伤早期是否清创及清创的时机、方法问题主要根据具体情况决定。以清洁为度，勿因清创而加重休克。如重度以上病例，抗休克是主要的，清创是次要的，因此从简从易，以不过多再损伤创面和增加患者痛苦出发。清创力求简化，如用生理盐水和1∶2 000新洁尔灭溶液冲洗创面，创面周围也可用75%乙醇消毒，然后根据情况运用包扎疗法（包延疗法）和暴露疗法（半暴露疗法）。

1. 包扎疗法

（1）目的：将创面用无菌、吸水的厚层敷料包扎，使创面与外界隔离，防止再感染。

（2）适应证：①四肢及躯干部Ⅱ度烧伤。②没有条件实行暴露疗法时。③需要转院、转运、门诊及不合作的伤员。包扎疗法主要适用于中、小面积Ⅱ度烧伤。大面积烧伤病例或Ⅲ度烧伤面积较大者，尽可能采用暴露疗法。

（3）操作方法：

1）用一层薄油纱布（用凡士林、香油或液体石蜡等敷在大网眼纱布上）覆盖在已清洗处理的创面上，使其与创面密切接触。

2）薄油纱布外用几层纱布包裹。

3）用3~5 cm的一层棉垫包裹，并用绷带加压包扎。肢体包扎应从远端开始，指（趾）端尽可能外露，以便观察血液运行情况。

4）包扎范围尽可能超出创面5 cm。包扎肢体各关节时应尽量使关节保持在功能位置。肘关节应尽可能完全伸直，肩关节外展，踝关节屈曲90°。

（4）首次更换敷料时机：早期创面渗出多，易于感染，故在包扎后2~3 d即需更换敷料。更换敷料时内层敷料可以不去，以后视情况灵活掌握，但有敷料湿透、局部发臭、局部刺痛、体温突然升高等情况时，均表示创面可能已感染，应立即更换敷料，进行检查。

（5）缺点：在炎热季节或地区的患者和高热患者不易接受。更换敷料时患者有痛苦。敷料需要量大，成批收容时困难。气味臭，患者不易接受。不适于头、颈和会阴部烧伤。不适于大面积Ⅲ度烧伤。

2. 暴露疗法

（1）目的：将创面直接暴露于空气中，使其干燥成痂，控制细菌繁殖。

（2）适应证：①头、面、颈、会阴及躯干部一侧烧伤病员。②炎热季节或地区患者。③晚期入院，污染较重或因其他原因创面清洗不彻底者。对大面积Ⅲ度烧伤病例，暴露疗法有利于有计划地逐步进行脱痂处理和手术切痂。

（3）操作方法：

1）室温应维持在25~30 ℃，使伤口不感觉冷。室温不宜过高，以免出汗过多，增加消耗。

2）创面部位及其附近铺以无菌被单，并定时更换，每4~6 h翻身1次，避免创面长期受压。

3）在暴露疗法中，既要做到创面充分暴露，使其干燥（对颈、腋、会阴部尤应注意），又要使患者体位舒适。

4）创面可敷用中草药，或在创面痂皮形成后涂以2%碘酊，有助于创面干燥、杀菌和控制霉菌感染。

（4）缺点：对病室条件要求较高（气温、无菌等），护理工作较复杂，肢体不容易固定在功能位。不适宜后送转院。在创面未形成痂皮时，伤员感觉疼痛和不适。

六、预防与护理

（1）在工厂、机关、学校、幼儿园和家庭中做好宣传教育。在日常生活中，儿童烧伤最多见。

（2）注意火炉、热水瓶、汽油、煤油、煤气等物品的放置，并且注意管理，正确掌握其使用方法等。

（3）对集体单位，应制定严格的规章制度及防范措施。

七、医案

王某，男，12岁，1973年12月8日初诊。

其父代主诉：左胸背及左臂内侧烧伤4 d。

病史：患儿于12月4日下午8时到本村看人结婚，至12月5日凌晨2时回家休息，当时未发现衣服着火，到凌晨3时，棉衣左侧上肢部位着火，后将患儿烧醒，其母将其棉衣脱下，见左胸背、左臂内侧已被烧伤。当即到当地卫生所，仅给土霉素内服，又到公社卫生院，医生给用“药膏”外敷，内服土霉素，肌内注射破伤风抗毒素和青霉素。因伤势未能控制，即到县医院，也因烧伤严重没办法处理才于第三天早上到郑州某医院，因无床位又到另一医院，医生检查后认为烧伤面积大，门诊给用“烧伤药膏”外敷并包扎，肌内注射链霉素，让回去治疗，因患儿自烧伤后即出现口渴，饮水多，继而高烧，食入则吐，不能很好入睡，入睡有时发惊，现疼痛呻吟，大便日1次，小便多，故来门诊，收入住院。

检查：发育正常，营养中等，精神困倦，形体虚弱，表情痛苦，时而呻吟，肌肤发热（体温39.4 ℃），脉数，舌质稍红、稍有白苔，烧伤情况见左侧耳、颈、胸及背

部肩胛骨外侧缘上与腋窝线平，下至十二胸椎平，左上肢内侧至肘关节下缘满布大小水疱，部分组织坏死，渗出多，有臭味。烧伤面积耳、颈部占2%，胸部占8%，肩背部占4%（以肩、腋窝部为主），左侧上肢内侧部占4%，总计烧伤面积18%。白细胞计数19.4×10^9/L，中性粒细胞占90%。

诊断：烧伤（Ⅱ度）。

治疗经过：拟清热解毒祛湿之法，用金银花30 g，生地黄15 g，玄参15 g，黄芩9 g，黄连9 g，大青叶30 g，白茅根30 g，青皮、陈皮各9 g，甘草9 g，珍珠母30 g，水煎服，外用烧伤Ⅰ号（黄连30 g，白矾2 g制成500 mL液）药水，采用半暴露疗法，同时给予补液，共治疗16 d，体温降至37.2 ℃，精神、饮食转好，创面脓性分泌物减少，肉芽组织已有上皮长出，大部分创面生长愈合良好。但腋窝部因感染较重，创面大且深，在局部麻醉下行手术植皮，同时配用抗生素，植皮全部成活，采用暴露疗法，共住院42 d，痊愈出院。

八、按语

烧伤在门诊属常见病，尤多见于小面积轻型烧伤，比较简便易治。对于比较严重的烧伤，需收住入院，或由烧伤专科治疗。下面将烧伤三个阶段的主要病理变化及有关综合治疗方法和对烧伤创面的处理等归纳如下。

1. 第一阶段　即烧伤的早期，属气闭厥脱证型。此阶段大痛伤心，气血骤闭，脉伏肢冷，甚至厥脱（休克），多见于烧伤后48 h以内。这时突出表现在心、血、脉三者的相互影响上，致气血郁滞，局部肿胀渗出，不通则痛，大痛伤心，心气和心血不足，发展成心→血→脉→心的恶性循环。据文献报道，中度以上的烧伤，前4 d从血管里渗出的白蛋白量相当于血浆蛋白量的2倍，其中一半是从创面丢失的，另一半滞留在血管外腔的组织里，以最初8 h渗出最快，此时可丧失5%以上的血浆（每100 mL含白蛋白5 g），是发生厥脱的重要时刻，也是我们防治的首要任务。这个时间“补”与“丢”是矛盾的两个方面，而“丢”是主要方面，应尽快尽早制止体液的丢失，不能只管“补”不管“丢”。内服益气固脱、养阴安神药，外用烧伤药物，改善气血运行，防止感染发生，以及补液、输血等改善机体的失调状态和局部的气血疏通即属于“补”的范畴，也是防止体液丢失的重要措施。这不仅能使患者平稳度过厥脱期，而且对以后的防止感染等有着很大关系。静脉补液量则以既使伤员平稳度过休克，又不致严重地影响创面情况为原则，尽量减少补液量。补液参考标准：烧伤面积×体重（kg）×（0.7~1.0）+基础量（30~40 mL/kg体重）= 24 h补液总量，第一个8 h可补给总量的1/2。补液顺序则按先胶后晶、先盐后糖，先快后慢，早给碱性药物，分段交替补给进行。液体品种的分配则以胶体及碳酸氢钠生理盐水为主，其比例为（0.5~1）∶1，胶体以中、低分子右旋糖酐为基础。等渗碳酸氢钠与盐水之比例也为1∶1左右。根据部分病例治疗前之血液生物化学检查及水疱液蛋白电泳之测定，表明有明显的血浆白蛋白及钠离子的渗出者，虽然应用中草药后可减少其渗出量，但已经损失之部分仍需予以补充，以便机体能够恢复有效的平衡。所以，补充一定比例的胶体与晶体是合理的。至于基础（糖水）则视伤员口服情况而定，能口服者可以不给静脉补液。

烧伤患者中药外敷、内服较好地解决了抗休克中体液丢失问题后，补液原则也可先快后慢，按照先晶后胶、先糖后盐的顺序，按烧伤面积×70（mL）予以补液。根据疗程变化以每小时尿量30~50 mL，脉搏不超过120次/min，安静合作为依据，随时调整。在保持有效循环量的情况下，宁少勿多，均衡输入，注意酸碱平衡和肾功能的保护。对严重烧伤者要在短时间内快速输入2 000 mL液体（胶晶比例1∶1.3）后给以利尿剂。

沈阳军区烧伤防治科研协作组在抗休克补液问题方面的经验是，对大面积Ⅲ度烧伤的补液疗法坚持以“总量偏低”的原则，采取“三先三后”“两早一防”的方法(先胶后晶、先盐后糖、先快后慢，早给利尿药和防止休克期并发症)。

对大面积Ⅲ度烧伤，伤后第一个24 h补液总量，按每1%的Ⅱ度、Ⅲ度烧伤面积100 mL或Ⅱ度、Ⅲ度烧伤面积乘以100来计算。胶晶比例：烧伤面积在80%以下者，以1∶(1.5~2)，烧伤面积在80%以上者，以1∶(1~1.5）可以平稳度过休克期。为了记忆方便又归纳为“胶、盐、碱、水搭配好，注意三先和两早，具体分析常调整，保证平稳争取少”的口诀。

有的医院在总结烧伤休克死亡的经验教训时指出，由于入院前早期治疗不当，休克期未认真进行抗休克或根本未做抗休克处理而急于转送医院，致使伤员在休克进展阶段长期转送而加重了休克的发生发展。或因入院治疗不当，如补液量明显不足，重度酸中毒未予纠正等引起严重后果。这些应引起我们的注意。

2. 第二阶段 即烧伤的中期，属火毒热盛证型。此阶段烧伤郁久化热，热盛肉腐成脓，加之正气受损，脏腑功能不同程度地受到影响，这时火热毒邪最易入里内攻，或津液耗伤致伤阴损阳。又因伤后10 d内，组织间液开始回收，3~4周发生溶痂，这时感染发生率最高，最易发生内陷（如败血症等)，因此采用清热解毒、滋阴养心，以治疗火毒热盛证，用益气养阴、回阳救逆药，以治疗阴损及阳证，这时输抗生素及纠正水、电解质平衡实为重要。

3. 第三阶段 即恢复期。由于伤后长期耗气伤阴，这时邪去正虚，气血亏损，津液短少，当以补益气血、健脾和胃等随其虚而补之，促其伤口早日收敛痊愈。

一般来说，浅Ⅱ度无感染，2周以内可迅速愈合，深Ⅱ度在良好暴露下可痂下愈合，一般脱痂以后，依靠残留的上皮细胞生长逐渐愈合，如处理不当，并发感染，可变成Ⅲ度，创面愈合时间延长，Ⅲ度烧伤待焦痂脱落或早期焦痂切除后，多需植皮才能痊愈。

第十四章　瘿

第一节　概　述

一、含义

对瘿的含义可从以下方面来理解。

1. 解剖部位　瘿是“靥”（甲状腺）的一种病变。正常人的“靥”大致呈“H”形，两侧较大，位于颈前部，紧贴在喉与气管上端4~6软骨环的前面和两侧。

2. 病的性质　瘿是发生于颈部的一种肿块性疾病。《说文解字》曰：“瘿，颈瘤也……”故也称“瘿瘤”。

3. 形态　瘿如“璎珞”之状。“璎珞”乃古人佩带于颈前部的一种装饰品。这是以类比的方法说明瘿发生的部位在颈前，形态如“璎珞”状。

4. 字意　“瘿”同“婴”。“婴”之意为绕，即指在颈绕喉之病。

二、定义

发生于靥部的肿瘤性疾病，状如“璎珞”的称瘿。

三、源流

(1) 关于瘿的记载最早见于《尔雅》《山海经》等，此后马王堆汉墓帛书《五十二病方》中也有“瘿”的论述，且在《华佗神医秘传》中将“瘿”与“瘤”做出了鉴别，曰：“瘿与瘤不同。瘿连肉而生，根大而身亦大；瘤则根小而身大……”

(2) 使用含碘药物“海藻酒”治疗瘿病最早的当算葛洪的《肘后方》中所记载的。而对瘿病采用脏器疗法，如用羊、鹿的靥治疗瘿，要算《外台秘要》了，且在疗瘿方36种中有27种为含碘药物。

(3)《中脏经》中将瘿称作“瘿瘤”，其含义有二：①单指瘿病；②瘿与瘤合称瘿瘤。这两种含义为历代医家所宗。

(4) 宋代陈无择的《三因极一病证方论·瘿瘤证治》中较以往对瘿的认识更为深

入，将瘿分为5种，曰：“瘿多着于肩项，……坚硬不可移者，名曰石瘿；皮色不变，即名肉瘿；筋脉露结者，名筋瘿；赤脉交络者，名血瘿；随忧愁消长者，名气瘿。”而在《圣济总录·五瘿》中曰：“石瘿、泥瘿、劳瘿、忧瘿、气瘿，是为五瘿。”与前者的分类不尽相同，但后世医家如《外科正宗》《外科大成》等外科专著中多宗陈无择的五瘿分类法，如《医宗金鉴·瘿瘤》曰：“瘿有五种。肉色不变者，为肉瘿；其筋脉现露者，名筋瘿；若赤脉交络者，名血瘿；随喜怒消长者，名气瘿；坚硬推之不移者，名石瘿。”此分类方法一直沿用至今。

（5）在《圣济总录》中，对瘿病引起的“咽喉噎塞”“气不宣通”等较为严重的症状，“以是为急也”，而且对其病理有合理的描述，曰：“瘿病咽喉噎塞者，由忧恚之气，在于胸膈，不能消散，搏于肺脾故也。咽门者，胃气之道路，喉咙者，肺气之往来。今二经为邪气所乘，致经络痞塞，气不宣通，结聚成瘿，在于咽下，噎郁滞留，则为之出纳者。噎塞而不通，病瘿者，以是为急也。”

四、临床表现

1. 主症与特点 瘿发于颈前绕喉结而生，漫肿或结块，皮色不变，肿块可随吞咽上下活动。可单发于一侧，也可两侧同时发生。以女性罹患较多。具有病程长，不易消散、不易溃破的特点。

2. 临床特点 由于瘿的大小及对邻近组织器官产生的压迫情况等不同，因此临床表现也不一样。

（1）气管受压迫：可使气管变扁平（两侧压迫）、弯曲（从一侧压迫），压迫轻者，剧烈活动后感觉呼吸困难，压迫重者，静卧时也喘鸣。

（2）颈深部大静脉（主要系颈静脉、锁骨下静脉、上腔静脉）受压迫：则颈胸表浅静脉明显扩张，所谓：“赤脉交接曰血瘿。”

（3）喉返神经受压迫：喉返神经在气管与食管间的沟内。此神经受压，可出现发音嘶哑。

（4）交感神经受压：则上睑下垂，眼球凹陷，同侧瞳孔缩小。

五、病理转归

本病主要是由于脏腑失和，正气不足，致气滞、痰凝等，使外邪乘机侵入，结聚经络，郁结不散而成。由于所患瘿病之不同，病理转归也不一样，如气瘿常随喜怒消长逐渐长大，但预后多良；而肉瘿若治疗得当，效果满意，否则有发展成石瘿之可能，而石瘿则预后欠佳，尤其在后期可致溃烂、翻花等恶候。

六、临床常见瘿病

五瘿中以气瘿、肉瘿最为常见，其次为石瘿，血瘿罕见。故本章主要介绍气瘿、肉瘿、石瘿。

七、瘿的检查方法

瘿的检查主要依据望诊和触诊。由于发病的部位、大小、形态等不同，可采用立

于患者背后和面对面两种触诊检查方法。其具体方法分两步进行。

第一步（体位）：让患者端坐，双手放于膝部，显露颈部。

第二步（检查）：包括望诊和触诊两种方法。

（1）望诊：医生坐于患者对面，观察颈部轮廓，了解颈两侧是否对称、有无肿块隆起，并注意肿块的位置、大小、形态、皮色、邻近血管有无充盈、是否随吞咽上下移动等。

（2）触诊：触诊时常采用立于患者背后和面对面两种方法。

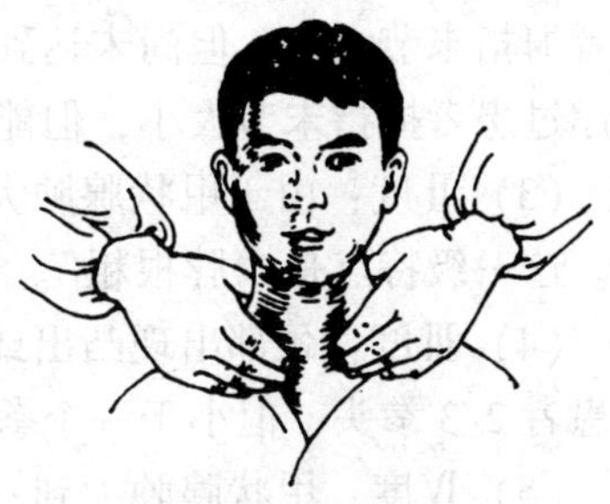
图 14-1　背后检查法

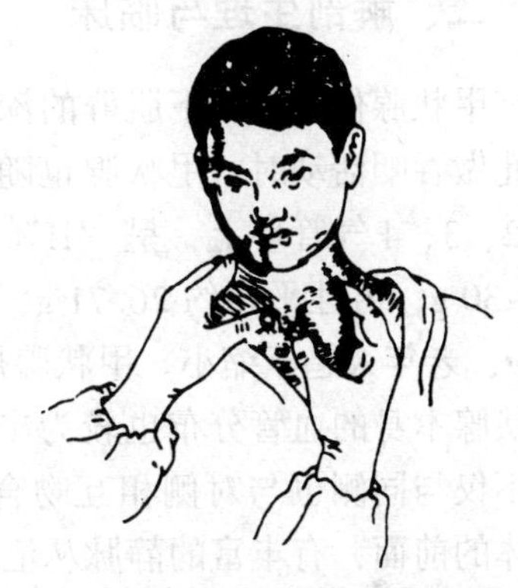
图 14-2　医生站在患者前面检查

1）立于患者背后检查法（图 14-1）：医生立于患者背后，将双手拇指放于颈后，余指放于颈前，检查时先检查健侧，后检查患侧，了解颈部皮下脂肪有无异常，气管是否居中，环状软骨有无增大或畸形，然后重点检查肿块，并注意肿块位置、数目（单个或多个）、硬度（如软如棉、坚硬如木或坚硬如石）、光滑度（光滑、凸凹不平）、活动度（活动或推之不移）、有无压痛、边界是否清楚，有无震颤、臖核（颈淋巴结是否肿大）、肿块是否随吞咽上下移动。肿块随吞咽上下移动是瘿病的特点。

2）面对患者检查法（图 14-2）：医生与患者面对面，检查时先让患者头略偏下，使颈部肌肉松弛（放松），然后用左手拇指将患者右甲状软骨推向左侧，使甲状腺突出，这时右手指伸入患者左侧胸锁乳突肌的深部，至甲状腺的后方，同时用该手拇指按住甲状腺的前面，整个甲状腺就被医生右手握住了，这时应对肿块大小、形态、质地等做出较为精细的判断。

第二节　气　瘿

一、一般情况

1. 定义　凡因人体内含碘量不足所致靥部肿大成瘿，并随喜怒而消长者称气瘿。

2. 别名　俗称“大脖子”。现称单纯性甲状腺肿、地方性甲状腺肿（简称地甲肿）。

3. 分型

（1）弥漫型：甲状腺均匀肿大，触诊摸不到结节。

（2）结节型：肿大甲状腺表面摸到一个或几个结节，由于结节内容和功能不同，又将其分为实质性结节和囊肿性结节。

（3）混合型：在弥漫的甲状腺上，摸到一个或几个结节。

4. 分度

(1) 正常：甲状腺看不见、摸不着，或可以摸到，但小于患者拇指末节大小。

(2) Ⅰ度：头在正常位置，甲状腺既可看到，也易触到，甲状腺任何一叶已超过患者拇指末节大小，但尚未达到1/3拳头大小。这一级的特点是“看得见”。当甲状腺未超过患者拇指末节大小，但能摸到结节时仍算Ⅰ度。

(3) Ⅱ度：由于甲状腺肿大，脖根明显变粗，或局部甲状腺肿已接近2/3拳头大小。这一级特点是“脖根粗”。

(4) Ⅲ度：颈部出现凸出或凹陷的变形，丧失原来轮廓，或局部甲状腺肿已相当于患者2/3拳头，但小于一个拳头大小的。这一级特点是“颈变形”。

(5) Ⅳ度：甲状腺肿大到一个拳头以上，且多带有结节、肿块。

二、解剖生理与临床

甲状腺位于舌骨下肌群的深面，紧贴在喉与气管上端4~6软骨环的前面和两侧，因此做吞咽活动时，甲状腺也随之上下移动。甲状腺两侧叶中间连以峡部，峡部常位于2、3、4气管环上，呈“H”形。甲状腺的形态和大小有较大的差异。成人一般重25~30 g，男性平均约26.71 g，女性平均约25.34 g，新生儿约1.5 g，10岁少年10~12 g，老年人趋于缩小。甲状腺周围有较多和较大的血管，如颈总动脉、无名静脉等。甲状腺本身的血管分布也较为丰富，主要有两侧的甲状腺上、下动脉及分支，这些分支不仅与同侧也与对侧相互吻合，还与食管、气管、咽喉等的血管相沟通。此外，在腺体的前面，有丰富的静脉丛汇集成甲状腺上、中、下静脉（图14-3、图14-4）。甲状腺由大小不一的滤泡构成，滤泡上皮直接与淋巴管和毛细血管贴近，故激素可直接入淋巴和血液内。滤泡上皮细胞分泌胶状含碘物质，充满滤泡腔，此碘化物在酶的作用下合成激素。甲状腺素具有促进细胞氧化及全身物质代谢，调节机体生长的作用，如甲状腺功能亢进，则体内氧化过程加速，代谢增强；反之，甲状腺功能减退，代谢低下，生长发育也受影响。据研究进入甲状腺内的血液，正常人每分钟50~60 mL，而甲状腺严重病变时，每分钟血流量可达1 000 mL以上，这也是检查病变甲状腺时出现

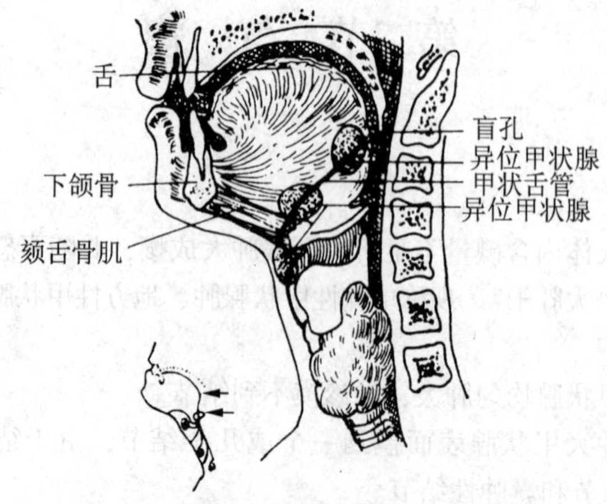

图14-3 甲状舌管和异位甲状腺的位置

颤动感的原因。喉返神经在气管和食管之间的沟中，又多变异，一旦喉返神经遭到损伤可致声音嘶哑，这在临床上具有重要的意义（图 14–5）。

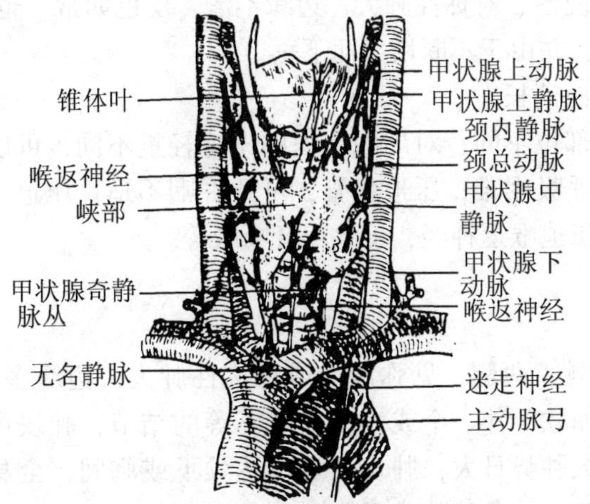

图 14–4　甲状腺及其血液供应

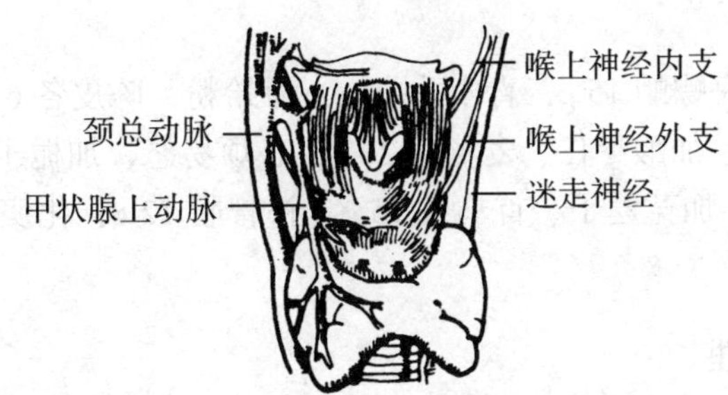

图 14–5　甲状腺上动脉和喉上神经的解剖关系

三、病因病机

本病由久饮山泉流水和食入含碘不足之食物，或忧恚郁怒伤及肝脾，或产后气血不足，肾气亏损、郁结不散所致。

《普济方·气瘿》曰：“夫瘿之初结者，由人忧虑，志气常逆，蕴蓄之所成也。又饮沙石流水、毒气不散之所致也。皆是肺脾壅滞，胸膈痞涩，不得宣通，邪气搏颈，故令渐渐结聚成瘿。”

据研究：人体含碘约 35 mg，其中甲状腺内占 1/5，即普通成人甲状腺内约含 7 mg 的碘。一旦碘不足，垂体前叶促甲状腺激素的产生增强，促使甲状腺功能过度紧张，因而发生肿大，形成甲状腺肿；机体代谢旺盛，消耗碘量过多，如青春期、妊娠期或绝经期等，也可发生肿大；内在功能失调，使甲状腺生物合成发生障碍等，均与本病的发生有关。

四、辨病依据

（1）本病有一定的地区性，以山区高原地带如云贵高原、陕西、宁夏等发病率高，故称“地方性甲状腺肿”，简称地甲病。

（2）好发于青年，尤以怀孕及哺乳期妇女更为多见，流行地区常见于学龄儿童。

（3）颈部出现弥漫性、对称性肿大，边缘不清，皮色如常，也不疼痛，触之软绵。肿块随吞咽上下移动，并由于不断增大而下垂。

（4）肿块随喜怒而消长。

（5）由于发生的部位不同，对周围组织的压迫轻重不同，可以出现不同的临床表现，如压迫气管可致呼吸困难；压迫食管，可致吞咽不适；压迫颈深部大静脉，可致胸前表浅静脉扩张；压迫喉返神经，可致声音嘶哑等。

五、辨证内治

症：初起颈前一侧或两侧，见弥漫性或对称性肿大，边缘多不清楚，皮色如常，不觉疼痛，按之皮宽而软，伴一个或多个大小不等的结节，肿块可随喜怒消长，随吞咽上下移动。天长日久肿势日大，肿块下垂可达颈下或胸间，全身见心悸胸闷、呼吸不利或喘促，声音嘶哑，脉象弦数或沉数等。

治：疏肝解郁，理气消肿。

方：三海舒郁汤。

药：海带 30 g，海螵蛸 15 g，青木香 10 g，海蛤粉、陈皮各 6 g。水煎服。

加减：胸闷心悸，加酸枣仁、麦冬各 20 g；心烦易怒，加栀子、柴胡各 10 g，郁金 15 g；怀孕或哺乳期，加菟丝子、首乌各 15 g，补骨脂 12 g；化痰散结，加浙贝、半夏各 15 g。

六、预后与护理

（1）流行地区要改善水源，多添含碘海生物，如海藻等，也可用碘化食盐预防，即每千克食盐中加入 5～10 mg 碘化钾。碘化食盐必须不断服用，直至青春期之后，否则易引起甲状腺肿复发。

（2）保持心情舒畅，勿郁怒动气。

七、按语

气瘿相当于单纯性甲状腺肿，缺碘是引起本病的主要因素，已为人们所熟知，而高碘也能引起甲状腺肿，但还未能引起普遍重视。据有关人员调查，我国渤海湾地区及新疆准噶尔盆地西南的深层水中，含有大量的碘化物。在饮用这种水的人群中，有高碘甲状腺肿流行，因为高碘可导致血中甲状腺激素减少，反馈性地使脑垂体分泌较多的促甲状腺激素，最后导致甲状腺肿大。这使人联想到《普济方·瘿瘤门》中的一段记载曰：“两山夹山，其人多瘿，土厚水深，其人多瘿。”此对研究高碘甲状腺肿有一定的参考价值。高碘和缺碘所引起的甲状腺肿，从外表看差不多，都表现为甲状腺肿大。但高碘甲状腺肿患者的尿碘特别高，可以作为鉴别。

最近国外医学家还发现一些新的资料，证明单纯性甲状腺肿与摄碘量无关。在同一个岛屿上的 3 个地区，水源中含碘不同，在含碘高的地方发病率很高，在水源含碘

少的地方反而发病率低。医学研究发现，当地人们的饮食和生活习惯都一样，仅仅是维生素A的摄取量不同，而维生素A缺乏的地方，发病率高。实验研究也证明给予维生素A之后，发病率降低了大约一半，因而得到结论，在地方性甲状腺肿的发生上维生素A也起了重要的作用。

这就清楚地告诉我们，对气瘿（单纯性甲状腺肿）不能一味地补充“碘”，而应当区别对待，即缺什么补什么，更不能忽视人体的功能失调所造成的单纯性甲状腺肿的发生。即使是缺啥补啥，但由于内在功能的失调，也不易达到目的，如郁怒伤肝、情志失常等，使人体内在功能失调，“甲状腺生物合成”发生障碍等也可使人体含碘不足而发病，因此对本病的辨证施治，当在缺什么补什么的前提下，还必须根据不同情况给予疏肝理气、活血通络等，使气机调和、气血畅达、功能正常，这样就能取得较好的效果，否则即使给予大量的含碘药物，人体气机不畅，功能失调，也不易被机体吸收利用，同样达不到治疗效果。此外还必须注意到由于甲状腺过于肿大，压迫邻近组织器官所引起的一系列临床症状（前已叙及），使病情复杂，需及时手术治疗外，特别需要引起注意的是胸骨后甲状腺肿，有突发窒息死亡之危险，这虽不常见，也不可忽视。

第三节　肉　瘿

一、一般情况

1. 定义　颈前靥部肿大皮色不变，内有结核肿硬者称肉瘿。

2. 别名　瘿瘤、甲状腺腺瘤、甲状腺囊肿。

3. 分类　实性腺瘤类；囊腺瘤类；形成囊肿类。

4. 分型　根据镜下的组织形态一般分四型：

（1）胶样型腺瘤：多由滤泡构成。滤泡常融合成大的囊腔，内中充满胶样物。此型最常见。

（2）胎儿型腺瘤：细胞很小，胞质少，呈彼此分离的小滤泡。较多见。

（3）胚胎型腺瘤：与胎儿型腺瘤相似，细胞排列紧密，间质很少。此型少见。

（4）许德莱细胞腺瘤：细胞较大，呈多边形，胞质丰富、红染。此型约占5%。

二、解剖生理与临床

甲状腺腺瘤具有共同的组织学特点和各自不同的病理表现。共同组织学特点是：大多为单发，少数为多发，且有完整的胞膜。切面与甲状腺组织相似，但色较淡，常见水肿、出血和囊性变，其组织学结构与甲状腺组织不同。瘤体内部结构，除变性所致改变外，具有相对一致性。甲状腺腺瘤对周围组织有挤压现象。但在病理组织学上又各不相同，可分为滤泡性腺瘤（胚胎型腺瘤、胎儿型腺瘤、单纯型腺瘤、胶样腺瘤、嗜酸细胞型腺瘤）和乳头状腺瘤两种。真正的良性乳头状瘤甚少见，多形成囊腔，故也称囊性乳头状瘤。肿瘤常并发出血、坏死、纤维化等改变，并常有砂粒体形成。

三、病因病机

本病多因忧思伤脾，郁怒伤肝。脾伤则运化失司，痰湿内生，肝郁则疏泄失常，气滞内结，两者互相影响，肝脾两伤，津液不能输布，生湿生痰，留聚结喉，形成肉瘿。《诸病源候论》曰："瘿者，由忧恚气结所生。亦曰饮沙水，沙随气入于脉，搏颈下而成之。"又曰："恚气结成瘿者，但垂核捶捶，无脉也。"

四、辨病依据

（1）20~40岁女性患者多见。

（2）颈结喉一侧，靥部肿大，可触及圆球形、光滑活动的肿块，边界清楚，无压痛，或有颤动感，肿块随吞咽上下移动。

（3）可伴心烦易怒，胸闷心悸，手指颤动，容易出汗，或眼球突出、脉数等。

（4）同位素扫描多示温结节，囊肿多为凉结节。

（5）巨大的腺瘤可因对邻近组织、器官压迫的程度不同发生不同的症状，如压迫气管则见呼吸困难；喉返神经受压，则声音嘶哑等。

五、辨证内治

症：多在颈前一侧靥内，发现单个呈半球状或椭圆形肿块，皮色如常，触之表面光滑，境界清楚，可以活动，但不觉痛，按之韧硬，或有囊性感或颤动感，其肿块可随吞咽上下移动。如肿物逐渐增大，可伴憋气或压迫感。严重时可出现心烦易怒、胸闷心悸、呼吸困难、眼球突出、容易出汗、手足颤动、脉数或声音嘶哑，或能食善饥、形体消瘦、身困乏力、脱发、便溏等。

治：理气解郁，化痰软坚。

方：海藻玉壶汤。

药：海藻25 g，连翘、昆布、海带各20 g，陈皮、半夏、青皮、贝母、川芎各10 g，独活12 g，当归15 g，甘草6 g，水煎服。

加减：肿块坚硬不消，加海浮石、白芥子、黄药子；气虚多汗，加党参、黄芪、白术、浮小麦；手足颤动，加牡蛎、龙骨、钩藤、龙齿、珍珠母；心悸失眠，加茯苓、远志、酸枣仁、柏子仁；月经不调，加肉苁蓉、鹿角胶、菟丝子、枸杞子。

六、鉴别

本病需与石瘿鉴别，早期两者容易混淆。

七、医案

张某，女，36岁，干部，1986年9月20日初诊。

主诉：发现颈前左侧肿块半月余。

病史：于1986年9月行体格检查时，医生发现颈前左侧内有一肿块，自觉与平素

容易“生气”有关。当时医生诊断为“甲状腺囊肿”。后在省人民医院做B超和穿刺检查均证实为甲状腺囊肿，因患者不愿接受手术治疗故请中医诊治。现身体虚弱，有时胸闷气短、心烦不适。

检查：左侧颈前较对侧隆起，可触及3 cm×2.5 cm肿块，可活动，无粘连，有触痛，有囊性感，肿块随吞咽上下移动。

诊断：肉瘿（甲状腺囊肿）。

治疗经过：拟用白头翁250 g，白酒1 000 mL。将白头翁浸泡于白酒中，再放蒸锅内蒸之。每次服3~5 mL，日服3次。服一料后肿块缩小大半。又服一料后，肿块缩小如黄豆大小，自行停药，至今未犯。

八、按语

肉瘿的发生以单发为主，也有多发者，其肿块大小常在1~10 cm。据临床观察和有关报道：罹患时间短，年龄在20~40岁者，采用非手术疗法内消的机会较多；病程长，年龄在40岁以上者则内消机会较少。如经中药治疗3个月左右，或见肿块迅速增大，质地较硬，且与周围组织发生粘连固定，声音嘶哑者，应提防转变成石瘿（癌肿），当宜尽早手术治疗。本病癌变率5%~25%不等。

本病的治疗，应着眼于肝，以调理脾、心为原则。因病源于肝，肝气郁结，脾失健运，升降失司，湿痰凝结。如病久不治或失于调养，郁而化热，上蒙清窍，耗伤津液，则筋脉失养；肝风内动，则头晕目眩，心烦易怒，眼球突出，手足颤动等，故《金匮翼》曰：“手足动摇，不能自主，乃肝之病，风之象，而脾受之也。”影响于心，则心悸、易汗。着眼于肝，故调理脾、心，乃治瘿之法耳。

第四节　石　瘿

一、一般情况

1. 定义　颈前靥部肿大，结块坚硬如石，高低不平，推之不移者，称石瘿。

2. 别名　甲状腺癌。

3. 分类　按病理可分为4种。

（1）乳头状腺癌：镜下见癌细胞为单层或多层，其排列多呈分支乳头状，较正常滤泡上皮大，为高柱状，较常见（占60%~80%），年轻女性多罹患。

（2）滤泡状腺癌：癌组织为多数大小不等的滤泡组成。滤泡内含胶状物。癌细胞较大，呈立方形或高柱状，细胞间变程度不定，较少见（占2%），以中年人罹患较多。

（3）未分化的单纯癌：癌细胞有多种类型，有时很小，似淋巴细胞，称为小细胞型癌；有时很大，且有很多瘤巨细胞，称大细胞型癌。癌组织内很少见滤泡或乳头，呈弥漫性分布，呈团块状或条索状排列。较少见（占15%），常为老年人罹患。

（4）髓样癌：发生于滤泡上皮以外的滤泡旁细胞（C细胞）。癌细胞排列呈巢状、带状或囊状，无乳头或滤泡结构，其间质内有淀粉样物沉着。少见。

二、解剖生理与临床

甲状腺癌多见于女性，从儿童到老年人均可发生，以青壮年最多，向周围组织呈浸润性生长。肉眼可见灰白色结节，质硬，常有出血、坏死和囊性变，除附近淋巴转移外，经血行可转移至肺、肾及其他脏器。根据其组织学变化的不同，其临床过程也异，主要有以下3种类型：

（1）乳头状腺癌：较常见，占甲状腺癌的60%~80%，多见于青年人，生长缓慢，恶性程度低，往往因原发癌很小未被发现而误诊。因在甲状腺实质内生长，多无包膜，边缘不清，有时有囊腔形成，切面常有砂粒感。镜下癌细胞大部分排列呈分支乳头状，细胞为单层或复层，较正常滤泡上皮大，呈高柱状。本型对放疗敏感，预后好。

（2）滤泡性腺癌：较少见，占10%~20%，多见于50岁以上女性，一般发展缓慢，中度恶性，容易转移。多无包膜，与周围甲状腺组织分界不清，切面褐色、质软。癌组织为多数大小不等的滤泡构成。滤泡内含有不等的胶状物，癌细胞较大，呈立方形或高柱状。细胞间变程度不定。如滤泡性腺癌中出现较多的嗜酸性细胞，且有恶变特征者，称为嗜酸细胞性腺癌。

（3）未分化癌：较少见，占5%~15%，多见于老年人，发展快，恶性程度高，转移早。无包膜，境界不清，常侵犯甲状腺周围组织，切面呈灰白色，常有出血和坏死灶。根据肿瘤细胞的形态又可将其分为小细胞癌和巨细胞癌，而巨细胞癌预后最差。

三、病因病机

多忧善愁，郁思寡欢，内伤肝脾，肝失调达，气滞血瘀，脾运失司，湿浊痰聚，凝结不散，久成瘿石。《圣济总录·瘿瘤门》曰："忧恚劳气，郁而不散，若或瘿之，此瘿所为作也。……妇人多有之，缘忧恚有甚于男之也。"

四、辨病依据

（1）多发生于青壮年，平均年龄不足40岁。

（2）多有肉瘿病史。

（3）靥部结块坚硬如石，高低不平，推之不易活动，吞咽时肿块上下移动很小，或近期内肿块增长迅速，或伴区域淋巴结肿大，甚至疼痛剧烈，向耳枕、肩部放射，也有波及牙痛者，全身伴形体消瘦，声音嘶哑，吞咽、呼吸困难等。

（4）放射性同位素碘-131扫描，多显示凉结节或冷结节。

五、辨证内治

症：靥部肿块生长较快，突出明显，皮色紫暗，表现凸凹不平，触之肿块活动度小，坚硬如石，或推之不移，随吞咽动作上下移动较小或不活动，疼痛常可波及耳、枕和肩部，也有牙痛者。伴形体消瘦，身体虚弱，声音嘶哑，吞咽、呼吸困难等。

治：化痰清浊，行气活瘀。

方：海藻玉壶汤。

药：海藻 30 g，陈皮 10 g，昆布 26 g，贝母 15 g，连翘 20 g，制半夏 15 g，青皮 10 g，当归 12 g，川芎 10 g，独活 12 g，甘草 6 g，水煎服。

加减：行气解郁，加柴胡、香附、枳壳、郁金、木香；活血化瘀，加红花、赤芍、三棱、文术、丹参、桃仁、田三七；抗癌，加白花蛇舌草、白头翁、黄药子、山豆根、蛇六谷、石见穿；化瘀软坚，加牡蛎、穿山甲、皂刺；疼痛，加延胡索、乳香、没药；气血虚弱，加黄芪、党参、白术、山药；心悸失眠，加酸枣仁、远志、琥珀。

六、鉴别

石瘿早期易与肉瘿混淆，应注意鉴别，也应与亚急性甲状腺炎区别。亚急性甲状腺炎起病呈亚急性，常继发于上呼吸道感染和痄腮（急性流行性腮腺炎）之后，靥部呈均匀性肿大，质较硬，但周围组织没有炎性浸润，有压痛，常波及耳、枕部，吞咽时加重。病程 1~2 个月，愈后甲状腺功能多不减退。

七、医案

任某，男，56 岁，退休工人，1983 年 5 月就诊。

主诉：颈前左侧肿块迅速长大如鸡卵 6 d。

病史：几天前左上臂酸困发胀，有针刺样跳痛，尤以肩肘关节及肱骨中下 1/3 处痛甚，不能做抬高、后伸和外展等功能活动。曾到郑州市某医院给予“金鸡虎丸”等药治疗未见好转，6 d 前患咳嗽时无意中发现左颈前部有一指肚样肿块，肿胀发硬不适，咳嗽时有憋气感，几天来肿块增长迅速，状如鸡卵故前来诊治。

既往史：20 年前患有“哮喘病”及左上肢摔伤，余正常。

检查：精神尚可，面色萎黄，言语清楚，形体消瘦，脉弦，舌质淡红、苔厚腻。见颈前左侧较对侧明显肿胀，状如鸡卵，但皮色如常，触之皮肤不热，左甲状腺上有 6 cm×6 cm肿块，有囊性感，肿块随吞咽上下移动。

诊断：石瘿（甲状腺瘤，为肝郁痰结型）。

治疗过程：当予疏肝解郁，化痰散结，拟柴胡 10 g，当归 15 g，黄药子 10 g，白芥子 12 g，昆布 30 g，海藻 30 g，牡蛎 30 g，杭白芍 25 g，青皮 15 g，香附 15 g，厚朴 15 g，半夏 12 g，莱菔子 10 g，陈皮 20 g，甘草 10 g，白头翁 15 g，水煎服。并建议做放射性同位素扫描检查。

第一次复诊：自诉服上药 3 剂肿块开始缩小、变软，但有咳嗽吐痰，自觉头顶部发热，脉弦，舌质淡红、苔厚变薄，遵上方去黄药子水煎内服。

第二次复诊：患者服上药 3 剂，自觉效果良好，肿块继续缩小，变软，检查肿块较前缩小约 1/3（4 cm×3 cm），放射性同位素扫描图示：“甲状腺位置正常，体积略增大，形态不完整，放射性分布右叶均匀；左叶呈一放射性缺损区，提示甲状腺左叶冷结节。”因该患者发现时间短，病情发展迅速，经中药治疗，计内服药 3 剂开始缩小，又服 6 剂缩小 1/3，效果是满意的，因病变尚属早期，同意手术治疗。

八、按语

石瘿的治疗目前首选仍为早期手术。因早期手术成活率较高，而非手术疗法，目前虽然摸索出较以往好的方法，但仍未有确实之把握，故仍提倡早期发现、早期手术。对于不能手术的晚期患者，常选用中药治疗或综合治疗，临床确有延长寿命，甚至多年带病工作的病例。临床已不能手术时，有的竟用中药收到意外效果，如若早期采用中药是否也会不手术而愈，这当是广大医务工作者和石瘿患者共同探索的一个重要问题。

综上气瘿、肉瘿、石瘿三种颈瘿病的发生，虽然可概括为脏腑功能失调或人体摄入含碘或其他有关物质不足或过量等有关，所谓："瘿者，由忧恚气结所生。亦曰饮沙水，沙随气入于脉，搏颈下而成之。"但是具体到气瘿、肉瘿和石瘿患者，也各有不同，或各有所偏。若以临床症状，治疗效果及预后来说，三瘿之中依次有轻、中、重之分。在治法上一般来说，气瘿以内治为主；肉瘿先宜内治，经内治（3个月）无效或反见加重者，再考虑手术；而石瘿则宜早期施行手术，对不能手术或不接受手术治疗的患者仍需给予内治或综合治疗为好。

第十五章　瘤

第一节　概　述

一、含义

瘤的含义大体可从以下几方面理解。

1. 鉴别　瘿与瘤是两种不同的疾病，如清代陈士铎的《石室秘录》曰："瘿瘤不同，形亦各异……"

2. 部位　瘤全身随处均可发生，如《薛氏医案》曰："夫瘤者留也，随气凝滞。"

3. 字义　瘤是病邪留滞不散结聚而成，如《圣济总录》曰："留之为义，留滞而不去也。"瘤是发生于人体肿瘤，如《说文解字》曰："瘤，小肿也。"

二、定义

病邪结聚不散，发生于人体的肿块称瘤。

三、源流

瘤最早见于《说文解字》。对瘤的发生等描写得比较详细，当是《灵枢·刺节真邪》，其曰："虚邪之入于身也深，寒与热相搏，久留而内著，寒胜其热，则骨疼肉枯；……有所疾前筋，筋屈不得伸，邪气居其间而不反，发为筋溜。有所结，气归之，卫气留之，不得反，津液久留，合而为肠溜。久者，数岁乃成，以手按之柔。已有所结，气归之，津液留之，邪气中之。凝结日以易甚，连以聚居，为昔瘤。"此后历代医家对瘤的认识更趋完善。

汉代《华佗神医秘传》中不仅将瘤与瘿进行了区别，并载有治"粉瘤""肉瘤""血瘤""发瘤""物瘤"等"神方"。对瘤的特征观察也很细微，处理果断，曰"粉瘤初生时宜即治，否则日渐加大，受累不堪……必挤尽其中粉浆，敷以生肌散自愈。"又曰："气瘤无痛无痒，时大时小，随气为消长，气旺则小，气弱反大，气舒则宽，气郁则急。治法必须补其正气，开其郁气，则瘤自散。"

元代危亦林著的《世医得效方·瘤赘》中将瘤分为6种，并对其治法有明确的认识，曰："凡骨瘤、肉瘤、脂瘤、血瘤、石瘤皆不可决，唯脂瘤决去其脂粉则愈。"还载有"以线去瘤"的结扎疗法。这种分类方法以后医家虽增添有"黑沙瘤""胎瘤""虫瘤"等，由于有的比较少见，仍将瘤分为6种，即"六瘤"的分类方法。

明代王肯堂著的《证治准绳·瘿瘤》中，进一步将六瘤与人体内在脏腑联系起来，这对六瘤的病因病机及辨证治疗等提供了可靠依据。其引《薛氏医案》曰："肝统筋而藏血，心裹血而主脉，脾主肉而统血，肺主气而司腠理，肾统骨而主水。若怒动肝火，血涸而筋挛者，其自筋肿起，按之如箸，久而或有血缕，名曰筋瘤。……若劳役火动，阴血沸腾，外邪所搏而为肿者，其自肌肉肿起，久而有赤缕，或皮俱赤，名曰血瘤，……若郁结伤脾，肌肉消薄，外邪所搏而为肿者，其自肌肉肿起，按之实软，名曰肉瘤，……若劳伤肺气，腠理不密，外邪所搏而壅肿者，其自皮肤肿起，按之浮软，名曰气瘤，……若劳伤肾水，不能荣骨而为肿者，其自骨肿起，按之坚硬，名曰骨瘤。"

清代祁坤著的《外科大成》在前人的基础上总结出较为完善的辨证内治方法和"结扎法""枯瘤法""刀针手术法"等外治法，一直沿用至今。而对瘤的发生当崇《医宗金鉴》，曰："瘤者，随气留住，故有是名也。多外因六邪，荣卫气血凝郁，内因七情，忧恚怒气，湿痰瘀滞，山风水气而成，皆不痛痒。"

四、临床表现

（1）瘤可发生于头面、躯干、四肢等全身各部。

（2）瘤的发生可单发或数个、数十个、数百个或更多并发，常随病因不同而异。

（3）瘤的大小悬殊较大，有小如粟粒，大如杏核、鸡卵、拳头或更大，甚至有数十千克者。其形态有圆形、椭圆形等不同。有的显露于体表呈悬垂样，有的隐居于皮肉之内而隆起，有的深藏于筋骨之间。有的皮色如常，有的色红或青紫。有的按之柔软如棉或有波动感，有的坚硬如石或按之如馒。有的光滑，境界明显，有的凸凹不平或散漫境界不清。有的触之活动，有的推之不移。有的先天即有，但多为后天复生。有的疼痛彻骨，有的并不觉痛。

（4）大瘤除脂瘤外，多与内脏相应。

五、病理转归

本病主要为心、肝、脾、肺、肾五脏功能失调致瘀血、浊气、痰滞而致。

六、临床常见种类

临床常见的瘤形较多，今谈的有气瘤、肉瘤、血瘤、筋瘤、骨瘤、脂瘤六种。

七、检查方法

在详细的问病史和对全身体格检查的基础上对瘤体局部检查。检查时首先根据病位选择体位，以患者舒适、病变部位能充分暴露为目的，然后进行望诊和触诊检查。

1. 望诊检查　注意部位（是否对称、隆起等）、形态（圆形、椭圆形、条状形

等)、数目（单个或多个等)、色泽（皮色如常或呈红色、青紫、暗红等)、异常表现(如表面有无粗大毛孔和扩张血管等)。

2. 触诊检查　可根据瘤的部位、大小等采用单指或中、示指或多指，必要时可双手同时进行按压、对挤、上下推按等方法对瘤体进行检查。并注意所在部位、肿块大小（以厘米计其长×宽×高=瘤体)、软硬度（如海绵状、木硬样、馒头样、石硬样等)、活动度（如按之光滑，与皮肤组织有无粘连或紧贴于骨骼等)、境界、压痛有无、温度(如常或发热）等。

一般瘤均可通过以上检查做出诊断，但还有少数肿瘤需借助验诊，如穿刺、X 线摄片、病理检查等。

第二节　气　瘤

一、一般情况

1. 定义　发生在皮肤浅表部位，按之柔软，随喜怒消长的肿块称气瘤。

2. 别名　神经纤维瘤，又称软纤维瘤，或多发性神经纤维瘤。

二、解剖生理与临床

神经纤维瘤在体表任何部位均可出现，来自中枢和末梢神经鞘膜细胞，故可发生在中枢神经和交感神经。在组织来源上，起源于神经鞘细胞和间胚叶组织的神经内衣、神经外衣等结缔组织。有人认为神经纤维瘤可能起源于神经的结缔组织鞘，也可能是增生的未成熟的神经膜细胞，但也有认为神经纤维瘤的纤维组织属于神经纤维，而细胞是神经膜细胞。

三、病因病机

多由肺气失宣，气血不和，痰湿凝聚肌肤发而成瘤。《外科枢要》曰：“若劳伤肺气，腠理不密，外邪所搏而壅肿者，其自皮肤肿起，按之浮软，名曰气瘤。”

四、辨病依据

(1) 常发于青春期或儿童期，有遗传性。

(2) 以躯干、头面多发，四肢也有发生，常为对称性。

(3) 数目多少、大小不等。有小如针头或豆大，或形大如拳。有数十个、数百个或上千个者。

(4) 气瘤大多属良性，如见瘤体突然增大，病区出现麻木或过敏，当是恶化先兆。

(5) 病变特征，以多发性气瘤伴多发性棕色斑点。其瘤按之柔软，检查时可将肿物挤入皮下，如将物塞入小洞一样，放手复弹起为特点。尤以多发性者不难诊断。

五、治疗

（一）辨证内治

症：初起小如粟粒，日渐长大，瘤色淡红或皮色如常，质地柔软，按之凹陷，放手随即弹起，患者不觉疼痛，有时瘤体虽少，却伴有棕褐色的皮肤异常。巨大的气瘤，常松弛悬挂于皮肤上，如瘤体突然增大，病区出现麻木或过敏是恶变征兆。

治：宣肺调气，化痰散结。

方：通气散坚汤。

药：人参、桔梗、川芎、当归、花粉、黄芩、陈皮、半夏、白茯苓、胆南星、贝母、香附、石菖蒲、海藻、甘草各30 g，制丸。每次6 g，每日2~3次内服。也可改为汤剂内服。

（二）外治法

对于瘤体较大妨碍活动或生于面部有碍美观者可采用手术切除或结扎治疗。

六、医案

患者，男，40岁。

主诉：全身散在性小疙瘩15年。

病史：自幼时发现棕色斑点散在沉着于全身皮肤，以头部最多。15年前无意发现双手臂内侧有2~3个豌豆大小之肿物，不痛不痒，又无明显增大，故未介意。近6个月来，左侧腰部酸痛，用手按之发现局部有核桃大小肿物，位于深部，走动用力时疼痛向左大腿外侧放射。近3个多月来出现四肢的不同部位轻微刺痛，用手按之都发现有大小不同之肿物，如花生与蚕豆大小，疼痛持续2~3天自愈，但肿物依然在，且大小无明显变化。发病以来无头痛、视听力如旧，大小便无障碍，家中无类似病史。两年前有腰痛、尿频，曾在某医院行尿培养，发现有结核菌，经治疗3个月后症状消失。

检查：发育营养均正常，血压128/70 mmHg，全身皮肤有散在性棕褐色之色素沉着，呈针头样或黄豆样大小，按之不褪色。四肢与左侧腰部可以触及大小不等的散在性肿物38个，位于皮下，有花生至核桃大小，有轻压痛，稍能移动。余（-），实验室检查血、尿、粪常规正常。血液康华氏反应阴性。

诊断：神经纤维瘤（气瘤）。

治疗经过：于11月12日初诊，患者除全身散在性小肿物38个外，尚有头晕、头痛、腰部酸痛，夜寐不佳、而多噩梦、口苦、食欲不振，脉弦大有力，舌苔薄浊微腻、舌红。根据脉证，素因肝胆火郁，肝气不舒，以致全身筋脉挛结，形成疙瘩。治宜平肝解郁、舒筋化结为主。方用柴胡、白芍、茯苓、金银花、昆布、夏枯草各9 g，海藻15 g，牡蛎30 g，土黄芪4.5 g，每日1剂空腹服，连服3剂。

二诊，服上药后口苦见减，食欲转佳，其他症状如故。脉弦大，舌苔薄、舌质淡红。依前方去土黄芪加夜合花、夜交藤各9 g，钩藤15 g，服法同上。

三诊，口苦消失，饮食正常，头痛减轻，睡眠好转，噩梦也少，唯小肿物仍旧。脉细弦，舌苔薄白、质淡红。仍以二诊方加赤芍9 g。服法同上。

四诊，头痛更见减轻，睡眠正常，小肿物略见缩小，疼痛也见减轻。脉细弦，舌苔薄白、质淡红。按三诊方加双钩藤 15 g，赤芍 9 g，并将柴胡改为 4.5 g。此后用此方日服 1 剂，服至翌年 3 月 25 日，除 15 年前所发生的手臂内的小肿块 3 个无变化外，所有小肿物全部消失不见。患者认为基本治愈，出院带药继续服用。迄今已 1 年 9 个月，随访复查结果与出院时一样，诊为基本治愈。

七、按语

气瘤有单发与多发，又以多发为常见，据统计，约有 15% 的患者有家族遗传史，其恶变发生率约为 10%。肿物虽多柔软，也有硬者。据研究，此乃与结节内的结缔组织构成有关，如胶原化的程度高者则硬，结缔组织排列松散者软，如果发生黏液样变，则更软。本病常发于青春期或儿童期，临床也有 50 岁以后才发病者。作者曾诊一气瘤患者，上身胸背满布气瘤，大小不一，高起下垂，猛一视之，使人不快，印象极深，故多发性者不难确诊。

第三节　肉　瘤

一、一般情况

1. 定义　肿块生于皮里肉外，按之软或硬如馒者称肉瘤。

2. 别名　脂肪瘤或肌纤维瘤。

二、解剖生理与临床

皮肤是由表皮、真皮、皮下组织构成。皮下组织在真皮之下，由疏松的结缔组织和大量的脂肪组织组成，又称皮下脂肪层。皮下组织由结缔组织构成网状，将成群的脂肪细胞分隔成若干小叶，并有血管、淋巴及神经通过，正因皮下脂肪组织的存在，使人体皮肤具有保温、缓冲外来压力和储存养料的作用。

由于皮下脂肪组织在人体的分布不同，其厚薄也不一样，并因性别、年龄、部位和个人而不同，如女性脂肪层较男性厚，胖人较瘦人脂肪多，腹、臀、乳房、股部较其他部位脂肪丰满，而眼睑、阴茎、阴囊及小阴唇则多不含脂肪。故脂肪瘤发生于全身体表有脂肪组织的部位，但其他如腹膜后肾周围等有脂肪组织部位的肿瘤不属本病范畴。脂肪瘤的表面都有一层完整的薄的纤维包膜。由包膜发生出很多的纤维间隔，使之成分叶状。因这些纤维与皮肤和深筋膜相连，而限制了瘤的活动，致使瘤体表面皮肤具有橘皮征。将瘤体取出其切口呈黄色或橘黄色。显微镜下与正常脂肪组织的区别在于小叶大小不规则和不均匀的结缔组织间隔存在。当瘤体内含纤维组织和血管组织较多时，则称为脂肪纤维瘤或脂肪血管瘤。

三、病因病机

脾失健运，湿痰内生，肌肤失活，气血凝结，久而成瘤。

《外科正宗》曰："脾主肌肉，郁结伤脾，肌肉消薄，土气不行，逆于肉里而为肿，曰肉瘤。"

四、辨病依据

（1）本病任何年龄均有发生，但以成年人更易罹患。

（2）女性较男性为多见，男女之比约 1∶3。

（3）病变部位在皮下脂肪组织中，以皮下肿物为主要症状，皮色不变，多不疼痛，按之软如棉团，或质硬如馒，生长缓慢，无全身症状，增长到一定程度则停止发展，终为良性，无恶变倾向。临床一般分单发型和多发型两种。

1）单发型：多发于躯干，尤以颈、肩、背等多见。呈分叶、扁圆，境界清楚的柔软肿块，大小不一，小如豆，大如桃李，一般在 1~10 cm 不等。发生在皮肤厚的部位，如颈、项等，则肿物较硬。推按肿物时，橘皮征清晰可见，故活动也不甚明显。

2）多发型：多见于四肢，常对称发生，也可见于胸腹部，数目较多，触之柔软，光滑活动，境界清楚，但肿物较小，直径 1~2 cm，可有轻微触痛。

五、治疗

（一）辨证内治

症：初起小如豆粒，渐渐长大，形圆或扁，柔软如棉，或硬似馒，皮色不变，不紧不宽，境界清楚，多不疼痛，长大至一定程度，即停止发展。好发于颈、背和肩部等。单发者，有的肿块可重达 10~20 kg，若系多发，常见于四肢、胸腹等处，多对称分布，肿物可有轻度触痛，挤压肿物，橘皮征明显，全身症状不明显。

治：健脾益气，开郁化痰。

方：顺气归脾汤。

药：陈皮、贝母、香附、乌药、当归、白术、茯苓、黄芪、酸枣仁、远志、人参各 30 g，木香、炙甘草各 9 g。共为细末，合欢树皮 120 g，煎汤煮至米糊，丸如桐子大，每服 60 丸，食则白滚汤送下。也可遵方煎服。

（二）外治法

外敷用阳和解凝膏掺黑退消。

（三）手术疗法

过大肿瘤，影响美观或功能活动者可手术切除。

六、按语

肉瘤全身任何部位均可发生，增长到一定程度即停止发展，终为良性，若不影响面容和功能活动时，不用治疗，鉴于以上情况，又因本病内治效果极其缓慢，患者常畏吃药之苦，而中断治疗。但需要说明的是，当与现代医学所称"肉瘤"区别，西医所说"肉瘤"乃恶性肿瘤，预后极差。

第四节 筋 瘤

一、一般情况

1. 定义 人体筋脉产生的筋结成块或青筋盘曲，状如蚯蚓者，称筋瘤。

2. 别名 筋结、胶瘤、炸筋腿、腱鞘囊肿、下肢静脉曲张。

3. 分型 囊状型和条状型两种。

二、解剖生理与临床

囊状型筋瘤的发生基础，主要有以下三种。

(1) 发生于关节附近的腱鞘上。由致密的纤维结缔组织形成包膜，囊壁内无内皮，与澄清透明的胶冻样黏液直接接触，为单房或多房性，密闭囊腔，与关节及腱鞘都不直接交通。

(2) 发生在腕关节周围的筋瘤，多在伸指总肌腱附近，或伸指总肌腱与伸拇长肌腱之间。

(3) 见于肱桡肌与桡侧屈腕肌之间（图15-1）。

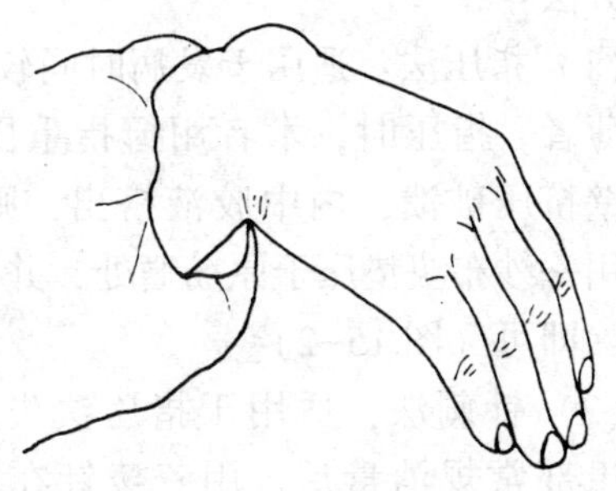

图 15-1 筋瘤治疗前

条状型筋瘤的主要病理基础是下肢的青筋盘曲，即下肢的静脉曲张。下肢静脉分深、浅两部。深部静脉在肌肉中间与动脉伴行，起自股静脉向下至足部，由于行经的部位不同，在小腿的称胫静脉，在腘窝的称腘静脉，在大腿的称股静脉；浅静脉在皮下，由大隐静脉和小隐静脉组成。大隐静脉起始于足内侧的足背静脉网，沿小腿内侧上行，过卵圆窝注入深部，汇入股静脉。小隐静脉起于足背外侧，在小腿后面上行进入腘静脉。以上深浅两组静脉之间有很多的交通支。在这些静脉和交通支的内面，有许多静脉瓣，可防止血液倒流，使血液由下向上，从浅往深地正常回流。静脉瓣膜功能不全时，影响下肢静脉的正常回流，使静脉发生弯曲、扩张、变性而成为条状型筋瘤。

三、病因病机

1. 囊状型 多由劳伤或外伤筋脉，致气血不和、痰浊凝滞、结聚不散而成。

2. 条状型 多因筋脉虚弱，又经久站或劳伤致气血运行受阻、下肢青筋扭曲或蜷曲成团为病。

四、辨病依据

（1）囊状型可发生于任何年龄和不同的职业，但以青壮年女性多罹患。腕、踝、膝、手足背部均可发生，尤以腕关节和手背部好发。肿物呈圆形或椭圆形凸起，皮色正常，触之有囊性感。

（2）条状型常见于中年男性或怀孕妇女，多有久站、负重过劳病史，好发生在两下肢大腿部。站立时可见下肢尤其小腿部青筋显露，弯曲扩张或蜷曲成团；严重时可伴发臁疮。

五、辨证治疗

（一）囊状型

症：初起患部有半球状隆起，大小不等，可单发或多发，皮色正常不疼痛。触之表面光滑，边缘清楚，按之有囊性感，多不活动，天长日久，肿物表面坚实，按之硬韧不移，或有疼痛，或觉患部酸困乏力。

治：以外治为主。

方法：

（1）指压法：适用于发病时间较短，筋瘤囊壁嫩薄者。指压时，术者用拇指重压筋瘤顶部，将囊壁挤压破溃，内中胶液挤出，则筋瘤消失。此时用一纱布块垫压于原筋瘤处，并予包扎，2 d后去除即可（图 15-2）。

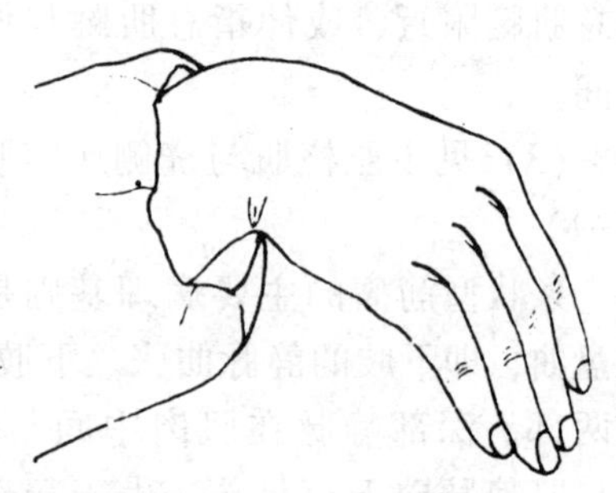

图 15-2　筋瘤治疗后

（2）针刺法：适用于指压法失败者。针刺时，患部常规消毒后，用三棱针在筋瘤顶部刺入，并向多方穿刺（可根据筋瘤大小、坚韧程度决定），将囊壁穿破后，再用重力按压，使胶液从针孔中挤出，然后在原筋瘤部用无菌纱布加压包扎即可。

（3）抽注法：适用于指压法或针刺法无效者。抽注前局部常规消毒后，用粗穿刺针刺入囊腔，并吸净胶液，然后将与抽出量相等的一针效注射液或复方消瘤液注入囊腔内，冲洗后留囊腔内少许，余吸出，纱布加压包扎即可。

（4）切除术：适用于以上治疗方法无效者。切除时患部常规消毒局麻后，用手术刀顺皮纹做横切口，切至皮下，显露并切开筋膜，暴露囊肿，然后沿囊壁周围切除、剥离，最好带一薄层正常组织，将囊肿完全取出可减少复发。术中注意止血，勿损伤肌腱和神经，缝合切口后用无菌纱布包扎即可。

（二）条状型

症：初见下肢小腿青筋暴露，明显增粗，弯曲，状似蚯蚓，触之柔软，不觉疼痛。重则青筋粗大，盘曲成团，多则疙瘩累累，下肢沉重，酸困水肿，尤以下午加重。久则周围皮肤呈褐色，表皮变薄，皮肤弹性消失，时时作痒，每于外伤或搔抓、蚊虫叮

咬后，易感染发炎，红肿疼痛，甚至溃烂坏死形成臁疮或脓水浸淫发生湿疹疮。

治：通脉活血，健脾利湿。

方：通脉健脾汤。

药：当归 10~20 g，川芎 9~15 g，丹参 15~30 g，赤芍 10~20 g，黄芪 15~30 g，党参 15~30 g，白术 15~30 g，茯苓 15~30 g，牛膝 6~12 g，水煎服。

加减：湿热下注，加黄柏、蒲公英、车前子、黄芩、白茅根、薏苡仁；通脉活血，加红花、桃仁、鸡血藤；化瘀散结，加三棱、文术、水蛭、虻虫。

外治：局部红肿疼痛者，可外敷金黄膏，或金果榄研细，酒浸外涂或调膏外敷。

六、医案

宋某，女，40 岁，农民，1984 年 3 月 9 日初诊。

主诉：右脚踇趾外伤致局部肿痛，此后疼痛加重，于 1975 年在县医院诊为“腱鞘囊肿”，手术排出黄色胶冻样黏液后治愈。1 年后原手术部位又肿大疼痛，右脚踇趾有疱状物，又经医生切开即肿消。至今 10 年共计手术 7~8 次，最后一次于去年 2~3 月，术后至今半年又复发，从原踇趾第二节蔓延到爪甲下，肿胀、疼痛，2 d 前患趾红肿疼痛，行动不便，余无特殊记述。故来我院诊治。

检查：右脚踇趾端部肿大，爪甲顶起，触之韧实疼痛，有囊性感，爪甲部有活动感。局部消毒后可在囊状肿物内抽出略带黄色胶冻样黏液物。脉数，舌质紫暗、苔白。

诊断：筋瘤（腱鞘囊肿）囊状型合并感染。

治疗经过：先拟清热活血、利湿消肿之剂，方用当归 15 g，蒲公英 60 g，黄柏 15 g，茯苓 20 g，车前子 30 g（另包），牡蛎 30 g，栀子 15 g，乌梅 15 g，甘草 10 g，水煎服。局部常规消毒后，用 7 号针穿刺并吸出黏液，然后改用装有复方消瘤液注射器注入 0. 5 mL 后轻压包扎。并嘱患者卧床休息，抬高患肢。

第一次复诊：上次注射后当时患处疼痛，次日肿消痛减，并能安然睡眠，检查指压有粉红色稀分泌物，少有泡沫，又按上法注入复方消瘤液 1 mL 冲洗；然后加压包扎。又遵上方加薏苡仁 30 g，黄柏改为 20 g，水煎服。

第二次复诊：经上处治后次日肿痛大减，爪下稍有疼痛、微肿，已无浮动感。现局部肿消微痛，因患有脚癣，用艾叶 30 g、百部 20 g、苦参 30 g、白矾 10 g、白及 15 g、甘草 20 g，带药回家水煎外洗。

第三次复诊：患者至上次治愈回家，半年未犯。

七、按语

筋瘤在历代文献中都有记述，对其治疗方法，也很明确，如《洞天奥旨》曰：“筋瘤者……亦无大害，竟可以不治置之。”但在筋瘤生长较大影响功能活动时，则主张手术治疗。《医学纲目》中有一筋瘤医案，此筋瘤由于生长较大，又生于双手腕部，不仅影响功能活动，也因此影响到婚事，后给予针刺手术治愈后，才使女子婚配，曰：“一女子未嫁，年十八，两手皆有瘤，一类鸡距，一类羊角，腕不能钏，向明望之，如桃胶然，夫家欲弃之，戴人见之曰……此胶瘤也，以钏针十字刺破，按出黄胶脓三二匙，立平，瘤核更不再作，婚事后复成。非素明者，不敢用此法耳。”至于对条状型筋瘤多遵《外科正宗》，曰：“筋瘤者，坚而色紫，垒垒青筋，盘曲甚者结若蚯蚓，治当清肝解郁、养血舒筋，清肝芦荟丸是也。”可谓文简而病因、证治方法俱全。临床实践证明，青筋盘曲服药难使盘曲之青筋恢复正常，但由于青筋盘曲而发生的下肢水肿、肢体酸困，或红肿疼痛诸症则用中药治疗常可迅速改善，减轻痛苦。为巩固疗效，对于严重的下肢静脉曲张当以手术治疗为好。因此若能两法合用，取长补短，不仅可减少患者痛苦，且可避免并发症，提高治愈率。

第五节　血　瘤

一、一般情况

1. 定义　肌肤脉络横生成瘤，皮色鲜红、青紫，按之软而不痛，溃破流血者名血瘤。

2. 别名　血管瘤。

3. 分类　毛细血管瘤、海绵状血管瘤和蜿蜒状血管瘤 3 种。

血管是从中胚叶组织发展来的，而血管瘤则是血管发育过程中畸形发展造成的结构瘤。

血管的胚胎发育过程大致可分为丝状期、网状期和管干形成期 3 个阶段。若发育异常，可致不同形态的畸形，如丝状期有的毛细血管停止发育，则发生毛细血管瘤；在网状期扩大的血管结聚成团，则发生海绵状血管瘤；在管干形成期，出现粗大的异常血管干，且与体循环有相当广泛的交通，则发生蔓状动脉瘤。以上说明胚胎发育异常，是发生血管瘤的病理基础，而外伤及雌激素如妊娠期，确可促使血管瘤的发展，应引起重视。

毛细血管瘤发病部位在皮内，而不侵入皮下组织。一般来说，全身都可发生，但常见于颜面部，多于出生后 3 个月左右发生。瘤体偏平或隆起，多在 2~4 cm，色红或暗红，界线清楚，压之褪色，放手即恢复，随婴儿生长增大，到一定程度，可停止发展，有自行消退者；海绵状血管瘤主要发生在皮下组织内，瘤体主要由静脉构成；多见于皮肤和黏膜下及四肢、胸背部，大多在 30 岁以前发病，青少年和婴幼儿尤其多见。其大小、形态不一，境界不清，皮色暗红或青紫或如常色，触之柔软，或软硬间杂，压之缩小，放手复原，似若海绵。蜿蜒状血管瘤好发于四肢，是由蜿蜒屈曲的血管构成，内有动静脉沟通，故瘤体表面温度增高，可有搏动、震颤，听诊可闻及吹风样杂音和冲击音，瘤体受压可缩小，去除压力即膨起，并随体位而改变，如发生于下肢，抬高患肢瘤体渐小，下垂后随即增大。

二、病因病机

多由先天不足，后天心火妄动，血行失常，气血纵横，脉络交错凝聚不散发而为

瘤。

三、辨病依据

(1) 瘤体肤色红、暗红、青紫及触之柔软，压之褪色、瘤体变小，去除压力复原为主要依据之一。

(2) 对瘤体行穿刺抽出血为最可靠的诊断方法。

四、治疗

(一) 辨证内治

症：初起很小，常被忽视，继而长大，质柔软似海绵，形态各异，局部隆起，边界不清，不觉疼痛，皮色红、暗红或青紫，或皮色如常，严重时不仅范围扩大，也可向里侵及筋骨，致肢体肥大畸形、酸胀沉重等，若瘤体创伤，不仅出血难止，也可促使发展。

治：养血凉血，抑火滋阴。

方：芩连二母丸（汤）。

药：黄连、黄芩、知母、贝母、川芎、当归、白芍、生地黄、熟地黄、蒲黄、羚羊角、地骨皮各等份，甘草（减半），共为细末，侧柏叶煎汤，食面为丸如桐子大，每服 70 丸，灯心汤送下。或做水煎剂内服。

(二) 外治法

1. 结扎疗法 适用于血瘤带蒂高出皮肤者。结扎时，局部消毒后用细丝线从瘤体根部结扎，待瘤枯脱落收口而愈。

2. 硬化剂注射疗法 适用于毛细血管瘤和海绵状血管瘤。注射时，局部常规消毒，选用无水乙醇或复方消瘤液，或 5%鱼肝油酸钠分次行瘤体内注射，注射结束，外用无菌纱布固定即可。每间隔 1～3 周注射 1 次，直至瘤体萎缩硬化。注射剂量不可过大，否则易发生坏死、溃烂等。

五、鉴别

血痣常易被误认为是血管瘤，检查时指压，其色泽、大小无明显变化；也有将海绵状血管瘤误认为脓肿者；而蜿蜒状血管瘤由于患部温度增高，有被误认为为局部感染者，若稍加注意不难区别。

六、医案

王某，女，39 岁，工人，汉族，1972 年 6 月 12 日初诊。

主诉：舌上长疙瘩 1 年，舌体活动受限（不利）3 天。

病史：初在舌中部右侧长小疙瘩，日渐长大、增多，但未引起注意，3 天前由于舌体活动受限（不利），即来诊治。

检查：让患者张口伸舌，见右侧舌中部长紫色瘤 2 个，大小分别约为 3 cm×2 cm 和 0. 5 cm×0. 5 cm；右前侧有一个大小约 0. 3 cm×0. 3 cm，共 3 处，用示指按之软似海绵，不痛。

诊断：舌部海绵状血管瘤。

处理：用无水乙醇局部注射。

初诊：先用红汞消毒舌部，取 1 mL 注射器 4 号小针头，注入 2 个小血管瘤内无水乙醇 0. 5 mL，外涂红汞，并用淡盐水漱口，保持口腔内清洁。

第一次复诊：原注射 2 个瘤已坏死变黑，情况尚好，今日按初诊操作方法，注入最大瘤体内无水乙醇 1 mL，余未注药。

第二次复诊：上次注射后当日舌体肿胀，头痛，恶心，呕吐，饮食减少，现瘤体发硬，肿已好转，又于稍软处注入无水乙醇 0. 4 mL。

第三次复诊：上次注射后无不良反应，瘤体大部分已变硬，原变黑坏死之瘤体已脱落，伤口近愈合，又在稍软瘤处注入无水乙醇 0. 2 mL。

第四次复诊：瘤体消失，创面愈合痊愈。

本例患者共注射 4 次，用无水乙醇 2. 1 mL，14 d 痊愈。

七、按语

血管瘤多系先天性，初期很小，治疗最易收效，但常被忽视，或认为婴儿幼小，待长大后再治。因此延误治疗时机，给患儿带来极大痛苦，所以医生应当早期发现、早期治疗。血管瘤小而有蒂者用结扎疗法即可迅速治愈；瘤体形小表浅，冷冻即可收效；稍大的海绵状血管瘤，采用硬化剂注射为首选治法之一；至于较大的海绵状血管瘤注射疗法不易硬化，当与手术疗法配合；而蜿蜒状血管瘤尚无理想治疗方法，即使手术有治愈之望，但复发者有之，临床也有报道采用凉血、活血疏通经络之中药，用当归 6 g，赤芍 6 g，牡丹皮 6 g，桃仁 6 g，生地黄 9 g，红花 1. 5 g，桂枝 6 g，甘草 3 g，连服 45 剂治愈，当是最理想之治疗方法了。但其规律性尚待进一步探索和认真研究。

第六节　脂　瘤

一、一般情况

1. 定义　体表肿物内含脂粉者，称脂瘤。

2. 别名　粉瘤，俗称豆腐渣瘤或皮脂腺囊肿。

二、解剖生理与临床

皮脂腺位于真皮层内与毛囊相通，每个毛囊周围有 1 ~ 6 个皮脂腺，属皮肤的附属结构，是在立毛肌和毛囊之间的一种泡状腺，腺泡外层细胞有分裂增殖能力，内层细胞也是由外层细胞发生，并逐渐成熟充满脂滴，体积增大，最后连同腺细胞一起溃破排出，形成皮脂，顺导管入毛囊腔，排出体外，与汗液乳化后，可润滑皮肤，使角质层软化，减轻外界的机械性刺激，防止微生物等侵入，故皮脂腺有保护皮肤的良好作

用。若腺口或毛囊口发生阻塞，致皮脂腺滞留，即形成脂瘤。因此脂瘤多发生在皮脂腺丰富的地方。故《景岳全书》曰："然此五瘤之外，又唯粉瘤为最多。盖此以腠理津沫，偶有所滞，聚而不散，则渐以成瘤。"所述的道理与前者可谓不谋而合。

三、病因病机

多由营卫不和，腠理不固，津液湿痰阻滞肌肤，聚而不散而成。

四、辨病依据

（1）脂瘤生长缓慢，任何年龄均可发生，以成年人多见。

（2）好发于头面、颈、背、臂等皮脂腺丰富的部位。

（3）肿物皮色如常或透出青色，小如豆粒，大如杏桃，呈圆形或椭圆形，边界清楚，质软，推之活动，肿物表面常有一较大毛孔凹口，用力挤压，可挤出脂粉样物质，如脂瘤包膜不取出，常易反复发作，有的患者常在脂瘤染毒、红肿疼痛时就诊，结合既往病史和特点，不难诊断。

五、治疗

（一）辨证内治

症：初起在皮肤表层内长一肿物，小如豆粒，大如杏桃，常使皮肤表面隆起，皮色如常或透青色，界线明显，多不疼痛，肿块中间有一凹陷小坑，微带黑色，触之质软、活动，用力挤压，有脂粉样物质从小坑中流出，有臭气，如合并感染则红肿疼痛明显。

治：拟清热、解毒、利湿。

方：清利活血饮。

药：金银花 10~30 g，连翘 10~15 g，生地黄 10~15 g，黄芩 6~12 g，黄连 6~10 g，赤小豆 15~30 g，白茅根 30~60 g，蒲公英 30~60 g，川芎 6~10 g，当归 6~10 g，赤芍 10~15 g，水煎服。

加减：在上部，加菊花、白芷；在中部，加青陈皮、柴胡；在下部加牛膝、木瓜；恶寒发热，加荆芥、薄荷；大便秘结，加大黄、芒硝。

（二）药物外治法

局部红肿热痛者，外用金黄散膏或二味拔毒膏。

（三）手术疗法

脂瘤无感染者当以手术摘除最为合适。患者取舒适、暴露明显、操作方便的体位。局部常规消毒后铺巾。用 1%普鲁卡因以围绕肿瘤做菱形浸润麻醉。顺皮肤纹理方向做小棱形皮肤切口。沿囊肿壁做钝性分离，将肿瘤完整剥出摘除。对皮间断缝合切口（图 15-3）。外用无菌纱布包扎固定即可。

注意：切口大小当根据肿瘤大小决定，如瘤体高出皮面不明显，可做与肿瘤等长的直切口。分离时勿将囊壁弄破，如有粘连可用手术刀切断，但不可将囊壁残留组织内。注意止血，避免术后发生血肿。

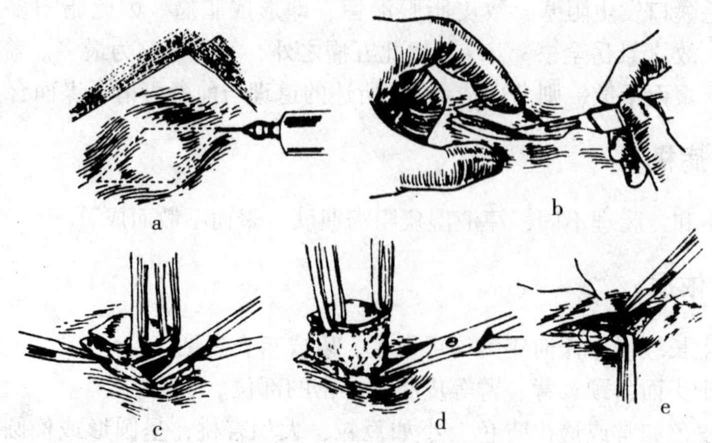

图 15-3 体表小肿瘤切除术

六、医案

鲍某，男，29 岁，某市食品总厂工人，1984 年 3 月 28 日初诊。

主诉：2 年前在左臀部长一花生米大小肿块，未引起注意，后肿块红肿疼痛。医生诊为“脓包”，服“消炎药”后肿消。此后右侧臀部也长一疙瘩，但较小，肿块逐渐增大，又复发如上次，自服“土霉素药片”肿消痛止，但原肿块仍在，近日 2 个肿块又有所增长，明显高出皮肤，触之稍硬，但不疼痛，影响骑车、走路，故来院求治。

检查，左臀部有桃样大小肿块（约 4 cm×3 cm），凸出皮面，边缘清楚，皮色如常，触之不痛，稍硬。右臀部有杏样大小（约 2 cm×2 cm），稍隆起。

诊断：脂瘤。

治疗经过：局部常规消毒，麻醉后顺纹理方向切开皮肤，并分离囊壁，左侧肿块连同囊壁完整取出。右侧囊壁穿破，将囊壁剥出，清洗干净，缝合 5 针，外用无菌纱布包扎固定。术后一周切口愈合，于第 8 天拆线痊愈。

七、按语

历来对脂瘤的治疗一般都不取内治，以手术为主。由于脂瘤容易染毒，常致局部红肿热痛，也因此当痈治，予切开排脓，脓毒泄，肿消痛减，但内膜未脱，多不易痊愈，即使长口，又易复发，正如《医宗金鉴》所说，粉瘤“治宜铍针破去脂粉，以白降丹捻子插入数次，将内膜化净，……自愈”。由于内膜存在，久治不愈者在临床并非罕见。关于脂瘤的发生、发展变化，历代文献也多有论述，当数明代名医张介宾对自身所患脂瘤的详细记录尤为真切生动。《景岳全书》曰：“兹纪予于三旬之外，忽于臀下肛门前，骨际皮里，生一小米，初如绿豆许，不以为意，及半年而如黄豆矣，又一年而如皂子，复如粟矣，此时乘马坐椅，皆有所碍，而渐至痈矣。然料此非敷药可散，又非煎药可及，使其日渐长大，则如升如斗，悬挂腰股间，行动不便，岂不竟成废物乎。抱忧殊甚，谋之识者，皆言不可割刺，恐为祸不少。予熟筹数月，莫敢妄动。然窃计，此时乘小不取，则日后愈大愈难矣，将奈之何。尝见人臀股间受箭伤者，未必

即死，此之利害不过如是，遂失意去之。一日饮酒微醺，乘醉以柳叶针刺之，所出者皆如豆腐白皮之属，盖即粉瘤也。刺后顿消，余甚快然。又两日后，则肿如热痈，予以会通膏贴三日，脓溃而愈，予又快然。不两日又肿起，更热更大，予则大惧大悔，谓瘤赘诚不可刺也。然而无奈，复以会通膏贴之，又三日而大溃，则溃出一囊如鱼胞者，然后收口痊愈。今愈后数十年，此间仍有一小窍，诚险证也。向非予之勇决，则此后不知作何状，使开之再迟，则真有不可收拾矣。是以病不早治，则不知所终，此亦可为治病者之鉴。”这一案例，从脂瘤的发生，至其日大及治疗方法上的分歧和复杂的思想情感，以及术后的反复发作，直至溃出一囊，方收口痊愈等，发展过程实有读文如视人，似有“亲临其境”之感。

脂瘤属轻浅小恙，易治，但据报道也有发生恶性变者，还是早期治疗为好。

瘤，除气瘤、肉瘤、血瘤、筋瘤、脂瘤、骨瘤之外，还有黑沙瘤、发瘤等。所谓“六瘤”者，乃指常见者也。

瘤，应五脏，是指气瘤主肺、肉瘤主脾、血瘤主心、筋瘤主肝、骨瘤主肾，为辨证施治的依据。故《证治准绳》引《薛氏医案》曰：“夫瘤者，留也，随气凝滞，皆因脏腑受伤，气血乖违，当求其属而治其本。”又曰：“肝统筋而藏血，心裹血而主脉，脾主肉而统血，肺主气而司腠理，肾统骨而主水。若怒动肝火，血涸而筋挛者，其自筋肿起，按之如箸，久而或有血缕，名曰筋瘤，用六味地黄丸、四物、山栀、木瓜之类。若劳役火动，阴血沸腾，外邪相搏而为肿者，其自肌肉肿起，久而有赤缕，或皮俱赤，名曰血瘤，用四物、茯苓、远志之类。若郁结伤脾，肌肉消薄，外邪所搏而为肿者，其自肌肉肿起，按之实软，名曰肉瘤，用归脾、益气二汤。若劳伤肺气，腠理不密，外邪所搏而壅肿者，其自皮肤肿起，按之浮软，名曰气瘤，用补中益气之类。若劳伤肾水，不能荣骨而为肿者，其自骨肿起，按之坚硬，名曰骨瘤，用地黄丸及补中益气汤主之。”此治病求本之法也，也不能忽视外治，特别是手术疗法在治瘤中的作用。但采取手术治疗当持慎重态度，“不可轻去”。气瘤、肉瘤、血瘤、脂瘤等均有可去除之范围。有的当以早期手术为是，如骨瘤等。因此手术与非手术当辨证论治，紧密配合为好。至于骨瘤属恶性瘤者详见癌类。

此外，笔者对瘿、瘤在辨证论治中的异同问题也谈一点看法。瘿、瘤虽是两种疾病，但其病因、病机有相同之处，如瘿、瘤均与五脏相应，另外瘿与瘤的发病，都是在正气不足，外邪乘虚侵入，结聚于经络、脏腑而致气瘀、血癖、痰凝等病理变化而发病的，这是瘿瘤的共同基础，其相应的治疗方法则是：气滞者，理气解郁；气瘀者，活血祛瘀；痰凝者，化痰软坚；其他如湿聚、肝肾不足、心火妄功等，当随其因而处治。同时也应看到瘿、瘤的相异之处，瘤随处可生，瘿则只生于颈部。

第十六章　癌

第一节　皮肤癌

一、一般情况

1. 定义　发生于体表皮肤上的肿块坚硬如石，溃后翻花出血，形似岩者称皮肤癌。

2. 别名　根据发生部位、形态等不同，名称也异，如茧唇、舌岩、肾岩等。根据病理等不同，有基底细胞癌、鳞状细胞癌、黑色素瘤。

3. 分型　基底细胞癌主要分三种类型：第一种是色素型基底细胞癌，又称色素型基底细胞上皮瘤；第二种是硬化型基底细胞癌，又称硬化型基底细胞上皮瘤，如纽扣样硬斑块；第三种是线型基底细胞癌，又称线型基底细胞上皮瘤，生于表皮内或紧贴表皮，扁平瘢痕，也可是多发性。另有结节溃疡型，初起如小米到豌豆大蜡样小结节，后渐增多，相互融合，成蜡样光泽，盘形斑块，中央可结痂，去痂后可有轻微出血，后又结痂，日久痂下发生溃疡，渐大出血，凸凹不平，边缘卷起，质坚硬，多不觉痛。溃疡可向深部侵蚀，一般不侵犯邻近区域性淋巴结，也不转移到别处，可因局部血管破裂、继发感染等并发症而致死。色素型常为扁平的斑块形，其边缘除有珍珠色泽外，尚有点、网状淡褐色的黑素斑，表面常结痂，揭之易出血，有时易误认为恶性黑瘤。硬化型略隆起，呈淡黄色豆大或蚕豆大坚硬斑块，边缘不清，日久溃破。线型呈片状浸润性红斑，也可是多发性，表面脱屑或结痂，有时表面萎缩扁平，而呈扁平瘢痕型。有线状微隆起的边缘，有蜡样光泽及毛细血管扩张，或微溃破。常发于遮盖部位。

鳞状细胞癌，又称棘细胞癌或皮样癌，起源于上皮细胞。根据分化与未分化（非典型）细胞的相对比例，可将鳞状细胞癌分为轻、中、重三度。也有人分成四度：即一度分化的细胞超过 75%；二度分化的细胞超过 50%；三度分化的细胞超过 25%；四度分化的细胞不足 25%。度数越高，恶性程度越高。

二、病因病机

外因风热湿邪，脏腑肝脾心肾失和，致气血凝滞、郁结不散而成，久则耗气伤血。

皮肤癌的发生与长期物理（如烫伤）、化学（砷、煤焦油、沥青等）的刺激，以及老年性疣，经久不愈的皮肤溃疡、慢性炎症产生的瘘管和窦道有一定关系。

三、辨病依据

（1）本病以老年人多见。

（2）基底细胞癌常发生于面部的鼻侧、颊部、眼睑等，好发于发际与上唇之间部位，一般不累及黏膜。发病缓慢，可长达10余年。初起时有一增厚小块，逐渐隆起，以后表面溃疡，经久不愈，增大蔓延，一般不发生转移（图16-1）。

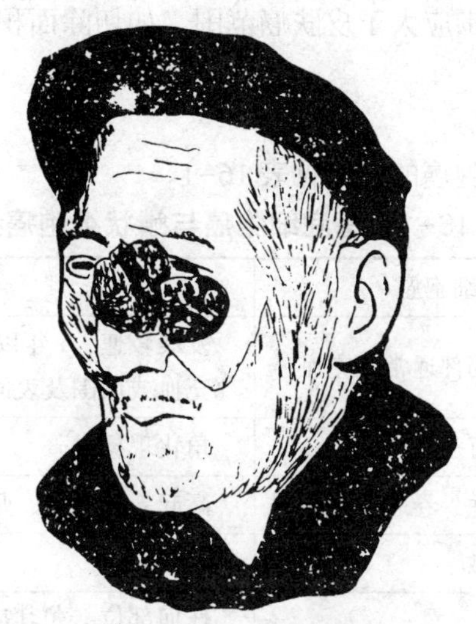

图16-1　80岁老人面部皮肤癌30年

（3）鳞状细胞癌可发生于皮肤和黏膜的任何部位，易发生于皮肤黏膜连接处，如面部、下唇、手背、阴部等。病情发展较快，一般形成乳头状或菜花状肿瘤，逐渐发生浸润和溃疡，常出现附近淋巴结转移。

皮肤癌易早期诊断，必要时可行活组织切取，行病理检查。

四、治疗

（一）辨证内治

症：初起时患部有一小肿块，日渐增大，表面可发生溃疡，增大蔓延，滋流血水（基底细胞癌），经久不愈；或初生呈乳头样隆起，状如豆粒，增长较快，形如菜花，触之坚硬，溃后出血流水，凸凹不平，溃烂翻花，气味恶臭，疼痛不适，伴形体消瘦，低热乏力，脉数无力，舌质淡红、少苔。

治：益气活血，软坚散结。

方：化瘤饮。

药：生黄芪15～30 g，当归10～15 g，赤芍15～30 g，菊花10～20 g，半边莲15～30 g，半枝莲10～20 g，蒺藜15～30 g，白花蛇舌草15～30 g，穿山甲6～15 g，皂角刺6～15 g，薏苡仁15～30 g，甘草6～10 g。水煎服。

加减：软坚，加昆布、海藻、牡蛎；化瘀，加三棱、莪术；清热解毒，加黄芩、黄连、栀子；滋阴，加生地黄、玄参、麦冬、石斛；益气补血，加党参、白术、红花、川芎、鸡血藤、阿胶珠。

（二）药物外治法

外用蜂房二白丹，并根据疮面情况干撒或香油调涂；皮癌净外撒或香油调涂，使癌组织干枯脱落干净后，再改用化腐生肌散或生肌散收口。切勿将药涂于健康皮肤，以免蚀烂增加痛苦。

（三）手术疗法

手术切除时，切除范围应大于皮肤癌范围。如切除面积大，可植皮。

五、鉴别

基底细胞癌与鳞状细胞癌的鉴别见表 16-1。

表 16-1　基底细胞癌与鳞状细胞癌鉴别

项目	基底细胞癌	鳞状细胞癌
发展情况	发展很慢，局部通常不充血	发展较速，1 年以内，直径往往达 1 cm 以上。局部充血或周围及表面有血管扩张
角化	无，表面只有痂	角化现象显著
边缘	蜡状、结节性、卷起、半透明	高起、浸润性、坚硬、表面或周围有角化物质
炎性反应	没有或很轻微	显著
主要部位	局部，尤其鼻、前额、眼睑、颧部及上唇	任何部位，尤其皮肤黏膜连接处及四肢、下唇、鼻附近、耳朵、阴茎及手背，损害往往发生于角化病或其他癌前疾病的患处

六、医案

宋某，男，38 岁，1970 年 3 月 9 日住院。

主诉：阴茎溃烂疼痛半年。

病史：自 1969 年 9 月开始，因持重物不慎压伤阴茎致皮肤出血，后留 3 cm×1.5 cm大小的硬结，后发现阴茎包皮下部有一个高粱米大小的结节，微痛，但未重视。于今年 2 月到某医院诊治，医生行活体组织检查。1970 年 2 月 26 日病理组织切片检查结果：阴茎包皮鳞状细胞癌，收住入院手术。但因惧怕手术请中医诊治。

检查：阴茎近包皮处下部有一铜钱大的扁平结节，呈暗红色，触之发硬、微痛，龟头部有一片约 2.5 cm×2 cm 大红斑（多年），无触痛。

诊断：阴茎包皮鳞状细胞癌。

治疗经过：于 3 月 13 日开始外敷皮癌净，由于患者治病心切，一天擦 10 多次（一般 1~3 次即可）。致龟头、阴茎高度肿胀、剧痛，不思饮食，故停敷皮癌净，改用 3%硼酸水湿敷阴茎部，促其消散。

经上处治 3 天后，龟头和阴茎部肿胀明显减轻，仍有微红肿和小疱疹，涂皮癌净

处之。癌组织已有干枯之势，周围红肿，有少许脓液，自觉发痒，微痛，继续用3%硼砂湿敷之。

3月23日检查见阴茎部皮癌组织已分离（11 d）脱落，留一铜钱大小溃疡，周围红肿微痛，但右上方有南瓜子大小硬块（癌组织），又敷皮癌净，每日一次，共3 d，然后将干枯分离之癌组织剪除，外用黄连消炎膏、土霉素膏和0.1%雷夫奴尔外敷，住院月余痊愈出院。经随访12年，除局部微有脱屑外一切均好。

七、按语

皮肤癌肿当包括恶疮、翻花疮、茧唇、舌岩、肾岩等。如属基底细胞癌多不易向别处转移，而鳞状细胞癌则易发生转移而致命，临床不可忽视其恶性程度的不同。值得注意的是，对一些癌前病变采取积极态度治疗，是减少皮肤癌发病的重要环节，如角化病、黏膜白斑等。皮肤癌的治疗，常以外治法为主取效；对合并感染，或伴全身症状时，多与内治法合用取效。但由于外用药物有较强的刺激性，因此外敷药物时，应根据病变范围、肿瘤大小及体质强弱用药，一般应以患者敷药后能耐受为宜，如让患者自己外敷药物时，一定将外敷方法、次数给患者介绍清楚，但也要注意患者“根病用药”而产生严重并发症；如外用药物含汞、砷时，更应注意，以免发生中毒。

第二节　乳　癌

一、一般情况

1. 定义　乳中结核，坚硬不移，日久增大始痛，痛则无解，溃烂翻花，状如岩穴者称乳癌。

2. 别名　妒乳、乳岩、乳腺癌。

3. 分期　辨证治疗分前期、后期。根据病变轻重程度共分4期。

（1）Ⅰ期：乳房肿块直径在3 cm以内，活动，与皮肤不粘连或有不完全的皮肤粘连，乳头内缩，无腋窝淋巴结转移。

（2）Ⅱ期：乳房肿块直径在5 cm以内，活动尚可，与覆盖的皮肤有粘连，同侧腋窝有数个散在淋巴结肿大。

（3）Ⅲ期：乳房肿块直径在5 cm以上，或无论肿块大小，出现下列情形之一者。①皮肤完全固定（浸润或溃疡）或呈橘皮样改变，但不超过乳房区域。②与胸大肌固定或胸壁固定。③同侧腋窝淋巴结相互融合，固定于皮肤或基底。④同侧锁骨上或锁骨下淋巴结肿大。⑤同侧上臂水肿。

（4）Ⅳ期：凡病变超过Ⅲ期，或有远处转移，如肿块累及皮肤超过乳腺以外，对侧乳腺或对侧腋窝，锁骨上、下淋巴结转移或肺、肝、骨等有转移者。以上分期方法主要根据癌肿本身生长情况、区域淋巴结转移程度、远位脏器有无血道转移而定。

4. 分类　按组织形态，以分化程度高低来分。一般来说，低分化的乳癌恶性程度

较高（占多数），高分化的恶性程度较低。

（1）低分化者有四种：第一种为硬癌，最常见，占乳癌60%～70%，癌体积较小，质硬，恶性程度高，早期发生转移。第二种为弥散型癌，也称炎性癌，或急性癌，不常见。年轻妊娠及哺乳期妇女多见。由于癌细胞迅速浸润整个乳房及皮肤引起炎症征象，即乳房迅速增大，发热，色红或紫红，但没有明显肿块，转移甚广，患者可在数月内死亡。第三种为髓样炎癌，少见。癌块体积较大，质较软，易发生溃疡，恶性程度高，早期发生转移。第四种为胶样癌，甚少见，生长缓慢，转移较晚。

（2）高分化者有四种：第一种为导管癌，不常见。恶性程度较低，好发于小、中的乳管。手术切开后，切面上坏死癌细胞可被挤出，与人面部粉刺内挤出的油腻物相似，故称“粉刺癌”。第二种为乳头状癌，不常见。恶性程度低，转移晚。好发于近乳头的较大乳管。第三种为乳头湿疹样癌，甚少见。起源于乳头内的大乳管，在乳头与乳晕的表皮深层浸润发展。恶性程度低，转移甚晚。第四种腺癌，较少见，中度恶性，转移常较晚。起源于腺泡或小乳管，癌块体积甚大。

5. 分型　乳癌的病理分型分为三型。①非特殊型：包括硬癌、髓样癌、腺癌。②特殊型：包括乳头状癌、管内癌、黏液癌、乳头湿疹样癌、囊性增生病癌变、髓样癌伴淋巴细胞浸润。③罕见型：包括大汗腺癌、鳞状细胞癌、棱形细胞癌，癌肉瘤、腺纤维瘤癌变。

二、解剖生理与临床

乳房由乳头、乳晕、乳络组成，与肝、肾、冲、任等经脉有关。其组织结构有乳腺、脂肪、结缔组织和丰富的血管、神经和淋巴等。在乳癌的发生发展变化过程中，突出表现解剖、生理的异常改变，具有重要的临床意义。如正常情况下，乳房皮肤丰满润泽，随着乳房内癌瘤增长、浸润，皮肤和周围组织发生粘连，波及悬韧带，可在皮肤上出现“酒窝征”（图16-2）；因皮肤在毛囊处与皮下组织连接紧密，癌细胞又侵及皮内，淋巴管阻塞，局部水肿而发生“橘皮样变”（图16-3），以及日久皮肤变厚、变硬，相继出现不均匀岛状硬瘢所形成的“铠甲皮”和因淋巴网广泛扩散至乳房及周围皮肤发生多数硬小结节，所谓“卫星结节”等多种皮肤改变。

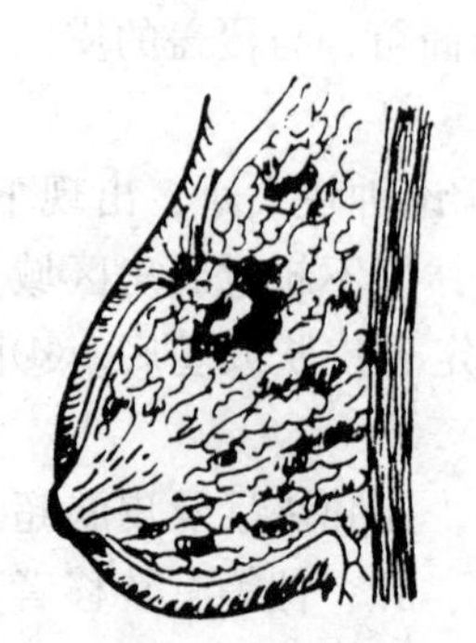

图16-2　乳癌早期征象

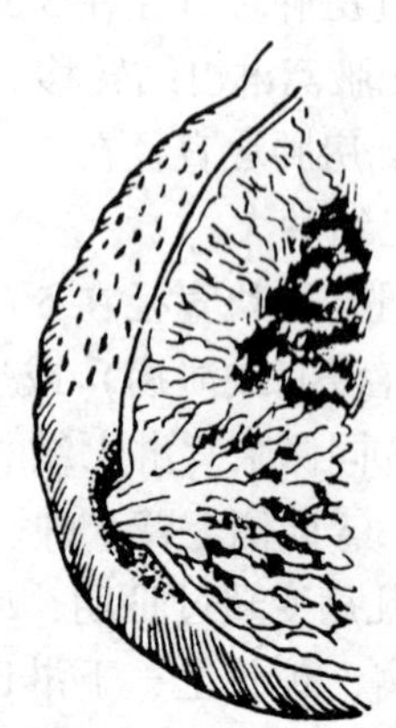

图16-3　乳癌晚期征象

由于乳癌发生的部位不同，可使乳头出现各种异常变化。如乳癌生于乳头下，或其附近，癌侵及乳管，致收缩、牵拉引起乳头“变扁”“回缩”。若癌位于乳头上方，乳管缩短，筋膜间隔拉缩，被拉向肿块方向，引起乳头“内陷”“抬高”等。

一旦发现乳头“溢血”（多为血性液体，纯血性或浆液性），首先想到乳腺导管癌和乳管内乳头状瘤，可行乳腺楔形切除（图16-4）。

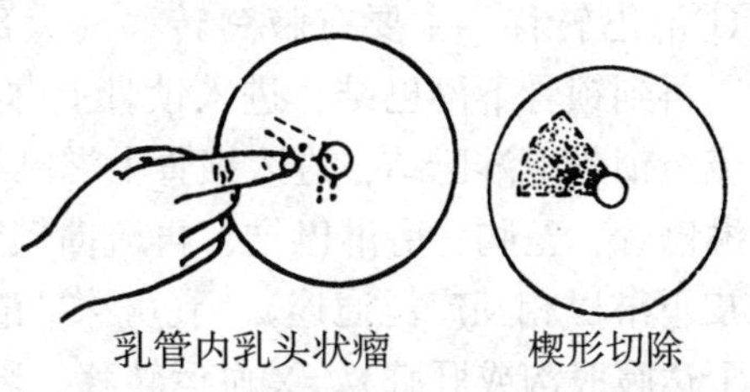

图16-4　乳腺导管内乳头状瘤及切除

乳癌到晚期，出现“溃烂翻花”，疮面状如“岩穴”，凸若“泛莲”，气味恶臭等，在此前后，往往出现乳癌转移，转移的途径包括淋巴、血运和直接蔓延。

三、病因病机

多忧善怒，气伤肝脾，致升降失司，肝胃不和，或冲任不调，气血不活，瘀血痰浊凝聚，日久结毒成岩。《丹溪心法》曰：“忧怒郁闷，昕夕积累，脾气消阻，肝气横逆，遂成隐核，……名曰奶岩。”

四、辨病依据

（1）乳癌是女性最常见的恶性肿瘤之一，仅次于宫颈癌，而居第二位。

（2）以年龄40~60岁经绝期前后妇女多发，男性乳癌占1.5%。

（3）好发于乳腺外上象限（占60%），其他依次内上、中央、外下、内下，但以单侧发病者较多。

（4）年轻女性患乳癌，病情发展快、预后差。老年妇女常持续数年。

（5）症状与体征主要注意以下几点。

第一点，乳房肿块为第一症状，95%~98%有肿块。首先发现无痛肿块，日后肿块如堆粟或覆碗、凸者若泛莲。晚期疼痛牵引肩、手臂，“痛则无解”，触之坚硬，表面不平，移动差或固定。隐性乳癌（乳房内不能触及包块，但已出现转移）占0.3%~0.5%。对此当有警惕。

第二点，皮肤改变，有重要临床意义。随着癌瘤增长，逐渐侵及皮肤和周围组织，发生粘连，呈现多种皮肤改变，如酒窝征（为病变侵及乳房悬韧带）、橘皮样变（因皮肤在毛囊处与皮下组织连接紧密、癌细胞阻塞淋巴管，局部淋巴回流障碍，真皮水肿所致）、铠甲皮（日久皮肤变厚、变硬，相继出现不均匀岛状硬瘢）、卫星结节（癌细胞沿淋巴网广泛扩散至乳房及周围皮肤，发生多数硬小结节）等。

第三点，乳头改变，由于乳癌发生的部位不同，乳头改变也不一样，如变扁、回缩（癌生于乳头下，或其附近，癌浸润乳管致收缩、牵拉所致），内陷抬高（由于癌位于乳头上方，乳管缩短，筋膜间隔紧缩，被拉向肿块方向所致）等。

第四点，乳头溢血。一旦发现溢血首先想到乳腺导管癌和乳管内乳头状瘤（多为血性液体，纯血性或浆液性）。

第五点，溃烂翻花。溃后疮面状如岩穴，凸若泛莲，气味恶臭。

第六点，癌转移有淋巴、血运和直接蔓延三个途径，由于淋巴丰富，最易淋巴转移，晚期常有血行转移。①淋巴转移，主要有腋窝转移（大部淋巴结沿胸大肌外缘，沿淋巴管流至腋窝淋巴结，再到锁骨下淋巴结，进入锁骨上淋巴结。乳房上部淋巴液，也可沿着胸大肌淋巴管，流至锁骨下淋巴结，进入锁骨上淋巴结）、胸廓淋巴转移（乳房内侧淋巴结，沿肋间隙淋巴管，至胸骨旁淋巴结，再流向锁骨上淋巴结）、对侧淋巴转移（左右两侧乳房浅在皮下淋巴相互广泛通连）、乳房深部淋巴转移（沿腹直肌鞘和肝镰状韧带的淋巴管通连下达腹股沟或肝脏）。②血运转移，乳癌晚期可通过血行转移至肝、肺、骨等，但很少侵犯其他脏器。③直接蔓延，癌在乳内沿乳管、筋膜间隙、淋巴管扩散，若突破被膜，可侵犯皮肤和胸大肌。

（6）验诊：如钼靶 X 光摄片，见肿块边缘呈毛刺或结节状，密度不均匀，有细小成堆钙化点，多为恶性肿瘤。

行活体组织检查是确诊乳癌的重要依据。

五、治疗

（一）辨证内治

1. 前期

症：初无症状，偶见乳房无痛性肿块，大如豆粒，渐渐长大，增多，皮色不变，触之质硬凸起，高低不平，境界不清，推之不易活动。一般无明显全身症状，或伴精神抑郁，寡言纳差，脉缓或弦，舌质淡红，苔白或厚。

治：疏肝顺气，化痰散结。

方：疏肝散结汤。

药：柴胡 10 g，当归 15 g，杭白芍 15 g，茯苓 20 g，金银花 20 g，穿山甲 10 g，川贝 12 g，桔梗 12 g，元参 15 g，牡蛎 20 g，青皮 12 g，木香 10 g，皂刺 10 g，甘草 6 g，水煎服。

加减：散结消肿，加三棱、莪术、露蜂房、山慈菇；气血虚弱，加黄芪、生白术、党参；冲任不调，加巴戟天、仙茅、菟丝子、仙灵脾、山萸肉；抗癌，加蒲公英、半枝莲、白花蛇舌草、菝葜。

2. 后期

症：数月后肿块增多长大，状如堆粟，或似覆碗，乳头内陷，皮核相亲，状如橘皮，或皮色紫暗，触之凸凹不平，坚硬如石，推之不动。腐溃后多流血水，恶臭异常，疮口高突，似若泛莲，或形如岩穴；沉默寡言，易愁善怒，乏困气短，心烦不眠，或呻吟不断，饮食日减，气血衰竭，脉沉细弱，舌淡、苔厚。

治：益气健脾，化痰软坚。

方：香贝养荣汤合归脾汤加减。

药：生黄芪 15～30 g，党参 15～30 g，生白术 10～20 g，白芍 15～30 g，茯苓 15～25 g，当归 15～30 g，白花蛇舌草 30～60 g，桔梗 10～15 g，熟地黄 15～25 g，生姜 3 片，大枣 10 枚，甘草 10～20 g，水煎服。

加减：疼痛剧烈，加制乳香、制没药、三七粉（冲）、延胡索；阴虚，加麦冬、生地黄、玄参、鳖甲、枸杞子；抗癌，加蒲公英、半枝莲、菝葜。

(二) 外治法

前期：宜早期手术，不接受手术者，可外用太乙膏、化毒膏贴之。

后期：溃后脓腐不净用地精拔毒散，或用皮癌净油调外涂；生肌收口用长效膏或生肌散。

六、预防及护理

(1) 做好防癌宣教工作，掌握自我检查乳房肿块方法，以早期发现、早期治疗。

(2) 避免郁怒忧虑，保持心情舒畅。

(3) 乳癖患者应积极治疗，定期复查，发现可疑恶变，即行病理切片检查，或行手术切除治疗。

七、鉴别

常见乳房肿块的鉴别见表 16-2。

表 16-2　常见乳房肿块的鉴别

种类			年龄	界线	粘连	部位	肿物性质	有无疼痛	皮肤改变	乳头改变	乳头溢液	腋淋巴结	病理报告
阳证类	乳痈		25～30 岁多见	不清	有	外下象限多见	炎症浸润肿胀发硬	有明显疼痛	皮肤发红发热	正常或略大	可溢乳汁或脓液	肿大疼痛	炎症性
阴证类	乳癖	肝胃痰凝型（乳房纤维腺病）	20～25 岁	清楚	无	外上象限多见	圆或椭圆形，光滑活动，质坚实	不痛	无	无	无	无肿大	纤维组织和腺组织
		肝郁冲任型（乳腺增生病）	30～40 岁以上	不清	无	部分乳腺或全乳房	表面光滑，推之可动，质地坚韧或有囊性感，随喜怒消胀	经期疼痛	无	无	乳头溢血或伴有淡黄色、咖啡色液体	无肿大	大小参差之囊肿

续表

种类		年龄	界线	粘连	部位	肿物性质	有无疼痛	皮肤改变	乳头改变	乳头溢液	腋淋巴结	病理报告
阴证类	乳疬	10岁左右	清楚	无	乳晕下	扁平如棋子，质地不坚	有	乳晕着色加深	略胀大或正常	无	无肿大	乳腺增生和囊状扩大
	乳痨	20~40岁	清楚	有	乳房偏上	质硬不坚或按之波动	轻微	正常或暗红或有窦道，溃疡	或有内陷（少见）	溢血、溢脓	肿大较柔软	结核结节

八、医案

某老妇，1957年初诊。

主诉：乳房疼痛扪有肿块。

病史：因坐汽车颠簸后，始觉乳房疼痛，扪有肿块，上海某医院确诊为乳癌，来院诊治。经询问得知其在青年时丧夫。

诊断：乳癌。

治疗经过：初诊认为系久郁积思在心成核，拟疏肝解郁为主。方用全当归6 g，炒杭白芍9 g，柴胡6 g，广郁金6 g，青皮6 g，制香附6 g，大贝母12 g，拓树刺60 g，天葵子15 g，石见穿30 g，炙甘草3 g，水煎服。外敷慈附膏［鲜慈菇200 g，生香附50 g（研细）混合砸烂成饼外敷］，连服5剂有效。回沪后经常来信反映病情，继续施治，大法不变，曾用半枝莲、白花蛇舌草、牡蛎、夏枯草、延胡索、穿山甲等药。6年间癌肿未发展，1962年因脑出血病故（《徐少鳌外科治验录》）。

九、按语

乳岩记载最早见于汉代《华佗神医秘传》，而元代《丹溪心法》中则论之比较完善，至少明确了以下三点：①乳癌的命名是以其形态、特征为依据。②情志内伤是乳癌发生的根源。③去除病因，早期治疗是治愈乳癌的重要条件，否则多致不救。

以上三点至今仍有指导作用。对于乳癌的早期诊断、早期治疗，从古至今医家都十分重视。近代研究证明，乳癌的发生，首先是在腺细胞内，其发展极缓慢，这时无办法发现，据估计，长到能够查出来的最小癌肿（约直径1 cm，癌重1 g，癌细胞10亿个）需要5~10年，甚至15年。当癌肿生长到一定程度，就以较快的速度发展，体积不断增大，浸润周围的组织并发生转移，所谓“隐性癌”当是尚未能够发现就已有转移者。可见对癌肿的早期诊断是多么重要。下面一些资料可供参考。

国外预防性普查发现慢性习惯性便秘很可能是引起乳癌的一个原因。每周通便2次以下者有25%是癌变的异常细胞的携带者，而在每天至少大便一次的妇女中，每20人中只有1人带有异常细胞。

有报道婴儿拒绝吸吮母亲一侧乳房中的乳汁，以后在该侧乳房发现恶性肿瘤。可能恶性肿瘤一侧乳房中的乳汁有令婴儿嫌恶的味道，产生这种味道的因素尚不明。肿瘤及其分解产物可能影响乳汁的性质，而乳汁瘀积和局部感染都不足以解释这一临床现象。故为做到早期诊断、治疗，凡有乳汁拒吮征，同时乳房有一肿物者，均需立即做活检，有乳汁拒吮征而乳房中有多发性肿物或无可触及的肿物者，乳房摄片则可能有意义。

据统计，约有30%癌症有家族史。40~50岁是乳癌的高发年龄。

对乳头溢液、乳头糜烂、乳头回缩患者及时检查，有利于早期发现乳癌。一旦早期发现，及时治疗，并注意去除发病根源，自有生机。由于一期乳癌治愈率可达80%以上，故目前对早期乳癌患者首选手术疗法。但对不采用手术的乳癌患者，早期中药治疗，或与化疗、放疗相结合也常能取得好效果。有的虽然不能完全消除癌瘤，也可“带病延年”。对乳癌之治，大法有扶正祛邪，疏肝解郁，健脾和胃，活血化瘀，抗癌解毒等诸法活用，方可取效。对进行放疗的乳癌患者，配用中药治疗，常能使白细胞计数逐渐恢复，维持在正常范围之内，不至于因白细胞计数下降而停止放疗，影响效果。如向秀兰，女41岁，诊为右乳癌术后转移，行放疗，由于白细胞降至3.9×10^9/L，请中医诊治，脉象沉弱，舌质紫暗、苔灰白等，拟生黄芪30 g，生白术30 g，白花蛇舌草30 g，蒲公英40 g，党参30 g，山药30 g，半枝莲30 g，肉桂3 g，附片6 g，羌活12 g，水煎服，连服10余剂，不仅疼痛减轻，复查白细胞上升到6.7×10^9/L，可继续放疗。

第三节　肛管直肠癌

一、一般情况

1. 定义　肛管直肠癌是发生在肛管直肠部的恶性肿瘤。

2. 别名　锁肛痔、脏毒下血、肠覃、阴结。

3. 分型　常见分型有以下几种。

（1）大体形态分型法：是肉眼根据癌瘤的形态，将其分为溃疡型、菜花型、狭窄型3种。①溃疡型，癌瘤四周隆起，中间凹陷，形如火山口样溃疡。本型临床出现便血症状较晚，但浸润性较强，可穿透肠壁蔓延邻近组织器官。常易伴发混合感染，故脓性分泌物较多。②菜花型（又称软癌），癌瘤向直肠腔内增生凸出，形如菜花样，表面容易溃烂、出血。故可见分泌多量腥臭黏液血便。触之较软。本型浸润性较弱，淋巴转移也较晚。为分化程度较高的一种类型。③狭窄型（又称硬癌），癌瘤在肠壁内生长，使肠腔呈环状狭窄。本型早期出现排便习惯改变，晚期肠管阻塞，可发生肠梗阻。

触之坚硬、质脆弱，易出血。为最多见且分化程度较低的一种类型。

也有分为5型者，即除以上3型外，另有恶性腺瘤型（状似葡萄，为腺瘤恶变，发生于结肠下段和直肠部）和恶性乳头癌（状似乳头，常为绒毛乳头腺瘤恶变而来）。

也有分为表面型、肿瘤型、局限溃疡型、浸润溃疡型、糜烂浸润型、特殊型者（图16-5）。其中肿瘤型和局限溃疡型占大多数，尤其在右侧结肠为显著，这点与浸润型多的胃癌不同。提示结肠癌尽管生长到很大程度，可是治疗上仍然比较容易进行。而左侧结肠癌和直肠癌的10%~20%为非局限型，多显示严重的梗阻症状。

（2）组织分型：根据大肠癌诊治规定，可分为腺癌（高分化、中分化、低分化）、黏液癌、印戒细胞癌、扁平上皮癌、腺扁平上皮癌、未分化癌和不能分类的癌等。大肠癌中2/3以上为高分化腺癌，其余大部分为中分化腺癌，其他为数较少。

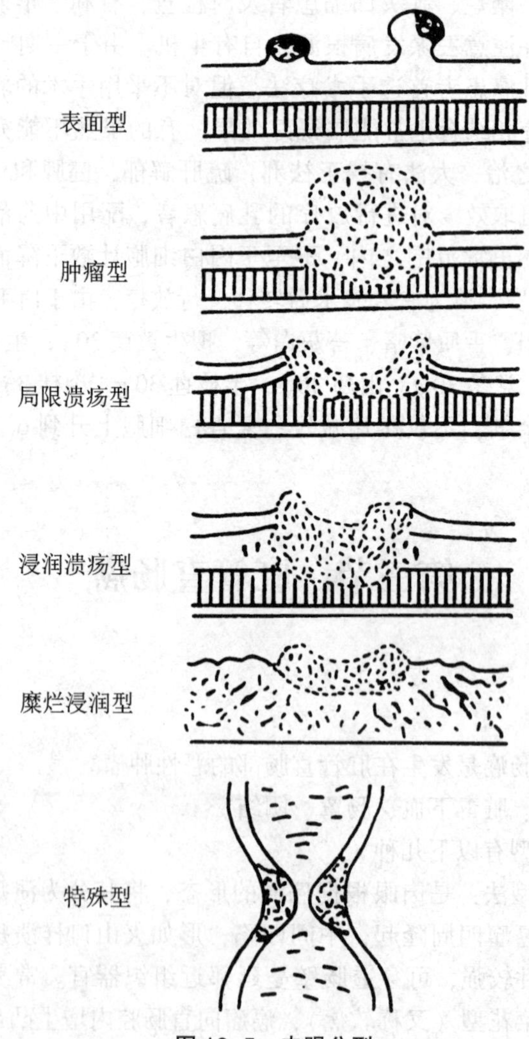

图16-5　肉眼分型

1）我国1978年全国大肠癌科研协作会议病理组将大肠癌组织学分为以下9型。①乳头状腺瘤：癌组织主要呈乳头状生长，也可伴有少量腺管状结构。②腺癌：癌组

织呈管状或腺泡状，根据分化程度又可分为Ⅰ、Ⅱ、Ⅲ级（或高分化、中分化、低分化三组），属大肠癌中最常见的类型。③黏液腺癌：癌组织以分泌大量黏液为主要特征。这些黏液可存在腺腔内和间质中，也可见癌细胞呈条索状，或小团块状，而为黏液组织包绕。④印戒细胞癌：以充满黏液而散在分布的印戒癌细胞为主要组织成分的恶性肿瘤。⑤鳞状细胞癌。⑥腺鳞癌：是既含有腺癌成分，又含有鳞癌成分的恶性肿瘤。腺癌伴小灶性鳞化者仍旧为腺癌。⑦类癌。⑧未分化癌：细胞分化差，难以确定组织学类型者。⑨一穴肛原癌：发生在直肠齿状线部位，由胚胎一穴肛残留的上皮发生，可有多种组织学类型，如基底样细胞癌、移行细胞癌、黏液表皮样癌、腺鳞癌及未分化癌等。

2）根据癌的组织细胞学特征分为6型。①腺癌：又称未分化腺癌，约占90%。②黏液癌：又叫胶状癌，约占9%。③未分化癌：又叫单纯癌，不易与肉瘤区别。④乳头状腺癌：系乳头状瘤的恶化。⑤鳞状细胞癌：又叫肛管癌。为肛管表面发生的皮肤癌。皮肤细胞呈鱼鳞状，故又叫鳞状细胞癌。⑥类癌：又叫嗜银细胞癌。好发于阑尾区与直肠部，比较少见。

以上诸型中以未分化癌恶性程度最高，其次为黏液癌、腺癌等。

4. 分期

（1）按侵犯范围分期法：根据癌瘤侵犯组织深浅范围分为Ⅰ期、Ⅱ期、Ⅲ期（图16-6）。

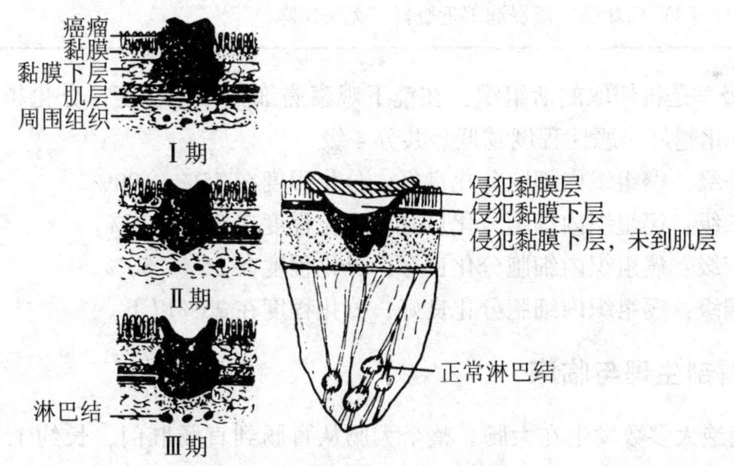

图16-6　直肠癌按侵犯范围分期

Ⅰ期：癌瘤局限于黏膜和黏膜下层，未穿过肌层。本期癌瘤手术后，多可以根治。

Ⅱ期：癌瘤侵犯肌层，肠周围组织也被浸润，但区域淋巴结无转移。本期预后不如Ⅰ期。

Ⅲ期：癌瘤穿透肠壁各层，侵犯周围组织，有淋巴结转移。本期患者手术后，约50%复发或转移，预后不良。

（2）病理分期法，常见有以下几种。

1）Dukes分期法（按癌发展程度分为4期）。

Ⅰ期：癌瘤限于肠壁，未超出浆膜层。5 年生存率 99%。

Ⅱ期：癌肿虽已超出浆膜层，但尚未有局部淋巴结转移。5 年生存率 54%~66%。

Ⅲ期：癌肿已超出浆膜，且已有局部淋巴结转移。5 年生存率 22%~43%。

Ⅳ期：癌肿已有远处转移。5 年生存率 14%。

2）1978 年在杭州提出大肠癌临床病理分期试行方案，见表 16-3。

表 16-3　1978 年大肠癌临床病理分期试行方案

分期		病灶扩散范围
Ⅰ期	0	病灶局限于黏膜层（包括原位癌——局限于黏膜上皮和局灶型癌），可做局部切除
	1	病灶侵犯黏膜下层（早期浸润癌）
	2	病灶侵犯肌层
Ⅱ期		病灶侵及浆膜，或侵犯周围组织和器官，尚可整体切除
Ⅲ期	1	伴病灶附近淋巴结转移（指肠壁旁和边缘血管淋巴结）
	2	伴供应血管周围系膜切缘附近淋巴结转移，尚可根治性切除
Ⅳ期		（1）伴远处脏器转移（如肝、肺、骨、脑等） （2）伴远处淋巴结转移（左锁骨上）或供应血管根部淋巴结广泛转移，无法全部切除（主动脉前或旁和髂内血管淋巴结等） （3）伴腹膜广泛扩散，无法全部切除 （4）病灶已广泛浸润邻近脏器，无法切除

5. 分级　是将切取的活组织，在镜下观察癌细胞分化程度。分化越不好，恶性程度越高；分化越好，恶性程度越低。共分 4 级。

（1）一级：癌组织内细胞分化良好，分化程度在 75%~100%。

（2）二级：癌组织内细胞分化良好，分化程度在 50%~75%。

（3）三级：癌组织内细胞分化良好，分化程度在 25%~50%。

（4）四级：癌组织内细胞分化良好，分化程度在 25%以下。

二、解剖生理与临床

肠道癌绝大多数发生在大肠。整个大肠从盲肠到直肠肛门，长约 1.65 m，分为盲肠、阑尾、升结肠、横结肠、降结肠、乙状结肠、直肠、肛管。从右髂窝部向上→向左→向下，终于肛门。

大肠的内径 5~7 cm，最宽的部位是盲肠，而最窄的部位是肛管。

大肠的组织结构除肛管外，从内向外，有黏膜、黏膜下层、肌层、浆膜 4 层。而肛管从内向外有皮肤（移行上皮）、黏膜、内外括约肌及联合纵肌和耻骨直肠肌等。

肛管和大肠腔内，自下而上有 4 条线和 3 个直肠瓣，在临床上有重要意义。

（1）平条线，即肛门皮肤线；肛门白线（又称希尔顿线），是内外括约肌交界的地方；齿状线（又称梳状线），是直肠和肛管的交界线，也称肛管直肠线；海尔门线，为直肠柱上端的连线，在齿状线上 1.5 cm 处（图 16-7）。

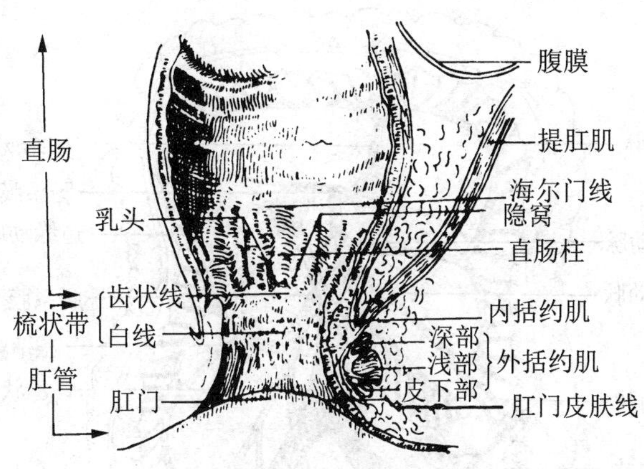

图 16-7　直肠肛管的冠状切面

（2）3 个直肠瓣：直肠腔内有 3 个半月形的横皱襞，其上、下两个瓣在左侧，中间的一个瓣在右侧，分别距齿状线 4~5 cm，5~8 cm。临床上直肠瓣的数目及位置也有变异，但中间最高、最明显的一个直肠瓣比较恒定，相当于腹膜返折的地方，在手术或行乙状结肠镜检时可作为腹膜返折的标记。直肠瓣的主要作用是可使粪便缓慢下行，当用力排便时可防止大便逆行等。直肠和乙状结肠交界的地方比较窄小，是肠癌好发部位之一，做镜检时常因受到刺激发生痉挛，使肠镜进入受阻，不可强行插入。另外回盲部有一活塞样的瓣膜称回盲瓣，可以阻止小肠内容物过快进入盲肠，又可限制盲肠内大量细菌内容物逆流入回肠，如果结肠某部肿瘤阻塞管腔发生肠梗阻，多为闭袢性肠梗阻，就是由于回盲瓣闭塞所致。

大肠的血液供应来自肠系膜上动脉和肠系膜下动脉。临床常根据血液供应和走向，将大肠分为右半结肠、左半结肠。右半结肠指横结肠全长的右 5/6 以上的升结肠、阑尾和盲肠。其血行来自肠系膜上动脉，并分出中结肠动脉（其左支分布于横结肠左侧 2/3，右支分布于横结肠右侧 1/3），右结肠动脉（分升、降两支，分布于升结肠和结肠肝曲）和回结肠动脉（也分升、降两支，分布于右半结肠部）。左半结肠指横结肠左 1/6 以下的降结肠、乙状结肠、直肠肛门。其血行来自肠系膜下动脉。并分出左结肠动脉（其升支分布于左结肠，左 1/3 和结肠脾曲，降支分布于降结肠）、乙状结肠动脉（分升、降两支）和直肠上动脉（分布于左半结肠部）。其静脉分布常与动脉平行。肠系膜上静脉系由盲肠、阑尾、升结肠和横结肠部的静脉汇集而成。肠系膜下静脉系由左半结肠中的部分横结肠、降结肠、乙状结肠和直肠部的静脉汇集而成。最后两组静脉汇合门静脉进入肝脏。对大肠血液分布情况的了解，不仅知道大肠癌容易发生肝转移的原因，而且对手术切口，切除肠段范围等都具有重要意义（图 16-8、图 16-9）。

大肠的淋巴循环也随血管伴行。左、右半结肠淋巴分别回流入肠系膜下和肠系膜上淋巴结，至腹主动脉旁淋巴结，最终流入胸导管。齿状线以下淋巴回流最终汇于腹股沟淋巴结，而齿状线上下两组淋巴回流又互有交通支。因此肛管部癌肿也可向上转移，直肠癌也有转移至腹股沟淋巴结就是这个缘故。大肠部的炎症和癌转移，常使这些淋巴结肿大，为治疗和手术提供依据（图 16-10）。

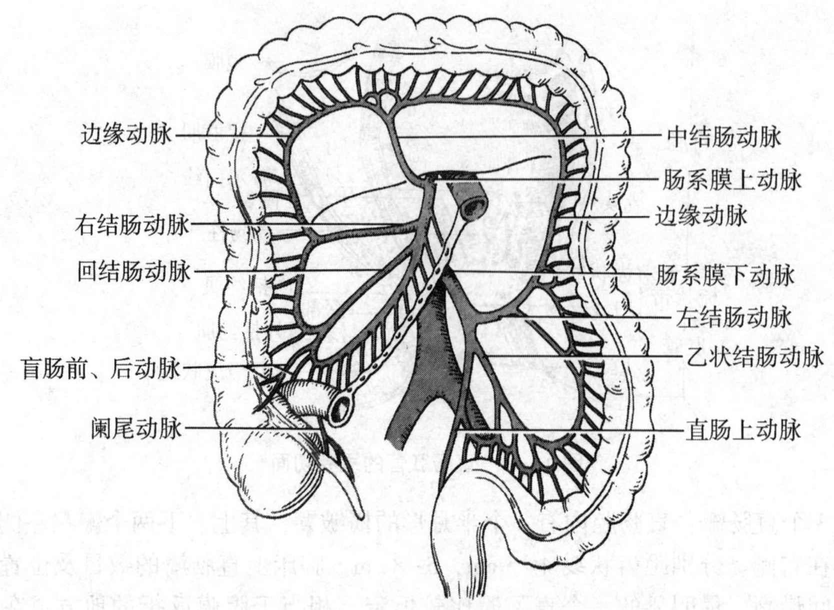

图 16-8　结肠的动脉

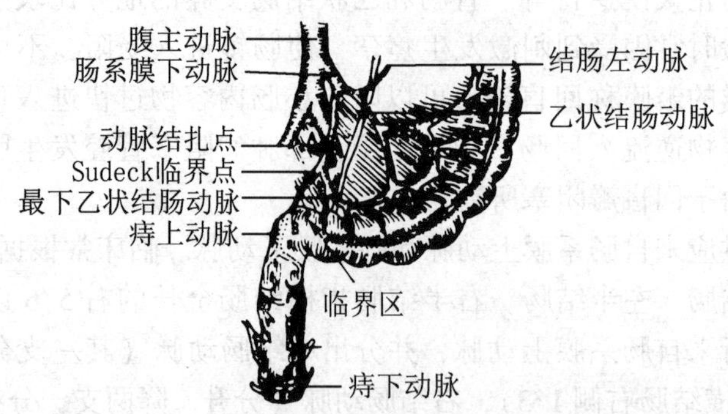

图 16-9　乙状结肠和直肠血供应中心的“临界点”

大肠的神经分布：结肠主要受自主神经支配。右半结肠的神经来自肠系膜上神经节，左半结肠的神经来自肠系膜下神经节。而结肠本身还有壁间神经丛，在外部神经遭受破坏时，内部神经有代偿作用。其交感神经节前纤维起于脊髓胸 10~腰 2，副交感神经节前纤维来自迷走神经。齿状线以下神经主要是脊神经，故对疼痛特别灵敏（图 16-11）。

大肠的生理作用主要表现在运动、分泌、吸收和排泄等方面，称之为“传导之官，变化出焉”。大肠的运动包括节律性的分节运动、蠕动、摆动。最主要的胃结肠反射，指餐后反射性地发生从横结肠经过脾曲、降结肠、乙状结肠、直肠的集团蠕动，每天 3~4 次，常因人不同，成为排出大便的主要生理基础。分泌黏液，主要依靠肠壁的杯状细胞，这些黏液不仅保护了肠壁不受肠内容物的伤害，而且润滑大便。大肠分泌液中不含有酶，因此大肠无消化作用。大肠的吸收功能，大肠只能吸收水分和无机盐类

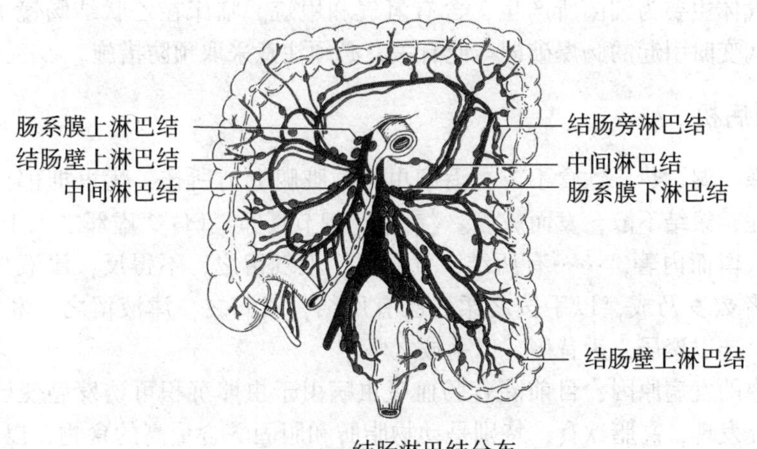

a.结肠淋巴结分布

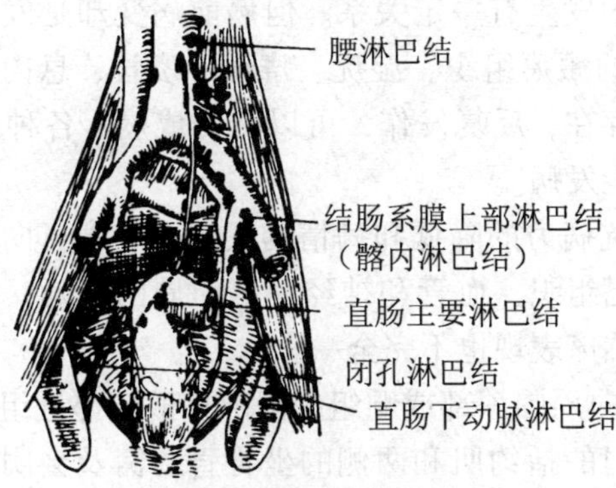

b.肛门直肠淋巴结分布

图 16-10　大肠肛门淋巴分布

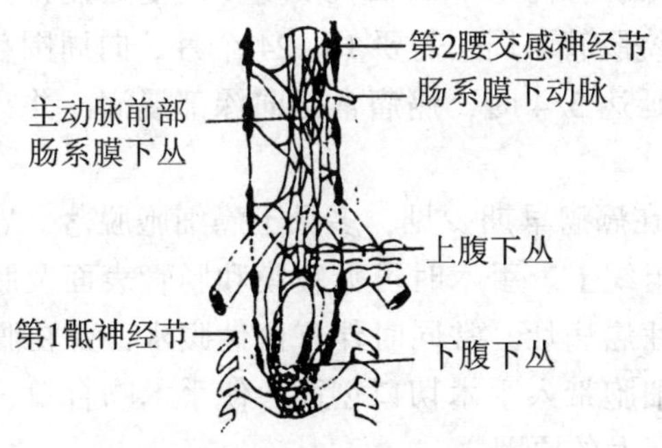

图 16-11　直肠、肛门神经分布图

物质，每日吸收水量达 2 000~6 000 mL，为正常人大便成形及药物灌肠获效的主要原因。但不能行营养性灌肠，这是因为结肠不能吸收葡萄糖及氨基酸的缘故，如因大肠癌或其他原因需全结肠切除，其吸收功能逐渐由回肠代替。大肠的排泄作用，主要表现在排便和排气两方面。大肠的排便除依靠大肠的运动之外，在直肠下段分布着许多感受器官和传入神经，从而使乙状结肠内的粪便进入直肠并达一定量后，发生便意和排便。为此，在直肠癌行手术切除时，保留齿状线以上 4~7 cm 的肠段，可避免肛门失禁。结肠内的气体主要为细菌所产生，含有氢气和甲烷。临床在乙状结肠镜下，行电烙治疗息肉等病变时引起的肠爆破即与此有关，必须注意采取预防措施。

三、病因病机

外因风、寒、湿、热，饮食不节，泻痢虫积，脏腑七情所伤，忧思抑郁，致气滞血瘀，痰浊下注，聚结不散，发而成癌。《灵枢·刺节真邪》曰："虚邪之入于身也深，寒与热相搏，久留而内著，……有所结，气归之，卫气留之，不得反，津液久留，合而为肠瘤，久者数岁乃成，以手按之柔。已有所结，气归之，津液留之，邪气中之，凝结日以易甚，连以聚居，为昔瘤，以手按之坚。"

肛管直肠癌的发病原因，目前除直肠血吸虫病由于虫卵沉积可诱发癌变已研究证实外，有人研究发现，高脂饮食，特别是动物脂肪和胆固醇含量高的食物，以及遗传、病毒感染等与肛管直肠癌的发生有一定关系。但癌前病变却是发生肛门直肠癌不可忽视的一种因素。如肛门部的瘢痕组织、湿疣、痔核、瘘管、息肉、慢性溃疡、溃疡性结肠炎、炎症刺激等长期存在，反复发作，可以转变成癌。各种致病因素只有在机体抗病能力低下的情况下才能发病。

患病之后，随着人体抗病力的降低和病情的发展，癌瘤可向周围组织深部，或顺组织间隙蔓延，或通过淋巴组织、血管和神经鞘等向周围蔓延，或向远处转移。由于蔓延和转移的部位不同，临床表现也不完全一样。

1. 直接蔓延 是癌瘤向周围深部或顺组织间隙扩散于邻近组织器官的一种传播方式。如肛管癌可蔓延到肛门的括约肌和两侧的坐骨直肠窝及会阴部、阴囊，女性可侵犯阴唇等。直肠癌可从黏膜、黏膜下层、肌层再向周围和邻近组织器官蔓延。如向后到骶骨，向前到前列腺、膀胱、尿道，女性的子宫、阴道壁、骨盆等。据临床观察和有关报道认为，直肠癌在肠管内上下纵轴较横向环周蔓延慢，上下纵轴扩散范围，一般不超过 5 cm，癌瘤环绕肠管 1 周，需要 18~24 个月。向周围蔓延同时也不断向肠壁深层浸润，横向环周蔓延达 3/4 时，癌瘤常已向深部浸润，并穿透浆膜层，与邻近组织器官发生粘连。

2. 癌种植 癌种植在癌瘤早期少见，多见于癌细胞脱落，癌瘤穿透肠壁将癌细胞种植于肠黏膜或腹膜等组织上。手术时可见腹膜和肠管表面及肠系膜、大网膜等处有许多白色颗粒或小斑块性癌病灶，常同时伴有血性腹水，并在腹水中找到脱落的癌细胞。也见于手术时将癌细胞带入手术切口创面，使手术吻合口、腹膜及腹壁切口引起癌种植，是癌瘤手术后复发的原因之一。

3. 淋巴转移 是癌细胞进入淋巴管到淋巴结，由近及远地沿淋巴组织向远处传播。如肛管癌可转移到会阴和腹股沟淋巴结，直肠癌经直肠周围淋巴结向上、向两侧和向下三个方向转移。向上到直肠后骶骨前淋巴结，乙状结肠淋巴结，最后入主动脉周围淋巴结。向两侧到与直肠下动脉并行的淋巴结、闭孔淋巴结后入髂内淋巴结。向下穿过提肛肌到肛门周围皮肤和坐骨直肠窝淋巴结。淋巴转移，有时也可直接转移到远处，但以向上转移为主。由于肛管和直肠的淋巴组织互相交通，所以肛管癌也可顺直肠癌的淋巴转移方向进行。临床观察这种淋巴转移，是肛管直肠癌最重要的一种传播方式。

有无淋巴结转移和转移的淋巴结多少，与生存率及预后都有密切关系。据报道，有淋巴转移的生存率是没有淋巴转移的生存率的1/2；有4~5个淋巴结转移的，生存5年的较少，超过5个淋巴结转移的生存率为9%；有16个转移的淋巴结已为晚期，预后不良。总之，受累淋巴结愈多，预后愈恶劣。

4. 血管转移　肛管直肠内有丰富的血管丛，癌瘤可沿被侵犯的血管，向远处转移。据报道，癌瘤距肛门0~6 cm，较位于肛门上6~12 cm的静脉侵入发生率高一倍之多。这种从血道转移的传播方式可早于淋巴转移，是内脏转移的常见原因。直肠部的静脉血管属于门静脉系统，此处癌转移可在肝脏；肛管部的静脉血管属于下腔静脉系统，入体循环，此处转移可到肺、骨及其他脏器。有人进行血道转移的研究认为，晚期患者周围血液中癌细胞阳性率较早期高，分化程度越低，血中癌细胞阳性率越高，手术中挤压癌瘤，也可使血中癌细胞数增多。血道转移和淋巴转移相比，死亡率高，预后不良。

5. 神经鞘转移　癌瘤经神经鞘传播，见于癌瘤蔓延广泛的患者，不仅其神经周围有浸润，且可沿神经鞘向远处转移，这就是癌瘤手术切除后容易复发的原因之一。

四、辨病依据

（1）本病多发生于40岁以上男性，30岁以下并非罕见，其预后较老人更差。

（2）好发部位为肛管、直肠和乙状结肠交界处，尤其直肠下端用手指可触及的部位发病率高达80%。

（3）肛管直肠癌早期，在皮肤和直肠黏膜上仅有小的硬结或隆起，患者也无任何明显症状。其临床症状的出现与癌肿发生的部位、增生变化等有着密切关系。如癌肿发生于肛管，突出的肿块由小变大，溃破成溃疡，局部疼痛，侵犯肛门括约肌和邻近组织时，多有便意感觉，里急后重、脓血便、大便失禁或有排便困难等症状；发生在直肠部的癌肿，肿块逐渐向肠腔内突出和周围浸润，可使肠腔狭窄。癌肿溃烂感染时，可出现黏液血便，气味多恶臭难闻。由于肿块对肠壁的压迫刺激，产生里急后重、排便困难、大便次数增多，即使便秘时也多呈分节状粪块，粪条变细变扁，腹部胀痛。若癌肿阻塞肠腔，可发生肠梗阻。因状如用锁将肛门锁住一样，故称锁肛痔。癌肿侵及骶骨神经丛时，可发生剧烈持续性疼痛，并向下腹部、下肢放射。如侵及膀胱、尿道，有排尿不畅和疼痛感觉。若转移到肝，可见肝脏肿大等，伴全身消瘦、饮食减退、贫血等严重症状。

（4）局部检查：肛管癌发病部位浅显，容易被察觉。视诊有的即可看到肿物及溃烂口，触之坚硬、触痛。病久深溃，损伤肛门括约肌可致肛门失禁，肛门狭窄。直肠癌发病部位较肛管癌深，常被误诊或漏诊。直肠指诊常可触及肿块，其肿块大小及浸润范围有一定的临床意义。中后期患者常可触及范围较大高低不平、坚硬如石的肿块，多无触痛，可较清楚地触知肿块上下、左右范围，严重时肿块充满肠腔，使肠管变细变窄，或食指难以进入，不能触及其边缘范围，指查后常见指套上附有血迹，则直肠癌的诊断不难触诊。若行镜检，可见癌肿突出肠壁，高低不平，色紫暗，常附有黏液血性分泌物，或见明显出血和坏死的组织，严重时癌肿阻塞肠管，致肠镜不能进入。

镜检后，常见血迹附于肠镜上，或从肛口带出。活体组织检查，是确诊的可靠依据。若行钡剂灌肠摄片检查，可见狭窄和钡影残缺的影像。血清癌胚抗原（CEA）阳性（每毫升血液中含癌胚抗原 2. 5 ng 以上为阳性）有助于肠癌的诊断。

五、治疗

（一）辨证内治

1. 瘀浊肠风证　多见于肛管直肠癌早期、病变范围比较局限者。

症：便后出血，色红或暗，或有黏液，肛门坠胀，舌质淡红兼见瘀点、苔白或微黄，脉弦或数。

治：祛瘀化浊，驱风止血。

方：肠风祛瘀汤。

药：白花蛇舌草 30 g，赤芍 15 g，红花 6 g，半枝莲 20 g，地榆 15 g，槐花 15 g，陈皮 10 g，甘草 6 g。水煎服。

加减：大便秘结，加大黄、芦荟；活血化瘀，加当归、桃仁、三棱、莪术、丹参；软坚散结，加昆布、海藻；便血，加黑芥穗、侧柏炭、仙鹤草；体虚，加党参、黄芪、白术。

2. 痰浊湿热证　多见于肛管直肠癌中后期、溃疡翻花局部浸润者。

症：肛门坠胀，里急后重，脓血或黏液稀便，或血便，血色晦暗紫黑，大便次数增多，下腹隐痛，口渴而不欲饮，饮食减少，或食谷不化，小便色黄，脉滑数，舌质淡红、苔厚而黄。

治：清利湿热，消化痰浊。

方：化痰清利汤。

药：半枝莲 20 g，半边莲 20 g，白花蛇舌草 30 g，白头翁 25 g，白术 15 g，黄连 10 g，黄柏 15 g，土茯苓 30 g，薏苡仁 40 g，甘草 10 g。水煎服。

加减：热毒内蕴，加金银花、败酱草、蒲公英、栀子、黄芩、蚤休；湿盛，加猪苓、汉防己、牡蛎；里急后重，加槟榔、厚朴；疼痛，加乌药、木香、乳香、没药、五灵脂；饮食减少，加神曲、麦芽、鸡内金；黏液血便，加椿根白皮炭、地骨皮、大黄炭。

3. 脏毒腑结证　多见于肛管直肠癌中后期，肠腔狭窄者。

症：里急后重、腹胀疼痛，便形变细、变扁，排便困难，时有便意，大便干结或稀溏，脓血黏液多见，小便不利，食少纳差，脉沉或弦，舌质淡、苔厚或黄。

治：通腑散结，解毒消肿。

方：通腑散结汤。

药：半枝莲 30 g，白花蛇舌草 60 g，厚朴 15 g，大黄 10 g，瓜蒌仁 15 g，海藻 30 g，火麻仁 15 g，柏子仁 15 g，陈皮 10 g，甘草 10 g。水煎服。

加减：解毒消肿加蜈蚣、全蝎、姜蚕、地龙；小便不利加猪苓、泽泻、茯苓、车前子、瞿麦；余可参考以上诸型。

4. 气血亏损证　以上各型凡见气血亏损，身体虚弱者，均可以此型治之或与兼型

加减治之。

症：肛门坠胀，黏液血便，大便频数，饮食减少，精神不振，形体消瘦，少气懒言，面色苍白，心悸胸闷，脉细数，或虚数无力或芤，舌质淡白、苔白或厚。

治：补益气血，抗癌散结。

方：抗癌消瘤汤。

药：人参 6~10 g（另煎），黄芪 30~50 g，白术 15~30 g，白花蛇舌草 30~60 g，半枝莲 15~30 g，当归 10~15 g，熟地黄 10~20 g，阿胶 6~10 g，茯苓 10~20 g，大枣 6~10 枚，生姜 3 片，甘草 10 g。水煎服。

加减：阴虚内热，加沙参、麦冬、玄参、石斛、龟板、鳖甲；阳虚畏寒，加肉桂、附子、仙茅、淫羊藿；补血，加鹿角胶、龟板胶、鸡血藤；脾虚食少，加山药、莲子、砂仁、桃仁；气虚下陷，重用人参、黄芪、白术，加龙眼、柴胡、升麻；化瘀止血，加田三七、琥珀。

以上 4 个证型可以独见，也可兼见，加减药各型可互相参用。

(二) 外治法

(1) 金黄散膏外敷治癌肿合并感染，局部红、肿、疼痛者。

(2) 枯痔散外敷，有枯蚀癌瘤，使其坏死枯落之功。

(3) 皮癌净外敷，有枯蚀癌瘤，使其坏死脱落之效。

(4) 长效膏和生肌玉红膏外敷，有生肌收口之功。

(5) 灌肠法：可用解毒散结汤方（白花蛇舌草 30 g，半枝莲 30 g，乌梅 20 g，白矾 10 g，甘草 30 g）水煎保留灌肠。

六、预防及护理

(1) 注意饮食卫生，少吃刺激性食物，如辣椒、酒，防止胃肠道疾病发生，避免长期高脂饮食，多吃含维生素、纤维素较多的食物，如水果、蔬菜等。

(2) 保持大便通畅，减少毒素在肠道内存留时间。

(3) 积极治疗肛门直肠炎症性疾病及癌前病变。

(4) 做好对血吸虫病的防治工作，开展预防检查，每半年至一年进行肛肠部指诊或肠镜检查，做到早期发现、早期治疗；应注意加强体育锻炼；做好对肛管直肠癌预防知识的宣传。如发现大便带血、黏液或脓血便、腹部隐痛、大便习惯改变应及时到医院检查。

七、鉴别

肛管直肠癌特别是直肠癌易发生误诊、漏诊，临床应重视。

据文献报道，70 例中、晚期直肠癌入院前延误诊断 62 例，占 88. 57%；同期一组 168 例肛管直肠癌中明确误诊者 81 例，误诊率为 48. 2%；有单位治疗肛门直肠恶性肿瘤 141 例中，误诊 77 例，误诊率为 54. 6%。因此，必须重视并注意将其与痔、菌痢、肠炎、息肉、阿米巴肠病等鉴别，并注意避免因其同时与其他疾病并存而漏诊。此外，还应注意与肛管、直肠以上部位大肠癌的鉴别。一般来说，右半结肠癌及左半结肠癌

用一般肠镜难于到达疾病部位，指诊也不能触及。根据临床表现也有一定的鉴别意义，最后再行更高部位的肠镜，如先导纤维结肠镜和X线钡灌肠摄片等做出正确诊断。

1. 左半结肠癌 以大便频数、血便或黏液血便为主要表现。腹痛多向脐下放射。若癌瘤充满肠腔，可致肠管狭窄，引起排便困难，甚至大便闭结不通，出现腹胀膨隆、阵发性腹痛等肠梗阻症状。以硬癌多见。

2. 右半结肠癌 以腹泻、便秘，或便秘与腹泻交替出现的黑色便和右下腹隐痛且常向脐上放射，并可触及右下腹肿块及压痛，伴乏力、形体消瘦、饮食减退、贫血、低热等全身症状。以软癌多见。

八、按语

肠癌绝大多数发生在大肠。大肠中直肠癌的发病率最高，其中约80%发生在肛管、直肠与乙状结肠交界处。这说明肛管直肠癌是一种危害人体比较严重的常见病。早期诊断、早期治疗和晚期患者的非手术治疗对延长患者生存期，提高生活质量尤为重要。

如何早期发现直肠癌，这是决定能否早期手术治疗最为重要的一个环节。直肠癌早期，由于病变轻微，患者可无自觉症状，不易早期发现，即使有临床症状，往往因与其他肛肠疾病症状相似而被忽视。因此，医生一定要耐心询问病史，认真进行检查，对每一个可疑的患者决不轻易放过，直至排除或确诊为止。

询问病史时，一定要注意有无便血或黏液血便，肛门坠胀，排便困难，大便次数增多，大便变细、变扁等肠道异常症状。只要具有肛肠疾病症状，就一定要做内诊检查，特别是指诊检查（图16-12）。

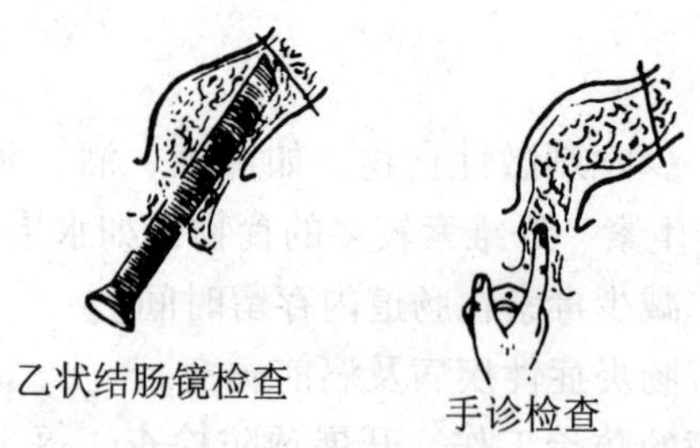

图16-12 肠镜和手指可达到的部位

指诊检查肛管直肠癌是一种简便易行、阳性率较高的检查方法。约有80%的直肠癌发生于示指可触及的部位，如取蹲立位指检，常可触及距肛门10 cm以内癌瘤。指诊检查应注意肠黏膜是否柔软光滑，有无硬结或肿块突出、溃疡等异常变化。并注意有无肠腔狭窄等。指诊检查后，注意指套上有无脓液、血迹和黏液等。在肛管直肠癌误诊的78例资料中，肿块距肛门8 cm以内的65例，占83.3%；另一组距肛缘10 cm以内74例，占94.9%；又一组42例误诊中，有39例指诊可扪到肿块，占92.9%，足以说明直肠指诊对早期诊断具有重要意义。

凡指诊不能检查到的部位，或需要进一步了解肠腔病变情况时，可辅以肛肠镜检查。临床常用有肛门直肠镜、乙状结肠镜和电子纤维结肠镜或双源CT仿真内镜。检查时，注意察看和了解肠腔黏膜是否正常，肿块范围大小，软硬度，是否活动，有无触

痛，以及肿块色泽、性质是炎症性或疑为癌，或确诊为癌。对可疑性病变，或临床症状典型可确诊为癌症时，也应通过肛肠镜取一活体组织送病理检验，更有利于确定诊断。钡剂灌肠也可作为协助诊断的方法之一。近来有新型内镜即窄波成像放大内镜。黄锦博士说："熟练掌握诊断技术，不仅可以发现消化道癌而且可以实施 J4 内镜下黏膜剥离术，将其扼杀于摇篮之中、消灭于萌芽状态，至于大肠癌，只要及时发现并掐掉息肉，就可预防并消除早癌，大肠无息肉，就不会有早癌。如果每年做一次消化道体检，就可早发现早治疗。"在确诊为癌时，注意检查有无邻近组织转移或淋巴转移等。

以上说明，肛管直肠癌的早期发现并不是很困难的。患者一旦发现有肛肠病症状，就应立即到医院检查，即使无明显症状，也应定期（3 个月至半年）做肛肠部检查。医生一定要详细询问病史，对有肛肠症状的患者，一定不能忽视指诊或乙状结肠镜的检查。一经发现早期病变，或癌前病变，就应及时给予治疗。这样不仅能早期发现肛管直肠癌，对预防肛管直肠癌也有非常重要的意义。与此同时，也应注意对肛管、直肠癌，特别是直肠癌的误诊和漏诊的原因进行分析。从临床和有关报道来看，误诊和漏诊的原因主要有以下几点。

（1）不具有直肠癌的基础知识。因此凡就诊患者主诉便血即诊为"痔出血"，腹泻即诊为"肠炎"，脓血便即诊为"痢疾"等，从不考虑直肠癌的存在，而没有进行深入的了解和认真检查。

（2）缺乏对直肠癌应有的警惕性。从视诊看患者身强力壮；从年龄看又非 40 岁以上，从症状看仅有便血，或大便次数增多，满足于望诊所看到的内痔和肛裂出血。

（3）忽视直肠指诊对诊断直肠癌的重要性。对有肛肠疾病症状的患者，或早期、中期直肠癌患者的血便或黏液便，大便习惯改变等不仅未注意，还误认为"痔出血""肠炎"等，经抗炎、止血暂时取效的（直肠癌症状得以改善），误认为诊治合理，而忽视 80%以上直肠癌发生在指诊可触及的范围。

至于对晚期直肠癌的非手术疗法，特别是采用中草药的临床辨证治疗，可以说取得了比较好的进展，有的使直肠癌得以控制，有的使临床症状明显改善，有的可恢复正常工作，有的延长了患者寿命，所谓带病延年等。但也要清醒地看到，有的晚期患者病情并未得到控制，即使病症还不是那样的严重，而且又有一定的时间进行治疗，也会无效，很快死亡。也就是说，还没有总结出比较完善而行之有效的方法，有待进一步提高直肠癌的治疗效果。

第四节　骨　瘤

一、一般情况

1. 定义　肿物紧贴于骨，疙瘩高起，坚硬如石，推之不移，终不化脓，久则形体衰瘦，预后欠佳者，称骨瘤。

2. 别名 骨肉瘤。

二、解剖生理与临床

骨组织分骨本质与骨附属组织两种。骨本质有骨内外膜，在骨组织中（骨组织和软骨组织，简称“骨组织”）骨质分密质和松质。管腔叫骨髓腔，长骨两端粗大部分称骨骺。骨表面的结缔组织称骨膜，具有保护、营养和形成新骨的作用。骨髓充填在骨髓腔和骨松质内。血管、神经、脂肪、造血系统以及网状内皮系统称骨附属组织。

骨瘤起源于骨内外膜、骨髓和骨细胞，且以骨膜深层多见。本病的主要组织成分是肿瘤性成骨细胞、肿瘤性骨样组织和肿瘤骨，其比例的多寡，随肿瘤性成骨细胞的分化程度不同，如分化比较成熟者肿瘤骨多，而分化比较原始者，肿瘤骨少。前者称硬化性骨肉瘤，故瘤组织坚硬如骨，恶性程度稍低，病程长；后者称溶骨性骨肉瘤，瘤组织较软，多有显著的出血和坏死，恶性程度较高，生长特别快。本病转移较早，可突破骨质侵入软组织，或沿髓腔扩散。可经血行转移至肺。

三、病因病机

肾气不足，骨骼虚弱，寒湿痰邪侵袭入骨，致气血不和，血瘀痰浊毒结，聚而不散为瘤。《医学入门》曰：“肾主骨，劳伤肾水，不能荣骨，而为肿，曰骨瘤。”

四、辨病依据

（1）本病恶性程度高。

（2）以10~25岁青少年高发。

（3）患部开始隐痛，以后加剧，肿瘤凸起贴骨而生，触之坚硬如石，推之不移，终不化脓，伴形体消瘦等严重症状。

（4）X线摄片显示骨质破坏和新骨形成征象，呈日光放射状阴影，为诊断骨瘤的重要依据。

（5）血清碱性磷酸酶升高，结合其他征象，对诊断本病有一定作用。

五、治疗

（一）辨证内治

症：初起患部常为间歇性隐痛，继而为持续性钻入样剧痛，夜间尤甚。2~3个月后，患部肿起，疙瘩凸出，紧贴于骨，触之坚硬如石，推之不移，渐渐皮肤张紧发亮，色变紫褐，青筋显露且有触痛，患部周围组织随之萎缩，此时肿瘤更显胀大，发于下肢，状如鹤膝，或可扪及颤动，听到血管搏动杂音。因剧痛彻夜难眠，饮食减少，形体迅速消瘦，精神萎靡不振，言语低弱无力，或呻吟不已，可伴低热、气虚血亏等。

治：益肾养血，行瘀破坚。

方：调元肾气丸（汤）（《外科正宗》）。

药：生地黄120 g，山萸肉、炒山药、牡丹皮、白茯苓各60 g，泽泻、麦冬（去心）、人参、当归身、煅龙骨、地骨皮各30 g，知母、黄柏各15 g，砂仁、木香各9 g，

共为细末；鹿角胶 120 g（老酒化调），加蜂蜜 120 g 同煎，滴水成珠和药为丸，如梧桐子大，每服 80 丸，空心温酒送下。忌萝卜、饮酒、房事。也可水煎内服。

（二）外治法

1. 膏药　外用阳和解凝膏，掺黑退消贴之。

2. 手术　早期未发生肺转移者应尽早手术。

六、鉴别

（1）鹤膝流痰：本病发生膝关节，久则在其附近发生脓肿，溃后脓液稀薄如痰，内有败絮样物，常有肺痨（肺结核）病史。

（2）附骨疽：本病虽多发生于长骨，但起病快，初则恶寒高热，局部疼痛彻骨，触痛明显，后期化脓溃破易成窦道。

七、医案

于某，男，31 岁，农民，已婚，1970 年 2 月 8 日初诊。

主诉：右肩肿痛 20 d。

病史：患者在工作时发觉右肩疼痛，如针刺样或跳痛，昼轻夜重，右肩部肿胀隆起，患处皮色如常，右上肢活动受限，但无明显外伤史。曾赴某医学院附属医院及某市医院检查，诊为“右肱骨上端肉瘤”，并建议手术截肢，因家属不同意，遂来求中医治疗。

检查：体温、脉搏、呼吸均正常，发育与营养中等，全身淋巴结无肿大，心肺无异常发现，腹软，肝脾未触及；右肩部肿胀，有 14 cm×12 cm 卵圆形肿块，表面光滑，皮色正常，不移动，无热感及压痛，肿块呈中等硬度，血常规红细胞 3.4×10^{12}/L，血红蛋白 110 g/L，白细胞 7.1×10^{9}/L，中性粒细胞 0.51，嗜酸性粒细胞 0.1，大单核细胞 0.01，淋巴细胞 0.38，血碱性磷酸酶正常，康华反应阴性。红细胞沉降率 16 mm/h，出凝血时间均正常。大小便常规检查无阳性发现。胸部 X 线检查心肺无异常。右肩部拍片检查，见右肩软组织肿胀，肱骨头区有团块状致密增生，头部内侧有皮质破坏（4.5 cm），外侧也出现骨膜增生，肱骨头及颈部骨区有淡的溶骨稀疏区。

诊断：右肱骨上端骨瘤。

治疗经过：经用阳和汤加减（忍冬藤 60 g，熟地黄 30 g，麻黄 1.5 g，炮姜 1.5 g，鹿角胶 6 g，白芥子 6 g，桂心 3 g，水煎服）合犀黄丸（每服 3 g，早晚 2 次）内服，外敷回阳散（麝香 9 g，丁香 3 g，猪牙皂 6 g，樟脑 12 g，雄黄 9 g，高良姜 6 g，肉桂 3 g，川乌 9 g，白胡椒 3 g，乳香、没药各 6 g，阿魏 6 g，熬膏外敷）。一周后疼痛肿胀减轻。治疗 1 个月后肿块及疼痛均完全消失，活动如常，由原检查医院复查，证明已基本痊愈。

八、按语

中医骨瘤与西医骨瘤名同实异，前者系西医骨源性肉瘤，也称骨肉瘤，恶性程度高。后者是好发于膜内成骨的骨内良性肿瘤，应注意区别。由于中医所指骨瘤的恶性程度高，目前多主张早期手术治疗，但不愿接受截肢手术的患者，经中药治疗也有获得基本治愈的报道（如本医案选），说明中药治疗骨瘤有一定的效果。因此，当以手术与非手术两种疗法并重，在不适宜手术的患者中采用中药治疗。在不断探索的实践中，骨瘤的治疗也和其他癌瘤的治疗一样会取得更大进展，造福于人类。

第十七章　其他疾病

第一节　脱骨疽

一、定义

四肢末端气血运行不畅，经脉闭塞不通，肌肤失养，腐烂坏死，致肢端骨节脱落者称脱骨疽。

二、别名

脱骨疽又称脱疽、十指零落、脱骨疔、血栓闭塞性脉管炎。

三、分型

脱骨疽可分为寒闭型、血瘀型、化热型、虚衰型。

四、分期

脱骨疽可分为三期。

1. 第Ⅰ期　即局部缺血期，表现为患肢血液循环不全征象，如患肢麻木、发凉和间歇跛行，表面上循环障碍尚不甚明显。

2. 第Ⅱ期　即营养障碍期，表现为患肢血液循环障碍，致局部营养缺乏征象，除有第Ⅰ期症状外，患肢出现静止痛，皮色苍白或紫红，趾甲增厚或变脆等，汗毛脱落，肌肉萎缩。

3. 第Ⅲ期　即坏死期，趾（指）有严重血液循环障碍，发生坏疽、溃疡，有时累及足部，根据坏死的程度又分为三级：一级坏死局限于趾；二级坏死扩至趾跖关节以上；三级坏死扩至足背、踝关节或踝关节以上，由于严重的血液循环障碍，继发感染征象。

五、解剖生理与临床

脱骨疽（血栓闭塞性脉管炎）主要病损在四肢中小动脉，尤以下肢患病率最高，病损程度下肢也比上肢为甚。下肢的动脉主要是髂外动脉→股动脉→腘动脉→胫前动脉和胫后动脉→足背动脉。而足背动脉在向远端循行时有一表浅部位，可扪及其搏动，约有13%的正常人由于此动脉走行变异不易被触及。

足背动脉在第1跖骨间隙，分成第1跖背动脉和足底深动脉。弓形动脉是足背动脉的主要分支，常起自第1跗跖关节接合处，而后在跖骨基底上向外侧横过足部，在跖骨间隙处分出第2、3、4跖背分支，每一分支再分成趾背动脉，以供给第3~5趾及第2趾外侧面血液，第2趾内侧及大趾之血行由第1跖背动脉供给。

胫后动脉到内踝及跟骨间近终点处变为表浅可扪及，并分为足底内侧及足底外侧动脉，后者向外向前经足底，到第5跖骨基部向第1跖骨弯转形成足底动脉弓，然后与足背动脉之足底深支吻合而终。从足底动脉弓分出之跖底动脉，类似跖背动脉分出的趾跖动脉，供给足趾之血（图17-1）。

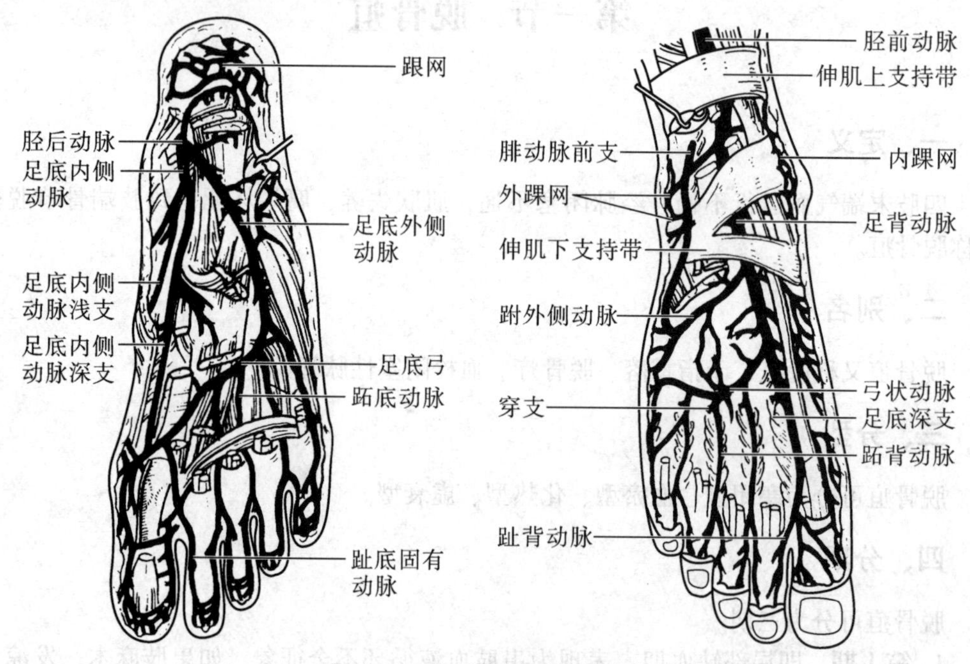

图17-1　右足底及足背部动脉

下肢静脉分深、浅两组。深静脉与动脉伴行而同名，内有瓣膜和广泛吻合支，在腹股沟部、膝部，特别是足趾末端皮肤吻合支最多。据研究和临床观察证明，血栓闭塞性脉管炎是动脉和静脉同时受累，既是全身性又是阶段性，既有周期性（3~5年）又有季节性（冬、春）的慢性血管疾病；除主要累及四肢外，脑、冠状、肝、脾、肾、肺、胃、肠系膜等动脉偶有累及。血管的损害有显著的节段性，即正常段节与受累段节血管分界线非常分明。病变早期的血管腔内层增生，末期血管壁外层纤维化，动脉和静脉及伴随的神经、成纤维束包绕在一起。由于所产生的病变是血管器质性、永久性、完全性的闭塞，其远端易发生不同程度的缺血和营养障碍，直至发生组织坏死等，这种情况的发生与侧支循环的建立成反比。而静脉的发炎和闭塞，可引起临床常见的迁移性静脉炎，毛细血管和组织的营养不良及患肢下垂过久所出现的水肿等。

六、病因病机

寒热外受、情志内伤、肝肾不足、脾胃失和，以及过食膏粱厚味、辛辣刺激食物，或外来损伤，致气血运行不畅，寒湿凝聚经脉血络，闭塞不通，发而为病；郁久寒湿化热，热盛肉腐，损伤筋骨，趾（指）节脱落。

目前有关本病的病因简述如下。

（1）寒冷：以气候寒冷地区（东北、华北等）发病率高。在寒冷季节（严冬）发病或病情加重，或有受寒冻史（受冻、涉水、受潮湿等）。因寒为阴邪，易伤阳气，寒邪外受，阳气不能通达四末，致气血运行不畅，瘀滞不通。

（2）吸烟：长期大量吸烟者患病率高，治愈后又可因吸烟诱发。不忌烟的患者治疗时间较忌烟患者疗程长，都说明吸烟与本病关系密切。据报道，吸 1 支烟吸收到血液中的尼古丁约有 1 mg，在尼古丁的影响下，肾上腺的功能加强，肾上腺腺体增大，血管收缩。若每天吸烟 30~40 支，其血管始终处于痉挛状态，久则势必发生血管疾病。用烟草浸出液做皮内反应试验，脉管炎患者阳性率达 87%；吸烟的健康人只有 16%。

（3）性激素：本病多发生于男性，又多为 20~40 岁青壮年，为性功能旺盛期，故认为男性激素可促使血管发生病变；而女性激素对血管有保护作用，这当是本病易侵犯男性的重要原因。

（4）饮食不节：可致脾胃功能失调、气血运行失常，且易湿热蕴结等。现已查明，营养不良，食物中缺乏某些物质，如 B 族维生素及维生素 C，常与本病发生有关。

（5）其他：外伤、感染等因素均与本病发生有一定的关系。

七、辨病依据

1. 有关病史、症状和体征

（1）常有吸烟、受寒、外伤病史。

（2）年龄多在 20~40 岁。

（3）90%以上发病于男性。

（4）发病部位多在四肢末端，以下肢为最常见，占 70%~80%。

（5）局部主要症状：手足麻木，发凉怕冷，走路则患肢疼痛，呈间歇跛行，足趾苍白、潮红或紫暗，甚至痛如汤泼火燃，常抱足而坐，肌腐肉烂，骨节脱落，足背动脉或桡动脉减弱或消失。

2. 常用简便检查

（1）趾（指）端皮肤压迫试验：用手指压迫患趾（指）端皮肤数秒钟，即出现白色斑痕，正常人 1~2 s 可恢复原状，如颜色恢复时间缓慢，超过 4~5 s，为本试验阳性，则表示动脉阻塞，血循环障碍。

（2）肢体抬高试验：患者取平卧位，并将两下肢抬高（45°），3 min 后足部皮肤迅速变苍白、麻木、发冷，疼痛加重，然后让患者坐起，将肢体下垂，见足部皮肤颜色恢复时间缓慢，延长 30~60 s（正常人在 10 s 以内），可呈潮红、紫红，或斑块状发绀，为浅层血管张力减低或丧失，血液瘀积所致，即本试验阳性。

（3）股动脉压放试验：让患者平卧，显露患肢股动脉处，检查者用拇指于股动脉搏动处按压，直至阻断血流，然后将拇指放松，让患者感觉血液流到肢体的部位，以判断阻塞部位。此项检查主要靠患者的感觉，并不确切。

皮肤温度测定、超声波检查、动脉造影、示波计测定、血流计测定等对本病诊断都有一定的临床参考意义，有条件的单位可酌情选用。

八、治疗

（一）辨证内治

1. 寒闭型

症：患趾（指）麻木、苍白，发凉怕冷，喜暖，患肢沉重，酸痛，步履不便，走路间歇跛行，舌质淡、苔白；脉象沉细或迟。

治：温阳散寒，通脉除闭。

方：脱疽汤1号。

药：当归15~30 g，丹参15~30 g，鸡血藤15~30 g，甘草6~15 g，麻黄6~10 g，肉桂6~10 g，炮姜6~15 g，制附片10~15 g。水煎服。

2. 血瘀型

症：患趾（指）麻木，发凉怕冷时加重，持久静止性疼痛，夜间更为明显，往往抱足而坐，患处过热、过冷疼痛增剧，皮肤粗糙，肌肉萎缩，足趾汗毛脱落，趾甲变脆变形，间歇跛行更加明显，皮肤色泽潮红、苍黄或暗红，下垂时更为明显，抬高则变苍白，趺阳脉绝。

治：活血化瘀，通脉止痛。

方：脱疽汤2号。

药：当归15~30 g，丹参15~30 g，鸡血藤15~30 g，甘草6~15 g，红花6~12 g，桃仁9~15 g，两头尖15~20 g，黄芪15~30 g，延胡索10~15 g，赤芍15~30 g。水煎服。

加减：疼痛，加制乳香、制没药；活血化瘀，加泽兰、三棱、文术、大黄、水蛭、虻虫；气血虚弱，加党参、白术、山药、熟地黄。

3. 化热型

症：患趾冰冷，皮色青紫暗红如煮熟红枣，肿胀疼痛剧烈，有时起白色小疱，渐变为紫黑色，甚至五趾相染，波及足背；肉枯筋萎，呈干性坏死，或患趾红肿发亮，皮色青紫，溃疡腐烂，肿痛滋水；创面肉色不鲜，疼痛异常难忍，状如汤泼火燃，腐烂坏死严重，恶臭异常难解，抱脚彻夜不眠，伴发热口渴，烦躁食减，便秘，尿黄，舌质红、苔黄腻，脉象洪数或滑数，甚至神志不清，语无伦次。

治：清热解毒，止痛通脉。

方：脱疽汤3号。

药：当归15~30 g，丹参5~30 g，鸡血藤15~30 g，甘草10~30 g，黄芪15~30 g，石斛15~30 g，金银花30~60 g，牛膝15~30 g，玄参15~30 g，蒲公英30~60 g，茯苓15~30 g。水煎服。

加减：清热解毒凉血，加黄连、栀子、牡丹皮、生地黄、板蓝根、连翘、白花蛇

舌草；利湿清热，加黄柏、土茯苓、赤小豆、薏苡仁、车前子、白茅根；和胃健脾，加焦三仙、鸡内金；肠燥便秘，加大黄、芒硝；发热口渴，加生石膏、肥知母、天花粉；神昏谵语，加安宫牛黄丸、紫雪丹。

4. 虚衰型

症：坏死组织脱落，疮色肉芽暗红或色淡不鲜，创口生长缓慢，皮肤干燥脱屑，趾甲不润肥厚，患肢肌肉萎缩变细，身体虚弱，神情倦怠，面色萎黄，面容憔悴，心悸气短，舌质淡、苔少，脉象沉细无力。

治：补气养血，生肌通脉。

方：补气养血汤加味。

药：党参 15 g，黄芪 15 g，白术 15 g，当归 6 g，川芎 6 g，茯苓 10 g，赤芍 10 g，熟地黄 15 g，陈皮 6 g，甘草 6 g，丹参 10~15 g，鸡血藤 10~15 g。水煎服。

加减：气虚重用党参、黄芪，加山药；血虚重用黄芪、鸡血藤，加阿胶；心悸气短加柏子仁、酸枣仁，或配服补心丹、柏子养心丸；形体畏寒，头晕耳鸣，腰酸腿困，脱发阳痿加仙茅、淫羊藿、巴戟天、枸杞子、菟丝子，或配服桂附八味丸以温补肾阳；若潮热盗汗，面颊发红，口干咽痛，舌红无苔，熟地黄易生地黄，加玄参、玉竹、石斛、麦冬、黄精或配服六味地黄丸、知柏八味丸，以滋阴清热。

以上寒闭型、血瘀型、化热型和虚衰型四型，各有其临床特点，治当有别。但四型之间，往往在病理上又有着互相联系或并存的特点。因此可根据以某型为主，也不能忽视与其他型相兼并存，治当随其相兼不同而施治。

（二）外治法

1. 未溃期

（1）外用通脉酒（红花 15 g，肉桂 10 g，白芷 15 g，樟脑 5 g，共研细末后，将药全部浸入 75%乙醇 150 mL 内，24 h 后即可使用）外擦，每日 2~4 次。

（2）金果兰糊剂外敷，金果兰研细，用 75%乙醇调成糊状外敷，每日 1~2 次。

（3）金黄散膏外敷。

2. 已溃期　凡趾（指）端已发生溃破、坏死，需注意做好换药。换药时，先将创面周围 3~5 cm 处的健康皮肤用 75%乙醇擦洗消毒后，再用生理盐水棉球清洗创面，若脓性液体较多，可先用无菌干棉球吸附脓液后再改用生理盐水棉球，清洗干净后，根据创面具体情况，选用药物和采取相应的处理方法。

（1）坏死趾（指）端：凡趾（指）端已发生坏死者，尽量使其达到干性坏死。若患趾（指）已部分坏死，但界线不清，周围仍红肿不消时，可用三黄消炎纱条或抗生素纱条外敷，直至红肿消退；坏死组织与健康组织界线清楚时，即可在局麻下采用坏死组织切除或截趾（指）术。若界线不清，红肿不消，切忌手术，否则易使炎症扩散，甚至引起严重后果。对于用药物不能控制的急性坏疽，由于毒素被吸收，全身症状严重，肢体不能保留时，可当机立断，采取高位截肢术。提高非手术疗法的效果，是降低高位截肢的重要方法。

（2）干性坏死：对于发生干性坏死的组织，在没有与正常组织分离开时，原则上不予清除，可用 2%碘酒擦涂，这不仅可防止感染，也可使其干燥。

（3）死骨：由于组织坏死，骨质破坏，发生死骨，影响伤口愈合，最好术前摄片，了解骨质破坏程度，在炎症完全得到控制的条件下，可行手术去除死骨，有利于创口迅速愈合。若局部炎症未能控制，而急于手术去除死骨，不仅不能使创面早日愈合，反易发生感染，使病情恶化。所谓“快者不快，慢者不慢”就是这个道理。

（4）腐肉未净：若腐肉较多，已和健康组织开始分离，可用手术剪将腐肉剪去，但不必强调一次彻底清除，应酌情采用“蚕食”方法。在每次剪除坏死腐烂组织时，要以“不见出血，不引起疼痛”为适宜。若脓液较多，可用三黄消炎洗剂或二花一黄汤煎液湿敷，使其引流通畅，必要时可增加换药次数；若腐肉很少，可外用祛腐拔毒散少许即可。

（5）新鲜肉芽：创面脓腐已净，肉芽干净新鲜，可根据创面大小等情况外用生肌玉红膏、生肌散，促使肉芽生长敛皮。但换药时一定要操作轻柔，清洁创面时要求既要清洗干净，又不要发生擦破出血，这样既可减少痛苦，保证肉芽顺利生长，也不易发生感染。换药次数也可随创面的缩小、变浅，采用间日换药的方法，这时若配用灸熏疗法，可以温通经脉、驱散寒邪，可促使创面的生肌敛口。对于肉芽新鲜、脉络畅通、创面较大者，可采用植皮方法（见基本技术操作法），能缩短治疗时间。

（6）其他：最常见的嵌甲、钩甲、足癣等脚病，若不及时治疗和处理，也是病情反复的原因，不能忽视。

九、鉴别

本病常需与下列疾病鉴别。

1. 肢端动脉痉挛病（雷诺病）　多见于青壮年女性，男性比较少见，常呈对称性发生于上肢的指端，下肢少见。每遇寒冷，情绪波动，精神刺激，两手指端变冷苍白→发绀→潮红→恢复正常，呈阵发性发作。指端可以发生浅表性溃疡或坏疽，愈合后留有小的瘢痕，可伴皮肤硬化，比较少见。

2. 闭塞性动脉硬化　多见于50岁以上男性，双侧下肢常同时发病，总是一侧下肢症状明显，其血液循环常由侧支循环代偿。故缺血症状多于晚期出现，疼痛虽不剧烈，但溃疡发展较快且广泛，上肢也有麻木、发凉、疼痛感觉，体表动脉如桡、肱、颞浅动脉等弦硬、扭曲；眼底视网膜动脉硬化；心电图有冠状动脉供血不足、左心室肥大和陈旧性心肌梗死；多数患者血胆固醇含量较高，脂蛋白代谢异常，并伴有高血压等。

3. 消渴病（糖尿病性坏疽）　有多饮、多食、多尿消渴病史。患肢麻木、发冷、疼痛，多为湿性坏疽，且蔓延迅速。化验血糖增高，尿糖阳性，血胆固醇增高，伴动脉硬化。易发生糖尿病脚，应与血栓闭塞性脉管炎鉴别。

十、医案

赵某，男，41岁，1965年3月12日入院。

主诉：左足麻木疼痛3年。

病史：3年前因跋山涉水，外受寒冷，致右小腿麻木疼痛如针刺样，每于夜间或天凉时加重，患脚肿胀，走路呈间歇跛行，左足中趾活动受限。曾在青海某医院行动脉

造影，确诊为血栓闭塞性脉管炎，采用中医药综合治疗无效，病情有所发展，患肢疼痛加剧，有时抱脚而坐，痛如汤泼火燃，左趾发紫，肿胀加重，不能行动，伴头晕、心悸、食欲不振，收入住院。

检查：体温 36 ℃，脉搏 80 次/min，呼吸 20 次/min，血压 85/52 mmHg。发育正常，营养中等，痛苦面容，间歇跛行，右侧足背动脉搏动减弱，四肢温度减低，色潮红，左小腿肌肉萎缩，直腿抬高试验阳性，左侧足背动脉细弱，左足第 2 趾缺如，有坏疽性创面 0. 5 cm×0. 8 cm，有少量脓性分泌物，左踝关节以下肿胀，舌苔黄，脉弦数。

诊断：脱疽（血栓闭塞性脉管炎，虚衰型）。

治疗经过：根据以上证型拟治以补气养血，生肌通脉，方用补气养血汤（党参、黄芪各 15 g，当归 6 g，白术 15 g，川芎 6 g，茯苓、赤芍各 10 g，熟地黄 15 g，陈皮、甘草各 6 g，丹参 10~15 g，鸡血藤 10~15 g）。益气养血，重用党参、黄芪；活血祛瘀，加红花、桃仁；疼痛，加乳香、没药；湿盛肿胀，加玉米，重用茯苓；热毒盛，加蒲公英、金银花。外用，一般每日换药 1 次，计治疗 47 d，痊愈出院。

十一、按语

脱骨疽是以症状命名的。可以说，只要发生四肢末端组织坏死而致脱骨者，当属脱骨疽范畴。脱骨疽包括范围比较广泛，糖尿病坏疽，动脉粥样硬化性坏疽等均属脱骨疽的范围。本节叙述之脱骨疽，即指血栓闭塞性脉管炎，其他如糖尿病坏疽、动脉粥样硬化性坏疽等不属此范畴。

当前对脱骨疽在认识上虽然已基本得到了统一，但在辨证施治，特别是在分期、分型、论治方面，正处于“百花齐放，百家争鸣”的阶段。如：有以基础方为主加减施治者；有期、型结合者，如一期（功能障碍期）、二期（中期，营养障碍期）、三期（感染坏死期）；有分阳证、阴证、气血虚弱三型者，有分虚寒型、血瘀型、热毒型、气血两虚型治疗者。除此以外还有其他不同的分期、分型辨证方法。我们曾对 11 例脉管炎患者所用中药做了统计，其常用药共计 61 种，从中筛选出当归、玄参、丹参、鸡血藤、石斛五味药物为基础方进行加减。例如：病在上肢，加桂枝；病在下肢，加牛膝；气血虚弱，加党参、黄芪；血瘀，重用当归、桃仁、红花；疼痛，加乳香、没药；肿胀，加玉米、茯苓；热毒盛，加金银花、蒲公英等。这有利于对本病的研究和治疗。以后我们根据其临床病理反应特点及其发展变化规律，分为寒闭型、血瘀型、化热型、虚衰型四型。从发生、发展规律上看，寒闭型以寒邪郁闭为主要临床表现，大多见于早期（局部缺血期）或部分虚衰型患者；血瘀型以气滞血瘀、经脉闭结不通为主要临床表现，相当于第二期（营养障碍期）；化热型以郁久化热、热盛肉腐为主要临床表现，相当于第三期（坏死期）；虚衰型以肌体虚衰为主要临床表现，相当于第四期（恢复期），即寒闭→血瘀→化热→虚衰，其相应的治疗原则当是寒闭型以温阳散寒、通脉除闭；血瘀型以活血化瘀、通脉止痛；化热型以清热解毒、止痛通脉；虚衰型以扶正。还必须看到疾病的发展变化是随着正、邪之盛衰而不断地变化着，如有的患者可以在寒闭型得到治愈；有的在血瘀型得到治愈，而有的往往反复发作。有时则在临床表现上以某一型为主，又兼有其他型者，或与他型并存者。又如寒闭型中，寒与湿邪往往相兼，故此当辨其偏盛、偏衰、偏寒、偏湿，寒湿又易化热等。血瘀型中当以血瘀为主，必有气滞，又当分先气滞而血瘀，还是先瘀后气滞，及气血两虚之偏；郁久又易化热，还当辨其是否化热，及化热之程度。化热型是在郁久的基础上才发生化热的，除辨别化热之轻重外，也当知其血瘀、气滞之程度。因血郁久化热，气有余便是火，热邪又易与湿邪结合加重肉腐之程度，因此，还当区别热重于湿、湿重于热、湿热并重等。虚衰型一般属久病多虚，但也有素体本虚者，有气虚、血虚、阴虚、阳虚及阴阳俱虚等不同，同时还应注意血瘀之多寡，寒、湿、热邪之有无等。

以上分型有利于把握疾病的发生、发展规律，注意疾病病理变化与外在联系及其各型之间的关系等。总之，四型中都有其独立病理与表现，各型之间又相互联系，但依次又为其一般发展过程，而每型又可相互转化，每型之中又有多种变化。因此临床切勿死守一方一药而通治之，并严格注意，运用“急则治其标”“缓则治其本”及“标本兼施”，内治与外治相结合等方法，辨证灵活，用法得当，不至拘泥一方一药，一期一型，而束缚手足。

第二节　破伤风

一、一般情况

1. 定义　肌肤破伤，风邪（破伤风杆菌）乘机侵入，发痉者，称破伤风。

2. 别名　金疮痉、小儿脐风、急惊风、产后破伤风（产后痉）、结痂风、四六风。

3. 分类　轻症、重症。

4. 分型　轻型、中型、重型、极重型。

二、解剖生理与临床

破伤风是破伤风杆菌侵入人体生长繁殖后产生的外毒素。其中一种痉挛毒素的毒力最强，作用于神经，引起肌肉的紧张和痉挛；另一种溶血毒素，可致局部组织坏死和心肌损害。在一般情况下，毒素随血流传播，血液越丰富，活动越频繁的肌群，首先受到侵犯，故最早是咀嚼肌。随着病情的发展，涉及肌群越多，大体顺序为脸面→颈→背→腹→四肢→膈肌等。因其侵犯的部位不同，所产生的体征也不一样，如侵犯面部表情肌群，可见苦笑面容；侵犯项背部，致项背强直；全身肌肉痉挛，则呈现角弓反张状态；如膀胱肌痉挛，可见排尿困难，甚至尿潴留；膈肌或肋肌痉挛，可见呼吸困难，甚至窒息等。

三、病因病机

肌肤损伤或疮疡不瘥，风邪袭入，侵及经络，传入脏腑，致气血失调、筋脉乏养、引动内风，发而为病。

据研究证明，破伤风是由破伤风杆菌引起。破伤风杆菌是一种厌氧杆菌，菌体易杀死，孢子对外界不良环境有很强的抵抗力。破伤风杆菌广泛分布于自然界中，如尘埃、泥土、铁锈中。超过 30 cm 深的土层和动物如牛、马、羊及犬的肠道中都有破伤风杆菌的生存。据国外报道，动物的粪便 100%有破伤风杆菌，人的粪便有 8%~30%有破伤风杆菌。破伤风杆菌是不能经过健康人的皮肤及黏膜侵入人体使人发生破伤风的。有人做过试验，将破伤风杆菌直接注入动物体内，并不引起发病，因为生活的组织供气充足，不适于破伤风杆菌的生长，且很快被机体消灭。而创伤是传染破伤风的主要途径，不仅是破伤风杆菌侵入的门户，而且也适合这种杆菌生长，任何创伤均有感染破伤风的危险，即使是极轻微的破伤、刺伤、擦伤、溃疡等，也有传染的可能。但伤口内有破伤风杆菌，并不一定会发病，常由细菌的毒力、数量和人体免疫力以及伤口情况来决定。如创口内有较多的坏死组织、缺血、异物、死腔，底深口窄小引流不畅的创口等缺氧环境，则大大有利于破伤风杆菌的繁殖从而引起发病。

四、辨病依据

（1）发病前有皮肤或黏膜破损病史，如跌打损伤、产后破伤、脐带损伤、战伤及烧伤、冻伤、溃疡等创伤病史。

（2）有 2~15 d 的伏匿期（潜伏期）。

（3）有身困乏力，咀嚼肌疲乏及创伤部的颤抽、疼痛和痉挛等（前驱期）症状。

（4）典型的吞咽困难，开口障碍，牙关紧闭，苦笑面容，角弓反张，项背强直等症状。

（5）病情严重时可出现全身肌肉阵发性抽搐，每次可持续数分钟至数十分钟，常伴面色青紫、发热（40 ℃以上）、呼吸迫促、大汗淋漓等。由于剧烈的抽搐可造成肌肉撕裂和骨折，但患者的神志始终是清醒的，故有人说“无论是谁，只要看见一次患者满脸流汗和哭泣一样的面容，凝滞不动和有所恳求似的目光，面色青紫，欲顺畅呼吸而不能的痛苦景象，以及在惊厥时身体的猛烈挣扎等，就永远不会忘记破伤风的症状”。对于早期或婴幼儿不典型的破伤风，以下几项诊断方法可作参考。

1）压舌试验诊断早期新生儿破伤风。对可疑破伤风患儿，用压舌板压患儿舌部，越压口越紧，这时见苦笑面容。若越压口开越大、越松，则不是新生儿破伤风。

2）刺激腹直肌痉挛征。这一方法有利于诊断不典型新生儿破伤风。方法：如一般腹部触诊，以脐平腹直肌及其旁侧为主要刺激部位，向下触压时，宜稍轻快，但要柔和、温度适中，尽量减少其他因素的刺激。初次检查时如无此征出现，要反复多次检查，以防遗漏。对疑似患儿，每日至少要早、晚各检查一次，以求尽早发现此征。其标准：第一，患儿在安静状态下，用手轻轻刺激腹直肌，出现腹直肌痉挛性收缩或呈板状样硬者为阳性；第二，患儿在烦躁状态下，用手轻轻刺激腹直肌，出现腹直肌痉挛性收缩者为疑；第三，患儿在安静状态下，用手轻轻刺激腹直肌，腹直肌有轻微痉挛性反应，但仍可触及腹部脏器者，为阴性。

3）体征试验测预后。在破伤风患者角弓反张时，医生速将右手放入患者背下并能速拿出者，证明预后不良；如果手不能拿出（患者背部压落手上）证明预后较好。

五、治疗

(一) 辨证内治

1. 轻症

症：起病形寒，身困乏力，头晕头痛，下颌或牙根部紧张，咀嚼时感觉不适或稍困难，项背也感强硬，舌质淡红、苔白，脉浮紧。

治：祛风、活血、镇痛。

方：祛风解毒汤。

药：麻黄 6~12 g，羌活 6~15 g，制川乌、草乌各 6~10 g，白芍 6~15 g，川芎 6~12 g，当归 6~15 g，制乳香、制没药各 6~10 g，甘草 6~10 g，桂枝 6~12 g，水煎酒引。或内服九分散，黄酒为引内服。

2. 重证

症：高热不退，苦笑面容，颈项强直，角弓反张，牙关紧闭，痉挛抽搐，吞咽困难，痰涎壅盛，气急胸闷，腹满板硬，便秘尿涩，舌质红绛、苔黄糙，脉弦数无力。

治：熄风镇痉，清热解毒。

方：祛风解毒汤加味。

药：麻黄 10 g，羌活 12 g，制川乌、草乌各 10 g，白芍 12 g，川芎 10 g，当归 12 g，制乳香、制没药各 10 g，甘草 6 g，桂枝 10 g，全虫 15 g，蜈蚣 12 g，僵蚕 20 g，蝉蜕 15 g，煎服或酒引。也可配服蛴螬 7 个，瓦上焙黄研细，黄酒冲服，每日 1 次，以出汗为度，或先服九分散，黄酒为引内服，再煎服上方。

小儿可内服脐风散（巴豆霜 20 个，蝉蜕 20 个，全蝎 10 个，僵蚕 10 个，朱砂 9 g，血余炭 1 g，麝香 1 g，共为细末），每日 1 次，乳汁送服 0.6 g。

加减：祛风，重用麻黄，加荆芥、防风、金樱子、蝉蜕；解痉，重用全蝎、蜈蚣、僵蚕，加地龙、钩藤、牡蛎；项背强直，加葛根；口干烦渴，加北沙参、麦冬、玉竹；便秘，加大黄、玄明粉；尿少，加车前子、茯苓、茅根；痰涎壅盛，加竹沥汁、天竺黄、西牛黄。

(二) 外治法

有创面时，彻底清除坏死组织，保持创口引流通畅，并用过氧化氢溶液冲洗湿敷创面后，外用追风散或玉真散，待腐净肉芽显露时改用拔毒生肌散，待脓水干净，肉芽新生，改用生肌玉红膏或生肌散收口。

六、预防及护理

(1) 加强护理。将患者隔离于安静而弱光的病室，避免声、光、振动等刺激，否则易诱发剧烈的阵发性痉挛。

(2) 正确处理伤口。对新生儿一定采用新法接生，并重视预防接种。

(3) 受伤创面被泥土、污物、铁锈物污染者；或伤口超过 12 h 未处理以及烧伤、开放性骨折，或广泛软组织损伤者，都必须尽早做破伤风抗毒素 1 500 u 肌内注射（先做皮试），有效期可维持 1 周，若创口污染严重，1 周后再注射 1 次，或每周注射 1 次，

直至感染控制为止。如无抗毒素做预防时，可用蛴螬 7 个焙黄研细，黄酒冲服，连服 3 d，或内服七厘散，每次 0. 27 g，每日 3 次；也可用蝉衣粉，每日 3 次，每次 1 g，黄酒送服；或玉真散 5 g，每日 3 次，黄酒送服，均连服 3 d。

（4）配用中药外敷时，一定重视药物炮制的相关规定，防止污染，否则不仅达不到治疗或预防目的，反而因此感染破伤风。据报道，某厂医院用双紫粉（紫草、紫花地丁、旱莲草、黄柏、七叶一枝花、冰片研成细粉）外敷子宫颈，治疗慢性宫颈炎而引起破伤风 19 例。故必须对外用药重视。

七、鉴别

本病常需与下列疾病鉴别。

1. 化脓性脑膜炎　具有起病急及颅内压增高症状，如剧烈头痛、喷射性呕吐、高热、嗜睡，虽有颈项强直、角弓反张，但无阵发性肌肉痉挛等。脊髓液检查，呈化脓性改变，多可做出鉴别。

2. 狂犬病　多有被狂犬、猫、狼、狐等动物咬伤史，临床症状以吞咽、肌肉抽搐为主，如患者渴极欲饮，但当近水杯时，咽喉肌发生痉挛，甚至闻水声或见水即发作，因此本病也称为恐水症，但无牙关紧闭；或膈肌收缩产生的大声呃逆，如犬吠等。

3. 其他　如下颌关节炎、齿龈炎、扁桃腺炎及咽喉炎在临床上也可见张口困难，或牙关紧闭，应注意予以鉴别。

八、医案

张某，男，28 岁，郑州烟厂工作。1983 年 3 月 6 日初诊。

主诉：肛瘘术后牙关紧张，口不利 4 d。

病史：曾患肛瘘，在门诊行肛瘘挂线术，术后第 3 天挂线脱落，肛门疼痛。近第 4 天感觉右侧牙咬合不利，肌肉疼痛，为既往所没有，否认牙痛，即来诊治。

检查：肛门可见一术后创面，少许分泌物，炎症不明显；口腔部牙齿良好，未见龋齿和炎症，开口试验较正常为小，且感不利，舌质稍红、苔白，脉滑数。

诊断：破伤风。

治疗经过：患者术后染毒，致破伤风症，拟除风解毒汤加减。方用羌活 15 g，防风 15 g，麻黄 6 g，杭芍 30 g，菊花 30 g，金银花 30 g，连翘 20 g，陈皮 6 g，甘草 10 g。水煎服（三服）。

二诊：现自觉牙关发紧且有疼痛，伤口稍有痛感，脉稍弦，舌质尖红。除内服中药外，同时肌内注射破伤风抗毒素（皮试阴性），方用羌活 15 g，防风 20 g，蝉蜕 30 g，金樱子 20 g，地龙 30 g，菊花 2 g，白芷 15 g，陈皮 6 g，金银花 30 g，连翘20 g，杭芍 20 g，黄芩 12 g，甘草 10 g。水煎服。

三诊：服上药 3 剂，牙关不紧，张口已正常，咬牙时稍有不适感。肛门部除便后稍有带血外，余正常，停服中药，为巩固疗效，改用蛴螬 7 个焙干研细，白酒冲服。

四诊：经上内服治疗，伤口愈合，牙关不紧，咬合正常，痊愈。

九、按语

早在汉代《华佗神医秘传》就载有治破伤风神方，并认识到由“风”邪侵入破伤处后发病。此“风”邪直到1884年由Carle等以动物实验证实为破伤风杆菌，人体感染破伤风杆菌后并不立即发病，常经过伏匿期（潜伏期）、发作期（前驱期和典型症状期）直至出现全身明显症状。伏匿期最短2 h，也可长达数月或更长，一般4~14 d。伏匿期越短，病情越重，预后也越差。老幼体弱者症状多属严重。伏匿期常有身困、多汗、头晕、头痛、咀嚼乏力、烦躁不安、局部疼痛、创面干陷无脓，并有紧张牵引感。如果发生皮肤损伤，又出现以上症状，若能及时发现给予治疗，一般效果良好，如不能及时处治，待病情进一步发展，即可出现典型的破伤风症状，预后极差。

关于破伤风的治疗，轻者单用中药或单用抗生素均可达到治愈目的。据报道有的患者用抗生素无效，改用中药被治愈；也有先用中药治疗无效，改用抗生素治好。特别是比较严重的患者，常需综合治疗而取效。下面将综合治疗的有关问题综述如下：

（一）破伤风抗毒血清的使用

研究证明，引起破伤风的不是菌体，而是破伤风杆菌分泌的外毒素，如痉挛毒素和溶血毒素。痉挛毒素对神经有特别的亲和力，能引起肌肉痉挛，是造成破伤风的主要因素，毒素经血液或淋巴循环并附合在血浆球蛋白上到达全身。也有人认为毒素吸收后或沿着神经内膜和外膜的淋巴间隙上行，作用于脊髓前角细胞而引起破伤风的。因此要求早期应用破伤风抗毒血清，以中和血液中的游离毒素（对结合的毒素则无效），从而达到治疗目的。但使用的剂量各不相同，大体有过大量（日量达50万~100万IU）、大剂量（日量达6万~10万IU，分别等量静脉注射和肌内注射，共2~8 d，视病情增减剂量和酌量日数）、小剂量等。使用小剂量者认为破伤风抗毒素作用很强烈，仅需中和其最小致死量的毒素即可。一个标准单位的破伤风抗毒素（马血清）可中和50 kg体重的7名患者的最小致死量，所以应用破伤风抗毒素的原则是小剂量，一般每天用750 IU即可，连用3 d（包括成人、小儿及新生儿）。第1天肌内注射或静脉注射，以后可肌内注射。新生儿尚需加用750单位脐周封闭，病情严重者（潜伏期短于7 d，痉挛症状出现早且反复发作），应同时用200国际单位破伤风抗毒素做鞘内注射，以中和已进入中枢神经系统的破伤风毒素。也有人将抗毒素用于椎管内注射，疗效颇佳，成人用5 000~10 000 IU，小儿用3 000~6 000 IU。但椎管内注射，脊膜刺激性较大，故注射浓度以每毫升不超过1 500 IU为宜。还有人认为蛛网膜下腔注射抗毒血清，并无明显疗效，且有造成严重的多发神经炎、脑膜炎等并发症的危险，不宜采用。新生儿破伤风可用抗毒血清0.50万~1万IU，青霉素1万~3万IU，加入0.5%普鲁卡因溶液10~20 mL脐周封闭。

（二）止痉药物的应用

止痉药物能阻断毒素继续作用于中枢神经系统，使大脑皮层处于保护性抑制状态，减少外来刺激的敏感性，从而控制痉挛的发生，防止体力的消耗，是重要的治疗措施之一。合理地采用止痉药物和中药配合常取得好效果。但有发生中枢性呼吸抑制和肠麻痹性腹胀等并发症的危险，使用时应予重视。常用药物如下。

（1）苯巴比妥钠（鲁米那）0.1~0.2 g 肌内注射，每日 3~4 次，新生儿每次 15~30 mg。

（2）10%水合氯醛溶液口服，每次 10~20 mL，灌肠每次 30~40 mL（新生儿 2~3 mL），必要时每 4~6 h 一次。

（3）抽搐严重者，可用 2.5%硫喷妥钠 5~10 mL 肌内注射或静脉注射。紧急时可用 2.5%硫喷妥钠 20 mL，缓慢静脉注射，或硫喷妥钠 0.5~1 g 加入 5%葡萄糖溶液 500~1 000 mL 中静脉滴注。儿童剂量酌减。

（4）冬眠疗法：冬眠Ⅰ号（氯丙嗪 50 mg，异丙嗪 50 mg，哌替啶 100 mg），或冬眠Ⅱ号（双氢麦角碱 0.3~0.9 mg，异丙嗪 50 mg，哌替啶 100 mg，主要用于甲状腺功能亢进患者），每次 1/3~1/2 剂量，每 4~8 h 肌内注射 1 次，或一个剂量加入 500~1 000 mL液体中静脉滴注，成人每次用 2~3 个剂量。

（三）抗生素的应用

在使用中药的同时，采用相应的抗生素配合治疗，防止混合感染和预防并发症。对于严重高热感染的患者，必要时可用氢化可的松 100~300 mg 加入 5%葡萄糖溶液 500~1 000 mL 中静脉滴注。英国一位学者认为，预防破伤风最好的办法就是彻底清洁伤口，并同时使用 7 d 四环素，大多数破伤风菌株对四环素敏感。

（四）关于气管切开

据报道破伤风患者出现频繁抽搐时可行气管切开术，以排除壅塞于支气管内的分泌物，是使呼吸道通畅，改善酸中毒的重要措施。也有人主张在破伤风患者出现全身痉挛，喉头或支气管痉挛，呼吸道内分泌物过多，影响呼吸时为气管切开的时机。

（五）关于破伤风治愈后的复发问题

文献也有报道，有患破伤风治愈后不足 1 个月近期复发者，也有 7 年后复发的。因破伤风治愈后几乎不形成免疫，所以可以复发，其复发原因，一般认为有三点：

（1）病灶内潜伏的破伤风杆菌受机械性刺激后重新活动。

（2）初次发病时在中枢神经系统遗留的痕迹作用。

（3）破伤风抗毒血清未能完全中和血液中的游离毒素或因局部破伤风杆菌及其芽孢未被全部消除或消灭，以致重新繁殖产生毒素，再次出现症状。显然复发性破伤风与初次治疗不彻底及伤口处理不当有一定关系。

总之，破伤风是一种病情严重、预后较差、死亡率较高的一种外科传染疾病，临床一经确诊应积极治疗。在条件好的医疗单位，应尽早使用破伤风抗毒素，采取积极的中西结合治疗，其疗效是比较好的，对偏僻或无抗毒素的医疗单位，应积极采用行之有效的土单验方和中草药治疗，也常取得满意效果。在治疗过程中切不可疏忽大意，更不能放松治疗，因其变化快，必要时可采取会诊等方法，竭尽全力抢救患者。对于发生外伤的患者，特别是创口狭小、深而内有污物者，切不可放松对局部的清洁处理、破伤风抗毒素的预防注射及中草药预防使用，对于预防和减少破伤风的发病有重要的临床意义。

第十八章　急腹症

第一节　概　述

一、定义

腹部脏腑组织器官的急性病变，引起以腹急痛为主要表现者，称急腹症（痛）。

二、别名

本类病证属腹急痛、心腹痛、腹痛，以及肠痈、肠结、疝、结肠、蛔厥等范畴。

三、临床表现

（1）临床以痛、吐、胀、闭、炎为主要症状。

（2）具有发病急、变化快、病情重的特点。

四、病理转归

本类病证主要是六腑的病变，以六腑壅塞不通为主要病理特点。而气血瘀滞、经络隔阻和阻塞六腑的有形之邪之间的互相影响，继而化热，热毒炽盛，熟腐成脓，使病情更趋严重复杂。

五、临床常见急腹症

常见急腹症有急性腹膜炎、急性阑尾炎、急性肠梗阻、溃疡病急性穿孔、急性胰腺炎、急性胆囊炎、胆石症和胆道蛔虫病等。

六、腹部检查方法

腹部的检查通常望、闻、问、切、验五诊合参，主要遵循望→触→叩→听→直肠内检查等步骤和顺序进行。

（一）检查前准备

一般让患者头低于或平于躯干，仰卧于硬板床上。使两膝及髋关节自然屈曲 40°~60°

(以膝下放一枕头为理想)，并将腹部暴露，上至乳头、下至股中段，两侧腋后部即可。

(二) 望诊

(1) 注意腹壁运动（减弱、消失、不动)。

(2) 有无肠型或蠕动波。

(3) 腹型呈部分或全腹膨胀、隆起，或见舟状腹。

(4) 腹部有无疤痕、手术切口及静脉怒张等。

(5) 腹股沟、阴囊、股三角有无肿痛、隆起、包块及与腹腔有关的疾病等。

(三) 触诊

一般要求由浅入深、由轻到重（轻触腹壁、中触内脏、重触腹后壁)、由面到点(从周围到病灶) 等循序进行。

(1) 了解：病变部位在何脏腑；有无压痛，反跳痛，肌紧张；有无肿块，其位置、大小、性质、活动度等；肝脾有无肿大等。

(2) 叩诊：重点注意肝浊音界是否缩小、消失，有无叩击痛，腹内有无移动性浊音等。

(3) 听诊：有助于对胃肠蠕动功能做出判断，并注意频率（快慢)、音响（肠音强弱)、音调（高低）等。重点了解肠音是否减弱或消失，有无气过水声或金属音。

(四) 直肠指诊

直肠指诊应注意肛门括约肌紧张度及肛管直肠的充盈度、内容物，有无肿物及大小；了解腹腔和盆腔脏器有无压痛、包块、出血等。

(五) 验诊

注意做实验室及有关检查，如 X 线透视摄片、B 超、A 超等。

第二节　急性腹膜炎

一、一般情况

1. 定义　由于感染、外伤或化学刺激等引起腹膜的急性炎症性病症，称急性腹膜炎。

2. 别名　属腹急症（痛)、腹痛及胃脘痛、结胸等范畴。根据病因、病机和病变范围的不同分为细菌性腹膜炎与非细菌性腹膜炎，原发性腹膜炎与继发性腹膜炎，局限性腹膜炎与弥漫性腹膜炎。

3. 分型　辨证分三型，即气血骤闭型、实热型、厥脱型。

4. 分类　局限性腹膜炎，炎症局限在一个象限内无发展趋势者；弥漫性腹膜炎，炎症超出一个象限范围，且有扩展蔓延趋势者。

二、解剖生理与临床

(一) 腹膜

腹膜是腹腔脏器的保卫者。腹膜上是膈肌，下为盆腔壁。覆盖在前腹壁和盆腔内面的称壁腹膜；覆盖在内脏表面的称脏腹膜，二者之间即为腹腔。除女性输卵管的喇

叭口与外界相通外，其他全为密闭。人体除心、肺之外，所有脏器均在腹腔之中。所谓腹者，富也。足见其在人体所处地位之重要。

由于脏腹膜对各脏腑组织器官覆盖形成不同形态的韧带（如肝镰状韧带、阔韧带）、系膜（如肠系膜）和网膜（如大网膜、小网膜）等，因此在腹腔内自然形成以连接肝、胃、十二指肠的小网状腹膜（也称小网膜）和悬垂于胃和横结肠之下、小肠之前的大网状腹膜（也称大网膜）。这又构成了以胃和小网膜后面的小腔隙（也称小腹膜腔）及以胃和横结肠之下的大网膜后面的大腔隙（也称大腹膜腔）。此两个腔隙可由网膜孔而互相交通。网膜孔在十二指肠球部上方，肝、十二指肠韧带右侧游离缘及胆囊颈部后方有一个孔即是。临床对有腹腔感染的患者，采取半坐位就是为了使炎症局限（图 18-1）。

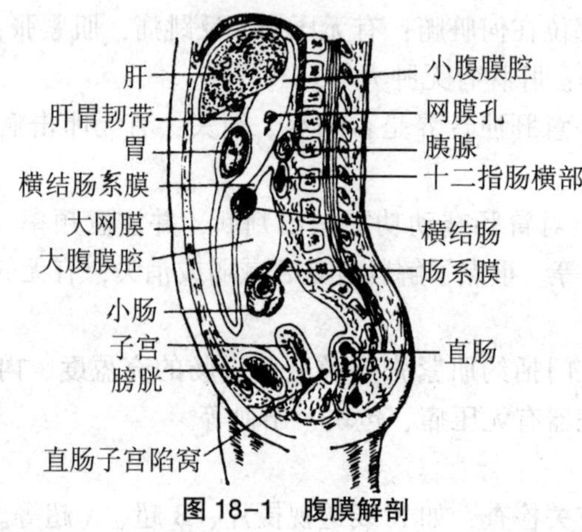

图 18-1　腹膜解剖

（二）腹膜的血管

腹膜的动脉血主要来自肋间动脉和腹主动脉。其静脉血回流入门静脉和下腔静脉。如上述循环受到梗阻时，腹膜即漏出大量液体，这是发生腹水的原因之一。若由于炎症刺激使腹膜渗出大量的液体所致的腹水称渗出液。渗出液和漏出液在临床上具有重要的意义，见表 18-1。

表 18-1　渗出液与漏出液区别

项目	渗出液	漏出液
原因	炎症、恶性肿瘤	非炎症
外观	深黄、黄绿、混浊、血性	淡黄、清亮，或微浊
相对密度	>1.018	<1.018
凝固性	易凝	不凝
黏蛋白试验	多阳性	阴性
蛋白总含量	>30 g/L	<30 g/L
细胞	>500 个/mm^3，为多核白细胞（急性）或淋巴细胞（慢性）	<100 个/mm^3，常为内皮细胞
细菌	可找到	无

（三）腹膜神经

腹膜神经主要来源于壁层神经、脏层神经和膈神经。临床意义如下。

（1）壁层神经是肋间神经和腰神经分支，属躯干神经系统，对触痛敏感性强、疼痛定位准确（痛有定处），即疼痛部位常是病变所在部位，也是炎症刺激后产生腹膜刺激征的部位。

（2）脏层神经来自交感神经和迷走神经末梢，属自主神经，对疼痛不敏感，对牵引（拉）、膨胀、压迫等刺激敏感，因此，炎症在脏层时对疼痛的定位较差。

（3）膈神经：腹膜病变刺激到膈神经，通过其反射作用，可引起肩部牵涉性疼痛，如胆囊炎放射于右肩部痛等。

（四）腹膜的生理功能

1. 润滑作用　腹膜表面光滑，常渗出少量澄清淡黄色液体，以润滑腹腔，减少胃肠道蠕动和脏腑组织移动接触时的摩擦。

2. 吸收作用　在正常情况下，腹腔可吸收大量等渗液（每小时吸收液体达体重8%，而非等渗液转化成等渗液才能加快吸收）、血液或空气。而膈腹膜吸收力比盆腹膜吸收力强。之所以腹膜炎患者和术后患者应取半卧位，是因为半卧位可减轻腹痛，改善呼吸功能，同时可使炎症性、血性等液体流向下腹部，不仅容易处理，而且也因其吸收力较弱，不致因大量毒素迅速吸收而加重病情。

3. 防御作用　腹膜比胸膜、皮下组织有较大的抗感染能力，异物或细菌侵入腹腔后，腹膜立即渗出吞噬细胞进行吞噬或吸收（下部比上部防御力强），腹部手术后，有时皮下组织已发生化脓，腹膜却不化脓。这正是因为腹膜能够清除细菌的缘故。因此手术时要注意保护腹膜，对腹膜炎和术后患者采取半卧位，也是发挥腹膜的防御作用的措施之一。腹腔脏器发炎、穿孔时，大网膜可移向病灶周围，或堵塞穿孔，防止扩散，起到了“腹腔卫士”的作用。外科医生手术时可根据大网膜的去向寻找病灶，被称为外科医生寻找病灶的“向导”。

4. 渗漏与修复作用　当门静脉和下腔静脉发生梗阻时，腹膜即漏出大量液体。而当腹膜炎性反应时，腹膜渗出大量液体（渗出液与漏出液区别见表18-1），这可以达到稀释毒素，减少对腹膜的刺激，但也可引起体液丢失和电解质平衡紊乱，应为临床注意。

腹膜也有很强的修复作用，损伤或缺损后的腹膜常为结缔组织生长所代替。也正是由于结缔组织的过度增生，形成点状、膜状或带状的粘连，这虽然保持了腹膜的完整性，成为溃疡穿孔和腹腔手术愈合的生理基础，但也是发生粘连性肠梗阻的病理基础。

三、病因病机

外邪侵袭、外来损伤或脏腑毒窜，致气血骤闭，迅速化热，热腐成脓，毒热炽盛，热极伤阴，阴损及阳，或亡阴亡阳。

1. 外邪侵袭　是指腹腔内并无病灶，乃是由于罹患上呼吸道感染、肾炎、丹毒、猩红热时，在正虚邪盛或机体抗病力降低的情况下，病邪（溶血性链球菌占70%，肺炎双球菌占30%）侵袭于腹膜而成原发性腹膜炎。

2. 外来损伤 包括胃肠道、膀胱、肝脾或血管等外伤，或手术损伤，如胃肠吻合瘘、手术污染、误伤组织、遗留异物，所致腹膜炎属继发性。

3. 脏腑毒窜 是指腹腔内脏腑急性感染后炎症渗出或（和）穿孔、破裂所致毒邪走窜而形成腹膜炎，称继发性腹膜炎。为临床最多见，约占98%。

4. 气血骤闭 急性腹膜炎的症状以剧烈腹痛、压痛、反跳痛、肌紧张，以及汗出、肢冷、血压下降等气血骤闭为主。常见于胃、十二指肠溃疡穿孔，外伤性肝脾破裂，宫外孕破裂，致胃肠内容物和致病菌等进入腹腔，使机体产生一种抗病反应。这时腹膜充血、水肿、渗出（内含吞噬细胞），起到稀释毒素、减少刺激、吞噬细菌、防止感染扩散的作用。一般2~3 d后，由于中性粒细胞增多、组织坏死、细菌和纤维蛋白凝固，原渗出之澄清液即变成脓液。这时，如正气不衰，染毒也轻，治病及时，气血转复，病变邻近肠道与大网膜等组织可融合粘连，使感染成局限性脓肿，或逐渐吸收恢复。老年体弱，正气虚衰，染毒又重，毒邪不能祛除，加之治疗失时，感染继续扩散，致成弥漫性腹膜炎。

5. 迅速化热 热腐成脓，热毒炽盛，热极伤阴，阴损及阳，甚至亡阴亡阳；由于“气血骤闭”时未能控制毒邪，原感染性病变加重，可形成坏疽→早期穿孔。如坏疽性阑尾炎或穿孔，坏疽性胆囊炎或穿孔，以及坏疽性胰腺炎、肝脓肿破裂早期等，可致迅速化热。热盛则肉腐，肉腐则成脓，此热毒炽盛高涨，腹膜呈严重充血、水肿，渗出大量液体，肠道也高度充血水肿、膨胀、渗出，引起体液丢失，呈现“热极伤阴”之势。此时水、电解质紊乱，大量毒素和细菌被组织吸收，导致中毒性休克，肠蠕动从减弱直至消失，发生麻痹性肠梗阻。麻痹的肠管高度膨胀后，势必压迫膈肌上升，影响心肺，诱发或加重休克，为毒入营血，内陷脏腑，呈现阴损及阳，甚至亡阴亡阳，造成阴阳离绝而亡的严重后果。多见于急性弥漫性腹膜炎伴中毒性休克，也见于坏疽性阑尾炎穿孔、坏疽性胆囊炎穿孔、狭窄性肠梗阻后期、胃十二指肠穿孔后期和肝脓肿破裂等。

四、辨病依据

（1）病势急，发展快。延误治疗可危及生命。

（2）原发性腹膜炎多见于儿童或青少年，以10岁以下女孩最多见。常在上呼吸道感染后发病。

（3）继发性腹膜炎发病前多有腹腔脏器的原发病灶。如炎症、坏疽、穿孔，或手术损伤等。

（4）临床表现为突然发生持续性腹痛及压痛、反跳痛、肌紧张三大腹膜刺激征伴肠蠕动减弱或消失，以及频繁剧烈呕吐，伴发热、脉弦数等。

1）突发性持续剧烈的腹痛：常因咳嗽、深呼吸而加重。腹痛以原发部位最明显。随炎症的蔓延而扩散，直至全腹，此时患者常蜷曲侧位不愿移动。

2）频繁而剧烈的呕吐：早期呕吐为反射性，是因腹膜受刺激引起。

3）肠麻痹和中毒性休克：多见于晚期患者，症见身体虚弱，表情淡漠，面色苍

黄，眼窝凹陷，皮肤干燥，四肢发凉，呼吸急促，舌苔黄糙，舌质绛红，脉象细数、微弱，血压下降，严重脱水，酸中毒及中毒性休克。

4）三大腹膜刺激征：即压痛、反跳痛、肌紧张。压痛、反跳痛往往全腹出现，但以原发病灶处最为明显。肌紧张的程度与性别、年龄、胖瘦等有关。如系胃、十二指肠穿孔或胆囊穿孔，则因胃酸（化学性）和胆汁的刺激，腹肌呈强直性，出现典型的“板状腹”；而细菌性或出血性则依次为轻。但也要注意区分是局限性还是弥漫性（局限一处无蔓延扩散趋势者称局限性腹膜炎，反之当是弥漫性腹膜炎）。一般来说，早期容易发现原发病灶，病因比较明显，而晚期，则必须从病史、症状、体征结合实验室和X线方可明确诊断。

（5）全腹呈鼓音，为肠道内充满气体。肝浊音界缩小或消失，为气体进入腹腔，提示空腔脏器穿孔或破裂。常见于胃及上段小肠穿孔。X线可见膈下游离气体。

（6）肠鸣音减弱或消失，说明肠蠕动减弱或完全麻痹，X线可见大小肠普遍胀气或液平面。

（7）白细胞计数增高达（12.0～20.0）$\times 10^9$/L，中性粒细胞达80%～95%；若病势严重，抵抗力降低，机体反应差时，白细胞可以不高，只有左移，出现毒性颗粒。尿相对密度增加（正常平均1.015～1.020），尿酮体阳性。

（8）必要时做腹腔穿刺。从抽出液体颜色、混浊度和气味可做出判断。例如，含食物残渣、胆汁是消化道穿孔；有粪臭气味，考虑为肠道下段穿孔；血性液体可能为肠绞窄、出血性胰腺炎、晚期肿瘤。如系血液，提示为肝脾破裂、宫外孕。也可涂片做显微镜检查和细菌培养。

五、治疗

（一）辨证内治

1. 气血骤闭型　主要见于感染性病变早期器官突然穿孔、破裂。

症：骤然发生，刀割样剧烈腹痛，迅速波及全腹。可见腹痛拒按，满腹压痛、反跳痛、肌紧张，腹硬如板，舟状腹。肝浊音界缩小或消失，肠鸣音减弱或消失。伴表情痛苦，汗出肢冷，呼吸浅快，血压下降，苔薄白，脉弦细数或芤数（多为内出血）。

治：活血、行气、止痛。

方：胃痛煎。

药：蒲黄15 g，五灵脂15 g，川椒12 g，杭芍30 g，白及15 g，甘草10 g。水煎服，每日1～2剂。

加减：疼痛，加制乳香、制没药、木香、香附、元胡；呕吐，加姜竹茹、陈皮、代赭石、半夏、大黄、黄连；活血祛瘀，加红花、桃仁、赤芍、当归、川芎；疏肝行气，加柴胡、青皮。

如系胃、十二指肠溃疡急性穿孔早期，以针刺为主。选用主穴：中脘、天枢、足三里、内关。配穴：梁丘、支沟、脾俞、胃俞、肝俞。用泻法，每次留针30～60 min，每日2～3次。

2. 实热型　主要见于感染性病变发展到坏疽阶段或穿孔早期，引起局限性腹膜炎，或弥漫性腹膜炎早期。

症：持续剧烈的腹痛，腹胀，满腹压痛、反跳痛，肌紧张明显，肠鸣音减弱或消失，伴发热恶寒、恶心呕吐、大便秘结、小便黄赤，舌质红绛、舌苔黄腻或黄糙，脉洪数。

治：通里、泻火、解毒。

方：导泻清热汤。

药：生大黄（后下）10~13 g，芒硝（冲）10~15 g，枳实 10~15 g，黄柏 10~15 g，厚朴 10~15 g，黄芩 15~30 g。水煎服，每日 1~2 剂。

加减：大便闭结不通，重用大黄、芒硝，加莱菔子；清热解毒，加白花蛇舌草、黄连、栀子、蒲公英；疼痛，加五灵脂、蒲黄、花椒、元胡；祛瘀，加赤芍、桃仁、红花。

3. 厥脱型 主要见于急性弥漫性腹膜炎伴中毒性休克。

症：腹痛、腹部膨胀，满腹压痛、反跳痛，肌紧张明显，伴精神萎靡，或神昏谵语，呼吸浅促，口干唇燥，手足不温，甚至四肢厥冷，血压明显下降，小便不利或无尿，或皮肤有斑疹，呕吐、衄血、便血，舌质光、红绛，苔黄干厚或黑起芒刺，脉象沉细数或脉微欲绝。

治：清营、凉血、解毒。

方：犀角清营汤。

药：水牛角 15~20 g，生地黄 15~30 g，赤芍 10~15 g，牡丹皮 10~15 g，鱼腥草 15~30 g，金银花 20~60 g，连翘 15~30 g，黄芩 15~30 g，莲子心 10~15 g，石菖蒲 10~15 g。水煎服，每日 1~2 剂。

加减：神昏谵语，加安宫牛黄丸或紫雪丹；四肢厥冷、脉微欲绝，用四逆汤或参附汤。

（二）手术治疗

（1）处理原发病灶：如切除发炎的阑尾、胆囊，或坏死的肠段，或修补穿孔等。

（2）腹腔引流或造瘘术：适用于病情危重不允许做彻底手术或病灶不易切除时，以简化操作或分期进行。如腹腔引流、胆囊造瘘术。

（3）同时配以药物治疗：

1）药选：黄连、黄柏、生地黄、牡丹皮、水牛角、牛黄、珍珠、延胡索、枳壳、杭芍、蒲公英、玄参。

2）方选：凉膈散、大承气汤、五味消毒饮、芍药甘草汤、失笑散、大柴胡汤、黄连解毒汤、犀角地黄汤。

六、预防及护理

（1）积极预防和治疗上呼吸道感染、猩红热、肾炎及感染、外伤和腹腔脏器疾病。

（2）诊断明确后可酌情选用镇痛剂，减少痛苦，充分休息。

（3）腹膜炎未局限之前应禁食，待肠蠕动恢复方可进食。

（4）对无休克患者可取半卧位，有利于腹膜渗液或脓液流向盆腔，便于引流。休

克者取平卧。

(5) 胃肠膨胀者，行胃肠减压。

(6) 在使用中药的同时，配合补液、输血以纠正脱水、酸碱平衡失调和维持营养。

七、鉴别

腹膜几乎和腹内所有脏器都有密切关系。任何脏器的穿孔、破裂和炎性病变都有可能累及腹膜引起腹膜炎。因此在鉴别方面主要弄清腹膜炎与何内脏有关，以利辨出引起腹膜炎的原因（图 18-2）。

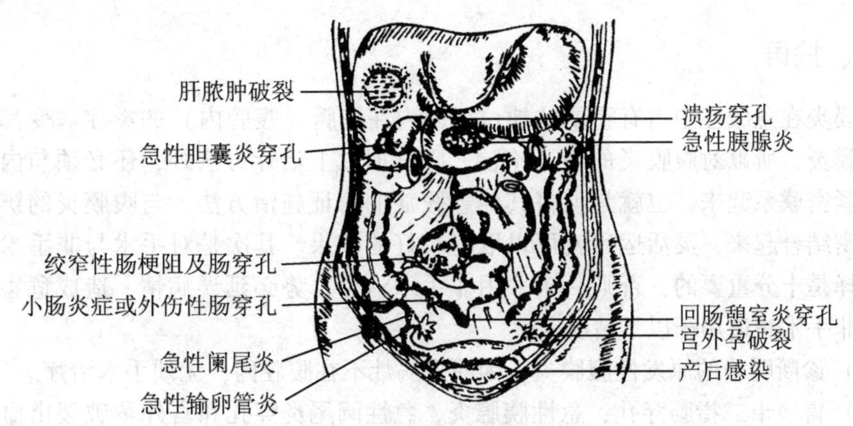

图 18-2　急性腹膜炎的常见原因

八、医案

拉巴次仁，男，67 岁，藏族，农民。住院日期：1978 年 7 月 28 日。

主诉：脐周疼痛 6 d，加重 2 d。

病史：6 d 前出现脐周部疼痛，排稀便 1 次，未引起注意，腹痛日渐加重，且移至右下腹，2 d 前，疼痛呈持续性，阵发加剧，由于腹痛不能直腰。伴恶心呕吐，发热，食欲减退，一天未排便、排气，小便少。在当地公社卫生院治疗无效，来院门诊收住入院。

检查：体温 37℃，脉搏 90 次/min，血压 100/80 mmHg，发育营养差，神志清，精神差，浅表淋巴结不肿大，咽部扁桃体不大，气管居中，皮肤弹性差，心肺肝脾未见明显异常。

专科检查：右下腹部腹肌明显紧张，压痛、反跳痛明显；结肠充气试验阳性；右下腹明显隆起，触及 3 cm×3 cm 包块。

诊断：局限性腹膜炎（阑尾周围脓肿）。

治疗经过：患者年事已高，体质虚弱。先予青霉素输液治疗，症状未见好转，体温反增为 37.8 ℃，2 d 未大便，右下腹疼痛拒按，白细胞计数 19.2×10^9/L，中性粒细胞 0.84，舌质稍红、苔白，脉数。即于 7 月 29 日拟清热解毒，通里攻下法，用金银花

20 g，连翘 30 g，败酱草 30 g，大黄 15 g，枳实 15 g，厚朴 12 g，杭芍 30 g，木香 15 g，鱼腥草 30 g，陈皮 15 g，甘草 6 g，水煎服。经服中药后右下腹疼痛已轻，肌紧张、反跳痛消失，仍有压痛，包块仍明显可触及，大便已通，每日 2 次。脉微数有力，舌质红、苔微黄。于 8 月 1 日改拟清热解毒，行气散结。将上方大黄、枳实二味药减成 9 g，余药同上，水煎内服。经上治疗，精神日好，体温正常（36.5 ℃），可自由活动，腹痛减轻，仅有压痛。大便正常，脉缓有力，舌质稍红、苔稍黄、有津。于 8 月 9 日改用下方：金银花 15 g，三棱 9 g，莪术 6 g，甘草 6 g，水煎服。经上治疗诸症逐渐好转，或消失，8 月 28 日白细胞计数 $11.8\times10^9/L$，中性粒细胞 75%，又遵上法加减出入，痊愈出院。

九、按语

腹膜炎在急腹症中占有重要的地位，因内在脏腑（腹腔内）的炎症病变都有可能引起腹膜炎，所以对腹膜炎的辨证论治，除掌握以上治疗方法外，还必须与内在脏腑的病变紧密联系起来，也就是说将其他急腹症的辨证施治方法，与腹膜炎的辨证论治方法紧密结合起来，灵活运用就可以取得较好的效果。其次是对手术与非手术疗法的正确选择是十分重要的，否则一味采用非手术治疗，势必延误病情，造成危害。一般来说，非手术法适用于以下情况。

（1）诊断明确的原发性腹膜炎，因原发病灶不在腹腔内，无须手术治疗。

（2）胃、十二指肠穿孔，急性胰腺炎，急性阑尾炎穿孔和宫外孕破裂出血等所致弥漫性腹膜炎的发病早期，一般情况较好，腹腔积液不多，休克和中毒症状不明显者。

（3）弥漫性腹膜炎已有局限化趋势，或已形成脓肿者，可暂不手术，否则会引起感染扩散。

（4）晚期患者，一般情况较差，毒血症的症状也较显著，不能耐受任何较复杂的手术，手术非但无益反能加速患者死亡。

手术疗法适用于病情严重所致弥漫性腹膜炎或弥漫性腹膜炎伴休克，或原因不明者，以及弥漫性腹膜炎，经 6~12 h 非手术治疗，症状、体征无改善者。手术疗法与非手术疗法的适应范围并不是绝对不变，而是随着临床经验不断积累，病情不断变化而变化的。对于病势的严密观察随时采取得力措施也很必要。就临床实践来看，局部与整体及有关检查结果密切配合至关重要。从体温、脉象判其预后，有人明确认为，腹膜炎患者脉率在最初数小时内正常，然常因初发虚脱而较弱，而后逐渐转速，同时脉象变为洪满。到晚期则脉率更快，脉象转弱。由此可见脉率上升而同时体温下降是一个恶兆。反之，体温逐渐上升，而脉率渐行降低，则表示感染正在局限中。此外，白细胞增高常提示感染严重，并随着炎症的好转，白细胞下降。若病势严重，抗病力降低时也可见到白细胞下降或偏低，是为恶候，不可不知。

第三节　急性阑尾炎

一、一般情况

1. 定义　阑尾部发生急性炎症性病变者，称急性阑尾炎。

2. 别名　属肠痈范畴。

3. 分类

（1）无并发症阑尾炎，包括急性单纯性阑尾炎和轻型化脓性阑尾炎。

（2）有并发症阑尾炎，包括阑尾周围脓肿、急性阑尾炎并局限性腹膜炎（见重症化脓性阑尾炎）和急性阑尾炎并弥漫性腹膜炎。

（3）慢性阑尾炎急性发作和复杂性急性阑尾炎。

（4）特殊性阑尾炎，包括小儿急性阑尾炎、老年人急性阑尾炎、妊娠期急性阑尾炎、异位急性阑尾炎及阑尾寄生虫病等。

4. 分型　瘀滞型、湿热型、热毒型。

二、解剖生理与临床

阑尾在人体右髂窝内，附着于盲肠的内后方，回盲部交界处的下面。外形呈盲管状，近端与盲肠的内侧相通，两者交界处有一个半月形的黏膜皱襞称回盲瓣，该瓣如缺失或闭合不全，粪便即可进入阑尾腔内。阑尾长短的变异很大，长者约 20 cm，短者仅数毫米，也有报道阑尾先天性缺如的；平均长 5~9 cm，直径 0.5~0.8 cm。阑尾可分基底、体、尖三部分。阑尾的尖部游离，可指向任何方向，临床以盲肠后位、盲肠下位、盲肠外侧位、回肠前位、回肠后位及盆位等为常见（图 18-3）。

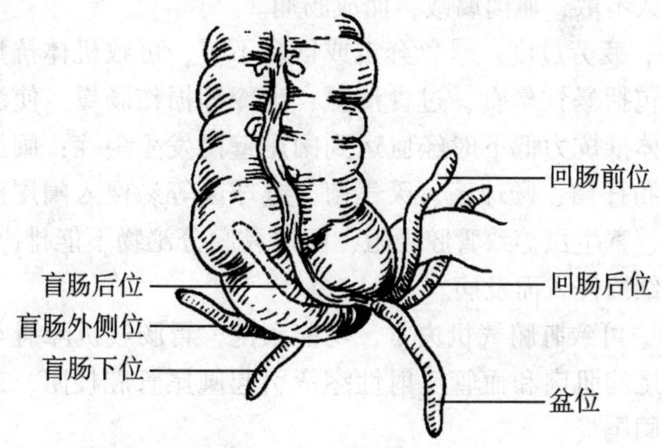

图 18-3　阑尾的解剖位置

由于阑尾的位置可有变异，其长短、大小差别又大，故临床上患阑尾炎的患者可有不同的表现。

阑尾本身有三角形的系膜（内有动静脉、神经和淋巴），较阑尾短，易扭曲，可影响阑尾的排泄功能，在病理时可更为明显。

有三条结肠带汇集到阑尾根部，移行为阑尾的纵肌层，可作为手术时寻找阑尾的标志。

阑尾动脉是回结肠动脉的终末分支，无交通支，如阑尾发生扭曲、痉挛或阻塞，易发生血运障碍，这可为阑尾炎的病理基础。阑尾静脉回流入回结肠静脉，最后入门静脉。因此，当阑尾有化脓性炎症并发静脉炎时，细菌栓子可经门静脉上行入肝脏，引起门静脉炎和肝脓肿（图 18-4）。

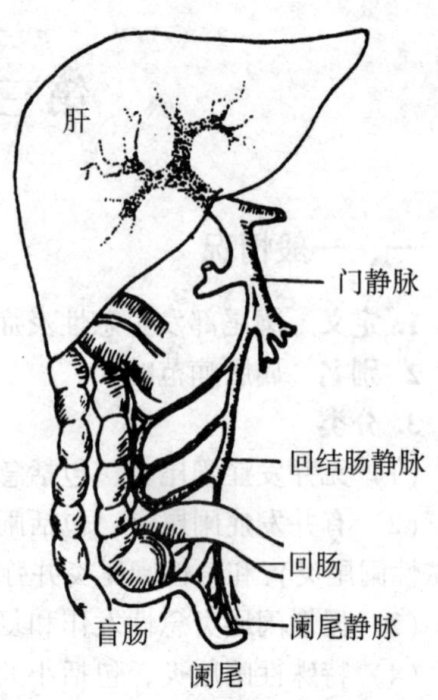

图 18-4　阑尾静脉回流途径

阑尾有丰富的淋巴组织，黏膜下层有较多的淋巴滤泡，壁内有丰富的淋巴网，菌血症时血液中细菌不易滤过，停滞于阑尾壁易引起急性炎症。

阑尾的神经源于肠系膜上动脉周围的交感神经丛，且参与整个肠道的神经分布，故在阑尾炎早期，疼痛定位多在上腹和脐周部位。

阑尾的生理功能：一般认为阑尾是一条退化的肠道，在生理上没有重要性，切除后无不良影响；也有人认为阑尾具有分泌抗体、不易受病毒侵袭的免疫功能，有对抗肠毒素、抗癌的功能，主张不应随意切除无病变的阑尾。

三、病因病机

外因寒热不适，疲劳过度，暴急奔走，或饮食不节，或因七情损伤肠胃，气滞血瘀，湿热壅阻，积久不散，血肉腐败，而成肠痈。

（1）寒热不适，疲劳过度，暴急奔走或饮食不节，可致机体抗病能力下降，易于发病。饮食不节，包括暴饮暴食，过食油腻、生冷等损伤肠胃，使湿热内蕴。现已证明，致病菌可在机体抵抗力低下时经血运到阑尾壁内发生炎症；阑尾黏膜的破损，腔内的致病菌，如大肠杆菌、肠球菌、厌气菌、链球菌等易侵入阑尾而发生阑尾炎；或由于阑尾腔内粪块、寄生虫等致管腔梗阻，阑尾黏膜分泌物不能排出，腔内压力增高，血运受阻，有利于细菌侵入而发病。

（2）内伤七情，可致脏腑气机失常，功能紊乱，胃肠气机障碍与神经反射学说有密切关系。由于阑尾的肌肉和血管反射性痉挛引起阑尾管腔梗阻，或血运障碍，又出现细菌感染而发生阑尾炎。

（3）气滞血瘀，胃肠功能紊乱，突出表现在气血瘀滞不通。不通则痛，为阑尾炎早期的病理变化，相当于急性单纯性阑尾炎。其阑尾部的病变特点是阑尾的浆膜及黏膜充血，或有小出血点，甚至在黏膜形成小溃疡。这时阑尾各层均有水肿和白细胞浸润，阑尾壁内可有粪块或渗液，阑尾轻度肿胀、变粗、浆膜充血等。

(4) 湿热壅阻：是在“气滞血瘀”的病理基础上，未能使其气血畅通，反致湿阻热壅，加重病情的发展。即急性单纯性阑尾炎发展成化脓性阑尾炎，这时阑尾肿胀明显，浆膜面失去光泽，浆膜层高度充血，且有脓性纤维素（脓苔）沉着，常为大网膜包围；阑尾各层因炎症浸润变脆，黏膜层有明显的溃疡形成，阑尾壁有脓肿形成，阑尾腔内可有积脓，也会有脓液渗出于腹腔内，其病变可局限于阑尾远端或累及全阑尾。

(5) 积久不散，血肉腐败，而成肠痈。湿热壅阻，积久不散，势必化热，热盛肉腐，血肉腐败，不仅组织坏死，也可液化为脓，致使发生坏疽性阑尾炎，这时阑尾呈暗紫色，或灰黑色，呈局限性或全阑尾壁坏死。阑尾腔内常有黑褐色或紫红色血性臭脓。由于阑尾腔内压增高，致阑尾壁变薄，很易穿孔。这时阑尾已梗阻，梗阻的远端坏死，与正常组织分界明显。

从上可以看出，除急性单纯性阑尾炎外，化脓性阑尾炎和坏疽性阑尾炎，由于炎症渗出，可发生局限性腹膜炎。这时正邪抗争常发生三种情况：第一，正胜邪弱，抗病力强，机体防御功能完善，使阑尾与周围大网膜和肠襻发生粘连，包裹，形成包块，俗称“阑尾包块”。第二，正胜邪实，机体抗病能力尚强，病邪不衰，虽阑尾穿孔，但其防御功能仍可建立，使穿孔后的阑尾与周围网膜、肠襻粘连，致脓液积聚于右小腹，未继续发展，而成阑尾周围脓肿。第三，正虚邪进，机体抗病力降低，防御功能未完全建立，阑尾穿孔后炎症扩散，形成弥漫性腹膜炎等。

四、辨病依据

（一）发病年龄

本病约有 85%患者年龄在 10~40 岁，以青少年最多，占总数 40%；5 岁以下和 50 岁以上少见。

（二）早期症状

起病时有头晕、头痛、身困乏力、食欲减退或恶心呕吐、便秘或腹泻等症状。

（三）主要症状和体征

1. 转移性右下腹痛 腹痛几乎是所有急性阑尾炎患者的主诉。但开始于上腹或脐周，数小时至 24 h 后，腹痛转移至右下腹阑尾所在部位，70%~80%有此典型症状。这是因为初时炎症侵及阑尾黏膜下层，内脏神经丛不能准确辨认疼痛确切部位的缘故。只有当炎症发展到阑尾浆膜层刺激壁腹膜神经丛时疼痛定位才准确。一般初起疼痛并不剧烈，以后逐渐加剧，呈持续性。若出现阵发性加剧多为阑尾腔梗阻，但也有部分患者，腹痛开始即在右下腹（尤以慢性阑尾炎急性发作时多见），而无转移性痛的特点。

2. 胃肠道症状 开始常有食欲减退，恶心呕吐（可能与反射性幽门痉挛有关），便秘或腹泻（以便秘为常见）。病至晚期由于腹膜炎，肠麻痹，其呕吐呈顽固性。因直肠刺激常有排便不畅、大便次数增多、里急后重等。

3. 全身反应 早期一般全身症状不明显，或仅有头晕头痛，身困乏力。只有待病情进一步发展，才见发热、口渴、尿黄、舌苔黄、脉数等症。少数坏疽性阑尾炎可见寒战高热（体温可在 40 ℃以上）。

4. 体征 根据体征可以判定阑尾炎症的部位、深浅、程度及范围等，这较自觉症状提供的诊断依据更显重要。

患者体位：凡来就诊的急性阑尾炎患者常用手按捂右下腹弯腰走进诊室，卧位时右腿常收缩屈曲，称此为“缩脚肠痈”。

在阑尾部位出现明显压痛、反跳痛、肌紧张。阑尾炎的压痛点一般有4个（图18-5）：①麦氏点，在脐与右侧髂前上棘连线的中外1/3处。②兰氏点，在两侧髂前上棘连线的中、右1/3交界处。③苏氏点，在脐和右髂前上棘连线与右侧腹直肌相交处。④中立点，在麦氏点和兰氏点之间的区域内，距右髂前上棘约7 cm的腹直肌侧缘处。

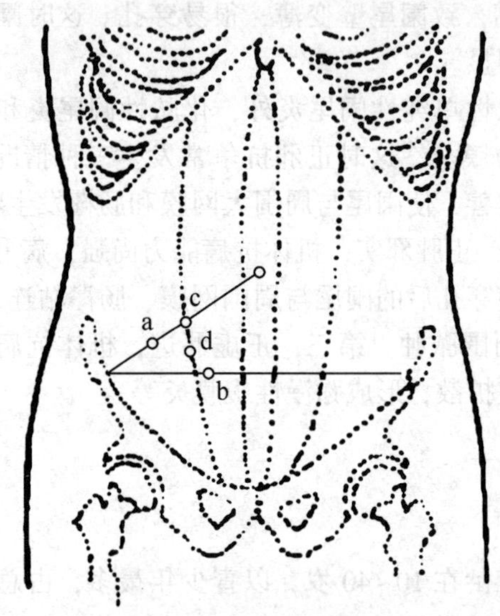

图18-5 阑尾炎压痛点

a. 麦氏点 b. 兰氏点 c. 苏氏点 d. 中立点

以上为临床常见的阑尾压痛点，如果在右下腹阑尾处有显著的压痛点，即为诊断早期阑尾炎的重要体征。阑尾穿孔发生弥漫性腹膜炎时，其压痛范围扩大，但阑尾部的压痛仍显著；反跳痛是用手在左下腹或右下腹阑尾处逐渐缓慢地压至深部，然后迅速抬手放松，此时右下腹内发生剧痛，证明有腹膜刺激征象，称为反跳痛阳性。腹肌紧张是腹膜壁层受到刺激后出现防御性肌紧张。可见压痛、反跳痛、肌紧张为鉴别阑尾炎临床类型的重要依据。即单纯性阑尾炎以阑尾压痛为主征；而化脓性、坏疽性阑尾炎及阑尾穿孔，可出现明显的反跳痛、肌紧张。但老年体弱、妊娠期、小儿及形体肥胖者，其体征往往不明显；盲肠后位阑尾炎多位于后腰区，腹部压痛、肌紧张出现较晚，因此，临床常采用诱发压痛的方法协助诊断。

（四）诱发压痛的检查方法

1. 腰大肌试验 主要用于盲肠后位阑尾的检查。

方法：第一，患者取左侧位，右腿伸直并过度后伸。此时盲肠后位发炎的阑尾刺激腰大肌而出现右下腹疼痛，为阳性。第二，患者平卧，两下肢伸直，检查时让患者举起右下肢，这时检查者用手稍向下压患者膝部，产生腰大肌刺激症状。第三，患者

平卧，检查者用手指按在患者右腰部有压痛点，则在患者伸直膝关节并将右腿高举时感疼痛加剧，也为腰大肌试验阳性。

2. 闭孔内肌试验　主要用于盆腔位阑尾炎的检查。

方法：患者平卧，髋关节屈曲 90°，内旋髋关节引起右下腹疼痛，为阳性。

3. 结肠充气试验　常用于肥胖，或阑尾处于腹腔深部，腹部压痛、反跳痛不明显者。

方法：患者仰卧，用手沿左下腹结肠向上按推，使肠内积气挤入盲肠，刺激发炎的阑尾腔，引起右下腹疼痛，为阳性，称急性阑尾炎 Rovsing 征（罗夫辛征，图 18-6）。

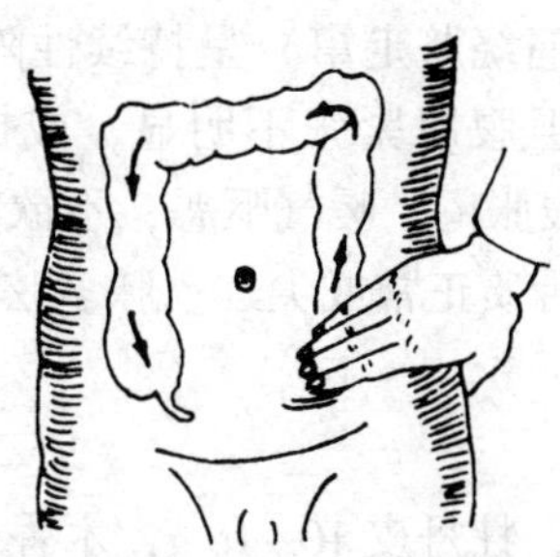

图 18-6　结肠充气实验

4. 直肠内指诊触痛　阑尾位置较低，位于盆腔内者，腹部压痛不明显，可采用本法。

方法：示指纳入直肠，在前壁右侧有压痛，有时能触到肿痛呈索条样的阑尾。如有灼热、压痛、饱满、波动，则提示盆腔脓肿。

5. 经穴触诊法　60%~80%阑尾炎患者出现阑尾穴（位于足三里穴下 3~5 cm 处或在足三里与上巨虚两穴之间）压痛。

6. 过敏三角区　急性阑尾炎早期，尤其是阑尾腔梗阻时，右下腹皮肤可能有感觉过敏现象。一旦阑尾穿孔或坏死，过敏现象即消失。过敏皮肤限于第 10、11、12 胸髓节段神经支配区，即在髂嵴最高点，右耻骨嵴和脐构成的三角形区域内（Sherren 三角区，图 18-7）。皮肤过敏是一种内脏躯干神经反射的表现，不因阑尾的位置不同而改变。

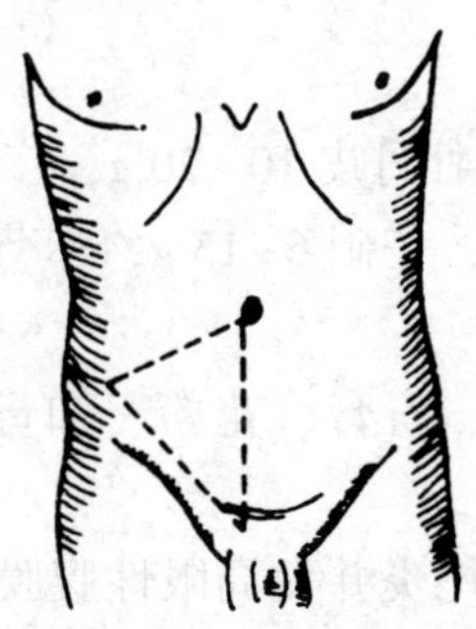

图 18-7　Sherren 三角区

7. 实验室检查　白细胞计数升高，为（10.0~15.0）$\times 10^9$/L；由于阑尾邻近输尿管、膀胱，尿常规检查可见红细胞、白细胞。

五、治疗

急性阑尾炎辨证中十二证治法辨证多属里、热、实证；脏腑辨证主要涉及胃、肠二腑；病因病机辨证多表现为气滞、血瘀、湿热三个方面，注意各发展阶段不同又各有所侧重。

（一）辨证内治

1. 瘀滞型 主要见于急性单纯性阑尾炎，或其他各类阑尾炎及阑尾周围脓肿炎症消散后期。

症：转移性右下腹痛（腹痛绕脐走窜）呈持续性阵发性加剧，或痛有定处，痛处拒按；右下腹压痛、反跳痛，但腹肌紧张不明显，或扪及局限性包块；全身无寒热，或仅有微热（38 ℃以下），脘腹胀闷，嗳气呕恶，不欲饮食，大便秘结或稀溏，小便稍长或微黄。舌苔薄白或微黄，舌质正常或尖红。脉多弦紧或细涩。

治：通里、活血、解毒。

方：肠痈通消汤。

药：大黄（后下）6~15 g，牡丹皮 10~15 g，木香 6~15 g，败酱草 10~20 g，蒲公英 15~30 g，甘草 6~12 g。水煎服。

加减：气滞，加青皮、乌药、川楝子、杭芍；血瘀，加红藤、当归、赤芍、三棱、莪术；大便闭结，加芒硝、莱菔子；热毒盛，加金银花、连翘、黄芩、栀子、白花蛇舌草。

2. 湿热型 主要见于化脓性阑尾炎、急性阑尾炎并发局限性腹膜炎及阑尾周围脓肿。

症：右下腹痛加剧或胀痛，压痛更明显，反跳痛、肌紧张，可扪及局限性包块或脓肿，但不超过一个象限，无扩散趋势。

全身：湿重于热者，身微发热，口渴不欲饮，腹胀痛不剧，便溏而不爽，小便少，苔薄黄腻，舌质淡红，脉弦数或滑微数。热重于湿者，发热在 38 ℃以上，口干欲饮，腹痛加剧，大便秘结，小便短赤，苔黄腻、舌质红，脉弦滑数。白细胞计数明显升高。

治：通下利湿，行气活血。

方：通下利湿汤。

药：大黄（后下）10~30 g，牡丹皮 10~20 g，广木香 10~30 g，败酱草 15~30 g，蒲公英 30~60 g，赤小豆 15~30 g，芒硝 6~15 g，赤芍 10~15 g，甘草 6~12 g，川楝子 15~30 g。水煎服。

加减：热盛，加黄连、黄芩、石膏、花粉、知母；湿盛，加藿香、佩兰、黄柏、木通。

3. 热毒型 主要见于急性阑尾炎并发局限性腹膜炎及已形成阑尾周围脓肿且有扩散趋势，或由腹膜炎引起的肠麻痹、盆腔脓肿、感染性休克等。

症：腹痛剧烈，腹膜炎体征遍及全腹，有弥漫性压痛、反跳痛、肌紧张。

全身：热毒伤阴，高热或恶寒发热持续不退，面红目赤，时时汗出，烦渴欲饮，唇干口臭，呕吐不食，两眼凹陷，大便秘结或似痢不爽，小便短赤或频数似淋。舌苔黄厚干燥或黄厚腻，脉弦滑数，或洪大而数。白细胞计数在 15.0×10^9/L 左右。

热毒伤阴损阳：发热不高，或无热，但精神萎靡，肢冷自汗，呼吸气促，苔多黄糙或焦黑，舌质淡干，脉沉细而数等感染性休克症状。

肠结腑实：全腹膨胀，频频呕吐，无排气排便。

治：通里清毒，行气活血。

方：通里清毒汤。

药：大黄（后下）10~30 g，牡丹皮 10~30 g，冬瓜子 15~30 g，当归 10~20 g，川楝子 15~30 g，金银花 30~60 g，厚朴 10~15 g，广木香 15~30 g，蒲公英 40~60 g，陈皮 10~15 g，甘草 6~12 g。水煎服，每日 2~3 剂。

加减：大热大渴，加生石膏、花粉，或玄参、生地黄；热毒伤阴损阳，加熟附子、干姜；呕吐不食，加黄连、姜半夏；小便不利，加车前草；腹胀，加厚朴、大腹皮。

临床常用肠痈消散汤加减法：大黄 9~30 g，败酱草 15~30 g，牡丹皮 10~15 g，蒲公英 30~60 g，木香 9~30 g，甘草 6~12 g。气滞重，加川楝子、延胡索、杭芍；血瘀重，加赤芍、红藤；热毒盛，加金银花，蒲公英、白花蛇舌草；湿重，加薏苡仁、木通、石菖蒲、藿香、佩兰；湿热重，加黄连、贯众；大便秘结不通，重用大黄，加芒硝；高热不退、大渴，用白虎汤、犀角地黄汤等配合；脓肿形成，加败酱草、红藤、皂角刺。

（二）针刺疗法

对轻型可选用针灸治疗，重者可配合其他治疗方法。

主穴：足三里或阑尾压痛点、天枢、中脘、阿是穴。

配穴：恶心呕吐者加内关；恶寒发热者加曲池、大椎、合谷。

手法：泻法。留针 30~50 min。

（三）药物外治法

（1）如意金黄散膏或黄连消炎膏外敷。

（2）大蒜芒硝糊外敷法：大蒜 30 g，芒硝 30 g，共捣烂为糊。先在右下腹衬一层凡士林纱布后，敷上大蒜芒硝糊，2 h 后取下，改敷金黄散膏或黄连消炎膏，隔日更换 1 次。

（四）手术疗法

可采用手术切除术、阑尾脓肿引流术。

六、预防及护理

（一）预防

（1）注意饮食卫生，不吃生冷，勿剧烈活动，保持大便通畅。

（2）及时治疗肠道寄生虫病。

（二）急性阑尾炎护理

1. 饮食　急性单纯性、轻型化脓性阑尾炎和阑尾周围脓肿，可根据食欲情况给流质或半流质饮食；并发腹膜炎者酌情给流质或禁食。

2. 体位　除急性单纯性阑尾炎外，一般应卧床休息；并发腹膜炎及阑尾周围脓肿的患者应取半卧位；防止过早下床活动，使病情反复。

3. 输液 对高热、禁食、呕吐频繁、水电解质紊乱，应立刻补充和纠正。感染严重者，可配用抗生素治疗。

4. 胃肠减压 阑尾穿孔并发弥漫性腹膜炎，伴肠麻痹者，用以减轻腹胀，并为中药攻下准备条件，待症状缓解后即可停止使用。

七、医案

王某，女，12岁，1974年12月20日初诊。

主诉：食后胃部不适疼痛5 h，转移性右下腹痛3 h。

病史：平素身体健康，5 h前饭后胃部不适，时疼痛，未引起注意。1 h后腹痛剧烈难忍，经医生检查，按胃病治疗，内服木香顺气丸腹痛不减，3 h后疼痛转移至右下腹，呈阵发性，每次3~5 min，发作频繁，伴头晕呕吐。

检查：患儿烦躁不安，表情痛苦，不断呻吟，时在床上翻动。右下腹麦氏点拒按，压痛、反跳痛、肌紧张。脉数，身不热，舌质淡红、苔薄微黄。脚部阑尾点有敏感性压痛，阑尾穴压痛。

诊断：小儿急性阑尾炎。

治疗经过：先拟通里攻下，清热解毒，行气止痛，方用肠痈消散汤加减：金银花60 g，蒲公英30 g，败酱草30 g，野菊花30 g，川楝子30 g。1剂急煎。针刺脚部阑尾点和阑尾穴持续留针，间断行针。

第一次复诊：经内服药和针刺后夜间可以入睡，偶有阵发性疼痛。至今晨腹痛大减，触之虽有压痛、反跳痛、肌紧张，但已经不明显。舌苔微黄，脉稍数，仍遵上法佐以活血化瘀，用金银花30 g，蒲公英30 g，鱼腥草30 g，红花6 g，桃仁6 g，赤芍12 g，大黄9 g，川楝子30 g，败酱草30 g，牡丹皮15 g，水煎服。

第二次复诊：服上药后诸症消失，恢复健康，为防止复发，仍遵上法巩固治疗1周。6年未犯。

八、按语

急性阑尾炎属肠痈范畴。肠痈早在《灵枢·上膈》中就有记载："喜怒不适，食饮不节，寒湿不时，则寒汁流于肠中，流于肠中则虫寒，虫寒则积聚，守于下管，则肠胃充郭，卫气不营，邪气居之。人食则虫上食，虫上食则下管虚，下管虚则邪气胜之，积聚以留，留则痈成，痈成则下管约。其痈在管内者，即而痛深；其痈在外者，则痈外而痛浮，痈上皮热。"以后的《伤寒论》《华佗神医秘传》对肠痈的辨证论治积累有丰富的经验，如大黄牡丹皮汤、薏苡附子败酱散等治疗肠痈方剂，至今广为临床应用。《华佗神医秘传》不仅对肠痈的症状描述详细，在服药方法上，一反平常要求"上午一服，临睡一服"，与非急症日一服截然不同，而且"必须大剂始效""故可重用，若用之过少，反无效矣"。

（一）急性阑尾炎

急性阑尾炎的辨证论治以里、热、实证最多见；多涉及肠、胃（脾）诸脏腑，病理以气滞血瘀，湿热为主，结合临床表现分为瘀滞→湿热→热毒三型。以上三型也是

初→中→后三个发展阶段。这三型和三个发展阶段既可单独出现，又常相互兼见。其治疗原则，常以通里攻下、清热解毒、活血化瘀及理气开郁等变通为用。此外，急性阑尾炎在辨证论治时还需参考以下五点，对提高治愈率、减少复发有一定帮助。

（1）急性阑尾炎由于病情发展快、变化急，在分型治疗时就重不就轻，做到“治中有防”，用药在疾病变化前头，有利于控制疾病的发展。

（2）急性阑尾炎经非手术疗法临床治愈后最好再巩固 1 周，清除余毒，减少复发。据病理报告证实，急性阑尾炎临床治愈后，病理报告还有一定炎症。因此，临床自觉症状消失，仍需巩固治疗 1 周是减少复发的有效措施。

（3）急性阑尾炎经非手术治疗后，临床症状明显减轻，或自觉症状基本消失，而舌苔黄腻不化，为病邪未退，不可停药，仍需坚持治疗，否则病情必然反复。

（4）重症急性阑尾炎，应采取主动进攻，急煎急服，每日数剂，如系腑实，当达以通为用之目的。

（5）妊娠期急性阑尾炎不宜过多应用活血药，可适当地使用攻下药，但应避免峻下药，选用清热安胎药。

急性阑尾炎经非手术疗法治疗后，由于炎症对阑尾及邻近组织损害的轻重及范围不同，大体可出现四种结局：第一种，大部分急性单纯性阑尾炎，由于病理损害轻微，治愈后可不遗留解剖上的改变。第二种，坏疽性及严重化脓性阑尾炎病理损害严重，痊愈后可能形成无腔阑尾，但也可能完全被破坏、吸收而“自家切除”。第三种，炎症较重但未形成坏疽，痊愈后可遗留永久性解剖改变，造成阑尾腔狭窄或梗阻，可能成为再发的基础。第四种，发炎后纤维蛋白的渗出造成粘连，使阑尾扭曲，致管腔引流不畅，容易复发，或形成粘连发生肠梗阻。综上可知，远期效果良好者多属于第一、二两种；不好者多属于第三或第四种，这可作为临床参考。

（二）特殊性阑尾炎的临床特点及意义

值得注意的是特殊性阑尾炎，临床掌握其特殊性是很重要的。下面将特殊性阑尾炎中的小儿急性阑尾炎、老年急性阑尾炎、妊娠期急性阑尾炎的特点分述之，供参考。

1. 小儿急性阑尾炎　系指 12 周岁以下小儿。因临床经过和表现与成人不同，发展迅速，穿孔并发腹膜炎的机会多，死亡率也高，有一定的特殊性。其主要特点如下。

（1）小儿阑尾壁薄，有时肌层缺失，加之阑尾腔细小，血运障碍时极易坏死穿孔。年龄越小，穿孔率越高，预后越差。据报告，在发病 24 h 就诊的患儿中，约 50% 已有穿孔；48 h 后就诊者，阑尾穿孔率约有 70%，较成人为高。

（2）小儿大网膜发育不全（短），功能较差，对感染抵抗力弱，加之盲肠位置高，活动范围大，炎症不易局限，感染扩散的机会比成人高。

（3）常因上呼吸道感染（约 60%），如扁桃体炎、肠炎等诱发。故临床发热出现早，体温常高达 39~40 ℃。

（4）腹痛多不典型；压痛常靠近脐部，范围也大，多无固定压痛点；有 1/4~1/3 无肌紧张的表现；以乳幼儿常见，易误诊为肠蛔虫症、饮食不当、便秘、肠系膜淋巴结炎等，而观察过久，延误病情。

（5）临床症状严重。此与小儿对炎症局限力小，以及小儿腹膜的吸收力较成人强有关。由于大量毒素被吸收，中毒症状出现，恶心呕吐比较重、快，易致水、电解质紊乱及酸中毒，故死亡率高。

2. 老年人急性阑尾炎　系指 60 岁以上老年人。由于临床症状不典型，常造成误诊，并发症多，死亡率高（70 岁以上达 40%）。其主要特点如下。

（1）老年人器官功能减退，血管硬化变性，解剖学上阑尾淋巴滤泡逐渐萎缩，阑尾壁变薄、变脆，血管大多已硬化或退行性变。阑尾发炎时常致血管栓塞，极易造成坏死、穿孔。发病后 24 h 内穿孔率高达 40% 以上。

（2）抗病能力差，反应弱，病情与体征多不相符；炎症易向周围扩散，已有弥漫性腹膜炎，尚无剧烈疼痛，肌紧张也不明显。据报道，老年急性阑尾炎第 1 天是急性炎症表现，第 2 天即有阑尾坏死和局限腹膜炎，第 3 天即有穿孔和弥漫性腹膜炎，或有阑尾脓肿形成，第 4 天以后如患者仍能存活，则大都已有脓肿形成。

（3）阑尾炎早期时常有便秘，此点与老年人习惯性便秘相似，多不引起注意。

（4）容易与其他老年内科病，如心血管病等相混淆，应提高警惕。

3. 妊娠期急性阑尾炎　孕妇患急性阑尾炎，其危险性较一般人大，对母体、胎儿均有威胁，不仅是一个外科问题，还涉及妇科问题。在临床上有其特殊性，其特点如下。

（1）随着胎儿月份增加，子宫逐渐增大，阑尾的位置也随之改变，据 X 线检查结果证实，怀孕 3 个月后阑尾基底部在髂嵴下两横指，5 个月后达髂嵴水平，8 个月后在髂嵴上两横指，分娩后 10 个月回复原处（图 18-8）。当阑尾向上逆时针移位时，常向外、后移位，并有部分被增大的子宫覆盖，这也是怀孕后期发病机会较多的原因。加之妊娠后期盆腔器官充血，炎症发展快，急性阑尾穿孔、坏死的发生率也较一般为高。

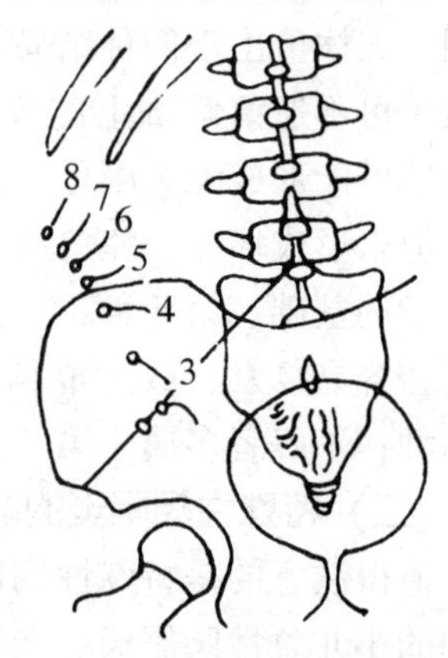

图 18-8　不同妊娠期阑尾位置
（数字表示妊娠月份）

（2）妊娠期增大的子宫将大网膜和小肠推向一侧，胎儿的活动又使子宫部位经常改变，故阑尾穿孔后炎症不易被局限，常引起弥漫性腹膜炎。在分娩或早产后，也因子宫骤然缩小，又可使已局限的感染再度扩散。

正由于以上原因，妊娠期急性阑尾炎的临床症状多不典型，压痛点不明显、不固定，肌紧张不易查出，容易发生误诊。在这里介绍国外报道的“诊断孕妇阑尾炎的简便方”：第一，医生应了解妊娠时阑尾部位的改变；第二，由于腹壁肌肉反射的改变，强直常不明显。高热也不常见。虽然上腹部常有轻微的触痛，但很少发生反跳痛。两个非常有用的征象：第一，找出最大触痛的部位，然后在此部位保持正常的压力，使患者侧身向左。如果是子宫或输卵管疼痛，这时疼痛即消失。第二，更有意义的是脚跟征象。让患者直立，脱鞋，两足分开约 18 cm。医生站在患者前面，让患者跟着做。医生把手垂在身体两侧，然后用足尖站起，突然放松，脚跟落地。当患者做这些动作时，如果患有阑尾炎，就会抱腹呼痛。

对于小儿、老年人及妊娠期急性阑尾炎早期，在采用非手术疗法的同时应注意严密观察，必要时宜早期手术治疗，以免延误病情危及患者生命。

因此，急性阑尾炎一经确诊之后，选择好恰当的治疗方法更为重要。就目前情况看，非手术疗法的适应证为急性单纯性阑尾炎、轻型化脓性阑尾炎、阑尾周围脓肿、慢性阑尾炎反复急性发作者、阑尾蛔虫病。

以上非手术疗法的适应范围，当随着经验不断积累更加广泛。使手术与非手术疗法能充分发挥各自优越性。

第四节　急性肠梗阻

一、一般情况

1. 定义　肠腔内容物不能正常顺利通过肠道，而发生的肠道梗阻性病症，称急性肠梗阻。

2. 别名　属关格、肠结范畴。

3. 分类　根据发生的基本原因分三类：机械性肠梗阻、动力性肠梗阻、血运性肠梗阻。根据梗阻后肠壁血运情况分二类：一类是单纯性肠梗阻，另一类是绞窄性肠梗阻。

4. 分型　痞结型，瘀结型，疽结型。

二、解剖生理与临床

肠管包括十二指肠、小肠（空肠、回肠)、结肠、直肠、肛管。整个肠道都可因梗阻发病。

十二指肠上接幽门，下于十二指肠悬韧带处和空肠连接。而十二指肠悬韧带易受胰肿瘤、肠系膜上动脉等压迫发生梗阻。

小肠位于腹腔中部，分空肠、回肠两部分，成年人长约 7 m。上接十二指肠，下与结肠相连。小肠有高度的活动性，易发生肠扭转。小肠起自左上腹第二腰椎，其肠系膜根部由左斜向右下腹骶髂关节处，故发生肠扭转时多为顺时针方向。而小肠扭转多发生于回肠（占全部肠扭转的 94. 8%)，又以其远端为最多。小肠也是粘连性肠梗阻的多发部位。

正确辨认空肠和回肠段有重要的临床意义，可参阅表 18-2。

表 18-2　空肠与回肠的鉴别

项目	部位	粗细、血运、颜色	肠系膜上动脉弓排数	黏膜皱襞	X 线摄片
空肠	左腰部和脐部	肠管较粗厚，血管丰富，颜色较红	1~2 排，支多而长	呈环形	呈鲱鱼骨刺状
回肠	脐部右腹股间部及盆腔内	肠管较薄，血管不丰富，颜色淡红	3~4 排，支少而短	不明显	呈管状

结肠包括盲肠、升结肠、横结肠、降结肠、乙状结肠。全长约 1. 5 m（成人)。盲

肠内有回盲瓣，有阻止小肠内容物过快进入结肠的作用，又有限制盲肠内大量细菌内容物逆流入回肠的功能。盲肠是回结肠套叠的起点。少数盲肠系膜过长，呈游离状，易发生扭转。升结肠、横结肠全为腹膜包住，降结肠的前侧面为腹膜包绕，又有肝曲、脾曲固定，故极少发生扭转。乙状结肠系膜长，而基部附着处短，容易扭转。

小肠、横结肠部位的血液供应来自肠系膜上动脉。降结肠和乙状结肠血液供应来自肠系膜下动脉。乙状结肠静脉、左结肠静脉进入肠系膜下静脉，经脾静脉，再注入门静脉，其余肠管的静脉回流都经肠系膜上静脉，进入门静脉。故当肠管发生绞窄→瘀滞大量血液→全身有效循环量不足→休克。肠梗阻时肠管膨胀或肠扭转复位后大量毒素进入门静脉致全身中毒性休克（毒血症）。

小肠至横结肠的神经来自肠系膜上神经节。降结肠至直肠的神经来自肠系膜下神经节，是由交感神经和副交感神经组成。其中交感神经源于脊髓胸10至腰2，副交感神经来自迷走神经核。

肠管是人体消化食物、吸收营养、排泄废物的器官。正常每日分泌消化液（胃液、胰液、胆汁）8 000 mL，仅100~200 mL从粪便排出。所以发生肠梗阻或小肠瘘及手术切除小肠大部时，必然会引起营养和水、电解质平衡的严重紊乱。如切除小肠超过5%，患者术后必须采用高营养方法和中药调理脾胃方能生存。肠管的功能运动包括节律性的分节运动、蠕动、摆动，使肠内容物混合均匀，吸收和前进。

三、病因病机

七情所伤、饮食不节、劳累过度、寒热湿邪内侵，或外来伤害，瘀血留滞，燥粪内结，蛔虫聚团等，使肠道气血痞结，通降失调而发病；郁久化热化火，肠腑血肉腐败，热毒炽盛，津血大耗，致正虚邪实，伤阴损阳，甚至亡阴亡阳。

（1）内伤七情：情志内伤，多致中焦气机不畅，肠腑功能失调，肠管蠕动功能紊乱。

（2）饮食不节：如暴饮暴食，以及进食不易消化食物，使肠管功能失常，或饮食不当，致团块阻塞肠腔。如吃柿饼、老年人吞食大肉块等。据报道，因暴饮暴食发生肠梗阻者占发病的30.38%。西藏藏族人民每于土豆上市季节，大量进食未能充分煮熟的土豆，而出现肠梗阻多发。

（3）劳累过度：过劳不仅可致机体抗病能力降低，肠道功能紊乱，也可由于劳累过度，使肠的位置改变，发生肠扭转。饮食后立即参加劳动发生的肠梗阻，占发病的26.28%。

（4）寒热湿邪内侵（包括致病菌）：由于外部气候变化，机体受寒热湿诸邪内侵，同时可与内在寒热湿邪结合而成寒邪凝滞、热邪郁闭、湿邪中阻等异常改变。

（5）外来伤害：最常见于腹部创伤及大手术之后，而致中焦气机失常、肠腑功能紊乱等。

以上诸因可单独发病，但常两种以上病因相结合而引起发病。

现已证实，凡由于支配肠道正常蠕动的神经功能发生障碍，使肠管收缩或扩张失常，可引起动力性肠梗阻。前者由于肠管痉挛称痉挛性肠梗阻；后者由于肠管麻痹，称麻痹性肠梗阻。痉挛性肠梗阻常见于神经功能紊乱，或肠壁本身炎症、铅中毒等，

使肠管持续强烈痉挛造成梗阻，多为暂时性。麻痹性肠梗阻由于支配肠道神经失去作用，肠麻痹引起肠管内容物瘀滞不通而发生肠梗阻。多见于急性弥漫性腹膜炎等严重感染性疾病，血钾过低、腹部创伤和大手术后等为其原因。

（6）瘀血滞留：由于瘀血（包括血瘀气滞、血栓形成、栓塞等）致肠道发生血瘀气滞、肠腑升降失常、腑气不通为病。如血运性肠梗阻，因肠系膜血管栓塞、血栓形成、受压等，使肠管血运障碍发生肠麻痹，甚至坏死、穿孔，出现感染性休克。一般临床常根据梗阻发生后肠壁血运情况分两种。第一种为单纯性肠梗阻，肠壁血运无障碍，只是肠腔内容物通过障碍。机械性肠梗阻（见后）多属此类。可采用非手术疗法。第二种为绞窄性肠梗阻，肠腔不通，伴肠壁血运障碍，这是由于肠系膜的血管受压，血栓形成，栓子堵塞，也可因肠管高度膨胀，肠壁小血管受压所致。多发生于疝、肠扭转、肠套叠，或粘连所致，常需采用手术方法治疗。因此临床鉴别是单纯性肠梗阻还是绞窄性肠梗阻非常重要。它是决定手术与非手术治疗的重要依据。常根据梗阻的部位，分小肠高位（空肠上端）、小肠低位（回肠下端）和结肠梗阻。根据梗阻的程度，可分为完全性和不完全性肠梗阻。根据肠梗阻发生发展的速度，可分为急性肠梗阻和慢性肠梗阻等。

（7）燥粪内结，蛔虫聚团等：肠腑为有形之阻塞，形成机械性肠梗阻，因机械性因素，使肠腔变小、变窄，甚至完全阻塞。究其原因主要有四个方面：一是管腔堵塞，如蛔虫团、粪块、异物等。二是肠壁病变，如炎症性狭窄、肠套叠、粘连等，以及先天性肛门、直肠畸形，肠道狭窄或闭锁等。三是肠外压迫，如绞窄性疝、纤维条索压迫、肠道外肿瘤。四是其他如肠扭转、肠套叠等。以上原因所引起的机械性肠梗阻最为常见，占各种肠梗阻的90%以上。

总之，由于以上各种原因，使肠道气血痞结、传化不利、通降失调而发病。发病后临床表现最突出的症状是痛、吐、胀、闭四大主症。腹痛乃肠道气血与有形之邪所致气滞血瘀、阻塞不通，不通则痛的反应。呕吐乃胃肠之气上逆所致。腹胀乃肠胃不能升清降浊，气、液污秽之物阻留肠间而成。便闭乃肠腑传导失司，大便、矢气不通之故。初起正气尚盛，邪毒较弱，治疗及时，治法得当，则邪去正安，肠腑通达而愈。若延误时机，治疗失当，则邪正抗争更剧，实乃肠腑局部被热壅塞，肉腐肠溃，毒热耗津损血，走窜脏腑，损阴伤阳，致正虚邪进，甚至阴阳离决，精气绝而死亡，见表18-3。

表 18-3 肠梗阻发生后局部及全身反应

肠管	时期	局部情况		全身反应	
上段肠管	初期	肠襻蠕动增强	阵发痉挛性肠绞痛、肠鸣音亢进、肠型、蠕动波、反射性呕吐（胃内容物）	脱水（尿少、肾功不全、休克）	由于不能进食，大量呕吐，渗液和血浆渗出郁积肠腔（加重体液丢失），如有绞窄存在，丢失大量血液，血容量减少，血液浓缩

续表

肠管	时期	局部情况		全身反应	
上段肠管	中期	梗阻进一步发展（肠管扩张）	腹部膨胀（大量积气，约 20% 为咽下气体和积液），肠壁变薄、通透性增强，出现肠型、腹胀、便秘和停止排气现象	电解质紊乱	由于体液电解质丢失，致酸碱平衡紊乱。高位梗阻：丢失酸性胃液氯离子致代谢性碱中毒。低位梗阻：丢失碱性和中性液体（以钠、钾离子多，氯离子丢失少致代谢性酸中毒。血中钠、钾浓度和二氧化碳结合力可能低）
	后期	肠系膜血管受压、栓塞、血运障碍	肠管高度膨胀使肠壁血管受压，成绞窄性肠梗阻。肠管变暗红紫色，可见出血点、片状瘀点 毛细血管通透性增大，渗出大量血性液 失血失液进入腹腔和肠管使肠管坏死、穿孔，形成腹膜炎	感染性休克	由于脱水，血容量减少，酸碱平衡失调，膨胀坏死的肠管产生毒素，渗入腹腔又被吸收引起中毒性休克
下段肠管		肠腔塌陷无物或有残存粪便和少量气体			

四、辨病依据

（1）急性肠梗阻病因复杂，病变严重，具有发展快、变化多，处理不当可造成严重后果等特点。

（2）肠梗阻约 80%发生在小肠，20%发生在结肠。

（3）X 线摄片或透视，可显示小肠内有气体和液平面，是诊断肠梗阻的依据。在正常情况下，X 线下只在胃和结肠内见有气体，小肠因蠕动及内容物运行较快，气体和液体混合一起，在 X 线下不能显示。

（4）临床症状有痛、吐、胀、闭四大主症。具备四大症状者，即可确定肠梗阻的存在。但对早期或不典型的病例，只要有阵发性腹痛伴下列两个条件者，即可诊断为肠梗阻：①腹胀。②呕吐。③便闭、腹鸣或气过水声。④间歇性肠型或蠕动波。⑤X 线检查发现肠管积气或积液。⑥低压生理盐水灌肠量小于 500 mL。有时要和胃肠炎、胃穿孔、胆绞痛、肾绞痛、急性阑尾炎或卵巢囊肿等鉴别。

在确定肠梗阻诊断的同时还需弄清以下问题：

第一，是机械性肠梗阻还是麻痹性或痉挛性肠梗阻，鉴别十分重要。因机械性肠梗阻，有时需要手术，如晚期继发性肠麻痹往往需手术治疗，而功能性肠梗阻一般不需要

手术治疗。故两者必须弄清楚。机械性肠梗阻的特点是起病急，见阵发性绞痛，喷射性频繁呕吐，腹胀不对称，肠型，蠕动波，肠鸣音亢进或气过水声。X 线透视摄片显示肠襻胀气，多不一致，具有多个液平面。麻痹性肠梗阻的特点是多继发于腹膜炎、腹内出血、腹膜后损伤或感染、腹部大手术后，或出血性胰腺炎等疾病之后。起病缓慢，无阵发性腹痛。腹痛呈持续性胀痛，迅速出现全腹均匀腹胀、肠鸣音消失，多无呕吐，或呈渗出液。X 线腹部检查显示小肠、结肠普遍胀气和扩张，见表 18-4。

表 18-4　机械性肠梗阻和麻痹性肠梗阻鉴别

鉴别点	机械性肠梗阻	麻痹性肠梗阻
病史	发病急，腹痛时伴有肠鸣音亢进	起病稍缓，多继发于腹膜炎、腹部手术和腹膜损伤出血之后
腹痛	阵发性绞痛	持续性胀痛
呕吐	频繁呕吐，可呈喷射状	溢出样
腹胀	常不均匀，不对称	全腹均匀地极度膨胀
X 线征象	梗阻上端的肠管充气，扩张，具有多个液平面	小肠、结肠管普遍胀气和扩张

第二，是单纯性还是绞窄性肠梗阻。因单纯性肠梗阻多不用手术即可治愈，而绞窄性肠梗阻，如不及时手术可致肠管坏死、腹膜炎、感染性休克等。两者区别极为重要，见表 18-5。

表 18-5　单纯性肠梗阻和绞窄性肠梗阻鉴别

鉴别点	单纯性肠梗阻	绞窄性肠梗阻
腹痛	发病较缓，呈阵发性	发病急，持续性腹痛阵发性加剧
呕吐	多不频繁	频繁，呕吐物为血性
腹胀	较均匀，普遍胀气	不对称，呈局限性，可扪到痛性包块
腹膜刺激征	不明显	明显（固定性压痛、反跳痛、肌紧张）
休克	早期无	早期可出现休克，且不易纠正
体温，白细胞	正常或稍高	升高
经胃肠减压或补液后	症状有所改善	全身及腹胀无明显减轻
腹腔穿刺	阴性	可抽出渗液
X 线征象	肠腔普遍积气、积液	除肠腔积液、积气外，可见单个胀大突出的肠襻，因有液无气，呈一闭襻性肠管，假肿瘤阴影，小肠扭转，空肠移至右下腹，回肠移至左上腹

第三，是小肠梗阻还是结肠梗阻。小肠梗阻有高位小肠梗阻与低位小肠梗阻，根据呕吐、腹胀容易鉴别。小肠高位梗阻呕吐频繁，吐出大量胃、十二指肠液及胆汁，腹绞

痛较缓和；小肠低位梗阻呕吐发生较晚，吐出物较稠，可呈粪样，腹绞痛较剧。低位小肠梗阻与结肠梗阻从临床表现上鉴别较困难，但对手术处理有一定作用。因为结肠梗阻，可能为闭襻性，行胃肠减压效果多不满意，常需行结肠造瘘术，减压（以免结肠发生坏死）、分期手术较安全。而小肠梗阻，则大多先试补液及胃肠减压等非手术方法治疗。低位小肠梗阻，X线显示胀大的肠襻在腹中部，常排列成“阶梯状”；空肠可显示黏膜环状襞呈“鱼骨状”；回肠则无黏膜皱襞影。小肠梗阻时，结肠内无气体，故在X线片上不显示。结肠梗阻，X线显示结肠袋。在单纯性结肠梗阻时，胀气的结肠阴影在梗阻部突然中止，盲肠胀气最显著，小肠胀气则常不明显。钡灌肠有助于确定结肠梗阻的诊断和部位，但灌注时压力不宜过高。

第四，是完全性还是部分性肠梗阻。完全性肠梗阻是肠管完全闭塞，肠内容物全不能通过。临床表现频繁呕吐，阵发绞痛时作，完全停止排便、排气。X线显示小肠内有气液平面，结肠内无充气。部分性肠梗阻为肠管某部分阻塞，肠内容物仍有少量通过，临床表现全身情况较好，呕吐可有可无，腹痛间歇期也较长，尚有少量气体和粪便排出。X线显示结肠内有少量气体。

第五，梗阻的原因一般可参考病因与年龄。如新生儿以肠道先天性畸形为多见；3岁以下儿童肠套叠最多见；青壮年以肠粘连、绞窄性外疝、小肠扭转多见；老年人以肿瘤、乙状结肠扭转和粪块堵塞多见。如既往做腹部手术或有腹部损伤、炎症病史，又多有反复发作绞痛史，多见于粘连性肠梗阻。小肠扭转可有暴饮暴食史，伴突发性肠绞痛，向后腰部放射，呕吐剧烈，腹部不对称，可触及痛性包块；蛔虫性肠梗阻多发生于农村儿童，以脐周阵发痛为主，吐蛔，触及绳索状团块，按压可变形；腹部外疝，有外疝史，且于疝好发部位有肿物。

五、治疗

（一）辨证治疗

急性肠梗阻的辨证突出表现在运用十二证治法、脏腑病邪及病位的辨证。在十二证治法辨证中肠梗阻以实证最多，寒实证较少见，即使晚期重症患者或体虚之人也多正虚邪实。脏腑辨证以肠脏为主。病至晚期，可伤及全身气血阴阳等。多涉及脾胃，病因病理辨证则以气滞、血瘀、热结、寒凝、湿阻、食积和虫结等。临床可分三个证型。

1. 痞结型 主要包括早期单纯性机械性肠梗阻和早期麻痹性肠梗阻。以肠腑气机痞塞、通过障碍的气滞脏实为主要表现。

症：阵发性腹痛，腹少膨胀，时见肠型，腹软，轻度压痛，无腹膜刺激征。全身不发热或低热，胸腹胀闷，恶心呕吐，大便秘结或有气排出，小便短少，或黄，舌质红、苔薄白，脉沉弦；若素体阴虚火旺，肠胃津液耗伤，致肠中燥结，秘塞不通，舌质淡、苔薄白，脉沉细。

治：通结，行气，止痛。

方：通结理气汤（实证）、通结润肠汤（虚证）。

药：实证用大黄10~30 g，枳实10~15 g，莱菔子15~30 g，杭芍10~30 g，甘草6~15 g。水煎服，不能口服或口服有困难者，可取水煎液150~300 mL，排空胃内容物后经

胃管注入，夹管 2~3 h 并严密观察，如给药 4 h 未缓解，可再按上法给药。

虚证用火麻仁 15~30 g，当归 10~20 g，生地黄 10~20 g，肉苁蓉 15~30 g，知母 15~30 g。水煎服，或如上法从胃管灌入。

加减：腹痛，加木香、川楝子、延胡索、香附；腹胀，加厚朴、陈皮、大腹皮；津亏肠燥，加柏子仁、郁李仁、石斛、玉竹。

2. 瘀结型　主要包括早期绞窄性肠梗阻和肠管开始有血运障碍的肠梗阻。以正盛邪实肠腑血瘀实结为主。

症：腹痛剧烈，腹中度膨胀，肠型明显可见，定位明确，压痛、反跳痛，轻度肌紧张（轻度腹膜刺激征）。可触到包块，肠鸣音亢进，有气过水声及金属声。

胸闷气短，恶心呕吐，脱水发热，小便黄赤，舌质红或绛紫、苔黄腻，脉弦数或洪数；中阳虚弱，阴寒内盛者，可见脘腹剧痛，呕逆纳呆，舌质淡、苔白滑等。

治：通结行气，化瘀清解。

方：通结化瘀汤（实证）、通结温化汤（虚证）。

药：实证用大黄 10~30 g，枳实 10~15 g，莱菔子 15~30 g，厚朴 10~15 g，赤芍10~15 g，五灵脂 10~15 g，木香 15~30 g，桃仁 9~15 g，蒲黄 10~15 g，甘草 6~12 g。水煎服。

虚证用党参 15~30 g，川椒 6~15 g，赤芍 9~15 g，干姜 6~15 g，甘草 6~12 g。水煎服。

加减：热盛，加金银花、连翘、蒲公英、黄芩、黄连、栀子；便闭，加芒硝、甘遂末（冲）、柏子仁、郁李仁、肉苁蓉；腹痛，加川楝子、延胡索、广木香、杭芍；呕吐，加法半夏、陈皮、姜竹茹。

3. 疽结型　主要包括晚期绞窄性肠梗阻、肠坏死而有弥漫性腹膜炎的肠梗阻，以及中毒性肠麻痹。

症：脘腹胀痛，痞满，腹胀如鼓。全腹压痛、反跳痛，肌紧张，肠鸣音消失。伴高热不退，烦躁不安，神志淡漠，反应迟钝，血压下降。舌质红赤、紫绛，苔黄腻、黄糙或灰黑少津，脉沉细数。甚至四肢冷湿，口唇指甲发绀。

治：手术配合针刺治疗。

（1）针刺疗法：主穴取足三里、天枢、中脘、支沟。配穴：恶心呕吐加内关、内庭。发热加合谷、曲池、大椎。留针 30~60 min。

（2）手术治疗：①局部病变切除：如坏死肠管或肠管肿瘤切除。②捷径手术：有利于肠管通畅，如肠管侧或端侧吻合或造瘘术等。③去除局部原因：如松解粘连、肠扭转复位或回纳套叠肠管等。④减压术：对膨胀的肠管行彻底减压术，有利于改善肠壁血液循环，减少有毒物质的吸收，方便手术操作和腹壁关闭，有利于肠壁和腹壁切口的愈合，避免腹胀压迫膈肌，可预防肺部并发症。

六、预防及护理

（1）注意饮食卫生，保持大便通畅。

（2）防治肠道蛔虫病，及时治疗肠道疾病，如肿瘤等。

（3）避免腹部各种形式的外伤，防治肠粘连。

（4）对急性肠梗阻的护理应注意以下几方面：①胃肠减压。使胃液排出，减轻腹胀、减少呕吐，有利于中药从胃管注入，发挥药效。②输液、输血。这对非手术或手术患者创造有利条件是必不可缺少的重要措施。如纠正脱水、代谢性酸中毒或电解质紊乱等。并应根据患者的具体情况决定输液、输血量等。③使用抗生素：重症急性肠梗阻，有腹膜感染时，可配用抗生素。

七、医案

金某，女，藏族，1977 年 9 月 14 日初诊。

主诉：腹痛阵伴呕吐 3 d。

病史：既往有腹痛，当地医生给阿托品等治疗效果不明显，近 3 d 腹痛加剧，呈阵发性，脐下时有包块，昨日呕吐频作，日达 7~8 次，为黄色水样液体，不能进食，食入则吐，经医院诊治不效，急转来诊治。

检查：体温 36.6 ℃，脉搏 84 次/min，血压 110/70 mmHg，呼吸 18 次/min，患者神志恍惚，精神萎靡。听诊呼吸音稍低，HR 84 次/min，律齐。脉数有力，舌质淡、苔薄白有津。脐下可见明显肠型，腹肌较紧张，触压痛不明显。腹部穿刺抽出血性腹水。

检验：白细胞计数 14.7×10^9/L，中性粒细胞 83%，血红蛋白 124 g/L。

胸腹透视：双肺有结核钙化点，腹部有大小不等的七八个液平面。

诊断：急性肠梗阻。

治疗经过：拟调理脾胃，舒通肠腑，攻下闭结，用大黄通结汤加减：大黄 9 g，枳实 12 g，莱菔子 30 g，甘草 3 g，厚朴 9 g，陈皮 6 g，川楝子 30 g，柏子仁 30 g，桃仁 12 g，白术 9 g，木香 6 g，杭芍 15 g，水煎服。

服上药一剂脏实得通，腹痛减轻，肛门排气 3 次，遵循“体虚之人，一剂攻下，得利即止”之训，改用益气健脾、和胃舒通肠腑，用党参 9 g，厚朴 9 g，枳壳 9 g，陈皮 6 g，川楝子 30 g，白术 9 g，莱菔子 15 g，柏子仁 15 g，木香 9 g，杭芍 15 g，甘草 6 g，水煎服，连服 2 剂，排出多量粪便，除腹部稍有压痛外，余均正常，又予上方巩固治疗 3 d，痊愈出院。

八、按语

急性肠梗阻属关格、肠结范畴。早在《黄帝内经》就有“腹中常鸣，气上冲胸，喘不能久立，邪在大肠”“大肠胀者，肠鸣而痛濯濯”等类似肠梗阻的描述。至汉代张仲景《金匮要略》对肠梗阻症状的描写更为具体逼真，曰：“心胸中大寒痛，呕不能饮食，腹中寒，上冲皮起，出见有头足，上下痛而不可触近。”将肠梗阻常见症状，如腹痛、呕吐、腹胀及肠型“出见有头足”记载得十分真切。《华佗神医秘传》载有“华佗治关格不通方”要求“服一升，得下即止，不必尽也”的服药方法，对服药时间要求“每服如人行十里久进之”。打破了一般疾病一剂分早晚 2 次的服药法。此后中医文献记载就更为丰富，如明代《医贯》曰：“关者下不得出也，格者上不得入也。”又曰：“关格者，忽然而来，乃暴病也，渴饮水浆，少倾即吐，又饮又吐……”《医学入门》

也曰："关格死在旦夕，但治下焦可愈，……大承气汤下之。"指出本病发病快、病变严重，属下焦等，采用大承汤治疗至今已逾千年，仍广泛运用于临床。关于肠梗阻的辨证治疗，肠属腑，六腑以通降下行为顺，而肠腑闭结又当得利通便为治。其病因有虚、实、寒、热、虫、食等别，当随其虚而补之，实而泻之，热而寒之，虫而驱杀下之，食积而消导之。相兼见者，兼而治之；其本多实，其初多寒，其久多热；早期易治，久则难治；用量宜足，得利即止；攻后症状加重，全身情况恶化，闭结不见通者，当改做手术，否则后患无穷。可见治疗方法之选择恰当甚为重要。一般来说，肠梗阻治疗方法的选择不外以下三个方面。

（1）非手术疗法：适用于痞结型肠梗阻，相当于单纯性机械性肠梗阻和早期麻痹性肠梗阻。如无血运障碍的粘连性肠梗阻，麻痹性肠梗阻，痉挛性肠梗阻，蛔虫团、粪块或食物团堵塞及肠内结核所致肠梗阻。

（2）在严密观察下试用非手术疗法：适用于瘀结型轻型肠梗阻。相当于早期绞窄性肠梗阻及早期肠管血运障碍。如早期轻度肠扭转、早期肠套叠，病程较长、腹胀明显的单纯性肠梗阻和疑有血运障碍的粘连性肠梗阻及嵌顿性外疝等。

（3）手术治疗：适用于疽结型和部分瘀结型肠梗阻，如绞窄性肠梗阻、有弥漫性腹膜炎的各型肠梗阻，以及非手术疗法在 24 h 内攻下 2~4 次无效，腹痛、腹胀加重，肠音逐渐减弱或消失，脉搏加快、血压下降或出现较严重腹膜刺激征者。

第五节　胆道系统感染和胆石症

一、一般情况

1. 定义　胆道系统发生感染性、结石性病变者，称胆道系统感染和胆石症。

2. 别名　胆道系统感染和胆石症属"胁痛""脘痛""结胸发黄""癖黄"等范畴。

3. 分类

（1）胆囊炎：以急性炎症性病理变化为特征，分五类：一类急性单纯性胆囊炎，二类急性化脓性胆囊炎，三类坏疽性胆囊炎，四类胆囊穿孔，五类结石性急性胆囊炎。以慢性炎症性病理变化为特征，分四类：一类感染性慢性胆囊炎，二类胆石性慢性胆囊炎，三类梗阻性慢性胆囊炎，四类代谢性慢性胆囊炎。

（2）胆管炎：分三类，一类胆总管结石合并急性胆道感染，二类肝内胆管结石，三类急性梗阻性化脓性胆管炎。

4. 分型　气郁型、湿热型、脓毒型。

二、解剖生理与临床

胆道系统主要包括胆管和胆囊两部分，见图 18-9。

1. 胆管系统　可分肝胆管系统和肝外胆道系统。

（1）肝胆管系统：以左右肝管开口之处肝门为界，以上者属肝胆管系统。包括左右肝管、肝叶段及区域内肝胆管分支。右肝管长约 1 cm，左肝管长约 1.5 cm，内径约 0.3 cm。

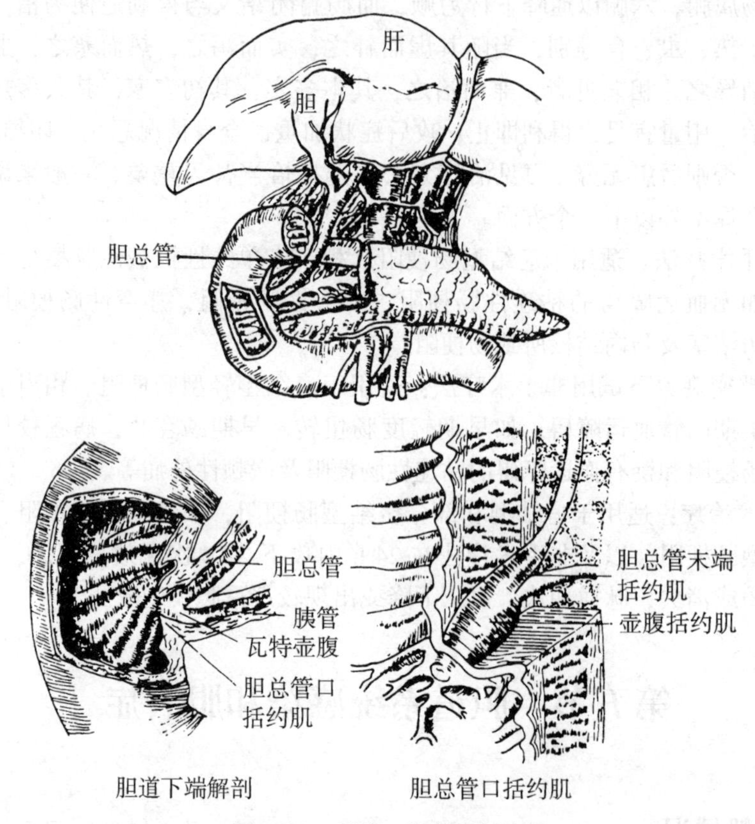

图 18-9　胆囊、胆管解剖位置

（2）肝外胆管系统：自左右肝管开口以下，包括肝总管、胆囊管、胆总管、壶腹部等。左右肝管于肝门汇合成肝总管，长 3~4 cm，直径约 4 mm。胆囊管是胆囊颈部的延伸部分，与胆总管交接，长约 3 cm，直径约 3 mm。胆囊管与胆总管交接的位置也不恒定。胆囊管内的黏膜有 5~7 个螺旋状皱襞，称为 Heister 瓣，有调节胆汁出入的功能，可使胆汁贮藏在胆囊内被浓缩，胆囊不至于涨满，也不至过于萎缩。肝总管与胆囊管汇合成胆总管，其长 7~9 cm，内径 0.6~0.8 cm，最后在十二指肠内侧壁扩大形成胆总管壶腹，胰腺管常在此与胆总管汇合（约 70%），构成同一出口，进入十二指肠腔黏膜形成一乳头状突起，称十二指肠乳头。胆总管十二指肠连接部的肌肉称胆总管口括约肌，可控制胆汁、胰液的排出。当胆总管下端梗阻时，可明显扩张。

2. 胆囊　位于右锁骨中线（或右腹直肌外侧缘）和第 9 肋软骨交界处，如梨形。长 7~9 cm，宽 2.5~3.8 cm，贴于肝脏面前缘，称胆囊床。胆囊是胆囊管的终末扩大部分，可分为底、体、颈三部分，底部突出在肝脏下面，通常指向下前方，贴近十二指肠和横结肠，体部呈漏斗状，紧贴在肝脏的胆囊窝内，颈部在胆囊窝的最深处，常呈“S”状弯曲。与胆囊管连接处有一囊状凸出，称 Hartmann 袋。胆囊结石常藏于袋内。胆囊可贮藏胆汁 30~60 mL。

胆囊动静脉：通常自肝右动脉到达胆囊颈部，分为前后两支，分布于胆囊壁，如手术时将胆囊颈袋过分向外牵拉，扭动，可使胆囊动脉断裂致严重出血。胆囊静脉通常注入门静脉右干，然后入肝。

胆囊淋巴：胆囊的淋巴常经分布于胆囊颈附近的胆囊淋巴结后注入肝淋巴结。胆囊与胆总管的淋巴管向上与肝的淋巴管相吻合，向下与胰的淋巴管相吻合。胆囊与肝脏紧贴，彼此的淋巴道互相交通，故胆囊一旦发生炎症或癌变，常可引起肝脏病变。

神经：胆囊和胆管神经来自迷走神经，分布最突出处是胆总管末端的胆囊管。

胆囊的生理：可以从胆囊的功能、胆汁成分来了解。

胆囊的功能主要为贮藏、浓缩、排泄胆汁等。肝脏每天分泌胆汁 350～1 000 mL（平均为 800 mL），除部分胆汁直接进入肠道外，大部分浓缩储存在胆囊内，胆囊浓缩胆汁的能力达 4～17 倍。胆汁进入胆囊后，一般 16～24 h 即被完全浓缩。据动物实验观察，单纯结扎胆总管需 36～48 h 后才出现黄疸，如将胆囊管同时结扎，则不到 6 h 内即可出现黄疸，故认为胆囊可以浓缩储存 2 d 的胆汁分泌量。胆囊的排泄作用除受神经反射控制外，尚有内分泌的因素。每当食物尤其酸性食物、高脂肪食物进入十二指肠时，肠黏膜被刺激产生“胆激素”，被吸收后使胆囊收缩和 Oddi（奥迪）括约肌放松，将胆汁排入十二指肠以帮助消化。当肠内无食物可消化时，Oddi 括约肌关闭，这时肝脏不断分泌的胆汁流入胆囊贮存浓缩。据研究，肝脏分泌胆汁的分泌压可高达 29. 4 kPa，胆囊收缩时最高压力可接近但绝不可超过 29. 4 kPa。而 Oddi 括约肌收缩时可抵抗胆管内压至 78. 4 kPa。总攻排石疗法皮下注射吗啡就是使括约肌收缩，使胆汁内压增高（19～29. 4 kPa，持续 15～30 min）后突然使括约肌放松，结石随胆汁排出。临床药物中，阿托品能减低胆囊和 Oddi 括约肌的张力，但不能消除吗啡、可待因等的痉挛作用。组胺能同时引起胆囊和 Oddi 括约肌松弛。乙酰胆素对胆囊无作用，但能增高 Oddi 括约肌张力。33%的硫酸镁溶液进入十二指肠，能引起胆囊收缩，同时 Oddi 括约肌松弛。目前已比较广泛地使用于总攻疗法排石，取得了好的效果。如胆囊被摘除，胆囊的收缩或松弛及其调节作用即丧失，肝分泌之胆汁随时流入肠内，因此，Oddi 括约肌常处于松弛状态，有利于十二指肠内容物中细菌、蛔虫进入，从而发生肝胆管病变。

胆汁成分：肝脏分泌之胆汁呈淡黄色，其中含水 97%，胆盐 1%～2%，其余为胆红素、胆固醇、脂肪酸、卵磷脂，以及各种无机盐类，相对密度为 1. 008，而胆囊中胆汁呈橘黄色，相对密度约 1. 040，可见大量水分已被胆囊黏膜吸收、浓缩。此外，正常的胆囊也有吸收氯化物和重碳酸盐的功能，故正常的浓缩胆汁应呈酸性。而当胆囊病变时，反而分泌氯化物和重碳酸盐，同时胆固醇浓度也增加，因胆汁多呈碱性，蛔虫喜碱恶酸，可逆行胆道发生胆道蛔虫病，而且因胆固醇沉淀可发生胆结石病。

三、病因病机

（一）精神因素

情志忧郁，寒湿不适，饮食不节或蛔虫上扰等，使气血运行不畅，郁结肝胆，伤及脾胃，使疏泄运化失常，湿热瘀结中焦，影响肝胆中清和通降而发病；或湿热瘀久不化，胆液凝结，久经煎熬，成为结石。两者互为影响，致瘀热不散，郁久化腐成脓，热毒化火，火毒炽盛，侵入营血，陷入心包，或伤阴损阳，甚至亡阴亡阳。

1. 情志忧郁 忧思伤脾，郁怒伤肝。肝脾之间主要是疏泄与运化的关系。情志不遂，肝气郁结，疏泄失常，不仅肝胆发生异常，脾胃的升降运化也有损于肝的疏泄而受影响。

胆附于肝，与肝相表里。肝喜条达，主疏泄。胆汁是借肝之余气，溢入胆，积聚而成。其功能以通降下行为顺，疏泄胆汁，而不是传化水谷和糟粕的“中精之府”。但在情志忧郁的情况下，使胆的功能失常或结合其他因素而发病。

2. 寒湿不适 机体不适应四季寒温变化，或感受寒凉等不仅可以使机体抗病力减低，也可使肝胆功能紊乱，或诱发胆病发生。

3. 饮食不节 不仅可以直接损伤脾胃，而且也易内生湿热，影响肝胆正常疏泄。如已患胆道疾病，也可由于饮食不节而诱发。

4. 蛔虫上扰等 蛔虫可以在寒温不适、饮食不节、肠胃功能失调、肝胆疏泄失常的情况下，窜入胆道，发生胆道蛔虫病等。

以上诸因可单独或相兼为患，致气血运行不畅，郁结肝胆，伤及脾胃，疏泄运化失常，湿热瘀积中焦，影响肝胆的中清和通降而发病；或湿热瘀久不化，胆液凝结，久经煎熬，成为结石。

（二）其他因素

有人研究证实，细菌感染、胆道梗阻、异物存留、神经内分泌调节和代谢障碍等是导致胆道系统感染和胆石症的发生原因。

1. 胆道感染 正常人的胆囊具有抵抗细菌感染的能力，Christopher 说，一切胆囊疾病并不是感染所发生的结果，乃是由于胆囊功能发生紊乱，胆汁郁积等病理状态下，方可继发细菌感染。细菌到达胆囊的途径很多，如细菌可从肠道经门静脉系统到达肝脏，再随肝脏分泌的胆汁进入胆囊；也可从肠道上行感染。当胆总管括约肌松弛时，细菌随肠内容物逆流进入胆总管内（较少见），或蛔虫上窜入胆总管内，细菌随同进入胆道内；败血症时细菌又可经血流进入胆囊，或经淋巴进入胆道。据报道，对患者胆道细菌进行培养，约85%为大肠杆菌，其次为葡萄球菌、链球菌、伤寒杆菌等。而大肠杆菌所产生的酶，使可溶解的胆红素变成不溶解的胆红素。这种胆红素与胆汁中的钙结合，成为胆红素钙结石。另外，细菌感染可使胆囊加速吸收胆盐，致胆汁中胆固醇相对增高，易沉淀发生结石。

2. 代谢因素 由于胆固醇代谢紊乱，致胆固醇沉积于胆囊的黏膜上。黄白色的胆固醇散布在充血的黏膜上，形如草莓，称“莓样胆囊”，见于多次妊娠的妇女。因妊娠期胆固醇的新陈代谢变化，及雌激素（或称女性激素）水平高，胆囊不易排空，引起胆汁滞留，加速结石形成。其他如老年男性、肥胖、高脂肪餐者均易致胆固醇代谢紊乱。正常情况下，胆汁中胆固醇、胆盐和卵磷脂保持一定比例，其中卵磷脂不溶于水，与胆盐结合后可溶解于水。胆固醇也不能溶解于水，而与卵磷脂和胆盐结合后才能溶于水。可见三者在胆汁中保持着正常比例，呈溶解状态。一旦比例失调，胆固醇沉淀形成结石核心。

3. 核心的作用 胆固醇在胆汁中处于饱和状态，如胆汁内有脱落的上皮细胞、炎

性渗出物、虫卵等均可成为胆固醇沉淀的核心，形成结石，或造成感染。据报道，我国胆石症患者半数是胆管内原发性结石，胆囊内不仅含结石，且大多数有轻度炎症，而胆总管中则不少有蛔虫的尸体或虫卵为结石核心，说明先有胆道感染而后才有结石形成。

4. 胆汁停滞　最主要原因是胆道功能紊乱，如痉挛使胆汁流通不畅而停滞，或胆管的细长扭曲，妊娠期胆汁排出缓慢，以及胆管部分狭窄，均可使胆汁停滞。皮层内脏相关学说认为：当腹内脏器病变时，如胃、十二指肠溃疡，胃周围炎或慢性阑尾炎等，其内感受器所接受的病理性刺激冲动将传导至大脑皮层，引起皮层的功能紊乱，从而反射地影响胆囊括约肌运动功能，Oddi 括约肌也易处于痉挛状态，以致胆汁滞留在整个胆道系统内。胆囊内胆汁长期停滞和浓缩，不仅使胆汁成分发生变化，而且刺激黏膜引起炎症，也易使胆固醇沉淀形成结石。Dyury 等（1924 年）认为肝脏分泌的胆汁属碱性，但在胆囊内因正常胆囊壁能吸收氯化物和重碳酸盐而使胆汁呈酸性；若胆汁滞留在胆囊内过久，胆囊黏膜将被浓缩的胆汁刺激而丧失吸收重碳酸盐功能。于是胆囊内的胆汁也将呈碱性，而胆汁中的碳酸钙、胆色素及胆固醇等就可逐渐沉淀，形成胆囊结石。Beyk（1940 年）认为 92%急性胆囊炎有结石嵌顿在胆囊颈部和胆囊管内，而致胆汁留滞。

四、病理变化

本病的病理变化为炎症性病理变化。

（一）急性炎症性病理变化

1. 急性单纯性胆囊炎　炎症早期，见囊壁充血、黏膜水肿、炎性细胞浸润、黏膜上皮脱落，可无细菌侵入或仅有少量细菌正在繁殖。细菌培养常为阴性，可转成慢性。

2. 急性化脓性胆囊炎　在早期炎症的基础上，大量细菌入侵、生长、繁殖，炎症表现比较明显，严重侵及胆囊壁全层。大量炎症细胞浸润，黏膜上形成溃疡或伴有广泛溢血，甚至整个胆囊积脓，囊壁充血肥厚极为明显。又因胆管阻塞、胆囊显著胀大，浆膜面常有纤维素和脓性渗出物，易与附近网膜及脏器发生粘连。

3. 坏疽性胆囊炎　除急性炎症外，因胆囊胀大过甚，胆囊内压力增高，致囊壁血液循环障碍发生缺血坏死。胆囊内结石也可嵌顿于胆囊颈部，致压迫性坏死。

4. 胆囊穿孔　在坏疽性胆囊炎的基础上，可致胆囊穿孔。胆囊穿孔后可引起弥漫性腹膜炎、和十二指肠之间形成内瘘及门静脉炎、败血症等并发症。

5. 急性化脓性胆管炎　胆管急性梗阻及严重的胆道感染为其病理基础，可使胆总管极度扩大，管壁增厚，黏膜充血水肿，半数以上患者管腔直径达 3 cm，最粗达 5 cm（正常为 0.6~0.8 cm），胆管内充满脓性胆液，压力很高，手术切开即见脓液喷出，肝大可呈暗红色或紫色，有的已有纤维化病变，后期可出现大片状肝组织坏死及多发性肝脓肿，感染性休克等。

（二）慢性炎症性病理变化

1. 慢性感染性胆囊炎　是最常见的一种，为急性胆囊炎的后遗病变。胆囊病变程度轻者，仅囊壁纤维增生和肥厚；重者因囊壁极度增厚，囊腔缩小，功能丧失，也可完全萎缩硬化成一团瘢痕组织，这种情况被称为“自发的胆囊切除”。一般不含有结石，且常与周围及邻近脏器粘连。感染性胆囊炎若结合其他因素，可形成不同情况的慢性胆囊炎。

2. 慢性胆石性胆囊炎 胆囊内形成结石未急性发作或梗阻，由于结石刺激囊壁略增厚，呈轻度慢性炎症改变。其病程长短不一。

3. 慢性梗阻性胆囊炎 胆囊发生梗阻常见于结石嵌顿、瘢痕粘连等，致胆汁滞留于胆囊内，胆色素逐渐被吸收，而引起胆液成分改变，胆囊黏膜受刺激而发生慢性炎症，同时胆囊黏膜不断分泌黏液，使胆囊常扩大，谓之“胆囊积水”，因内含透明黏性液体，故称“白胆汁”。

4. 慢性代谢性胆囊炎 由于胆固醇代谢紊乱，致胆固醇沉积刺激黏膜引起慢性胆囊炎，使正常蓝绿色的胆囊黏膜呈明显的充血肥厚，加之黄白色胆固醇的沉淀，形如草莓，故称“莓样胆囊”。

结石形成的主要病理变化可以用图 18-10 简要说明。

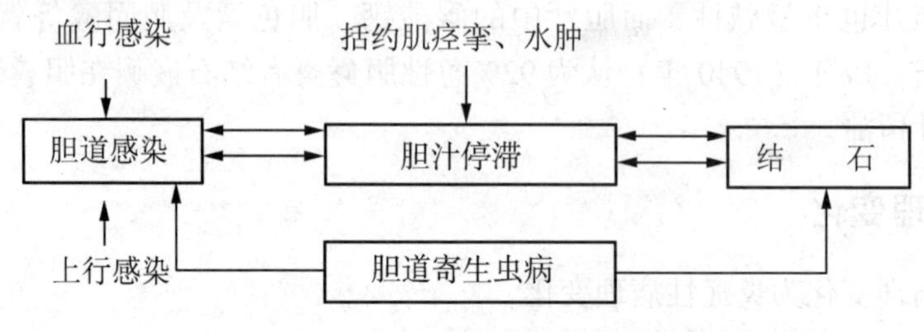

图 18-10　结石形成的主要病理变化

五、辨病依据

（1）剑突下或右肋缘下疼痛：右上腹局限性、持续性痛，且放射到右肩或右肩胛下角，多系单纯性胆囊炎，如伴结石，则兼见阵发性绞痛。右肋缘下痛，向右胸或右背放射，多见肝内肝管结石。剑突下痛，且向背部放射，多见胆总管结石及胆管炎。上腹部阵发性绞痛，见于胆总管下端括约肌痉挛及结石嵌顿。病变严重时，则压痛、肌紧张明显。

（2）黄疸：多见于胆道梗阻或化脓性胆管炎。单纯胆囊病变一般无黄疸。

（3）肿块：有时在右上腹可触及肿大压痛的胆囊。

（4）全身症状：食欲不振、厌油、腹胀、嗳气，或恶心、呕吐，呕吐物常为胃内容物或吐蛔虫，吐后疼痛不减，病在胆囊者有发热，病在胆管者，可见高热或寒热往来。严重时表情淡漠、四肢厥冷、汗出、脉象细数、血压下降等。

（5）X 线拍片可见结石阴影。白细胞计数和中性粒细胞增高。

（6）以下几项检查有助于本病的诊断。

1）墨菲征阳性：检查者用左手大拇指置于胆囊处，其余各指放于肋骨上，令患者深吸气，肝脏下移，则疼痛加剧，这时患者呼吸突然有屏气现象，为阳性。也称胆囊吸气中断征。如出现局限性腹膜炎，此征即失去意义。

2）波阿斯征阳性：患者右侧背部肩胛骨下角的第 9~11 肋骨区，皮肤有过敏现象，为阳性（图 18-11）。

3）胆囊双触诊法：检查者左手在季肋后面向前顶，右手指并拢压入胆囊点深部，当患者深吸气时，检查者手指碰到胆囊，患者剧痛而屏气即说明胆囊有急性炎症。

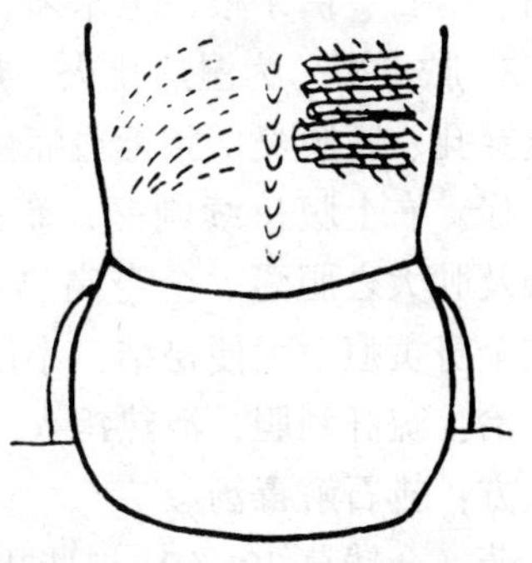

图 18-11　波阿斯征过敏区

4）坐位加压胆囊触痛法：患者坐位并稍前倾，腹肌放松。趁患者吸气时，检查者手指弯曲向上向后深压胆囊点，并用另一手加压。如有触痛，提示胆囊有炎症。

5）膈神经症状：于锁骨上方压迫右侧胸锁乳突肌的两脚之间时能引起疼痛。这是因膈神经发自第 4 颈神经，并将其运动纤维及感觉纤维分布于膈肌。此膈神经症状，也是胆囊瘀滞及运动障碍之特征。

六、辨证治疗

1. 气郁型　为肝胆瘀滞，横逆脾胃，运化失司（相当于无明显感染的肝、胆管、胆囊结石及慢性胆囊炎、慢性胆管炎）。

症：右上腹间歇性绞痛或闷痛，有时向右肩部放射；右上腹有局限性压痛，但腹壁尚软。全身一般不发热或低热，口苦咽干，食少腹胀或微有恶心呕吐，舌质淡红、苔白或微黄，脉弦细或弦紧。

治：疏肝利胆，理气开郁。

方：疏利排石汤。

药：柴胡 9~12 g，黄芩 6~15 g，金钱草 15~30 g，杭芍 10~20 g，木香 9~15 g，甘草 6~10 g，水煎服。

加减：恶心呕吐，加陈皮、半夏曲、生姜、竹茹；胸胁疼痛，加香附、川楝子、郁金、元胡、枳壳、五灵脂。

2. 湿热型　为郁久化热、湿热蕴结、肝胆热盛之象（相当于急性胆管炎、胆囊炎、胆总管结石、梗阻、感染等）。

症：起病急。右上腹持续性胀痛，多向右肩背部放射，右上腹肌紧张、压痛，有时可触及肿大胆囊。全身高热寒战或寒热往来，口苦咽干，口渴，恶心呕吐，不思饮食。部分患者可见巩膜黄染或黄疸，大便干，小便黄浊，舌质红、苔黄腻，脉弦滑或弦数。

治：疏肝利胆，清热利湿。

方：排石清利汤。

药：金钱草 20~40 g，柴胡 9~12 g，黄芩 10~20 g，赤芍 10~20 g，木香 10~20 g，甘草 6~10 g，大黄 6~15 g，黄柏 10~15 g，栀子 6~12 g，金银花 20~40 g，陈皮 10~20 g。水煎服。

加减：热毒内盛，加蒲公英、紫花地丁、蚤休；便秘，重用大黄，加芒硝；大热口渴，加生石膏、寒水石、知母、花粉；黄疸，加茵陈、青蒿；湿热偏盛，加车前子、泽泻、滑石、白茅根、玉米须、姜黄。

3. 脓毒型 为湿热化火，热毒内陷（相当于急性梗阻性化脓性胆管炎、胆囊坏疽、胆囊穿孔、腹膜炎、脓毒血症性休克等全身并发症）。

症：右上腹持续剧痛，牵引肩背。上腹胀满，腹肌紧张，有明显压痛、反跳痛，可触及肿大之胆囊。全身高热不退或寒热往来，表情淡漠、神昏谵语、四肢厥冷、面目或全身黄疸、大便秘结，小便黄赤，舌质红绛、苔黄糙或有芒刺，脉象滑数或沉细。

治：疏肝利胆，清热泻火。

方：排石解毒汤。

药：金钱草 30~60 g，柴胡 9~12 g，黄芩 15~30 g，赤芍 15~30 g，木香 15~30 g，甘草 6~10 g，金银花 30~60 g，黄连 10~15 g，栀子 6~12 g，蒲公英 30~60 g，青皮、陈皮各 10~20 g，生石膏 15~30 g，知母 15~30 g。水煎服。

加减：大便秘结，加大黄、芒硝；凉血解毒，加水牛角、玄参、生地黄、牡丹皮；神昏谵语，加安宫牛黄丸、紫雪丹。

七、预防及护理

1. 预防 勿食膏粱厚味，保持心情舒畅。加强体育活动，提高身体素质。

2. 护理 对于罹患胆道系统感染和胆石症的患者，应注意下面护理。

（1）注意补充营养：多数能进食的患者，可根据病情给予流质饮食。对高热、呕吐失水患者应给予补液，并注意纠正脱水与酸碱平衡的失调。

（2）胃肠减压：使用目的在于减少胃、十二指肠内容物，降低消化道压力，使胆道内压力向下，有利于内冲洗作用，促使胆道梗阻的解除。另外，由于呕吐频作，影响中药内服，胃肠减压后，保证中药应用和作用的发挥。同时可以观察胆汁的变化，治疗中大量脓性胆汁的出现是胆道得以引流的表现，不但有助于诊断并提示非手术治疗有效。若病情恶化、胃肠减压中无胆汁出现，则提示完全梗阻，常为手术指征。

（3）解痉镇痛、控制感染，以及使用维生素都对胆道疾病的治疗有很大的帮助。临床应根据情况适时选用。

八、医案

某女，27 岁，藏族，1978 年 3 月 15 日入院。

主诉：黄疸、恶心，伴右上腹痛 7 d。

病史：初厌油腻，继而不欲饮食，恶心呕吐，恶寒发热，眼球发黄，右上腹痛呈持续性、阵发性加剧，且向右肩部放射。剧痛时辗转不安，大汗淋漓，不能行走，尿黄，便少，来院诊治。

检查：体温 37.6 ℃，呼吸 82 次/min，血压 100/70 mmHg。表情痛苦，弯腰走路，巩膜黄染。两肺呼吸音清，心律齐，心音稍钝。腹部平坦，无肠型及蠕动波，无曲张静脉。右上腹痛拒按，肌紧张，可扪及光滑包块，可随呼吸移动，与肝不能分离。墨

菲征强阳性。脉象弦数，舌质红、苔白。

诊断：急性胆囊炎、胆石症。

治疗经过：急拟排石清利汤加减，用柴胡9 g，黄芩12 g，金钱草30 g，秦皮15 g，当归9 g，茵陈30 g，青蒿12 g，栀子9 g，陈皮9 g，竹茹12 g，大黄9 g（后下），甘草3 g，水煎服。西药配用消炎解痉。3 d后体温下降，疼痛减轻，能进饮食，腹肌不紧张，扪及包块明显缩小，黄疸，大便干，脉微弦，舌质淡红、苔薄稍黄。照上方加重大黄为12 g。连服3剂，疼痛消失，肿大胆囊恢复正常，无压痛、肌紧张，饮食也好，脉象缓和，舌质正常、苔薄白。共住院7 d，痊愈出院，为巩固疗效带中药3剂。

九、按语

胆道系统感染和胆石症早在《灵枢·经脉》中就有类似记载："足少阳之脉……是动则病口苦，善太息，心胁痛，不能转侧，甚则面微有尘，体无膏泽……"《灵枢·胀论》曰："胆胀者，胁下痛胀，口中苦，善太息。"此后，汉代张仲景的《伤寒论》中的"结胸热实"所用"大陷胸汤"等及隋代《诸病源候论》中的"癖黄"和元代《丹溪心法》中的"胁痛"等，都从不同角度对胆道系统感染和胆石症做了描述，积累了极其丰富的经验，至今广为临床所用。

（1）结石性急性胆囊炎，多见于20~50岁女性。胆石绝大多数为多发性，有可达数百个，甚至上千个。在发病过程中，结石与胆囊炎症可以互相影响加重病情。一般来说，游离于胆囊内的结石绝大多数不引起任何痛苦，胆石的潜伏期可持续终生，偶可出现不明显的消化不良症状；小结石可一时性阻塞于胆囊部，引起胆绞痛发作；大结石阻塞于胆囊颈口处，可成为胆囊水肿的原因。如结石合并感染，则可发生结石性急性胆囊炎。

（2）胆总管结石是指结石单独存在于胆总管或（和）肝总管，也同时存在于胆囊或肝内胆管。胆总管结石发病率占胆石症的50%~60%，我国南方所占比例更大。分原发性和继发性两种，后者主要指结石从胆囊内排到胆总管。

胆总管结石经常并发胆管炎，即胆总管结石合并急性胆道感染。并且以20~40岁青壮年为多见。病程较长，慢性期与慢性胆囊炎相似，症状不典型，可有轻微腹痛或消化不良症状。若胆总管结石合并急性胆道感染，其临床表现取决于胆石梗阻的程度和急性胆管炎的轻重，两者互相影响可加重病情的发展。由于梗阻的程度、时间等不同，临床可以出现不同的变化，如由于胆汁潴留，胆管扩大，可使嵌顿结石移动，梗阻解除，胆汁恢复畅流，而症状获得缓解。若梗阻不能解除，则一般情况很快恶化，中毒症状明显加重，甚至发生脓毒败血症、感染性休克、急性肾功能不全、发绀、休克、昏迷而死亡。或因胆管压力过高后，将胆石推入十二指肠，症状可得到完全缓解。病变不仅限于胆总管，也可上升累及肝内毛细胆管和肝组织。若结石嵌顿在壶腹部，感染的胆汁可逆流入胰管。感染可能是单纯的，也可能是化脓的。因此，胆总管结石可以引起胆总管炎、毛细胆管炎、肝炎、肝脓肿及急性胰腺炎等严重并发症。对于黄疸患者，首先要弄清其性质，如已确诊为阻塞性黄疸，胆管内以结石或寄生虫最常见，有时可为血块或黏液。胆管壁以手术后的瘢痕狭窄为主，有时为胆胰管括约肌痉挛或挛缩。胆管外主要是胰头癌，有时可为慢性胰腺炎或因胃癌淋巴结转移压迫所致。以上几点常为手术指征。

临床掌握结石性胆管炎的诊断可参考五点。一是突发上腹剑突下或偏右阵发性绞痛伴有寒战、发热和黄疸。二是既往有多次上腹部绞痛发作史，有黄疸史。三是血清胆红素和黄疸指数高于正常值。四是凡登白氏试验呈直接阳性反应。五是尿胆红素阳性。肝内胆管结石是指左右肝管汇合处以上的结石，也称肝胆管结石。多为原发性胆管结石，也可同时伴有胆总管结石或胆囊结石。故临床表现两者相似。多以胆囊炎、胆管炎、胆管结石而入院。由于病变部位在肝内范围多较广泛，故手术治疗效果不满意。原发性肝内胆管结石多位于左外叶或右后叶，可能与胆管弯曲度较大、胆汁引流不畅有关。继发性肝内胆管结石多由于在胆总管结石的基础上妨碍了肝内胆汁的排出所致。

肝内胆管结石的基本病理改变为胆管炎、胆管梗阻及肝实质病变，肝内胆管呈扩张、增厚。由于炎症破坏致纤维化而狭窄，严重时肝组织坏死、脓肿、肝叶萎缩等。其临床表现颇不典型，以下方面供参考。

最常见的是肝内胆管结石并有胆总管结石或胆囊结石，因而临床常表现急性胆管炎和急性胆囊炎。

若一侧肝内胆管结石梗阻，临床表现为急性化脓性肝内胆管炎的表现，即上腹痛、发冷发热、黄疸及不对称肝肿大和肝区叩击痛，晚期出现多发性胆管源性脓肿，最后连成一大脓肿，甚至向外穿破呈膈下脓肿。

慢性肝内胆管结石梗阻，表现为长期的、反复发作的不规则发热。转氨酶不规则地升高。临床上可误诊为“慢性肝炎”“慢性胆道炎”等。

本病多见于40岁以上女性，常有反复发作的胆道病史。具有起病急骤，症状严重，变化快等特点。急性梗阻性化脓性胆管炎是指胆总管和肝内胆管在急性梗阻的基础上发生化脓性细菌感染。常见的化脓菌是大肠杆菌、副大肠杆菌、铜绿假单胞菌、产气杆菌、金黄色葡萄球菌和链球菌等。急性化脓期多是混合感染。由于梗阻和感染的关系，胆总管可极度扩大，直径超过3 cm，最粗达5 cm，部分患者管壁有明显的纤维化增厚，管腔内充满脓性胆汁，压力很高，切开时立见脓液喷出。肝脏肿大呈暗红色或紫色，有的已有纤维化病变。肝活组织检查均有不同程度的急性炎症变化。后期大片肝组织坏死及多发性肝脓肿。胆囊肿大，囊壁充血水肿，胆囊管亦有同样病变，以致胆囊内容物不易排空。

实验证明，在正常情况下，胆管内细菌并不引起任何炎性症状。细菌侵入途径，除十二指肠与胆管间的反流外，还有“肠胆道途径”，即细菌由结肠进入门静脉到肝脏，再经胆管随胆汁排入十二指肠。在结肠和胆道正常时，不会发生胆管炎，反之患有慢性结肠炎时，肠胆道途径进入的细菌显著增多，则发生胆管炎的机会相应增多。在梗阻的情况下，细菌可迅速繁殖，发生严重感染。因此，在病理生理方面，首先是胆总管梗阻，细菌繁殖，向上扩散发生肝炎，引起上腹部疼痛、恶心呕吐、寒战和发热等中毒症状。然后随着胆管内压力不断升高，压迫肝细胞发生坏死，大量细菌内毒素和细菌进入体循环，出现嗜睡、意识模糊和中毒性休克及败血症等征象。

此外，当与胃、十二指肠溃疡穿孔，胆道蛔虫病，急性阑尾炎，右下肺肺炎或右下胸膜炎，急性胰腺炎等鉴别。

第六节　胆道蛔虫病

一、一般情况

1. 定义　肠道蛔虫上窜入膈进入胆道所致蛔厥者，即胆道蛔虫病。

2. 别名　蛔厥、胆道蛔虫症。

3. 分类　蛔滞型、蛔热型、蛔火型。

二、解剖生理与临床

蛔虫进入胆道约80%停于胆总管内，其余入肝管、胆囊管、胆囊。因胆囊管与胆总管的相交角度较大，且胆囊管内有螺旋形的黏膜瓣，均可妨碍蛔虫的钻入，这是胆道蛔虫很少能钻入胆囊的原因。蛔虫恶酸喜碱，故能在碱性胆汁中生存7~30 d，有的可达2个月。进入胆道的蛔虫有的还可以钻到肝内胆管和胰腺管。如蛔虫阻塞胰管开口，胰腺引流不畅，或因胆道下端被虫体堵住，含有细菌的胆汁逆流入胰管均可引起急性胰腺炎。而进入胆道内的蛔虫卵和死去的蛔虫残体，又是常见胆石的核心。

三、病因病机

肠胃失和，蛔虫扰动，钻入胆道，发而为病。继而肝胆瘀滞、疏泄通畅失常，化热生湿，甚至湿热蕴蒸，熟腐成脓，使病情更趋严重。

(1) 肠胃失和：蛔虫原寄生于肠道，肠道环境发生改变，或（和）胃肠功能紊乱，势必影响蛔虫，使其扰动。过饥、过食肥腻、服用不恰当的驱蛔药物、受寒、高热、胃酸减少、腹泻、妊娠或手术刺激等，都可使胃肠失和、肠蠕动失常，激惹虫体异常活动。

(2) 蛔虫扰动：蛔虫成虫主要寄生于小肠中下段。只有当蛔虫上行至十二指肠，而钻窜入胆道，才发生胆道蛔虫病。其所以能进入胆道，最常见原因：一是蛔虫习性好钻窜，喜碱恶酸，可逆碱性胆汁而上行；二是胃肠不和，其寄生环境发生改变，促使其钻窜，另外当肠道功能紊乱时，特别是食用多油食物或大量饮酒后；胆总管或括约肌由于炎症、结石、先天性缺损等处于松弛状态时有利于蛔虫钻入。从以上所述不难看出，肠胃失和、蛔虫扰动和胆道功能失常三者互相影响是蛔虫钻窜入胆道的主要原因，也是病理发展变化的基础。如治疗及时，肠胃和胆道功能恢复，气血通畅，蛔虫退出胆道，则临床症状消失。蛔虫进入的程度、数量、时间等，以及胆道和胃肠功能紊乱的程度等决定着局部气血等病理反应。蛔虫可以一半在胆总管内，此时刺激Oddi括约肌痉挛最甚，致引起阵发性绞痛最剧，若蛔虫完全进入或退出，疼痛可立即减轻或消失，或仅感轻微而持续的隐痛。蛔虫自肠内钻入胆道，细菌（多为大肠杆菌）

也可能随之带入胆道内。如细菌生长繁殖，可引起胆道感染或肝脓肿，严重者可合并胆道出血。蛔虫进入胆道内的数量一般多为 1 条，最多 100 余条。阻塞胆道影响胆汁排出，24～48 h 即可发生黄疸。由于虫体活动的缘故，阻塞往往是不全性或暂时的。一般没有结石症所致黄疸严重。若虫体一旦死亡，或因炎症呈持续性梗阻时，黄疸反可较为明显。蛔虫钻入胰管内或进入胆总管壶腹部后，妨碍胆汁排出，使胆汁逆流入胰管引起胰腺炎。进入胆道内的蛔虫残体或虫卵，又可成为结石的核心，有的可高达 70.7%。也有报道经尸检中发现蛔虫病所致肝硬化者。主要是因蛔虫钻入胆道后先引起胆管扩张和胆汁瘀积，继发急性或慢性炎症反应及胆石的形成，于是胆管及其周围的肝组织受蛔虫的机械摩擦，蛔虫的代谢产物及死虫分解产物的化学刺激等的复杂影响，发生大量纤维化。肝组织中一方面有肝细胞的萎缩和纤维组织的增生，一方面又有扩大的胆管、胆汁的瘀积及以虫卵为核心的结石形成，或者并有小脓肿的形成，是蛔虫性肝硬化的特殊表现。在这一系列的复杂变化过程中，首先是肝胆瘀滞、疏泄通降失常，继而化热生湿，湿热互蒸，熟腐成脓，使病情更趋严重复杂，引起梗阻性化脓性胆管炎、腹膜炎、败血症及中毒性休克，即《诸病源候论》中指出的“痛伤心者则死”的恶果。

四、辨病依据

（1）本病可发生于任何年龄，但以儿童和青年罹患最多（达 80%）。农村尤为常见。

（2）有肠道蛔虫和吐蛔病史。

（3）钻入胆道内蛔虫多少不等，多数为 1 条，一般不超过 10 条，最多达 100 余条，约 80%患者蛔虫居胆总管内，有的可深入到肝管或肝内胆管，很少窜入胆囊。

（4）症状以突发性、阵发性“钻顶样”（剑突下）剧痛或绞痛为主，继而恶心呕吐；检查腹壁柔软、腹肌不紧张，出现症状与体征不符的典型矛盾性体征。1～2 d 后发热、恶寒或黄疸等。间歇期症状消失如常人，剧痛时患者常抱腹屈膝，伏卧翻滚于床上，面色苍白、四肢发凉、出汗。

（5）约 80%患者胆囊穴（右侧阳陵泉穴下 3 cm 处）有压痛或可触及硬结；剑突下 2 指再向右旁开 2 指处可有触痛。

（6）实验室检查：嗜酸性粒细胞常有增高，甚至高达 10%以上。粪便、呕吐物中常找到蛔虫卵。十二指肠引流液内蛔虫卵的阳性率可达 46.1%～61.8%，对诊断有重要参考价值。

（7）静脉胆道造影：常用 30%胆影葡胺 20 mL 静脉注射。多数患者可以发现胆道蛔虫的影像。常见形状有长条状、发辫状、不规则状等。其他如胆总管不显影，或胆囊功能障碍，也可作为诊断的参考。

（8）钡餐十二指肠造影：借钡剂的对比，可以见到十二指肠内有蛔虫的条状影，有时可见到十二指肠乳头有半截蛔虫影像。当蛔虫完全进入胆道后，钡餐检查对诊断并无帮助。

五、治疗

（一）辨证内治

1. 气滞型　临床上最为多见。相当于单纯性胆道蛔虫病，为蛔虫上扰引起肝胆瘀滞为主，以寒象为主要临床表现。

症：胃脘部阵发性“钻顶”痛，痛引肩背，痛有休止。间歇期如常人，剧痛时面色苍白，汗出肢冷，常伴恶心、呕吐，或见吐蛔，但体征较轻，只有剑突下或偏右侧轻度压痛；腹壁软，小便清，舌苔白腻、舌尖有红点，脉弦紧。

治：行滞温中，驱蛔止痛。

方：乌楝驱蛔汤。

药：乌梅10~20 g，使君子仁10~15 g，花椒6~12 g，枳壳10~20 g，木香6~12 g，苦楝皮10~20 g，黄柏10~20 g，甘草6~10 g。水煎服。

加减：四肢厥冷、口淡不渴、苔薄白、内寒者，加附子、干姜；疼痛者，加延胡索、细辛、芍药。

2. 郁热型　相当于胆道蛔虫病合并感染，是在肝胆瘀滞基础上化热、蕴热内结，以肝胆湿热表现为主。

症：腹痛为持续性胀痛，伴有阵发性加剧，腹痛拒按，剑突下偏右可有明显压痛，腹肌紧张。全身发热或寒热往来，口苦咽干，不思饮食，尿黄便秘，或有黄疸，脉弦滑数。

治：清湿热，利肝胆。

方：驱蛔清利汤。

药：乌梅20 g，苦楝皮20 g，花椒12 g，枳壳15 g，木香1~2 g，黄柏20 g，黄连15 g，黄芩20 g，柴胡10 g，龙胆草20 g，大黄10 g，芒硝10 g，甘草10 g。水煎服。

加减：疏肝行气，加郁金、青皮；便秘，重用大黄、芒硝；湿热内盛见黄疸者，加茵陈、青蒿；驱蛔，加槟榔、芜荑、使君子、雷丸。

3. 热毒型　相当于胆道蛔虫合并急性梗阻性化脓性胆管炎、坏疽性胆囊炎、胆囊穿孔合并胆汁性腹膜炎、肝脓肿、胆道出血、感染性休克等。为热盛化火，热腐成脓，或毒热深入营血，热邪内陷，以热深厥深为主要表现。

症：右上腹持续性剧痛，腹胀满硬，拒按（局限性或弥漫性腹膜炎体征）。全身寒战高热，烦躁不安，不思饮食，身目黄染，小便短赤，大便秘结，舌质红绛、苔黄燥，脉弦滑或细弱，甚者神昏谵语。

治：手术配合针刺治疗。

（二）手术配合针刺治疗

（1）胆总管切开取虫并引流术。

（2）胆总管切开取虫引流并胆囊切除术。

（3）肝脓肿切开引流术。

（三）针刺治疗

针刺驱蛔止痛选用四白、合谷、足三里、天枢，配阿是穴；恶心呕吐加内关。用强刺激法留针 30~60 min。

六、预防及护理

（1）注意饮食卫生，不食生冷及不易消化食物。因蛔虫卵是从口进入人体，经胃入肠，先在肠内发育成幼虫，幼虫穿入肠壁血管，经门静脉、肝脏、下腔静脉，从心脏而达肺部，再在肺内穿过支气管、喉头，易重新入咽、消化道，在肠内发育为成虫。若不让蛔虫卵从口进入，就可避免肠道蛔虫病的发生。因此一定要把好“病从口入”这一关。

（2）对已罹患本病的患者，应给予流质、半流质饮食。严密观察血压、脉搏、呼吸，注意病情变化。

七、鉴别

前面已对急腹症做了详细论述，这里特别提醒临床诊治时要做好鉴别诊断，切勿混淆。

八、医案

杨彩云，女，12岁，1975年5月17日初诊。

主诉：发作性上腹痛6年，加重4年，右上腹阵发性钻顶样剧痛4 d。

病史：患儿在6~7岁时经常发生上腹疼痛，但不严重，有时呈阵发性发作，经医生检查给打虫药治疗，计打虫4次，但服“宝塔糖”无效，服哌嗪打出10~20条，后经内服“山道年”3~4片，1天半即排出蛔虫约100余条。

此后疼痛减轻，仍不断发作，每次发作时上腹部可见有一肿块，痛后肿块即消散。平素心烦不适，近4年加重。4 d前突然右上腹疼痛加剧呈钻顶样，以昨晚和今晨疼痛最剧，吐出蛔虫后疼痛即减轻。现仍有阵发性疼痛，故来诊治，平素有排虫史。

检查：精神欠佳，身体瘦弱，面色萎黄，表情痛苦，腹痛阵作，烦躁不安，出汗，手冷，但腹软无压痛。

诊断：胆道蛔虫病。

治疗经过：因患儿疼痛剧烈难忍，头汗出，四肢冷，先用针刺治疗，以疏肝利胆、止痛驱蛔。选穴：四白、合谷、足三里、天枢、上脘。用中等刺激，约30 min疼痛缓解，取针，拟川椒6 g，槟榔10 g，使君子10 g，大黄4 g，乌梅10 g，杭芍10 g，甘草3 g，木香6 g，黄柏10 g，水煎服，连服3剂，诸症痊愈，又予驱蛔以防复发。

急腹症属腹急痛范畴。突出一个“急”字，要求医生在最短时间内做出正确的判断，采取果断恰当的治疗方法，及时准确地实施于患者；则以急转安，这是对“急”的最好一种方法。反之，病势急，而医生以“缓”，诊治时间长久，必误大事。因“急”有瞬息万变，“急”又诊断不确实，模糊不清，似是而非，则难以果断，治法必不恰当，不能及时准确实施，一旦实施，则有使“急”转“危”，从“危”至“死”之虑。因“差之毫厘，谬之千里”。对腹急痛病，当从千万变化之中找到本质所在，即透过现象看本质，从而找出病因，定出部位，明确病在何腑，波及何脏，经归纳分析

之后，明确诊断，再予分型，给予恰当治疗方法，这是治急腹症之大要。但应辨病在先，病辨清，再予分型辨证。辨证之法甚广，以八纲、脏腑、病因、六经四大辨证方法合参为主。八纲辨证中以里、实、热证最多，寒证比较少见，而虚寒证更少见，即使有也多为虚中夹实；脏腑辨证中以腑病腑证为主，如肝、胆、脾、胃、大小肠等，又常波及其他脏腑，若邪入心包则病危；病因辨证中有实热、湿热、气滞、血瘀、食滞、虫积等。而虫积多见于胃、肠、肝、胆等；六经辨证中见太阳病则多属病之早期尚轻，阳明病多见于病之中期属重，厥阴病多见于病之后期等。此言其大略，临床也不是一成不变，既可一法又可多法合参，方可得心应手。同时还应注意其阶段性。一般来说，早期以气滞为主或兼有血瘀和轻度热毒之象，治当行气为主或兼以活血、清热之品；中期多郁久化热，以热毒、火毒、实热、湿热为主，必兼血瘀，治当清热解毒、凉血泻火、清热利湿为治；后期多见正虚邪盛或正气虚衰等，治当随其虚实而治之。但不可忽视“六腑以通为用”“不通则痛”的机制，因此，不论何腑之急腹症，通里攻下之法为主要治法，应随其不通而用之，随其中、后三期（三个阶段）之病理特点兼而治之，又为治急腹症之变法。此外，又当随其变而变之，可应其万变。故必要时采用西药、手术。若能灵活运用十二证治法和十二证治变法并密切结合现代医学中的“验”诊，即五诊合参，一定能更好地提高急腹症之疗效。

下　篇

心悟篇

第十九章　直结肠癌放疗、化疗副作用的临床治疗

直结肠癌，系指直肠、乙状结肠、降结肠、横结肠、升结肠、盲肠部位的恶性肿瘤。本病属中国医学“脏毒”“息肉”“锁肛痔”“肠蕈”“肠溜”“肠中积聚”等范畴，可以用肠毒瘤概括之。

直结肠癌的治疗方法，包括手术切除、放射治疗、化学治疗、内镜治疗、基因治疗、中药治疗、免疫治疗等。对于直结肠癌进展期、直结肠癌术后或存在淋巴结转移的根治术后防止复发的患者，常采取放疗或化疗。

放疗和化疗在杀死癌细胞的同时，不同程度伤害了患者“正气”，是一把“双刃剑”。有的患者承受不了放疗或化疗的毒副作用不得不终止治疗；有的患者终止治疗后等待正气的恢复，一旦有所改善，又进行放疗或化疗致使身体虚衰，出现厌食、恶心呕吐、难以进食等。

一、放疗、化疗副作用的病因病机

肠中毒瘤，不外饮食不节（洁），起居失常，六淫入侵，七情内伤脏腑，正不胜邪，致功能失调，经络畅通受阻，气血运行障碍，湿热、痰浊、瘀血等毒结成瘤。复因手术，使用放化疗攻毒伤正，正气虚上加虚。毒伤五脏六腑，异样丛生。

二、放疗、化疗副作用的辨证论治

（一）脾虚与气虚下陷证型

本证型见于中焦脾胃虚弱之人，平素喜食，谷不易化，放疗或化疗后毒邪乘虚而入中焦，伤脾损胃，致使脾胃虚上加虚，气虚下陷。

症：形体虚弱，或消瘦，轻者多食则不易消化水谷，胃腹胀满，或嗳气、干呕，甚至食则恶心呕吐，或不思饮食。倦怠乏力，气短懒言，脉象沉弱或细，舌质胖嫩、舌苔淡白。久致中气不足，或气虚下陷，出现精神困倦乏力，气不续接或少气懒言，面色苍白，下腹肛门坠胀，或脱肛或子宫脱出，大便稀溏，或便秘不爽。脉象无力，舌淡苔白等。

治：健脾益气，补气升举。

方：①王氏四物补气汤。②王氏补气升举汤。

药：①王氏四物补气汤。党参 10~30 g，白术 10~20 g，黄精 10~20 g，甘草 6~15 g。水煎服。②王氏补气升举汤：黄芪 15~50 g，党参 15~30 g，柴胡 6~15 g，升麻 6~12 g，枳壳 15~30 g，甘草 6~15 g。水煎服。

加减：脾胃不和、消化不良，加焦三仙、鸡内金、山药、陈皮；健脾祛湿，加茯苓、薏苡仁，重用炒白术；降逆止呕，加旋覆花、陈皮、半夏、竹茹、代赭石、丁香、柿蒂、生姜；增养胃阴，加太子参、沙参、西洋参；补气，重用党参、黄芪，加山药；补气养血，加当归、阿胶、紫河车、红枣、熟地黄；滋养润便，加生地黄、白芍、柏子仁等。

注意：①补脾胃之虚和升举中气，并随其变加减。②即便有“实”象，如便秘，也属虚秘、气虚之秘、功能降低之秘。宜补其虚，升举其气而治本，润肠是助本，最忌攻下，否则后患无穷。③虚上加虚者，除急救可峻补（如元气脱用人参 30 g 急煎急服）外，还应注意勿犯“虚不受补”之忌。

（二）肝郁与肝胃不和证型

肝喜疏泄条达，最恶抑郁。七情之中“怒”最易伤肝，罹病后易生抑郁，放疗、化疗之毒，亦易伤肝致肝气郁结，情志不畅，出现肝郁气滞，甚至波及其他脏腑，如肝胃不和等。

症：肝气郁结，情志不畅，使人精神、神志活动发生异常，如烦躁不安、失眠多梦、忧郁等。肝胃不和，郁则寒热，胸脘胁疼痛，不欲饮食，口苦咽干，恶心呕吐，脉象弦或数，苔薄黄或厚腻。

治：疏肝解郁，调肝和胃。

方：①逍遥散。②小柴胡汤。

药：①逍遥散。柴胡 10~15 g，白芍 10~15 g，当归 10~15 g，白术 10~15 g，茯苓 15~30 g，炙甘草 10~15 g，薄荷 6~12 g，生姜 3 片。水煎服。②小柴胡汤：柴胡、半夏各 9~15 g，党参 15~30 g，甘草 6~15 g，黄芩 9~15 g，生姜 3 片，大枣 4~8 个。水煎服。

加减：内热，加黄芩、黄连、黄柏；心烦不安，加栀子、淡豆豉；失眠多梦，加酸枣仁、柏子仁、黄精；清热解毒，加金银花、蒲公英、板蓝根；清热凉血，加生地黄、玄参、牡丹皮。也可参考脾虚与气虚下陷证型加减。

（三）心、小肠虚与心肾不足证型

放疗、化疗之毒，亦易毒伤心与小肠，甚至毒心损肾，造成心肾不交等。

症：心小肠虚，出现心中烦满，口舌生疮，小便黄赤，胸闷气短，舌质暗红，苔薄黄，脉微数等。心肾不足，则头晕、心悸，善太息，少气乏力，腰膝酸软，四肢无力，阳痿早泄，或两便失禁，脉象细弱无力或数，舌苔白滑等。

治：益心清火，养心补肾。

方：①王氏益心清火饮。②王氏养心补肾煎。

药：①王氏益心清火饮：黄芪 15~30 g，西洋参 5~15 g，麦冬、玉竹、石斛各 10~15 g，黄连 6~15 g，生山楂 15~20 g，白花蛇舌草、车前子各 15~30 g，生甘草 6~10 g。水煎服。②王氏养心补肾煎：黄芪 15~50 g，人参、当归、五味子、生地黄、熟地黄、

补骨脂、鹿角胶各 10~15 g，山萸肉、菟丝子各 10~20 g，山药 15~30 g、炙甘草 10~30 g。水煎服。

加减：心血不足，加当归、丹参、鸡血藤、白芍、阿胶、桑椹；镇静安神，加龙骨、牡蛎、珍珠母；补肾温阳，加鹿茸、巴戟天、肉苁蓉、锁阳、肉桂、制附子；头痛眩晕，加天麻、川芎、仙鹤草。

（四）肺气不足与大肠虚证型

“肺与大肠相表里”。肺为脏，主气，主肌表，有宣发、肃降功能，属阴；大肠为腑，主传导和化物，有开闭、排泄、吸引功能，属阳；肾主二阴，有摄纳肺肠作用。故放疗、化疗之毒，亦易毒伤肺肠致肺气不足，大肠也虚。肾的盛衰，也影响肺肠。

症：形体消瘦，呼吸气喘，咳吐痰血，潮热颧红，盗汗，脉象细数，舌红、少苔。若胸胁满胀，肠内切痛，腰背挛急，或酸痛，咳嗽，大便秘结，脉象有力，舌暗红、苔黄。

治：养阴补肺，通腑清肺。

方：①王氏养阴补肺汤。②王氏通腑清肺汤。

药：①王氏养阴补肺汤：沙参 15 g，麦冬 15 g，黄连 10 g，百部 15 g，白及 12 g，黄芩 15 g，阿胶 10 g，丹参 15 g，甘草 6 g。水煎服。②王氏通腑清肺汤：黄芪 15~30 g，太子参 15~30 g，生白术 15~30 g，生白芍 10~20 g，黄芩 10~20 g。水煎服。

加减：①根据症状选用药物：如胸闷，加瓜蒌皮、旋覆花（包）；咳嗽气急，加百部、石韦、沉香（研末冲服）；腹痛下利，加干姜、细辛、五味子；发热，加柴胡、青蒿、白薇。②根据药物性味选用药物：如温涩肠药补骨脂（辛、温）、赤石脂（甘、涩、温）、禹余粮（甘、涩、平）、诃子（苦、酸、涩、温）、石榴皮（酸、涩、温、有毒）、乌梅（酸、温），润肠药何首乌（苦、甘、涩、微温）、柏子仁（甘、平）、麻仁（甘、平）、郁李仁（辛、苦、甘、平）、肉苁蓉（甘、酸、咸、温），清肠药秦皮（苦、寒）、白头翁（苦、寒）、败酱草（苦、平）、马齿苋（酸、寒）。③根据脏腑虚实补泻选用药物：如肺虚者，五味子补之。实则桑白皮泻之。如无他症，用阿胶散。虚则补其母，脾乃肺之母，以甘草，大枣补脾。实则泻其子，肾乃肺之子，以泽泻泻肾。肾虚者，熟地黄、黄柏补之。肾无实不可泻。

注意：本证型其本属“虚”，即便见“实”，也属标，急则治标，缓则治本。治标之法，标去即止，不可久用，否则损正助邪。或用标本兼施法。

以上所有证型可以单独出现，也可相兼发生，则需相兼施治，若能与十二证治法和十二证治变法结合，可以应对各种病证型。每个证型中的加减和注意，可以互相参考、发挥，灵活运用，不可拘泥。

三、医案

尹某，女，60 岁，工人。初诊日期：2010 年 7 月 1 日。

主诉：结肠癌术后腹胃胀痛。晚上不好入睡 7 d。

病史：2010 年 3 月发现间断性大便出血，于 5 月 31 日到某医院做电子肠镜检查，诊断为结肠癌。后于 6 月 9 日做结肠癌切除手术，住院治疗 20 d 出院，回家静养。既往有高血压、心肌缺血病史。

现在症：结肠癌术后，身体虚弱，腹痛、腹胀，纳少，大便每日 2~3 次，术后体重从住院时的 49 kg 减到 45 kg，失眠已 10 余年（需服安眠药），有时整夜无法入睡。术后半流质饮食，食后则少腹痛，有时心悸、头晕，只能慢慢走动。

检查：形体消瘦，腹部手术疤痕显而易见，切口上端可触及 2 cm×2.5 cm 大小结块，无触痛。剑突下正中有一条状阳性反应物，中脘（+）、胆明（+）；脉微数无力，舌质前缘暗红，苔白腐。血压 115/75 mmHg。

诊断：胃炎，胆囊炎，结肠癌术后腹痛、腹泻。

治疗经过：该患者属正虚毒结成瘤。复因手术，虽毒瘤已除，气血受损，又施化疗攻毒伤正，致正气虚上加虚。原患胃胆心疾，毒伤脏腑，故症状多样。本属正气虚衰，标为化疗邪毒。治当补虚为主，辅以驱毒，以王氏健脾益气治本+驱毒合力=本标兼施。用王氏补气升举汤加减。

方药：黄芪 30 g，党参 30 g，炒白术 15 g，山药 30 g，高良姜 5 g，灵芝 15 g，鸡中金 15 g，生牡蛎 30 g，白花蛇舌草 15 g，三棱 10 g，莪术 10 g。2 剂，每日 1 剂，水煎早晚各服 1 次。配服益寿胶囊，每次 5 粒，日服 3 次；清消口服液，每次 2 支，日服 3 次。

2010 年 7 月 3 日第 1 次复诊：自诉服上药 1 d 即腹痛、腹胀减轻，大便由每日 2~3 次减为每日 1 次。每日半流质饮食，右胁部有不舒适感，入睡难、醒后也不易入睡。脉弱，舌质暗红，苔白腐变薄。治疗：守上法，汤药方加神曲、麦芽各 10 g，薏苡仁 30 g，西洋参 5 g（另包）。3 剂，每日 1 剂，水煎早晚各服 1 次。

2010 年 7 月 15 日第 2 次复诊：化疗第 5 天出现恶心、呕吐，无食欲，大便每日 2 次，脉弱，舌质暗红，苔黄厚腻。治疗：仍遵第 1 次治法。汤药照第 1 方加紫草、焦三仙各 15 g，姜竹茹 15 g，生姜 3 片。7 剂，每日 1 剂，水煎早晚各服 1 次。

7 月 24 日第 3 次复诊：化疗 1 个月，服中药食欲增加，精神好，体重增加 1.5~2 kg，大便质软，每日 2 次，肛内胀痛感近 2 天轻了，走路也远些了，视力有改善，脉弱，舌质暗红，苔白厚变薄。治疗：仍遵第 1 次治法。汤药照第 1 方加紫草 20 g，7 剂，每日 1 剂，水煎早晚各服 1 次。

此后，患者于 2010 年 12 月 14 日第 6 次化疗结束。患者说原手术医生认为顺利完成化疗，结肠癌术手术治愈。有关检查除肾、宫颈囊肿和肝内钙化灶外均正常。

第二十章　小儿肛瘘的病因论治

第一节　概　述

小儿肛瘘以婴幼儿患病率高，近年来有日渐增多趋势。清代《幼科集成》曰：“世间疮疡疖疥，唯小儿最多。”现子女多娇生惯养，一旦罹患疾病，乱投医者不乏其人，有急于治愈三月之婴已手术三次，仍有肛瘘两处未愈者；有因惧怕手术，求“流医”用药蚀烂，日溃越甚，终重伤者；或不熟悉婴幼儿生理解剖，一味手术切割致肛门狭窄、排便困难，或使肛门括约组织破坏，而致肛门失禁。其不知幼儿与成人不同，治当有别。若能深入研究，熟知其生理解剖、生长发育之特点，详求病因，细察病证，辨证施治，内治与外治相结合，手术与非手术相配用，常可使危急重症转危为安。但对疑难大症常需中西结合方可收功。

第二节　病因病理

一、先天不足、遗毒未净

胎儿降世之后，具有一般常人之组织器官之功能，也有存在先天发育不成熟及遗留母体内之余毒者，均表现出先天不足之弱点。

（一）肛腺与肛瘘

肛腺与肛瘘的发生走向有一定关系，因此必须对肛腺的解剖生理及其分布有一清楚了解。肛腺存在于人胚胎发育的各个时期，新生儿出现率为50%，成人出现率为92%（其数目多为3~18个）。肛腺的分布与年龄也有很大差异。5岁以下小儿的肛腺无规律地分散在肛门四周，成人约84%集中于肛管后正中线附近，两侧较少见，前部缺如，这与临床肛瘘内口小儿多发生在肛管的两侧，成人多发生在肛管后部相一致。肛腺约近半数连接在肛隐窝内下方，肛窦与肛腺导管相连接，肛腺导管又与肛腺相连接。有人对5岁以下幼儿研究证实，肛腺导管是肛腺分泌物流入肛窦的通道，直径仅有 30~40 μm，粗者达 5 mm，开口于肛窦的肛腺口多为 1 个，有时 3~4 个，可同时进入一个肛窦，也有直接开口于肛管，或肠壁不通过肛窦者。肛腺导管穿过肛门内括约肌后，有的腺管扩大成烧瓶样，包埋于肛门内外括约肌间的结缔组织中，是形成肛瘘的病理基础。值得注意的是，肛腺也是肛腺腺癌、胶样癌、黏液表皮状癌的发生部位。约半数以上的肛隐窝内没有肛腺开口，少数肛腺可直接开口于肛管壁，常局限于肛管栉膜区组织的下层。肛腺导管和肛腺的走行弯曲多变，可深延入内括约肌、外括约肌、联合纵肌至坐骨直肠间隙，也可穿过提肛肌进入盆腔，成为高位复杂性肛瘘的病理基础。

（二）脂腺与肛瘘

脂腺与性激素和肛瘘的发生有一定关系，突出表现在解剖、性别与发病年龄诸方面。例如，在眼裂、口、鼻、尿道、肛门等开口部位的附近，脂腺组织分布较多，称眼睑腺、唾液腺、尿道腺、肛腺与直肠腺等。这些脂腺从胚胎 3~4 个月起由胚胎的表皮发生，除有毛囊的脂腺外还有一部分无毛囊的脂腺。无毛囊脂腺集中发生于内胚叶与外胚叶的分界处及其移行部位，如肛管齿状线及相邻部位等，其功能主要受人体性激素支配。而性激素的盛衰与年龄、性别关系密切。乳幼儿患肛瘘最多见于出生后 4 周内，与乳幼儿颜面痤疮发于同一时期。此与来自母体雄激素和新生儿副肾雄激素及乳儿睾丸产生雄激素诸因，形成乳幼儿皮脂腺一过性分泌过盛有关。故学者高月晋认为，乳幼儿肛瘘可视为乳幼儿痤疮的异位出现。乳幼儿罹患肛瘘其肛窦常无明显异常，因此乳幼儿肛瘘非源于肛窦感染，而源于乳幼儿脂腺感染，具有先天性和无菌性，多发生在皮下，触不到硬条索状物，无内口或不清楚，或内口与外口均在齿状线外皮肤部位的特点。乳幼儿时期雄激素旺盛，使肛腺特别发达，加之感染等因素是乳幼儿肛瘘发生的主要原因。至于儿童肛瘘，追述病史，往往是乳幼儿肛瘘的复发。随着发育成长和雄激素的生理性下降，肛直肠周围皮脂腺群随之萎缩，是青春期前肛瘘发病极少的原因。

二、后天脏腑娇嫩

后天脏腑娇嫩，发育不全，抗病力低下，加之调护不当，感受六淫邪毒等，成为发生肛瘘的主要原因，突出表现在以下几点。

1. 胃肠失和　喂养不当，可致腹泻、便秘、肠道发炎等引起肛窦炎等，发生肛瘘。

2. 感受四时不正之气　指外感六淫邪毒。肛瘘的发病率常与湿、热、寒邪关系密切，若兼胃肠失和可互相影响，加重疾病的发生和发展，使病情更加严重和复杂。

3. 肛窦是肛门病的“发源地”　肛窦在肛管内为 3~5 mm 深的小窝，是肛门病的“发源地”。因窦口朝上，是肛腺开口的地方，也是血管和淋巴比较丰富的区域，肛窦容易发炎，致病菌可顺肛腺或经血管、淋巴引起邻近组织或肛周发炎，由于侵犯的部位不同，可以引起不同部位的肛周脓肿，最终溃破成瘘。

4. 淋巴与肛瘘　肛腺周围有大量的淋巴细胞聚集。有的淋巴细胞可侵犯入肛腺的上皮。有人用墨汁注入肛隐窝底，可见肛腺内的墨汁呈放射状进入邻近组织，可通过淋巴途径蔓延扩散到其他组织间隙和肛门括约肌间隙等。因此淋巴成为肛管直肠周围

感染的途径之一。

三、局部外伤染毒

肛周局部外伤染毒，主要是指揩便所用手纸粗糙，摩擦致皮肤破烂，或因外来损伤，或肠道内异物刺激（纳入栓剂刺伤黏膜等），致病菌乘机侵入，感染发炎形成肛瘘。

总之，以上诸病因可单独发病，也可相兼发病。但需要注意的是小儿肛瘘特别是婴幼儿肛瘘，由于受性激素的影响从而引起脂腺发炎为患，这种瘘管有其特点，多不用手术，采用非手术方法即可治愈。至于其他原因如肛窦炎、肛腺炎及外伤感染发炎形成的肛瘘，其病因病理及预后并不完全相同，则应区别对待。

第三节　辨证求因

一、辨明是先天还是后天因素或两者兼有

一般来说，出生时即有肛瘘，为先天性；出生之后发生者为后天性；胎带遗毒，又因饮食不节所致者，应属先后天相兼因素为患。

二、辨肛瘘源于肛窦还是脂腺感染

一般来说肛瘘源于脂腺感染者多见于出生后 4 周内，常与乳幼儿颜面痤疮发育在同一时期。这是由于生后 4 周内雄性激素分泌过盛，刺激皮质脂腺一过性过盛。凡肛瘘源于脂腺者，具有以下特点：①先天性；②无菌性；③多发生在皮下；④触不到硬条索状物；⑤无内口或不清楚；⑥肛窦无感染。若系肛窦感染者，肛瘘必有内口，其内口位置正是肛窦部位，肛瘘的发生与性激素的盛衰无密切相关性。

如因肛门部位外伤感染后形成肛瘘，除有外伤病史外，多与肛窦无直接关系，其瘘多发为外盲瘘管。如系食入异物，刺伤感染所致，必有外伤史。

第四节　辨证分型内治

一、湿热型

本证型多见于形体肥胖和肛瘘早期或肛瘘反复发作的急性感染期，有偏热、偏湿之不同。

症：肛门部位皮肤发红、肿胀、疼痛、流脓（色黄白兼有），或带血、触痛明显，伴发热、口渴不欲饮，舌质红、苔白或薄黄，脉数或滑数。

治：清热祛湿。

方：清热祛湿汤。

药：金银花 3~10 g，连翘 3~10 g，黄柏 2~10 g，赤芍 2~10 g，槐米 3~10 g，车前子 3~10 g（包）、陈皮 1~6 g，甘草 0.5~3 g。水煎服。若为母乳喂养儿，可让其母内服；5 个月以内非母乳喂养婴幼儿滴入口腔 3~10 滴，0.2~0.5 mL 即可，日服 2~3 次；满 1 岁者，每次 2 mL，日服 3 次。

加减：恶寒发热，加荆芥、薄荷；热毒内盛，加黄芩、黄连、蒲公英；大便秘结，加知母、用黄芩；肿胀流脓水，加薏苡仁、茯苓、赤小豆。也可内服松灵冲剂，母乳喂养者其母每次服 15~30 mL，5 岁以下非母乳喂养小儿每次服 0.3~1 mL，5 岁以上至 12 岁者每次服 1~5 mL。

二、燥热型

本证型多见于身体壮实之患儿及肛瘘发作期。

症：患部疼痛较重，肿势收束，皮色焮红，流脓黄稠，触痛明显，伴发热、口渴，嗜冷饮，大便干结，小便黄赤，脉数或洪大，舌质红、苔黄。

治：通脏泄热，解毒。

方：解毒通便汤。

药：金银花 5~20 g，蒲公英 5~10 g，连翘 3~10 g，大黄 0.2~2 g，生地黄 1~10 g，黄芩 1~10 g，黄连 0.5~10 g，生石膏 3~15 g，枳壳 0.5~10 g，甘草 0.2~3 g，水煎服，服法同上。也可内服痔瘘双消丸。母乳喂养者其母每次 15~20 粒，每日 2~3 次，多以患儿大便成形不干为度；5 个月以内非母乳喂养婴幼儿取 0.5~1 粒溶化后口服；1 岁~5 岁者，每次服 2~5 粒；5~10 岁者，每次服 5~10 粒。

三、肺肾阴虚型

本证型多见于先天不足、后天失养、身体虚弱之患儿，或罹患肺痨，或阴液亏损者。

症：患部漫肿平塌，溃流稀白脓水，或夹有败絮状物，不热不痛，或微热隐痛，触之条索不显，肉色不鲜，伴素体羸瘦，面色潮红，低热盗汗，舌质红、少苔或无苔，脉象多细数。

治：滋阴清热。

方：滋阴清热汤。

药：生地黄、熟地黄各 0.5~6 g，山萸肉 0.5~5 g，知母 1~6 g，黄芪 2~10 g，麦冬 1~6 g，玉竹 1~6 g，山药 1~6 g，牡丹皮 0.5~6 g，甘草 0.3~5 g。水煎早晚口服。服法同上。也可内服益寿乐胶囊（小儿忌带胶囊服），母乳喂养者其母每次口服 4 粒，每日 3 次。5 个月以下者 1/5~1/4 粒冲服（去胶囊）；1 岁者口服 1/3；2~5 岁者，1/2~1 粒；6~12 岁者，1.5~2 粒。

加减：骨蒸潮热，加银柴胡、胡黄连、地骨皮、青蒿；盗汗，加浮小麦、牡蛎；咳吐痰血，加沙参、贝母、百部、白及、阿胶等。

以上三型，以一、二型最常见，第三型少见。以上三型可单独出现，也可相兼发

生，也有所偏者。故可随其变而加减治之。对正当母乳喂养婴幼儿主方用药又当考虑其母之气血、虚实、寒热等施治。以其母内服为主，让婴幼儿吸吮母乳时发挥药效，并将其母内服之药少量喂服婴幼儿即可，因婴幼儿胃肠嫩弱浅小，脏腑娇嫩，切勿过服。

第五节　辨证外治法

一、阳证——湿热、燥热证型治法

局部红、肿、热、痛，或溃后流稠质脓水者，外用金黄散膏、黄连消炎膏、肿痛消膏，每日 1~2 次，外敷患处。

二、阴证——肺肾阴虚型治法

局部皮色如常，漫肿局限，不热，疼痛不甚明显者，可外用一白膏外敷患处，每日 1~2 次。

以上两法可配用外洗法，以加强疗效。如用二花一黄汤（金银花、红花、黄连）、马硝煎（马齿苋、芒硝、蒲公英）水煎坐浴外洗，每日 2 次，每次 15~20 min；也可用松灵洗剂外洗等。

三、化管锭疗法

化管锭疗法，是用化管蚀肉、祛腐拔毒药物制成药锭，插入瘘管内，使管壁坏死化脱。

适应证：一般肛瘘或复杂肛瘘的辅助治疗。

操作方法：局部常规消毒后，探查瘘管走向、深度，然后将化管锭从外口插入瘘管内，每日 1 次，一般 1~3 次，即将瘘管腐蚀，此时可停用化管锭。此后每日坐浴，约3 d开始与正常组织分离，5~7 d 后化管区成一开放性伤口，每日常规换药，直至痊愈。

注意：小儿皮肉嫩弱，药锭宜细小，不可过于粗大，防止腐蚀正常组织造成严重损伤。

四、手术疗法

凡采用以上内服、外用药物治疗未愈，或病势严重非手术疗法不能解决病痛时，手术疗法常可较迅速根治，但一定要注意肛门组织的特殊性，损伤组织要少，保护肛门括约肌功能，避免损伤较大血管、神经。以痛苦小、避免并发症、疗程短、不留后遗症为目的。下面简要介绍治疗肛瘘的常用几种手术疗法。

1. 挂线结扎引流术　本疗法是慢性切开疗法之一。特点是损伤组织少，可保护肛门括约肌功能，减少出血，术后引流通畅，可促进组织生长，愈合后瘢痕小，疗程短。

适应证：适用于各种小儿肛瘘，尤其适用于直行肛瘘。

操作方法：一般采用患侧卧位，在静脉麻醉或全身麻醉下进行手术，局部和肛内消毒，铺无菌巾，将球头探针从外口探至内口，球头尾部系10号线，将丝线从内口带出后，用手术刀切开皮肤至肛门括约肌处，或切断部分括约肌后将贯穿瘘管的10号线打结系紧，创面外用无菌油纱条，外敷纱布，再用胶布固定即可。术后常规换药防止伤口粘连。

2. 手术切开疗法 用手术剪（刀）在麻醉下将瘘管剪（切）开，达生肌愈合之目的。

适应证：适用于手术剪（刀）开后不会影响肛门括约肌功能的浅层、单纯、低位肛瘘，复杂肛瘘非功能部位也可采用。

操作方法：常规消毒、麻醉后，用球头探针从外口探至内口，用手术剪（刀）沿探针从外口至内口剪（切）开，使瘘管全部敞开，修剪皮缘，充分止血后，用无菌纱布条填充包扎即可，以后每日大便后坐浴，常规换药，直至痊愈。

3. 挂线疗法 是指用皮线（橡皮筋）的收缩力和药线的紧缩及腐蚀化管作用将瘘管缓慢切开（慢性勒开）的一种治法。

适应证：适用于肛瘘侵犯肛门括约肌组织、高位复杂性肛瘘及手术切开可致肛门功能失常（如肛门失禁）者。

操作方法：局部常规消毒，麻醉后在球头探针的引导下，将皮线（或药线）从外口至内口引出，将皮线拉紧对合并结扎，利用皮筋的收缩或药线的紧缩，将瘘管慢慢切开。术后每日坐浴，常规换药。

4. 手术切开与挂线相结合疗法 是取两法之长，补两法不足，达治愈目的。

适应证：适用于肛瘘侵犯肛门括约肌功能组织，手术切开易致肛门功能失常者。

操作方法：常规消毒，麻醉后，用球头探针从外口探至内口，先用手术剪（刀）沿探针从外口切至内口皮下组织后（保留有括约功能的组织），在球头探针的引导下，将皮线（或药线）从外口至内口引出，将皮线拉紧对合并结扎，利用皮筋的收缩或药线的紧缩，将瘘管慢慢挂开。术后每日坐浴，常规换药。

注意事项：小儿皮肤、肌肉组织嫩软，必须分辨清楚，不可贸然行事。要求寻找内口要准，手术切口要小，损伤组织要少。这样恢复快，不留后遗症。

第六节　负压抽吸疗法

一、负压抽吸疗法的优点

肛瘘负压抽吸疗法的优点是不让脓毒停留蓄积管道内，使局部气血畅通，脓毒外泄，新肉自生，不致形成管道，促进愈合。

二、负压抽吸疗法的适应证、操作方法和注意事项

1. 适应证 适用于婴幼儿肛瘘溃破，或脓毒排泄不畅通，或局部有结块不散，或

暂时闭合之肛瘘。

2. 操作方法　取无底的玻璃瓶一个（如青霉素玻璃瓶等），消毒，准备 10～20 mL 注射器一个（图 20-1）。

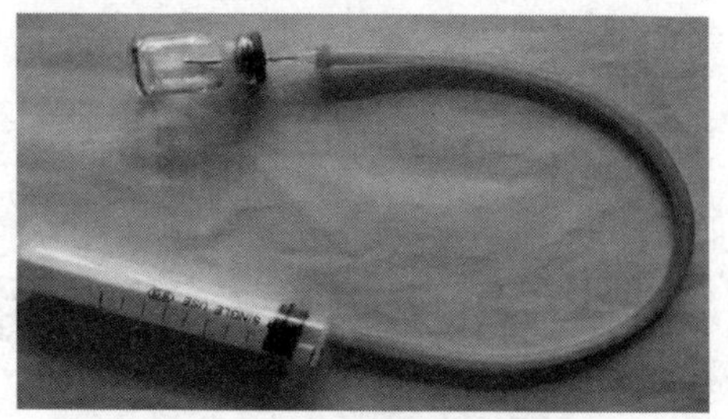
图 20-1　负压抽吸疗法器械

负压抽吸时，将患儿抱好，并选好体位，局部常规清洁消毒后，将灭菌的无底玻璃瓶盖于肛瘘外口，消毒注射器上粗针头，刺入无底玻璃瓶胶盖内后缓慢抽吸，见脓汁从瘘管内吸出即可。这种方法既吸出脓毒，又促进局部血液循环，达到治疗目的。每抽吸时，不可用力过猛，一般每日或间日抽吸一次，以愈为期。

3. 注意事项

（1）玻璃瓶底要光滑无刺激。

（2）所有器具均需灭菌后方可使用。

（3）抽吸时不可用力过大过猛，要缓慢均匀，切忌抽吸时间过久，一般 1～3 min 即可。

（4）抽吸后局部常规消毒，外敷肿痛消膏或黄连膏等，以促进早日康复。

（5）在采用负压抽吸疗法时，常根据患儿的病情，配合内治法。哺乳期一定让其母亲服药，因其母亲服药后，药液可经母乳液被患儿吮吸后达治疗作用。无母乳喂养者，患儿也应配合内服法。局部坚持外用中药松灵洗剂液坐浴，坐浴一般 10～15min 即可。坐浴湿敷后外用消肿祛痛、生肌收口药膏外敷。

（6）凡经负压抽吸疗法未愈或肛窦感染成肛瘘者，可选用手术方法。

三、医案

郑某，男，69 d。

其母代主诉：肛外溃口流脓一月余。

病史：患儿出生 30 d 时肛门左侧长一肿块，自用硼酸水外洗，局部肿痛略好，时时发作，于患儿 41 d 时到某医院诊为肛周脓肿，手术治疗，至今溃口不长，时流脓水，大便日 10 余次，慕名前来诊治。

检查：肛门 1 点距肛缘 1. 2 cm 处有一溃口，有脓液流出，肛周发红潮湿；其母脉数，舌质淡红，苔薄白。

诊断：肛瘘。

治疗经过：先拟清松乐口服液内服，其母每次服 30 mL，每日 3 次，患儿每次 3 滴，每日 3 次服。外用松灵洗剂湿敷后敷肿痛消膏。因有肛门潮湿，配用黑风散外敷，局部已不流脓，肛门充血、潮湿已愈，并配合用负压抽吸方法，间日一次，总计复诊 7 次，曾用金银花 30 g、黄连 15 g、白矾 2 g、黄柏 20 g、大黄 25 g、乳香 10 g、没药 10 g、白及 12 g、芒硝 20 g、甘草 10 g，3 剂，水煎洗。愈后 1 个月来院复查无复发。

第二十一章 肛裂的临床研究

肛裂是肛肠病中的常见病、多发病之一，也是肛肠病中最为痛苦的急症之一。临床有人因对其病理变化认识不足而手术方法选择不当，造成多次手术不愈，发生肛门狭窄，出现肛门失禁等。因此肛裂病应引起医务工作者的重视。

在对肛裂病的研究中人们把注意力多集中于开放（破裂）肛裂的探索，忽视对闭合型肛裂的研究，也是肛裂愈合后又复发和并发症增多的原因。为此，不仅要深入了解肛裂开放期的病理变化和治法，也要研究肛裂闭合后的病理特点和治疗方法，这样才能较全面地认识和提出更为合理的治疗措施，对防治肛裂，减少并发症及手术不当所造成的各种痛苦和后遗症等都具有重要意义。

第一节 临床病例统计分析

我们根据临床观察将门诊 201 例肛裂患者（记载不详的患者除外）做了较为全面的统计分析。

一、肛裂发病与性别、年龄的关系

本组 201 例肛裂患者中男 90 人，女 109 人，男少于女，儿童较少见，这和多数文献相同；以 20~50 岁患病率较高（表 21-1）。

表 21-1 肛裂发病与年龄的关系

年龄	13 岁以下	13~20 岁	21~30 岁	31~50 岁	51~80 岁	不详
人数	3	8	63	106	17	4

二、肛裂临床常见主要症状

临床主要症状以疼痛、便血为主，其次是便秘、肿痛等（表 21-2）。

表 21-2 肛裂临床常见主要症状

症状	疼痛	便血			便秘	肿疼	下坠	瘙痒	便溏
		带血	滴血	喷射					
人数	149	109	38	5	86	24	11	19	2

三、肛裂患者既往治疗情况

肛裂患者的既往治疗绝大多数选用中西药物内服或（和）外用（表 21-3），有的患者曾经接受激光、腐蚀、注射、封闭、手术等刺激后又发生肛裂。

表 21-3 肛裂患者既往治疗情况

内服		外用		内服外用结合		其他治疗方法			
中	西	中	西	中	西	手术	注射	封闭	激光
63	26	18	17	1	1	12	5	2	1

四、肛裂的好发部位

肛裂多单发一处，好发部位以截石位 6 点发病最多，其次是 12 点，两个部位同时发生肛裂者以 6 点和 12 点最多（表 21-4）。

表 21-4 肛裂好发部位

	单发一处									同时两处发生					
点位	1	3	5	6	7	8	9	11	12	1、11	1、3	3、9	5、11	3、5	6、12
人数	1	1	3	82	6	1	4	2	42	2	1	1	1	1	33

五、肛裂常见并发症

肛裂患者，常同时并发其他肛肠疾病。对患者进行肛镜等详细检查发现，除肛裂外同时常患有外痔、内痔、肛瘘、乳头肥大、混合痔、肠炎等（表 21-5）。

表 21-5 肛裂常见并发症

外痔			内痔	肛瘘	乳头肥大	混合痔	肠炎	其他
结缔组织型	静脉曲张型	炎症型						
65	30	10	38	13	14	8	4	5

六、肛裂的分型与分度

本组对 105 例肛裂进行了分型、分度统计，其中开放型肛裂最多，有 97 人，Ⅰ度 29 人，Ⅱ度 45 人，Ⅲ度 23 人。闭合型 8 人中均为复发型（表 21-6）。

表 21-6　肛裂的分型与分度

分型	开放（破裂）型			闭合型		
度（型）	Ⅰ度	Ⅱ度	Ⅲ度	治愈型	代偿型	复发型
人数	29	45	23	0	0	8

第二节　肛裂病的分型、分度及治疗方法的选择

一、肛裂分型与分度

我们根据肛裂病对肛管皮肤的损伤破裂的深浅和对肛管组织损伤的程度，结合临床症状和病理改变等，将肛裂分为开放型和闭合型两大类。在开放型肛裂中，根据裂度和损伤组织的程度共分三度（见第十章第八节）。

Ⅰ度、Ⅱ度、Ⅲ度之间联系紧密，又可相互转化，既可从轻变重，也可从重转轻。Ⅰ、Ⅱ、Ⅲ度之间紧密联系，又有一定的过渡性，临床症状和病理变化也不是绝对不变的，在治疗时应予以注意。另外，临床经验证明，肛裂闭合之后并不意味着肛裂的全部治愈，而存在治愈型、代偿型和复发型三种情况。

1. 治愈型　肛裂后创面闭合，组织修复完好，肛门收缩扩张无异常，并可适应正常排便而无痛苦。

2. 代偿型　肛裂闭合后可见原创面处瘢痕，触之发硬或有轻微痛感，但肛门收缩扩张无异常，能适应软便，若大便干，或腹泻刺激可致肛裂复发。所以说闭合型肛裂若治疗调护得当可从代偿型进入治愈型，反之转向复发型。

3. 复发型　肛裂闭合后，其皮肤组织脆弱，创面仍有不同程度的炎症反应，基底和邻近组织逐渐向代偿型过渡，若肛裂闭合仍伴有乳头肥大、赘皮痔（肛裂痔）等，或瘢痕硬痛，肛门收缩、扩张受限。大便干、腹泻、检查用力牵拉均可致闭合创口破裂，或大便稀软裂口愈合，干则破裂疼痛。若为前者可经治疗调护转为代偿型，如系后者多致复发，必须经恰当治疗，否则难持久闭合。

三、肛裂治疗方法的选择

1. Ⅰ度肛裂施治法　可选用内治法或外治法，多可治愈，有的用二法结合方可治愈。这是因为Ⅰ度肛裂损伤浅表，没有损伤皮肤的生发层，不易感染发炎，愈合快，愈合后不易留瘢痕。当然这并不排除其他疗法如按摩法、针刺法等，有治愈肛裂的作用。

2. Ⅱ度肛裂施治法　选用内治法和外治法或采用指括法、封闭法、腐蚀法、皮下潜行切断栉膜带法、栉膜带挑出切断术，多用其中一法即可治愈。这是因为Ⅱ度肛裂已侵及皮下组织，波及栉膜，采用切断栉膜带似有超前性治疗意义，Ⅰ度、Ⅱ度、Ⅲ度肛裂之间，有一定的过渡性，在诊治时应予以注意。因此也不能排除其他疗法的临

床应用。

3. Ⅲ度肛裂施治法　由于Ⅲ度肛裂的裂度深，患病时间久，并发症多，有的采用各种手术和非手术治疗失败，甚至造成黏膜脱出、肛门狭窄等并发症、后遗症等，所以在选用治疗方法上与Ⅰ度、Ⅱ度肛裂有很大不同，常需两种或多种治疗方法在不同时期、不同阶段相配合方能取得满意效果。我们目前常用方法的选用也应灵活、恰到好处，如栉膜带和内括约肌切断术、肛门后栉膜带内括约肌切断松解术、肛门侧方栉膜带内括约肌切断术，在进行这些手术的同时，如合并肛裂痔、乳头肥大、内痔、窦道或瘘管均应同时处理。如肛裂因肛门瘢痕过大或肛门狭窄者可选用肛裂纵切横缝术或肛门皮瓣移植术等，还是能够取得满意效果的。

4. 治愈型肛裂预防法　治愈型肛裂局部与整体组织结构和功能均恢复正常，无须采取任何处理，但必须告诉患者要做好预防。

5. 代偿型肛裂施治法　在闭合型肛裂中，代偿型是开放型肛裂经正确诊治和处理后，肛裂闭合，原肛裂组织和邻近组织的结合处还有轻微的炎症反应，虽然适应软便，但一遇便干或腹泻刺激时即代偿型受损而再次发病，因此在代偿型时要采取内服、外治方法，必要时配合肛门功能锻炼，使其向治愈型转化，否则治疗和调护不当仍会转为复发型。

6. 复发性肛裂施治法　此类患者单纯内服外敷治疗常难收效，必须根据具体情况选用Ⅱ度、Ⅲ度肛裂的手术治疗方法，才能达到治愈目的。

总之，根据肛裂的分型、分度选择正确治疗方法，或进行调护，避免闭合型肛裂复发，就应当灵活运用各种治法，一定能取得较为理想的效果。

第二十二章 便秘探源论治

第一节 概 述

便秘，是一个症，属于全身性疾病的局部表现。也是内、外、妇、儿各科，特别是肛肠外科的常见病、多发病，有的属于顽固、疑难病证。

一、便秘的定义

一般来说，从摄取食物，经过食管入胃经腐熟之后，进入小肠消化吸收，到大肠形成粪便排出，需要 24~48 h，如果排便超过 48 h 或更长，粪质干燥，或排便困难者，应属便秘范畴。只要排出大便通畅，粪质不干燥，无痛苦，就不算便秘。

二、古籍中与便秘有关的记载

《素问 · 灵兰秘典论》曰："大肠者，传导之官，变化出焉。小肠者，受盛之官，化物出焉。"《素问 · 平人气象论》曰："胃之大络，名曰虚里，贯膈络肺，出于左乳下，其动应衣。" 虚里穴，指心尖搏动的部位。这里简明扼要地阐明了小肠是接受从胃"腐熟"之后的食物称作"受盛"的器官，同时将其食物变化成食糜，进行消化吸收及转输到大肠称为"化物出焉"。而大肠主要将从小肠送来的剩下的物质和水分等吸收转换称为"化物"，而将化物之后形成的粪便排出体外的作用称之为"传导"。《素问 · 举痛论》说："热气留于小肠，肠中痛，瘅热焦渴，则坚干不得出，故痛而闭不通矣。"这里强调了由于"热气"引起内热发生了一系列病症，如"肠中痛""焦渴"及大便"坚干"而难排出诸痛苦等。《灵枢 · 本脏论》说："心合小肠。"小肠为六腑之一，阴阳属性为阳。心合小肠者，心在五行属火，则小肠亦为火。都说明"便秘"一症不仅与大肠有关，与小肠与心也有关，也可推而广之，与大肠以外脏腑都有关，应根据具体患者、具体情况决定，切不可只看到局部。

汉代张仲景的《伤寒论 · 辨脉法》提出："其脉浮而数，能食，不大便者，此为实，名曰阳结也。……其脉沉而迟，不能食，身体重，大便反硬，名曰阴结也。"阳结即是实证便秘，阴结即是虚证便秘，二者均是肠道充实的病理表现。如《伤寒论》第

209条曰："阳明病，潮热，大便微硬者，可与大承气汤，不硬者不可与之。若不大便六七日，恐有燥屎，欲知之法，少与小承气汤，汤入腹中转失气者，此有燥屎也，乃可攻之。若不转失气者，此但初头硬，后必溏，不可攻之，攻之必胀满不能食也。欲饮水者，与水则哕，其后发热者，必大便复硬而少矣，以小承气汤和之。不转失气者，慎不可攻也。"第247条又曰："趺阳脉浮而涩，浮则胃气强，涩则小便数；浮涩相搏，大便则硬，其脾为约，麻仁丸主之。"并最早创制直肠用药"蜜煎导"灌肠法，第233条曰："阳明病，自汗出，若发汗，小便自利者，此为津液内竭，虽硬不可攻之。当须自欲大便，宜蜜煎导而通之。若土瓜根及大猪胆汁，皆可为导。"张仲景在辨证用药和给药途径上的临床经验，至今仍广泛运用。在《金匮要略·腹满寒疝宿食病脉证治》篇曰："痛而闭者，厚朴三物汤主之。"指出了气滞便秘的主证和治疗。

隋代巢元方的《诸病源候论·大便病诸候》云："大便难者，由五脏不调，阴阳偏有虚实，谓三焦不和，则冷热并结故也。……又云：邪在肾，亦令大便难。所以尔者，肾脏受邪，虚而不能制小便，则小便利，津液枯燥，肠胃干涩，故大便难。又渴利之家，大便也难，所以尔者，为津液枯竭，致令肠胃干燥。"又云："关格者，大小便不通也。大便不通，谓之内关，小便不通，谓之外格，二便俱不通，为关格也。由阴阳气不和，荣卫不通故也。阴气大盛，阳气不得荣之，曰内关。阳气大盛，阴气不得荣之，曰外格。阴阳俱盛，不得相荣，曰关格。关格则阴阳气痞结，腹内胀满，气不行于大小肠，故关格而大小便不通也。"较清楚地阐明了"大便难"这一症状的发生与人的整体"五脏不调""三焦不和"有关。大肠功能失常，津液不足，糟粕内结，无水舟停，是发生便秘最常见的原因，而且特别指出发生"关格"的机制和临床表现。《诸病源候论·淋病诸候》又进一步解释了小便与膀胱，肾和小肠三者关系密切："膀胱与肾为表里，俱主水。水入小肠，下于胞，行于阴，为溲便。"指出水液代谢及小便的生成均与小肠有关。临床上常用"分利"的方法，"利小便即所以实大便"的治疗关系，给后人治便秘也有启示。

宋代陈自明编、明代薛已校注的《外科精要》，卷中《用药温凉须防秘泄论第三十三》曰："大抵治疮要法，须脏腑坚而不秘，通而不泄，真气不耗，邪无所留。如秘结，神效麻仁丸。凡疮溃后尚觉虚热，可与五香汤加大黄、朴硝。且如治疮温药，先用桂以通血脉，倡导百药、冷药，必用地黄补不足，益气填髓。近用乳香散。乳香消毒，绿豆清热，真良药也。"

愚按：大肠秘结，果因血燥，胃气不虚，最宜前药。若因精血枯涸，用八珍、桃仁、麻仁。其溃后发热，若因气虚，用四君、黄芪、当归；血虚用四物、白术、茯苓；气血俱虚，用八珍、黄芪；若大便秘，小便赤，用四物、麦门、五味；如不应，急用加减八味丸或六味丸；若下后元气伤而发热，用六君当归；胃气虚而发热，用补中益气汤。大凡二便，肝肾主之。经云：肾主五液，开窍于二阴。若津液滋润，大便通利；若津液不足必因脾气亏损，当培养化源。"

宋代严用和撰的《济生方·大便门》曰："平居之人，五脏之气，贵乎平顺，阴阳二气，贵乎不偏，然后精液流通，肠胃益润，则传送如经矣。摄养乖理，三焦气涩，运掉不行，于是乎壅结于肠胃之间，遂成五秘之患。夫五秘者，风秘、气秘、湿秘、寒秘、热秘是也。更有发汗利小便及妇人新产亡血，走耗津液，往往皆令人秘结。燥则润之，涩则滑之，秘则通之，寒则温利之，此一定之法也。”

元代朱震亨著的《丹溪治法心要·大便秘结第七十二》曰：“有虚、有风、有湿、有火、有津液不足、有寒、有气结。有此者，多面黄可候，切不可一例用硝黄等药；巴豆、牵牛亦不宜例用，当审大法，阳方主润燥，阴方主开结。用郁李仁、桃仁、羌活、大黄、当归、麻子仁，上为末，或少加木香、槟榔亦可。大肠燥结不通，润肠汤，一名当归润肠汤。幽门不通，上冲吸门噎塞，大便燥秘，通幽汤。又有脾胃中伏火，便秘干燥，不思饮食，及风结、血结，皆令闭塞也，以润燥和血，疏风自通，治以润肠丸。湿热为病，大便燥结，神芎丸。大便秘，不通燥结，活血润燥主之。有热者，大承气汤。胃中停滞寒冷之物，大便不通，心腹作痛者，备急丸；食伤太阴，气滞不运为病者，木香槟榔丸。大肠虚秘而热，白芍（一两半）、陈皮、生地、当归身（以上各一两）、甘草（五钱），上末之，粥丸，白汤下。论中有治腹胀而不通者，用杏仁、葱白、盐，于脐上摩之；又有皂荚、白梅肉蜜丸纳之，或用其汁入蜜熬为丸，或用汁和糯米炒，燥存性，以糖为丸，或止用蜜乌梅肉，皆可纳肛门中，皆开风热结燥之药故也。”

元代罗天益著的《卫生宝鉴·承气汤辨》曰：“仲景《伤寒论》云，寒邪外伤，传而入里。里者，入胃是也。邪气入胃，则变而为热，胃中之气郁滞，糟粕秘结，壅而为实，实则泻之，人所共知。如缓急轻重之剂，则临时消息焉。若不恶寒反恶热，谵语烦渴，腹满而喘，手足濈然汗出者，急下之，宜大承气汤。如邪气入深，恐有燥屎，欲知之法，与小承气汤试之。若腹中转失气者，有燥屎也，乃可攻之，不转失气者，必初硬而后溏，尚未可攻，攻之则腹满不能食。若腹大满不通者，亦以小承气汤微和其胃气，勿令大泄也。如发汗后不恶寒但热者，胃实也，当和其胃气，调胃承气汤主之。成无己云，大热结实者，大承气。小热微结者，小承气，以热不甚大，故于大承气汤内去芒硝又以结不至坚，故不减厚朴、枳实也。如不至大坚满，邪气盛而须攻下者，亦未可投大承气汤。必以轻缓之剂攻之，于大承气汤中去厚朴、枳实加甘草，乃轻缓之剂也。若大承气证，反用调胃承气汤治之，则邪气不散。小承气汤证，反用大承气汤下之，则过伤正气，而腹满不能食，故有勿大泄之戒。此仲景所以分而治之，未尝越圣人之制度。后之学人，以此三药合而为一，且云通治三药之证及无问伤寒杂病内外一切所伤，一概治之。若根据此说，与仲景之方甚相违背，又失轩岐缓急之旨，红紫乱朱，迷惑众听，一唱百和，使病者暗受其弊，将何诉哉。有公心审是非者，于内经仲景方内求责，使药证相对，以圣贤之心为心，则方之真伪自可得而知矣。”

明代张介宾的《景岳全书·秘结》对古人治秘提出异议，说：“秘结一证，在古方书有虚秘、风秘、气秘、热秘、寒秘、湿秘等说。而东垣又有热燥、风燥、阳结、阴结之说。此其立名太烦，又无确据，不得其要而徒滋疑虑，不无为临床之害也。不知此证之当辨者惟二，则曰阳结、阴结而尽之矣。”又说：“老人便结，大都皆属血燥，盖人年四十而阴气自半，则阴虚之渐也，此外则愈老愈衰，精血日耗，故多有干结之证，治此之法无他，惟虚者补之，燥者润之而尽之矣。”言“阳结、阴结”为便秘之大纲，言“名太烦”体现“便秘”一症的多元性与复杂性。

明代吴又可撰的《温疫论·大便》曰："热结旁流，协热下利，大便闭结，大肠胶闭，总之邪在里，其证不同者，在乎通塞之间耳。"

清代王洪绪著的《外科证治全书·诸药法治及药性》曰："用药如用兵也。兵有勇猛，药有燥烈。烈药经制则纯，勇兵经练则精。兵精破贼不难，药纯治病易愈。苟炮制不妥，犹勇兵之武艺未备也。今人不精于制，而视性之烈燥者，畏之如虎，反诿之曰：非徒无益，惟恐有害。予初读药性，继攻炮制，然药之性，古今之议未远，炮制之法，却有不同。余留心四十余年，深得其法，用之功灵效速，万无一失，始悉烈药之力如勇兵，制药之方如演武也。因古书独于烈药之处未详。是以录登是集，为炮制之补遗云尔。"书中又曰："老年人，或患痈毒，大便燥结，以四仁汤服之立效。"

清代叶天士的《临证指南医案·便闭》曰："按便闭症，当与肠痹、淋浊门兼参。其大便不通，有血液枯燥者，则用养血润燥，若血燥风生，则用辛甘熄风，或咸苦入阴。故三才、五仁、通幽、虎潜等法，所必用者也。若血液燥则气亦滞，致气血结痹，又当于养阴润燥中加行气活血之品；若火腑秘结，宜苦滑重镇者，用更衣丸以通之；若老人阳衰风闭，用半硫丸温润以通之，腑阳不行，则用玉壶丹，阳窒阴凝，清浊混淆痞胀，用来复丹；若郁热阻气，则用苦寒泄热，辛以开郁，或用三焦通法；若湿热伤气，阻遏经腑，则理肺气以开降之。此治大便之闭也。……若二便俱闭，当先通大便，小溲自利。"便秘是一个症，故曰"便闭症"，又告诉人们"便闭"是全身性的局部表现。因此，要求运用"当与肠痹、淋浊门兼参"的整体思维观对"便闭症"进行辨证论治，如"若二便俱闭，当先通大便，小溲自利"。实乃经验心得也。

清代吴谦的《医宗金鉴·大便燥结总括》曰："直肠结，即燥屎巨硬，结在肛门难出之燥也，从导法治之。"此言直肠便结，属当今盆底综合征范围之一法矣。

清代唐容川在《中西汇通医经精义·脏腑之官》中曰："大肠之所以能传导者，以其为肺之腑，肺气下达，故能传导。"大肠的主要生理功能是"传化糟粕"与"主津"，即将小肠经阑门传入的水谷之糟粕向下传导，经肛门排出体外。此外，"肾主二便"之说。不可忽视。

清代陈士铎《石室秘录》说："大便闭结者，人以为大肠燥甚，谁知是肺气燥乎？肺燥则清肃之气，不能下行于大肠，而肾经之水，仅足以自顾，又何能旁流以润溪涧矣？"《温热经纬》曰："热病后，三十日不大便，无所苦者，下之百日死。"

纵观之，中国医药学可谓历史悠久，源远流长，治疗经验丰富，为了人民的身体健康，积极开展了"百花齐放，百家争鸣"活动，促进了后世对便秘的进一步认识和提高，可谓贡献大矣。

三、与便秘相关的解剖生理与临床

便秘，是一个症，病位在大肠。与消化系统有直接关系，又属于全身性疾病的局部表现，所以应该对消化系统的生理、病理和解剖有清晰的认识和了解。尤其对消化道、消化腺和涉及消化系统以外相关功能活动等的了解，显得非常重要。

（一）消化道

消化道主要包括口腔、咽喉、食管、胃、小肠（包括十二指肠、空肠、回肠）和大肠（包括盲肠、阑尾、结肠、直肠、肛门）。

（二）消化腺

消化腺主要包括口腔腺、肝、胰腺，以及消化管壁上的许多小腺体，其主要功能是分泌消化液。

（1）从口腔→食管→胃→小肠的功能看：食物和水（每日从口腔摄入 1 L 多的水分）进入口腔即开始咀嚼，与唾液混合，这是消化的第一步，唾液使食物润滑利于吞咽，进入食管（为肌肉管）。它的主要作用是运送食物，故名食管。食物向下推进入胃。正常情况下，胃与肠的黏膜具有较为完善的机械屏障做保护，能够抵御较强刺激。尽管结肠内含有大量的内毒素和细菌代谢产物，却几乎不能进入机体。相比之下，小肠黏膜的屏障作用要弱得多。而小肠黏膜上大量突入肠腔的绒毛有利于吸收消化食物，却不利于抵抗有毒物质的侵蚀和细菌破坏。来自胃的食糜中的细菌已基本被杀灭，小肠、肝脏、胰腺产生大量抗体及其他抑菌物质，不断地进入小肠，而且持续地顺性机械蠕动，使结肠内细菌难以大量进入小肠上段。所以，小肠的正常顺性运动及外分泌是维持小肠基本无菌的重要保证。

食糜通过小肠后，各种消化液本身所含的水分、无机盐和某些有机成分也在小肠被重吸收，这时消化过程已基本完成，只留下难于消化的食物残渣，从小肠进入大肠。

（2）从结肠的结构形态看：结肠可分为升结肠、横结肠、降结肠和乙状结肠四部分。升结肠长约 15 cm，位于腹部右侧，从盲肠上端开始，移行为横结肠，移行处形成的弯曲叫结肠肝曲或右曲。横结肠长约 50 cm，在右季肋部起自结肠肝曲，至左季肋部再向下弯曲，形成结肠脾曲或左曲，下连降结肠。降结肠位于腹部的左侧，长约 20 cm，起自结肠脾曲，上接降结肠，下连乙状结肠。乙状结肠长约 39 cm。

（3）从大肠的主要功能看：大肠主要功能是吸收水分、电解质和分泌大肠液。已知每日从口腔摄入 1 L 多的水分，其中 80%（约 1 350 mL）和氯化钠的 90%（钠约 200 mmol，氯约 150 mmol）由大肠吸收。此外，结肠有分泌钾离子的功能，因而粪便中的钾离子浓度较小肠内容物中的钾离子浓度较高。

（4）从大肠内的菌群看：大肠内有 500 多种细菌，这些细菌互相制约维持“细菌平衡”。在这些细菌中，乳酸菌也占有重要的地位。这些细菌主要来自空气和食物，均由口腔进入。由于内环境极为适宜细菌的繁殖，粪便中细菌约占粪便固体量的 20%～30%。

结肠中细菌内含有的酶，能分解食物残渣和植物纤维。细菌分解糖和脂肪的过程称为发酵，细菌分解蛋白质的过程称为腐败。糖类发酵的产物有乳酸、醋酸、二氧化碳和沼气等，脂肪发酵的产物有脂肪酸、甘油和胆碱等，蛋白质腐败的产物有胨、氨基酸、氨、硫化氢、组胺和吲哚等，它们可由肠壁吸收，也可在肝脏被解毒。如果肝病患者肝脏解毒功能低下，或有毒物质产生过多时，就有可能产生肝昏迷一类的自身中毒症状。

正常情况下，大肠内的细菌还能合成 B 族维生素（如硫胺素、核黄素及叶酸）和维生素 K，它们由肠壁吸收后，对人体具有营养作用。若长期使用广谱抗生素，肠内细菌被大量抑制和杀灭，就可能引起体内 B 族维生素和维生素 K 的缺乏。

（5）从肛管看：肛管上接直肠末端，下端是肛门口，又称肛缘、肛门皮肤线。肛管外口的皮肤松弛、有皱褶，利于排便开合，还是肛门不完全性失禁渗液的最后感知区。因此肛门部手术应尽量保留肛管外口的皮肤，否则会影响肛门的开张。肛缘皮下的皱皮肌受损后会引起肛门松弛，渗液不洁。临床凡病变涉及这个区域，手术时要注意肛缘皮肤和皮下的皱皮肌不受损害，特别要保留肛管收缩线及其邻近组织。这样不易发生肛门狭窄。

1）肛周肌肉组织与排便：肛周肌肉组织包括内外括约肌、联合纵肌和肛提肌等肌肉组织。如果内括约肌不能弛缓，排便将十分困难。先天性巨结肠患者因内括约肌失弛缓，可出现严重便秘。目前已将该反射缺乏作为诊断先天性巨结肠的重要方法，其准确性高达90%以上。

内括约肌还参与肛门自制活动——当有意抑制排便时，外括约肌随意性收缩，阻止内括约肌放松，内括约肌反射性抑制直肠收缩，使粪便滞留于直肠内，从而达到肛门自制目的，此种过程，被称为随意性抑制作用。

如果破坏了内括约肌，肛门外括约肌将因直接承受直肠持续性收缩而疲劳，导致肛门失禁。临床上施行部分内括约肌切断术治疗肛裂、内括约肌失弛缓症引起的便秘及内括约肌重建术治疗肛门失禁有较好效果。

外括约肌随意性收缩，通过内括肌的逆向反射作用，使直肠扩张，粪便停滞，达到自制目的，此即所谓“随意性抑制作用”，又称肛直抑制反射。因此，临床上对外括约肌损伤造成肛门失禁的患者，修复时应考虑松紧适度，过紧不仅造成肛门狭窄性便秘，亦可因内括约肌的逆向反射，使直肠扩张，粪便停滞。

2）肛周结缔组织与排便：肛周结缔组织可分为肛管结缔组织与黏膜下结缔组织。肛管结缔组织以联合纵肌为轴心，将肛管黏膜、肌层、组织间隙、皮肤各部连接起来形成整体，像桥梁的钢筋架，起着支持固定作用。如果破坏了肛管结缔组织，即可能发生脱肛、会阴下降等病变，亦会导致排便困难。

（6）肛管与直肠内在的几种联系与排便：如肛管直肠内压力差和肛直肠角等与排便关系密切相关，不容忽视。

1）肛管直肠内压力差与排便：肛管直肠内压测定的结果表明，肛管是个高压区，平均内压3.3~16.0 kPa，它能有效对抗直肠内压（平均0.7~2.7 kPa）。据文献报道，维持肛门自制必需的肛管静息压不能低于1.6 kPa，最高压力不能低于3.3 kPa，若低于上述必需压力值，即发生肛门失禁。

2）肛直肠角与排便：肛管与直肠形成肛直肠角，又称直肠会阴曲。正常情况下肛直肠角由直肠尿道肌向前，直肠尾骨肌和肛尾韧带向后的联合牵拉形成此角度。这个角的变化则是“U”形悬吊于该角后的耻骨直肠肌的舒张和收缩完成的。正常大便时，耻骨直肠肌舒张，肛直肠角增大，肛管扩张开放，粪便顺利排出。当耻骨直肠肌收缩时，肛直肠角缩小呈锐角，则阻止粪便下行，控制排便。如果手术损伤耻骨直肠肌，可以发生排便控制障碍，若长期服用泻剂或因慢性炎症刺激使耻骨直肠肌发生变性→变硬，失去扩张能力，就成为顽固性便秘的病理基础。

肛直肠角静息时为90°~105°，随意性停滞排便时为60°~90°，排便时为120°~

180°；腹内压增高时，肛直肠角变得更小，因增强了耻骨直肠肌收缩时产生的机械性瓣膜作用。排便时，该肌松弛，角度变钝，从而使直肠肛管呈漏斗状，以利粪便排出。若该肌薄弱可导致会阴下降综合征。在盆底下降和某些特发性肛门失禁的患者中，静息和排便时肛直肠角均明显变钝。在盆底痉挛和耻骨直肠肌肥厚等便秘患者中，排便时其角度无变化，甚至变小。

目前多数学者认为，肛门自制的维持主要依赖正常的肛直肠角。其作用机制，按照 Parks 的拍击阀门学说，肛直肠角呈 90°时，直肠前壁黏膜覆盖肛管上口，腹内压愈大则肛管关闭愈紧；排便时，耻骨直肠肌放松，肛直肠角增大，肛门直肠开放呈漏斗状，此时腹内压升高，更有利于将粪便驱出。

3）肛门直肠排便反射与感受器：肛门直肠排便反射与感受器构成生理性排便反射弧。

当粪便进入直肠，使其充胀达到阈值时，即刺激耻骨直肠肌内的排便感受器，这时传入神经的冲动沿骶神经传入骶髓的“排便中枢”，排便时则加强排便中枢及排便辅助动作，如腹肌、膈肌收缩以增强内压。传出神经如盆神经的副交感神经及骶神经和阴部神经达效应器引发排便反射，使内括约肌张力下降、耻骨直肠肌松弛、直肠角开大、盆底肌和外括约肌放松，盆底下降呈漏斗状，排便通道变直变短，同时腹腔压力增加，粪便得以顺利排出。不排便时则抑制排便中枢，延缓排便。

大脑皮层下传的冲动抑制骶髓排便中枢，使外括约肌随意性收缩，通过内括约肌的逆向反射作用，使直肠扩张，粪便停滞，达到自制目的。

有些因素可影响排便反射，如进入直肠的粪便量过少，对直肠壁产生的压力不足，致使直肠壁内的感受器不产生冲动，因而无排便反射产生。这种情况多见于进食过少及进食过于精细者直肠对肠腔内的压力刺激失去正常的敏感性，也不能产生冲动。这种情况见于长期不及时排便、经常灌肠或滥用泻剂者及神经或脊髓受损，如多发性神经根炎、截瘫等病，使传导冲动的神经受损，不能产生排便反射，造成便秘。

有些因素影响直肠排空，进而引发便秘，如大脑皮层对便意的抑制，包括工作紧张、外出旅行、生活规律改变、情绪抑郁、过度劳累、直肠的局部病变（如痔疮、肛裂）会引起大便疼痛等均可使便意受到大脑的抑制，排便无力。老年人、久病体虚者，由于膈肌、腹肌、肠平滑肌均收缩无力，缺乏推动粪便的力量。

4）肛门与膀胱反射及肛门括约肌反射与相关神经：如肛门与膀胱反射、尿道和肛门括约肌的神经共同来自腹下神经、盆神经和阴部神经，即二者受同一神经支配，当排尿时，外括约肌电活动全部抑制，而内括约肌电活动增加。所以，内括约肌的活动对于在排尿时维持肛门自制起着重要作用。

（7）从消化管道中骨骼肌与平滑肌的临床意义看，整个消化系统通道中，除了食管上端和肛门外括约肌、耻骨直肠肌是骨骼肌外，其余都由平滑肌组成。因而，其特点对整个消化道的功能有重要意义。

1）肠壁平滑肌的特点：包括自动节律性运动、紧张性、伸展性、兴奋性低和收缩缓慢等。自动节律性运动：这种运动兴奋起源于平滑肌本身，并受中枢神经系统和体液因素的调节。紧张性：肠道平滑肌经常处于一种持续的弱收缩状态，表现为一定的

张力。肠道的收缩活动是在张力基础上发生的。伸展性：肠壁平滑肌能适应实际需要而做很大的伸展，有时可比原来的长度伸长 2~3 倍。因而胃和结肠、直肠可以容纳数倍于原容积的食物和粪便。兴奋性低、收缩缓慢：肠壁平滑肌的兴奋性较低，它的收缩需较长时间才能发动起来，恢复到原来的长度也很慢。对化学、温度和机械牵张刺激的敏感性高：肠壁平滑肌对化学、温度和机械牵张刺激均十分敏感，肠道内容物是它的自然刺激物，这对于引起内容物的推进和排空有重要的生理意义。

2）胃肠壁平滑肌的神经支配：胃肠壁平滑肌的活动受副交感神经和交感神经的双重支配，其副交感神经的分布和作用主要表现在以下情况。

胃肠的副交感神经节前纤维，起自延髓迷走神经背核，随迷走神经至胃肠的壁内神经节交换神经元后，分布于结肠脾曲以上的胃肠平滑肌及腺体。结肠脾曲以下的平滑肌由脊髓骶 2~4 节段所发出的盆神经支配。胃肠的交感神经节前纤维，起自脊髓胸 6 至腰 2 节段的侧角，经内脏大、小神经或内脏最小神经，至腹腔节及主动脉肾节等交换神经元后，组成腹腔丛及各副丛，其分支沿胃肠的血管分布于胃肠。

一般在副交感神经兴奋时，肠蠕动加快，分泌亦增加；在交感神经兴奋时，肠蠕动变慢，分泌减少。因而，截瘫及一切能影响交感、副交感神经的因素，均会影响胃肠运动。

四、医源与药源性便秘

所谓医源性便秘，系指医生用药不当所致便秘。药源性便秘，是患者自行选购药物或医生治疗某些疾病所用药物抑制结肠的运动，又称药物依赖性便秘、顽固性便秘等，是药源性肠病中发生率最高的症状。以上情况临床并非少见，不能忽视，应引起重视。

下面将能引起便秘的药物综合介绍如下。

1. 拟胆碱药物　如乙酰胆碱、烟碱、新斯的明等，可通过兴奋支配胃肠平滑肌的副交感神经而使胃肠平滑肌收缩加强。

2. 抑制结肠运动和收敛的药物　如米壳、赤石脂、乌梅等。

3. 神经节阻断药　如六甲双铵、美加明、潘必定等。

4. 抗忧郁药　如丙咪嗪、阿米替林等。

5. 降压药　如美加明、可乐定等。

6. 降脂药　如消胆胺（降胆敏）等。

7. 抗心律失常药　如胺碘酮、丙吡胺等。

8. 抗贫血药　如硫酸亚铁、富马酸亚铁（富血铁）等。

9. 抗结核药　如异烟肼（雷米封）等。

10. 抗精神病药　如奋乃静、氯氮平等。

11. 抗癌药　如长春新碱、长春花碱、秋水仙碱等。

12. 解痉药　即 M 胆碱受体阻断药如阿托品、颠茄、溴丙胺太林、胃疡平（溴化甲基阿托品）、莨菪碱等。

13. 镇静（痛）药　如吗啡、哌替啶、阿片酊、可待因、美散痛、炎痛喜康等。可引起肠平滑肌松弛，使结肠运动减弱，导致便秘。

14. 催眠药　人在进入睡眠后，肠平滑肌处于松弛状态，故结肠运动减弱。

15. 镇咳药　如咳必清、可待因等。

16. 止吐药　如胃复安等。

17. 制酸药　如硫糖铝（胃溃宁）、氢氧化铝（胃舒平）、碳酸钙、次碳酸铋、西米替丁等。

18. 收敛吸附剂　如次碳酸铋、活性炭、鞣酸蛋白等。

19. 滑润性泻剂　如液体石蜡、橄榄油、蓖麻油。

20. 膨胀性泻剂　如琼脂、甲基纤维素等，均可干扰肠道内正常活动，长期使用可降低肠壁神经感受细胞反应性，致使不服泻剂或灌肠就难于排便，使其成瘾，形成依赖泻剂排便的顽固性便秘。

21. 放射造影剂　如硫酸钡等。

22. 各种毒品　如吗啡类、大麻、摇头丸等，最易引起顽固性便秘。

五、便秘与脏腑之间的关系

便秘与肛肠病有关，却是全身性疾病的局部表现。

便秘虽为一个症状，其病因复杂，且涉及五脏、六腑，特别与脾、胃、肺、肝、肾、大肠等关系密切。

（一）脾（胃）

脾与胃，一脏一腑，一阴一阳，一升一降。脾与胃同居中焦，有膜与胃相连。脾喜燥恶湿。脾主运化，主统血，主肌肉、四肢。脾主升清，其华在唇，开窍于口，脾与胃相表里。胃主受纳，腐熟水谷，胃气主降。

水谷（食物）从口，经食管下于胃，因胃可容纳较多的食物，故称“胃为水谷之海”。食物经胃的腐熟之后，下注于小肠，在脾胃的共同作用下，将水谷之精气和精微、津液等上输于肺，再输送于其他脏器；与此同时还将其营养物质化生气血，输送周身。此外，脾胃还可运化水湿，使组织脏腑得到水液的充分濡润。在肾的协同下使水湿之邪排出体外，不致水湿停留，这就是脾胃之间燥与湿相济的结果，从而维持人体水液的平衡。脾胃在五脏六腑中占有重要地位，“脾胃为后天之本”。

《素问·经脉别论》曰：“饮入于胃，游溢精气，上输于脾，脾气散精，上归于肺，通调水道，下输膀胱，水精四布，五经并行。”强调了饮食入胃消化吸收，在其他脏腑共同参与下完成“水精四布”，输送营养于全身的正常生理活动。

元代李东垣的《脾胃论·脾胃虚实传变化》曰：“若胃气之本弱，则脾胃之气既伤，……而诸病之所由生也。”这里指出了饮食不当会造成多种疾病的发生。

（二）肺（大肠）

肺主气，司呼吸，主宣发与肃降，主通调水道，主皮毛。其华在毛，开窍于鼻，肺主一身之气。清代陈士铎的《辨证奇闻·痹证》曰：“肺，相傅之官，……统辖一身之气，无经不达，无脏不转。”充分说明了肺主肃降，转输津液和水谷精微于脏腑经络的功能。

肺与大肠相表里。大肠主传导与变化等作用，需在肺气的作用下，由呼吸来完成，

与此同时协同脾胃将水谷精微之气和吸入之清气相结合，称为“宗气”，通过心肺的气化（心肺血液循环）输布于内在脏腑和外在肌表等（并参与水湿的代谢等以宣发、输布周身）。肃降是与宣发相辅相成，对立统一，如呼属宣发，吸属肃降。输布为宣发，排泄为肃降等。从而使人体浊气通过呼吸排出。浊液下输膀胱排出体外，维持人体正常活动。

便秘患者，用通便药，效果不佳，宣肺和肃降肺气的药，往往可取得一定效果。因此肺脏与大肠腑往往互为因果，协调则不病，失和则病生，临床必须引起重视。在经络上，手阳明经属大肠络肺。手阳明大肠经穴如商阳、合谷、偏历等有清肺气的功能；手太阴肺经穴如列缺等可治腹中痛，便秘泻痢等。若运用好这一理论去解决诸多这方面的问题，是难能可贵的。

另有资料介绍，胃肠道内气体，主要依靠肠壁血液循环吸收，由肺部排出，肠内气体经肠壁血液循环吸收再由肺部排泄，而且较由肛门排泄的量高出约20倍。胃肠道以小肠吸收气体的能力最强，常人由小肠每小时吸收 CO_2 2 500 mL 及其他气体1 300 mL，如肺部排泄气体功能因肺炎或支气管哮喘等病变而发生障碍时，胃肠道气体的排泄也受到影响，因而引起腹胀。即小肠气泡之形成由于肺部炎症渗出物严重充塞了肺泡腔，导致肺内换气障碍，而后血液中的气体不易从肺部排出，血液中的气体分压增高，使肠腔内的气体不能经小肠吸收入血导致腹胀。在这种气体增压的情况下，必将向小肠较为菲薄的黏膜下组织弥散，进入黏膜下层而形成气泡的缘故。由于肺与肠内气体交换障碍，引起消化道功能紊乱。呈现肠蠕动增强、分泌多，可发生腹泻下利，反之肠蠕动减弱，分泌减少，可致便秘腹胀等。

（三）肝（胆）

肝的生理功能早在《黄帝内经》就有详细论述，如肝藏血，主疏泄，肝与胆相表里等。肝主疏泄主要表现在对人的精神活动的调节，使人心情舒畅，精力充沛，各脏腑气机和顺，即肝喜条达之意，与大脑神经系统有密切关系。

另外，肝不仅调节血量，而且可帮助脾胃消化水谷，吸收和输布营养于全身。同时有畅通气机，通调水道，促进机体代谢之功用。

现代学者研究已认识到，肝脏疾病可以引起消化道运动功能紊乱，而消化道运动功能紊乱又可进一步加重肝脏损伤。电镜观察肝功能衰竭大鼠胃肠平滑肌，发现肌细胞内糖原颗粒减少，这可导致肌细胞能量供应障碍，引起收缩力下降。另外，肉眼观察还可见肝功能衰竭大鼠的胃肠呈明显舒张松弛状态，肠腔扩大、肠壁变薄。

内源性神经在消化道运动、消化吸收功能的调节中起着关键性作用，有“肠脑”之称。

肝病时，消化道运动减弱，分泌、吸收减少，使消化道对细菌的顺性机械排空作用减弱，由于抗体、溶菌酶、黏液及酸碱分泌减少，使环境更有利于细菌生长，促使肠道菌群上移，进入小肠近端、胃内繁殖。

（四）肾（膀胱）

肾居下焦。肾藏精，肾主水液司二便。主纳气，主骨，生髓通脑。其华在发，开窍于耳。肾与膀胱相表里。肾的主要功能现在两大方面：其一主宰人体的发育、生长、衰老；二主人体水液代谢的活动。

肾的正常生理活动，是由肾阳（真阳、元阳或命门火）和肾阴（真阴、元阴或肾水）保持相互协调，相对平衡，共同保持正常的生理活动。

人体水液的代谢和调节，肾起主导作用。水饮入胃，经脾胃的作用，上输于肺，经肺的宣发与肃降，水液下降于肾，在肾阳的作用升清降浊，将清者直接吸收，复上升于肺，再由肺输布周身；浊而无用的多余部分，传入膀胱（气化）排出体外。

在整个水液代谢过程中，脾的纳入和转输，肺的宣发与肃降和肾的气化作用，这三部分总和称作“三焦气化”。气化（气，即功能；化，即变化）作用过程中，都依赖肾阳的作用，所以肾在维持人体水液代谢方面占主导地位。

肾司二便，肾气虚，可见大小便异常和生殖功能减退等。

现代研究认为，泌尿系统与消化道有着十分密切的联系。泌尿系统疾病可通过解剖学、机械、神经反射、内分泌及化学、中毒等因素影响消化道生理结构与功能，从而出现相应的消化道症状。慢性肾功能衰竭患者的消化道症状实际上与其消化道运动功能紊乱有关。

尿毒症患者不论透析与否，便秘和粪便梗阻都是一个突出的问题，虽无明显症状，但常呈慢性过程，不易处理，严重者可出现肠穿孔。由于粪便干硬，患者排便时可感到下腹部痉挛性疼痛、下坠感等不适。尿毒症性腹泻也很常见，多为慢性过程，可与便秘交替发生，伴有或不伴有肠绞痛。长期腹泻可致营养不良、体重减轻、水肿等。

总之，便秘病因复杂，涉及五脏六腑，阴阳，气血，津液的输布、气化，水液的代谢等。

在临床辨证论治便秘时，无不涉及五脏六腑者，轻者影响单一脏腑，重者脏腑、组织、器官相兼为患。诊病应详加辨识，再调理脏腑，使阴阳平衡气血畅通，津液濡润，便秘可愈。临床常见中气不足，气虚下陷虚秘之人，致盆底组织松弛无力，排便艰难，曾有患者行排粪造影检查诊断结果显示：①直肠前突；②内套叠；③盆底痉挛；④耻骨直肠肌肥厚；⑤会阴下降；⑥肠疝；⑦乙状结肠冗长；⑧回盲瓣功能不全。更证明了患者20年排便艰难的原因，为整体思维观指导下的辨证分证型论治提供了客观依据。

六、便秘与其他相关因素

便秘与五脏六腑、阴阳、气血、津液有着密切关系，现代研究证明，代谢性疾病、酒精中毒、甲状旁腺疾病等与便秘都有着密切联系。对以上情况的了解，不仅有利于治疗，而且对诊断和鉴别诊断也很有意义。

（一）代谢性疾病与便秘

在代谢性疾病所致的消化系统表现中，消化道运动障碍十分常见，经常构成棘手的临床问题。代谢紊乱与消化道运动紊乱相互影响，两者间的关系随着学科的相互渗透，越来越受到消化科、肛肠科和内分泌代谢科医师的重视。早在1945年，就有人描述了糖尿病患者的胃排空延迟、腹泻、便秘等消化道运动障碍的表现，并指出其是糖尿病导致的神经病变的后果。糖尿病患者的消化道运动障碍主要表现为张力低下、运

动减慢、排空延迟。早期认为多见于病程较长的胰岛素依赖型糖尿病患者中，近年研究表明，在非胰岛素依赖型糖尿病患者中消化道运动异常也不少见。

糖尿病性腹泻与便秘的发生：由于糖尿病性便秘、腹泻并无诊断特点，应当排除各种其他病因。现多将大便重量与脂肪含量测量列为常规。糖尿病所致便秘，应注意患者的年龄、家族史及伴随症状等。对于年龄在40岁以上，有明显体重减轻或肛门出血者，应行钡灌肠或结肠镜检查以排除肿瘤。

当大便失禁而又伴有便秘时，首先应考虑便秘，因为若能控制便秘，大便失禁常常会改善。糖尿病所致大便失禁是神经源性的，常须做相应检查辅助诊断。体检应行肛门指诊，可了解有关肛门括约肌的情况，并可触及可能存在的隐性直肠脱垂。乙状结肠镜可鉴别肛门直肠的解剖结构异常。肛门超声内镜是探查肛门括约肌损害的最佳方法。至于直接测量会阴神经的损害是相当困难的，国外有报道可行单肌纤维的肌电图检查和测量会阴神经的传导速率。

糖尿病合并微血管病变导致胃肠道局部缺血，使消化道平滑肌变性，可能也是导致平滑肌运动功能改变的一个原因。

糖尿病结肠运动异常主要导致便秘。便秘与腹泻一样，是糖尿病患者常见的消化道症状，其发生率一般认为在20%左右，也有文献报道高达40%~60%者，男女发病率无明显差别。

便秘一般是间断性的，有70%~80%的患者合并有糖尿病神经病变的其他表现。除上述消化道症状外，尚可有心动过速、体位性低血压、膀胱潴留等自主神经病变症状及肢端麻木、异常感觉等周围神经病变表现，但也有便秘和腹泻交替者。

糖尿病时结肠、直肠、肛管运动异常表现为结肠推进性蠕动减弱。餐后结肠肌电峰活动变化，在正常人进餐后结肠肌电峰活动明显增加、运动加快；在伴有轻微便秘的糖尿病患者，基础结肠肌电峰活动及结肠运动正常，进餐后结肠肌电峰活动和运动强度可有增加，但幅度不及正常人且出现时间明显延迟，严重便秘患者肌电峰活动可消失。以上改变可被胃复安或新斯的明所逆转，提示支配结肠运动的节后神经元和肠道平滑肌功能是完整的。糖尿病时胃结肠反射减弱，直肠或肛门直肠区敏感性降低，无便意或直肠大量充盈时才有便意，并常常不能区分肛管上方是粪便还是气体，或区分能力很差。肛门括约肌静息压力和最大压力均下降。

（二）酒精中毒与便秘

酒精是一种中枢神经系统抑制剂，在急、慢性中毒时均以中枢神经系统症状为显著表现。此外，酒精对消化道功能也有显著影响，其中消化道运动障碍为其显著表现之一。据报道，酒精主要在小肠吸收，可自由进入人体任何脏器和组织，通过肝脏代谢而清除，只有1%~10%直接由肾和肺排出。吸收入组织内的酒精排出较慢，所以酗酒者经常处于中毒状态。一次大量饮酒可出现暂时性神经症状，由于其对神经系统直接的、立即的抑制作用，皮质功能首先受累而出现思维及行为上的抑制释放的表现，可出现中枢性呕吐。酒精可直接损害食管、胃黏膜，导致食管炎、胃炎而引起上消化道症状。长期酗酒可产生慢性中毒，广泛损伤机体各组织器官，但对神经系统的损害最为突出。在消化系统常见为酒精性肝硬化和胰腺炎，小肠黏膜损伤也较常见，而消化道运动功能变化常与自主神经病变有关。

慢性酒精中毒患者可出现便秘、大便失禁，多与结肠、直肠病变有关。其结肠运动异常主要是蠕动和餐后肌电峰活动减弱，胃结肠反射减弱及直肠运动异常主要表现为直肠肛门感觉异常，对直肠扩张的感觉阈上升、反应性下降。

（三）内分泌疾病与便秘

内分泌系统包括人体内分泌腺及脏器中内分泌组织所形成的一个体液调节系统。内分泌腺如垂体、甲状腺、甲状旁腺、肾上腺、胰岛及性腺等分泌各种激素在体内组织细胞之间传递信息，对维持人体内环境的相对稳定，调节人体的代谢过程、脏器功能、生长发育、生殖衰老等起着重要作用。内分泌腺疾病的发生可导致人体内环境失衡，影响其他系统与器官的功能和结构，其中包括消化系统。消化系统脏器本身也具有内分泌功能，如分泌胃肠激素，调节消化道生理活动。许多内分泌疾病常以消化道症状为其主要临床表现，了解其中的关联有助于临床疾病的诊治。

如甲状腺功能减退（简称甲减），常有消化道症状，胃排空延缓和顽固性便秘多见，与消化道运动功能紊乱有关。如甲状腺激素分泌过少，全身代谢减慢，代谢率降低，导致消化道平滑肌运动延缓，胃排空延缓、肠移行时间延长。肠张力减弱或胃肠分泌减少，可致黏膜萎缩，腺体减少，40%~50%患者胃酸阙如。若肠壁黏液性水肿及炎性细胞浸润，肠壁因酸性黏多糖沉积形成黏液性水肿而增厚，平滑肌肌纹消失、肌纤维肿胀断裂并有空泡，致使收缩力减弱。

（四）甲状旁腺疾病与便秘

若甲状旁腺功能亢进（简称甲旁亢），由于甲状旁腺激素合成与分泌过多，通过其对肾脏的作用，导致高钙血症，有25%患者可发生非特异性消化不良。其消化道表现还取决于高钙血症发生的速率、程度和持续时间。

消化道运动紊乱的发病机制为自主神经肌肉兴奋性降低，神经传导速度减慢和胃肠平滑肌电生理活动减弱，平滑肌张力降低，结肠向前推进的动力不足，呈迟缓性结肠性便秘。

（五）贫血与便秘

贫血可因消化道出血性疾病或（和）血液系统疾病引起。贫血状态可影响消化道，发生一系列病理生理改变，如吞咽困难、恶心、呕吐、腹泻、腹胀、腹痛等症状，其中大部分症状与贫血所致消化道运动异常有关。铁、叶酸和维生素 B_{12} 是消化道细胞增殖的必需物质。营养性贫血患者，由于缺铁，消化道黏膜出现萎缩及炎症改变，小肠绒毛缩短融合，胃肠吸收面积减少，进一步导致营养物质吸收障碍，出现腹泻症状。严重贫血累及胃肠平滑肌时，可出现胃肠平滑肌变薄、肌纤维变细，从而导致消化道蠕动功能减弱，成为便秘和排便困难的重要原因。

总之，便秘的原因包括：肠移行时间延长，胃结肠反射减弱，肠分泌减少或消化与吸收功能障碍，结肠蠕动减弱等。这些均可导致推进性蠕动不足和胃肠内食物滞留，而发生便秘，严重情况下可发生黏液水肿性假性肠梗阻或巨结肠症。

七、便秘特殊检查方法的临床运用

这里主要介绍便秘的几种特殊检查方法，如结肠传输试验检查，排粪造影和肠压

力测定法等，给临床提供重要的诊断和治疗依据。

（一）结肠传输试验检查

结肠传输试验是了解结肠转运功能的一种动力学检查方法。标记物随结肠内容物一起自然运行，通过X线可跟踪观察，了解结肠平滑肌功能状态。此检查用国产X线机即可，安全易行，利于推广。

1. 查前准备与注意事项 受检者于查前2～3 d停服泻药及胃肠动力药。服标志物前尽量排尽肠内粪便，必要时清洁灌肠。检查期间仍然保持正常饮食、运动等生活习惯。口服标志物胶囊一枚后每隔24 h摄取腹平片，一般摄取3张（72 h）片。为防止图片遗漏标志物，可结合透视确定照片范围。

2. 理论依据 据有关学者对大肠生理的研究认为，大肠内容物推进速度为8 cm/h，向后逆行速度为3 cm/h，实际前进5 cm，饭后推进的速度较快，为10 cm/h。因此，正常人应在24～48 h排便一次。为此，临床诊断便秘以大便次数每周少于3次为标准，即72 h未排便列为便秘，所以结肠传输试验正常界限定为72 h，超过72 h应考虑为结肠传输功能弛缓。结肠传输试验是了解结肠转运功能的一种动力学检查方法。标记物随结肠内容物一起自然运行，通过X线跟踪观察结肠平滑肌功能状态。

3. 读片与诊断 每张腹部平片分脊柱左、脊柱右及盆腔3个区域，分别表示左半结肠、右半结肠和乙直肠的三个部位，应注意各部位的标记物的粒数。

4. 结肠传输正常与病变 正常人的大肠传输快慢个体差异较大，但正常与病变有明显不同。如正常人24 h标志物应全部通过回盲部进入大肠，否则为回盲部以上病变。如48 h右半结肠区标志物存留量少于1粒，或左半结肠区排出16粒（80%）以上属正常。否则即为结肠传输功能弛缓，也称为结肠型X线表现。若72 h全大肠内标志物存留量少于4粒，即在72 h内排出16粒（80%）以上属正常，否则即为结肠传输功能弛缓，称为结肠型X线表现。如标记物在24～48 h到达降结肠远端或乙直肠部，但排出时间超过72 h，则出口梗阻疾病所致，也称为乙直肠型X线表现。

如标记物在结肠各部位传输减慢，并在乙直肠部、降结肠远端停留时间延长，排出困难，说明结肠传输缓慢和出口梗阻同时存在。称为结肠直肠混合型X线表现。

5. 结肠传输时间延长的原因 引起结肠传输时间延长的原因有假性慢传输、真性慢传输、出口梗阻三种情况。

1）假性慢传输：是指肠神经和平滑肌功能正常，而结肠肝曲或脾曲处过长、扭曲，横结肠下垂，乙状结肠冗长等所造成排空时间延长。应当进行下消化道造影、结肠镜等相关检查进一步明确诊断。

2）真性慢传输：见于肠道壁神经丛中神经细胞减少甚至阙如，或神经丛受到内外源性损害，肠平滑肌功能减弱，致使肠蠕动乏力或受阻者。

3）出口梗阻。应进行排便反射敏感性和排粪造影检查，以便进一步寻找便秘的原因。

（二）排粪造影

排粪造影，是对排便障碍患者采用造影剂灌肠后，让患者进行排便而对直肠、肛门部进行静态和动态X线观察的一种检查方法。本法能更好地显示直肠、肛门部器质性和功能性病变，尤其能较好地显示直肠肛管出口梗阻病变。本法不但能明确诊断，而且可以了解病变的严重程度、范围及治疗效果，为临床治疗提供可靠的客观依据。

1. 造影前的准备　于检查前 1 天睡前服番泻叶 10 g，或检查前清洁灌肠 1 次，排净大便，无须禁食。检查前 3~4 h 口服钡剂 100 g 或选用较稠的钡悬液加适量羧甲基纤维素钠（CMC）充盈小肠。

2. 方法　查时将 75%~100%含阿拉伯胶的硫酸钡混悬液 300~400 mL 注入直肠内，以充盈至降结肠为准，涂抹肛管并标记肛门。令患者侧坐于可透 X 线的便器上，观察排粪造影的全过程，同时分别摄静态像、力排像、黏膜像、提肛像全过程片。必要时加摄正位像及强忍像。摄片范围包括骶尾骨、耻骨联合及肛门下缘。一般用 10 in（非法定计量单位，1 in=2. 54 cm）×12 in 胶片为宜。判断排粪造影征象须由放射科与肛肠科医生密切合作，将患者的临床表现与 X 线征象加以综合分析，才能做出准确的诊断和治疗方案。

注：钡液的自然属性与粪便相差较大，不易引发便意和显示阻塞程度，排泄过快亦难于控制摄片时机，故钡糊剂优于钡液。但使用钡糊检查完毕后，要尽快让患者排净，以防干涸而排出困难。

3. 测量

（1）肛直角（ARA）：一般以近似直肠和肛管两条轴线的夹角表示肛直角。可以反映耻骨直肠肌的活动情况。亦可采用直肠远端后壁的切线与肛管轴线的夹角，称为“后直肠角”。

（2）耻尾线肛上距（简称肛上距，DUAC）：耻尾线（PCL）为耻骨联合下缘与尾骨尖的连线，它基本上相当于盆底位置。在正常静态像中，肛管与直肠接合部位于耻尾线下缘。该部中点至耻尾线的垂直距离称肛上距。耻尾线以上为负值，耻尾线以下为正值。

（3）乙耻距（DSPC）和小耻距：为充盈钡剂的乙状结肠及小肠最下缘与耻尾线的垂直距离。正常时位于耻尾线以上，如果在耻尾线以下则称内脏下垂。

（4）直肠骶前间距（DSR）：为充盈钡剂的直肠后缘至骶骨前缘的距离，分别在骶 2、骶 3、骶 4、骶尾关节及尾骨尖 5 个水平位置测量。对其他异常也应测量。

4. 诊断标准

（1）正常：肛直角力排较静息时增大，应≥90°，提肛时最小。肛上距力排≥静息，但肛上距必须≤30 mm（经产妇<35 mm）。乙耻距、小耻距均为负值。骶直间距≤10 mm 或 20 mm 左右且均匀。钡剂排出顺畅，且未发现异常。

（2）异常：

1）直肠前膨出：壶腹部远端呈囊袋状突向前方，深度≥6 mm，6~15 mm 为轻度；16~33 mm 为中度；>31 mm 为重度；同时测量其长度。

2）会阴降：肛上距≥31 mm（经产妇>36 mm）。

3）直肠内套叠或脱垂：套叠深度≥3 mm 为异常。3~15 mm 为轻度；16~30 mm 为中度；>31 mm 或多处套叠或厚度≥5 mm 者为重度。测量包括深度、厚度、与肛门距离、所涉及肠管总长度。

4）盆底痉挛：力排时肛直角≤90°，或静息、提肛、力排时肛直角变化不大或不变，且出现耻骨直肠肌切迹。切迹测量包括深度、长度。

5）耻骨直肠肌肥厚：钡剂排除很少或不排，且出现搁架征者。需测量搁架长度和肛管长度。

6）骶直分离：第3骶椎处骶直间距≥20 mm，且直肠上段、乙状结肠向前下移位。正位像直肠可左右扭曲。

7）内脏下垂：乙耻距和小耻距均为正值者。

8）盆底疝：小肠和（或）乙状结肠疝入女性阴道后、男性疝入直肠膀胱陷凹内并压迫直肠前壁。其分度：小肠或（和）乙状结肠下移压迫直肠，其下缘距肛门<80 mm者为轻度；位于耻尾线与坐尾线之间者为中度；位于坐尾线以下者为重度。

如有其他异常也要做出相应诊断。若有多种异常并存，诊断必须全面、完整并分清主次。

5. 同步腹膜造影及排粪造影　对那些需要鉴别直肠黏膜脱垂或全层脱垂者，对疑有肠疝、盆底疝及有慢性间隙性盆底会阴坠胀疼痛者，尤其是曾行子宫切除或因各种原因导致盆底重建者，应同步腹膜造影及排粪造影。

（三）肛肠压力测定法

本测定法利用肛肠压力测定仪，可以检测肛门直肠生理与病理压力的变化状态，对肛肠疾病及诊治功能性便秘和术后疗效等做出评估，为临床提供客观依据。

1. 肛管直肠抑制反射　检测前不做肛门指诊，检测时取左侧卧位（屈髋与膝各90°）。首先将球囊或探头置于肛管内，测量肛管静息压和最大缩窄压，然后将球囊送入直肠壶腹测直肠静息压，导管接拖动装置测括约肌功能长度。换双囊导管，大囊置于直肠壶腹部，小囊或探头置于肛管部，向大囊内快速充气50～100 mL。正常为肛管压力下降，且时程大于30 s，为肛管直肠抑制反射阳性。

2. 直肠感觉功能及顺应性测定　将球囊导管置于直肠壶腹部，每隔30 s注气10 mL，当受试者开始有直肠扩张感觉时，记录注入的气体量，即为直肠感觉阈值，并测定此时直肠内压力。以后每30 s注气50 mL，当受试者有排便紧迫感时，注入气体的量为排便容量阈值。继续注气，当出现无法忍受的排便感或胀痛时的注入气体总量为直肠最大耐受容量，并测定此时的直肠内压力。最大耐受容量减直肠感觉阈值为容积变化（V），最大耐受容量时压力减直肠感觉阈值压力为压力变化（P），V/P即为直肠顺应性。

3. 球囊逼出试验　将球囊置于直肠壶腹部，注入温水50 mL，受试者取习惯排便姿势，尽快将球囊排出。正常在5 min内排出。

4. 盆底肌电图检查　将针电极分别穿刺至耻骨直肠肌、外括约肌深部或浅部，记录受试者静息、轻度收缩、用力收缩及排便动作时的肌电活动，分析波形、波幅、频率的变化。

5. 其他　如小肠运输试验、结肠运输放射图像、乙状结肠兴奋试验、结肠肌电图等。

第二节 便秘的病因病理

便秘，虽然是一个“症”，病位在大肠，看起来属消化系统，却涉及多个系统。其病因并不固定，常常因人而异，病理变化复杂，如果患有“便秘”又多病缠身于一人，就更加复杂多变。为此，认为“便秘”与全身五脏六腑有关，也就不为过了。有的人患其他疾病伴有便秘时，可因排便困难诱发心脏病等致死，足以说明治疗便秘多么重要。临诊要取得好的治疗效果，必须对便秘的病因病理有清楚的认识。

一、便秘总的病因病理

饮食不节（洁），起居失常，外感六淫，或七情内伤致食谷不化，脾胃不和，肝胃失司，胃肠功能紊乱，精损液伤，致输布升降失司、内热肠燥、浊毒瘀滞结聚、脾肾两伤、肾阳不固，则病入膏肓。详解如下。

（一）饮食不节（洁）

饮食不节（洁），应包括暴饮暴食和三偏，即偏食、用药过偏（含药源性）、五味过偏及腐烂变质等不清洁食品从口进入胃肠，轻则脾胃不和，重则生湿、生热、生痰，成为便秘发生的常见原因，也是波及其他脏腑的发病条件。故《素问·痹论》曰：“饮食自倍，肠胃乃伤。”《素问·五脏生成论》曰：“是故多食咸，则脉凝泣而变色。”《素问·生气通天论》曰：“味过于酸，肝气以津，脾气乃绝；味过于咸，大骨气劳，短肌，心气抑；味过于甘，心气喘满，色黑，肾气不衡；味过于苦，脾气不濡，胃气乃厚；味过于辛，筋脉沮弛，精神乃央。”说明便闭、腹泻等，都与脾胃不和、肝胃失司、胃肠功能紊乱有关，使湿、热、痰、虫内生，也是多种疾病发生的原因。但也不能忽视食入过少或过于精细，纤维素太少，对胃肠道难以产生有效的刺激，胃—结肠反射减弱及肠内压不足，使排便反射减退及脂肪（脂肪可润滑大便，脂肪酸可刺激肠蠕动加快）摄入过少，或过食辛辣食物等，均可造成便秘。

（二）起居失常

起居失常包括不良生活习惯。如不注意养生，不积极参加体育活动，会影响整体素质，胃肠道的血液供应减少，肠蠕动减弱，排便反射必受影响，甚至抑制神经反射均可造成便秘。由于生活环境的影响，如工作、旅游、外出等生活习惯发生改变，减弱或抑制排便反射引发便秘。如有一位推销员乘长途汽车，外出途中停车，正当下车去厕所大便时，司机说马上开车赶路，推销员无奈只好上车，这一停 7 天后才大便。由于大便过于干燥，致此又发生肛裂、痔疾。

（三）外感六淫

六淫指风、寒、暑、湿、燥、火等。人类生活在大自然中，无时无刻不享受着大自然给予人类的生活、生存环境，人类也在适时地顺应大自然。若不能适应自然环境，必然会发生疾病。人类在与疾病做斗争的过程中认识到风、寒、暑、湿、燥、火等，可以使人得病，故将这种自然现象称为“六淫”。随着科学技术的不断进步和发展，从

微观发现了能使人得病的细菌、病毒、立克次体、真菌、衣原体、支原体、寄生虫等致病物质。这些致病物质可随季节、气候、地理、环境和人的体质强弱、盛衰等不同，所产生的诸多病症，常常被以六淫所概括。六淫，是从宏观认识病邪的一种方法，而病毒、细菌等致病物质，则是从微观认识病邪（如病毒、细菌等）的方法，微观中的病邪又常随季节、气候、地理、环境、治疗和人体质的强弱、盛衰等，表现成不同的风、寒、暑、湿、燥、火等属性。这为宏观六淫认识病邪的方法提供了更为客观、可靠的证据，大大提高了以六淫去认识、分辨微观病邪（包括病毒、细菌等）消长变化的准确性和正确性。值得注意的是，这些致病物质，在漫长的历史进程中，有的被人类从地球上彻底消灭了，如天花。天花是由天花病毒引起的烈性传染病，于1980年5月第33届世界卫生组织大会宣布全球消灭天花（我国最后一例发生于1960年3月云南接近缅甸的边区）。但新的致病物质又产生了，如乙肝病毒、艾滋病病毒等不断地被发现，这些新的致病物质，又在兴风作浪，先从某一个地区，继而全国、全球大流行，造成千百万人的死亡。还有些病毒、病菌等为了自身的生存，而不断地改变自身，对此无论是采用药物治疗还是寻求疫苗免疫，难度都比初次感染大得多。又如致病细菌遇到某种新的障碍时，会干脆与其他菌种交换脱氧核糖核酸（DNA），以获得克服障碍所需的基因，而且这些细菌能轻而易举地做到这一点。引发人类感染的致病菌不断改变自身，适应新环境和状况。但无论诸多致病物质如何“变异”，都可以依宏观风、寒、暑、湿、燥、火等属性单一或相兼概之，这是王瑞麟老师创新思维，宏观与微观有机结合的六淫辨证心法。诸多致病物质可因数量、毒力、侵入人体途径、种类及人体素质强弱、所居环境等不同，而产生不同结果，侵入人体有发病者，也有不病者。

从以上内容不难看出六淫致病物质的多样性，侵入人体途径也是各不相同的，但总结起来不外经肌表、口鼻、饮食、房劳等侵入。病邪侵入人体的种类可以是单一的，也可以是两种或两种以上的。入侵的时间，有先有后，或同时侵入。侵入途径可以是单一途径，也可以是多途径，这使病情更加复杂。对此情况的了解，有利于预防、治疗便秘和其他病痛。而六淫致病各有特点，所以对风、寒、暑、湿、燥、火等致病特点的了解更利于求因论治。

1. 风邪　风邪伤人有四大特点。

（1）风邪多见于春季，其他季节也有发生：因风为春天的主气，春阳过盛，则易罹患风温。常与湿、热、燥、寒诸邪相结合伤人，尤其与热、燥结合易发生便秘。但应注意与湿、寒相兼为病者。

（2）风邪多侵犯肌表、上部：风属阳邪，有升发、向上、向外的特性。故易侵犯肌表与肺脏。肺又与大肠相表里，治疗便秘，要考虑到肺的宣发与肃降。

（3）风邪善行数变：故风邪伤人，具有发病急、变化快、消退快、变化无常等特征。风邪入大肠致肠风便血，由风发生便秘者，称风秘。风邪易和热、燥相兼，治疗应当遵循“急则治标，缓则治本”或“标本兼施”的治疗原则。

（4）风邪常与湿、热诸邪相结合伤人：如风温、暑湿等相兼为患。诸疾再染风邪使病情复杂或引动内风，症见抽搐、痉挛等。诊治时应当区别外风还是内风。清代魏之琇的《柳州医话》曰：“痞痢乏后，患秘结者，皆由攻下，表散失宜所致。究其由，则皆血燥为病。至若风秘一证，其病本由燥火生风，医者昧于风字，动用风药，死者已矣，存者幸鉴之！雄按：凡内风为病，不论何证，皆忌风药，医不知，风有内、外之殊，以致动手便错。”故有“治风先治血，血行风自灭”之说。此也治病求本之意矣。

2. 寒邪 寒邪伤人有四大特点。

(1) 寒邪多见于冬季，但其他季节也有。因寒为冬天的主气，故张仲景在《伤寒论》第3条曰：“太阳病，或已发热，或未发热，必恶寒，体痛，呕逆，脉阴阳俱紧者，名曰伤寒。”寒邪伤人可化热；久病体虚，或多病缠身致相关脏腑功能低下形成便秘。由于病因不同，治当有别。

(2) 寒邪易损阳致病、伤人下部：寒属阴邪，其性收引、凝滞、易损阳气，致肠腑功能低下便秘者，应用温通之法治疗。寒邪伤人易损阳气，使经络不通，气血滞塞。故阴盛则寒，阳虚则寒，寒盛则痛。寒邪伤表，则恶寒，头痛，脉浮紧。寒邪内伤，则恶寒怕冷，所谓：“阴盛则阳病。”寒气过重，影响升发，使疏泄无力，又能损伤脾胃，致胃肠不和，升降失司，运化无力。

(3) 寒邪由表入里，或郁久，均易化热：寒邪早期，可见恶寒表证，继而化热，或但热不恶寒，前者病邪在卫分，后者则已转入气分。若寒邪在肌表，属太阳表寒症。由表化热入里可见阳明经证，或成阳明腑实证，临床必须细致分辨。表里不明，阴阳不分，动手便错。

(4) 寒邪常与风、湿诸邪结合伤人：如由寒+湿邪所致的黄疸病。又如，夏季炎热，乙肝患者常易贪凉饮，感暑之后往往复感寒邪，发为暑病兼寒邪束表证，治法各异。如中气不足，气虚下陷者，肠功能低下，数日不便，其便质不干，忌用下法。当升举，用补中升举法，兼以祛湿为治等。

3. 暑邪 暑邪伤人有两大特点。

(1) 暑邪伤人多见于暑季。暑邪有明显的季节性，故有“先夏至为病温，后夏至为病暑”之说。暑病只发生于暑季，季节性特别明显，其他季节则不发生暑疾，但高温作业者例外。中暑、暑温、痱子、暑疖等都是季节性疾病。

诸疾于暑季当酌用防暑之品，此为随季节性用药也。

(2) 暑邪伤人多与湿、热诸邪结合；暑热天气，常使潮湿之地气上蒸，易罹患暑、湿、热病证。若多病缠身再挟暑邪，则病更加缠绵，治疗用药应当慎重，不可不知。

4. 湿邪 湿邪伤人有五大特点。

(1) 湿邪伤人多见于长夏6月，但其他季节也有。因长夏6月多雨，气候潮湿，是一年之中降雨量最大的时间，也是湿气最重的时候。有人调查发现，同是肝炎患者，湿土较盛年份，容易出现水肿等。其他久居湿地，涉水淋雨，以水为事，均易感人为湿患矣。还应结合各个地区的具体情况而定，切不可一概以季节时日为依据，因“时事导也”。应根据当时具体情况，因时因地因人制宜。

(2) 湿邪伤人性重浊、下趋：凡湿邪致病多有不同程度的重着、肿胀感，如湿困于头，则清阳不升，头重而昏，似巾箍缠。因“伤于湿者，下先受之”，即湿邪下注，多见下肢水肿，大便脓血，糜烂，水肿、腹水均与湿有关。

(3) 湿邪伤人易伤阳气：湿为阴邪，易伤阳气，且最易损伤脾胃之阳，因脾喜燥

恶湿。故感湿邪常使脾胃升降失和运化失司，可见大便不畅，排便不净。也有水湿停积，而发生水肿等。

(4) 湿邪常与热、寒、风诸邪结合伤人：湿邪虽以长夏最盛，但一年四季均有湿邪，且多与当时主气相结合为患。如肝胆疾病及急腹症中肠痈、急性胆囊炎等病至中期多湿热为患，故明代方隅的《医林绳墨》曰："六气之中，湿热为病，十常八九。"足见以湿为患之广泛。同时必须注意到湿邪来缓去迟，若与热邪相兼则更使病情缠绵，病势复杂。对湿热病证切勿粗心大意。

(5) 湿邪伤人易寒化、热化：湿为阴邪，郁久可以化热，遇寒又可寒化，如脾阳虚弱之人，易从寒化，胃热之人，易从热化等。但还应注意寒与湿互生，同样湿不仅易于化热，也常与其他病邪相兼，而加重病情，亦易转化，临床应注意识别之。

5. 燥邪　燥邪伤人有两大特点。

(1) 燥邪伤人多见于秋季：燥为秋天主气。故秋季多燥邪为病，但其他季节若久晴不雨，气候干燥，也易为燥邪伤人为患。因燥气清肃，与肺气相应，肺主皮毛，又与大肠相表里，故证见肺燥、咽干、咳喘者，宜清燥救肺；见皮肤干枯、咽痛、唇鼻干燥、便秘者，均为燥邪所伤为患。

(2) 燥邪伤人多见干的症候：燥性干燥，易伤人体津液，可致各种干燥候，如口干、咽干、舌干、唇干、鼻干、皮肤干、便干等。故有"燥盛则干"之说。致燥之因不同，治燥之法也异，当以因论治。治燥常以滋润之品，调整脏腑功能之紊乱，实属当务之急。

6. 火邪　火邪伤人有三大特点。

(1) 火邪伤人一年四季均可发生，以冬季较少见。火证常见热象，火的热象较热更为明显，因火为热之极，热乃火之渐，火与热不只是程度上的不同，在病势上有缓急之分。火热之邪在阳证疾病中的初、中、后各期均可见到，尤以中期为甚，其他风、寒、湿、燥诸邪，又易化热。故细菌、病毒诸邪所致热毒、火毒病症较为常见，并随温、热、火势程度不同，而使病情越加严重。对于火邪伤人，又当分内外虚实等。火邪分内外虚实，脏腑经络，其他风、寒、暑、湿、燥诸邪同样如此。每邪还可相兼伤人，并相互转化。

(2) 火邪伤人易动营血。诸病火邪入营血，多致吐血、衄血、便血、尿血或皮下出血等。火邪又易侵入营血进入脏腑，尤易触犯心包，则心神不宁，神昏谵语等。所谓"温邪上受，首先犯肺，易传心包"；湿、热、火邪，尤其热毒、火毒更易入血攻心，致神昏谵语、肠燥便秘，或热结旁流，危重症中较常见。

(3) 火邪伤人常与湿、风、燥诸邪相结合。如《中国医学汇海·六淫七情新论》曰："春应温而热，秋应凉而热，冬应寒而热，酿成春温、秋温、冬温诸病。此总因之热，在六气中名之曰火。"此言非其时，而有其气，又可与时令之气相结合发为风热、风湿热等。不仅病情缠绵，湿邪又易化热，湿热互蒸，若化热生火，则病情恶化，使治疗更为复杂。

六淫致病，常从口鼻肌肤而入，多具有发病急，病位浅，容易治等特点。但若治之不当，或误治、失治等，可由表入里，由浅入深，甚至发生变证。因此，对六淫伤人首当辨何邪所伤、有无相兼为患，在相兼之邪中当区别轻重，再结合有关检验（生化、细菌培养、CT、B超等），宏观与微观结合，求其因，病因不同，治当有别。如同一恶寒、发热、脉浮等表证，当区别寒热，辨明是病毒还是细菌感染等，病毒又分感冒病毒和肝炎病毒等，要辨清肝炎病毒属甲、乙、丙、丁、戊的哪一种等。这样，从宏观，到微观，弄清病因、病邪之后，虽属表证，也当有别，这样求因论治，多取效较捷，否则病因不明较难收效，或反加重病情。这充分说明必须对六淫在病因证治方面有一清楚的认识，并要做到病因明、辨证准、治法对，才不致有误。外来诸伤害性质各异，其因各不相同，有因自身不慎，或因它物发生，有的病因显而易见，有的视而难见；有的伤而速愈，有的伤而复伤，有的一触即发，有的潜伏隐匿，日后再生；有的病因相同，症状各异，有的症状相同，病因各异；有的一人发病，合家相染，有的染毒竟然不知，又染他人也不知觉，或染而复染、重叠、混合感染等，其危害之大，令人吃惊！对此做好防范意义重大。便秘一症，六淫以燥与热邪最常见，针对此治疗易于收效。若与内因结合就比较复杂，更有多病缠一身者，治疗和预防都有难度，不可轻视。

（四）七情伤内

七情，是人本能地对客观外界的人或事物和自然环境做出相对应的各种生理情感性反应和表达，如对高兴的事物做出“喜”的反应，对气愤的事物做出“怒”的反应，对发愁的事物做出“忧”的反应，遇到复杂的事物做出“思”的反应，对于心的事物做出“悲”的反应，对于恐怖的事物做出“恐”的反应，对于惊吓的事物做出“惊”的反应等，统称七情。

在一般正常情况下，每个人对客观或外界事物和自然环境做出相对应的各种生理情感性反应和表达（即喜、怒、忧、思、悲、恐、惊）并不引起病理性反应，则称“七情”。反之，超越人的正常生理情感并引起内在脏腑功能紊乱，发生疾病者，这种“七情”在性质上已经发生了变化，成为致病性质的了，故有过喜伤心、过怒伤肝、过思伤脾、过忧伤肺、过恐伤肾之说。由于这种“七情”主要伤害人的内在脏腑使功能紊乱，引起疾病，故称七情伤内。但每个人对“七情”的耐受能力是因人而异，各不相同，所以应当区别对待。七情伤内也并不是一成不变的，如历史故事中的“三气周瑜”“谈虎色变”及临床上经常见到的由于外在因素造成怒伤肝、过喜伤心、思伤脾、忧伤肺、恐伤肾的不良后果。

但疾病的发生发展变化，都是在正虚邪盛情况下出现的，如匡调元著的《中医病理研究·心神病机论》中有一例因“与人争论，情绪颇激动”致心脏病发作，到死亡仅28 h，并于死后135 min，进行了病理解剖后认为，此次发作和患者“与人争论，情绪颇激动”有密切关系。这一典型病例，死者由于其自身以外的原因“与人争论”，引发了自身难以控制住的“情绪颇激动”，造成了内在脏腑（心脏）、组织（心肌）等的严重损害，终致死亡的最严重后果。这正好说明外因（与人争论）是条件，内因（情绪颇激动）是根据，外因必须通过内因才能起作用。这也说明怒还可以伤心，还体现了王瑞麟老师“二因论”的正确及疾病的发展变化甚至突变的原因了。“心者，君主之官，神明出焉”，说明“心”不仅包括我们现代解剖所见“心脏”与动、静脉血管所形成

的大小循环，还包括了“脑”的功能及其在脏腑、组织、器官中所起的主宰作用。疾病的发生、发展、变化过程中都与七情（喜、怒、忧、思、悲、恐、惊）强烈刺激有关。

七情之所以使人发生疾病，是超越了人体自身的调节功能，超越了机体的耐受力，所以《灵枢·口门》曰：“故悲哀愁忧则心动，心动则五脏六腑皆摇。”说明一脏有病，甚至可波及其他脏腑、组织、器官。

1.“喜”　常言说，“人逢喜事精神爽”，这个“喜”对人是良性刺激，所以能使人感觉精神爽快；但如果超越人体耐受限度的“狂喜”就变成“过喜伤心”，就成为致病因素了，可以引发心、脑等脏腑、组织的功能紊乱，而发生疾病。因过于“高兴”诱发心、脑血管病突发的情况并非罕见，因此致死者也时有发生。同时还要看到过喜对肝和其他脏腑的影响，其他脏腑病变，同样会使心、脑等出现异常。研究表明，易怒者的血液中的胆固醇含量高于性格平稳者，往往给心脏带来不利影响。易怒可能与激素（如肾上腺素）做出过分反应有关，而肾上腺素又与胆固醇含量增高有关。另有研究人员说，精神压力会阻碍某些人的心脏血流，增加他们因心脏病死亡的概率。他们发现，压力导致心脏血流减少的心脏病患者，在5年内死亡的概率比其他心脏病患者高3倍。一部分人特别容易得心脏病、中风和其他突发心脏疾病。这类人对压力的反应也更快而明显。说明，过喜不仅会伤心，也会伤肝；怒不仅会伤肝，也会伤心。这体现脏腑之间的相关性。

2.“怒”　大怒必伤肝，必然影响肝藏血、喜条达、主疏泄等生理功能，最易发生肝郁，因肝“最恶抑郁”。便秘的发生、发展和变化过程与肝郁的关系密切。

（1）怒伤肝，失条达，则气机不畅，肝气横逆：这不仅使肝的正常生理功能失调，也必然影响于其他脏腑。肝在疾病的发生、发展和变化过程中占重要地位。现代研究也证明肝病与便秘的关系，肝脏疾病可以引起消化道功能紊乱，而消化道功能紊乱又可进一步加重肝脏损伤。电镜观察肝功能衰竭大鼠胃肠平滑肌，发现肌细胞内糖原颗粒减少，这可导致肌细胞能量供应障碍，引起收缩力下降。另外，肉眼观察还可见肝功能衰竭大鼠的胃肠呈明显舒张松弛状态，肠腔扩大、肠壁变薄，这是形成便秘的基础。

以上说明，病发于肝可影响肠腑发生便秘，而其他脏腑影响于肝，可郁久化热、生火，可在程度、兼证上有差别。如肝病早期的肝郁气滞、气血凝滞。中期的郁久化热、生火，以及气郁、火郁，甚至热极生风，致肝风内动，症见高热神昏、抽搐、痉挛等。

（2）百病与肝郁：肝郁不仅是肝自身病变，同时亦影响其他脏腑，其他脏腑功能失常或发生“郁”，必然涉及肝，故有“百病不离郁”，这与肝喜条达、最恶抑郁有关。可见怒伤肝，首当影响肝的气机。此外，由于肝的功能失调，可致肝热、肝火、肝风、肝虚、肝实等，临证应细加辨认。故有“肝为百病之源”之说。

3.“思”　思虑过度，必然损伤脾胃，故曰：“思伤脾。”脾主运化、统血、升清降浊，具有消化水谷、吸收和化生气血之功能。因此脾是人体生命活动的重要脏腑之一，与胃共同构成“后天之本”。脾的正常生理活动，依赖肝的疏泄条达，因肝主疏泄，两者相辅相成。在日常生活中经常看到，思虑伤脾，或饮食不节等，影响水谷的消化、吸收，致脾胃功能失常，运化失司，郁而生湿、生热熏蒸肝胆，或下注大肠发生腹泻或便秘等疾病。李东垣曰："内伤脾胃，百病由生。"而百病的发生，又常影响脾胃。国内学者对一过性脾虚证表现的患者进行了较为系统的观察和研究，结果证明，处于一过性的脾虚证候的患者，可出现消化道运动功能障碍，消化吸收功能减弱，胃激素、内分泌功能、免疫功能低下等多方面改变。为此在诊治脾虚患者时，要联想到多个系统、多脏器功能是否失调，为如何恰当处理提供依据。谢氏等用过劳加饮食失节大鼠脾虚模型进行实验，实验结果病理形态学变化：第一阶段造模组大鼠的大体和镜下可见各脏器（如心、肝、脾、肾，肾上腺和胸腺）萎缩，实质脏器实质细胞有轻重程度不等的混浊肿胀，脂肪变性和水泡变性；其中又以肝脏重量减轻最为明显。第二阶段三组的尸检大体所见无明显区别，仅自然恢复组肝脏镜下所见肝细胞明显增生，肝板增厚，肝细胞排列紊乱。超微结构的改变：在透射电镜下可见造模大鼠肝细胞中线粒体嵴大部分或全部消失。在扫描电镜下造模组大鼠的胃黏膜上皮由略隆起的上皮细胞形成凸出皱襞并连接成小区状结构，在小区周围凹陷较深。在肠黏膜上皮的游离缘可看到破的小区。说明脾虚不仅影响多个脏腑组织，而且对肝细胞，胃肠道黏膜组织等造成不同程度的损害。故《金匮要略》曰："见肝之病，知肝传脾，当先实脾。"肝与脾胃的关系在宏观与微观进一步得到证实。

4. "恐"　恐伤肾。肾为先天之本，有所伤不仅影响其他脏腑，还可引发多种疾病，对下一代的先天也会造成某些不足。如"肾藏精"的功能，其他脏腑都依赖肾精的滋养和肾气的支助，而肾精的充足和肾气的运营，又必然依靠其他脏腑补养才能转化为肾精。否则，肾精亏损、肾气虚衰，不能滋养其他脏腑、组织，故有"盛者同盛，衰者同衰""偏盛与偏衰"和"肝肾同源"，以及"穷必及肾""久病及肾"都为临床辨病证（症）论治提供了"经典性"经验。

再如房劳伤肾，包括房室不节（洁）、房劳过度。如性生活过度、早婚、妇女产育过多等，致使耗伤肾精，身体虚弱，出现腰酸遗精，神疲乏力，头目眩晕，心悸失眠，健忘多梦，甚至不育、阳痿、早泄等；女子损伤冲任，出现月经不调、经闭、带下诸疾。故《灵枢·邪气脏腑病形》曰："有所用力举重，若入房过度，汗出浴水，则伤肾。"此外，精液、阴道分泌物也存在某些病毒，外部病毒除通过输血或血制品的传播外，还可通过接吻、性交传播。充分说明房室不洁，是传播病毒的途径之一。如某些病毒性肝炎，还可引起肾小球肾炎，并在电镜下已被证实，几乎所有肝病病例都有肾脏改变，慢性乙肝更为严重，提示乙肝病毒可在肾组织中复制，还可直接因房室不节（洁）伤肾，又可因其他途径感染乙肝后，再损伤于肾，临床表现为腰疼、肢软、阳痿、早泄、水肿和血尿、蛋白尿、肾功能异常及高血压，甚至发生腹水、肾衰竭等。

科学家对慢性肾功能衰竭与便秘的研究认为，肾脏是机体重要的排泄和内分泌器官，它对于排除机体代谢废物和毒素，调节水、电解质、酸碱平衡，维持机体内环境稳定有着十分重要的意义。在慢性肾功能衰竭时主要表现为肠蠕动减弱，肠运行时间延长，严重者可表现为假性肠梗阻、肠麻痹。便秘和粪便梗阻都是突出的问题，虽无明显症状，但常呈慢性过程，不易处理，严重者可出现肠穿孔。由于粪便干硬，患者排便时可感到下腹部痉挛性疼痛、下坠感等不适。

对于年老身体衰弱、多病于一身，以及中青年由于肠道生理性异常，或脏腑功能紊乱等所致便秘，仍然存在治疗不当，延误时日之弊端。随着科学技术的发展，生活水平的提高，环境污染和营养的过度补充及不良的生习惯，患病率日增，儿童患便秘亦越来越多，必须引起重视，便秘与肠癌的关系亦不可掉以轻心。

第三节　便秘的辨证分型内治七法

便秘，是一个症，不是一个病。便秘与肛肠病有关，而且与组织器官功能的失常有关，也是全身性相关疾病的局部表现。所以说便秘一症的病因复杂，可因相关疾病引起粪便在大肠停留、堆积时间过长，致饮食减少，腹胀、腹痛、下坠或精神不振、烦躁、头痛、头晕、恶心等。

因此对便秘的治疗不仅要注意肛肠与便秘的关系，同时注意便秘与其他组织器官的关系，以及是否长期服用泻剂，或患有其他疾病，既往有无手术等。长期服泻药，越泻便秘越重或肠黏膜黑变，或直肠环狭窄者，有的手术后排便仍困难；极个别患者手术后，不如不手术。故诊治便秘有“辨病难，辨证与辨证分证型更难，而辨证分证型论治则难上加难”之说。但通过学习本章便秘探源论治，会感觉到便秘一症若遵循此辨证与辨证分证型论治之法则，其治疗则不难矣。

便秘一症，若辨证求因得当，则可收到好的效果，若一味通便攻下，不仅无益，反可使病情加重更趋复杂。因此要求辨证准确，施治恰当。这里将运用王瑞麟老师便秘辨证分型内治七法治疗经验，与十二证治法和十二证治变法结合，虽不能囊括一切便秘，但临床常见便秘可从“难上加难”成为不难，而得心应手或效如桴鼓，也有疗程长方可取效者。

一、内热肠燥证型

内热肠燥证型多见于肠脏实热证，如急性炎症性肠疾病等。

本证型见于出口梗阻型便秘（又称直肠型便秘），如便秘引起的肛痈、肛窦炎、肛裂、痔疮等或盆底肌功能不良，如耻骨直肠肌综合征（PRMS）、盆底痉挛综合征（PFSS）等，属形体壮实之人。但必须具有本型主症，否则不属此治疗范畴。若具有本型主症，但未做相关检查者，也属治疗范围。

主症：发热口渴，或渴喜凉饮，大便干燥，小便黄赤，或腹痛拒按，腹胀胃满，恶心呕吐。脉数有力，或见洪大，舌质红、苔黄燥。

治则：通腑泻热。

方剂：通便泻热饮。

药物：黄芩 10~15 g，大黄 10~15 g，知母 15~25 g，栀子 6~12 g，槐角 6~15 g，厚朴 6~15 g，枳壳 10~20 g，甘草 6~10 g，陈皮 10~15 g。水煎，早晚各服 1 次。

加减：发热口渴，加生石膏、天花粉；腹痛腹胀、燥屎不下，重用大黄（后下）、芒硝（冲）；热毒内盛，加金银花、连翘、蒲公英；血分有热，加生地黄、玄参。

提示：肠腑实热证，用通便泻热饮，以中病得利即止。若阴阳不分，不顾寒热偏盛偏衰、病势缓急险恶和胃气，盲目使用苦寒伐味之品，必伤胃伐肠，损伤正气，虽系阳证热证，也不可过服久服，犯苦寒伤胃之忌。王瑞麟老师曰："自诊病给药第一日始，勿忘护胃、保胃。"足见护胃之重要。张山雷曰："苦寒损胃，且耗真元，若不知分量，而唯以清凉解毒四字，作为枕中鸿宝，则疡不死病而死于药者矣。"目前临床多见病家便秘，不分寒热虚实自用大黄、番泻叶之类通下；更有医家，见患者便秘一概用苦寒伤胃伐肠药物，越治越秘，更有久服苦寒泻剂损伤正气致肠黏膜变褐黑色者大有人在。以上治便秘禁忌，病家之过尚可原谅，医家之过实不应该。

二、脾胃虚弱证型

脾胃虚弱证型多为慢性体虚便秘，或排便困难或素体虚弱有食癖之人。李东垣著《脾胃虚实传变论》曰："历观诸篇而参考之，则元气之充足，皆由脾胃之气无所伤，而后能滋养元气。若胃气之本弱，饮食自倍，则脾胃之气既伤，而元气亦不能充，而诸病之所由生也。"

本证型见于出口梗阻型便秘中肠无力者，如直肠前突、直肠内套叠、骶直分离、会阴下降，或慢传输型便秘（也称结肠型便秘）等。但必须具有本型主症，否则不属此型治疗范畴。若具有本型主症，但未做相关检查者，也属治疗范围。

主症：食欲减少，食谷不化，腹部胀满，大便秘结，脉弱无力，舌质淡、苔白腐。

治则：健脾和胃。

方剂：健脾醒胃散。

药物：党参10~15 g，白术6~12 g，厚朴6~12 g，陈皮6~12 g，神曲6~10 g，炒麦芽6~15 g，炒山楂6~15 g，鸡内金6~15 g，柏子仁3~10 g，甘草3~6 g。水煎，早晚各服1次。

加减：腹胀痛，加木香、枳壳、延胡索；大便干结，加郁李仁、莱菔子；胃寒喜暖，加吴茱萸、干姜；畏寒怕冷，加肉桂、附子；血瘀气滞，加川楝子、五灵脂、红花、桃仁 、木香。

提示：脾与胃，一脏一腑，一阴一阳，一升一降，当以阴阳相助，升降协调为最佳。脾胃虚弱则功能低下，虽有便秘但属虚秘，宜健脾醒胃之法，补其虚消其滞，醒其胃，则脾能升，胃始降，则阴阳和顺，达健脾和胃目的，病自安然。切忌用攻下法治其虚秘。张石顽著《张氏医通》曰："胃主出纳，脾司运化，故不食皆为中土受病。然胃之土，体阳而用阴；脾之土，体阴而用阳。胃实则痞满气胀，胃虚则饮食不甘，胃热则饥不能食，胃寒则胀满不食，胃津不布，则口淡无味，胃中火盛，则消渴易饥。有痰则恶心呕涎；脾虚则食后反饱，脾津不藏，则口甘畏食，脾挟肝热，则吞酸吐酸。此皆中土受病也。至于肾脏阳虚，不能腐熟水谷，又当归重于命门，火为土母故也。"遵张氏之言，施石顽之法，用加减中药，脾胃虚弱型疾，则安然无恙。

三、气虚下陷证型

气虚下陷证型多见于久病体虚，肌力减退，肠管松弛无力或长期患慢性消耗性疾

病，而致中气不足，气虚下陷者。李东垣著《脾胃论》曰：“若饮食失节，寒温不适，则脾胃乃伤；喜怒忧恐，损耗元气。”脾胃虚，则中气虚，久病则伤元气，致气虚下陷或合并胃下者。

本证型见于出口梗阻型便秘致盆底组织松弛肠无力如直肠前突、直肠内套叠、骶直分离、会阴下降，或慢传输型便秘等。但必须具有本型主症，否则不属此型治疗范畴。若具有本型主症，但未做相关检查者，也属治疗范围。

主症：身困乏力，四肢酸软，少食懒言，动则气促，食少乏味，腹胀便秘或大便困难。脉虚弱无力，舌质淡红、苔白。

治则：补气举陷。

方剂：补中举陷汤。

药物：党参15~30 g，黄芪15~30 g，炒白术10~15 g，柴胡10~15 g，升麻6~12 g，枳壳10~30 g，当归10~15 g，甘草10~30 g，水煎，早晚各服1次。

加减：气虚，加黄精、大枣、山药；血虚，加熟地黄、阿胶、枸杞子；便秘或排便困难，宜生白术、蜂蜜、郁李仁、柏子仁；畏寒腹痛，加肉桂、益智仁、制附片。

提示：李东垣《脾胃论》曰：“内伤脾胃，乃伤其气；外感风寒，乃伤其形。伤其外则有余，有余者泻之；伤其内则不足，不足者补之……内伤不足之病，苟误认作外感有余之证而反泻之，则虚其虚也。实实虚虚，如此死者，医杀之耳。”

值得注意的是，严重便秘患者，排便时常屏气，用力使膈肌下降和排便肌群收缩，并反复多次持续较长时间，久致盆底肌群松弛下陷，或因此增加心脏负担。如原有心功能不全者，可因此加重或诱发心功能衰竭。冠心病也可加重或诱发冠状动脉供血不足。高血压患者可因此而致血压暂时上升。因此，心血管疾病患者，应保持大便通畅，如伴有便秘，应及时予以处理。用力排便增加腹压，也加重了有病的腹腔脏器自发性破裂的危险性，如《消化道运动学》著者侯晓华先生云：“曾遇见一名门脉高压巨脾症患者，因用力排便而致自发性脾破裂。”为此凡体质虚弱者、老年人或患有心脑血管疾病患者，应保持大便通畅。排便应顺其自然，切忌强行用力，防止意外发生。

四、血虚气弱证型

血虚气弱证型多见于老年体弱，久病体虚或产后失血者。清代刘鸿恩著《医门八法》曰：“若夫年老之人，大病之人，阴血亏乏，津液不足，亦有患秘结者。秘结原系实证，此等秘结，因虚而成者也。若不兼他证，专见秘结，万万不可攻下，宜以滋阴血为主。”

本证型见于出口梗阻型便秘中肠无力者，如便秘所致直肠前突、直肠内套叠、骶直分离、会阴下降，或慢传输型便秘等。但必须具有本型主症，否则不属此型治疗范畴。若具有本型主症，但未做相关检查者，也属治疗范围。

主症：面色苍白，神疲乏力，头晕心慌，肛门坠胀，大便秘结或排便不利，脉细弱无力，舌质淡、苔白。

治则：养血益气。

方剂：养血益气汤。

药物：黄芪 30 g，油当归 15~20 g，熟地黄 15~30 g，阿胶 10~20 g，川芎 10 g，党参 30 g，炒白术 10~20 g，旱莲草 15~30 g，山药 15~30 g，甘草 10 g。水煎，早晚各服 1 次。

加减：气虚，加党参、红参；血虚，加龙眼肉、鹿角胶，重用熟地黄、阿胶；失眠多梦，加茯神、远志、酸枣仁、黄精；腹痛阵作，加芍药、延胡索、木香、钩藤；便血，加地榆、侧柏炭、仙鹤草；便秘，加柏子仁、郁李仁、火麻仁。

提示：肝藏血，脾生血与统血，依赖肝的调节。主要表现在肝脾和顺，脾气旺盛，则可生血、统摄血液的正常运行，不使血液外溢。张景岳说："血者水谷之精也，源源而来，生化于脾。"

现代研究证实，脾是一个很重要的造血器官，在胚胎时期脾可产生各种血细胞（出生后只能产生淋巴细胞和单核细胞），脾的统血表现在脾内的静脉窦可以储藏血液，当人在安静状态时，静脉窦关闭将血储藏于静脉窦内。当人体活动时，静脉窦开放，再将血液排出以供人体需要。如果肝脾的统摄血液的功能失常，如便血、尿血、月经过多、吐血、衄血等均与此相关。临床常见的消化道出血等，治疗可以从肝脾入手。若脾虚太甚，脾气不升，则见少气乏力、气短懒言或气不衔接、气虚下陷等。由于迅速而大量的失血，患者多呈现面色苍白、少气懒言、心悸气短、头晕等，除迅速采取止血、输血措施外，还需要健脾益气止血等。如《杂病源流犀烛·诸血源流》曰："血生于脾，统于心，藏于肝，宣布于肺，根于肾，灌溉于一身，以入于脉。"临证需详细玩味，方不致生误。

值得注意的是，《灵枢·五禁》曰："何谓五夺？岐伯曰：形肉已夺，是一夺也，大夺血之后，是二夺也，大汗出之后，是三夺也，大泄之后，是四夺也，新产及大出血之后，是五夺也。此皆不可泻。"

五、津亏阴虚证型

津亏阴虚证型多见于年老体虚，产后失血，热病伤阴或病久津液亏损者。正如明代李中梓著的《医宗必读·大便不通》曰："有老年津液干枯，妇人产后亡血，及发汗利小便，病后血气未复，皆能秘结。"

本证型见于出口梗阻型便秘中肠无力者，如便秘所致直肠前突、直肠内套叠、会阴下降或慢传输型便秘、弛缓性及无力性便秘、肠蠕动抑制性便秘等，但必须具有本型主症，否则不属此型治疗范畴。若具有本型主症，但未做相关检查者，也属治疗范围。

主症：身体虚弱，津液缺乏，或失血伤阴，口渴咽干，食少纳差，便秘尿少，脉细数或无力，舌质淡红、少苔或无苔。

治则：滋阴通便。

方剂：增液润肠汤。

药物：玄参 15~21 g，麦冬 15~25 g，生地黄 15~25 g，何首乌 15~30 g，玉竹 10~15 g，甘草 6~10 g。水煎，早晚各服 1 次。

加减：养阴生津，加石斛、当归；养血，加熟地黄、鹿角胶；食少纳差，加焦三

仙、鸡内金；心悸、失眠，加酸枣仁、黄精、生牡蛎、五味子；便秘，加知母、柏子仁。

提示：养阴乃治津亏阴虚之大法。“推其大便秘结，良由阴液不足而然。譬如江河水涸，搁舟碍行，济以人力推引，亦不能顺流而驶。若疑便结而用药通之，要知通利之药，类皆破气导滞，克伐本元。此症之纯虚无他，凭其脉症可信矣。理宜养血以润肠，则便自顺，灌水以浮舟，则舟自行。”（《勉斋医话》）

六、脾肾阳衰证型

脾肾阳衰证型多见于慢性病或久病体虚，年老体弱，产后失血等。如《医法心传·阴阳不可偏补论》曰：“治病不外先天、后天，固以脾、肾为主矣。然后天脾胃一阴一阳宜分；先天肾命，一水一火须别。盖肾水亏则生火，而脾胃亦必枯槁；肾火亏即生寒，而脾胃亦必湿润。”故脾与肾有胜则同胜，衰则同衰，不可不知。

本型见于出口梗阻型便秘中肠无力者，如便秘所致直肠前突、直肠内套叠、骶直分离、会阴下降，或慢传输型便秘，或混合型功能性便秘中盆底松弛综合征和盆底失弛缓综合征及其他混合型功能性便秘等，但必须具有本型主症，否则不属此型治疗范畴。若具有本型主症，但未做相关检查者，也属治疗范围。

主症：形体畏寒，肢冷身凉，喜热畏寒，小便清长，大便秘结，脉沉迟，舌质淡、苔白。

治则：温脾补肾。

方剂：温阳汤。

药物：人参10~15 g，白术10~30 g，制附片6~15 g，吴茱萸6~10 g，肉桂3~6 g，干姜3~6 g，肉苁蓉15~30 g，当归10~15 g，熟地黄10~15 g，甘草6~10 g。水煎，早晚各服1次。

加减：大便秘结，加半夏、硫黄（半硫丸）、火麻仁、胡桃仁；阳虚，加鹿茸、仙茅、淫羊藿；阴液不足，加沙参、麦冬、玉竹、龟板胶、炙鳖甲；脘腹疼痛，加川椒、小茴香；补血，加黄芪、油当归、熟地黄、何首乌。

提示：阳气虚衰，治当温脾壮肾，随其衰补益之。虚衰之人切忌损阳，故有“一逆尚引日，再逆促命期”，此乃警示之言。尤其多病缠身、体质虚弱者和老年人，助其康复难，最惧误诊、误治，悬命一线间。如《医权初编·元气盛衰为病治根本》曰：“人之生死，全赖乎气。气聚则生，气壮则康，气衰则弱，气散则死。医者可不审人之元气盛衰以为治哉！夫元气之尽，不外乎阴阳两端。盖阴阳互根，不可偏盛，少偏则病，偏甚则死矣。如阳虚之甚者，先回其阳，继而渐加补阴之药，是无阴则阳无以化也；阴虚之甚者，先补其阴，继而渐加补阳之药，是无阳则阴无以生也。”

七、浊瘀毒结证型

浊瘀毒结证型多见于慢性顽固性疾病，如肿瘤、肠息肉病及急性炎症性疾病等。如明代陈实功编著的《外科正宗·脏毒论第二十九》曰：“夫脏毒者，醇酒厚味，勤劳辛苦，蕴毒流注肛门结成肿块。其病有内外之别，虚实之殊。发于外者，多实多热；

脉数有力，肛门突肿，大便秘结，肚腹不宽，小水不利，甚者肛门肉泛如箍，孔头紧闭，此为外发，属阳易治。”又曰：“发于内者，属阴虚湿热渗入肛门，内脏结肿，刺痛如锤，小便淋沥，大便虚秘，咳嗽生痰，脉数虚细，寒热往来，遇夜尤甚，此为内发，属阴难治。……又有生平情性暴急，纵食膏粱，或兼补术，蕴毒结于脏腑，火热流注肛门，结而为肿，其患痛连小腹，肛门坠重，二便乖违，或泻或秘，肛门内蚀，串烂经络，污水流通大孔，无奈饮食不餐，作渴之甚，凡犯此未得见其有生。又有虚劳久嗽，痰火结肿，肛门如栗者，破必成漏，沥尽气血必亡。此二症乃内伤之故，非药可疗，不可勉治也。”从上可知发于外者“属阳易治”，发于内者“属阴难治”。易治者单用药物可医，“非药可疗”者，当手术或药物与手术结合解决问题。

本证型见于肠道器质性便秘如肛管直肠肿物、直肠脱垂、肛门直肠狭窄等引起的便秘，功能性便秘，慢传输型便秘中肿瘤、息肉性或肠粘连疾病，出口梗阻型便秘中直肠、肛周痈、内痔嵌顿、严重肛裂等，或盆底痉挛综合征中耻骨直肠肌痉挛性肥大等，以及直肠外梗阻性便秘中子宫后倾位等。有良性和恶性之别，但必须诊断明确。一般情况下良性者易治，恶性者难痊、预后差。若早期发现、早期治疗效果满意，切勿失去良机。曾见一例男性患者，1 岁患肛痈，后自溃成肛瘘。49 岁才第一次看医生，已发生癌变，随即住院手术治疗。若早期治疗，不会成此大祸。所谓，有病早治，无病要防，不可不知矣！

主症：精神不振，身困乏力，面色晦暗，饮食减少，大便困难，时时坠胀，欲便，便后仍感不尽，或腹痛胀满，或便血色暗，或气味恶臭，脉沉无力，舌暗质红，或有瘀点，苔白或厚。

治则：化瘀散结。

方剂：扶正化毒汤。

药物：人参 10~15 g，黄芪 15~25 g，当归 10~15 g，乌梅 15~30 g，熟地黄 10~15 g，僵虫 10~20 g，茯苓 10~20 g，炒桃仁 6~10 g，丹参 15~30 g，鹿角胶 6~15 g，白头翁15~30 g，白花蛇舌草 3~6 g，甘草 3~6 g。水煎，早晚各服 1 次。

加减：活血化瘀，加红花、赤芍、炒桃仁、三棱、莪术；软坚散结，加昆布、炙龟板、炙鳖甲、山慈菇；腹痛，加乳香、没药、延胡索；止血，加生地炭、仙鹤草、侧柏叶；热毒盛，加金银花、蒲公英、皂刺；湿盛，加薏苡仁、猪苓、白术、车前子；抗癌，加半边莲、半枝莲、白花蛇舌草、败酱草等（可参考直肠癌）。

提示：本证型涉及范围广，有急性与慢性不同，有良性与恶性差异，急性者多身体壮实，慢性者体质多虚弱，但体质虚弱者，也有罹患急症和良性者，有看似身体壮实，却罹患恶性病症。有的误认为便血是痔疮，经医生检是息肉引起，更有是肠肿瘤所为。还有从未婚年龄开始便血认为是痔出血，一直到结婚、怀孕、生子后，仍大便出血才到医院看医生。经医生检查是直肠癌，住院手术。住院手术打开后属肠癌晚期不能手术，无奈关腹，到中医院吃中药治疗。这是患者自已所误尚可原谅。更有医生所误者，责任重大也，人命关天大事也。也有医生多次提醒、建议患者检查，而患者不注意延误者。多么让人痛心啊！

从上七证型，在辨证分型论治时，可单独出现某一个证型，但由于便秘一症的情

况复杂，常两个或两个以上证型相兼发生，其辨证用药也应灵活加减配用，即便同一型之人，也有差异不同者，也应在服用方法、给药途径等有所考究，方可相得益彰，取得好的效果。

附：临床医案选

（一）习惯性便秘一例

患者，女，46岁，已婚，汉族，退休干部，温县人士。

治疗初诊时间：2001年1月4日。药敏史：酒精过敏。

主诉：习惯性便秘，伴双手发凉，有时带血30年。

病史：便秘，病因不明30年，伴双手发凉，无腹疼，喝蜂蜜水后缓解，近1个月来，大便4~5 d一次，因大便干，排出困难，便后带血，耳鸣，梦多，胸痛，时心悸（心电图报告下壁心肌缺血），饮食可，夜寐有时不安，便血多在最后。既往患肺结核，至今已10年未犯。

检查：上腹正中有一条索状物，胆明（+↑），胃下垂征（+），天枢（++），脉弦微数，伴期前收缩，舌质紫暗，苔白。专科检查：肛门前有赘生物，肛指诊直肠内套叠Ⅰ度；直肠镜顺利进入见肠黏膜充血、水肿、滤泡小，齿线上3点、9点静脉团隆起。

诊断：便秘（直肠内套叠Ⅰ度）、慢性结肠炎、胃炎、胆囊炎、胃下垂。

治疗经过：患者多病缠身，体质虚弱，直肠黏膜内套叠，为中气不足，气虚下陷证型。治当补气升举，拟用补气升举汤加减内服，消治露1号保留灌肠治疗。

（1）内服方药：黄芪30 g，白术30 g，白芍30 g，仙鹤草30 g，知母15 g，草决明15 g，枳壳15 g，升麻10 g，甘草10 g。2剂，水煎服。

（2）保留灌肠用：消治露1号。2袋。每日2次，每次2支，加温后保留灌肠。

第一次复诊：2001年1月9日。服上药后第2天大便每日一次，稀，有沫状物，腹不痛。又服一次，余药未用，至今20 d，现大便不干，不成形。吃核桃，香蕉，腹左下刺痛时作，饮食可，大便带血，鲜红。脉弱，舌质紫暗，苔白。遵循以上原则，随病情变化，如活血化瘀止血，加桃仁、仙鹤草、丹参、水蛭；胸闷、心悸、失眠，加茯神、远志、玉竹、酸枣仁、生山楂；便秘，加柏子仁、何首乌、知母、白芍、草决明；消化不良，加焦三仙、砂仁；温经活血，加桂枝、艾叶；清热解毒，加金银花、野菊花、蒲公英等。3剂之后，手凉症状消失，便秘从3 d一次逐渐减为间日一次，不干、不带血。于第六次复诊（7月12日），自觉服上药便秘好了，停药。这次要求开一方治疗月经后错，伴淋漓不断已半月。脉弱，舌质紫红，苔薄白。拟方：黄芪30 g，党参30 g，白术15 g，柴胡5 g，黄芩15 g，茯神30 g，远志10 g，仙鹤草30 g，侧柏叶30 g，佛手10 g，砂仁10 g，玉竹15 g，生山楂15 g，何首乌30 g，知母10 g，旱莲草25 g，甘草10 g，金钱草15 g。5剂水煎服。未来再复诊。

（二）腰椎骨折术后四日未大便案

宋某，男，50岁，于2004年12月因送孙子跌倒，到医院检查诊断为腰椎骨折。手术次日，腹胀痛难受，已4 d未大便，虽用开塞露也无效果。

检查：体温39.5℃，全腹胀满而痛，不能大便，脉大有力，舌质紫暗，舌苔薄黄。

诊断：腰椎骨折手术后便秘。

治疗经过：患者腰椎骨折术后腑气不畅，郁久化热，致肠腑内结，失运不通所致，属内热肠燥证型，治当通腑泄热。应通便泻热饮出入，必加行气活血化瘀之品。方药：柴胡20 g，黄芩20 g，厚朴15 g，木香10 g，川楝子15 g，小茴香20 g，知母20 g，生石膏30 g，山药30 g，大黄10g（后下），陈皮20 g，白花蛇舌草30 g，郁李仁15 g，青蒿20 g，炙鳖甲30 g，甘草10 g，三七粉4 g（冲），炒桃仁15 g，二剂，水煎服。得利即停服。连服2次后，次晨大便1次，体温正常，腹胀痛减轻。又将第二剂药分早晚各服1次后，诸症消失安然。

（三）便秘配丸药内服治疗

孟某，女，56岁，郑州××厂退休职工。初诊时间：2010年4月21日。

主诉：大便秘结伴头痛，手足瘀肿10余年。

病史：便秘10余年，日重。有时2~3 d排便1次，便干如球状。平时自服蜂蜜水或黄连上清丸等帮助排大便，可隔日大便1次。2年前开始出现右小腿及脚部水肿，查肾功能正常。自觉身困乏力，倦息不适，有时心情急躁。2009年开始闭经，今年3月曾来月经1次。

现在症：便秘日重，每2~3 d排便1次，便干如球状，伴身困乏力，倦息不适，有时心情急躁，晨起面部水肿，精神不振，嗜睡，有时视物模糊不清，口苦，食欲正常，余无不适。

检查：上腹正中有一条索状阳性反应物，叩击呈鼓音；中脘（+）、胆明（+）；脉弦，舌质暗红、苔薄白。

诊断：便秘（排便不畅），胃炎，胆囊炎。

处理：黄芪30 g，党参30 g，麦冬30 g，知母20 g，白芍25 g，牛蒡子20 g，山药30 g，云苓30 g，车前子（包）20 g。3剂，每日一剂，水煎，早晚各服一次。

2010年5月18日：服上药后大便每日1~2次，若停药1 d则未便，饮食可。脉弱，舌质淡红、苔薄白。照上方加薏苡仁30 g，牛蒡子改为30 g，7剂，每日一剂，水煎，早晚各服一次。

2010年5月29日：精神好，走路多下肢水肿，失眠，善太息，大便每日1~2次，脉弱，舌质暗红、苔薄白。照上方加鸡内金10 g，7剂，每日一剂，水煎，早晚各服一次。

2010年6月19日：服上药水肿消失，停药后又水肿，大便每1~2日1次，脉弱，舌质暗红、苔薄白。照上方加炒桃仁10 g、冬瓜皮20 g、肉桂2 g。3剂，每日一剂，水煎，早晚各服一次。

2010年8月19日：现失眠消失，精神好，手不胀，足不麻，大便每日1次。停药后大便2 d一次，手又胀，足也麻。脉左强右弱，舌质暗红、苔薄白。继续照上方7剂。服法同前。

2010年11月20日：患者治疗期间，并不连续服药，大便1~2 d一次，精神好、睡眠正常，停药后手胀、足麻反复，为方便服药和避免喝药之苦，今日改为丸药缓慢治

之，照上方车前子（包）减为 15 g。取 7 剂，共为细末，炼蜜为丸，每丸重 6 g，每次服 1 丸，每服 3 次。

2011 年 1 月 8 日：患者从 2010 年 11 月 24 日开始服丸药后，保持每日早上 7 时大便 1 次，排气也多。改为每次服 2 丸，自觉乏力感，没有服汤药改善快，睡眠差，半夜易醒，其他没什么不好。又照上方加黄精 15 g、阿胶 10 g，服法同上，巩固疗效。

第四节　辨病手术治疗便秘法

便秘采用辨证内治法（简称内治法），可以使大多数便秘患者得到康复，也可以说，是最理想的治疗方法之一。但对于采用内治法效果不满意者（称外科性便秘），选择手术方法治疗，也不失为较好的治疗方法。使用手术治疗功能性便秘，是近年来开展起来的一种新的疗法。这两类疗法之间并无截然的界限。在正常情况下，便秘应首选内治法治疗，或采用各种非手术疗法，治疗无效时，再考虑使用手术疗法。有人主张，手术应在非手术疗法治疗最少半年以上无效，方可施行。这是因为，功能性便秘患者的病因较为复杂，大多是数症并存的混合型便秘。我们在临床曾经有患者患便秘排便困难 30 年，同时合并有胃下垂、胆囊炎、结肠息肉。排粪造影诊断：直肠前突、直肠前壁黏膜脱垂、直肠内套叠、会阴下降。可谓多病缠身。因此，在治疗过程中有人提出："应从简到繁，从易到难，有形疾病优先，一次解决一个问题，见好即止。如先设计一个分步综合治疗方案：第一步，痔、瘘、肛裂、肛窦炎等常见有形疾病的手术；第二步，扩肛术；第三步，直肠前突、直肠内脱垂手术；第四步，内括约肌失弛缓症、耻骨直肠肌综合征手术；第五步，盆底、会阴手术；第六步，直肠手术；第七步，结肠手术……便秘在哪一步解决了，即不再进行下一步手术治疗。同时在手术治疗过程中，不应间断必要的内科治疗。"手术方法设计的应该说是不错的，做起来可谓难矣。据我们所见，手术也有其不足和不够理想之处，应当重视，如有手术后反使便秘加重者，有手术后便次过多，苦不堪言者。随着肛门动力学检查，结肠传输功能检查，肛门肌电图，排粪造影等技术的应用，对既往未认知或未引起人们注意的一些疾病，如功能性出口梗阻型便秘中，包括直肠前膨出、直肠内套叠、会阴下降综合征、盆底痉挛综合征等的辨病，这种辨病手术治疗法的选择和运用，是建立在宏观与微观，采用传统与新技术对人体相关组织、器官，动态与静态，生理与病理的有机结合的辨病基础上，而选择相应的手术治疗方法，为患者解除病痛，应该说给便秘或（和）排便困难的患者带来了福音。

一、辨病与手术治疗便秘方法的选择

（一）功能性出口梗阻型便秘及常见手术方法

功能性出口梗阻型便秘，系指肛门远端直肠在排便时有梗阻因素存在，而在安静状态下并无异常者，包括直肠前膨出、直肠内套叠、会阴下降综合征、盆底痉挛综合征、直肠孤立性溃疡综合征等。

1. 直肠前膨出（直肠后壁膨出）

（1）病因：多由分娩时直肠与阴道两侧的耻骨尾骨肌及直肠与阴道筋膜间交叉的肌纤维及泌尿生殖膈等盆底组织过度伸展或撕裂，产后又未能恢复正常，致使直肠前壁下端向阴道后壁中段突出，形成一直肠壁憩室样改变。

（2）症状：轻度可无明显症状，重者排便困难并有下坠感。有的因粪块被挤入直肠下端前壁部薄弱凹陷憩室内，故过度用力排便也不能使其排出，部分患者需用手在肛门周围或阴道内加压，甚至将手插入肛内或阴道内协助排便。

（3）指诊检查：可见阴道后壁呈球状膨出，向下屏气增加腹压时肿物增大。指诊直肠下端前部时可进入直肠前膨出的凹陷腔内，于阴道口显示其指端活动。

（4）排粪造影检查：可见直肠前壁呈鹅头状突出。

（5）肛门动力学检查：部分患者有直肠感觉功能减退，部分患者结肠通过时间延长。

（6）手术治疗方法：包括硬化剂注射疗法、柱状缝扎疗法、黏膜切除缝合法等(参考肛肠疾病)。

（7）注意：手术前后抗感染治疗，避免伤口感染和直肠阴道瘘发生。

2. 直肠内套叠　包括隐性直肠脱垂、不完全性直肠脱垂、直肠内脱垂、黏膜脱垂、直肠远端肠套叠等。

（1）病因：先天性附着松弛的直肠和后天体质虚弱及长期用力排便使直肠黏膜发生的肠套叠多发生在直肠远端（直–乙交界处以下）。

（2）症状：本病多发生于中年女性，男性较少。多数患者有长期便秘史，如直肠排便困难、排便不全感、肛门阻塞感，用力越大，阻塞感重。有的患者用手指插入肛内协助排便，有时排便要数小时，偶有血便和黏液便，癌症晚期阴部神经损伤可出现大便失禁。

（3）指诊检查：肛内指诊时，可触及松弛的肠黏膜，有时可触及松弛套叠环。

（4）肠镜检查：用肠镜检查时能使套叠的部位复位，若同时让患者增加腹压时可见松弛的肠黏膜充填肠镜，有时可见肠黏膜充血、水肿、溃疡。

（5）排粪造影：侧位片可见直肠下段向下用力时呈典型的漏斗影像。

（6）肛门动力学检查：有直肠感觉功能损害、内括约肌功能损害。

（7）肛肌电图检查：多无反常电活动。

（8）并发症：可并发肠疝。

（9）手术指征：①长期保守治疗无效，有排便失禁者。②直肠排空困难有梗阻感及直肠孤立溃疡、炎症、疼痛和出血。

（10）手术方法选择：①柱状缝扎或套扎，直肠后壁与骶骨周围固定术。②柱状缝扎+硬化剂注射固定术。

（11）注意：①肠疝多在乙状结肠。②严重时排便后可形成外脱垂。③女性患者可并存直肠前膨出。

3. 会阴下降综合征　本病属盆底疾病，以女性多见。

（1）病因：长期腹压增高，过度用力排便，使盆底部肌张力降低，肛管直肠角度

变大，久之使直肠前壁黏膜脱垂至肛管上端，刺激肛管直肠感受器产生便意和排便不全感，频繁如厕致恶性循环，加重病情发展，使盆底更为下降，可造成盆底肌和外括约肌神经损伤（阴部神经）。

（2）症状：排便困难，费时用力，便后仍觉排便未尽，患者常用手插入肛内将阻塞于肛肠腔内的黏膜推开协助排便。会阴部胀痛与体位有关，卧位减轻或消失，站立则胀痛不适，而且定位不准确。疼痛与排便无明显关系，但有便后疼痛加重情况。可伴便血，大便失禁等。

（3）检查：先让患者取蹲位排便，用力时可见会阴平面低于坐骨结节平面。

（4）肛内指诊：管张力降低，肠黏膜有松弛堆积感。

（5）肛镜检查：可见黏膜有松弛脱垂或溃疡。

（6）排粪造影：显示肛管直肠角低于耻骨联合尾骨尖连线 2.5cm。

（7）肛肠力学检查：提示肛管静息压，最大缩窄压常降低，完全抑制容量变小。

（8）肛门肌电图报告：可有神经源性或肛源性损害。

（9）并发症：可并发阴道脱垂。

（10）手术方法选择：①可参考以上手术方法；②肛门失禁，可采用修补术或股薄肌移植手术。

（11）注意：避免排便过度用力，做好盆底肌锻炼。切忌扩肛。因本症晚期导致盆底肌和外括约肌损伤后，肛门的自制主要依赖内括约肌，若错误行扩肛术，可产生严重大便失禁。

4. 直肠孤立性溃疡综合征（SURS）　本病为良性、慢性、非特异性直肠炎症性疾病。多发生于年轻人，男多于女。根据临床资料和相关报道，溃疡并非孤立性，有多个溃疡或无溃疡而有息肉样瘤，或仅有局限性炎症者。即便有溃疡，仅 1/4 患者有真正的直肠溃疡。故有“直肠孤立性溃疡”的命名并不确切的看法，但目前仍习惯用“直肠孤立性溃疡综合征”名称。

（1）病因：本病与肠道炎症和致病菌（细菌、病毒）感染、血液异常有关，还多见于其他疾病所致局部缺血引起的溃疡，如完全性直肠脱垂的顶端、会阴下降综合征之直肠前壁黏膜脱垂处、脱垂痔的顶部。但也偶见于回肠造口或结肠造口顶端。

（2）症状：大便时肛内梗塞感，便后仍觉排便不净。患者常过度努责肛门或用手指入肛内协助排便，有便血（色红量少、偶有大量出血而输血者）、黏液便，疼痛有时排出少量黏液而缓解。

（3）检查：指诊在肛管直肠交界处可触及松弛增厚的肠黏膜、有压痛。有时硬变区呈结节状或绒毛状。偶可在直肠下端触及环状狭窄。

（4）乙状结肠镜检查：可见到溃疡，以单发多见（70%），多发少见（30%），溃疡在肛缘上 3~5 cm，以 7~10 cm 多发，高位少见，但高位为多发性。肠黏膜充血、水肿，伴黏液和血液。

（5）排粪造影检查：显示内脱垂、大小溃疡。

（6）肌电图检查：提示盆底肌反常电活动。

（7）病理检查：应与直肠癌、溃疡性结肠炎、克罗恩病及绒毛腺瘤鉴别。

（8）手术方法选择：应根据疾病病因、轻重程度，选择手术方法。

1）直肠内套叠可行硬化剂注射或套扎法治疗。

2）直肠脱垂可根据脱垂程度采用注射或结扎治疗，严重者采用二联或三联疗法等（参见直肠脱垂治疗法）。

注意：直肠前壁手术、结肠造口术、溃疡局部切除等易于复发，应当留意。

3）器质性出口梗阻型便秘选择手术治疗法。器质性出口梗阻型便秘，系指肛门直肠末端，常见器质性疾病，肛门周围肿瘤、痔疮、肛裂、脓肿、直肠癌等，需要手术治疗者。如痔疮（内痔、外痔、混合痔）、肛裂、肛门硬结、肛周炎、肛乳头疾病（肛乳头炎、肛乳头肥大、肛乳头状瘤）、肛周脓肿、坐骨直肠窝脓肿、直肠后间隙脓肿、直肠黏膜下脓肿、肛管直肠癌、直肠息肉（含多发性直肠息肉）、直肠平滑肌瘤、肛管直肠狭窄等。

5. 耻骨直肠肌肥厚症及盆底痉挛综合征 系指耻骨直肠肌肥厚、变性、不同程度失去正常收缩扩张能力，而致直肠环处狭窄（有人称肛管狭窄）的一种疾病。有人提出后者为前者发展所致。

（1）病因：有人认为本病病因尚未阐明，推测与先天异常有关，但后天长期肌痉挛并发肥大也有可能。就我们临床所见，与长期便秘并滥用泻药有关，长期药物和粪便对耻骨直肠肌频繁刺激，早期可诱发痉挛，日久引起组织慢性炎症致肥厚、变性，渐进性地丧失收缩、扩张功能，使直肠环失去弹性变硬，乃至狭窄。

（2）症状：长期渐进性大便干结，排便困难，排便时间延长，致过度用力、出汗，甚至大汗淋漓，腰腿酸软，直至依赖泻药，用药剂量“逐渐升级”，越来越大，直至药物失效再更换强泻剂，出现服药后呈水样泄泻，停药后数日不便，完全依赖泻药，伴腹痛、胀满和食欲减退等。或因服药致泻，使肛周发炎，便时甚为痛苦。

（3）检查：患者精神忧郁、紧张，肛门周围有粪迹，肛门皮肤变性或出血。

（4）肛门指诊：指诊肛门有紧张样紧缩感。指诊耻骨直肠肌变性、增厚，收缩、扩张力降低，或狭窄，直肠后呈较深的袋状，可有粪便潴留，指套可有黏液和血迹。

（5）电子肠镜检查：可见肠黏膜充血、水肿、多发糜烂或溃疡、出血，甚至通过困难。

（6）肠动力学检查：提示肛管功能长度延长，可达 6 cm，距肛缘 5~6 cm，肛管静息压增高。异常排便反射曲线，内括约肌功能可异常。

（7）结肠传输功能检查：可有直肠排空延迟。

（8）肛门肌电图检查：提示有耻骨直肠肌、外括约肌反常电活动。

（9）病理切片检查：报告见横纹肌纤维显著增大。

（10）并发症：肠炎、痔疮、肛周炎。

（11）手术方法选择：①松解耻骨直肠肌 1~2 处。②从肛门后尾骨行纵切口，分离出耻骨直肠肌后做一“V”形切口以松解耻骨直肠肌，再用 00 号肠线间断缝合皮下，置引流管。术后禁食 3 d。

（12）注意：①勿滥用泻剂。食含纤维素的绿色青菜、水果。②手术效果有的不够理想。③本病有采用辨证论治内服中药治愈者。④本手术易后遗窦道或伤口。

附：治愈病案

冯某，女，37 岁，已婚，原籍河南开封，现新疆某县前进牧场工人。

初诊日期：1982 年 1 月 9 日。

主诉：排大便困难伴疼痛下坠、便脓血 3 年。

病史：15 岁大便带血，每年发作几次，自认为痔疮未注意。直到 1967 年发生便秘，排便困难，肛内周围肿痛，不能端坐，不能入睡，甚至呼叫，便黄稠脓，连续 10 天未大便，食少纳差，即到医院诊治。诊为痔疮感染发炎。吃药、打针治疗 3 d 大便 1 次，随之症状减轻，于第 4 天出院。出院后大便带血、滴血 4 d 自止。此后每于冬、春季节，发生便血、疼痛，严重时注射青霉素即可缓解。平时大便干，1~3 d 一次。

到 1979 年，以上症状发作次数 4~6 次，便秘必须内服果导片（每次 2 片，每日 2 次）才能排便。工作劳累更易排便困难，需外敷痔疮膏。此后排便越来越困难，内服果导片每次增至 3~4 片、每日 2 次才能排便。到 1980 年服果导片无效。这时大便困难肛门坠痛，便血严重，去某医院检查诊断痔疮。给用泻药一轻松，每次 2 片，每日 2 次，大便可解出，停药仍困难，经常便出脓液。又到农五司住内科，诊为结肠炎。给西药，配一轻松，每次 4 片，每日 2 次，方可大便，治疗一个月，改服槐角丸，多吃黄豆芽坚持半年，改服酚夫片 ，每次 4 片，每日 2 次，连服 2 d 可大便，先粪稠后水泻，每日4~5 次，停药 3~5 d，再如以上，如此半年之久直至无效果。再将酚夫片加量，每次 6 片，每日 2 次，服后出现胃胀、胃痛，产生恐惧排便心理，减少饮食，甚至不敢进食。出现身困四肢无力，手足酸软，若便血多达 50 mL 时，则头晕、头痛，可持续 2 d。1981 年 11 月 19 日从新疆回到开封痔瘘专科医院，检查诊断：痔疮和直肠狭窄。因不能治疗，又到某医院行钡剂灌肠，诊断为直肠环狭窄，建议到某省级医院，住院后医生认为无病，大便困难是习惯性便秘，无好办法，建议出院。

后来找中医治疗。现只有内服酚夫片，每次 2 片，每日 2 次，但月经期内大便容易通畅，其他时间如前。

检查：发育正常，营养欠佳，身体消瘦，言语清晰，不发热。专科检查：肛门右侧缘有 2 个赘生物，色黄稍硬。肛指诊检查：肛门括约肌收缩力减弱，进入约 5cm 触及直肠环，但已变性发硬，收缩功能显著降低，表面黏膜光滑，耻骨直肠肌其“υ”形消失呈“o”形，指诊直肠环明显狭窄，仅能通过食指端，若强行指扩，稍有弹性，让患者收缩，未出现收缩反应，若让其向下用力，也无感觉，但可随腹部向下压力，有向下移动感。肛门镜检查：见肠黏膜充血、水肿，3 点区有 2 cm×0. 5 cm 溃疡、出血上附黄色分泌物，近齿线 3 点、4 点、7 点、10 点静脉团隆起，充血，3 点的最大，约为 1. 5 cm×1. 5 cm×1 cm 大，其余较小，但狭窄环不能通过。

诊断：①溃疡性结肠炎；②直肠环变性、变硬狭窄；③内痔、外痔。

治疗经过：患者治疗，大体经历五个阶段。

第一阶段：调整。

1982 年 1 月 20 日：精神尚可，身体虚弱，每天服酚夫片，每次 3~4 片，每日 2 次，大便才能排出，但不能停药。脉稍弦有力，舌质红，苔薄白。

措施：①每日坚持健身活动和肛门收缩活动。②内服润肠煎：黄芪 15 g、党参

10 g、升麻 6 g、田大芸 30 g、火麻仁 20 g、甘草 3 g。15 剂，每日 1 剂，水煎早晚各服 1 次。

1982 年 2 月 20 日：服药第 1 周未大便，此后，每日加服酚夫片 2 片，连续 7d 每日大便 1 次，后又配服果导片 2 片，每日 2 次，才能大便。脉缓有力，舌质淡红、苔白。遵上方去火麻仁，加枳壳 15 g、番泻叶 3 g、柏子仁 20 g、郁李仁 20 g，黄芪加 15 g，党参加 20 g。3 剂，每日 1 剂，水煎早晚各服 1 次。

1982 年 2 月 23 日：服上药 2 剂腹部肠鸣，未能大便，脉弦有力，舌质红、苔白。急用大承气汤方：大黄 15 g、芒硝（冲）15 g、枳实 15 g、厚朴 20 g。1 剂，煎服。

1982 年 2 月 24 日：服上药 3 h 腹部疼痛，5 h 开始大便，呈糊状，计大便 4 次。照 2 月 20 日方 1 剂，水煎早晚各服 1 次。

1982 年 2 月 25 日：服上方今日大便 1 次。脉弦有力，舌质红、苔薄白。改用下方：黄芪 20 g、党参 20 g、升麻 6 g、田大芸 20 g、制马前子 2 g、枳实 10 g，蒸首乌 30 g。2 剂，每日 1 剂，水煎早晚各服 1 次。

1982 年 2 月 27 日：服上药昨日未解大便，今日大便 1 次，形如扁条。右手脉弦左手脉弱，舌尖红、苔白厚。方用：黄芪 20 g、党参 30 g、生白术 30 g、升麻 15 g、玄参 30 g、知母 30 g、枸杞子 15 g、巴戟天 12 g、蒸首乌 20 g、火麻仁 30 g、番泻叶 6 g。3 剂，每日 1 剂，水煎早晚各服 1 次。

1982 年 3 月 2 日：前天未大便前，先用开塞露 1 支后，排少量大便 1 次。昨日未用开塞露，排大便 1 次。今天大便 1 次量少。脉微数，舌质少红、白苔不厚。今天照 2 月 27 日方加枳壳 30 g。7 剂，每日 1 剂，水煎早晚各服 1 次。

1982 年 3 月 19 日：患者 7 天来月经来潮，大便通畅质软。行指诊检查：直肠环仍为环状狭窄，但硬度略有改善。脉虚数无力，舌尖红、苔黄厚腻。

第二阶段：稳定。

1982 年 3 月 22 日：服上药病情稳定，每日大便 1 次，便质不干也不太稀。遵上方去枳壳，即黄芪 50 g、党参 30 g、枸杞子 15 g、赤芍 15 g、生白术 50 g、陈皮 10 g、甘草 6 g。3 剂，每日 1 剂，水煎早晚各服 1 次。

1982 年 3 月 25 日至 4 月 6 日：在此期间复诊 3 次，除遵上方治疗，同时让患者用食指指扩狭窄直肠环。精神好转有力，饮食增加，大便每日 1~2 次，从软便至每日 1 次成形便。脉象从脉数有力转为脉缓有力，舌尖红、苔黄腻转变为白苔。经上治疗后病情十分稳定。

第三阶段：康复。

1982 年 4 月 7 日至 7 月 8 日：在此期间仍遵上方。黄芪 50 g、党参 30 g、枸杞子 15 g、赤芍 15 g、生白术 50 g、陈皮 10 g、甘草 6 g。每天 1 剂，水煎早晚各服 1 次。坚持让患者用食指指扩狭窄直肠环。到 6 月 25 日共服以上中药 50 剂。除 5 月 1 日大便连续带血 13 d 外，一直保持每日 1 次，排便也不感困难，至今情况很好。其中从山东到开封 3 d 没有大便，当到开封后大便顺利排出，未见便血，至今无异常。脉缓有力，舌质淡红、苔薄白。

肠镜检查：顺利进入 20 cm 见肠黏膜充血发红，13 cm 水肿充血，11 cm 后部有一线

状溃疡 0.6 cm，带血，9 cm 后部有 2 处小溃疡分别为 0.2 cm×0.2 cm 和 0.15 cm×0.15 cm，齿线上 2 点、4 点、7 点、10 点处血管团状隆起，色紫红，肛外有 2 个赘生物。指诊检查：直肠环已不狭窄，直肠壶腹已同常人。除直肠环左后部稍有硬感，其余直肠环功能完全康复。

第四阶段：巩固。

由于直肠环已不狭窄，故排便困难随之康复，可谓解除了患者主要痛苦，但溃疡性结肠炎还需进一步巩固治疗。遵循 3 月 22 日处方，即黄芪 50 g、党参 30 g、枸杞子 15 g、赤芍 15 g、生白术 50 g、陈皮 10 g、甘草 6 g，加赤石脂 20 g。取 6 剂，共为细面，炼蜜为丸。每丸含中药 2 g，每次服 1~2 丸，日服 3 次。

第五阶段：报喜。

1983 年 10 月 1 日：其姐说，上次配制的丸药服完，大便成形通畅，一切症状消失，病已痊愈，特表感谢。

愈后反思：若直肠环狭窄，采取手术方法后果如何？

第二十三章　中医药治疗炎症性肠病显优势

第一节　炎症性肠病辨证论治

一、脾虚湿盛型

本证型见于非特异性慢性结肠炎早期，也见于本病从急性期转入慢性期时。患者脾胃虚弱，形体虚胖，或不善运动。

症：形体虚弱，大便稀溏，食少纳差，或身困乏力，或腹泻，大便脓血，或黏液多，小腹隐痛，腹胀，或下坠，或下肢浮肿，大便不利。脉沉弱无力，舌苔淡红、苔薄白或微黄。

治：健脾祛湿。

方：健脾祛湿汤。

药：炒白术 5~15 g，车前子（包）15~25 g，云苓 10~30 g，山药 10~30 g，薏苡仁 10~30 g，甘草 5~15 g。

加减：血虚，加龙眼肉、阿胶、当归、熟地黄；温中，加吴茱萸、高良姜、丁香；止呕，加竹茹、半夏、生姜；中气不足，加黄芪、党参、柴胡、升麻、枳壳；失眠多梦、大便带血，配服归脾丸；黏液血便，加椿根白皮炭、仙鹤草、血余炭等；增强机体抗病能力，加益寿乐胶囊，每次服 2~4 粒，每日 3 次；若并发胃炎，可单服或配服清敛口服液，每次 1~2 支，每日 3 次，生姜水送服；阳虚加制附片、肉桂、鹿茸等；回阳固脱，加人参、制附子。

制用法：水煎浓缩，早晚各服 1 次，或少量多次频服。亦可用 30~50 mL 保留灌肠，或选用清消灌肠剂，每日 2 次，每次 2 支，加温保留灌肠。

注意事项：①本证用药最忌苦寒伤胃、伐肠，加重病情。健脾有祛湿之能，祛湿有助健脾之用。②本证常与其他证型相兼发生，治随其偏、视其兼而治之。③身体虚衰，元气亏损，阳脱者急救之。④小儿先天脏腑未全，后天素体娇嫩，胃肠功能较弱。肠道疾病多样，必须详细诊治鉴别。

二、肾虚肝郁型

在炎症性肠病中，本证型见于慢性结肠炎初发期和慢性期。多见于情志不舒，心情烦躁，劳倦内伤者，当以补肾调肝为正治之法矣。

症：腰膝酸软，郁闷心烦，大便稀溏兼便干，黏液常兼见，遗精或早泄（或月经不调），腹痛或胀满，喜暖，常喜按。脉沉或细数，舌淡苔白。

治：补肾调肝。

方：补肾和肝饮。

药：补骨脂 10~20 g，山萸肉 10~20 g，菟丝子 10~20 g，怀地黄 10~30 g，柴胡 10~20 g，芍药 10~30 g，肉桂 5~15 g，炙甘草 5~15 g。

加减：大便稀溏或黏液便，加牡蛎、石榴皮、诃子、五倍子；畏寒怕凉，加制附子、肉桂、鹿茸；脾胃虚弱，加炒白术、怀山药。

制用法：参考“脾虚湿盛型”。

注意事项：久病、慢性病易伤肝肾，本证易与其他证型相兼，治当辨通。

三、阴虚潮热型

在炎症性肠病中，本证型见于慢性结肠炎阴虚体质和久病伤阴者。

症：形体瘦弱，手足心发热，时觉心烦，饮食减少，少腹隐痛，大便稀溏，或有黏液，下肢酸软，肾虚遗精，或月经量少，盗汗。脉象细数，舌红少苔。

治：养阴清热。

方：养阴清热汤。

药：秦艽 30 g，炙鳖甲 10~20 g（另包），地骨皮 10~20 g，银柴胡 10~20 g，青蒿 10~20 g，怀地黄 10~20 g。

加减：心烦易怒，加栀子、百合、淡豆豉；心悸失眠，加西洋参、麦冬、玉竹、酸枣仁；面部潮热发红，加牡丹皮、生地黄；口干少津，加沙参、天冬、麦冬、石斛；遗精早泄加桑寄生、龟板、山萸肉、枸杞子。

制用法：同“脾虚湿盛型”。亦可用清敛灌肠剂，每日 2 次，每次 2 支，加温后保留灌肠。

注意事项：①本证在慢性结肠炎发病和治疗过程中，可由其他证型转变而来，当随其变而治之。②肺结核、肠结核均属结核杆菌感染，属传染性疾病，应注意鉴别，不可混同。

四、血瘀脉伤（出血）型

本证型见于炎症性肠病发生糜烂、溃疡、出血、黏液便者等。血瘀，为血脉瘀滞不畅通所致，与外邪入侵和气血运行障碍有关；脉伤有脉郁，出血、溢血，轻重不同。治当化瘀止血，如治疗不当，则后果严重。治血瘀脉伤（出血），不仅要注意经脉，还需治疗络脉。

症：精神不振，面色晦暗，腹痛时作，黏液血便，或颜色紫暗，或晦暗不鲜，肛门坠胀，大便不利。脉虚数或涩，舌质淡，或有瘀点或暗红。

治：化瘀止血。

方：化瘀止血汤。

药：三七粉 3~9 g（冲），仙鹤草 10~30 g，荆芥炭 10~30 g，赤石脂 10~30 g，白及 10~30 g。

加减：气血不足，加黄芪、人参、熟地黄；活血化瘀加红花、桃仁；便血加槐花炭、地榆炭、侧柏叶炭；黏液血便或大便次数增多加乌梅肉、石榴皮、赤石脂；下痢纯血加生地黄、玄参、鸦胆子；少腹疼痛加木香，白芍；血瘀疼痛加五灵脂、蒲黄等。

制用法：同"脾虚湿盛型"。

注意事项：①本型常与热毒湿盛型兼见，使病情加重，自当兼施。②慢性消耗性失血当补血、补气、止血或祛瘀止血。注意调理脾胃，因脾胃为后天之本，脾胃健不乏生血之源。若出血量多，贫血严重，实感服药生血缓慢，或伴低蛋白者，可速配合输血、输蛋白。

对于外伤出血，应立止即愈；出血日久，反复不止者，多有血瘀，当祛瘀方可血止。炎症性肠病便血，当祛瘀止血，即便有新出血处，也应祛瘀和止血两法合用。

五、热毒湿盛型

本证型见于炎症性肠病中急性发作期和溃疡性结肠炎和克罗恩病发生糜烂、溃疡、出血、黏液、白色伪膜（常合并细菌感染）者等。

症：发热恶寒，饮食减少，少腹疼痛，里急后重，大便脓血，便次增多。脉数有力或滑数，舌质红、苔微黄或黄腻。

治：清热祛湿。

方：葛根芩连苦参汤。

药：葛根 10~20 g，黄芩 15~30 g，黄连 5~15 g，苦参 10~30 g，甘草 5~15 g。

加减：高热口渴，加生石膏、知母、天花粉；湿热内盛，加马齿苋、败酱草、薏苡仁、车前子；清热解毒，加金银花、蒲公英、紫花地丁；凉血解毒，加水牛角、生地黄、牡丹皮、栀子、玄参；里急后重，加大黄、木香、炒山楂、槟榔；大便血多，加仙鹤草、地榆、血余炭、三七粉；腹痛，加白芍、延胡索、木香；腹胀，加厚朴、枳壳、大腹皮、砂仁；失眠多梦，加酸枣仁、黄精；大便稀溏，加五倍子、金樱子、诃子肉；恶心呕吐，加陈皮、生姜、竹茹；口吐涎沫，加半夏、粟米。

制用法：同"脾虚湿盛型"。

注意事项：①本型热毒盛，切忌固涩，郁毒为患。②本型热毒盛，郁久热盛肉腐，呈现溃烂出血，故应与血瘀出血型相兼为治。③炎症性肠病属非特异性，本证型若合并细菌感染，可以使用抗生素，一旦感染控制，立即停用。④急性重症时，不宜做清洁灌肠检查或 X 线钡餐透视，以免加重病情和造成不良后果。

六、气血两虚型

本证型见于炎症性肠病中溃疡性结肠炎和克罗恩病发生糜烂、溃疡、出血、黏液

和急性失血之后及慢性结肠炎反复发作贫血者。

症：形体消瘦，面色萎黄或苍白，精神困倦或萎靡不振，言语少力，大便次数增多，大便量少，大便稀溏，或黏液血便，少腹疼痛，下坠欲便。脉虚数，或沉细无力，或芤，舌质淡、苔白。

治：益气养血。

方：益气养血汤。

药：黄芪 10~30 g，鸡血藤 10~30 g，当归 5~15 g，人参 5~15 g，阿胶珠 5~15 g，熟地黄 10~10 g，炙甘草 5~15 g。

加减：脾虚有湿加炒白术、茯苓、白扁豆；中气下陷，配服补中益气丸；气血亏损，可配服十全大补丸等。

制用法：同“脾虚湿盛型”。亦可用清敛灌肠剂，每次 2 支，每日 2 次，加温后保留灌肠。

注意事项：①应注意辨别偏于气虚或偏于血虚，随其虚而补益之。②气为血之帅，血为气之母，气行则血行，气滞则血瘀。补气勿忘补血，补血勿忘补气，气滞勿忘活血。③补益法也应因势利导，勿忘虚不受补之戒。④如何对待虚不受补呢？《医医病书·俗传虚不受补论》曰：“俗传虚不受补便束手无策，以为可告无愧。盖曰非我之不会补，彼不受也。不知虚不受补之症有三：一者湿热盘踞中焦，二者肝木横穿土位，三者前医误用呆腻闭塞胃气、苦寒伤残胃阳等弊。湿热者，宣化其湿而即受补。肝木横者，宣肝络使不克土，即受补。误伤胃气者，先和胃气，即受补矣。和胃有阴阳之别、寒热之分，胃阳受伤，和以橘皮、半夏之类，胃阴受伤，和以鲜果汁、甘凉药品之类。随症类推，唯胃气绝者不受补，则不可救矣。”

七、脾虚肾亏证型

本证型见于炎症性肠病中反复发作，或未能重视治疗，拖延时间，久治不效者，尤其是溃疡性结肠炎和克罗恩病发生糜烂、溃疡、出血，终致呈现脾虚肾亏。

症：畏寒怕冷，腰膝酸软，腹痛喜暖，食少纳差，或腹胀肠鸣，五更泄泻，便次多，完谷不化，或大便呈血水样，或便秘与腹泻交替。脉沉细无力，舌质淡，苔白或滑。

治：温中壮阳。

方：温中壮阳汤。

药：人参 5~10 g（或用党参 15~30 g），吴茱萸 3~6 g，炒白术 10~20 g，山药 10~20 g，制附子 3~6 g，炮姜 3~15 g，甘草 6~15 g。

加减：腹部喜暖怕凉，加高良姜、肉桂；腰酸腿痛，加补骨脂、桂枝、木瓜、牛膝、杜仲；大便脓血，加血余炭、椿根白皮炭、白及、赤石脂；阳痿早泄，加仙茅、菟丝子、阳起石；少腹冷痛，加川芎、乌药、肉桂、艾叶。

制用法：水煎浓缩，早晚各服 1 次，或少量多次频服。亦可用 30~50 mL 保留灌肠，或选用清敛灌肠剂，每日 2 次，每次 2 支，加温后保留灌肠。

注意事项：①忌食生冷和有刺激性食品。②注意防寒保暖。有的患者每感寒冷可致腹泻腹痛，或病情反复。③勿滥用抗生素。

八、毒积瘤生证型

本证型多见于炎症性肠病中溃疡性结肠炎和克罗恩病患者病情日久或长期使用激素者。炎症性肠病未认真治疗，时轻时重，反复发作，致肠腑功能失调，气血运行障碍，湿热、痰浊、瘀血等毒积成瘤。

症：患病日久，身体虚弱，四肢酸困乏力，食少腹胀，大便脓血，少腹隐痛，或伴里急后重，肛门潮湿，或时有大便失禁。心悸头晕，脉虚大无力，舌质淡或紫暗，舌苔厚腐。

治：益气养血，散积消瘤。

方：补益散积汤。

药：黄芪 30~60 g，人参 10~15 g（或用党参 20~50 g），白花蛇舌草 15~30 g，薏苡仁 15~30 g，乌梅 10~20 g，僵蚕 10~20 g，三棱 10~20 g，莪术 10~20 g，仙鹤草20~40 g，甘草 10~20 g。

加减：化瘀止血，加三七粉、贯众炭；温中止血，加炮姜炭、血余炭；湿热便血加马齿苋、白头翁、鸦胆子；咽喉食管热痛，加冬凌草、威灵仙；少腹疼痛，加小茴香、延胡索；解毒软坚，加白及、皂角刺；化瘀散结，加地龙、水蛭；活血化瘀止痛，加川芎、姜黄、赤芍、桃仁；热毒内结，加蒲公英、大黄；温养胃气，加荜茇、砂仁、肉豆蔻；温阳，加鹿茸、肉桂；水湿内停，加茯苓、车前子；收敛止泻，加儿茶、赤石脂。

制用法：水煎浓缩，早晚各服 1 次，或少量多次频服。亦可用 30~50 mL 保留灌肠，或选用清敛灌肠剂，每日 2 次，每次 2 支，加温后保留灌肠。

注意事项：在治疗过程中要告诉患者，始终保持良好的心态，必须注意环境和饮食卫生，不食霉烂变质、辛辣刺激（如辣椒、酒）、生冷（如生瓜梨枣）、油腻和奶制食品等。切勿感受寒冷、情绪激动、过于劳累，或滥用抗生素和激素等，否则会使病情加重，造成复发等。

以上八个证型在实际临床工作中可单独出现，也可相兼发生，因此必须抓住主证型和相兼证型灵活辨识，可使一法变成多法。必要时，可参考十二证治法和十二证治变法，可以应对疾病的“千变万化”而取得更好的效果。其加减方法和注意事项，不同证型可以互参互用，从而取得更好的效果。

第二节　顽固性炎症性肠病辨证论治法

炎症性肠病中曾使用激素，并产生激素依赖和激素对抗而得不到康复，并反复发作者，称顽固（也称难治）性炎症性肠病。

顽固性炎症性肠病是现代病名，属中医学中五更泄、休息痢、下利、脓血痢、痢疾等范畴。

一、顽固性炎症性肠病病因病机

先天脏腑本虚，后天情志内伤，饮食不节，毒邪内侵（含环境因素），或治疗不当，致气机不畅，脏腑失和，郁久化热，湿热交蒸，肉腐溃烂，或脾虚湿盛，身困水肿，或久伤肝肾，或气血不荣，用激素依赖、对抗，而成顽疾。

二、顽固性炎症性肠病的诊断依据

1. 典型的临床表现　腹泻与黏液血便（腹泻与便秘交替），便秘，腹痛腹胀，身困乏力，发热消瘦，甚至贫血等。

2. 明确的治疗病史　曾使用激素，并产生激素依赖、激素对抗，得不到康复，并反复发作。

3. 内窥镜检查（含胶囊镜）　黏膜损害从下向上，溃疡性结肠炎多呈连续性，表面有充血、水肿、糜烂、出血、溃疡和脓血性分泌物或岛状炎症息肉。常累及直肠、乙状结肠、降结肠、横结肠乃至波及全结肠的肠黏膜。克罗恩病可从口腔波及肛门黏膜，还可侵犯黏膜下、肌层和浆膜层发炎。

4. 不典型病例采取活检　急性期见黏膜毛细血管充血或出血，炎细胞（淋巴细胞、浆细胞和嗜酸性粒细胞）浸润，隐窝脓肿和杯状细胞减少，是溃疡性结肠炎重要特征。病变修复期有腺上皮增生。慢性期有腺上皮萎缩，肌层受侵、萎缩等及克罗恩病病理表现。

5. X 线结肠气钡双重造影　结肠袋消失，肠管缩短，或呈管状外观，复发性溃疡可伴有假性息肉。

符合以上前 3 条即可确诊。凡临床表现不典型病例采取活检或结肠气钡双重造影符合者，也可诊断为本病，但必须同时也符合第 2 条。

三、顽固性炎症性肠病辨证治疗五阶段

五阶段如下。

第一，纠偏：15 天至 3 个月以上。第二，难治攻关：3 个月至半年以上。第三，稳定治疗：半年至 1 年以上。第四，康复：临床症状消失或基本消失。第五，治愈：临床症状消失，肠镜检查正常。

四、辨证论治大法

顽固性炎症性肠病必须在整体思维指导下，在五诊（望、闻、问、切、验）和腹诊的基础上进行辨证论治。结合临床实际，并以先天肾脏本虚和后天脾、胃及肺、肠功能失常，五脏六腑等表现为依据，提出以下三大法，作为临床辨证论治时的参考。

（一）固肾除病法

固先天之本，提高机体抗御能力以除邪，此法称固肾除病法。

1. 温阳固本法

主症：形体畏寒，面色苍白，口淡不渴，蜷卧嗜睡，四肢发凉，喜热自汗，大便溏或便脓血，少腹疼痛，舌质淡、苔白，脉微无力。

自拟方：相火汤。制附片10 g，肉桂6 g，怀地黄10 g，山萸肉10 g，女贞子15 g，山药15 g，牡丹皮10 g，玉竹15 g。水煎早晚各服1次。

代表方剂：金匮肾气丸。

常用药物：鹿茸、紫河车、骨碎补、补骨脂、冬虫夏草、淫羊藿、仙茅、巴戟天、狗脊、杜仲、续断、益智仁、海狗肾、肉苁蓉等。

2. 滋阴固本法

主症：形体消瘦，骨蒸潮热，腰膝酸软，梦遗滑精，或月经量少，耳聋耳鸣，口燥咽干，心烦盗汗，舌红少苔，脉象细数。

自拟方：滋阴降火汤。生地黄10~20 g，山萸肉10 g，山药15 g，玉竹15 g，女贞子15 g，牡丹皮10 g。水煎服。

代表方剂：左归饮、知柏地黄丸、大补阴丸、清骨散、青蒿鳖甲汤。

常用药物：沙参、天冬、麦冬、百合、石斛、玉竹、旱莲草、桑寄生、龟板、鳖甲、女贞子、西洋参、胡麻仁。

（二）益脾（胃）除病法

以益后天脾胃之本和提高机体抗御能力、祛除病痛为思路的治疗大法，称益脾（胃）除病法。

1. 健脾和胃法

主症：脾胃不和，身困乏力，饮食减少，腹胀膨满，呕吐恶心，舌苔白腻，脉象沉弱。

自拟方：健脾和胃饮。白术10 g，厚朴10 g，陈皮6 g，山药10 g，砂仁6 g，神曲12 g，麦芽15 g，鸡内金12 g。水煎服。

代表方剂：参苓白术散。

常用药物：苍术、厚朴、砂仁、鸡内金、麦芽、白术、扁豆。

2. 温脾暖胃法

主症：四肢不温，畏寒喜暖，口不渴饮，呕吐食少，腹痛便溏，小便清长，苔白或白滑，脉沉迟。

自拟方：温中汤。吴茱萸3~10 g，白术10~15 g，干姜3~6 g，甘草6~10 g。水煎服。

代表方剂：小建中汤。

常用药物：附子、肉桂、吴茱萸、川椒、丁香、高良姜、小茴香、荜茇、艾叶、细辛、干姜、薤白。

（三）调理肺肠法

以调理肺的宣发、肃降和肠腑传化功能紊乱，达阴阳平衡，提高机体抗御能力为思路的治疗大法，称调理肺肠法。

1. 调肺固肠法

主症：素体虚弱，易患外感，便秘与腹泻交替，伴脓血样分泌物，脉沉弱无力，舌质暗红，苔白腐。

自拟方：调肺固肠汤。黄芪 15~30 g，防风 10~25 g，白术 10~40 g，荷叶 15~30 g，乌梅 10~30 g，甘草 10~30 g。水煎服。

代表方剂：玉屏风散。

常用药物：荷叶、紫苏叶、荆芥、陈皮、黄芩、穿心莲、鱼腥草。

2. 固肠理肺法

主症：精神不支，形体消瘦，少气懒言，久治不效，大便泄泻，脉象细微，舌淡苔白。

自拟方：固肠理肺饮。人参 6~15 g，黄芪 15~30 g，白术 6~15 g，陈皮 6~15 g，木香 6~12 g，升麻 6~15 g，柴胡 6~15 g，肉桂 3~6 g，补骨脂 10~25 g，甘草 15~30 g。水煎服。

代表方剂：真人养脏汤。

常用药物：乌梅、五倍子、干姜、细辛、党参。

3. 肺肠热盛法

主症：发热恶寒，饮食减少，少腹疼痛，里急后重，大便脓血，便次增多或肺热咳嗽，脉数有力或滑数，舌质红，苔微黄或黄腻。

自拟方：葛根芩连苦参汤（清热祛湿）。葛根 10~20 g，黄芩 15~30 g，黄连 5~15 g、苦参 10~30 g，甘草 5~15 g。水煎服。

代表方剂：清营汤。

常用药物：金银花、蒲公英、板蓝根、石韦、生石膏、白花蛇舌草。

五、总结

瞻前顾后调肺肠，抗御扶正兼相当，新旧理药必结合，巧用七法出妙方。

治顽固性炎症性肠病活用七法如下。

第一法：正虚者（稳定期），当先扶正。

第二法：邪盛正不虚者，先攻后补。

第三法：正邪相当者，扶正去邪，或攻补兼施。

第四法：久治无效，可试攻法（无实者不可攻）。

第五法：正虚难攻者，先扶其正。

第六法：正复久治不愈者，可攻之。

第七法：灵活运用十二证治法和十二证治法变法，可应对顽固性炎症性肠病的多种肠外表现和合并病。

第三节　炎症性肠病并心脑血管疾病的治疗经验

炎症性肠病之所以被称为全身疑难性疾病，是因为溃疡性结肠炎病变主要发生在大肠，而克罗恩病从口腔至肛门都可以发生，二者同时都还可以引起人体多个系统发病，被称为肠外表现。炎症性肠病常可并发心脑血管疾病，使病情更加复杂，治疗难上加难。曾有一位男性溃疡性结肠炎患者，为治此病已花费10万余元而未果。另有一女性患者患克罗恩病5年，已花费50万余元，已产生激素依赖而合并多处肠瘘。这种疑难病不仅使大肠局部产生病变，而且伤害其他不同部位，出现肠外症状和病理损害，犹如“一石激起千层浪”。

炎症性肠病并心脑血管疾病如心肌缺血、心肌梗死、心律不齐和高血压、脑血管痉挛、脑梗死、脑中风后遗症属中医学胸痹、心痛、心悸、头痛、眩晕等范畴。

由于患者的正气盛衰，病邪毒力大小，伤害的范围、深浅程度，所波及的脏腑，就医用药情况，并发症等不同，临床表现各异，因此在辨证论治时不仅要注意局部，而且要看到整体。

一、炎症性肠病并心脑血管疾病的病因病机

炎症性肠病并心脑血管疾病的病因病机是肾脏本虚，情志内伤，饮食不节（洁），毒邪内侵，下焦肠腑失和，或气机不畅，经脉失养，血脉凝泣，伤及上焦心神（脑），使病证更加复杂多变。

二、辨证论治

（一）心脾肠虚

本证见于炎症性肠病早期及急性期转入慢性期，或同时伴心悸、胸闷者。

症：身困乏力，形体虚弱，食少纳差，大便稀溏，或腹泻，或黏液多，带血少，或小腹隐痛，腹胀，或下坠，伴心悸、眩晕、失眠、健忘，脉沉弱无力，或涩，或结，舌质淡红、苔薄白或微黄。

治：健脾理湿，安神补脑。

方：健脾安神汤。

药：黄芪12~30 g，丹参10~35 g，白术6~15 g，山药10~30 g，薏苡仁15~30 g，茯神10~30 g，车前子15~30 g，桂枝6~15 g，玉竹6~15 g，吴茱萸6~10 g，炒山楂10~20 g，炙甘草6~15 g。

加减：心悸胸闷，加炒山楂；阳虚，加制附片、肉桂、干姜、鹿茸；血虚，加龙眼、阿胶、当归、熟地黄；温中止呕加姜竹茹、高良姜、丁香、吴茱萸；中气不足、下坠，加党参、柴胡、升麻、枳壳、重用黄芪；失眠多梦，加夜交藤、酸枣仁、龙骨；机体抵抗力（免疫力）降低，加益寿乐胶囊，每次2~4粒，每日3次。

制用法：水煎浓缩，早晚各服1次，或少量多次频服。亦可用30~50 mL保留灌肠，或选用清消灌肠剂，每日2次，每次2支，加温保留灌肠。

注意事项：①保持良好心态，学会解除烦恼心事，快乐过好每一天。②注意饮食卫生，避免生冷伤胃、伐肠。③注意保暖，不做“力不从心”的事，加强锻炼。

（二）心肾肠虚

本证见于炎症性肠病中情志不舒，心悸烦躁，劳倦内伤，心肾虚亏者。

症：精神不振，面色晦暗或苍白，心悸不安，失眠多梦，食少，喜热饮，腹痛或腹满，喜暖又喜按。大便多晨泻，或稀溏兼便干，或带黏液血便，大便次数多。脉沉或细数，或结代，舌淡苔白。

治：补心肾，益肠腑。

方：补脏养肠汤。

药：黄芪 15~30 g，人参 10~15 g，苦参 6~15 g，丹参 15~30 g，菟丝子 10~20 g，枸杞子 10~30 g，白术 6~15 g，山药 10~30 g，桂枝 4~10 g，五味子 6~15 g，儿茶6~10 g，甘草 6~30 g。

加减：胸闷时痛，加瓜蒌、薤白；抗心律失常，加钩藤、莲子心、黄连、山豆根、虎杖、木防己；大便秘结，加肉苁蓉、柏子仁；腹胀，加厚朴、枳壳、大腹皮、莱菔子。大便稀溏，加冬瓜子、赤石脂、禹余粮；大便带血，加仙鹤草、地榆炭、石榴皮、五倍子、槐花炭、地榆炭、侧柏叶炭。

制用法：水煎浓缩，早晚各服 1 次，或少量多次频服。亦可用 30~50 mL 保留灌肠，或选用清消灌肠剂，每日 2 次，每次 2 支，加温保留灌肠。

注意事项：①情绪不稳定，常常是诱发因素。②不吃辛辣、刺激性食物。③注意休息，切勿过劳。

（三）心肾阴虚

本证见于阴虚体质和久病伤阴，致心肾阴虚者。心肾相交则安然，心肾不交则病生。

症：大便溏或黏液血便，腹部隐痛，眩晕或头痛，心烦易怒，潮热盗汗，腰膝酸软，或梦遗滑精，或月经量少，舌红少苔，脉细数。

治：滋阴益肠。

方：滋阴益肠汤。

药：秦艽 10~15 g，炙鳖甲 10~20 g，银柴胡 10~15 g，地骨皮 10~15 g，白术 10~15 g，山萸肉 10~30 g，山药 15 g，茯神 15~30 g，玉竹 15 g，益母草 15~30 g，仙鹤草 15~30 g，甘草 6~10 g。

加减：头痛加羌活、川芎、白芷、藁本、枸杞子、菊花；潮热加青蒿、黄柏、知母；盗汗加麻黄根、冬桑叶、生牡蛎。腰膝酸软加续断、桑寄生、狗脊。滋阴加沙参、天冬、麦冬、百合、石斛。抗痨加百部、黄芩、黄连等；胸痹加瓜蒌、薤白。

制用法：水煎，早晚各服 1 次。或用消治露 2 号，每日 2 次，每次 2 支，加温后保留灌肠。

注意事项：①注意保暖。②忌食生冷。③心与肾关系密切，多相依为患，当相依为治。

（四）气滞血瘀

本证见于气血运行不畅体质，特别是久患心病，心脉瘀滞不通者尤其多见。

症：精神不振，面色晦暗，腹痛时作，或黏液血便（含息肉、不典型增生所致），或颜色紫暗，或肛门坠胀，大便不利。心病则心悸、心痛、胸闷、气短、善太息。脑病则头痛、头晕、颈项强痛，脉虚数或涩，或结代，舌质淡，或紫暗，或有瘀点等。

治：通脉复肠。

方：通脉复肠汤。

药：黄芪 15~30 g，丹参 15~30 g，白术 6~15 g，三七参粉 3~5 g（冲），川芎6~15 g，仙鹤草 15~20 g，生山楂 10~15 g，白及 10~25 g，赤石脂 15~30 g，椿根白皮炭 15~30 g，甘草 6~10 g。

加减：活血通脉，加桃仁、川芎、益母草、泽兰、红花、水蛭；化瘀散积，加泽兰、桃仁、炮山甲、山楂、乌梅、僵虫、白及、皂角刺；胸腹痛，加五灵脂、蒲黄、川楝子、制乳香、制没药、延胡索、檀香。黏液血便或大便次数增多，加乌梅、石榴皮、地榆炭；下痢纯血，加生地黄、玄参、鸦胆子；血虚，加黄精、当归、阿胶、旱莲草；气虚，重用黄芪加党参、茯苓、山药；头项强痛，加葛根、天麻、白芷；调血脂，加首乌、蒲黄、大黄、山楂、灵芝、虎杖、决明子、泽泻、月见草子等；阳虚，加骨碎补、补骨脂、淫阳藿、鹿茸；阴虚，加西洋参、生地黄、地骨皮、白薇；降压，加槐米、鬼针草、杜仲、怀牛膝；抗心肌缺血加川芎、三七、红花、益母草、银杏叶、葛根、延胡索、麝香，重用丹参；安神醒脑，加麝香、冰片、苏合香、牛黄、安息香，也可选用安宫牛黄丸、至宝丹、牛黄清心丸等。

制用法：水煎，早晚各服 1 次。或用消治露，每日 2 次，每次 2 支，加温后保留灌肠。便血加三七粉、云南白药等。

注意事项：心者，君主之官也。心病有心悸、胸痹、真心痛等，而因心病引起疼痛者，切不可小视。

（五）毒热入肠伤心

炎症性肠病，病位在腹中肠内，属里。其黏膜层又是肠管表面故属表，若毒邪化热入里，可深达浆膜层，甚至肠穿孔进入腹腔，引起多种变化。

症：发热或发热恶寒，汗出，饮食减少，腹痛，大便脓血，里急后重，便次增多。伴心神不宁，头晕时痛，脉数或滑数，或芤或迟或结，舌质红、苔薄黄或黄腻。白细胞增多，中性粒细胞增多。

治：解毒祛湿，清心安神。

方：清毒宁心汤。

药：西洋参（另煎）10~15 g，柴胡 10~15 g，黄芩 15~30 g，葛根 15~30 g，金银花 20~30 g，连翘 10~20 g，白头翁 20~30 g，黄连 6~15 g，玉竹 10~15 g，山楂 10~25 g，山药 15~30 g，甘草 6~12 g。

加减：寒热往来，重用柴胡、黄芩；高热口渴，加生石膏、知母；湿热内盛加马齿苋、薏苡仁、车前子、败酱草；凉血解毒，加生地黄、牡丹皮、栀子、玄参；益气养血，加黄芪、人参、白术、阿胶、当归、鹿角胶；里急后重，加炒山楂、大黄、木香、槟榔；心腹痛，加檀香、五灵脂、蒲黄、白芍、延胡索、木香。

制用法：水煎，早晚服或频服，或用消治露，每日 2 次，每次 2 支，加温后保留灌肠。亦可加血竭粉、三七粉等保留灌肠。

注意事项：① 本证为毒热入肠伤心，多见于炎症性肠病急性期或重症期，毒热入内损肠伤心，甚至波及其他脏腑组织，必须严密观察。②有经验的医生，对有些病，可

独施一法，即可明确诊断，但常常需要多法结合，或五诊合参，切忌粗心大意。

（六）脾肾阳虚

本证见于炎症性肠病并心脑血管病属脾肾阳虚者。

症：精神不振，面色晦暗，畏寒怕冷，食少、喜热饮，腹痛或腹满，喜暖又喜按，大便多晨泻，心悸头晕，或胸闷疼痛伴气短。脉沉或细数，迟涩结代见，舌淡、苔白滑。

治：温阳，通脉，养血。

方：补阳还少汤。

药：鹿茸 1~2 g（另煎），丹参 15~30 g，苦参 10~15 g，补骨脂 10~20 g，骨碎补 10~20 g，制附片 6~15 g，肉桂 3~10 g，细辛 6~15 g，甘草 3~6 g。

加减法：益气健脾，加黄芪、党参、白术、山药、黄精；补脾渗湿，加茯苓、薏苡仁、车前子、赤小豆；养阴，加女贞子、玉竹、炙鳖甲、旱莲草、炙龟板、桑寄生、麦冬；补阳，加淫阳藿、菟丝子、冬虫夏草、杜仲、紫河车、益智仁；涩肠止血加肉豆蔻、石榴皮、五倍子；补血，加当归、熟地黄、鸡血藤、阿胶、何首乌、龙眼肉；大便秘结，加白芍、白术，或加草决明、肉苁蓉、郁李仁；畏寒怕冷重，可重用制附片、肉桂等。

制用法：水煎，早晚服或频服，也可配用保留灌肠。

注意事项：①脾肾阳虚者，多有畏寒怕冷症状，无论春夏秋冬应注意保暖，即便手足受冷，也可引起腹泻或大便变稀。②避免进食生冷、油腻食品，否则可致腹痛、腹泻。③要劳逸结合，勿劳倦内伤。

以上六种病证，在实际临床工作中，可单独出现也可相兼发生，因此必须根据患者实际情况抓住主证和兼证灵活辨证。

第二十四章　王瑞麟主辅保抗组方用药法

一、主、辅、保、抗的含义

1. 主（药）　是针对当前主病证（矛盾的主要方面）的用药。

2. 辅（药）　是辅助主药发挥对主病证强有力的治疗功能的药物，同时做到三“能”二“防止”一“治兼症”。

（1）能增强主药作用的（相须）药物。

（2）能提高主药功效，辅助主药消除、减轻主药中的毒副作用（相使、相杀、相畏）。

（3）能辅助主药，避免消除降低主药功效（相恶、相反）。

（4）防止产生抗药性。

（5）防止产生毒副作用。

（6）治兼症。一般情况下每一味中药并非只有一种功效。一味中药（单方）具有“一专多能”的作用，故有人称其为“小复方”。这样充分发挥每一味药的药理作用，多味药组合，协同达到治主病证、辅主药、治兼症之目的。

3. 保（药）　当确立主、辅药的同时，还必须想到选择保胃、保肝、保肾等。

（1）保胃，即保胃气。有胃气者生，无胃气则亡。有一分胃气，则有一分生机。保住胃气就保住生命。

（2）保肝。肝为五脏之一，肝为解毒、排毒重要之地，治疗用药当注意护肝、保肝，否则致肝损伤者有之。肝不保后果严重。

（3）保肾。肾为先天之本，后天之源，也是排毒重要出路。肾不保其害无穷。

4. 抗（药）　抗衰老的药。“衰”可以使人老，“老”常常是源于衰。衰，有先天和后天之别，也有早衰和晚衰之不同。抗衰老是组方思维的重要四纲之一。

二、主辅保抗组方用药的优点

（1）主辅保抗组方配伍用药方法，是在传统配伍方法的基础上，将传统中药药理和现代中药药理研究成果相结合的组方配伍用药方法。而且更贴近现代用语，易于理解和运用。

（2）在主辅保抗组方配伍用药方法中，主药和辅药基本保留和涵盖了传统君（主）

臣（辅）佐使中的内容，而且给予了新义。特别是增添了保药和抗药的内容。

(3) 明确提出了保药在组方用药时要做到协助主药发挥效能，协同辅、佐、使药的同时，充分发挥保药自身的职能，即保护胃、肝、肾和心脑等内在脏腑组织功能不受损害。

(4) 强调抗药在组方用药中除协助主药发挥效能，协同辅、佐、使药的同时，充分发挥抗药自身的职能，加强人体抗衰老药物的作用，有利于提高疗效，调动人体生来就有的修复和延缓衰老的功能，促进整体的康复。

三、主辅保抗组方用药法的运用

（一）主药用法

主药是直接针对主病证的用药。用药时要求针对性强。不用辅药就能够解决问题的坚决不用。用一味主药就可以解决问题的，决不多用第二味药。如元气不固，可用独参汤徐徐频饮，有起死回生之效。故曰：独参汤治心衰大显神功；宿便用番泻叶泡茶，饮服即通，但不可久用，要求中病即止。此即主药治急病与大病矣。总之，主药一味取效，全在整体思维，辨证用药准确无误。临证根据需要少则一味，多则二三味等不同。

（二）辅药用法

主药（含用药量）的多少，是依主证决定，配用辅药，则依主药品种、多少不同，配选能增强主药作用、提高主药功效或能消除、减轻主药中的毒副作用的药物，特别避免配入降低、消除主药功效的，甚至产生毒、副作用的药物（相恶、相反药），同时还应注意避免抗药性的产生。这样集中力量、针对主证达到单用主药所不能够达到的治疗目的。

例如，张仲景的《伤寒论》中的芍药甘草汤方，由白芍、炙甘草各四两（12 g）组成，治伤寒脚挛急，两胫拘挛。其解痉、止痛作用非常明显。白芍为主药，甘草为辅药，两药用量相等合用，其效显著。若单用其中任何一味药，均有解痉止痛效果，但不如二者合用。若细分析，白芍酸苦微寒，炙甘草甘温，两者合用，柔肝补脾，益阴养血，缓急止痛。可谓相须、相使，相得益彰。若兼便秘只要增加白芍用量，便秘也随主证缓解或治愈。若便秘更重一些，除可以增加主药，在用量上也应随之增加，如用王氏三二一便秘通：主药用生白术 30 g、生白芍 20 g，辅药用生甘草 10 g，水煎服，即可取得实效。

一名 28 岁女子王某怀孕 1 个月，突然阴道出血，服中药保胎止血，虽出血见好，但在 5 d 后的一个晚上出血较多，就医诊为宫外孕，收入妇科住院，用药 1 d，于第二天夜晚阴道大出血，剖腹行宫外孕手术，术后第 2 天肛门排气，但呕吐频作，甚感痛苦。患者平素身体虚弱，又发生出血，面色淡，言语少力，脉象虚弱，虽用西药甲氧氯普胺等止呕吐，没有效果。根据“急则治标，缓则治本”的原则，先治其呕吐，用主药生姜（6 片）温胃止呕止吐，配辅药红糖（少许）温胃活血，二者合用增强温胃止呕作用，让煎煮后频频服之，服后呕吐即止。

江育仁先生匠心独运，以大黄、肉桂二味，治愈久痢，启迪他人。有位痢疾患者，从盛夏罹疾延至秋凉，虽经医治，下痢仍论不止，赤白黏冻夹杂，量少不爽，腹痛肛坠，不思饮食，纳食药则恶心欲吐，形瘦骨立，体弱难支。脉沉，舌质淡红、苔干而白。先生认为证属中气虚，胃阴耗，脾阳已困，而邪毒积留肠曲，断为“因病致虚，非因虚致病。只用大黄、肉桂二味，用沸水泡浸，取其气味，服后，下宿积脓血便甚畅”，证情逐渐缓解而痊。用药稳而准，少而精。主辅药组方配伍之要也。故效如桴鼓。

张仲景的《伤寒论》和《金匮要略》中用附子的方剂有37个，除8个丸散膏方剂外，其余29个汤剂中有23个方剂都配伍生姜、甘草，另外6个方剂大多也配伍干姜或大黄。实验证明：附子与干姜、甘草同煎后，毒性显著降低。口服四逆汤的毒性较单味附子煎液显著降低，体现了辅药减轻主药毒性的作用；张仲景的芍药甘草汤只两味药，不仅主药与辅药配伍得当，而且具有保胃、保肝的作用。这在现代药理研究中被证实。如有学者研究，以芍药苷与甘草酸合用能阻断刺激膈神经诱发的膈肌痉挛性收缩，也能阻断刺激坐骨神经诱发的腓肠肌痉挛性收缩。并证明二者合用时，芍药苷：甘草酸相当于1：2时协同作用最强。而当芍药苷与甘草酸分别单独给予时，都无神经-肌肉阻断作用。甘草酸或芍甘汤对去极化型神经-肌肉阻断药如琥珀酰胆碱酸有增强作用。此外，研究证明芍药、甘草对多种原因引起的肝损伤均有保护作用，并有抗溃疡、保护胃的作用。

一男性患者患下肢“青蛇毒”病，用制附子、肉桂等以助阳，但要根据阳虚程度选择用量。一般当从小量逐渐加大。为防止附子毒性，根据附子用量大小配用姜（干姜、生姜）、草（生甘草、炙甘草）、蜂蜜等，能消除、减轻主药中的毒副作用，尤其要将附子与姜、草先煎1~2 h再入他药。这位患者属“阳虚气陷，寒凝血瘀”。方中配“制附子40 g为起始量，渐加至200 g无不良反应。……共服药60剂痊愈”。

临床曾见一位患者，用制附片增加量至30 g时未出现不适感，但服到最后一剂时患者将两煎药合作一次服后，出现头昏毒副作用，停药后恢复正常。

钟新山先生曾治其七旬老母，双下肢如冰裹，头冷似戴冰帽，始用独活寄生汤加盐附子25 g，治疗7 d不效。遂每日递加10 g，3周后每日附子量达200 g，肢冷、头冷稍有减轻。改用盐附子300 g，猪蹄1对，炖服，每周1次，每次增加50 g，用至400 g时，其病若失。注：附子过量易致中毒，要在严密观察下逐渐加大剂量。

以上说明组方配伍选用主药，直对主证，即矛盾的主导方面的药物，要求高度准确无误，更要少而精。辅药的选择，涉及“三‘能’二‘防止’一‘治兼症’”，思考范围比较广泛。配伍协调用药，更应深思熟虑，精心组织，充分发挥增效减毒、扶正祛邪目的。

（三）保药用法

保药，贵在保脏腑生机。在选用主、辅药的同时，也要选择具有保胃、保肝、保肾和保心脑不受损害，或有助其生机的药物。特别对慢性病或多病缠于一身者。

“毒药以攻邪，必伤脾胃”，“毒烈之气，倾损中和”，所谓“中和”，即中焦脾胃调和之气。所以应用有毒药物，也常常配伍补益脾胃的药物，以减轻其毒副反应。如十枣汤，在用大戟、芫花、甘遂的同时，以红枣十枚煎汤送服，旨在和缓毒性，保护

中和之气，即保脾胃。医圣张仲景白虎汤中的粳米，小柴胡汤中的生姜、大枣均有保胃和中之意。

（四）抗药用法

组方配伍确立主药、辅药、保药的同时，不要忘记选用抗衰老药，对于慢性、多病缠于一身，或先天不足，后天虚衰的患者尤其必要。人体“正气”有修复和延缓衰老的功能。“正气存内，邪不可干”“邪之所凑，其气必虚”。

主要参考文献

[1] 陈邦贤．中国医学史．北京：商务印书馆，1954.
[2] 梁峻．20 世纪的中国·体育卫生卷．兰州：甘肃人民出版社，2000.
[3] 唐小山．传统药物与国际市场．北京：人民卫生出版社，2003.
[4] 国家中医药管理局《中华本草》编委会（石家庄）．中华本草．上海：上海科学技术出版社，1999.
[5] 李经纬，李志东．中国古代医学史略．石家庄：河北科学技术出版社，1990.
[6] 白寿彝．中国医学史．上海：上海人民出版社，1999.
[7] 汪智．20 世纪的中国·体育卫生卷．兰州：甘肃人民出版社，2000.
[8] 卡斯蒂廖尼．医学史．程之范，译．桂林：广西师范大学出版社，2003.
[9] 钱存训．书于竹帛．上海：上海书店出版社，2006.
[10] 马王堆汉墓帛书整理小组．五十二病方．北京：文物出版社，1979.
[11] 裘沛然．裘沛然选集．上海：上海辞书出版社，2004.
[12] 曹炳章．中国医学大成续编．上海：上海科学技术出版社，2000.
[13] 南通医学院附属医院．激素在治疗和诊断上的运用．南京：江苏人民出版社，1973.
[14] 孙星衍，孙冯翼．神农本草经．北京：商务印书馆，1955.
[15] 袁珂．《山海经》校译．上海：上海古籍出版社，1985.
[16] 喻嘉言．医门法律．上海：上海卫生出版社，1957.
[17] 吴鞠通．增补评注温病条辨．王孟英，评注．上海：上海科学技术出版社，1958.
[18] 李杲．脾胃论．北京：人民卫生出版社，1957.
[19] 朱士俊，黄世强．名医手记．北京：解放军出版社，2000.
[20] 彭鑫．张仲景方剂实验研究．北京：中国医药科技出版社，2005.
[21] 李群．《梦溪笔谈》选读（自然科学部分）．北京：科学出版社，1975.
[22] 江苏新医学院．中药大辞典．上海：上海科学技术出版社，1979.
[23] 张觉人．中国炼丹术与丹药．成都：四川人民出版社，1981.
[24] 阴健，郭力弓．中药现代研究与临床应用．北京：学苑出版社，1994.
[25] 张民庆，龚惠明．抗肿瘤中药的临床应用．北京：人民卫生出版社，1998.
[26] 常敏毅．抗癌本草．长沙：湖南科学技术出版社，1987.
[27] 陈奇．中成药与名方药理及临床应用．深圳：海天出版社，1991.
[28] 林洪生．中国癌症研究进展⑨——中医药防治肿瘤．北京：北京大学医学出版社，2008.

[29] 王新华，潘秋翔．中医历代医话精选．南京：江苏科学技术出版社，1998.
[30] 邱全瑛，关洪全．医学免疫学与病原生物学．北京：科学出版社，2005.
[31] 温加登·史密斯，贝内特．西氏内科学．邵循道，总主译．西安：世界图书出版公司．1995.
[32] 成无己，伤寒明理论．上海：上海卫生出版社．1975.
[33] 张启基，王辉武．伤寒论手册．重庆：科学技术文献出版社重庆分社，1984.
[34] 王旭，王超凡．王合三．北京：中国中医药出版社，2001.
[35] 南京中医学院．诸病源候论校释．北京：人民卫生出版社，1982.
[36] 刘鸿恩．医门八法．郑州：中州古籍出版社，1993.
[37] 陈士铎．洞天奥旨．柳长华，点校．北京：中国中医药出版社，1991.
[38] 陈自明．外科精要．薛己，校注．北京：人民卫生出版社，1982.
[39] 王洪绪．外科全生集．上海：上海科学技术出版社，1961.
[40] 朱震亨．丹溪心法．上海：上海科学技术出版社，1959.
[41] 東轩居士．卫济宝书．北京：人民卫生出版社，1963.
[42] 陈自明．外科精要．北京：人民卫生出版社，1985.
[43] 高秉钧．疡科心得集．徐福松，点注．南京：江苏科学技术出版社，1983.
[44] 陈实功．外科正宗．北京：人民卫生出版社，1964.
[45] 余听鸿．余听鸿医案．上海：上海科学技术出版社，1963.
[46] 前田昌司．最新针灸疗法．王旭，王超凡，译．郑州：河南科学技术出版社，1990.
[47] 陈无择．三因极一病证方论．北京：人民卫生出版社．1957.
[48] 南京中医学院医经教研组编．《难经》译释．上海：上海科学技术出版社，1961.
[49] 张山雷．疡科纲要．上海：上海科学技术出版社，1959.
[50] 李在明．“张八卦”外科新编．郑州：河南人民出版社，1979.
[51] 申斗垣．外科启玄．北京：人民卫生出版社，1964.
[52] 葛洪．肘后备急方．北京：商务印书馆，1955.
[53] 汪机．外科理例．北京：人民卫生出版社，1963.
[54] 朱丹溪．丹溪手镜．冷方南，王齐南，点校．北京：人民卫生出版，1982.
[55] 田牛，修瑞娟，邹荫方．微循环障碍与相关疾病．郑州：河南科学技术出版社，1985.
[56] 秦任甲．血液流变学．北京：人民卫生出版社，2000.
[57] 陈可冀．实用瘀血证学．北京：人民卫生出版社，1999.
[58] 张家驹．炎症性肠病．上海：上海科学技术出版社，1998.
[59] 林文棠，朱平．实用临床免疫学．西安：第四军医大学出版社，2003.
[60] 邱全瑛，关洪全．医学免疫学与病原生物学．郑州：河南科学技术出版社，2005.
[61] 张民庆，龚惠明．抗肿瘤中药的临床应用．北京：人民卫生出版社，2000.

[62] 郑红斌，陈咸．难治性溃疡性结肠炎的形成原因与防治对策．中国肛肠病杂志，2003.
[63] 荣文舟．便秘．北京：科学技术文献出版社，2001.
[64] 郑家驹．结肠炎症性疾病手册．北京：科学出版社，2007.
[65] 张林国．结肠炎．北京：科学技术文献出版社，2000.
[66] 张子其，陈孝，吴本俨．胶囊内镜临床应用．北京：人民军医出版社，2006.
[67] 江学良．溃疡性结肠炎合理用药 399 问．北京：中国医药科技出版社，2009.
[68] 邓长生，夏冰．炎症性肠病．2 版．北京：人民卫生出版社，2006.
[69] 郑家驹．炎症性肠病．上海：上海科学技术文献出版社，1998.
[70] 叶孝礼．小儿消化系统疾病学．天津：天津科学技术出版社，1992.
[71] 施茵，施征，季光，等．溃疡性结肠炎中医诊断与治疗．上海：上海科学技术出版社，2009.
[72] 侯晓华．消化道运动学．北京：科学出版社，1997.
[73] 孔祥瑞．必需微量元素的营养、生理及临床意义．合肥：安徽科学技术出版社，1962.
[74] 曹治权．微量元素与中医药．上海：中国中医药出版社，1993.
[75] JEWELL D，MORTENSEN N J，STEINHART A H，等．炎症性肠病诊疗新进展．徐昌青，陈自平，杨宏丽，译．北京：人民卫生出版社，2011.
[76] 王绵之．王绵之方剂学讲稿．北京：人民卫生出版社，2005.

王瑞麟年谱

王瑞麟（1919—2011），男，汉族，河南安阳市人。

1925—1933 年，在安阳市上私塾学校和读医书。

1933—1936 年，在河北省成安跟父亲王忠学习中医。

1940—1941 年，在天津中国国医学院学习，毕业任中医师。

1941—1949 年，在安阳市开设忠和祥药店行医看病，从事内、外、妇、儿、针灸科工作。善于将家传经验医药方术与取百家之长相结合，信守王氏家族世世代代沿袭着的行医宗旨，即“医德至高无上，医术精益求精，一心济世活人”。

1952 年，被安阳市卫生局选送到“北京中医进修学校第六班师资班”进修学习一年。

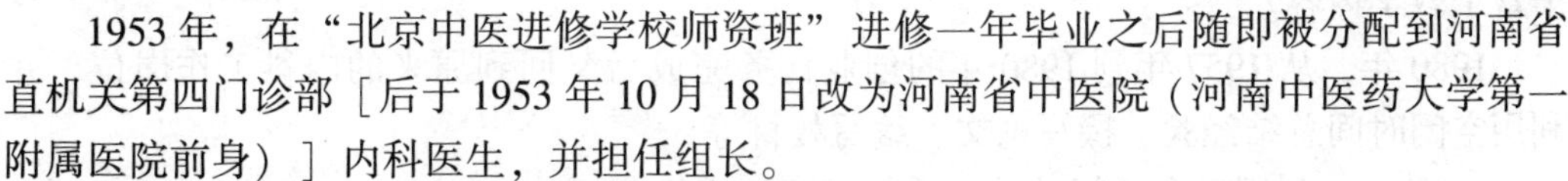

1953 年，在“北京中医进修学校师资班”进修一年毕业之后随即被分配到河南省直机关第四门诊部［后于 1953 年 10 月 18 日改为河南省中医院（河南中医药大学第一附属医院前身）］内科医生，并担任组长。

1954 年，参加全省组织的防汛救灾工作。

1955 年，承担河南省中医进修学校伤寒论、温病的教学任务。同年由于流行性乙型脑炎流行，王瑞麟前往石家庄市传染病院，学习流行性乙型脑炎治疗经验。学习结束后，我省卫生厅举办学习班，让王瑞麟老师介绍了石家庄市传染病院中医治疗流行性乙型脑炎经验，并向全省推广。

1955 年 10 月，光荣加入中国共产党。

1956 年 3 月 20 日，参加河南省卫生系统先进生产者代表会议，又于 3 月 22 日参加了卫生厅召开的全省中医座谈会，同年成为中华全国中医学会河南分会理事。

1957 年，王瑞麟老师为创建医院肿瘤科做准备。在创建肿瘤科的同时，由于柘城县发生流行性乙型脑炎，王瑞麟老师即参加省组成的抢救组，并与当地医务人员一起，共同救治，取得可喜成绩。

1958—1965 年，创建医院中医外科，同时还负责 1958 级学生毕业论文审批和指导工作。1958 年 12 月 8 日王瑞麟到旅大市第二人民医院参加“癌症治疗经验交流会”。

1959 年，外科增加皮肤科。王瑞麟到北京中医研究院跟蒲辅周老师学习治疗麻疹性肺炎和病毒性肺炎及中医治疗流行性乙型脑炎的辨证论治规律及预防思想。学习结束后，河南省卫生厅举办了推广蒲辅周治疗麻疹性肺炎和病毒性肺炎经验学习班，由其授课，也取得了良好效果。同年又到北京中医学院参加经络探查器学习班等。在此期间总结《中药治疗121例麻疹简结》，载于《河南省治疗急性传染病学术论文资料汇编》，还利用业余时间编写《治疗癌症的点滴经验》并出版。

1960年，王瑞麟任外伤科教研组副主任，同年5月任医务办公室副主任，7月任医务部副主任。同年荣获郑州市卫生系统“先进工作者”称号。

1962年撰写《哮喘的诊断和治疗》，发表于省中医学院、中医研究所汇编第16期。同年3月，在西藏军区生产部支援边疆建设。任务是调查西藏中药资源分布，为部队和藏族医务人员培养中医药人才及诊治常见病。1963年2月从西藏返回原单位，又满腔热情地投入医教研工作。同年获卫生部公布全国16所中医院校“名老中医”荣誉称号。

1963年4月为抢救全国劳动模范刘九学同志，参加了省卫生厅组成的专家抢救小组，并乘坐直升机迅速到达。经中西专家合作治疗，顺利完成了救治任务。

1964年4月，王瑞麟老师开创中医外科已初具规模，同时制订了1964—1967年《中医治疗脱骨疽（血栓闭塞性脉管炎）研究规划》及《临床痔瘘综合疗法编写计划》，这为以后中医外科的发展奠定了良好基础。这时医院领导又让王瑞麟老师为开创穴位注射新医科做准备。

1965—1980年，开创穴位注射新医科。

1974年，撰写《穴位诊断与治疗临床经验》一稿。收载于《针灸讲义》一书中，丰富了教学内容。

1980年，从1957年到1980年的创业任务完成后又回到原来的内科工作岗位。并利用空闲时间总结经验、撰写论文、编写教材等。

1982年，利用工余时间总结心悸的辨证治疗经验。

1985年，中华全国中医学会河南分会对王瑞麟进行表彰，以肯定其多年为中医学所做的工作。《最新针灸疗法》一书收载了王瑞麟数十年的针灸临床治疗经验。

1987年，《中药顺歌》一书出版。本书根据临床经验、心得体会，参考古今中药名著及近代药理实验与临床实践资料编写而成。其中有些珍贵秘方、验方乃王瑞麟父王忠继承先祖之经验。

1989年撰文《从中医外科的发展看整理医学古籍之重要》，发表于《古籍整理》第一期；同年撰文《教师备课“三部曲”》，发表于《古籍整理》第二期；还在《中国中医药报》中医理论体系问题专题讨论栏目发表《论中医基本理论体系及其核心》。

1989年2月撰写《痔疮内治六法》一文，发表于《河南中医》。

1990年撰文《肝硬变的证治》，并参加全国肝硬化中西结合研讨会。

1994年，将家传和创新理论及数十年临床经验编写成近60万字的《中医外科理治》，荣获1996年第三届世界传统医药国际优秀成果奖。

1996年，和他的儿孙编写并出版《王瑞麟治疗乙型病毒性肝炎经验200问答》一书。

1997 年 9 月，“清松乐 1 号治疗痔、瘘、裂术后的临床与实验研究”获二等奖。

1998 年 7 月，清松乐 1 号入编《东方之子》系列丛书。

2002 年 7 月 8 日，康丽和詹建在《大河报》以“83 岁老中医和他的养生三宝”为题介绍了王瑞麟老师养生方法。

2007 年 10 月 11 日，《健康时报》报道《我快乐，所以我长寿》的文章。

后　　记

——王旭行医六十年的激情感悟

光阴似箭，转眼我院已成立 60 周年。60 年来，我院发生了很大变化，新的门诊大楼已经启用，国医堂也迁新楼了，看起来很壮观、漂亮，就医环境得到了很大改善。恰逢医院举办 60 周年院庆，年已 78 岁的我，立即激情焕发，回想 1955 年来我院学医时的青年时代，已逾 60 年了，怎能不让人激动！怀着激情和感悟之心，我首先感受到我院建院至今有如下成就：培养了为患者服务的精英团队，成为培育中医药人才的摇篮，科研队伍壮大且科技硕果累累。

2015 年 12 月学院申报河南中医药大学成功，我院随之更名为河南中医药大学第一附属医院。

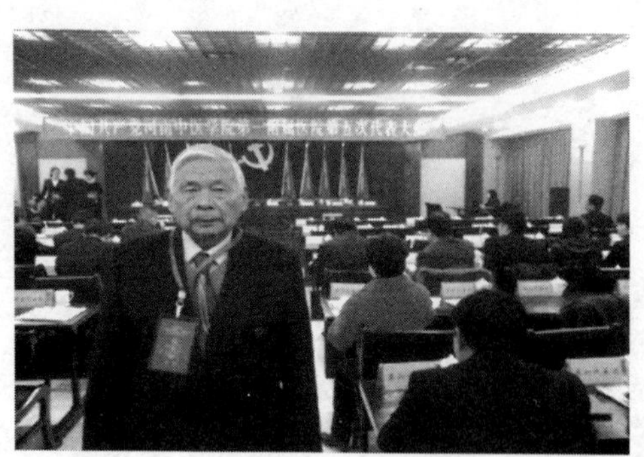

中国共产党河南中医学院第一附属医院第五次代表大会留影

下面将 60 年来医院鼓舞人心和个人难忘的几件事记录如下。

第一件事　在历任院领导带领下我院规模逐渐扩大，成就辉煌

右边照片是我院前身河南省人民政府军政机关中医诊疗所，1952 年 8 月开诊，地址在开封市东大街 107 号。

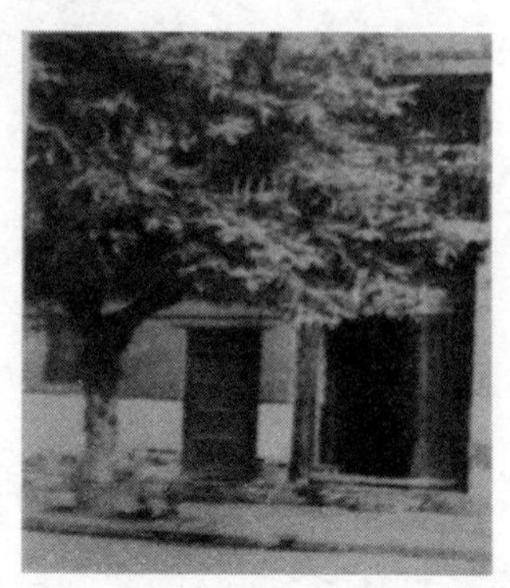

河南省人民政府军政机关中医诊疗所

下面照片是我院前身河南省中医院，1953 年 10 月 18 日成立，地址在开封市自由路 47 号。

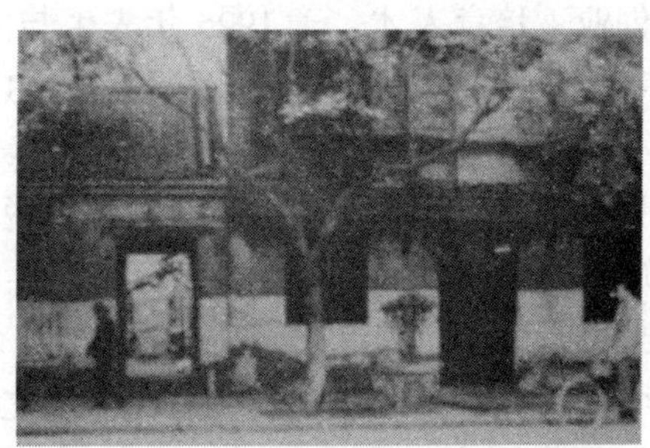

河南省中医院（1953 年 10 月 18 日成立）

2015 年是值得庆贺的一年，我院更名为河南中医药大学第一附属医院，规模、内涵都发生了很大的变化，图为我和夫人王继先合影，后面是新建河南中医药大学第一附属医院门诊大楼。

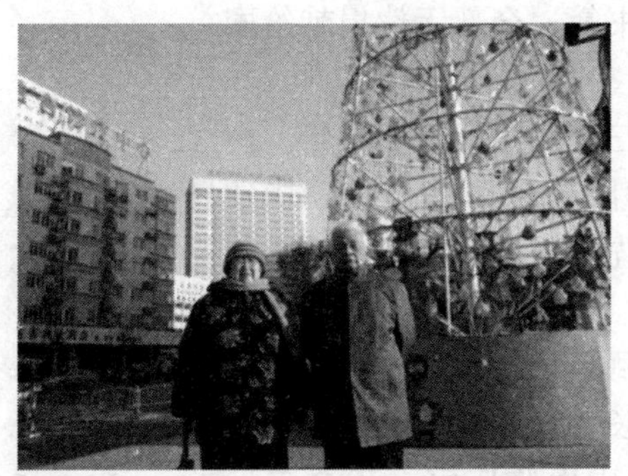

我和夫人在新门诊大楼前合影

王氏九代人都在不同时期，为中医传承创新、设世医诊所等尽了自己一份力。现在第九代正在河南中医药大学就读。

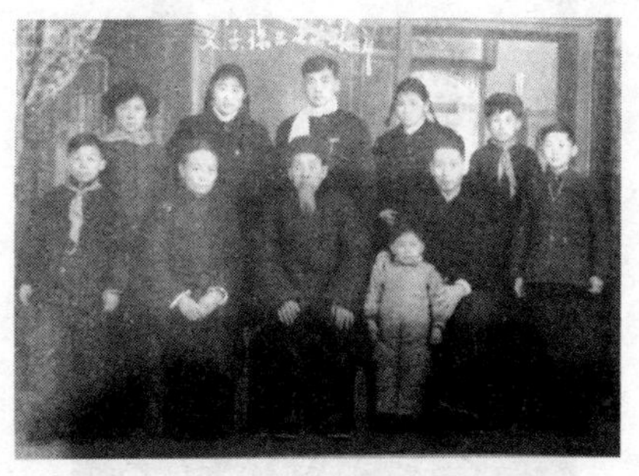

祖父王忠、父亲王瑞麟、母亲周凤霞、小叔、我和爱人、弟弟、妹妹合影

第二件事　怀念首届业务院长王合三——中医教育学家，中医界之泰斗

我院裴献省主任及《丰碑》编辑部同志们信中说："很多人提到王合三老先生在创

业开始时对河南培养中医人才的不可磨灭的贡献，但苦于资料散碎，……为将王老先生的精神财富传后并发扬光大……这也是对先辈的最好纪念。”王合三先生为弘扬中国医药学，不畏艰苦，辛勤创业，培育人才。于1925年先生与同道共创办河南中医学校（私立），任校长；1929年联合同道成立开封市中医研究会；1932年，在开封成立河南国医分馆；1934—1939年，开办中医讲习所，共8期，每期70～100人不等，主讲伤寒、金匮及内经。王合三先生为讲习所教授，据当时知情者说：“开封市50～60岁老中医80%～90%都是王合三先生的学生。”1948年，王合三先生创办开封民办中医学校，后于1953年10月，在开封市设中医学习义教班，计学生40余人，以所注疏伤寒、温热、内经为主课，传染病学、针灸、药物、生理、解剖等辅之。

先生不畏寒，不避暑，耳提面命，口传心授，其诲人不倦、劳瘁不辞之精神，洵为河南医界首创之举也。当河南省中医院成立时，先生被选为首届业务院长。先生医德之高尚，经验之丰富，诲人不倦之精神，为医界仁人志士所赞颂。先生以疾，于1955年5月12日逝世，享年74岁。政府为先生召开隆重追悼会。先生逝世之后，家人将先生平日节衣缩食购买的各类书籍，全部无偿捐献给国家。

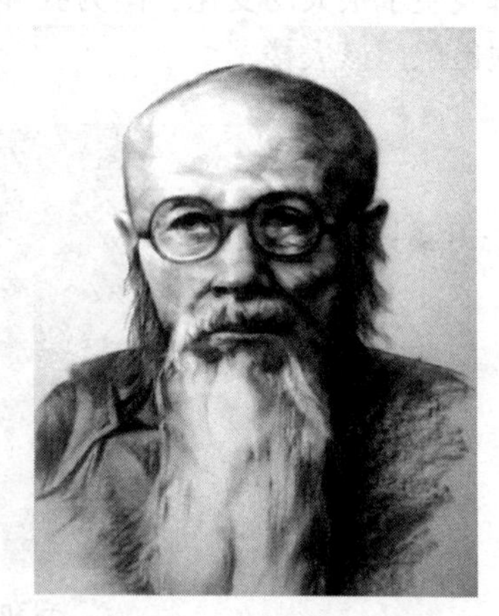
王合三先生画像

右图是为纪念王合三先生逝世57周年，由1989年中央工艺美术学院（现清华大学）毕业的工艺美术设计家（系先生外孙）王卫东精心画像以示纪念。

2001年由王瑞麟为顾问，其长媳文小玉收集相关医药学著作资料，长孙女和女婿及重孙女整理主编《中国百年百名中医临床家·王合三》，2001年5月第1版由北京中国中医药出版社出版，后重印。又于2013年4月发行第2版。

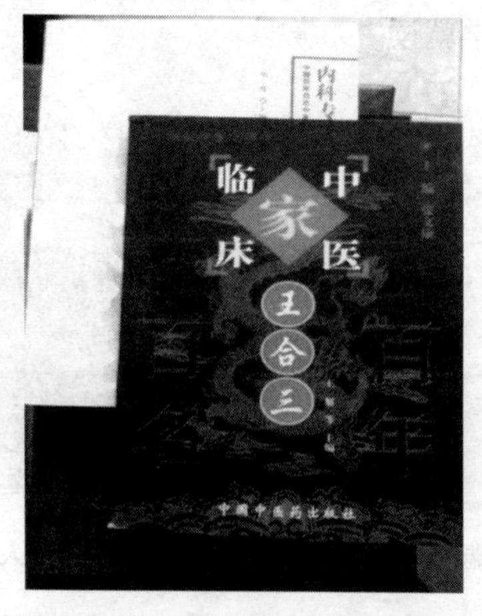

《中国百年百名中医临床家·王合三》和
《中国百年百名中医临床家丛书内科专家卷·王合三》

第三件事　毛主席接见永不忘，光荣入党为事业

在各级领导、老师和同志们的共同关怀和帮助下，我光荣地加入了中国共产党。在河南省委大院，伟大领袖毛主席接见了我们省直基干民兵。这次主席的接见让我永生不忘，成为工作、学习和传承创新，战胜一切困难的动力。

第四件事　父亲王瑞麟是我一生学习的榜样

1. 学习父亲热爱中医事业的精神

1952 年父亲被安阳市政府和卫生局选送至首都北京中医进修学校（师资班）进修学习。毕业后，分配到河南省直机关第四门诊部，后门诊部改为河南省中医院（河南中医药大学第一附属医院前身）。1955 年父亲加入中国共产党。历任外伤科教研室副主任、中华医学会河南分会理事等。不畏寒暑，服务于医、教、研工作，担任河南中医进修学校伤寒、温病以及徒弟班、中西结合班和学院本科班的中医外科及中药学等教学工作，培养了大批中医药高级人才，荣获多种科研奖项。他编著的《中药顺歌》便读易记，很受读者欢迎；又将家传和创新理论及数十年临床经验编写成近 60 万字的《中医外科理治》，荣获 1996 年第三届世界传统医药国际优秀成果奖。1972 年编写了河南中医学院《穴位诊断与治疗临床经验》教材等。

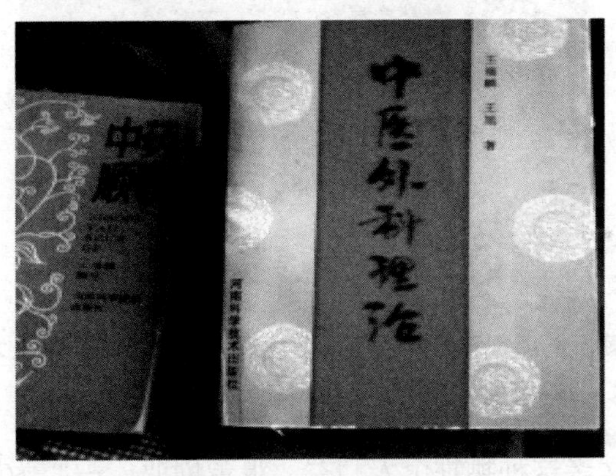

《中药顺歌》和《中医外科理治》

2. 学习父亲对技术精益求精的精神

父亲对医教研要求精益求精，对患者认真负责，日门诊量最多达百余人。1963 年 4 月为抢救全国劳动模范刘九学同志，河南省卫生厅组成的专家枪救小组，乘直升机迅速到达抢救地点。经中西医专家合作治疗，顺利完成了救治任务。

1971 年父亲参加了在北京饭店召开的科技大会，全体代表受到周恩来总理亲切接见。自从聆听了总理的重要讲话，决心为创立我国的新医学、新药学更加努力工作。为此，父亲提出“中医好，西医好，中西医结合好，创造我国新医学，新药学更好”的奋斗目标。

3. 学习父亲的艰苦创业精神

我院裴献省主任及《丰碑》编辑部同志曾给我来信说：“您的父亲王瑞麟老师从医 60 余年，对内、外、妇、儿诸疾均有深入研究，盼您抽出时间予以总结，以留于后世，并刊于院报。”2008 年《河南中医一附院》4 月第 4 期《丰碑》栏目中发表文章，题为

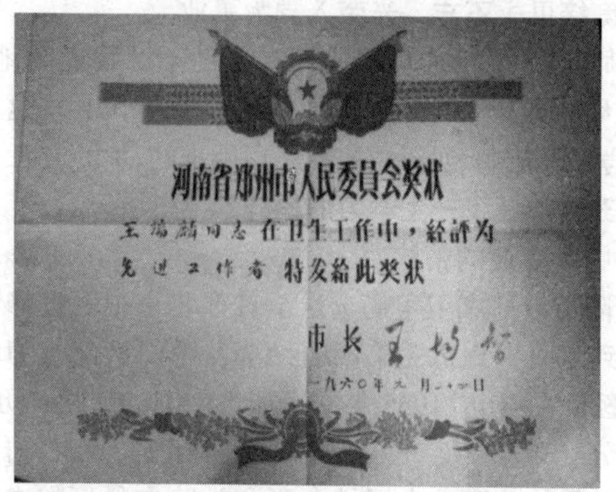

河南省郑州市人民委员会奖状

王瑞麟同志在卫生工作中，經評为先进工作者 特发給此奖状

市长

一九六〇年九月[illegible]日

王瑞麟老师1960年被评为郑州市卫生先进工作者

《精勤不倦谋创新，八代传承济世人——记我院创始人之一：肿瘤科、外科、新医科创始人王瑞麟先生》。

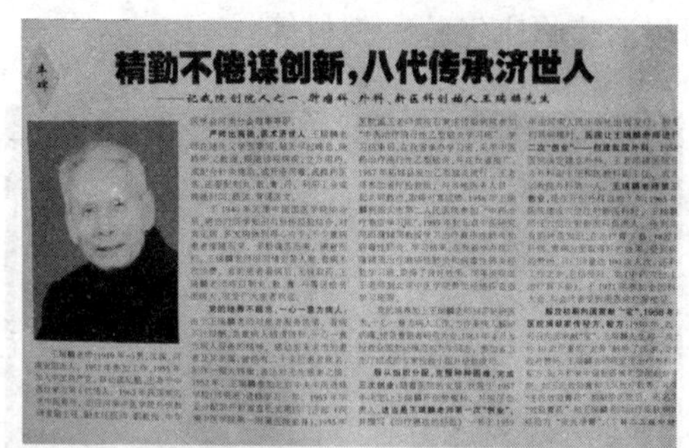

精勤不倦谋创新，八代传承济世人

——记我院创院人之一、肿瘤科、外科、新医科创始人王瑞麟先生

《精勤不倦谋创新，八代传承济世人——记我院创始人之一：肿瘤科、外科、新医科创始人王瑞麟先生》

我们后辈要学习父亲这种牺牲个人利益，艰苦创业、一心为医院发展的奉献精神。这次创业整整用了20年时间，完成创业后，又回到他20年前的内科工作。本文编者按说："王瑞麟老师是我院创院者。半个世纪以来，奋斗在临床、教学、科研前线。他精勤不倦，博学多思，明辨笃行，探微释奥，不知老之将至。其终身学习，深入思考的大医风范是吾辈努力效法的榜样，也是我院宝贵的文化财富。"

《论"治未病"》一文编者按："王旭教授家八世从医，世代相承、精勤不倦。三代人王氏三代（王瑞麟、王旭、王超凡）在总结'治未病'体会中上承坟典，下逮今世，提出当今时代危害健康的九种新病源及中医验诊新观念，颇具新意，值得学习。""颇具新意，值得学习"是最早的评价和肯定。父亲最早提出"望、闻、问、切、验"五诊，为辨证提供证据，见于《中医外科理治》第1版。父亲以实际行动，实现了"不为名、不为利，活到老，学到老，济世活人到老"的美好愿望。他还积累了大量的医药学资料和医案，有待我们后辈努力整理。

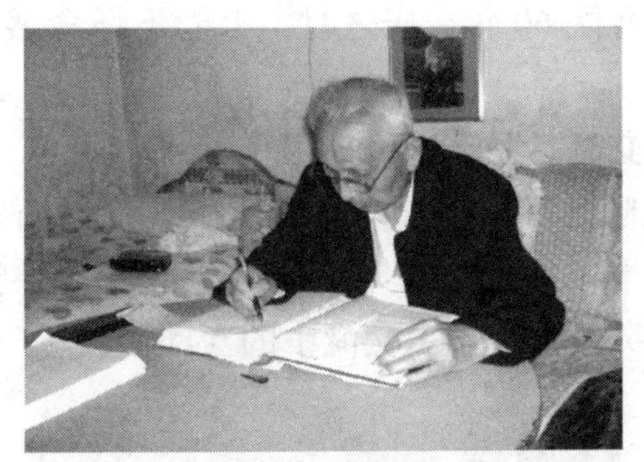

王瑞麟先生凌晨 2 点摘抄整理《中华本草》

4. 学习父亲著书立说传世人的思想

父亲编写的《中药顺歌》第 2 版于 2013 年出版发行，在再版前言中说："吾结合《中药顺歌》和历经 70 余年的用药经验及阅读的古今文献体会到许多单味中药有'一味多能'功效，提倡用药'精'不在多，指出'多者不多，少者不少'的'少而精'用药法；为防止、避免服中药后的副作用，总结出'主、辅、保、抗'的组方用药法。充分反映出中医整体观的辨证施治方法的优越性，以及中草药单味与复方的有机结合治疗的方法，体现了独特性与整体性的有机结合，实为组方用药之妙法矣。趁此《中药顺歌》再版之际公布此用药经验供同道参考，不当之处敬请批评。"

5. 坚持父亲"传承是宝，创新是金"的精神

父亲的《经纬生息诊断治疗法》既可作为临床诊断和鉴别诊断的手法，也可作为处方用药的诊治根据，特别为针灸、穴位注射、水针疗法的正确选穴和配穴以及注射用药等提供依据，这一特色诊治法不仅传承给王氏的第七代、第八代，而且也使其在学院教学工作中为国家培养了大批高级中医人才和跟师学生及弟子，可谓桃李满天下。

第五件事　集体荣誉重于泰山

我曾任医院大外科主任和学院外伤科教研室主任及党支部书记职务。在各位主任和护士长及全体同志的大力支持、热情关怀下，和同志们一起完成了历年大外科医疗、教学和科研工作，并取得了优异成绩。在漫长工作中深深体会到"集体荣誉重于泰山"。没有同志们辛勤劳动和敬业精神，大外科就不会有大团结，就不会荣获那么多先进集体、先进个人及先进党支部等荣誉称号。在此，向历届大外科各位主任、护士长和全体同志，致以共同战斗之礼和感激之情。

第六件事　感谢名师翟景南和司万青

我于 1955 年被河南省中医院招收为第一批学生，领导先将我分配到针灸科跟翟景南老师学习针灸，学习一年受益匪浅。这里有当时河南省中医院给某单位的公函："兹有王旭同志原系我院针灸科练习生，该同志经过一年来实际工作锻炼在治疗工作上业已有了单独技术操作之能力。"说明翟老师传授技术之精。由于工作需要，领导又让我跟全国著名痔瘘专家司万青老师学习痔瘘，司老师口传心授，紧密与临床相结合，毫无保留地把治疗经验传授给弟子。司老师治疗千万例患者，从未发生砒霜中毒死亡病例，除及时内服王瑞麟所配排毒中药外，更重要的是司老师在使用含砒枯痔散方法上有其独到经验。在司老师等的指导下，全科同志于 1960 年总结写出《治疗 854 例痔瘘

患者的经验介绍》等。在我院60年大庆之时，怎能不怀念感谢二位名师对我们的教导呢？

第七件事　加强学术交流，脱产进修日语

1990年5月王旭、王超凡翻译的日本前田昌司著《最新针灸疗法》一书出版，其中特收载了王瑞麟老师数十年的针灸临床治疗经验，以“经验新穴”充实于每一病症之后，供广大读者参考，突显中日学术交流中的互动性。

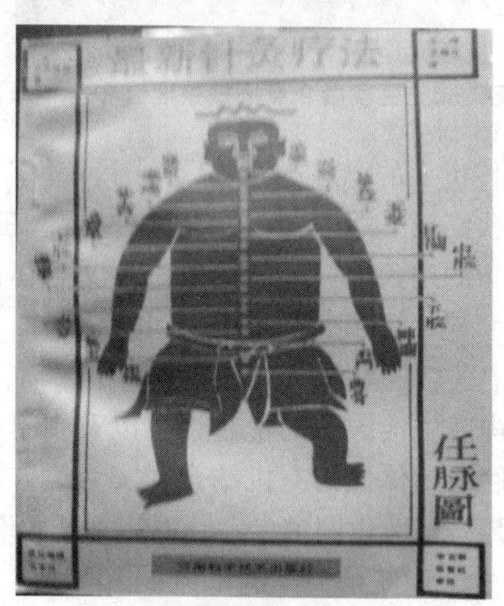

《最新针灸疗法》

第八件事　越是艰苦越向前，到党最需要的地方去

我曾到西藏部队为培养边防战士学用中草药办学习班，到高原多个山中寻找当地药源，可谓“跋山涉水”，越是艰苦越向前。虽有高原反应，下肢肿胀，从未停止工作，直至完成任务。对不熟悉的中草药，自己品尝后再确定用量，受到边防医务工作者赞扬和部队领导好评。

唐山地震第三天，我作为副队长和同志一道奔坡度灾区。在那儿克服困难顺利完成任务，受到领导表彰。

1977年我被批准参加全国第三批援藏医疗队，我任分队指导员。在同志们的帮助下，克服缺氧等种种困难，圆满完成援藏任务，被评为医疗队先进队员并获西藏山南地区医院全年工作奖。1978年又获西藏山南地区医院全年一等奖和一等奖金。

第十件事　到国医堂焕发青春做贡献

在国医堂党支部、主任和同志们关怀下，我重新焕发了青春，不仅为患者服务，解除患者病痛之苦，而且对疑难疾病，如炎症性肠病进行了深入研究，取得了可喜的疗效。

第十一件事　加强学术交流，走创新之路

（1）参加四省肛肠学术交流会议暨高端论坛。

（2）荣获河南省中医（中西医结合）肛肠学会颁发的“河南省肛肠学会成就奖”。

（3）成立王旭名医工作室。

在各级领导关怀和同志们支持下，我院于2012年8月15日正式成立王旭名医工作

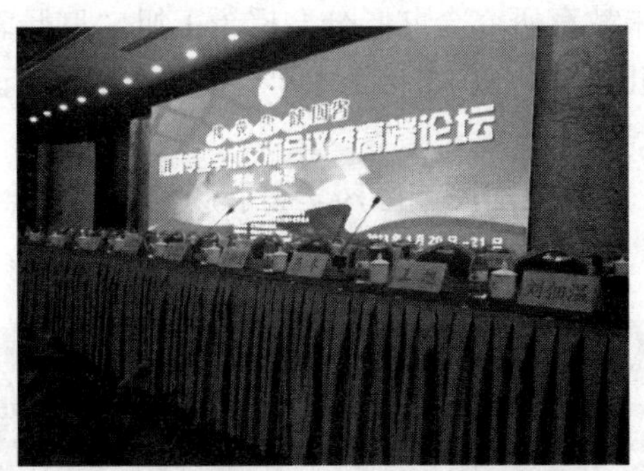

四省肛肠专业学术交流会议暨高端论坛

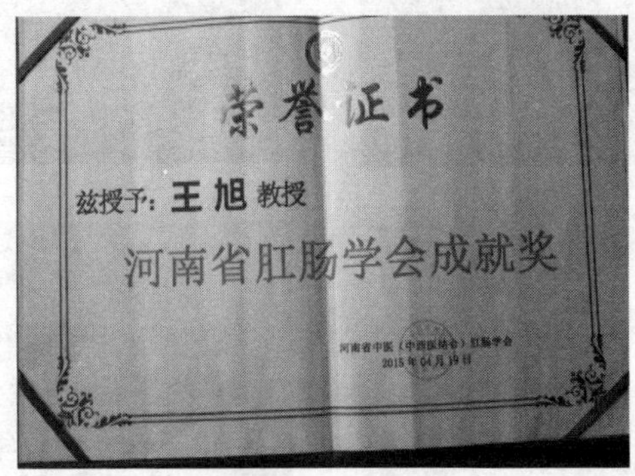

河南省肛肠学会成就奖证书

室，成员 11 人（刘佃温、王超凡、刘世举、赵文、屈海涛、张双喜、陈淑君、陈立平、常为伟、潘慧、范培）。其中负责人刘佃温、负责人王超凡（河南中医药大学第一附属医院主任医师王氏第八代传人），秘书刘世举、赵文，其他成员各有分工（从略）。

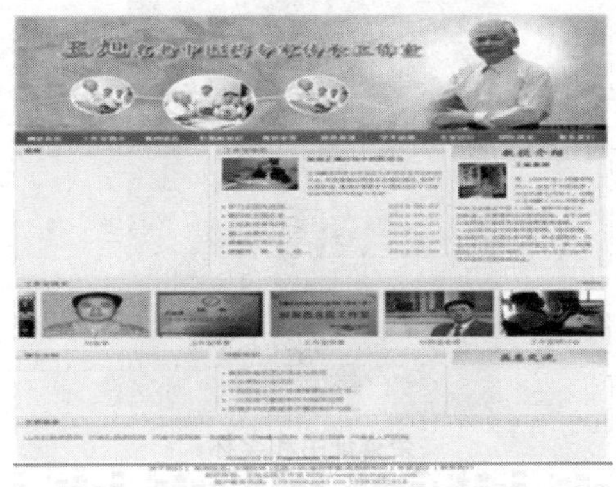

王旭工作室网站

第十二件事　荣誉已成过去，今后更加努力做贡献

2004 年学院授予王旭“河南中医学院教书育人先进个人”称号；2008 年河南省中医药管理局授予王旭“河南中医事业终身成就奖”。2011 年 5 月 15 日河南省中医（中西医结合）肛肠学会授予王旭“河南省肛肠学会 30 年特殊贡献奖”。2011 年 7 月 16 日中医药高等教育学会临床教育研究会肛肠分会授予王旭“肛肠教育知名专家”等。

在中华中医药学会肛肠分会 2015 年学术年会暨全国流调行业友布会上，授予王旭“中医肛肠事业特殊贡献奖”。

2015 年 4 月 19 日王旭被中国民族医药学会肛肠分会理事会民主选举为分会专家委员会专家。

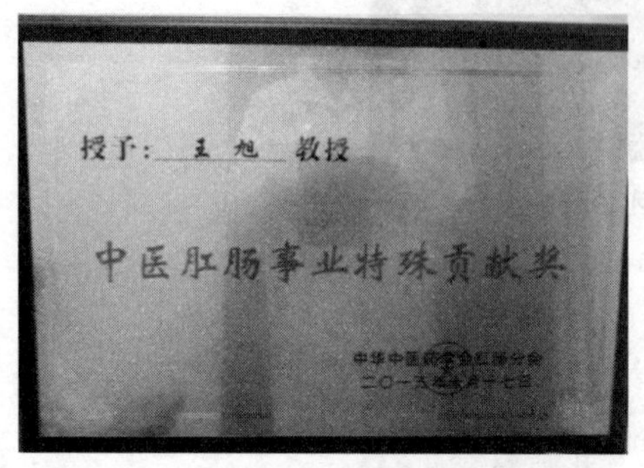

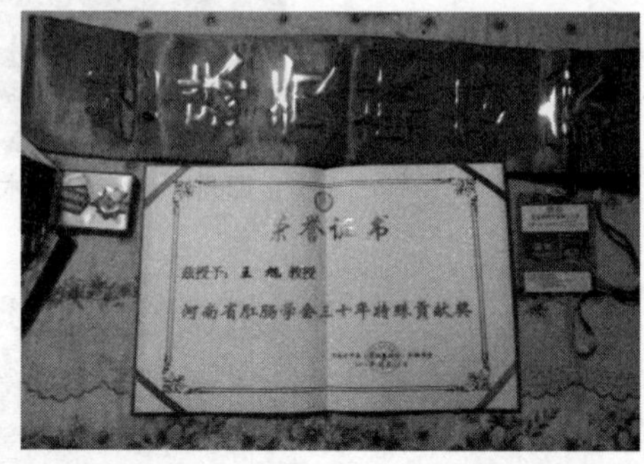

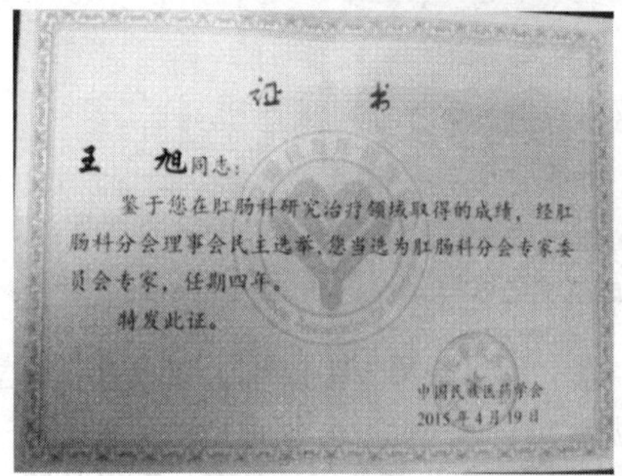

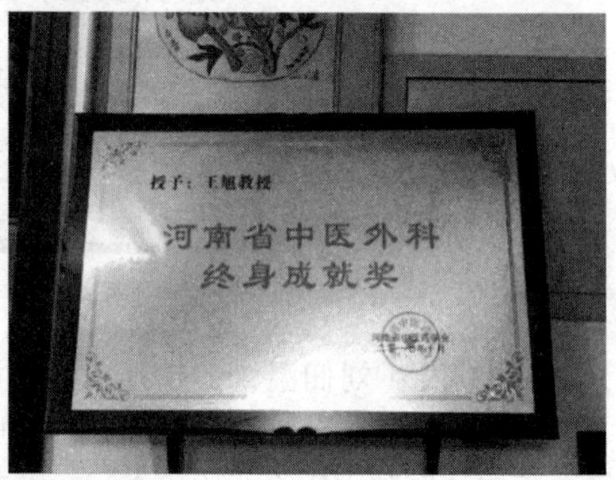

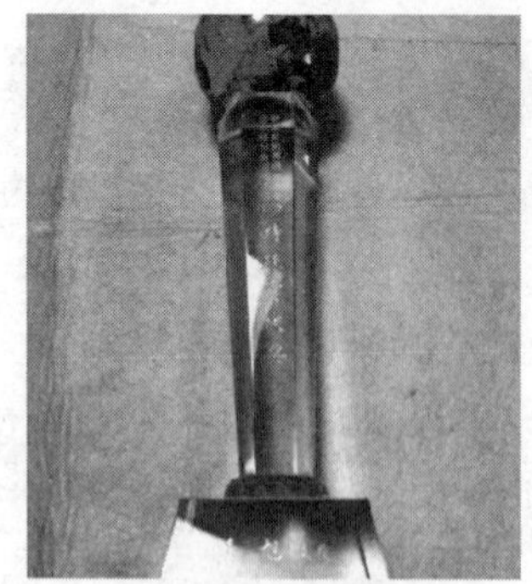

荣誉证书和奖杯

这些已成过去。站在新起点，我将以实际行动克服困难，更加努力工作。

王旭于 2016 年 1 月 22 日于医研苑